コンパス
薬物治療学

編集 原 明義・小山 進

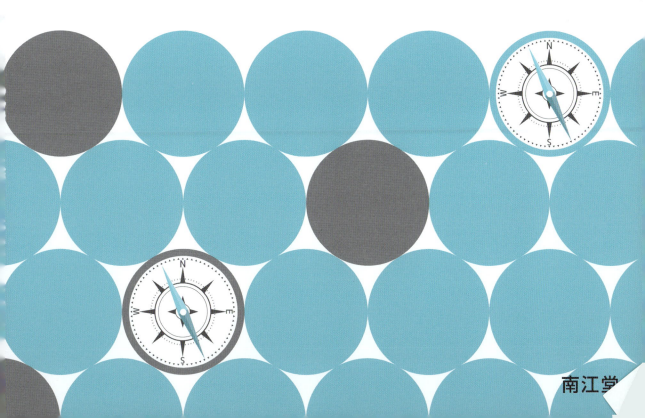

◆ 執筆者一覧（執筆順）

安保　明博	あんぼ あきひろ	東北医科薬科大学薬学部 准教授	
天野　託	あまの たく	国際医療福祉大学薬学部 教授	
徳山　尚吾	とくやま しょうご	神戸学院大学薬学部 教授	
杉山健太郎	すぎやま けんたろう	東京薬科大学薬学部 准教授	
高橋　知子	たかはし ともこ	東北医科薬科大学薬学部 教授	
原　明義	はら あきよし	東北医科薬科大学薬学部 教授	
平藤　雅彦	ひらふじ まさひこ	いわき明星大学薬学部 特任教授	
町田　拓自	まちだ たくじ	北海道医療大学薬学部 准教授	
小佐野博史	こさの ひろし	帝京大学薬学部 教授	
平野　俊彦	ひらの としひこ	東京薬科大学薬学部 教授	
小山　進	こやま すすむ	第一薬科大学 教授	
恩田　健二	おんだ けんじ	東京薬科大学薬学部 講師	
藤村　茂	ふじむら しげる	東北医科薬科大学薬学部 教授	
菅野　秀一	かんの しゅういち	東北医科薬科大学薬学部 准教授	
大澤　匡弘	おおさわ まさひろ	名古屋市立大学大学院薬学研究科 准教授	

序　文

　現在，医療の中心的役割を担っているのは薬物治療と言っても過言ではない．薬物治療では，当然ながら有効性と安全性が重視される．治療薬1つをとってみても，それがどのような患者に適しており，どのような患者に不適切かを判断するにはさまざまな知識を必要とする．たとえば，国民病とも言える高血圧症の薬物治療において，多種ある降圧薬のなかから適切な降圧薬を選択するには，高血圧の程度，年齢，合併症や危険因子の有無，生活習慣，妊娠の有無などさまざまな患者情報とともに，各降圧薬の特徴や副作用，使用上の注意などを十分考慮して総合的に判断する能力が必要である．薬物治療が高度化・複雑化しているなか，薬剤師が高い専門能力をもって医療に参画するのは当然であろう．したがって，6年制薬学部学生に求められるものの1つは，有効性・安全性の高い適切な薬物治療の基本を身につけることであり，それゆえ薬物治療学の果たす役割は大きいと言える．

　2015年から導入されている改訂薬学教育モデル・コアカリキュラムでは，「薬理・病態・薬物治療」の一般目標（GIO）として，「疾病に伴う症状などの患者情報を解析し，最適な治療を実施するための薬理，病態・薬物治療に関する基本的事項を修得する」ことが掲げられ，具体的な疾患名が示されている．これに薬剤師国家試験出題基準の例示を含めると，約200種類の疾患に関する知識が6年制薬学課程で要求されている．本書は，これらの疾患すべてについて病態生理から治療までを，"わかりやすく"解説することを目的として，現在薬学部で当該領域を担当している15名の教員によって作成された．病態・薬物治療を理解するには，臨床検査学や薬理学の基礎知識が不可欠であることから，検査・診断を総括した内容を「臨床検査の要点」として第1章に配置し，治療薬の作用機序や専門用語の解説を脚注に記載した．また，図表を多用し視覚的にも理解しやすくしたほか，項目ごとに"ポイント"を示し，各章末に一問一答問題（Exercise）を設けて重要項目の確認・復習ができるように配慮した．

　本書が，病態・薬物治療学の学習および修得に役立つことを願っている．また，薬学生だけでなく，医療関連学部の学生や薬剤師をはじめ医療に携わっている方々にも活用していただければ幸いである．最後に，本書の発刊に際して，丁寧な執筆にご尽力いただいた各先生方，企画・編集に多大なご協力とご助言をいただいた南江堂出版部の野澤美紀子氏，飯島純子氏，宮本博子氏をはじめ関係諸氏に，厚く御礼を申し上げる．

2018年11月

原　明義，小山　進

目　次

1章　臨床検査の要点　　安保 明博　1

A　臨床検査とは ── 1

B　尿検査 ── 2
1. 尿量 ── 2
2. 尿pH ── 2
3. 尿比重・尿浸透圧 ── 2
4. 尿タンパク質・尿微量アルブミン ── 2
5. 尿糖 ── 3
6. 尿ウロビリノゲン ── 3
7. 尿ケトン体 ── 3
8. その他 ── 3

C　糞便検査 ── 4
1. 便潜血・便中ヘモグロビン ── 4

D　血液学的検査 ── 5
1. 赤血球算定・赤血球恒数 ── 5
2. 網赤血球(Ret) ── 6
3. 白血球数(WBC) ── 6
4. 赤血球沈降速度(ESR) ── 6
5. 骨髄検査 ── 6

E　血液凝固機能検査 ── 7
1. 血小板数(Plt) ── 7
2. 凝固系：活性化部分トロンボプラスチン時間(APTT)・プロトロンビン時間(PT) ── 7
3. 線溶系：フィブリン/フィブリノゲン分解産物(FDP)・Dダイマー ── 8

F　脳脊髄液検査 ── 8

G　血液生化学検査 ── 9
1. タンパク質関連 ── 9
2. 非タンパク性窒素化合物 ── 9
   a. 尿素窒素(SUN，BUN) ── 9
   b. 尿酸(UA) ── 9
   c. 総ビリルビン(T-Bil)・直接ビリルビン(D-Bil)・間接ビリルビン(I-Bil) ── 10
3. 糖代謝関連 ── 10
   a. 血糖(PG，BG) ── 10
   b. ヘモグロビンA1c(HbA1c) ── 10
   c. インスリン(IRI)・C-ペプチド(CPR) ── 11
4. 脂質代謝関連 ── 11
   a. トリグリセリド(TG) ── 11
   b. 総コレステロール(TC)・LDL-コレステロール(LDL-C)・HDL-コレステロール(HDL-C) ── 11
5. 血清酵素 ── 11
6. 電解質 ── 13
7. 鉄代謝関連 ── 13
   a. 血清鉄(Fe) ── 13
   b. 総鉄結合能(TIBC)・不飽和鉄結合能(UIBC) ── 14
   c. フェリチン ── 14
8. 内分泌関連 ── 14
9. 腫瘍マーカー ── 17

H　免疫学的検査 ── 18
1. 炎症マーカー ── 18
   a. C反応性タンパク質(CRP) ── 19
   b. ハプトグロビン(Hp) ── 19
   c. 補体：血清補体価(CH_{50}) ── 19
2. アレルギー検査 ── 19
3. 感染症抗体検査 ── 19
   a. 抗ストレプトリジンO抗体(ASO) ── 20
   b. 寒冷凝集反応 ── 20
   c. 肝炎ウイルスマーカー関連 ── 20
4. 自己抗体 ── 20

I　動脈血ガス分析 ── 21

J　代表的な生理機能検査 ── 22
1. 心機能関連 ── 22
   a. 脈波 ── 22
   b. 心電図 ── 22
   c. 心筋マーカー ── 23
   d. 心不全マーカー ── 24
2. 肝機能関連 ── 24

- a　フィッシャー比・分枝鎖アミノ酸/芳香族アミノ酸比(BCAA/AAA) ····· 24
- b　チモール混濁試験(TTT)・硫酸亜鉛試験(ZTT) ····· 24
- ③　腎機能関連 ····· 24
- ④　呼吸機能関連 ····· 25
  - a　肺気量分画 ····· 25
  - b　肺拡散能(D_{LCO}) ····· 27

K 病理組織検査 ····· 27

L 画像検査 ····· 27
- ①　X線撮影 ····· 27
- ②　X線CT検査 ····· 28
- ③　MRI検査 ····· 28
- ④　超音波検査 ····· 29
- ⑤　核医学検査 ····· 30
  - a　single photon emission CT(SPECT) ····· 30
  - b　positron emission CT（PET） ····· 30

M 微生物検査 ····· 31

N フィジカルアセスメント ····· 32
- ①　バイタルサイン(生命徴候) ····· 32
  - a　血　圧 ····· 32
  - b　脈拍(心拍数) ····· 32
  - c　呼吸(数) ····· 32
  - d　体　温 ····· 33
- ②　意識レベル ····· 33
- ③　診　察 ····· 33
  - a　問　診 ····· 33
  - b　視　診 ····· 33
  - c　聴　診 ····· 33
  - d　打　診 ····· 34
  - e　触　診 ····· 34

Exercise ····· 34

2章　精神疾患　　天野託　37

A 統合失調症 ····· 37
- ①　分　類 ····· 37
- ②　病態生理 ····· 38
- ③　症　状 ····· 38
- ④　診　断 ····· 39
- ⑤　治　療 ····· 40
  - a　薬物療法 ····· 40
  - b　非薬物療法 ····· 41
- ⑥　副作用 ····· 42

B うつ病(大うつ病性障害) ····· 42
- ①　病態生理 ····· 43
- ②　症　状 ····· 43
- ③　診断・検査 ····· 44
- ④　治　療 ····· 44
- ⑤　副作用 ····· 46

C 双極性障害(躁うつ病) ····· 47
- ①　分　類 ····· 47
- ②　症　状 ····· 47
- ③　診断・検査 ····· 48
- ④　治　療 ····· 49
- ⑤　副作用 ····· 50

D 不安神経症(不安神経症) ····· 51
D-1 パニック障害 ····· 52
- ①　分類・症状 ····· 52
- ②　診　断 ····· 52
- ③　治　療 ····· 53

D-2 全般性不安障害(GAD) ····· 53
- ①　診断・検査 ····· 54
- ①　治療・副作用 ····· 54

D-3 その他 ····· 55

E 心身症 ····· 56
- ①　病態生理 ····· 56
- ②　症　状 ····· 56
- ③　診断・検査 ····· 56
- ④　治　療 ····· 57

F 不眠症 ····· 57
- ①　分　類 ····· 57
- ②　診断・検査 ····· 58
- ③　治　療 ····· 59

G ナルコレプシー ····· 60
- ①　分　類 ····· 61
- ②　診　断 ····· 61
- ③　治　療 ····· 61

H	薬物依存症 —— 62
①	分 類 —— 62
②	診断・検査 —— 63
③	治 療 —— 64

I	アルコール依存症 —— 64
①	症状・合併症 —— 65
②	診 断 —— 65
③	治 療 —— 66

J	注意欠如・多動性障害（ADHD） —— 66
①	病態生理 —— 67
②	症 状 —— 67
③	診 断 —— 67
④	治 療 —— 67

Exercise —— 69

3章　神経・筋疾患　　徳山 尚吾　71

A	てんかん —— 71
①	病態生理 —— 71
②	発作型の分類と症状 —— 71
	a　全般発作 —— 72
	b　部分発作 —— 72
③	診 断 —— 73
④	治 療 —— 73
	a　全般発作 —— 74
	b　部分発作 —— 75
	c　てんかん重積状態 —— 75

B	脳血管疾患 —— 76
B-1	脳内出血 —— 76
①	病態生理 —— 76
②	分類(好発部位)と症状 —— 76
③	診 断 —— 77
④	治 療 —— 78
	a　急性期治療 —— 78
	b　慢性期治療 —— 78
B-2	くも膜下出血 —— 79
①	病態生理 —— 79
②	症 状 —— 79
③	診 断 —— 79
④	治 療 —— 80
B-3	脳梗塞(脳血栓, 脳塞栓) —— 80

①	病態生理 —— 80
②	分 類 —— 80
③	症 状 —— 81
④	診 断 —— 81
⑤	治 療 —— 81
	a　急性期治療 —— 81
	b　慢性期治療 —— 82
B-4	一過性脳虚血発作 —— 82
①	病態生理 —— 82
②	治 療 —— 83

C	パーキンソン病 —— 83
①	病態生理 —— 84
②	分類・症状 —— 84
③	診 断 —— 85
④	治 療 —— 85

D	認知症 —— 87
D-1	アルツハイマー型認知症（アルツハイマー病） —— 87
①	病態生理 —— 87
②	症 状 —— 88
③	診 断 —— 88
④	治 療 —— 89
D-2	脳血管性認知症 —— 89
①	病態生理 —— 89
②	症 状 —— 89
③	診 断 —— 90
④	治 療 —— 90

E	片頭痛 —— 91
①	病態生理 —— 91
②	分 類 —— 91
③	症 状 —— 91
④	診 断 —— 92
⑤	治 療 —— 92
	a　急性期(発作寛解)治療 —— 92
	b　予防的治療 —— 92

F	髄膜炎・脳炎 —— 93
F-1	感染性髄膜炎・脳炎 —— 93
①	分類・症状 —— 93
	a　細菌性髄膜炎 —— 93
	b　結核性髄膜炎 —— 93
	c　真菌性髄膜炎 —— 94
	d　ウイルス性髄膜炎 —— 94

e	ヘルペス脳炎	94
②	診　断	94
③	治　療	94
a	細菌性髄膜炎	94
b	結核性髄膜炎	94
c	真菌性髄膜炎	94
d	ウイルス性髄膜炎	95
e	ヘルペス脳炎	95

F-2　自己免疫性脳炎 ── 95
① 病態生理・分類 ── 95
　a 感染症に伴う自己免疫性脳炎 ── 95
　b 傍腫瘍性脳炎 ── 95
　c 膠原病に合併する脳炎 ── 95
② 症　状 ── 95
③ 診　断 ── 95
④ 治　療 ── 96

G　多発性硬化症（MS） ── 96
① 病態生理 ── 96
② 症　状 ── 96
③ 診　断 ── 97
④ 治　療 ── 97

H　筋萎縮性側索硬化症（ALS） ── 98
① 病態生理 ── 98
② 分　類 ── 98
③ 症　状 ── 98
④ 診　断 ── 98
⑤ 治　療 ── 99

I　クロイツフェルト・ヤコブ病（CJD） ── 99
① 病態生理 ── 99
② 分　類 ── 100
③ 症　状 ── 100
④ 診　断 ── 100
⑤ 治　療 ── 100

J　進行性筋ジストロフィー ── 101
① 病態生理 ── 101
② 分　類 ── 101
③ 症　状 ── 101
④ 診　断 ── 102
⑤ 治　療 ── 102

K　ギラン・バレー症候群 ── 102
① 病態生理 ── 102

② 症　状 ── 103
③ 診　断 ── 103
④ 治　療 ── 103

L　重症筋無力症 ── 104
① 病態生理 ── 104
② 分　類 ── 104
③ 症　状 ── 104
④ 診　断 ── 104
⑤ 治　療 ── 105
　a 胸腺摘除術 ── 105
　b 経口免疫療法 ── 105
　c 非経口免疫療法 ── 105
　d 対症療法 ── 105

Exercise ── 106

4章　アレルギー・免疫疾患

杉山 健太郎　109

A　炎症の病態，創傷治癒の過程（病態生理，症状等） ── 109

B　アナフィラキシーショック ── 112
① 病態生理 ── 112
② 症　状 ── 112
③ 診　断 ── 112
④ 治　療 ── 112

C　関節リウマチ（RA） ── 113
① 病態生理 ── 113
② 症　状 ── 114
③ 診　断 ── 115
④ 治　療 ── 116

D　後天性免疫不全症候群（AIDS） ── 118
① 病態生理・分類・症状 ── 118
② 診　断 ── 119
③ 治　療 ── 120

E　全身性エリテマトーデス（SLE） ── 121
① 病態生理 ── 121
② 症　状 ── 122
③ 診　断 ── 122
④ 治　療 ── 122

F	シェーグレン症候群 ——— 123
①	病態生理 ——— 123
②	症　状 ——— 124
③	診　断 ——— 124
④	治　療 ——— 124

G	ベーチェット病 ——— 125
①	病態生理 ——— 125
②	症　状 ——— 125
③	診　断 ——— 125
④	治　療 ——— 125

H	強皮症 ——— 126
①	病態生理 ——— 126
②	症　状 ——— 126
③	診　断 ——— 126
④	治　療 ——— 127

I	多発性筋炎/皮膚筋炎（PM/DM） ——— 127
①	病態生理 ——— 127
②	症　状 ——— 128
③	診　断 ——— 128
④	治　療 ——— 128

Exercise ——— 129

5章　骨・関節疾患　　高橋 知子　131

A	骨粗鬆症 ——— 131
①	分　類 ——— 131
②	病態生理 ——— 132
③	症　状 ——— 132
④	診　断 ——— 132
⑤	治　療 ——— 133
a	栄養・運動 ——— 133
b	薬物療法 ——— 133

B	変形性関節症 ——— 135
①	分　類 ——— 135
②	病態生理 ——— 135

B-1	変形性膝関節症 ——— 135
①	病態生理 ——— 135
②	症　状 ——— 135
③	診　断 ——— 135
④	治　療 ——— 135

a	薬物療法 ——— 135
b	関節内注射 ——— 136
c	手術療法 ——— 136

B-2	変形性股関節症 ——— 136
①	病態生理 ——— 136
②	症　状 ——— 136
③	診　断 ——— 136
④	治　療 ——— 136
a	運動療法 ——— 136
b	手術療法 ——— 136

C	骨軟化症（くる病を含む） ——— 137
①	分　類 ——— 137
②	病態生理 ——— 137
a	ビタミンD欠乏・作用不全 ——— 137
b	腎尿細管異常 ——— 137
c	FGF-23関連低リン血症 ——— 137
③	症　状 ——— 138
④	診　断 ——— 138
⑤	治　療 ——— 138
a	ビタミンD欠乏性 ——— 138
b	腎尿細管異常 ——— 138
c	腫瘍性骨軟化症 ——— 138

Exercise ——— 139

6章　循環器疾患　　原 明義　141

A	不整脈 ——— 141
①	分　類 ——— 141
②	原因・発生機序 ——— 141
③	症　状 ——— 142
④	診　断 ——— 142
⑤	治　療 ——— 144
⑥	頻脈性不整脈の特徴と治療 ——— 145
a	上室性不整脈 ——— 145
b	心室性不整脈 ——— 148
c	その他（不整脈を生じる症候群） ——— 148
⑦	抗不整脈薬の副作用・禁忌 ——— 149
⑧	徐脈性不整脈の特徴と治療 ——— 150
a	洞不全症候群（SSS） ——— 150
b	房室ブロック（A-V block） ——— 151

B	心不全 ——— 152
①	分　類 ——— 152

② 症　状 ……………………………… 152
③ 診　断 ……………………………… 153
④ 治　療 ……………………………… 154
　a　急性心不全の治療 ………………… 154
　b　慢性心不全の病態生理と治療 …… 155

C 虚血性心疾患 ―――――――――― 160
C-1 狭心症 ―――――――――――― 160
① 分　類 ……………………………… 160
　a　誘因による分類 …………………… 160
　b　発症機序による分類 ……………… 161
　c　経過による分類 …………………… 161
② 症　状 ……………………………… 161
③ 診　断 ……………………………… 161
④ 治　療 ……………………………… 162
　a　発作の治療 ………………………… 163
　b　発作の予防 ………………………… 164
C-2 心筋梗塞 ――――――――――― 165
① 病態生理 …………………………… 165
② 症状・合併症 ……………………… 165
③ 診　断 ……………………………… 166
④ 治　療 ……………………………… 166
　a　初期治療 …………………………… 167
　b　再灌流療法 ………………………… 167
　c　急性合併症治療 …………………… 167
　d　慢性期治療 ………………………… 167

D 高血圧症 ―――――――――――― 168
① 分　類 ……………………………… 168
② 症状・合併症 ……………………… 169
③ 診　断 ……………………………… 169
　a　白衣（診察室）高血圧 …………… 170
　b　仮面高血圧 ………………………… 170
④ 本態性高血圧症の治療 …………… 171
　a　降圧目標 …………………………… 171
　b　生活習慣の改善（食事療法，運動療法）… 172
　c　薬物療法 …………………………… 172
⑤ 二次性高血圧症の治療 …………… 174
　a　腎性高血圧症の治療 ……………… 175
　b　内分泌性高血圧症の治療 ………… 175
⑥ 薬物療法における主な副作用 …… 175
　a　心血管系に対する副作用 ………… 175
　b　呼吸器系に対する副作用 ………… 176
　c　糖・脂質・尿酸代謝に対する副作用 … 176
　d　電解質代謝に対する副作用 ……… 176
　e　その他の副作用 …………………… 177

E 閉塞性動脈硬化症（ASO） ―――― 177
① 病態生理 …………………………… 177
② 分類・症状 ………………………… 178
③ 診　断 ……………………………… 178
④ 治　療 ……………………………… 178

F その他の循環器疾患 ―――――――― 179
F-1 心原性ショック ――――――――― 179
① 病態生理 …………………………… 179
② 症　状 ……………………………… 179
③ 治　療 ……………………………… 179
F-2 弁膜症 ―――――――――――― 180
F-3 先天性心疾患 ――――――――― 181
F-4 感染性心内膜炎 ―――――――― 182
① 原　因 ……………………………… 182
② 症　状 ……………………………… 182
③ 治　療 ……………………………… 182

Exercise ――――――――――――― 183

7章　血液・造血器疾患

平藤　雅彦・町田拓自　185

A 貧　血 ――――――――――――― 186
A-1 鉄欠乏性貧血 ―――――――――― 187
① 病態生理 …………………………… 187
② 症　状 ……………………………… 188
③ 診　断 ……………………………… 188
④ 治　療 ……………………………… 189
　a　経口鉄剤 …………………………… 189
　b　注射用鉄剤 ………………………… 190
A-2 巨赤芽球性貧血（悪性貧血など） ―― 190
① 病態生理 …………………………… 190
② 症　状 ……………………………… 192
③ 診　断 ……………………………… 192
④ 治　療 ……………………………… 192
A-3 再生不良性貧血 ――――――――― 193
① 病態生理 …………………………… 193
② 症　状 ……………………………… 193
③ 診　断 ……………………………… 193
④ 治　療 ……………………………… 194
　a　軽症および中等症 ………………… 194
　b　やや重症〜最重症 ………………… 194

A-4	自己免疫性溶血性貧血（AIHA）		195
①	病態生理		195
②	症　状		195
③	診　断		195
④	治　療		195
A-5	腎性貧血		196
①	病態生理		196
②	症　状		196
③	診　断		196
④	治　療		196
A-6	鉄芽球性貧血		197
①	病態生理		197
②	症　状		197
③	診　断		197
④	治　療		197
B	播種性血管内凝固症候群（DIC）		199
①	病態生理		199
②	症　状		201
③	診　断		201
④	治　療		201
C	血友病		203
①	病態生理		203
②	症　状		203
③	診　断		203
④	治　療		203
D	紫斑病		204
D-1	血栓性血小板減少性紫斑病（TTP）		205
①	病態生理		205
②	症　状		205
③	診　断		205
④	治　療		205
D-2	特発性血小板減少性紫斑病（ITP）		206
①	病態生理		206
②	症　状		206
③	診　断		206
④	治　療		206
E	白血球減少症		207
①	病態生理		207
②	分　類		207
③	症　状		207
④	診　断		208
⑤	治　療		208
	a	好中球減少症の薬物療法	208
	b	抗菌薬	209
F	血栓塞栓症		210
F-1	深部静脈血栓症（DVT）		211
①	病態生理		211
②	症　状		211
③	診　断		211
④	治　療		211
	a	薬物療法	211
	b	非薬物療法	212
F-2	肺血栓塞栓症（PTE）		213
①	病態生理		213
②	症　状		213
③	診　断		213
④	治　療		213
	a	薬物療法	213
	b	非薬物療法	214
G	白血病		214
G-1	急性骨髄性白血病（AML）		217
①	病態生理		217
②	症　状		217
③	診　断		217
④	治　療		217
	a	急性前骨髄球性白血病（APL）	219
G-2	慢性骨髄性白血病（CML）		220
①	病態生理		220
②	症　状		220
③	診　断		220
④	治　療		221
G-3	急性リンパ性白血病（ALL）		221
①	病態生理		221
②	症　状		221
③	診　断		222
④	治　療		222
G-4	慢性リンパ性白血病（CLL）		222
①	病態生理		223
②	症　状		223
③	診　断		223
④	治　療		223
G-5	成人T細胞白血病／リンパ腫（ATLL）		223
①	病態生理		223
②	症　状		224
③	診　断		224
④	治　療		224

H	悪性リンパ腫（ML）	225
H-1	ホジキンリンパ腫（HL）	225
①	病態生理	225
②	症　状	225
③	診　断	225
④	治　療	225
H-2	非ホジキンリンパ腫（NHL）	226
①	病態生理	226
②	症　状	226
③	診　断	226
④	治　療	226

I	多発性骨髄腫（MM）	227
①	病態生理	227
②	症　状	228
③	診　断	228
④	治　療	228

Exercise ──────── 231

8章　腎・泌尿器疾患　小佐野 博史　233

A	概　説	233

B	急性および慢性腎不全	234
B-1	急性腎不全	234
①	病態生理	234
②	分　類	234
③	治　療	234
B-2	慢性腎不全	235
①	病態生理	235
②	治　療	235

C	慢性腎臓病（CKD）	236
①	分類・診断	236
②	治　療	237
a	非薬物療法	237
b	薬物療法	238

D	ネフローゼ症候群	242
①	病態生理・分類	242
②	症　状	242
③	診　断	244
④	治　療	244
a	微小変化型ネフローゼ症候群（MCNS）	245

b	膜性腎症（MN）	245
c	膜性増殖性糸球体腎炎（MPGN）	245
d	巣状分節性糸球体硬化症（FSGS）	245
e	補助療法	245

E	急性および慢性糸球体腎炎	246
E-1	急性糸球体腎炎	247
①	病態生理	247
②	症　状	247
③	診　断	247
④	治　療	248
E-2	慢性糸球体腎炎	248
①	病態生理	248
②	症　状	248
③	診　断	248
④	治　療	248
E-3	急速進行性糸球体腎炎（RPGN）	249
①	病態生理・分類	249
②	診断・症状	249
③	治　療	249

F	糖尿病（性）腎症	250
①	病態生理	250
②	分　類	251
③	診　断	251
④	治　療	251

G	薬剤性腎障害（DKI）	252
①	分　類	252
a	作用機序による分類	252
b	腎臓の障害部位に基づく分類	253
②	原因薬物	253
③	診　断	254
④	治　療	254

H	排尿障害	255
H-1	過活動膀胱（OAB）	255
①	病態生理	255
②	分　類	255
a	神経因性	255
b	非神経因性	255
③	診　断	255
a	問　診	255
b	その他の検査	256
④	治　療	256
a	行動療法	256

	b 薬物療法	257
H-2	低活動膀胱（UAB）	257
①	病態生理	258
②	診　断	258
③	治　療	258
	a 間欠導尿	258
	b 薬物療法	258
I	尿路結石	259
①	病態生理・分類	259
②	症　状	260
③	治　療	260
J	尿路感染症	262
J-1	腎盂腎炎	262
①	病態生理・分類	262
②	診　断	262
③	治　療	262
J-2	膀胱炎	262
①	病態生理	262
②	診　断	262
③	分類・治療	263
	a 急性単純性膀胱炎（閉経前）	263
	b 妊婦の膀胱炎	263
	c 高齢女性（閉経後）の膀胱炎	263
J-3	尿道炎	264
①	病態生理	264
②	症状・診断	264
③	治　療	264

Exercise — 265

9章　生殖器疾患　小佐野 博史　267

A	概　説	267
B	前立腺肥大症	268
①	病態生理	268
②	症　状	269
③	診　断	269
④	治　療	270
	a 薬物療法	270
C	子宮内膜症	271
①	病態生理	271
②	症　状	271
③	診　断	272
④	治　療	272
	a 薬物療法	272
	b 手術療法	273
D	子宮筋腫	273
①	病態生理・分類	273
②	症　状	274
③	治　療	274
	a 経過観察	274
	b 薬物療法	274
	c 手術療法	274
E	異常妊娠	275
E-1	流産・切迫流産	275
①	病態生理	275
②	診　断	275
③	治　療	275
E-2	切迫早産	275
①	病態生理	275
②	診　断	276
③	治　療	276
E-3	異所性妊娠	276
①	病態生理	276
②	症　状	276
③	診　断	276
④	治　療	277
	a 外科的切除（通常）	277
	b 薬物療法	277
E-4	妊娠高血圧症候群	277
①	病態生理	277
②	分　類	277
③	症　状	278
④	治　療	278
	a 非薬物療法	278
	b 薬物療法	278
	c 子痫発作の予防	278
F	異常分娩	279
F-1	遷延分娩・分娩停止	279
①	定　義	279
②	治　療	279
F-2	前期破水	279
①	病態生理	279
②	分　類	279

③ 治　療		279

G 不妊症 —— 280
- ① 定　義 —— 280
- ② 分　類 —— 280
  - a 男性不妊 —— 280
  - b 女性不妊 —— 280
- ③ 診　断 —— 280
  - a 男性不妊の検査 —— 280
  - b 女性不妊の検査 —— 281
- ④ 治　療 —— 281
  - a 男性不妊 —— 281
  - b 女性不妊 —— 281

H 性機能不全 —— 282
- **H-1** 勃起障害 —— 282
- **H-2** 性欲低下障害 —— 282
- **H-3** 性嫌悪障害 —— 282
- **H-4** 早　漏 —— 282
- **H-5** 腟内射精障害 —— 282
- **H-6** 性交疼痛症 —— 282
- **H-7** 腟けいれん —— 283

I 性感染症 —— 283
- **I-1** 梅　毒 —— 283
  - ① 病態生理 —— 283
  - ② 症　状 —— 283
  - ③ 診　断 —— 283
  - ④ 治　療 —— 284
- **I-2** 淋　病 —— 284
  - ① 病態生理 —— 284
  - ② 症　状 —— 284
  - ③ 診　断 —— 284
  - ④ 治　療 —— 284
- **I-3** クラミジア症 —— 285
  - ① 病態生理 —— 285
  - ② 症　状 —— 285
  - ③ 診　断 —— 285
  - ④ 治　療 —— 285
- **I-4** トリコモナス症 —— 285
  - ① 病態生理 —— 285
  - ② 症　状 —— 285
  - ③ 診　断 —— 286
  - ④ 治　療 —— 286

Exercise —— 287

10章　呼吸器疾患　　平野 俊彦　289

A 呼吸器系の構造 —— 289
- ① 呼吸器官の名称と位置 —— 289
- ② 肺の構造 —— 289

B 気管支喘息 —— 290
- ① 分　類 —— 290
- ② 症　状 —— 291
- ③ 診　断 —— 291
- ④ 治　療 —— 292
  - a 薬物療法 —— 292
  - b 生活指導 —— 294

C 慢性閉塞性肺疾患（COPD）—— 295
- ① 分　類 —— 296
  - a 慢性気管支炎 —— 296
  - b 肺気腫 —— 296
- ② 症　状 —— 296
- ③ 診　断 —— 296
- ④ 治　療 —— 297
  - a 対症療法 —— 297
  - b ニコチン依存症治療薬 —— 297

D 急性上気道炎（かぜ症候群を含む）—— 298
- ① 病態生理 —— 298
- ② 症　状 —— 299
- ③ 診　断 —— 299
- ④ 治　療 —— 299

E 気管支炎（細菌性含む）—— 299
- ① 病態生理・症状 —— 300
- ② 診　断 —— 300
- ③ 治　療 —— 300

F 間質性肺炎 —— 301
- ① 分　類 —— 301
  - a 特発性間質性肺炎 —— 301
  - b 続発性間質性肺炎 —— 301
- ② 症　状 —— 301
- ③ 診　断 —— 301
- ④ 治　療 —— 302

G 肺　炎 —— 303
- ① 分　類 —— 303

② 症　状 ……………………………… 304
③ 診　断 ……………………………… 304
④ 治　療 ……………………………… 304
　a　抗菌薬，抗ウイルス薬，抗真菌薬 …… 304
　b　肺炎球菌ワクチンによる発症の予防 … 304

H レジオネラ感染症 ──────── 305
① 症　状 ……………………………… 305
② 診　断 ……………………………… 305
③ 治　療 ……………………………… 306

I 百日咳 ──────────────── 306
① 症　状 ……………………………… 306
② 診　断 ……………………………… 306
③ 治療・予防 ………………………… 307

J マイコプラズマ肺炎 ────── 307
① 症　状 ……………………………… 307
② 診　断 ……………………………… 307
③ 治療・予防 ………………………… 308

K ニューモシスチス肺炎 ───── 308
① 症　状 ……………………………… 308
② 診　断 ……………………………… 308
③ 治　療 ……………………………… 309

L 肺アスペルギルス症 ────── 309
① 症　状 ……………………………… 309
② 診　断 ……………………………… 310
③ 治　療 ……………………………… 310

M 胸膜炎 ──────────────── 310
① 症　状 ……………………………… 310
② 診　断 ……………………………… 311
③ 治　療 ……………………………… 311

Exercise ────────────────── 312

11章　消化器疾患　　平野 俊彦　313

A 消化器系器官の名称と位置 ── 313

B 胃食道逆流症 ──────────── 314
① 病態生理 …………………………… 314
② 症　状 ……………………………… 314

③ 診　断 ……………………………… 315
④ 治　療 ……………………………… 315

C 消化性潰瘍 ──────────── 316
① 病態生理 …………………………… 316
② 症　状 ……………………………… 316
③ 診　断 ……………………………… 317
④ 治　療 ……………………………… 317

D 胃　炎 ──────────────── 319
① 病態生理 …………………………… 319
② 症　状 ……………………………… 319
③ 診　断 ……………………………… 319
④ 治　療 ……………………………… 319

E 炎症性腸疾患 ──────────── 320
① 分　類 ……………………………… 320
　a　潰瘍性大腸炎 …………………… 320
　b　クローン病 ……………………… 320
② 症　状 ……………………………… 320
　a　潰瘍性大腸炎 …………………… 320
　b　クローン病 ……………………… 320
③ 診　断 ……………………………… 321
　a　潰瘍性大腸炎 …………………… 321
　b　クローン病 ……………………… 321
④ 治　療 ……………………………… 321
　a　潰瘍性大腸炎 …………………… 321
　b　クローン病 ……………………… 322

F 過敏性腸症候群 ──────── 323
① 病態生理 …………………………… 323
② 症　状 ……………………………… 323
③ 診　断 ……………………………… 323
④ 治　療 ……………………………… 324

G 便秘・下痢 ──────────── 324
① 病態生理・症状 …………………… 324
② 診　断 ……………………………… 325
③ 治　療 ……………………………… 325

H 悪心・嘔吐 ──────────── 326
① 病態生理 …………………………… 326
② 症　状 ……………………………… 326
③ 診　断 ……………………………… 326
④ 治　療 ……………………………… 326

I 痔 — 328
- ① 病態生理 — 328
- ② 分類・症状 — 328
- ③ 診 断 — 328
- ④ 治 療 — 328

J 消化管アレルギー — 329
- ① 病態生理 — 329
- ② 症 状 — 329
- ③ 診 断 — 329
- ④ 治 療 — 330

K 肝疾患 — 330
K-1 肝 炎 — 330
K-1-1 急性肝炎 — 331
- ① 病態生理 — 331
- ② 症 状 — 331
- ③ 診 断 — 331
- ④ 治 療 — 332

K-1-2 慢性肝炎 — 332
- ① 病態生理 — 332
- ② 症 状 — 332
- ③ 診 断 — 332
- ④ 治 療 — 333

K-2 肝硬変 — 334
- ① 病態生理・症状 — 334
- ② 診 断 — 334
- ③ 治 療 — 334

K-3 薬剤性肝障害 — 335
- ① 症 状 — 335
- ② 診 断 — 335
- ③ 治 療 — 335

L 膵 炎 — 336
- ① 分 類 — 336
  - a 急性膵炎 — 336
  - b 慢性膵炎 — 336
- ② 症 状 — 337
  - a 急性膵炎 — 337
  - b 慢性膵炎 — 337
- ③ 診 断 — 337
- ④ 治 療 — 337
  - a 急性膵炎 — 337
  - b 慢性膵炎 — 338

M 胆道疾患 — 338
M-1 胆石症 — 338
- ① 病態生理 — 339
- ② 症 状 — 339
- ③ 診 断 — 339
- ④ 治 療 — 339

M-2 胆道炎 — 339
- ① 病態生理 — 339
- ② 分類・症状 — 340
  - a 胆管炎 — 340
  - b 胆嚢炎 — 340
- ③ 診 断 — 340
- ④ 治 療 — 340

N 消化器感染症 — 341
N-1 感染性腸炎 — 341
- ① 病態生理 — 341
- ② 症 状 — 341
- ③ 診 断 — 341
- ④ 治 療 — 342

N-2 急性虫垂炎 — 342
- ① 病態生理 — 342
- ② 症 状 — 342
- ③ 診 断 — 342
- ④ 治 療 — 342

N-3 腹膜炎 — 342
- ① 病態生理 — 342
- ② 症 状 — 343
- ③ 診 断 — 343
- ④ 治 療 — 343

N-4 病原性大腸菌感染症 — 343
- ① 病態生理・症状 — 343
- ② 診 断 — 343
- ③ 治 療 — 344

N-5 偽膜性大腸菌感染症 — 344
- ① 病態生理 — 344
- ② 症 状 — 344
- ③ 診 断 — 344
- ④ 治 療 — 344

N-6 ウイルス性下痢症 — 345
- ① 感染経路・予防方法 — 345
- ② 症 状 — 345
- ③ 診 断 — 345
- ④ 治 療 — 345

N-7 食中毒 — 346
- ① 分類（病因による分類）・症状 — 346

a	細菌性食中毒	346
b	ウイルス性食中毒	346
c	自然毒による食中毒	346
d	化学物質による食中毒	346
e	寄生虫による食中毒	346
②	診 断	347
③	治療・予防	347

N-8 赤痢 — 347
- ① 症 状 — 347
- ② 診 断 — 348
- ③ 治 療 — 348

N-9 コレラ — 348
- ① 症 状 — 348
- ② 診 断 — 348
- ③ 治 療 — 349

N-10 腸チフス — 349
- ① 病態生理・症状 — 349
- ② 診 断 — 349
- ③ 治 療 — 349

N-11 パラチフス — 350
- ① 病態生理・症状 — 350
- ② 診 断 — 350
- ③ 治 療 — 350

Exercise — 351

12章　代謝性疾患　小山 進　353

A　糖尿病とその合併症 — 353

A-1　糖尿病（DM） — 353
- ① 分 類 — 353
- ② 診 断 — 353
- ③ 検 査 — 354
  - a 病型診断 — 354
  - b インスリン抵抗性の評価 — 355
  - c インスリン分泌能の評価 — 355
  - d 平均血糖値の評価 — 355
- ④ 治 療 — 355

A-2　1型糖尿病 — 356
- ① 病態生理 — 356
- ② 症 状 — 356
- ③ 治 療 — 356
  - a 頻回インスリン注射法（ベーサル・ボーラス療法） — 356
  - b 持続皮下インスリン注入療法（CSII） — 357

A-3　2型糖尿病 — 358
- ① 病態生理 — 358
- ② 症 状 — 358
- ③ 治 療 — 358
  - a インスリン分泌の促進 — 359
  - b インスリン抵抗性の改善 — 360
  - c 食後高血糖の改善 — 360
  - d 空腹時高血糖の改善 — 361
  - e インスリン療法 — 361

A-4　糖尿病の急性合併症 — 361

A-4-1　糖尿病性ケトアシドーシス — 361
- ① 病態生理 — 361
- ② 症 状 — 362
- ③ 診 断 — 362
- ④ 治 療 — 362

A-4-2　高血糖高浸透圧症候群 — 362
- ① 病態生理 — 362
- ② 症 状 — 362
- ③ 診 断 — 363
- ④ 治 療 — 363

A-5　糖尿病の慢性合併症 — 363

A-5-1　細小血管障害 — 363

A-5-2　糖尿病神経障害 — 363
- ① 病態生理・分類・症状 — 363
- ② 診 断 — 364
- ③ 治 療 — 364

A-5-3　糖尿病網膜症 — 364
- ① 病態生理・分類 — 364
- ② 症 状 — 364
- ③ 診 断 — 364
- ④ 治 療 — 364

A-5-4　糖尿病腎症 — 365
- ① 病態生理 — 365
- ② 症 状 — 365
- ③ 診 断 — 365
- ④ 治 療 — 365

A-5-5　大血管障害（糖尿病合併動脈硬化症） — 365

B　脂質異常症 — 368
- ① 分 類 — 368
  - a 原発性脂質異常症 — 368
  - b 続発性脂質異常症 — 369
- ② 症状・検査 — 369
- ③ 診 断 — 369
- ④ 治 療 — 370
  - a 主にコレステロール値を低下させる薬物 — 370

b　主にトリグリセリド値を低下させる薬物 ─── 371

C　高尿酸血症・痛風 ─── 372
C-1　高尿酸血症 ─── 372
　① 病態生理・診断 ─── 372
　② 分　類 ─── 372
C-2　痛　風 ─── 372
　① 病態生理 ─── 372
　② 症状・診断 ─── 373
　　a　急性期（痛風発作時） ─── 373
　　b　慢性期 ─── 373
　③ 治　療 ─── 373
　　a　急性期（痛風発作時）の治療 ─── 373
　　b　慢性期（非発作時：高尿酸血症）の治療 ─── 374

D　低血糖症 ─── 375
　① 病態生理・分類 ─── 375
　② 症　状 ─── 375
　③ 治　療 ─── 375

Exercise ─── 376

13章　内分泌疾患　　小山 進　377

A　バセドウ病 ─── 377
　① 病態生理 ─── 377
　② 症　状 ─── 377
　③ 診　断 ─── 377
　④ 治　療 ─── 377

B　甲状腺炎 ─── 378
B-1　亜急性甲状腺炎 ─── 378
　① 病態生理 ─── 378
　② 症　状 ─── 378
　③ 診　断 ─── 378
　④ 治　療 ─── 379
B-2　慢性甲状腺炎（橋本病） ─── 379
　① 病態生理 ─── 379
　② 症　状 ─── 379
　③ 診　断 ─── 379
　④ 治　療 ─── 379

C　尿崩症 ─── 380
　① 病態生理 ─── 380
　② 分　類 ─── 380
　③ 症　状 ─── 381
　④ 診　断 ─── 381
　⑤ 治　療 ─── 381

D　先端巨大症 ─── 382
　① 病態生理 ─── 382
　② 症　状 ─── 382
　③ 診　断 ─── 382
　④ 治　療 ─── 383

E　高プロラクチン血症 ─── 383
　① 病態生理・分類・症状 ─── 383
　② 診　断 ─── 383
　③ 治　療 ─── 384

F　下垂体機能低下症 ─── 384
　① 病態生理・分類 ─── 384
　② 症状・診断・治療 ─── 384

G　ADH不適合分泌症候群（SIADH） ─── 385
　① 病態生理・分類 ─── 385
　② 症　状 ─── 385
　③ 診　断 ─── 385
　④ 治　療 ─── 386

H　副甲状腺機能亢進症・低下症 ─── 386
H-1　副甲状腺機能亢進症 ─── 386
H-1-1　原発性副甲状腺機能亢進症 ─── 386
　① 病態生理 ─── 386
　② 症　状 ─── 386
　③ 診　断 ─── 387
　④ 治　療 ─── 387
H-2　副甲状腺機能低下症 ─── 387
　① 病態生理・分類 ─── 387
　② 症　状 ─── 387
　③ 診　断 ─── 388
　④ 治　療 ─── 388

I　クッシング症候群 ─── 389
　① 病態生理・分類 ─── 389
　　a　ACTH依存性クッシング症候群 ─── 389
　　b　ACTH非依存性クッシング症候群 ─── 389
　② 症　状 ─── 389
　③ 診　断 ─── 389
　④ 治　療 ─── 390
　　a　ACTH依存性クッシング症候群 ─── 390

目次 xix

　　　b　ACTH非依存性クッシング症候群 —— 390

J　アルドステロン症 —————————— 391
J-1　原発性アルドステロン症 ————— 391
　① 病態生理 ——————————————— 391
　② 症　状 ——————————————— 391
　③ 診　断 ——————————————— 391
　④ 治　療 ——————————————— 391

K　褐色細胞腫 ————————————— 392
　① 病態生理 ——————————————— 392
　② 症　状 ——————————————— 392
　③ 診　断 ——————————————— 393
　④ 治　療 ——————————————— 393

L　急性および慢性副腎不全 ————— 393
L-1　副腎クリーゼ ————————— 394
　① 病態生理 ——————————————— 394
　② 症　状 ——————————————— 394
　③ 検　査 ——————————————— 394
　④ 治　療 ——————————————— 394
L-2　アジソン病 ————————— 394
　① 病態生理 ——————————————— 394
　② 症　状 ——————————————— 394
　③ 診　断 ——————————————— 394
　④ 治　療 ——————————————— 395

Exercise ——————————————— 396

14章　眼疾患　　　恩田健二　397

A　眼の構造・機能 ————————— 397

B　緑内障 ———————————— 399
　① 病態生理 ——————————————— 399
　② 分　類 ——————————————— 399
　③ 症　状 ——————————————— 400
　④ 診　断 ——————————————— 400
　⑤ 治　療 ——————————————— 400

C　白内障 ———————————— 401
　① 病態生理 ——————————————— 401
　② 分　類 ——————————————— 402
　③ 症　状 ——————————————— 402
　④ 治　療 ——————————————— 402

D　加齢性黄斑変性 ———————— 403
　① 病態生理・分類 ——————————— 403
　② 症　状 ——————————————— 403
　③ 治　療 ——————————————— 403
　　a　光線力学療法 ——————————— 404
　　b　薬物療法 ————————————— 404
　　c　レーザー凝固療法 ———————— 404

E　角膜炎 ———————————— 404
　① 病態生理 ——————————————— 404
　② 治　療 ——————————————— 405

F　結膜炎（アレルギー性含む）———— 405
　① 病態生理 ——————————————— 405
　② 治　療 ——————————————— 405

G　網膜症 ———————————— 406
　① 病態生理 ——————————————— 406
　② 治　療 ——————————————— 406

H　ぶどう膜炎 —————————— 406
　① 病態生理 ——————————————— 406
　② 治　療 ——————————————— 407

I　網膜色素変性症 ———————— 407
　① 病態生理 ——————————————— 407

Exercise ——————————————— 409

15章　耳鼻咽喉疾患　　　恩田健二　411

A　耳鼻咽喉の構造と機能 ————— 411
　① 耳の構造 ——————————————— 411
　② 耳の機能 ——————————————— 412
　　a　聴　覚 ——————————————— 412
　　b　平衡覚 ——————————————— 412
　③ 咽喉の構造と機能 ——————————— 412

B　めまい ———————————— 413
B-1　動揺病 ——————————— 414
　① 病態生理 ——————————————— 414
　② 治　療 ——————————————— 414
B-2　メニエール病 ———————— 414
　① 病態生理 ——————————————— 414
　② 治　療 ——————————————— 415

| C | アレルギー性鼻炎（花粉症を含む） —— 415
| | ① 病態生理 —— 415
| | ② 治 療 —— 416

| D | 副鼻腔炎 —— 416
| D-1 | 急性副鼻腔炎 —— 416
| D-2 | 慢性副鼻腔炎 —— 417

| E | 中耳炎 —— 417
| E-1 | 急性中耳炎 —— 417
| E-2 | 慢性中耳炎 —— 418
| E-3 | 滲出性中耳炎 —— 418
| E-4 | 真珠腫性中耳炎 —— 418
| E-5 | 好酸球性中耳炎 —— 418

| F | 口内炎・咽頭扁桃炎 —— 419
| F-1 | 口内炎 —— 419
| F-2 | 咽頭扁桃炎 —— 419

| G | 喉頭蓋炎 —— 420

| H | 咽頭結膜熱 —— 420

Exercise —— 421

16章　皮膚疾患　　高橋 知子　423

| A | アトピー性皮膚炎 —— 423
| | ① 病態生理 —— 423
| | ② 症 状 —— 423
| | ③ 診 断 —— 424
| | ④ 治 療 —— 424

| B | じん麻疹 —— 425
| | ① 病態生理 —— 425
| | ② 分 類 —— 426
| | ③ 症 状 —— 426
| | ④ 治 療 —— 426

| C | 接触性皮膚炎 —— 427
| | ① 分 類 —— 427
| | ② 症 状 —— 427
| | ③ 診 断 —— 427
| | ④ 治 療 —— 427

| D | 光線過敏症 —— 428
| | ① 分 類 —— 428
| | ② 診 断 —— 428
| | ③ 治 療 —— 428

| E | 薬 疹 —— 429
| E-1 | 軽症・中等症の薬疹 —— 429
| | ① 分 類 —— 429
| | ② 症 状 —— 429
| | ③ 診 断 —— 429
| | ④ 治 療 —— 429
| E-2 | 重症薬疹 —— 430
| E-2-1 | スティーブンス・ジョンソン症候群（SJS） —— 430
| | ① 病態生理 —— 430
| | ② 症 状 —— 430
| | ③ 診 断 —— 430
| | ④ 治 療 —— 430
| E-2-2 | 中毒性表皮壊死症（TEN） —— 431
| E-2-3 | 薬剤性過敏症症候群（DIHS） —— 431

| F | 水疱症（天疱瘡・類天疱瘡） —— 432
| | ① 症 状 —— 432
| | ② 診 断 —— 432
| | ③ 治 療 —— 432

| G | 乾癬（尋常性乾癬） —— 433
| | ① 病態生理 —— 433
| | ② 症 状 —— 433
| | ③ 治 療 —— 433
| | a 局所療法 —— 433
| | b 全身療法 —— 433
| | c 光線療法 —— 434
| | d 生物学的製剤 —— 434

| H | 皮膚のウイルス感染症 —— 435
| H-1 | 単純疱疹（ヘルペス） —— 435
| | ① 病態生理 —— 435
| | ② 症 状 —— 435
| | ③ 分 類 —— 435
| | ④ 治 療 —— 435
| H-2 | 水痘・帯状疱疹 —— 435
| | ① 症 状 —— 436
| | ② 治 療 —— 436
| H-2-1 | 帯状疱疹後神経痛 —— 436
| H-3 | 突発性発疹 —— 436

| I | 皮膚の細菌感染症 ──── 437
| I-1 | 膿皮症 ──── 437
  ① 病態生理・分類・症状 ──── 437
    a 伝染性膿痂疹（とびひ） ──── 437
    b 毛包炎 ──── 437
    c 癤・癰 ──── 437
    d 蜂窩織炎 ──── 437
    e 丹毒 ──── 437
  ② 治療 ──── 437
    a 黄色ブドウ球菌が起因菌の場合 ──── 438
    b 溶連菌が起因菌の場合 ──── 438
| I-2 | 尋常性痤瘡（にきび） ──── 438
  ① 病態生理 ──── 438
  ② 分類 ──── 438
  ③ 治療 ──── 438
    a 急性炎症期・軽症 ──── 438
    b 急性炎症期・中等症以上 ──── 438
    c 維持期 ──── 438
| I-3 | ハンセン病 ──── 439
  ① 治療 ──── 439

| J | 皮膚の真菌感染症 ──── 439
| J-1 | 皮膚真菌症（白癬） ──── 439
  ① 分類 ──── 439
  ② 診断 ──── 439
  ③ 治療 ──── 439
| J-2 | カンジダ症 ──── 440
  ① 診断 ──── 440
  ② 治療 ──── 441

| K | 褥瘡（床ずれ） ──── 441
  ① 分類 ──── 441
  ② 治療 ──── 442
  ③ 予防 ──── 442

| L | 熱傷 ──── 442
  ① 分類 ──── 442
  ② 治療 ──── 443

Exercise ──── 444

17章　感染症　藤村 茂　445

| A | 結核と非結核性抗酸菌症 ──── 445
| A-1 | 結核 ──── 445
  ① 分類 ──── 445
    a 一次結核症 ──── 445
    b 肺結核 ──── 445
    c 肺外結核 ──── 446
    d 二次結核症 ──── 446
  ② 症状 ──── 446
  ③ 診断 ──── 447
  ④ 治療 ──── 448
    a 抗結核薬の種類 ──── 448
| A-2 | 非結核性抗酸菌症 ──── 449
  ① 症状 ──── 450
  ② 検査 ──── 450
  ③ 治療 ──── 450

| B | ヘリコバクター・ピロリ感染症 ──── 451
| B-1 | 胃・十二指腸潰瘍と胃癌 ──── 451
  ① 診断 ──── 451
  ② 治療（除菌療法） ──── 451
    a 一次除菌療法 ──── 451
    b 二次除菌療法 ──── 452
| B-2 | 胃MALTリンパ腫 ──── 452
  ① 症状 ──── 452
  ② 治療 ──── 452
| B-3 | 特発性血小板減少性紫斑病 ──── 452

| C | 薬剤耐性菌による院内感染 ──── 453
| C-1 | MRSA感染症 ──── 453
  ① 症状 ──── 453
  ② 検査 ──── 453
  ③ 治療 ──── 454
| C-2 | 多剤耐性緑膿菌（MDRP） ──── 455
  ① 症状 ──── 455
  ② 検査 ──── 455
  ③ 治療 ──── 456
| C-3 | 多剤耐性アシネトバクター・バウマニ（MDR-AB） ──── 457
  ① 検査 ──── 457
  ② 治療 ──── 457
| C-4 | バンコマイシン耐性腸球菌（VRE） ──── 457
  ① 治療 ──── 457
| C-5 | セラチア属 ──── 457
  ① 治療 ──── 458

| D | 全身性細菌感染症 ──── 458
| D-1 | ジフテリア ──── 458

- ① 症　状 ... 458
- ② 検　査 ... 459
- ③ 治　療 ... 459
- **D-2** 劇症型A群β溶血性連鎖球菌感染症 ― 459
  - ① 症　状 ... 459
  - ② 治　療 ... 460
- **D-3** 新生児B群連鎖球菌感染症 ― 460
  - ① 症　状 ... 460
  - ② 治　療 ... 460
- **D-4** 破傷風 ― 460
  - ① 症　状 ... 461
  - ② 治　療 ... 461
- **D-5** 敗血症 ― 461
  - ① 症　状 ... 461
  - ② 検査・診断 ... 461
  - ③ 治　療 ... 462

E ウイルス感染症 ― 463
- **E-1** インフルエンザ ― 463
  - ① 症　状 ... 463
  - ② 検査・診断 ... 463
  - ③ 予　防 ... 463
  - ④ 治　療 ... 464
- **E-2** 麻　疹 ― 465
  - ① 症　状 ... 465
  - ② 治　療 ... 465
- **E-3** 風　疹 ― 466
  - ① 症　状 ... 466
  - ② 予防・治療 ... 466
- **E-4** 流行性耳下腺炎 ― 466
  - ① 症　状 ... 466
  - ② 予防・治療 ... 467
- **E-5** 伝染性紅斑（リンゴ病） ― 467
  - ① 症　状 ... 467
  - ② 診断・治療 ... 467
- **E-6** 手足口病 ― 468
  - ① 症　状 ... 468
  - ② 治　療 ... 468
- **E-7** サイトメガロウイルス感染症 ― 468
  - ① 症　状 ... 468
  - ② 治　療 ... 468
- **E-8** 伝染性単核球症 ― 469
  - ① 症　状 ... 469
  - ② 治　療 ... 469

F 真菌感染症 ― 469
- **F-1** クリプトコックス症 ― 469
  - ① 症　状 ... 470
  - ② 治　療 ... 470

G 原虫感染症 ― 470
- **G-1** マラリア ― 470
  - ① 症　状 ... 471
  - ② 治　療 ... 471
- **G-2** トキソプラズマ症 ― 471
  - ① 症　状 ... 471
  - ② 治　療 ... 472
- **G-3** 赤痢アメーバ症 ― 472
  - ① 症　状 ... 472
  - ② 治　療 ... 472

H 寄生虫感染症 ― 472
- **H-1** 蟯虫症 ― 472
  - ① 診断・治療 ... 473
- **H-2** 回虫症 ― 473
  - ① 症状・診断・治療 ... 473
- **H-3** アニサキス症 ― 473
  - ① 症状・診断・治療 ... 473

Exercise ― 474

18章　悪性腫瘍　菅野 秀一　475

A 消化器系の悪性腫瘍 ― 475
- **A-1** 胃　癌 ― 475
  - ① 病態生理 ... 475
  - ② 症　状 ... 475
  - ③ 診断・分類 ... 477
  - ④ 治　療 ... 477
    - a　補助化学療法 ... 478
    - b　切除不能進行・再発胃癌に対する化学療法 ... 479
- **A-2** 食道癌 ― 480
  - ① 病態生理 ... 480
  - ② 症　状 ... 480
  - ③ 診断・分類 ... 481
  - ④ 治　療 ... 481
    - a　補助化学療法 ... 481
    - b　化学放射線療法 ... 482

A-3 肝癌 — 482
- c 全身化学療法 — 482
- ① 病態生理 — 482
- ② 症　状 — 483
- ③ 診断・分類 — 483
- ④ 治　療 — 483
  - a 肝炎ウイルスの治療 — 483
  - b 肝細胞癌の治療 — 484
  - c 分子標的治療薬・ソラフェニブ単独療法 — 484
  - d 肝内胆管癌の治療 — 485
  - e 転移性肝癌の治療 — 485

A-4 大腸癌 — 485
- ① 病態生理 — 485
- ② 症　状 — 485
- ③ 診断・分類 — 485
- ④ 治　療 — 486
  - a 内視鏡治療 — 486
  - b 手術療法 — 486
  - c 化学療法 — 487
  - d 放射線療法 — 488

A-5 胆嚢・胆管癌 — 489
- ① 病態生理 — 489
- ② 症　状 — 489
- ③ 診断・分類 — 489
- ④ 治　療 — 489
  - a 手術療法 — 489
  - b 化学療法 — 490

A-6 膵癌 — 490
- ① 病態生理 — 490
- ② 症　状 — 490
- ③ 診断・分類 — 490
- ④ 治　療 — 491
  - a 手術療法 — 492
  - b 化学療法 — 492
  - c 放射線療法 — 492
  - d 補助療法 — 492

B 肺癌 — 493
- ① 病態生理 — 493
- ② 症　状 — 494
- ③ 診断・分類 — 494
- ④ 治　療 — 495
  - a 手術療法 — 496
  - b 放射線療法 — 496
  - c 薬物療法 — 496

C 頭頸部および感覚器の悪性腫瘍 — 501

C-1 脳腫瘍 — 501
- ① 病態生理 — 501
- ② 症　状 — 501
- ③ 診　断 — 501
- ④ 治　療 — 501

C-2 網膜芽細胞腫 — 501
- ① 病態生理 — 501
- ② 症　状 — 502
- ③ 診　断 — 502
- ④ 治　療 — 502

C-3 喉頭癌 — 502
- ① 病態生理 — 502
- ② 症　状 — 502
- ③ 診　断 — 502
- ④ 治　療 — 503

C-4 咽頭癌 — 503
- ① 病態生理 — 503
- ② 症　状 — 503
- ③ 診　断 — 503
- ④ 治　療 — 503

C-5 鼻腔・副鼻腔癌 — 504
- ① 病態生理 — 504
- ② 症　状 — 504
- ③ 診　断 — 504
- ④ 治　療 — 504

C-6 口腔の悪性腫瘍 — 504
- ① 病態生理 — 504
- ② 症　状 — 504
- ③ 診　断 — 505
- ④ 治　療 — 505

D 乳癌 — 506
- ① 病態生理 — 506
- ② 症　状 — 506
- ③ 診断・分類 — 506
- ④ 治　療 — 507
  - a 術前・術後化学療法 — 509
  - b 転移・再発乳癌を対象とした化学療法 — 510
  - c 薬物療法の副作用 — 511

E 生殖器の悪性腫瘍 — 512

E-1 前立腺癌 — 512
- ① 病態生理 — 512
- ② 症　状 — 512
- ③ 診断・分類 — 513

E-2 子宮癌 514
- ① 病態生理 514
- ② 症　状 514
- ③ 診　断 515
- ④ 治　療 515

E-3 卵巣癌 516
- ① 病態生理 516
- ② 症　状 516
- ③ 診断・分類 517
- ④ 治　療 517

F 腎・尿路系の悪性腫瘍 519

F-1 腎　癌 519
- ① 病態生理 519
- ② 症　状 519
- ③ 診断・分類 519
- ④ 治　療 520

F-2 膀胱癌 520
- ① 病態生理 520
- ② 症　状 520
- ③ 診断・分類 521
- ④ 治　療 521

G 悪性黒色腫 523
- ① 病態生理 523
- ② 症　状 523
- ③ 診断・分類 523
- ④ 治　療 523

H 骨肉腫 525
- ① 病態生理 525
- ② 症　状 525
- ③ 診　断 525
- ④ 治　療 526

Exercise 526

19章 その他の薬物治療　529

A 移植医療 ── 杉山 健太郎　529
- ① 免疫抑制療法 529
- ② 造血幹細胞移植 532
- ③ 移植片対宿主病（GVHD） 532

B がん終末期医療と緩和ケア ── 大澤 匡弘　533
- ① がん終末期にみられる症状 533
  - a　がん終末期の変化 533
- ② がん疼痛の病態と薬物療法 533
  - a　痛みの定義 533
  - b　がん疼痛とは 533
  - c　がん疼痛の分類 534
  - d　痛みの評価 535
  - e　WHO方式がん疼痛治療法 535
  - f　緩和医療で用いられる鎮痛薬 536
  - g　オピオイド鎮痛薬を用いた疼痛緩和法 537
- ③ 緩和ケアとは 539
  - a　緩和ケアの定義 539
  - b　緩和ケアを受ける時期 540
  - c　全人的苦痛（トータルペイン）の概念 540

Exercise 542

参考表1　主な臨床検査の基準値一覧 543

参考表2　本書収載の感染症一覧 545

Exercise 解答 549

本書で対応する薬学教育モデル・コアカリキュラム一覧 553

索　引 559

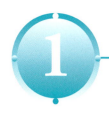

臨床検査の要点

A 臨床検査とは

　臨床検査は，被検者から採取した尿や血液などの検体を分析する検体検査と，被検者に直接接して心電図検査や超音波検査などを行う生理機能検査の2つに大きく分けられる．臨床検査では，被検者の状態（あるいは患者の病態）を把握するため，目的に応じ，特定の項目について決められた尺度をもって測定を行う．診療における臨床検査の目的には①診断の補助・確定，②治療効果の判定，③治療薬の副作用のモニター・評価，④治癒の判定，⑤予後の推定などがあげられる．得られた検査値は医療従事者間における共通の情報となり，それぞれの職種において個々の有用性をもつ．

　検査値を判読する際は，通常目安となる基準値・基準範囲[*1]や臨床判断値などと比較を行い，1つの検査項目のみではなく，すべての検査値を総合的に，かつ経時的に考えることが重要である．また，検査値測定にはさまざまな要因による変動が含まれることを念頭におくことも大切である．

　本文中の基準値・基準範囲は，日本臨床検査医学会による「学生用共通基準範囲（2011年）」と日本臨床検査標準協議会による「日本における主要な臨床検査項目の共用基準範囲案（2014年）」を参考に，記憶しやすいような数字にしてある．また，表中には臨床判断値（病態識別値など）も混在している．あくまでも学習用であり，臨床現場での使用を前提としているものではないことに注意すること．
　また，文章中では検査項目と名称（物質名など）が同一である場合，検査項目には初出以外は略称を使用し，名称であるものは略さずに記載されている．

[*1] **基準値・基準範囲**　多数の医学的に健康と考えられる人（健常者）から，ある検査項目について定められた条件（生理的条件，検体採取や測定方法など）のもと測定を行う．得られた測定値を定められた統計的処理を行い，測定値分布の中央の95％を含む範囲を基準範囲としている（検査値の5％は健常であっても範囲から外れる）．健康か，病気かを被検者（あるいは患者）が判断するものではなく，医師が診療において意思決定の参考とするものの1つである．以前は，正常値・正常範囲と呼ばれていたが，誤った印象を受けるため使用すべきではない．

SBO・尿検査の検査項目を列挙し，目的と異常所見を説明できる．

B 尿検査

尿は，腎糸球体での濾過と尿細管での分泌・再吸収などの過程を経て生成する．尿量や尿中の成分は腎機能のみならず，生体における代謝状態なども反映している．尿検査では，pH，比重，タンパク質，糖，ウロビリノゲン，潜血などが試験紙法によって定性的あるいは半定量的に検査される．また，尿中の微量なアルブミンやホルモン関連物質などは定量分析される．

以下［　］は基準範囲を示す．

尿量［1,000～1,500 mL/日］

❶ 尿 量

1日の尿量が400 mL以下を乏尿，100 mL以下を無尿といい，2,500 mLを超える場合を多尿という．

尿量の減少は，脱水や出血による循環血液量の減少，ネフローゼ症候群，急性腎炎や薬物による急性腎不全などにより腎機能が著しく低下したときにみられる．尿量の増加は，急性腎不全の利尿期，尿崩症，糖尿病でみられる．また，利尿薬，マンニトール，血管造影剤などの投与によって尿量が増加する．

1日の排尿回数が多いものを頻尿というが，必ずしも尿量が多いとは限らない．薬物投与（抗コリン薬など）による尿閉・排尿困難は，前立腺肥大症などによる尿路閉塞，あるいは膀胱排尿筋の収縮力低下がある場合には生じやすい．

尿pH［5～8，平均6］

❷ 尿pH

腎臓はH^+排泄やHCO_3^-産生によって体内の酸塩基平衡維持の一端を担っている．たとえば，乳酸やケトン体の生成あるいは低換気によって血液のpHが酸性に傾く状態（アシドーシス）にある場合は，不揮発性酸およびH^+の排泄により尿pHが低下する傾向がある．

尿比重［1.005～1.030］

尿浸透圧
［50～1,300 mOsm/kgH₂O］

❸ 尿比重・尿浸透圧

腎臓の尿濃縮能・希釈能を表す指標であり，水制限試験，高張食塩水負荷試験，バソプレシン負荷試験による多尿の鑑別などに利用される．腎機能が低下するにしたがって尿濃縮能が低下するため，血漿と同程度の浸透圧の尿（等張尿）が排泄されるようになる．

尿タンパク質［尿試験紙法：（−）］

尿微量アルブミン
［24時間尿　＜30 mg/日］

❹ 尿タンパク質・尿微量アルブミン

健常な腎臓では，血漿中のアルブミンのような分子量60,000を超える高分子量タンパク質はほとんど糸球体濾過されない．また，低分子量タンパク質は糸球体濾過されるものの尿細管で再吸収される．よって，尿中に排泄されるタンパク質は，尿細管分泌されるものを含めても極めて

少量である．

　尿タンパク質 3.5 g/日以上が持続するネフローゼ症候群では，糸球体が障害されており，尿中には主にアルブミンが増加している（ネフローゼ症候群の診断基準として<u>低アルブミン血症</u>を伴う）．$β_2$-マイクログロブリン（$β_2$-MG）などの低分子量タンパク質が増加する場合には，尿細管障害が疑われる．タンパク尿はアミノグリコシド系抗菌薬，ヨード造影剤，シスプラチン，バンコマイシンなどの副作用の指標となる．

　健常であっても微量のアルブミンが尿中に排泄されている（<u>尿微量アルブミン</u>）．腎機能の指標として用いられている<u>糸球体濾過量</u>では，<u>糖尿病腎症</u>の早期において目立った変化は認められない．これに対し，尿微量アルブミンでは増加が認められることから，糖尿病腎症早期の診断基準に用いられる．

❺ 尿　糖

　健常な腎臓では，血糖（グルコース）は糸球体で濾過されたのち，尿細管で再吸収されるため，尿中にはほとんど排泄されない．ただし，糖尿病時などグルコース濃度が再吸収能（腎閾値およそ 170～180 mg/dL）を超える場合には，再吸収しきれないグルコースが尿中に排泄される（<u>糖尿</u>）．

尿糖［尿試験紙法：（−）］

❻ 尿ウロビリノゲン

　主としてビリルビン代謝を反映しており，健常でも尿中に微量認められる．尿の色が淡黄色となるのはウロビリノゲンの一部がウロビリンとなるためである．ウロビリノゲンの生成には腸内細菌がかかわるため，抗菌薬の長期投与では陰性化することがある．

尿ウロビリノゲン
［尿試験紙法：（±）］

❼ 尿ケトン体

　飢餓時や糖尿病における血糖コントロール不良時など脂肪酸代謝が亢進し，ケトン体が増加する病態（ケトーシスあるいはケトアシドーシス）において陽性化する．

尿ケトン体［尿試験紙法：（−）］

❽ その他

　健常な尿は淡黄色で清明である．多飲によって無色になるが，尿崩症や糖尿病による病的な場合もある．<u>血尿</u>，<u>ヘモグロビン尿</u>，<u>ミオグロビン尿</u>では褐色～赤色となる．横紋筋融解症では，筋肉組織からミオグロビンが逸脱し，尿が赤褐色を呈する．このことから，スタチン系薬の服用時では筋肉痛などの身体症状に加え，赤褐色尿が副作用の徴候となる．薬物により着色尿となることがある．たとえば，センノシドを含む薬物の服用では尿が黄褐色から赤色を呈する．疾患によっては血尿には及ばないが肉眼で観察されないほどに赤血球が尿に混入している場合が

ある（尿潜血，健常では尿試験紙法（−））．

　<u>尿沈渣</u>検査において，鏡検により観察される血球，上皮細胞，腫瘍細胞，あるいは円柱などの尿中の有形成分は腎臓や膀胱の状態を反映している．

　尿検査では，尿中のホルモンとその関連代謝物なども測定の対象となる（表1・1）．

表1・1　その他の尿検査項目

	項　目	単　位	基準範囲
電解質	K排泄量	mmol/日	25〜100
内分泌関連	コルチゾール	μg/日	30〜100
	17-ヒドロキシコルチコステロイド（17-OHCS）	mg/日	3〜8
	17-ケトステロイド（17-KS）	mg/日	3〜11
	アドレナリン	μg/日	≦15
	ノルアドレナリン	μg/日	≦120
非タンパク性窒素化合物	尿クレアチニン	g/日	0.5〜1.5
	δ-アミノレブリン酸（δ-ALA）	mg/L	≦5
膵関連酵素	アミラーゼ	U/L	≦700

<u>SBO</u>・糞便検査の検査項目を列挙し，目的と異常所見を説明できる．

C　糞便検査

　便は飲食物が消化・吸収されたのちの残渣であり，消化液，胆汁，腸管の上皮細胞なども含まれている．便の量，形状，硬さなど患者の状態を知る指標となる．

便中ヘモグロビン［免疫法：(−)］

❶ 便潜血・便中ヘモグロビン

　消化管における炎症，潰瘍，がんの発生による少量の出血では便中に混入した血液（<u>便潜血</u>）を判別することが困難である．抗ヒトヘモグロビン抗体を用いた便潜血検査は大腸癌のスクリーニング検査の1つとして推奨されている．

D 血液学的検査

血液の重量は体重のおよそ8%といわれており，固形成分の血球と液体成分の血漿（plasma）*2 に分けられる．血球は赤血球，白血球および血小板などからなり，血液の体積のおよそ45%を占める（ヘマトクリット参照）．血液学的検査における赤血球算定（complete blood count, CBC）は，問診や診察にあわせて基本的検査の1つとして実施され，血液や造血関連の疾患の指標となる．また，血液学的検査では末梢血液の観察による血球の形態的な異常の有無も対象となる．

再生不良性貧血では骨髄における造血障害のため末梢血の汎血球減少を示すことから，薬物による副作用のモニタリングとして血液学的検査が重要となる．

SBO・血液検査の検査項目を列挙し，目的と異常所見を説明できる．

*2 血漿と血清　検査上，血漿とは抗凝固薬（ヘパリン，クエン酸ナトリウム，EDTA-2Naなど）入りの容器に採血した血液を遠心分離して血球を除いた上清である．
　一方，血清（serum）は，血液（全血）を放置すると凝固によって凝血塊である血餅を生じたのち分離する上清である．血清には凝固成分であるフィブリノゲンが含まれない．また，凝固過程中に血球からカリウム，無機リン酸，乳酸などが遊離されるため，これらの測定値が高くなる傾向がある．
　臨床検査においては血漿と血清の用途は測定項目によって分けられる．

❶ 赤血球算定（表1・2）・赤血球恒数（表1・3）

貧血ではヘモグロビン（血色素）濃度（Hb）が基準範囲を下回っており，ヘマトクリット値（hematocrit, Ht（あるいはHct））や赤血球数（red blood cell count, RBC）の低下も伴う．RBC，Hb，およびHtから算出される平均赤血球容積（mean corpuscular volume, MCV），平均赤血球ヘモグロビン濃度（mean corpuscular hemoglobin concentration, MCHC），平均赤血球ヘモグロビン量（mean corpuscular hemoglobin, MCH）は，貧血の鑑別に利用される．自動計数器によってMCVが測定される場合は，それをもとにHtが算出される．

・貧血 ☞ p.186

表1・2　赤血球算定の基準範囲

項目	単位	男性	女性
赤血球数（RBC）	$10^6/\mu L$	4.4〜5.6	3.9〜4.9
ヘモグロビン濃度（Hb）	g/dL	14〜17	12〜15
ヘマトクリット値（Ht）	%	40〜50	35〜44

表1・3　赤血球恒数と分類

項目	単位	分類		計算式
平均赤血球容積（MCV）	fL	≤80	小球性	$\dfrac{Ht(\%)}{RBC(10^6/\mu L)} \times 10$
		81〜100	正球性	
		≥101	大球性	
平均赤血球ヘモグロビン濃度（MCHC）	g/dL	≤30	低色素性	$\dfrac{Hb(g/dL)}{RBC(10^6/\mu L)} \times 10$
		31〜35	正色素性	
平均赤血球ヘモグロビン量（MCH）	pg	基準範囲：28〜33		$\dfrac{Hb(g/dL)}{Ht(\%)} \times 100$

Ret [0.5〜1.5％]

❷ 網赤血球（Ret）

　Ret（reticulocyte，網状赤血球）は赤血球に成熟する前の幼若な細胞であり，末梢血中にわずかに存在し，赤血球へと成熟化する．病的に赤血球が減少するような血管内溶血や急性出血，あるいは真性多血症などで骨髄における血球新生が亢進し，増加する．

WBC [3.3〜5.6×10³/μL]

❸ 白血球数（WBC）

　白血球は骨髄系細胞（顆粒球，単球）とリンパ球系細胞（T細胞，B細胞など）の2つに大別される．WBC（white blood cell count）は感染症，炎症，造血機能異常などによって増減する．白血球分類と異常を示す主な疾患は表1・4に示す通りである．抗がん薬治療においては，副作用である骨髄抑制による好中球減少がみられ，易感染となる．

表1・4　白血球分類と異常を示す主な要因

分類		基準範囲（％）	高値	低値
顆粒球	好中球 1)桿状核球 2)分葉核球	2〜15 40〜60	肺炎，脳炎，髄膜炎，扁桃炎，尿路感染症，心筋梗塞，膵炎，悪性腫瘍，関節リウマチ，急性出血，急性溶血，慢性骨髄性白血病，クッシング症候群	重症感染症，再生不良性貧血，悪性貧血，骨髄腫，悪性白血病，アジソン病
	好酸球	1〜5	寄生虫，クラミジア，気管支喘息，アトピー性皮膚炎，慢性骨髄性白血病，悪性リンパ腫	副腎機能亢進症，副腎皮質ステロイド投与
	好塩基球	0〜1	じん麻疹，慢性骨髄性白血病，潰瘍性大腸炎	アレルギー性疾患，クッシング症候群，甲状腺機能亢進症，感染症
リンパ球		20〜50	ウイルス感染症，リンパ球性白血病，アジソン病，バセドウ病	急性感染症の初期，悪性リンパ腫，結核，再生不良性貧血，原発性免疫不全症，AIDS
単球		2〜10	慢性感染症，急性感染症の回復期，単球性白血病，慢性骨髄性白血病，骨髄異形成症候群，慢性肝炎	重症感染症，悪性貧血

ESR [成人男性＜10 mm/時，成人女性＜15 mm/時]

❹ 赤血球沈降速度（ESR）

　ESR（erythrocyte sedimentation rate，血沈値，赤沈値などとも呼ばれる）は，クエン酸ナトリウム溶液と混合した全血をヴェスターグレン（Westergren）管と呼ばれる細長い管のなかで静置したときの沈降する速度を示す．赤血球の減少，アルブミンの減少，あるいは免疫グロブリンの増加などによって亢進する傾向がある．疾患では感染症，心筋梗塞，ネフローゼ症候群，慢性肝炎，悪性腫瘍，多発性骨髄腫などで亢進がみられる．炎症や組織破壊に伴って亢進することから，WBC，C反応性タンパク質とともに炎症マーカーの1つとして利用される．

❺ 骨髄検査

　胸骨もしくは腸骨などから穿刺（骨髄穿刺，bone marrow puncture）によって骨髄組織を採取し，造血能や血球の成熟度あるいは異常細胞の

有無などを調べる．貧血，白血病，悪性リンパ腫，多発性骨髄腫，骨髄異形成症候群などの造血機能の異常が対象となる．形態観察によって白血病や骨髄異形成症候群の分類がなされる．また，採取した骨髄細胞の表面抗原（細胞表面マーカー），あるいは染色体や遺伝子なども検査対象となる．とくに，白血病治療においては血球算定や末梢血液像と併せ，寛解の診断のために用いられる．

E 血液凝固機能検査

SBO・血液凝固機能検査の検査項目を列挙し，目的と異常所見を説明できる．

止血にかかわる血管，血小板，凝固系，線溶系が対象となる．

❶ 血小板数（Plt）

血管内皮細胞下の組織への粘着から始まる血小板凝集によって，細胞外にセロトニンやADPなどが放出され，さらに血小板の凝集を促すとともに，血液凝固系を亢進させ，その結果血栓が生じる．造血障害や薬物の副作用によってPlt（platelet count）が減少する病態では，出血時間（bleeding time, BT）が延長する傾向にある．

Plt [15～35×10^4/μL]

BT [≦5分]

❷ 凝固系：活性化部分トロンボプラスチン時間（APTT）・プロトロンビン時間（PT）

APTT [30～40秒]
PT [10～12秒，70～130%]
PT-INR [0.9～1.1]

APTT（activated partial thromboplastin time）はエラジン酸などとリン脂質とカルシウムイオンを加え，フィブリンが形成されるまでの時間であり，内因系の凝固系を反映している．一方，PT（prothrobin time）は組織トロンボプラスチン（第Ⅲ因子）とカルシウムイオンを加え，フィブリンが形成されるまでの時間であり，外因系の凝固系を反映している．プロトロンビン（第Ⅱ因子）やフィブリノゲン（第Ⅰ因子）をはじめとする凝固因子の多くが肝臓で合成されるため，肝細胞障害が進行するとAPTT，PTがともに延長する傾向がある．また，凝固因子のうちプロトロンビン，第Ⅶ，Ⅸ，Ⅹ因子の生合成はビタミンK依存であるため，ビタミンKが欠乏する病態あるいはワルファリン長期投与時にもAPTT，PTがともに延長する（☞p.18，表1・11，PIVKA-Ⅱ）．血友病患者では内因系の因子である第Ⅷ，Ⅸ因子の欠損あるいは活性低下によってAPTTのみが延長する．ヘパリン投与時のモニタリングにはAPTTが用いられ，ワルファリン投与時のモニタリングには患者のプロトロンビン時間と正常プロトロンビン時間の比（PT比）および国際感度指数（ISI）から算出されるINR（あるいはPT-INR）が用いられる．

FDP［≦5.0μg/mL（血漿）］

Dダイマー［≦1.0μg/mL］

❸ 線溶系：フィブリン/フィブリノゲン分解産物（FDP）・Dダイマー

線溶酵素であるプラスミンがフィブリンやフィブリノゲンに作用するとさまざまなFDP（fibrin/fibrinogen degradation products）を生じる．凝固が進行して構造が安定化したフィブリンではD領域同士が架橋結合しているため，プラスミンが作用すると，D領域同士が連結したDダイマー（D dimer）を生じる．一方，フィブリノゲンにプラスミンが作用した場合にはDダイマーを生じない．よってFDPのうちDダイマーの割合が低い場合には，線溶系が亢進しているとみることができる．

FDPは，Plt，PT，フィブリノゲンと並んで播種性血管内凝固症候群（DIC）の診断基準に用いられている．DダイマーはDICにおいて線溶亢進型か，あるいは線溶抑制型かを判断する材料となる．

・DIC ☞ p.199

SBO・脳脊髄液検査の検査項目を列挙し，目的と異常所見を説明できる．

F 脳脊髄液検査

脳脊髄液検査は，脳や脊髄の感染症，腫瘍および脳やくも膜下の出血などの診断を目的とする．脳脊髄液（髄液ともいう，cerebrospinal fluid，CSF）は側脳室などの脳室内の脈絡叢から産生され，脳表と脊髄周囲のくも膜下腔を流れており，腰椎穿刺（lumbar puncture，ルンバール）によって採取される．CSFは血漿とは異なり，無色透明，水様で，タンパク質や脂質は低値である（表1・5）．細菌性，真菌性髄膜炎ではCSFが混濁するほか，タンパク質が増加する傾向がある．

くも膜下出血などの脳疾患が疑われる場合は，まず頭部CT検査が行われる．くも膜下出血で著明な出血がある場合には画像上に認められるが，出血が少量であったり，出血から日数が経過していたりする場合には頭部CT検査のみでは診断できないこともあり，脳脊髄液検査により確認される．くも膜下出血ではCSFが血性か，キサントクロミー（黄色）となる．

・くも膜下出血 ☞ p.79

表1・5 主な髄液検査項目

項　目	単　位	基準範囲	異常を示す主な疾患
髄液圧	mmH$_2$O	70～150	高値：髄膜炎，脳腫瘍，頭蓋内出血など 低値：髄液漏，脳脊髄液減少症
タンパク質	mg/dL	15～45	高値：炎症，頭蓋内出血，脳脊髄腫瘍，種々の髄膜炎
グルコース	mg/dL	45～75	低値：細菌性髄膜炎，脳腫瘍，サルコイドーシス
細胞数	/μL	5未満	高値：くも膜下出血，脳腫瘍からの出血，種々の髄膜炎

G 血液生化学検査

> SBO・血液生化学検査の検査項目を列挙し，目的と異常所見を説明できる．

❶ タンパク質関連

　健常では，血清（フィブリノゲンや凝固因子は含まれない）中のタンパク質は60〜70％がアルブミン，20％近くを免疫グロブリンなどのγ-グロブリン（血清タンパク分画の1つ）が占めており，アルブミンとグロブリン全体の比（アルブミン／グロブリン比，A/G比）が1.2〜2.2程度である．血清タンパク質のうちγ-グロブリンを除き，ほとんどのものが肝臓で合成されている．よって，重度の肝障害や栄養不良時において総タンパク質（total protein，TP）は低下傾向を示す．また，ネフローゼ症候群ではアルブミンが尿中へと排泄されるため，血清中のTPおよびアルブミン（albumin，Alb）が低下する（低アルブミン血症）．感染症や慢性炎症などにより免疫グロブリンが増加するような病態において，Albの減少を伴う場合にはTPが基準範囲内であることがある．

　血清タンパク分画は，アセテートセルロース膜電気泳動法で得られ，多発性骨髄腫でみられるMタンパク質の確認などに利用される．

総タンパク質 [6.6〜8.1 g/dL]

アルブミン [4.1〜5.1 g/dL]

❷ 非タンパク性窒素化合物

a 尿素窒素（SUN）(blood urea nitrogen, BUN) *3

　生体内でのタンパク質やアミノ酸の代謝によって生じるアンモニアは主に肝臓における尿素サイクルで尿素となり，尿中に排泄される．よって血清中の尿素は窒素代謝と腎臓の機能を反映している．SUN（serum urea nitrogen）は脱水，高タンパク質食，心不全，腎機能障害などによって上昇する．血清クレアチニンとは異なり，腎実質障害があってもSUNがそれほど大きく上昇しない．SUNが上昇し，SUN／クレアチニン比（SUN/Cr比）が10を超える場合は，腎臓以外の原因によると考えられる．

SUN (BUN) [8〜20 mg/dL]

*3 尿素窒素　ウレアーゼなどを利用した分析方法により定量された尿素量を，窒素原子量として表している．尿素1分子には2つの窒素原子が含まれる．

b 尿酸（UA）

　尿酸（uric acid，UA）は生体内ではアデニンやグアニンなどのプリン塩基を含む核酸の異化代謝によって生じ，腎臓から尿中に排泄される．プリン体を多く含む食品を多く摂取した場合や，悪性腫瘍，白血病，骨髄異形成症候群などの核酸代謝が亢進している病態では尿酸が上昇しやすい．尿酸ナトリウム塩の生体内pHでの溶解性は7 mg/dL程度とそれほど高くないため，高尿酸血症（UA＞7 mg/dL）をきたす病態では，足趾節関節などで尿酸が析出し，関節炎や激しい疼痛を引き起こす（痛風）．また，尿酸排泄を促進する薬物の投与において，尿pHのコントロールが不十分な場合には尿路に尿酸結石を生じることもある．

UA [男性 3.5〜7.0 mg/dL，女性 2.5〜6.0 mg/dL]

・高尿酸血症・痛風 ☞ p.372

T-Bil［0.2〜1.2 mg/dL］

D-Bil［＜0.4 mg/dL］

I-Bil［＜0.8 mg/dL］

＊4 **ビリルビン** 分子内の水素結合によって水への溶解性が低い．ビリルビンに 450 nm 付近の青色光を照射するとE/Z異性化が起こり，加えて分子内環化による構造変化によって水溶性が高まり，腎臓から尿中へ排泄される．新生児黄疸では，この性質を利用した光線療法が用いられる．

c 総ビリルビン（T-Bil）・直接ビリルビン（D-Bil）・間接ビリルビン（I-Bil）

　ヘムの異化代謝によって生じるビリルビン（遊離型ビリルビン）＊4 は水溶性が低く，血液中ではアルブミンと結合しているため，腎臓から排泄されにくい．ビリルビンが肝臓で代謝を受けグルクロン酸抱合体（抱合型ビリルビン）となり，水溶性が増す．抱合型ビリルビンは腸内に胆汁排泄されたのち，腸内細菌によって一部が加水分解および還元を受けウロビリノゲンとなる．ウロビリノゲンは腸管で再吸収されたのち，腎臓から尿中に排泄される．その他のビリルビン代謝物は糞便とともに排泄される（糞便の色はビリルビン代謝物による）．

　測定上，直接定量される抱合型ビリルビンなどの水溶性ビリルビン代謝物が D-Bil（direct bilirubin）であり，溶解補助によりビリルビン全体である T-Bil（total bilirubin）が定量される．水溶性の低い遊離型ビリルビンなどは T-Bil から D-Bil を差し引いた I-Bil（indirect bilirubin）として求められる．

　T-Bil が高値（高ビリルビン血症）を示す病態では，組織の黄染が起こる（黄疸）．溶血性黄疸では，I-Bil が上昇するが，肝細胞障害や胆汁うっ滞による黄疸では D-Bil が上昇するとともに，尿中ビリルビンも上昇する．

❸ 糖代謝関連

　血液中の主な糖質（血糖）はグルコース（ブドウ糖）であり，脳や赤血球をはじめとするさまざまな組織においてエネルギー源として利用される．血中グルコースの増減はインスリンやグルカゴンなどのホルモンによって調節を受けている．健常では食後血中グルコース濃度が上昇し，インスリンの作用により1時間後のピークを境に低下，2時間後には食事前の血中グルコース濃度となる．血糖測定は糖尿病の診断において重要である．

・糖尿病 ☞ p.353

PG［空腹時　75〜＜110 mg/dL］

a 血糖（血漿グルコース plasma glucose，PG，あるいは全血グルコース blood glucose，BG）

　空腹時（水分以外の4〜5時間以上の絶食）あるいは随時（食事の時間と関係なく測定）における PG 測定が行われる．また，75 g 経口糖負荷試験（75 g oral glucose tolerance test，75 g OGTT）による測定も行われる．空腹時血漿グルコース（fasting plasma glucose，FPG）と 75 g OGTT 2時間値が糖尿病判定に用いられる（☞ p.353）．

HbA1c［＜6.5%］

b ヘモグロビンA1c（HbA1c）

　ヘモグロビンは赤血球中に存在するが，赤血球の寿命であるおよそ120日間，体内を循環している．この期間に徐々に血液中のグルコースと反応し，糖化ヘモグロビンを生じる．HbA1c（hemogrobin A1c）は糖化ヘモグロビンの大半を占めており，過去1〜2ヵ月の血糖値と相関している．HbA1c は糖尿病の診断基準（≧6.5%）や血糖コントロールの評

価に用いられる.

c インスリン(IRI*5)・C-ペプチド(CPR)

インスリンは膵ランゲルハンス島β細胞で生合成される．C-ペプチドがインスリン前駆体から等モル生成するため，CPR (C-peptide immunoreactivity) は膵臓からのインスリン分泌量を反映する．インスリン抵抗性の指標である HOMA-R (homeostasis model assessment for insulin resistance) は空腹時 IRI (μU/mL)×FPG (mg/dL)÷405 で算出され，2.5以上である場合はインスリン抵抗性が存在する．

IRI[5～15 μg/dL]

CPR[1.2～2.0 ng/mL]

*5 IRI (immunoreactive insulin) 抗体を用いた免疫学的測定値であり，血糖降下作用の力価に基づく測定値ではない．

❹ 脂質代謝関連

中性脂肪やコレステロールの体内動態には種々のリポタンパク質がかかわっている．脂質異常症はこれらの代謝異常により起こるが，糖尿病，肥満，ネフローゼ症候群，甲状腺機能低下症，あるいはアルコール中毒などで二次性にも発症する．また，脂質異常症は急性冠症候群 (acute coronary syndrome, ACS) や脳梗塞など動脈硬化性疾患のリスクを高める．

・脂質異常症 ☞ p.368

a トリグリセリド(TG)

TG (triglyceride) は，リポタンパク質のうち密度の低いキロミクロンや超低密度リポタンパク質 (VLDL) での含有率が高く，リポタンパク質リパーゼによって加水分解される．

TG 150 mg/dL 以上：高TG血症

TG[30～<150 mg/dL]

b 総コレステロール total cholesterol (TC)・LDL-コレステロール(LDL-C)・HDL-コレステロール(HDL-C)

肝臓で合成されたVLDLが代謝され，HDL (high density lipoprotein) とのコレステロール授受ののち LDL (low density lipoprotein) となる．LDLがLDL受容体によって肝臓や組織に取り込まれずに血管内を長期間循環していると酸化LDLとなり，マクロファージに取り込まれたのち血管の粥状硬化へと進展する．

LDL-C 140 mg/dL 以上：高LDL-C血症

HDL-C 40 mg/dL 以下：低HDL-C血症

近年，LDL-Cは直接定量可能となっているが，フリードワルド (Friedewald) の式 (TC−HDL-C−TG/5) によって算出することもできる (ただし，TG 400 mg/dL 未満)．

TC[130～<220 mg/dL]

LDL-C[60～<140 mg/dL]

HDL-C[40～70 mg/dL]

❺ 血清酵素

血清中に存在している種々の酵素のうち，病態に伴って酵素活性が変動するものが対象となっている．たとえば，乳酸脱水素酵素 (LDH) やアスパラギン酸アミノトランスフェラーゼ (AST) のように，本来は細胞中に存在

する酵素が組織傷害によって血液中に逸脱する場合にその血清中の酵素活性が上昇する．血清酵素と異常を示す主な疾患について表1・6にまとめた．

表1・6　血清酵素と異常を示す主な疾患

血清酵素	異常値を示す主な疾患	主な存在場所と酵素が触媒する反応
乳酸脱水素酵素 (LDH) lactate dehydrogenase [120～220 U/L]	〈高値〉 $LDH_1 (H_4)$, $LDH_2 (H_3M_1)$ 優位：心筋梗塞，悪性貧血，溶血性貧血など $LDH_2(H_3M_1)$, $LDH_3(H_2M_2)$ 優位：多発性筋炎，筋ジストロフィー，白血病，悪性腫瘍など $LDH_5 (M_4)$ 優位：急性肝炎，肝癌，筋ジストロフィーなど	ほとんどすべての組織に存在しており，とくに腎臓，骨格筋，肝臓，心臓などに多い ピルビン酸と乳酸の間の酸化還元反応を触媒する 5種類のアイソザイムが存在する
アスパラギン酸アミノトランスフェラーゼ (AST) aspartate aminotransferase [10～35 U/L]	〈AST, ALT高値〉 劇症肝炎，急性肝炎（ウイルス，薬物などによる），慢性肝炎，薬剤性肝障害，アルコール性肝炎，胆汁うっ滞，肝硬変，急性心筋梗塞，筋肉疾患，溶血性疾患など AST優位：劇症肝炎，急性肝炎（初期，極期），慢性肝炎（増悪期），アルコール性肝炎，肝硬変，肝癌など（肝細胞障害の度合いにより m-AST の増加が目立つ），急性心筋梗塞，筋肉疾患，溶血性疾患ではAST増加が主 ALT優位：慢性肝炎，急性肝炎（回復期），脂肪肝など	ほとんどすべての組織に存在しており，組織に存在しており，とくに心臓，肝臓，骨格筋，腎臓などに多い アミノ基転移反応を触媒し，アスパラギン酸とα-ケトグルタル酸をオキサロ酢酸とグルタミン酸に相互変換する 検査上，ASTにおいてミトコンドリアに局在するアイソザイム（m-AST）も対象となる
アラニンアミノトランスフェラーゼ (ALT) alanine aminotransferase [5～40 U/L]		ほとんどすべての組織に存在しているが，とくに肝臓に多い アミノ基転移反応を触媒し，アラニンとα-ケトグルタル酸をピルビン酸とグルタミン酸に相互変換する
アルカリホスファターゼ (ALP) alkaline phosphatase [110～350 U/L]	〈高値〉 ALP_1, ALP_2 が主：胆道閉塞（胆石，胆管癌），膵頭部癌，胆汁うっ滞，急性肝炎，慢性肝炎，肝硬変，肝癌，薬剤性肝障害など ALP_3 が主：骨形成の亢進を伴う疾患（骨軟化症，転移性骨腫瘍，副甲状腺機能亢進症）など ALP_4 が主：妊娠，卵巣癌など	ほとんどすべての組織に存在しており，とくに骨，小腸，肝臓，胎盤などに多い アルカリ性条件下でリン酸エステル化合物を加水分解を触媒する 5種類のアイソザイムが存在する（ALP_6 は ALP_2 とIgGが結合したもの）
γ-グルタミルトランスペプチダーゼ (γ-GTP) γ-glutamyltransferase [男性10～50 U/L, 女性10～30 U/L]	〈高値〉 胆道閉塞，胆汁うっ滞，アルコール性肝障害，肝炎，肝癌など ＊γ-GTPは，アルコール常飲者において高値となる傾向があり，禁酒によって正常化する	腎臓，膵臓，肝臓などに存在する γ-グルタミルペプチドを加水分解し，γ-グルタミル基転移反応を触媒する
ロイシンアミノペプチダーゼ (LAP) leucine aminopeptidase [10～30 U/L]		肝臓，腎臓，小腸，膵臓などに存在する ペプチドのN端の加水分解を触媒し，末端のアミノ酸を1つずつ遊離する
コリンエステラーゼ (ChE) cholinesterase [男性240～500 U/L, 女性200～460 U/L]	〈高値〉 脂肪肝，糖尿病，ネフローゼ症候群など 〈低値〉 肝硬変，劇症肝炎，肝癌，慢性肝炎（増悪期），感染症，低栄養状態など	赤血球，骨格筋，神経組織，心臓，肝臓などに存在している 検査の対象となっている偽性コリンエステラーゼは肝臓で合成される アシルコリンから脂肪酸とコリンへの加水分解を触媒する
アミラーゼ (AMY) amylase [40～130 U/L]	〈高値〉 P型（膵型）が主：急性膵炎，慢性膵炎（膵実質の荒廃が進むと低値），総胆管結石，膵癌，腸閉塞など ＊S型よりも尿排泄の割合が高い S型（唾液腺型）が主：ムンプス，急性耳下腺炎など	主に膵臓と唾液腺から分泌される デンプンやグリコゲンの加水分解を触媒する
リパーゼ lipase [15～50 U/L]	〈高値〉 急性膵炎，慢性膵炎急性増悪，膵腫瘍 〈低値〉 慢性膵炎，膵切除	膵臓で合成され分泌される 膵リパーゼは中性脂肪と脂肪酸を 2-モノグリセリドに加水分解する
クレアチンキナーゼ (CK) creatine kinase [男性60～250 U/L, 女性40～150 U/L]	CK-MM（骨格筋タイプ）：骨格筋障害，多発性筋炎，急性心筋梗塞など CK-MB（心筋タイプ）：急性心筋梗塞，心膜炎，多発性筋炎など CK-BB（脳，骨格筋タイプ）：脳外傷，脳梗塞，悪性腫瘍など	骨格筋，心筋，脳，腎臓などに多い クレアチンリン酸の生成，分解を触媒する 3種類のアイソザイムが存在する
レニン (PRA, PRC) plasma renin activity plasma renin concentration [随時0.5～2.0 ng/mL/時（臥位）]	〈高値〉 腎血管性高血圧症，悪性高血圧など 〈低値〉 原発性アルドステロン症，偽性アルドステロン症（グリチルリチン，甘草の投与）など	腎臓の傍糸球体細胞から分泌される 基質であるアンギオテンシノゲンの加水分解を触媒し，アンギオテンシンIを生成する

❻ 電解質

体内には，ナトリウムイオン（Na^+），カリウムイオン（K^+），カルシウムイオン（Ca^{2+}），マグネシウムイオン（Mg^{2+}），塩化物イオン（Cl^-），リン酸水素イオン（HPO_4^{2-}），および重炭酸イオン（HCO_3^-）などの電解質が存在しており，浸透圧平衡，酸塩基平衡，あるいは神経伝達や酵素反応に重要な役割を果たしている．**ナトリウム**は血清電解質の陽イオンの90％以上を占めており，血漿浸透圧への寄与が大きく[*6]，腎臓による水分調節や神経，筋肉の機能にかかわっている．**カリウム**は細胞内の主要な陽イオンであり，140 mEq/L程度と血清中の濃度よりも40倍ほど高く，ナトリウムとともに腎臓による水分調節や神経，筋肉の機能にかかわっている．**カルシウム**は無機リンとともに骨や歯などの構成成分となるほか，神経興奮，筋収縮，種々の酵素の活性化などにかかわっている．

血清電解質が異常を示す要因とそれに伴う臨床症状を表1・7にまとめた．

[*6] **血漿浸透圧** 血漿浸透圧は，Na，PG，SUN，およびアルブミンなどによって維持されており，以下の式で近似される．
血漿浸透圧≒｛Na（mEq/L）×2｝＋｛PG（mg/dL）÷18｝＋｛SUN（mg/dL）÷2.8｝

表1・7 血清電解質が異常を示す主な要因とそれに伴う臨床症状

血清電解質	異常を示す主な要因（疾患など） 高値	異常を示す主な要因（疾患など） 低値	異常に伴う主な臨床症状 過剰	異常に伴う主な臨床症状 欠乏
ナトリウム（Na） [138〜145 mEq/L]	クッシング症候群，原発性アルドステロン症，脱水，尿崩症	抗利尿ホルモン不適合分泌症候群（SIADH），利尿薬（Na排泄）投与，ネフローゼ症候群，下痢を起こす疾患	高血圧，浮腫，興奮	悪心，嘔吐，けいれん，意識障害
カリウム（K） [3.6〜4.8 mEq/L]	腎機能低下，利尿薬（K保持）投与，横紋筋融解症	クッシング症候群，原発性アルドステロン症，利尿薬（K排泄）投与	脱力，不整脈，心停止など	脱力，不整脈
クロール（Cl） [100〜110 mEq/L]	脱水，高Na血症をきたす疾患	低Na血症をきたす疾患，嘔吐・下痢を起こす疾患	―	疲労感
カルシウム（Ca） [8.5〜10.0 mg/dL]	副甲状腺機能亢進症，悪性腫瘍，ビタミンD過剰投与	副甲状腺機能低下症，慢性腎不全，ビタミンD欠乏	脱力，食欲不振，尿路結石	テタニー，筋力低下，成長障害，骨粗しょう症
無機リン（P） [2.5〜4.5 mg/dL]	副甲状腺機能亢進症，腎機能低下	甲状腺機能低下症，鉄剤投与	Ca吸収阻害	歯，骨の形成障害，筋力低下

❼ 鉄代謝関連

体内の鉄の60〜70％は赤血球中のヘモグロビンのヘム鉄として存在しており，血漿中ではほとんどすべてがFe^{3+}として**トランスフェリン**（transferrin，**Tf**）と結合している．また，肝臓ではシトクロム系酵素や鉄貯蔵にかかわる**フェリチン**などと結合している．成人では1日あたりの鉄必要量はおおよそ10 mgといわれており，成長期や妊娠中の女性においてはより多くの鉄摂取が必要である．

ⓐ 血清鉄（Fe）

鉄欠乏性貧血，真性多血症，悪性腫瘍などで低値を示し，再生不良性貧血や鉄芽球性貧血，急性肝炎，急性白血病では高値を示す．

Fe［男性60〜200 μg/dL，女性40〜180 μg/dL］

TIBC [250～450 μg/dL]

UIBC [120～310 μg/dL]

b 総鉄結合能（TIBC）・不飽和鉄結合能（UIBC）

　肝臓で合成されるTfには鉄原子が2原子結合できる．健常では血清中のTfのおよそ1/3が鉄と結合しており，残り2/3は鉄と結合できる状態にある．

　TIBC (total iron binding capacity) はすべてのTfに結合可能な鉄濃度で示され，UIBC (unsaturated iron binding capacity) は鉄が結合していない部分の予備結合能を示す．およそTIBC＝血清鉄＋UIBCで表される．鉄欠乏性貧血のように鉄欠乏の病態にある場合は代償的にTfが増加するため，TIBC，UIBCが上昇する．一方，再生不良性貧血，肝硬変，ネフローゼ症候群ではTIBC，UIBCが低下する．

フェリチン
[男性30～300 ng/mL,
女性10～120 ng/mL]

c フェリチン

　血液中のフェリチン1 ng/mLは貯蔵鉄8～10 mgに相当しており，貯蔵鉄の量に応じて増減する．鉄欠乏性貧血や潜在的鉄欠乏状態（妊娠，月経など）ではフェリチンが低下する傾向を示す．また，悪性腫瘍，肝障害，心筋梗塞，感染症などでは貯蔵鉄量とは無関係に上昇する．

❽ 内分泌関連

　内分泌系の異常により生じる疾患の多くは，特徴的な身体症状や臨床所見を示す．これらから内分泌疾患が疑われる場合に原因となるホルモンが検査対象となる．またホルモン分泌を刺激あるいは抑制する負荷試験によりホルモン分泌能が試される．生体の恒常性を保つため血中のホルモン濃度は絶えず変化しており（日内変動），食事，運動，体位，睡眠，ストレスなどの影響を受け変動する．主なホルモンについて異常を示す要因など表1・8～1・10にまとめた．

表1・8 主なタンパク質，ペプチドホルモンと異常を示す要因

産生・分泌部位	ホルモン	異常を示す主な要因（疾患など） 高値	異常を示す主な要因（疾患など） 低値	関連事項
下垂体前葉	成長ホルモン（GH）growth hormone [男性≦1.0 ng/mL，女性≦5.0 ng/mL]	先端巨大症（末端肥大症），下垂体性巨人症，異所性GH産生腫瘍，低栄養状態	下垂体機能低下症（シーハン症候群，下垂体腺腫などによる），甲状腺機能低下症，糖尿病，肥満症	GHによりIGF-1も高値となる 分泌刺激：インスリン負荷，アルギニン負荷，L-ドパ負荷*，グルカゴン負荷，ブロモクリプチン負荷* 分泌抑制：75 g OGTT
	黄体形成ホルモン（LH）luteinizing hormone [男性2～5 mIU/mL，卵胞期2～10 mIU/mL，排卵期5～35 mIU/mL，閉経後10～100 mIU/mL]	閉経後，性腺機能低下症，ターナー症候群，クラインフェルター症候群	下垂体機能低下症（シーハン症候群，下垂体腺腫などによる），低栄養状態，高プロラクチン血症	排卵時期に一過性にLHが上昇する（LHサージ）分泌刺激：LHRH負荷，クロミフェン負荷
	卵胞刺激ホルモン（FSH）follicle-stimulating hormone [男性2～10 mIU/mL，卵胞期5～10 mIU/mL，排卵期5～25 mIU/mL，閉経後10～100 mIU/mL]			
	プロラクチン（PRL）prolactin [男性2～10 ng/mL，女性2～15 ng/mL]	プロラクチン産生腫瘍，トルコ鞍上部腫瘍，下垂体茎切断，異所性PRL産生腫瘍，甲状腺機能低下症	下垂体機能低下症（シーハン症候群，下垂体腺腫などによる）	ドパミン産生抑制やドパミン受容体遮断する薬物では，分泌が亢進する PRL分泌刺激：TRH負荷 PRL分泌抑制：ブロモクリプチン負荷
下垂体後葉	抗利尿ホルモン（ADH）antidiuretic hormone =バソプレシン [0.3～4.0 pg/mL，ただし血漿浸透圧で変動する]	ADH不適合分泌症候群（SIADH），腎性尿崩症，異所性AVP産生腫瘍，出血，下痢，低血圧ショック	下垂体機能低下症（シーハン症候群，下垂体腺腫などによる），中枢性尿崩症	尿崩症では低張性多尿を呈する ADH分泌刺激：水制限，高張食塩水負荷 ADH分泌抑制：水負荷 腎機能（V_2受容体）：バソプレシン負荷

*先端巨大症ではGH分泌が抑制される．

表1・9 主なステロイドホルモンと異常を示す要因

産生・分泌部位	ホルモン	異常を示す主な要因(疾患など) 高値	異常を示す主な要因(疾患など) 低値	関連事項
副腎皮質 束状層	コルチゾール cortisol [5〜20μg/dL]	〈ACTH高値〉クッシング病(ACTH産生下垂体腺腫,異所性ACTH産生腫瘍,異所性CRH産生腫瘍,ストレス) 〈ACTH低値〉クッシング症候群のうちACTH非依存性で副腎性(副腎腺腫,副腎癌など),ヒドロコルチゾン投与	〈ACTH高値〉原発性副腎皮質機能低下症(副腎障害が原因となる),アジソン病,急性副腎不全(副腎クリーゼ),先天性副腎皮質過形成 〈ACTH低値〉続発性副腎皮質機能低下症,視床下部障害,脳腫瘍,下垂体低下症(シーハン症候群,下垂体腺腫などによる)	コルチゾールとその代謝物は尿中17-OHCSとして検査される CRH,ACTH分泌抑制:デキサメタゾン負荷 コルチゾール分泌刺激:ACTH負荷
球状層	アルドステロン aldosterone [30〜160 pg/mL]	〈レニン高値〉続発性アルドステロン症,悪性高血圧症,腎血管性高血圧症,循環血漿量減少,浮腫性疾患(肝硬変,心不全,ネフローゼ症候群など) 〈レニン低値〉原発性アルドステロン症(副腎皮質腺腫あるいは過形成)	〈レニン高値〉アジソン病,先天性副腎皮質過形成(21-水酸化酵素欠損),カリウム欠乏 〈レニン低値〉高Na食,SIADH,慢性腎疾患,クッシング症候群,先天性副腎皮質過形成(11β-水酸化酵素欠損),グリチルリチンによる偽性アルドステロン症	レニン,アンギオテンシンⅡがあわせて検査対象となる レニン分泌刺激:立位フロセミド負荷,カプトプリル負荷
網状層	デヒドロエピアンドロステロン(DHEA) dehydroepiandrosterone [男性1.5〜9.0 ng/mL,女性1.5〜8.0 ng/mL] アンドロステンジオン androstenedione [男性0.4〜1.8 ng/mL,女性0.3〜2.3 ng/mL]	クッシング病,副腎癌,妊娠,異所性ACTH産生腫瘍,先天性副腎皮質過形成(21-水酸化酵素欠損,11β-水酸化酵素欠損),アンドロゲン産生腫瘍	下垂体機能低下症,クッシング症候群,アジソン病,先天性副腎皮質過形成(17α-水酸化酵素欠損),性腺機能低下	アンドロゲンとその代謝物は尿中17-KSとして検査される
精巣	テストステロン testosterone [男性2.0〜8.0 ng/mL,女性0.1〜0.8 ng/mL]			
	ジヒドロテストステロン(DHT) dihydrotestosterone [男性0.2〜1.0 ng/mL,女性0.1〜0.3 ng/mL]	前立腺肥大症	性腺機能不全	
卵胞	エストロゲン estrogen [男性14〜60 pg/mL,卵胞期25〜200 pg/mL,排卵期60〜400 pg/mL,閉経後10〜400 pg/mL]	エストロゲン産生卵巣腫瘍,先天性副腎皮質過形成,異所性ゴナドトロピン産生腫瘍	卵巣機能低下・不全,卵巣低形成	排卵,妊娠,閉経によって変動

表1・10 主なアミノ酸，アミンホルモンと異常を示す要因

産生・分泌部位	ホルモン	異常を示す主な要因（疾患など） 高値	異常を示す主な要因（疾患など） 低値	関連事項
甲状腺	トリヨードチロニン（T₃）triiodothyronine [0.5〜2.0 ng/mL] チロキシン（T₄）thyroxine [5.0〜10.0 μg/dL] 遊離トリヨードチロニン（FT₃）[2.0〜4.0 pg/mL] 遊離チロキシン（FT₄）[1.0〜2.0 ng/dL]	〈TSH高値〉TSH産生腫 〈TSH低値〉バセドウ病（グレーブス病），亜急性甲状腺炎（一過性），無痛性甲状腺炎，プランマー病	〈TSH高値〉甲状腺機能低下症 〈TSH低値〉慢性甲状腺炎（橋本病），無痛性甲状腺炎の経過中，甲状腺手術後（バセドウ病，甲状腺癌）	抗TSH受容体抗体（TRAb），抗チログロブリン抗体（TgAb），抗甲状腺ペルオキシダーゼ抗体（TPOAb）の有無が疾患鑑別に有用 TSH分泌刺激：TRH負荷
副腎髄質	カテコールアミン cathecolamine [アドレナリン≦100 pg/mL，ノルアドレナリン 100〜450 pg/mL，ドパミン≦20 pg/mL]	褐色細胞腫，神経芽腫	とくになし	アドレナリン，ノルアドレナリン，ドパミンおよび代謝物が対象となる

❾ 腫瘍マーカー

正常細胞ではほとんど産生しないが，腫瘍細胞が特異的に産生するもの，あるいは腫瘍細胞の発生に伴って産生されるものが腫瘍マーカーとして利用されている．一般に，カットオフ値と呼ばれる病態識別値が判定の目安となる．図1・1に示すように腫瘍マーカーは複数のがんで陽性化することがあり，必ずしも1対1の対応ではない．また，非悪性腫瘍疾患などで陽性化することがあるため鑑別を必要とし，複数の腫瘍マーカーが利用される．ほとんどの腫瘍マーカーは診断の確定よりも，スクリーニング検査や治療効果の判定などフォローアップ検査で有用となる．図1・1に示す腫瘍マーカーのうち主なものについて表1・11にまとめた．

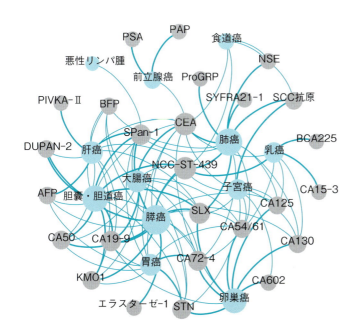

図1・1 がんと腫瘍マーカーとの関係
がんは緑，腫瘍マーカーを灰色で示した．それぞれのがんで認められる腫瘍マーカーを線で結んだ．とくに，陽性率が比較的高くなるものを太い線で示した．

表1・11 主な腫瘍マーカー

腫瘍マーカー	特　徴
がん胎児性抗原（CEA） carcinoembryonic antigen ［≦5 ng/mL］	○胃癌，膵癌，胆道癌，大腸癌，直腸癌などで高い陽性率を示し，その他腫瘍の広域腫瘍マーカーとして用いられている ・胎児性消化管粘膜と共通抗原性をもつ糖タンパク質 ・がん治療後の経過観察，再発や転移の早期発見に有用 ・肝硬変，慢性肝炎，潰瘍性大腸炎，気管支炎，長期喫煙などでも陽性化
α-フェトプロテイン（AFP） α-fetoprotein ［≦20 ng/mL］	○肝細胞癌，ヨークサック腫瘍で高値を示す ・胎生期の卵黄嚢や肝臓で生理的に産生されるがん胎児性タンパク質 ・肝細胞癌と良性肝疾患との鑑別にはPIVKA-Ⅱとの組み合わせが有用 ・肝硬変，急性肝炎，慢性肝炎などの肝疾患や妊娠後期などでも陽性化
PIVKA-Ⅱ（ピブカ） protein induced by vitamin K absence or antagonist-Ⅱ ［＜40 mAU/mL］	○肝癌に比較的特異性が高く，肝癌の診断や治療経過の観察に有用 ・ビタミンK欠乏時に産生される異常プロトロンビンの一種（第Ⅱ因子の前駆体） ・ワルファリン服用時，閉塞性黄疸，肝内胆汁うっ滞などでも高値
糖鎖抗原 19-9（CA19-9） carbohydrate antigen 19-9 ［≦37 U/mL］	○膵癌，胆道癌で70～80％の高い陽性率を示すほか，胃癌，大腸癌，肝癌，肺癌，乳癌，卵巣癌などでも高値を示す ・抗原決定基はシアリルLe[a]であり，類似したエピトープを有する腫瘍マーカーとしてKMO1，CA50などがある ・膵癌が疑われる場合，エラスターゼ1とあわせて測定される ・CA19-9に加え，CA125やCA50なども高値のときは，婦人科系のがんを疑う
SCC抗原 squamous cell carcinoma related antigen［≦1.5 ng/mL］	○扁平上皮癌（食道癌，子宮頸癌，皮膚癌，肺癌，頭頸部癌）で高い陽性率 ・子宮頸癌や肺の扁平上皮癌を診断する指標として用いられる ・CEA，NSE，SLXなどのほかの腫瘍マーカーと併用される
サイトケラチン 19 フラグメント，シフラ（CYFRA21-1） cytokeratin 19 fragment ［≦2 ng/mL］	○肺癌のうち扁平上皮癌，腺癌，大細胞癌などの非小細胞癌で陽性率が高い ・細胞骨格の中間フィラメントであるサイトケラチンの部分抗原 ・SCC抗原やCEAとの組み合わせにより，扁平上皮癌か腺癌かを推定可能
前立腺特異抗原（PSA） prostate specific antigen ［≦4 ng/mL］	○前立腺癌に特異性が高く，スクリーニング検査に用いられる ・前立腺組織にのみ局在する糖タンパク質であるセリンプロテアーゼ ・γ-Sm（γ-セミノプロテイン，gamma-seminoprotein）は遊離型PSAと同一 ・前立腺肥大症でも軽度の上昇がみられるため，鑑別にはPAP（前立腺性酸性ホスファターゼ，prostatic acid phosphatase）と組み合わせる
糖鎖抗原 125（CA125） carbohydrate antigen 125 ［≦35 U/mL］	○卵巣漿液性腺癌で陽性となり高値となるほか，胆嚢胆道癌，膵癌，肺癌，消化器癌などでも高値を示す ・性周期で変動し，妊娠初期や子宮内膜症でも高値を示す
糖鎖抗原 15-3（CA15-3） carbohydrate antigen 15-3 ［＜30 U/mL］	○初期の乳癌ではほとんど陽性を示さないが，進行性乳癌や再発乳癌では陽性率が高く，再発の予知や治療効果の判定に利用される ・乳癌のスクリーニング検査に用いられるほか，手術後の経過観察に有用

SBO・免疫学的検査の検査項目を列挙し，目的と異常所見を説明できる．

H 免疫学的検査

生体における液性免疫や細胞性免疫に関連する抗体，補体，リンパ球およびサイトカインなどが対象となり，感染症をはじめとし，アレルギー性疾患や自己免疫疾患などの診断，あるいはその他の免疫能の評価などに利用される．

❶ 炎症マーカー

細胞や組織の傷害によって起こる炎症時に変動がみられるWBC，ESR，急性期タンパク質などが炎症の指標となる（炎症マーカー）．

a C反応性タンパク質（CRP）

CRP（C-reactive protein）は急性期タンパク質の1つであり，肺炎球菌細胞壁のC多糖成分と結合することから名づけられている．炎症部位におけるマクロファージから放出されるインターロイキン6（IL-6）などのサイトカインにより肝臓でのCRP合成が促進される．感染症や自己免疫疾患などの炎症に伴って上昇するが，潰瘍性大腸炎，急性心筋梗塞，悪性腫瘍，悪性リンパ腫などでも高値となる．CRPの高感度測定は冠動脈疾患の発症予知に役立てられる．

CRP [≦0.3 mg/dL]

b ハプトグロビン（Hp）

Hp（haptgrobin）は，感染症，炎症，悪性腫瘍などでは異所性産生により増加する急性期タンパク質の1つ．ヘモグロビンと特異的に結合する血清タンパク質であり，血管内溶血を伴う疾患では減少する．また，主に肝臓で合成されているため，肝障害の程度によってアルブミンや凝固因子と同様に減少する傾向を示す．

Hp [20〜200 mg/dL]

c 補体：血清補体価（CH$_{50}$）

免疫複合体に非特異的に反応する一連のタンパク質（C1〜C9）であり，活性化により膜傷害性の結合体を形成する．補体の活性化経路には免疫複合体にC1qが結合し，C4，C2と順次活性化する古典経路，菌体成分によるC3の活性化から始まる第二経路，レクチンが関与する経路の3種の経路がある．CH$_{50}$は補体C1〜C9や補体関連因子を全体的に評価するもので，感染症，関節リウマチなどの炎症性疾患で上昇し，肝障害（慢性肝炎，肝硬変）や全身性エリテマトーデスなどでは低下する．C3は補体全体の活性化，C4は古典経路の活性化の状況を示唆する．

CH$_{50}$ [30〜50 U/mL]

C3 [70〜130 mg/dL]

C4 [10〜30 mg/dL]

❷ アレルギー検査

アレルギー反応を引き起こす可能性のある薬物については薬剤誘発性リンパ球刺激試験（drug-induced lymphocyte stimulation test，DLST）で検査される．

Ⅰ型アレルギーの生体検査では簡便かつ的確であることから皮膚テスト（プリックテスト，スクラッチテスト，皮内テスト）が行われる．一般にⅠ型アレルギーをもつ患者ではIgEや好酸球が増加している．IgEの総量は放射性免疫吸着試験（RIST，radioimmunosorbent test）法などで測定され，アレルゲンの特定やアレルゲン特異的IgEは放射性アレルゲン吸着試験（RAST，radioallergosorbent test）法により測定される．

・アレルギー ☞ p.110

IgE（RIST）［＜250 IU/dL］

❸ 感染症抗体検査

ウイルスや細菌など病原体の同定手段の1つとして，これら病原体を抗原として産生される抗体が利用される．一次免疫応答では7〜10日ほ

どでIgMが増加し，二次免疫応答ではIgGが同様に増加し，回復期にはピークとなる．よってIgMの上昇は初回感染であると考えられ，急性期と回復期の血清（ペア血清）の抗体価が4倍以上に上昇している場合には対象となる病原体の感染があったと推定される．

ASO [≦250単位]

a 抗ストレプトリジンO抗体（ASO）

ASO（anti-streptolysin O antibody）は，A群β溶血性連鎖球菌の菌外物質である溶血毒素（streptlysin O）に対する抗体であり，本菌の感染で上昇する．検査値は粒子凝集法などで得られる抗体価で示される．

寒冷凝集反応（単一血清）[＜256倍]

b 寒冷凝集反応

肺炎の原因菌であるマイコプラズマは分離・培養同定が困難であるため，特異的抗体の存在で確認される．また，この抗体は低温でヒトO型赤血球を凝集させる性質があり，診断に利用される．検査値は単一血清の抗体価（この場合は臨床症状などの総合判断も必要）やペア血清の抗体価で示される．近年，特異的抗体の迅速検査が可能となっている．

c 肝炎ウイルスマーカー関連

肝炎ウイルスの感染の有無や同定は，ウイルス抗原，抗体，遺伝子検査などにより行われる．抗原はウイルスの部位によって表面（s：surface），外殻（e：envelope），核（c：core）などに分けられ，B型肝炎ウイルス（hepatitis B virus，HBV）では，HBs抗原，HBe抗原，HBc抗原のように表される．HBV感染患者ではこれら抗原に対する特異的抗体が認められる．抗原および抗体は病期によって増減する．たとえば，ウイルスが活発に増殖している状態にはHBs抗原が増加し，逆にウイルスが排除され少なくなった状態では抗HBc抗体が増加している．また，感染の既往がある場合には抗HBs抗体が認められる．

❹ 自己抗体

健常では自己に対して免疫応答を起こさない．しかし，自己抗原に対して抗体を生じたり，自己反応性T細胞が発現したりすることによって自己の組織を傷害し，種々の病態を引き起こす．自己免疫が関与する主な疾患と陽性化する自己抗体を表1・12にまとめた．

表1・12　自己免疫が関与する主な疾患と陽性化する自己抗体

自己免疫が関わる疾患	陽性化する自己抗体
バセドウ病	抗TSH受容体抗体（高陽性率）
	抗チログロブリン抗体
	抗甲状腺ペルオキシダーゼ抗体
慢性甲状腺炎，橋本病	抗チログロブリン抗体（高陽性率）
	抗甲状腺ペルオキシダーゼ抗体（高陽性率）
	抗TSH受容体抗体
Ⅰ型糖尿病	抗膵島細胞抗体，抗GAD抗体
重症筋無力症	抗アセチルコリン受容体抗体
グッドパスチャー症候群	抗糸球体基底膜抗体
関節リウマチ（RA）	リウマトイド因子
	抗環状シトルリン化ペプチド抗体（抗CCP抗体）
	マトリックスメタロプロテアーゼ3（MMP-3）*
全身性エリテマトーデス（SLE）	リウマトイド因子
	マトリックスメタロプロテアーゼ3（MMP-3）*
	抗核抗体（抗DNA抗体，抗Sm抗体）
	抗リン脂質抗体（抗カルジオリピン抗体，抗β2GPI抗体，ループスアンチコアグラント）
自己免疫性溶血性貧血	抗赤血球抗体
原発性胆汁性肝硬変	抗ミトコンドリア抗体

＊自己抗体ではないが，関連する検査項目として加えた．

Ⅰ 動脈血ガス分析

SBO・動脈血ガス分析の検査項目を列挙し，目的と異常所見を説明できる．

　動脈血に関しては，表1・13に示す項目の測定によって，換気機能と酸塩基平衡に関する情報が得られる．動脈血酸素分圧（PaO_2），動脈血二酸化炭素分圧（$PaCO_2$）およびpHは直接測定され，動脈血酸素飽和度（SaO_2）*7，肺胞気－動脈血酸素分圧較差（A-aDO_2），HCO_3^-，塩基過剰（BE）は計算により求められる．生体のpHは肺でのガス交換や腎臓におけるH^+の排泄などによって調整されている．pHが酸性あるいはアルカリ性に傾こうとする病態はそれぞれアシドーシス（acidosis），アルカローシス（alkalosis）と呼ばれ，原因によって呼吸性と代謝性に分けられる．これらの病態にあるかはpH，$PaCO_2$，HCO_3^-などによって判断される．また，$Na^+ - Cl^- - HCO_3^-$から算出されるアニオンギャップ（anion gap, AG）が14 mEq/Lを超える場合は乳酸やケトン体などの不揮発性酸の存在が示唆される．

＊7　酸素飽和度　血液の酸素飽和度は，非観血的に指先あるいは耳たぶにおけるHbの光吸収を利用したパルスオキシメータによっても測定される．この測定値はSpO_2で示し，SaO_2と区別される．

表1・13 動脈血ガス分析

項目		基準範囲	関連事項
ガス交換	動脈血酸素分圧 PaO_2 (Torr)	80〜100	肺における血液の酸素化の能力 60 Torr以下：低酸素血症
	動脈血酸素飽和度 SaO_2 (%)	94〜97	Hbの酸素最大結合に対する割合 pH，体温，CO_2分圧などにより影響される
	肺胞気-動脈血酸素分圧較差 $A-aDO_2$ (Torr)	10 (<15)	理想的なガス交換は0で示される 換気血流比の不均等，シャントの存在などで開大する
	動脈血二酸化炭素分圧 $PaCO_2$ (Torr)	35〜45	肺における血液のガス交換 Ⅰ型呼吸不全　$PaO_2 \leq 60$ Torrかつ$PaCO_2 \leq 45$ Torr Ⅱ型呼吸不全　$PaO_2 \leq 60$ Torrかつ$PaCO_2 > 45$ Torr
酸塩基平衡	pH	7.35〜7.45	酸血症（アシデミア）　pH＜7.35 アルカリ血症（アルカレミア）　pH＞7.45
	HCO_3^- (mEq/L)	22〜26	ガス交換や乳酸やケトン体などの不揮発性酸によって変動する
	塩基過剰BE (mEq/L)	−2〜＋2	1Lの血液を中和するために必要な酸あるいは塩基

SBO・代表的な生理機能検査（心機能，腎機能，肝機能，呼吸機能等）の検査項目を列挙し，目的と異常所見を説明できる．

J 代表的な生理機能検査

❶ 心機能関連

a 脈波

　心臓の収縮により左室から血液が大動脈に拍出されると，大動脈圧が変化する．この圧力変化は圧脈波となって末梢血管に伝播する．
　頸動脈波は左室や大動脈の機能，頸静脈波は右心房の圧変化をそれぞれ反映している．脈波伝播速度（pulse wave velocity，PWV）は右頸動脈と右橈骨動脈の2点間における脈波の伝わる速さを表し，血管が硬くなるほど速くなる．よって動脈硬化性疾患の早期発見に有用となる．

b 心電図

　心臓の収縮に先立って心筋細胞の電気的興奮が起こっている．この興奮は洞結節の自動的な発生から始まり，順次心房，房室結節，ヒス束，プルキンエ線維，心室へと伝わる（刺激伝導路）．心電図（electrocardiogram，ECG）は心筋の電気的興奮を四肢あるいは胸部に装着した電極から記録したものである．電極の装着部位により標準12誘導法やモニター誘導法などがある．標準12誘導による心電図測定では12種類の心電図が記録され，心筋の興奮状態を多角的にみることができる．心電図における波形の名称およびそれぞれの波形の由来などを図1・2に示す．
　心電図測定では，トレッドミルやエルゴメータなどによる運動負荷，アセチルコリン負荷なども行われ，それぞれ労作性狭心症と冠れん縮性狭心症の診断に役立てられる．ホルター心電計による24時間以上にわたる心電図測定では，動悸や胸痛などの自覚症状と心電図変化を比較することができるため，狭心症，不整脈などの診断や治療効果の判定などに利用される．

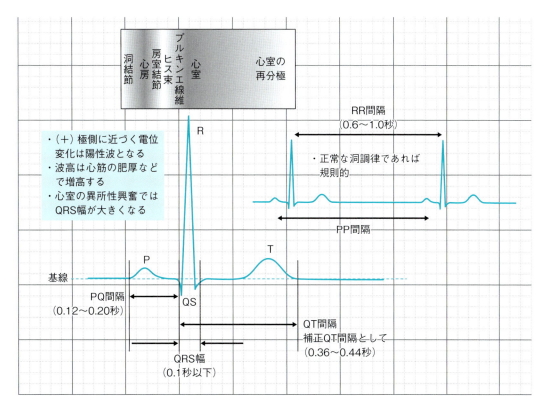

図1・2　心電図における波形の名称と波形の由来

c 心筋マーカー

　急性心筋梗塞などによる心筋傷害では，LDH（LDH_1，LDH_2），CK，あるいはASTなどの血清酵素（☞表1・6）が上昇するほか，ESR，CRPなどの炎症マーカーも上昇する．心筋にはCK-MMとCK-MBの2つのアイソザイムが存在する（CK-MM＞CK-MB）が，とくにCK-MBの上昇は心筋の傷害を示唆する．CK-MBをはじめとして心筋傷害時に組織から血中に逸脱するものなど，診断に利用される一連のものを心筋マーカーと呼ぶ．心筋マーカーとして，心臓型脂肪酸結合タンパク質（H-FABP），ミオグロビン，トロポニン，ミオシン軽鎖などがあげられる．心筋トロポニンT（troponin T，TnT），心筋トロポニンI（troponin I，TnI）は筋原繊維において筋収縮調節にかかわるタンパク質であるが，心筋の虚血性傷害の進行に伴って血中に逸脱してくる．これらは，心筋マーカーのなかでもとくに心筋特異性が高く，急性心筋梗塞が疑われる場合には心電図，心臓超音波（心エコー）検査とあわせて迅速診断キットにより測定される．また，TnTは不安定狭心症における予後推定においても有用である．

トロポニンT［≦0.1 ng/mL］

トロポニンI［≦0.04 ng/mL］

ANP［10〜45 pg/mL］

BNP［＜20 pg/mL］

d 心不全マーカー

心房性ナトリウム利尿ペプチド（atrial natriuretic peptide，ANP）および脳性ナトリウム利尿ペプチド（brain natriuretic peptide，BNP）は心筋への伸展刺激によりそれぞれ心房と心室から分泌される利尿ペプチドである．これらはうっ血性心不全，腎不全，高血圧症などで上昇する．また，急性心筋梗塞や非ST上昇型急性冠症候群での発症早期において上昇がみられる．

❷ 肝機能関連

肝炎，肝硬変，肝細胞癌などにおける肝細胞の障害では，LDH（LDH$_5$），AST，ALTなどの血清酵素が上昇する（☞表1・6）．また，ビリルビンやフェリチンなども上昇する傾向がある．

胆汁うっ滞，胆道閉塞がある場合にはALP（ALP$_1$，ALP$_2$），γ-GTP，LAPなどの胆道系酵素に上昇がみられる．

インドシアニングリーン試験では投与された色素の排泄によって肝機能や肝予備能が評価される．また，核医学検査による肝胆道シンチグラフィでも肝および胆道疾患が検査される．

a フィッシャー比・分枝鎖アミノ酸／芳香族アミノ酸比（BCAA／AAA）

健常ではバリン，ロイシン，イソロイシン（分枝鎖アミノ酸，BCAA）は筋肉で利用され，チロシンやフェニルアラニン（芳香族アミノ酸，AAA）は主に肝臓で代謝される．フィッシャー（Fischer）比はBCAAとAAAのモル比（BCAA/AAA）で表わされ，健常では2以上であるが，肝硬変などの肝障害時には代謝能低下のため血液中のAAAが増加し，フィッシャー比は2を下回る．

TTT［＜5 KU］

ZTT［4〜12 KU］

b チモール混濁試験（TTT）・硫酸亜鉛試験（ZTT）
thymol turbidity test，zinc sulfate turbidity test

血清膠質反応と呼ばれるもので，血清にタンパク質変性試薬を加えて生じる混濁を確認する．血清アルブミンの減少やグロブリンの増加を反映しており，慢性肝炎や肝硬変である場合には高値となるため，肝機能検査のスクリーニングの1つとなる．

❸ 腎機能関連

尿量，尿比重，血清電解質，血清尿素窒素，クレアチニンなどが腎機能を知る指標となる．

糸球体濾過量（glomerular filtration rate，GFR）は単位時間あたりに腎糸球体により濾過される血漿量であり，腎機能を表す代表的な数値である．GFRの低下は薬物の腎排泄に大きく影響を与える．

GFRの求め方について表1・14にまとめた.

表1・14 GFRの求め方

イヌリンクリアランス（C_{in}） [90〜130 mL/分/1.73 m²] ＊GFRのゴールドスタンダード	$C_{in} = \dfrac{Uin \times V}{Sin} \times \dfrac{1.73}{体表面(m^2)}$
クレアチニンクリアランス（C_{cr}） [80〜140 mL/分]	$C_{cr} = \dfrac{Ucr \times V}{Scr} \times \dfrac{1.73}{体表面(m^2)}$
推算GFR（eGFR） [90 mL/分/1.73 m²以上]	男性　$194 \times Scr^{-1.094} \times 年齢(歳)^{-0.287}$ 女性　男性値×0.739
コッククロフト・ゴールト式による近似値 推算C_{cr}（eC_{cr}）(mL/分) ＊体表面積の影響を受けやすい	$eC_{cr} = \dfrac{\{140-年齢(歳)\} \times 体重(kg)}{72 \times Scr}$

Uin：尿中イヌリン濃度（mg/dL），V：単位時間あたり尿量（mL/分），Sin：血清イヌリン濃度（mg/dL），Ucr：尿中クレアチニン濃度（mg/dL），Scr：血清クレアチニン濃度（mg/dL）

❹ 呼吸機能関連
a 肺気量分画

被検者の口元における呼気および吸気の気量，気流をスパイロメータにより測定する．肺気量を図1・3および表1・15にまとめた．

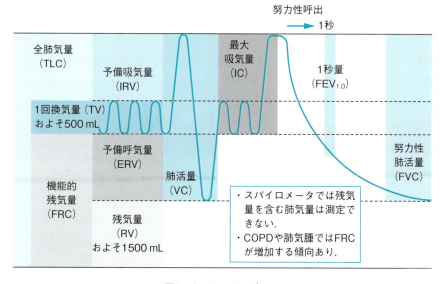

図1・3　スパイログラム

表 1・15　肺気量分画

項　目	定　義
1回換気量(TV, VT)	1回の呼吸運動によって気道・肺に出入りする気量，およそ 500 mL
予備吸気量(IRV)	安静吸気位からさらに吸入できる気量
予備呼気量(ERV)	安静呼気位からさらに呼出できる気量
最大吸気量(IC)	IRV＋TVで表される
肺活量(VC)	＊思いっきり吸い込み，ゆっくりと呼出させる 男：3,200〜4,500 mL，女：2,300〜3,200 mL IRV＋TV＋ERVで表される 年齢，性別，身長などから，予測式により予測肺活量が求められる
%肺活量(%VC)	[実測VC/予測VC]×100(%)
努力性肺活量(FVC)	肺活量がゆっくりと呼出させた場合の量であるのに対し，最大吸気位から最大呼気位まで強制的に呼出したときの量
1秒量(FEV$_{1.0}$)	努力呼気曲線(努力性肺活量のスパイログラム)から求めた1秒間あたりの呼出量
1秒率(FEV$_{1.0}$%)	[FEV$_{1.0}$/FVC]×100(%)

　%肺活量(%VC)と1秒率(FEV$_{1.0\%}$)から換気障害を分類する．図1・4に示すように%VCが80%未満である場合は拘束性換気障害，FEV$_{1.0}$%が70%未満である場合は閉塞性換気障害と診断される．

　図1・5はフローボリューム曲線と呼ばれ，肺気量と気流速の関係を表す．努力性呼出における呼気流速の最大値，ピークフロー(PEF)は，気管支喘息患者において気管支の状態の指標となる．簡易的なピークフローメータが気管支喘息患者の自己管理に用いられる．

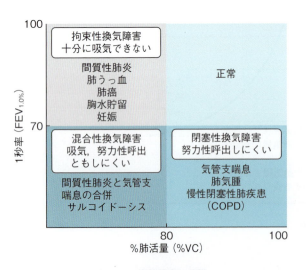

図1・4　換気障害の分類

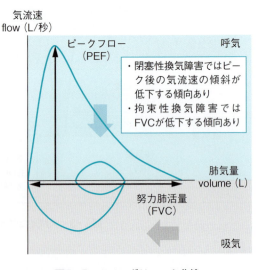

図1・5　フローボリューム曲線

b 肺拡散能（D_{LCO}）

肺胞において O_2 や CO_2 のガス交換が行われる．これらの気体はそれぞれの分圧の差によって肺胞壁を移動する．肺胞のガスの拡散能は一酸化炭素（CO）を用いて測定される．間質性肺炎や慢性閉塞性肺疾患（COPD）などの肺胞の炎症や破壊を伴う病態では D_{LCO} が低下する．

K 病理組織検査

SBO・代表的な病理組織検査の検査項目を列挙し，目的と異常所見を説明できる．

病理組織検査は，悪性腫瘍，感染症や炎症性疾患などの診断や病因の究明を目的として，手術や生検などで採取した組織から標本を作製し，染色ののち顕微鏡観察により形態学的な異常の有無を調べる．一般に，採取した組織は適当な大きさにしたのち，ホルマリンで固定し，パラフィンで包埋される．さらに，パラフィンブロックをミクロトームによりおよそ 4μm の薄切りの切片にして，脱パラフィンののち，ヘマトキシリン・エオジン（hematoxylin-eosin，HE）染色で染色される．あわせて特異的抗体による特殊染色が用いられることもある．術中における迅速診断では，包埋剤中で凍結した標本が用いられる．

L 画像検査

SBO・代表的な画像検査の検査項目を列挙し，目的と異常所見を説明できる．

X線撮影，X線CT検査，MRI検査，超音波測定装置などを利用し，解剖を行わずに人体の内部構造の形態学的な情報を得ることができる．また，放射性同位元素を用いた核医学検査では主に各種の臓器の機能的情報が得られる．

❶ X線撮影

X線は電磁波の1つで，物質透過性が高く，照射によって蛍光物質に蛍光を生じさせる．検査では，X線管球により発生させたX線を人体に照射し，透過したX線をX線フィルムやイメージングプレートにあてて像をつくる（図1・6）．また，蛍光増倍管やCCD検出器により透過したX線の情報がデジタル化される．図1・7に人体を通過したX線によるフィルムの黒化度を示した．カルシウムでできている骨[*8]や金属などではX線が吸収されるためフィルムの黒化度は低く，白っぽい像となる．また，内臓や筋肉組織では吸収が小さいため黒い像となる．乳房や甲状腺のX線撮影ではエネルギーが低いX線が用いられる．胸部X線撮影では空気を多く含む肺野は黒く撮像され，気管支，大動脈，心臓付近は白く撮像される．この中央の縦隔陰影から心臓の大きさが推定できる．

[*8] X線による骨密度測定　dual energy X-ray absorptiometry (DEXA)法により骨密度の測定が可能であり，骨粗鬆症の診断に利用される．また，DEXA法では筋肉量や脂肪量を計測することもできる．

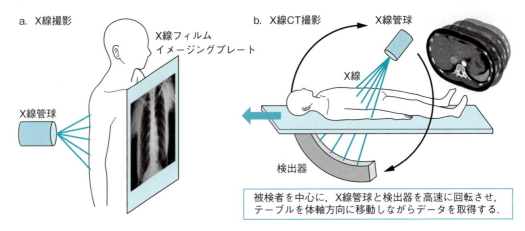

図1・6　X線撮影とX線CT撮影

黒			白
空気 （肺や腸管中）	脂肪	血液，結合組織， 筋肉，軟骨	骨，カルシウム塩（石灰沈着後） 重金属（入れ歯，造影剤など）

図1・7　X線によるフィルムの黒化度

　単純X線撮影では十分な像をつくることができない消化管や血管の撮影では造影剤が用いられる．造影剤として上部消化管には硫酸バリウム，血管にはヨード造影剤[*9]が用いられる．心臓カテーテル検査や経皮的冠動脈インターベンション（PCI）では血管造影を行い，透視画像を観察しながらそれぞれの手技を行う．

❷ X線CT検査

　被検者の周囲からX線を照射し，透過したX線を検出器で測定する．コンピュータを用いて内部のX線吸収値（CT値[*10]）を計算し，CT値に応じた白黒の濃淡で断層画像に再構成する（図1・6）．一般にX線撮影では，水と実質組織を識別できないが，X線CT（computer tomography）検査では異なった組織を識別する能力（密度分解能，コントラスト分解能）が高い．X線単純撮影では2次元の像が得られるのみであるが，X線CT撮影では複数の断層画像から3次元画像に再構成することができる．

　X線撮影と同様に血管や腫瘍に対して造影剤を用いた造影X線CT撮影も行われる．

❸ MRI検査

　MRI（magnetic resonance imaging）では原子のもつ核磁気共鳴現象（NMR）を利用し，発生するラジオ波を測定している．対象となる原子は体内の水や脂肪などを構成している水素原子である．また，縦緩和時

[*9] **ヨード造影剤**　トリヨードベンゼンを基本構造としており，X線吸収して血管の明確なX線像をつくるのに用いられる．過去にヨードあるいはヨード造影剤に過敏症の既往のある人や重篤な甲状腺機能異常のある人には使用が禁忌である．

[*10] **CT値**　X線吸収の度合いは空気を−1000，水を0とした相対的な値（ハンスフィールドユニット，HU）で表される．X線吸収の度合いが高い骨などは〜+1000となる．

間（T_1）や横緩和時間（T_2）など変えた種々の条件での測定法がある．図1・8には頭部MRI画像を示す．それぞれの白黒の濃淡については図1・9に示す通りである．X線CT検査と同様にMRI検査でも3次元画像の構築が可能であるが，骨が描出されないことや任意の断層画像を撮像できる点でX線CT検査と異なる．

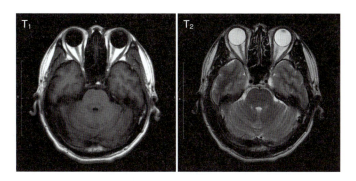

図1・8 頭部MRI画像（左はT_1強調画像，右はT_2強調画像）

水 (脳脊髄液，尿) 腫瘍	脳灰白質 変性，浮腫	脳白質	筋肉，肝臓	脂肪 (皮下脂肪，骨髄)
低信号		T_1強調画像		高信号
黒				白
低信号		T_2強調画像		高信号
筋肉 肝臓	脂肪 (皮下脂肪，骨髄)	脳白質	脳灰白質	変性，浮腫 腫瘍	水 (脳脊髄液，尿)

図1・9 MRI画像における緩和時間と信号強度

❹ 超音波検査

　超音波検査にはヒトの耳では聞き取ることのできない1〜20 MHzの超音波が利用される．超音波は媒質（音を伝える物質）の性質によって伝播速度や減衰の程度が異なる．2つの異なった媒質が接している面では超音波は反射する性質をもつ．検査ではこのときの反射波（エコー）を測定する．超音波装置にはプローブ（探索子）と呼ばれる装置があり，振動によって超音波を発生するとともに，エコーの測定を行う．骨や結石などのある部位では超音波の反射の度合いが大きいため，それらを挟んだ反対側のエコーが得られにくい．軟部組織の描出に優れており，リアルタイムで体内の様子を観察することができる．MモードではX線CTと同様な断層像が得られる．エコーの周波数変化を利用したドップラー法では心臓や血流の観察に利用される．また，超音波を利用して骨密度測定も可能である．

❺ 核医学検査

X線CTやMRIによる画像が形態情報を与えるのに対し，放射性同位元素（RI）を用いた核医学検査では主に臓器組織の血流・機能・代謝・受容体などの生理学的あるいは生化学的な機能情報を得ることができる．RI標識化合物を投与したのち，ガンマカメラにより放射線を検出する．さらにCTの原理を用いてコンピュータで再構成し断面のRI分布が画像化される（図1・10）．一部の測定ではRIの分布により形態情報が得られることもある．

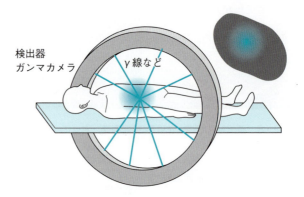

図1・10　SPECT，PETの測定イメージ
投与した放射性同位元素から放出されるγ線などを検出器で測定する．
PETでは線源からおよそ180°に2本の消失γ線が放出される．

a　single photon emission CT (SPECT)

主に ^{99m}Tc（テクネチウム），^{111}In（インジウム），^{123}I（ヨード），^{201}Tl（タリウム）などのγ線を放出する核種が利用される．たとえば，心筋の状態を探る心筋血流シンチグラフィでは ^{201}Tl，心筋脂肪酸代謝シンチグラフィでは ^{123}I-BMIPPが用いられる．

b　positron emission CT (PET)

^{11}C や ^{18}F などの陽電子（ポジトロン）を放出する核種が利用される．^{18}F の半減期はおよそ110分で，その化合物である ^{18}F-デオキシグルコース（FDG）は心筋グルコース代謝イメージングや腫瘍シンチグラフィで用いられる．SPECTに比べ感度，分解能に優れている．

M 微生物検査

SBO・代表的な微生物検査の検査項目を列挙し，目的と異常所見を説明できる．

微生物検査では，臨床症状などから感染症の可能性や感染臓器を診断し，原因となる病原体を明らかにする．また，薬物療法においては抗菌薬などの病原体に対する感受性（薬剤感受性検査）なども試される．

検体として尿，便，喀痰，鼻腔・咽頭ぬぐい液，膿，分泌物，血液，髄液などが供され，病原体の分離・同定，病原体抗原の検出，血清の抗体価検査，遺伝子（病原体のもつ DNA あるいは RNA）検査などにより病原体の診断が行われる．

塗抹検査では，検体をスライドガラスに擦りつけ，適宜染色を行い，顕微鏡観察により細菌の有無や種類などが検査される．代表的な染色法としてはグラム染色や抗酸菌に対するチール・ネルゼン染色がある．グラム染色による主な細菌の分類を表1・16にまとめた．

表1・16 グラム染色による主な細菌の分類

	グラム染色 陽性	グラム染色 陰性
球菌	Staphylococcus属 　S. aureus Streptococcus属 　S. pyogenes, S. pneumoniae	Neisseria属 　N. meningitidis, N. gonorrhoeae
桿菌	Bacillus属 　B. anthracis, B. subtilis Clostridium属 　C. tetani, C. botulinum Corynebacterium属 　C. diphtheriae Listeria属 　L. monocytogenes	Escherichia coli Salmonella enterica Shigella dysenteriae Serratia marcescens Pseudomonas aeruginosa Yersinia pestis Brucella属

分離培養では，推定される病原体に適した条件における発育の有無，コロニーの色・形状，その他性質（栄養要求性，溶血性など）によって病原体が確定される．一般の細菌では数日で発育するが，抗酸菌のように培養に4週間以上かかるものやウイルス，マイコプラズマ，真菌，クラミジアなど分離培養が困難なものがあり，これらに対しては抗体価検査や遺伝子検査などほかの方法が用いられる．

近年，インフルエンザウイルス，マイコプラズマ，レジオネラなどを対象として，抗原抗体反応を利用した方法や遺伝子検出により迅速検査が行われる．

SBO・代表的なフィジカルアセスメントの検査項目を列挙し，目的と異常所見を説明できる．

N フィジカルアセスメント

　フィジカルアセスメントでは，患者あるいはその家族への問診や実際に患者の身体に触れながら視診，触診，聴診，打診，バイタルサイン測定などを行って得られる情報により，患者の状態把握や異常の有無が分析・評価される．薬物治療においてはこれらの情報のほか，検査値や処方内容などの情報も加え，薬物の効果や副作用の有無の判断材料とするなど，薬学的管理にもつながる．

❶ バイタルサイン（生命徴候）
a 血　圧

　コロトコフ音を利用した電子血圧計などにより非観血的に測定される．血圧は心臓における一回拍出量や末梢血管抵抗に規定される．「高血圧治療ガイドライン2014」（日本高血圧学会）では，正常血圧は収縮期血圧120〜129 mmHgかつ/または拡張期血圧80〜84 mmHgとされており，高血圧はⅠ度からⅢ度に分類される．また，仮面高血圧の診断では，診察室外での血圧が重要であることから，家庭血圧の測定や自由行動下24時間血圧測定（ambulatory blood pressure monitoring，ABPM）が有用となる．なお，明確な診断基準はないが，一般に収縮期血圧100 mmHg未満は低血圧とされている．

・高血圧 ☞ p.168

b 脈拍（心拍数）

　1分間あたりの心臓から全身に血液が送り出される回数を表す．安静時に，手首の親指側の橈骨動脈に測定者の人差し指，中指，薬指をあて，計数する．あるいは，聴診やマイクロフォンなどを用いて心音から求めることや，心電図上の興奮に由来するR波の間隔から計算で求めることもできる．健常な成人の心拍数は60〜80回/分（bpm）であり，100回/分以上では頻脈，60回/分未満では徐脈と判定される．乳幼児では成人よりも2割程度回数が多い．

　健常では安静時には脈拍のリズムがおよそ一定であるが，そうでないものは不整（不整脈）と表される．

c 呼吸（数）

　呼吸数は健常な成人では安静時，12〜20回/分（3〜5秒で1回）であり，小児ではそれよりも多く20〜30回/分である．肺炎や間質性肺炎などの呼吸器疾患，発熱，貧血では呼吸数が増加する．フィジカルアセスメントでは呼吸数のほか，呼吸の深さ（過呼吸など）やリズム，呼吸音（雑音，ラ音の有無）などが観察の対象となる．

d 体 温

　健常では36～37℃であるが，年齢，運動，食事，日内変動，性周期や測定部位などにより影響される．一般には腋窩での体温を電子体温計で測定する（腋窩のほか口腔や直腸など）．測定には，赤外線を利用した耳式体温計も用いられる．37.5℃以上で発熱と判断されるが，平熱との比較から発熱の有無を判断することが必要となる．体温は，種々の感染症，悪性腫瘍，膠原病などの発熱を伴う疾患で上昇し，低血糖や甲状腺機能低下症では低下する．

❷ 意識レベル

　全身状態の評価のため，バイタルサインに加えて意識レベルが評価される．意識障害はアルコールやインスリンをはじめとする薬物，低酸素，貧血，脱水，神経系の疾患などにより引き起こされ，覚醒か認知のいずれか，もしくは両方に障害が生じている．血液循環の不全や出血性ショックなどによる**失神**あるいは**欠神**発作から意識消失をきたす．また，**せん妄**では興奮状態，幻覚・妄想，見当識障害あるいは情動障害などの意識障害を示す．

　意識障害の有無は声がけや刺激などへの反応により判定し，**ジャパン・コーマ・スケール（JCS）**や**グラスゴー・コーマ・スケール（GCS）**で表される．JCSは覚醒，認知，反応を3-3-9度方式により分類し，簡便に意識レベルの評価を行う．GCSは開眼，言語機能，運動反応を総合的に評価し，分類する．

❸ 診 察

　患者の状態を把握するため，自覚症状の聴き取りや身体症状の観察が問診，視診，聴診，打診，触診を通じて行われる．

a 問 診

　発症様式，持続期間，部位，痛みなどの随伴症状の有無，アレルギーの有無，薬の服用の有無，食事の時間や量，排便・排尿，既往歴など患者の主観的情報を本人または家族などから聴き取る．

b 視 診

　患者の意識状態，表情や顔色，体格や姿勢など全体的な観察や，疾患に関連した部位の形（発疹，浮腫など），色（チアノーゼ，黄疸など），動き，においなど部分的な観察を視覚により行う．

c 聴 診

　直接体に耳をつけて，あるいは聴診器を用いて，胸部や腹部の音を聴く．胸部では心音や心雑音，頸動脈雑音，呼吸音やラ音などの副雑音を，

腹部では腹部血管雑音，腸蠕動音を聴く．

d 打診

体の表面を軽く叩き，音などから体内の状態を診断する．心臓の大きさ，肝臓の大きさ・位置，横隔膜の位置，腹部膨満の原因，肺の含気状態を判断する．

e 触診

手や指で患者の体に触れて硬さ，温度，皮膚の状態，脈，振動・痛み・腫瘤の有無を診る．腹部では肝臓，脾臓，腎臓の状態などを判断する．触診によって脈拍は上腕動脈や総頸動脈で測定できる．

Exercise

次の文章について，記述の正誤を答えなさい．
① 1日の尿量が400 mL以下のものは乏尿と呼ばれ，循環血液量の減少や急性腎不全で認められる．
② 尿浸透圧は血漿浸透圧とほぼ同程度となるように調節されている．
③ アルブミンは，正常な腎臓ではほとんど糸球体濾過されないため，尿中への排泄は微量である．
④ 便潜血検査は大腸癌のスクリーニング検査として有用である．
⑤ 健常者において，血球の容積は血液の容積の60％を占める．
⑥ RBC $4.80 \times 10^6/\mu L$，Hb 14.4 g/dL，Ht 45.6％であるときMCVとMCHCは，それぞれ95 fL，30％と算出される．
⑦ 白血球のおよそ90％を好中球が占めており，細菌感染などによりその数が増加する．
⑧ 血友病患者では内因系凝固因子である第Ⅷ因子や第Ⅸ因子の欠損により，APTTとPTがいずれも延長する．
⑨ アルブミンは，血清総タンパク質の60～70％を占めており，ネフローゼ症候群では減少する傾向を示す．
⑩ 尿素の血清中濃度は高タンパク質食摂取や腎機能低下によって上昇する．
⑪ 赤血球中のヘモグロビンと血液中のグルコースが結合して生じるHbA1cは，糖尿病の診断基準に用いられる．
⑫ LDL-コレステロールが140 mg/dL以上では高LDL-コレステロール血症と判定される．
⑬ 血清酵素であるLDH，AST，ALT，ALPのうち，他臓器と比較して肝細胞障害を反映する酵素はASTである．
⑭ CKのアイソザイムであるMB型は，心筋傷害を示す心筋マーカーとなる．
⑮ 血清電解質であるカリウムの基準範囲は3.6～4.8 mEq/Lである．
⑯ 体内の鉄の大半はトランスフェリンと結合して血液中を循環している．
⑰ クッシング病ではコルチゾールの血中濃度が上昇しており，ネガティブフィードバックによってACTHは分泌抑制され，低値を示す．

⑱ 甲状腺機能亢進症であるバセドウ病ではT_4やT_3が高値となるほか，自己抗体である抗TSH受容体抗体が陽性となる傾向がある．
⑲ CEAは大腸癌をはじめとする種々のがんで陽性化する広域腫瘍マーカーであり，スクリーニング検査やフォローアップ検査に有用である．
⑳ 前立腺に特異性の高いPSAは，前立腺肥大症では上昇することはない．
㉑ CRPは急性期タンパク質の1つであり，炎症のある病態では上昇する傾向がある．
㉒ Ⅰ型アレルギー患者ではアレルゲンに対して特異的なIgEが血液中に増加している．
㉓ 血液中の酸素飽和度は動脈血ガス分析により測定されるほか，非侵襲的にパルスオキシメータでも測定される．
㉔ 心電図で測定されるP波およびR波はそれぞれ心房と心室の心筋の収縮時の電位が記録されている．
㉕ 52歳，男性，体重72 kg，血清クレアチニン1.0 mg/dLであるとき，クレアチニンクリアランスはコッククロフト・ゴールトの式により88 mL/分と算出される．
㉖ 肺活量から算出される％肺活量と1秒量から算出される1秒率は，それぞれ閉塞性換気障害と拘束性換気障害の判別に利用される．
㉗ MRIはX線CTと異なり，断層像では骨が描出されず，放射線被曝もない．
㉘ 超音波検査では性質の異なる媒質の境界で超音波が反射する性質が利用されている．
㉙ PETでは^{18}Fのように半減期が短く，陽電子を放出する核種が利用されている．
㉚ 薬物治療において，薬剤師にとってフィジカルアセスメントの必要性は低い．

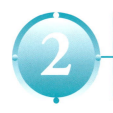# 精神疾患

　精神疾患は脳の病気である一方，心の病気でもある．医学は日々進歩しているものの，はっきりとした精神疾患の原因は解明されていないのが現状であるが，臨床的に効果のある薬物が存在する．そのため，脳に対する薬物の薬理学的な作用から各精神疾患の病態生理が推定されている．各種精神疾患の診断は世界保健機関（WHO）によるICD-10（国際疾病分類第10版，International Classification of Diseases-10）もしくは，米国精神医学会によるDSM-5（精神障害の診断と統計マニュアル，Diagnostic and Statistical Manual of Mental Disorders-5）が用いられる．
　精神疾患は病期の特徴から，外因，内因，心因に分類される（表2・1）．

表2・1　病期の特徴による精神疾患の分類

分類	特徴
外因	器質的な障害（脳そのものに病変があり，精神症状を呈する）：認知症，脳梗塞後，脳の感染症，頭部外傷後など 中毒性による障害：アヘン類，アルコール，覚醒剤などによる依存症
内因	原因が不明：統合失調症，うつ病，双極性障害など
心因	社会的・心理的な出来事が強いストレスとなり発症：神経症性障害・神経表現性障害（不安障害），心身症など
その他	自閉症，発達障害，多動性障害（注意欠如・多動症）など

A　統合失調症　schizophrenia

> SBO・統合失調症について，病態（病態生理，症状等）・薬物治療（医薬品の選択等）を説明できる．

　統合失調症は，主に思春期から青年期（15〜35歳）にかけて好発する，内因性の精神疾患であり，思考障害・自我障害・人格障害・感情障害などを呈する．発症には遺伝的素因も関係あるとされるが，原因は不明で，地域差はない．発症の頻度に大きな男女差はないとされていたが，診断基準に基づいて狭く診断した最近の報告では，男：女＝1.4：1で男性に多い．生涯有病率は約1％である．以前は「精神分裂病」が正式の病名であったが，2002年に「統合失調症」へと名称変更された．

❶ 分　類

　統合失調症はICD-10のF20では，9種類に分けられているが，主な病型は破瓜型，妄想型，緊張型の3つである（表2・2）．

表2・2　統合失調症の主な型

破瓜型	破瓜型は青年期のことで，この15～25歳くらいに発病し，主として，感情が鈍麻して意欲ややる気が失われ，自分の殻に閉じこもる．予後は不良
妄想型	破瓜型や緊張型よりも遅く，30歳あるいはそれ以降に発病することが多い．誇大妄想（「自分は救世主である，自分にはできないことは何もない」），被害妄想（「誰かが自分を狙っている」）などの妄想と幻覚の陽性症状が中心で，感情鈍麻や意欲の低下などのいわゆる陰性症状は少ない．しかし，病気が進行した場合は，妄想があっても無関心になり，引きこもった自閉的な生活を送るようになる．予後は破瓜型と緊張型の中間である
緊張型	破瓜型と同じくらいの年齢20歳前後に急激に発病する．非常に興奮した状態（緊張病性興奮），あるいは動きが極端になくなる（昏迷）のどちらかの状態になることが多い．予後は破瓜型よりよい

❷ 病態生理

　原因不明の精神疾患であり，さまざまな成因仮説がある．統合失調症の病態と治療薬の副作用の関係から中枢のドパミン神経経路が大切である．中枢のドパミン神経経路は中脳辺縁系，中脳皮質系，黒質線条体系，漏斗下垂体系の4つに分類されている（図2・1）．治療的な観点からもっとも一般的なドパミン仮説は，中脳辺縁系経路でのドパミンの過剰が陽性症状，中脳皮質系経路でのドパミンの減少が陰性症状に関係するといわれている．そのほかの代表的な仮説を表2・3に示す．

*1　錐体外路症状　手足がふるえる，動作が鈍くなる，目が上を向いたままになる，舌が出たままになる，足がむずむずする，じっとしていられないなどの運動機能障害．

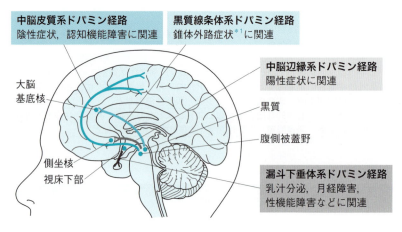

図2・1　ドパミン神経経路

表2・3　統合失調症の仮説（原因）

ドパミン仮説	中脳辺縁系のドパミン神経の機能亢進により陽性症状が起こるという仮説
グルタミン酸仮説	大脳皮質のグルタミン酸の機能低下が陰性症状に関与するという仮説
神経発達障害仮説	出生前後からの脳の分化や発達に障害があり，病気のなりやすさ（発症脆弱性）が形成され，思春期以降に外界からのストレスを受けると統合失調症を発症するという仮説
ドパミン仮説＋α	ドパミン仮説と治療薬のセロトニン・ドパミン遮断薬（SDA）などの薬物が効くことから，陰性症状にはセロトニン作動神経系の異常も関与しているとする仮説

❸ 症　状

　統合失調症は，薬理学的観点から，本来，心の中にないものが存在する幻覚や妄想などの陽性症状，意欲の低下などの陰性症状，臨機応変に

対応しにくいなどの認知機能障害の症状がある（表2・4）．

統合失調症の症状（陽性症状）はブロイラー（Bleuler）の連合弛緩・自閉・両価性・感情的不調やシュナイダー（Schneider）の一級症状（8つの体験様式，表2・5）に代表的されるが，統合失調症に固有のものとはいえず，アルコール精神病や症状精神病などにも出現する．

表2・4　統合失調症の症状

陽性症状	幻覚・幻聴，妄想，思考の混乱，異常な行動
陰性症状	感情・意欲の減退（感情鈍麻・感情の平板化），社会的引きこもり，集中力の低下，無関心
認知機能障害	注意力散漫，作業スピードの低下，融通がきかない，記憶力の低下

表2・5　シュナイダーの一級症状

幻聴	考想化声（自分の思考が反響して聞こえてくる）
	対話性幻聴（話しかけと答えの形の幻聴）
	自分の行為を批評する形の幻聴
作為体験	身体的被影響体験
	感情・意欲の領域における作為体験や被影響体験
	思考奪取・思考干渉（思考領域のさせられ体験）
	考想伝播
妄想知覚	妄想知覚

❹ 診　断

特異的な検査所見はなく，患者の問診（生活歴，経過，病歴など）や症状から，WHO（世界保健機関）の国際疾病分類である「ICD-10」（表2・6）や，米国精神医学会の「DSM-5」を用いて診断することが多い．

表2・6　ICD-10による統合失調症の診断基準（簡略）

1. 考想化声，考想吹入または考想奪取，考想伝播
2. 他者に支配される，影響される，あるいは抵抗できないという妄想で，身体や四肢の運動，特定の思考・行動や感覚に関連づけられているもの，および妄想知覚
3. 患者の行動に対して絶えず注釈を加えたり，仲間の間で患者のことを話題にする形式の幻聴，あるいは身体のある部分から発せられる幻声
4. 宗教的・政治的な身分や超人的な力や能力といった，文化的に不適切で実現不可能なことがらについての持続的な妄想（たとえば，天候をコントロールできるとか，別世界の宇宙人と交信しているといったもの）
5. 持続的な幻覚が，感傷的内容をもたない浮動性あるいは部分的な妄想や支配観念に伴って，継続的（数週間から数ヵ月）に現れる
6. 思考の流れに途絶や挿入があり，その結果，まとまりのない話し方をしたり，言語新作がみられたりする
7. 興奮，常同姿勢，蝋屈症（ろうくつしょう），拒絶症，緘黙（かんもく），昏迷などの緊張病性行動
8. 著しい無気力，会話の貧困，情動的反応の鈍麻（どんま）や不適切さのような，社会的引きこもりや社会的能力の低下をもたらす陰性症状
9. 関心喪失，目的欠如，無為，自分のことだけに没頭する態度，社会的引きこもりなど，個人的行動の質的変化

診断のために必要な条件：上記の1～4のうち，明らかな症状が少なくとも1つ（十分に明らかでない場合は2つ以上），あるいは5～9のうち少なくとも2つ以上が，1ヵ月以上にわたりほとんどの期間，明らかに存在していること．

❺ 治　療

身体的療法（薬物療法や電気けいれん療法など）や非身体的療法（精神療法や作業療法など）を行う．

ⓐ 薬物療法

統合失調症の薬物療法は主に抗精神病薬によって行われる．抗精神病薬には定型抗精神病薬のフェノチアジン系抗精神病薬（低力価）とブチロフェノン系抗精神病薬（高力価），および非定型抗精神病薬などがある（表2・7）．以前は陽性症状には定型抗精神病薬，陰性症状には非定型

表2・7　統合失調症に用いられる主な抗精神病薬

分類		一般名	作用	副作用
定型抗精神病薬	フェノチアジン誘導体	クロルプロマジン レボメプロマジン ペルフェナジン フルフェナジン プロクロルペラジン	D_2受容体遮断作用 陽性症状に有効	ハロペリドールに比べて，錐体外路症状は少ない 鎮静・睡眠作用が強い（H_1受容体遮断作用） 起立性低血圧（α_1受容体遮断作用）
	ブチロフェノン誘導体	ハロペリドール ハロペリドールデカン酸エステル ブロムペリドール チミペロン ピモジド	D_2受容体遮断作用 陽性症状に有効 ハロペリドールデカン酸エステルは，ハロペリドールのプロドラッグであり，4週間隔で筋注し統合失調症の維持療法に用いる	錐体外路症状が強い 鎮静
	ベンザミド誘導体	スルピリド ネモナプリド	D_2受容体遮断作用（スルピリドは低用量で抗うつ作用などもある）	高プロラクチン血症，高用量で錐体外路症状
	その他	クロカプラミン モサプラミン ゾテピン	D_2受容体遮断作用 ゾテピンは抗セロトニン作用と抗ドパミン作用をあわせもつ非定型抗精神病薬（SDA）に分類されることもある	
非定型抗精神病薬	セロトニン・ドパミン遮断薬（SDA）	リスペリドン クロザピン パリペリドン ブロナンセリン ペロスピロン	D_2, 5-HT_{2A}受容体遮断作用 陽性症状と陰性症状に有効	高プロラクチン血症，高用量で錐体外路症状
	多元受容体作用抗精神病薬（MARTA）	オランザピン クエチアピン アセナピン	D_2, D_3, D_4, 5-HT_{2A}, 5-HT_{2B}, 5-HT_{2C}, 5-HT_6, α_1, H_1受容体をはじめ，多数の神経物質受容体に対する遮断作用がある 陽性症状と陰性症状に有効	脂質代謝異常，体重増加，血糖上昇作用（ケトアシドーシスで死亡することもあり）あり
	ドパミンシステムスタビライザー（DSS）	アリピプラゾール	D_2受容体部分作動薬（DPA），5-HT_{2A}受容体遮断薬 陽性症状と陰性症状に有効	錐体外路症状は比較的少ない．不眠，不安，焦燥，消化器症状（悪心・嘔吐など）
	SDAM（P4）	ブレクスピラゾール	D_2受容体および5-HT_{1A}受容体に結合して部分作動薬として作用，さらに，5-HT_{2A}受容体には遮断薬として作用	錐体外路症状は少ない

SDA：serotonin dopamine antagonist，MARTA：multi-acting receptor targeted antipsychotics，DSS：dopamine system stabilizer，DPA：dopamine partial agonist，SDAM：serotonin-dopamine activity modulator

抗精神病薬を使用して治療されていたが，最近では陽性症状と陰性症状の両方に有効であり，副作用が比較的少ない非定型抗精神病薬を第一選択とすることが主流である．少量から始め，徐々に増量し，効果を4〜6週間かけて評価する．効果が不十分な場合や副作用が出た場合には，ほかの薬剤に変更する（なるべく単剤で使用することが望ましい）．

　抗精神病薬はドパミン神経経路と関係が深い．ドパミン受容体を遮断すると表2・8のような作用が現れる．また，抗精神病薬はドパミン以外にもセロトニン受容体，アドレナリン受容体，ヒスタミン受容体，ムスカリン受容体にも親和性があり，それぞれの受容体に作用すると表2・9のような作用が現れる．

表2・8　ドパミン神経経路とドパミン遮断の作用

ドパミン神経経路	作　用
中脳辺縁系	陽性症状の改善
中脳皮質系	陰性症状の出現
黒質線条体系	錐体外路症状の出現
漏斗下垂体系	高プロラクチン血症（乳漏症，無月経，女性化乳房）

表2・9　抗精神病薬の作用

受容体	作用（副作用含む）
5-HT$_{1A}$受容体刺激作用	抗うつ効果，抗不安効果
5-HT$_{2A}$受容体遮断作用	睡眠
5-HT$_{2C}$受容体遮断作用	体重増加
α_1受容体遮断作用（抗α_1作用）	ふらつき，立ちくらみ，射精障害
H$_1$受容体遮断作用（抗H$_1$作用）	体重増加，眠気
ムスカリン受容体遮断作用（抗M$_1$作用）	口渇，便秘，排尿困難

b 非薬物療法

　薬物療法慢性期から作業療法や社会生活技能訓練（SST），患者サポート（デイケアなど）などを行う．

コラム　ノーベル賞の光と影

　現在，精神疾患の治療は薬物療法が中心に行われている．過去に精神科医で唯一のノーベル賞受賞がある，エガス・モニスは1949年にスイスの神経生理学者ヴァルター・ルドルフ・ヘスとともにノーベル生理学・医学賞を受賞した．その功績は「ある種の精神病（統合失調症など）に対する前頭葉白質切截術の治療的価値に関する発見」である．脳の前頭葉をその他の部分から切り離す手術はロボトミー手術といわれ，20世紀前半には多くの国（わが国を含む）で行われたが，喜べる結果は少なく，性格が変わってしまう，感情がなくなってしまう，ほとんど動かなくなってしまうなどの「廃人」のようになってしまう報告がされ，現在ではこの治療は，世界中を見渡してもほぼ行われていない．わが国でも1975年に日本精神神経学会はロボトミーの否定を公表している．

❻ 副作用

抗精神病薬の副作用には，パーキンソン症候群に代表される錐体外路症状（EPS：extrapyramidal symptom, extrapyramidal side effects, 黒質線条体系経路が関係する），高プロラクチン血症（漏斗下垂体経路が関係する），抗コリン作用（口の渇き，目のかすみ，便秘，排尿困難，記憶力低下など），抗ヒスタミン作用（眠気，体重増加），その他（起立性低血圧など）がある．また，定型抗精神病薬の大量長期投与による遅発性ジスキネジア（難治）[*2]や筋れん縮などの急性ジストニアなどがある．重篤な副作用としては悪性症候群[*3]があり，発熱，筋硬直，CK高値（1,000 IU/L以上），頻脈，頻呼吸，発汗，血圧異常，意識変容，白血球増多などをきたす．

クロルプロマジンとハロペリドールは，抗利尿ホルモン（ADH）不適合分泌症候群（SIADH）により低ナトリウム血症，低浸透圧血症や高張尿をきたすことがあるので注意を要する．

非定型抗精神病薬は，定型抗精神病薬よりも副作用は少ないが，高血糖や体重増加を生じることがある．とくに，MARTAのオランザピンとクエチアピンは，糖尿病とその既往患者に禁忌である．

*2 ジスキネジア（無意識的で反復的に体が動く障害）が治療困難な状態になった状態．

・CK ☞ p.12

*3 悪性症候群　抗精神病薬の開始や中断，パーキンソン病治療薬の中断などにより起こることが多い．ドパミンとほかの脳神経伝達物質とのバランスが急に崩れたために発症するといわれるが詳細は不明である．治療としては，原因薬中止，輸液（脱水の補正），全身冷却（体温調節），呼吸管理，ダントロレン投与（筋弛緩・解熱効果），ブロモクリプチン投与などがある．

・SIADH ☞ p.385

ポイント

- 統合失調症は幻覚や妄想といった陽性症状と意欲減退や感情鈍麻といった陰性症状が特徴的な精神疾患である．
- 統合失調症の治療薬には，定型抗精神病薬および非定型抗精神病薬 [セロトニン・ドパミン遮断薬（SDA），多元受容体作用抗精神病薬（MARTA），ドパミン受容体部分作動薬（DPA）] がある．
- 統合失調症の治療では，陽性症状と陰性症状の両方に有効であり，副作用が比較的少ない非定型抗精神病薬が第一選択薬である．
- 抗精神病薬の副作用として，口渇，便秘，無意識的に身体が動く錐体外路症状や，高血糖・肥満といった代謝の異常，母乳が出る（乳漏症）といった高プロラクチン血症などがある．もっとも重篤な副作用は悪性症候群である．

SBO・うつ病について，病態（病態生理，症状等）・薬物治療（医薬品の選択等）を説明できる．

B　うつ病（大うつ病性障害）(clinical) depression, major depressive disorder

現代に至るまで，「うつ病」の分類と概念はさまざまな変遷をたどってきている．ICD-10やDSM-4では気分（感情）障害に分類されていた（ICD-10では現在も分類されている）が，2013年に出版されたDSM-5では気分障害という用語は廃止され，「双極性障害および関連障害群」（躁うつ病）と「抑うつ障害群」の項目に分類された．

❶ 病態生理

うつ病も原因が不明の疾患であるため，はっきりとした病態生理は分かっていない．しかし，身体因性うつ病（甲状腺機能障害のような体の病気や副腎皮質ステロイドなどの薬物によるうつ状態）は原因が明らかな場合もある．表2・10にうつ病の仮説をまとめた．

表2・10 うつ病の仮説

仮 説	根 拠
モノアミン仮説 脳内のモノアミン，とくにセロトニン神経とノルアドレナリン神経の機能低下がうつ病の病態である	抗結核薬であるイプロニアジドや統合失調症治療薬として開発中であったイミプラミンが，偶然にも抗うつ作用も有することが発見され，イプロニアジドからMAO阻害作用，イミプラミンにノルアドレナリン・セロトニンの再取り込み阻害作用があることが発見された．このことから，うつ病やうつ状態は，モノアミン類，ノルアドレナリン，セロトニンなどの神経伝達物質の低下によって引き起こされると推定される
内分泌仮説 HPA系（視床下部-脳下垂体-副腎皮質）の亢進があり，ストレスホルモンが多く分泌されるが，ネガティブフィードバックの機能不全がみられる	ストレスがかかると， ①扁桃体が興奮し，怒り，嫌悪，不安，不満などの感情が起きる ②扁桃体が興奮すると，HPA系と自律神経（交感神経）が興奮して，ストレスホルモンが分泌される（1つは，自律神経-副腎髄質からのノルアドレナリン，もう1つは，HPA系の副腎皮質からのコルチゾールの分泌） ③コルチゾールが分泌され，海馬，視床下部，脳下垂体に達すると，HPAの興奮を鎮めるために，ネガティブフィードバックが健常者では働くが，うつ病の患者では，このネガティブフィードバック機能が障害されている
神経可塑性仮説 うつ病はBDNF（脳由来神経栄養因子）*が減少することが原因である	BDNFが減少すると，神経の新生や発達が弱まるため，神経から分泌されるモノアミン（セロトニンやノルアドレナリンなど）も少なくなり，うつ病になってしまう モノアミン仮説をもとに，「モノアミンを増やす作用をもつ薬」が開発されてきたが，抗うつ薬を投与すると数時間で脳内モノアミンが増加するにもかかわらず，実際の効果は数週間〜数ヵ月を要する．モノアミンが増えればうつ病が治るのであれば，このタイムラグはおかしい，この矛盾点から派生して生まれた仮説

MAO：モノアミン酸化酵素 monoamine oxidase
*BDNF（brain derived neurotrophic factor）：TrkB受容体に結合することで，新しい神経をつくったり，神経を成長・発達させたりする「神経の栄養」のようなものと考えられている．

❷ 症 状

うつ病の症状は，精神症状と身体症状に分けられる（表2・11）．精神症状としては，抑うつ気分（何をしても気分が晴れない），意欲・興味の減退（いままで好きだったことが楽しめない），仕事能率の低下（仕事に集中できずミスが増える），不安・取り越し苦労（悲観的な考えが頭の中をぐるぐる駆け巡る），焦燥感（イライラしてじっとしていられない）や希死念慮（死にたいとか，消えたい）といった状態．身体症状としては，睡眠障害（夜ぐっすり眠れない），摂食障害（食事が美味しくない・食べられない），疲労・全身倦怠感（疲れやすくて身体もだるい），性欲低下，首・肩の凝りや頭重・頭痛などといった状態．つまり，うつ病は気分，意欲，思考全体などすべてがエネルギー切れの状態にある．うつ病の生涯有病率は15％であり，女性の発症が男性に比べ2倍高いとされている．

表2・11　うつ病の症状

精神症状	身体症状
・抑うつ気分 ・喜べない ・思考制止 ・決断不能 ・無気力 ・不安 ・虚しさを感じる ・無価値観 ・絶望 ・何ごとも悪く考えてしまう 　（貧乏になるのではないか，自分は病気であるに違いない，自分は罪深い存在である，など） ・自殺したいと考える ・気分の日内変動　　　　　など	・睡眠障害 　（なかなか寝つけない，夜中に何度も目をさましてしまう，朝早く起きてしまう） ・食欲不振 ・過食・拒食 ・体重減少 ・倦怠感 ・日内変動（朝調子が悪く，夕方に回復する） ・頭痛 ・頭が重い ・締めつけられる感覚 ・身体各部の痛み ・動悸 ・口の渇き ・嘔吐感 ・便秘 ・性欲減退　　などの自律神経症状が主である

❸ **診断・検査**

うつ病は患者の問診や症状から，ICD-10 や DSM-5（表2・12）を用いて行われるが，内科的な血液検査だけでは確定診断とはならない（あくまで補助検査である）．また，質問紙検査[*4]で，うつ病の重症度を判定したりする．さらに，光トポグラフィ検査[*5]や PET などが補助診断で用いられることもある．

表2・12　ICD-10の診断基準

基本症状
　以下のうち少なくとも2つがみられること
　　1. 抑うつ気分
　　2. 興味と喜びの喪失
　　3. 活力の減退による易疲労感の増大，活動性の減少
ほかの症状
　以下のうち少なくとも2つがみられること
　　A. 集中力と注意力の減退
　　B. 自己評価と自信の低下
　　C. 罪責感と無価値感
　　D. 将来に対する希望のない悲観的な見方
　　E. 自傷あるいは自殺の観念や行為
　　F. 睡眠障害
　　G. 食欲不振

❹ **治　療**

薬物療法，十分な休養，心理療法や職場復帰支援（リワーク支援）法などが行われる．うつ病の治療に使用されている抗うつ薬（表2・13）の多くは，モノアミン仮説よりモノアミンを増強する働きをもっている．また，うつ病は不眠や不安などの症状に応じて睡眠薬，抗不安薬な

[*4] うつ病自己評価尺度（the center for epidemiologic studies depression scale, CES-D），ハミルトンうつ病評価尺度（Hamilton depression rating scale for depression, HAM-D），Beck のうつ病調査票（Beck depression inventory, BDI），self-rating depression scale (SDS)，モントゴメリー/アスベルグうつ病評価尺度（Montgomery Asberg depression rating scale, MADRS）など．

[*5] **光トポグラフィ検査**　近赤外光を用いて脳活動に伴うヘモグロビン濃度を測定し，大脳皮質の機能を非侵襲的に測定する．

・不眠症　☞ p.57
・不安神経症　☞ p.51

どが併用される．そのほか，難治性のうつ病や双極性障害に電気けいれん療法が行われることもある．

表2・13 主な抗うつ薬

種類	一般名	作用	副作用・禁忌	主なCYP阻害
三環系抗うつ薬 (TCA)	アミトリプチリン	セロトニン・ノルアドレナリンの再取り込み阻害　イミプラミンは夜尿症にも使用できる	[副作用] 抗コリン作用，過鎮静，起立性低血圧，体重増加，過量投与で致死性 [禁忌] 緑内障，MAO阻害薬投与中・投与中止後14日以内	2C19(強)
	イミプラミン		[副作用] 抗コリン作用，過鎮静(弱)，起立性低血圧，体重増加はアミトリプチリンよりは少ない．過量投与で致死性 [禁忌] 緑内障，MAO阻害薬投与中・投与中止後14日以内，QT延長症候群	2C19(強)
	クロミプラミン	セロトニン・ノルアドレナリンの再取り込み阻害	[副作用] 抗コリン作用が強い．起立性低血圧，体重増加，性機能障害 [禁忌] 緑内障	2C19(強)
	ノルトリプチリン	セロトニンよりノルアドレナリンの再取り込み阻害が強い	[副作用] 抗コリン作用はあるが，ほかのTCAよりは弱い [禁忌] 緑内障	弱い
	アモキサピン	セロトニン・ノルアドレナリンの再取り込み阻害，D_2受容体遮断作用あり	[副作用] 抗コリン作用が強い．不眠・焦燥感 [禁忌] 緑内障	不明
四環系抗うつ薬	ミアンセリン	シナプス前膜のα_2受容体の阻害によりノルアドレナリンの遊離を促進	[副作用] 抗コリン作用は弱い [禁忌] MAO阻害薬	不明
	マプロチリン	ノルアドレナリンの再取り込み阻害	[禁忌] 緑内障，MAO阻害薬	不明
選択的セロトニン再取り込み阻害薬 (SSRI)	フルボキサミン	セロトニンの再取り込み阻害　強迫性障害，社会不安障害に適応あり	[副作用] セロトニン症候群 [禁忌] ピモジド，ラメルテオン，MAO阻害薬投与中・投与中止後14日以内	1A2(強)，2C19(強)
	パロキセチン	セロトニンの再取り込み阻害　パニック障害，強迫性障害，社会不安障害，外傷後ストレス障害に適応あり	[副作用] セロトニン症候群 [禁忌] ピモジド，MAO阻害薬投与中・投与中止後14日以内	2D6(強)
	セルトラリン	セロトニンの再取り込み阻害　パニック障害，外傷後ストレス障害に適応あり	[副作用] セロトニン症候群 [禁忌] ピモジド，MAO阻害薬投与中・投与中止後14日以内	2D6(弱〜中)
	エスシタロプラム	セロトニンの再取り込み阻害　社会不安障害に適応あり	[副作用] セロトニン症候群 [禁忌] ピモジド，MAO阻害薬投与中・投与中止後14日以内，QT延長症候群	弱い
セロトニン・ノルアドレナリン再取り込み阻害薬 (SNRI)	ミルナシプラン	セロトニン・ノルアドレナリンの再取り込み阻害	[禁忌] 尿閉，MAO阻害薬	弱い
	デュロキセチン	セロトニン・ノルアドレナリンの再取り込み阻害　糖尿病性神経障害，線維筋痛症，慢性腰痛症，変形性関節症に適応あり	[禁忌] 高度の肝・腎障害，MAO阻害薬投与中・投与中止後14日以内，コントロール不良の閉塞隅角緑内障	2D6(中)
	ベンラファキシン	セロトニン・ノルアドレナリンの再取り込み阻害	[禁忌] 重度の肝障害・腎障害，MAO阻害薬投与中・投与中止後14日以内	弱い
ノルアドレナリン作動性・特異的セロトニン作動性抗うつ薬 (NaSSA)	ミルタザピン	シナプス前膜にあるα_2受容体を刺激し，ノルアドレナリンとセロトニンの遊離を促進し，$5\text{-}HT_2$と$5\text{-}HT_3$受容体の遮断作用により，抗うつ作用に関連する$5\text{-}HT_{1A}$受容体のみを特異的に活性化	[禁忌] MAO阻害薬投与中・投与中止後14日以内	弱い

SSRI：selective serotonin reuptake inhibitor，SNRI：serotonin noradrenalin reuptake inhibitor，NaSSA：noradrenergic and specific serotonergic antidepressant

❺ 副作用

抗うつ薬の副作用は，SSRIでは，投与初期（1週間程度）は悪心・嘔吐，不安，焦燥，不眠といった症状が出現することがあるが，継続投与で軽快，消失する．SNRIでは，頭痛，口渇，排尿障害などの報告がある．三環系抗うつ薬（TCA）や四環系抗うつ薬では，セロトニン・ノルアドレナリンの再取り込み阻害作用以外にもほかの受容体に作用して，**抗コリン作用**，消化器症状，鎮静，不眠・焦燥感，性機能障害，体重増加や起立性低血圧などがある（表2・14）．とくにTCAの危険な副作用としては心臓毒性がある．また，SSRIは肝代謝酵素で代謝されるため，併用禁忌薬が存在することに注意が必要であり，主に阻害される代謝酵素を表2・13に示した．さらに，抗うつ薬を服用中に脳内セロトニン濃度が過剰になって発症する**セロトニン症候群**[*6]がある．セロトニン症候群は通常，セロトニン作動系の薬物との相互作用によって発生する．表2・13に記載してあるが，**MAO阻害薬（セレギリンなど）との併用**，デキストロメトルファンとの併用，トリプタン系薬（片頭痛治療薬）との併用，SSRIなどの過量投与，セント・ジョーンズ・ワート（ハーブ）の過量摂取などで発症する．

[*6] **セロトニン症候群** 抗うつ薬を服用中に脳内セロトニン濃度が過剰になることによって起こる副作用で，**自律神経症状**（体温上昇，異常発汗，緊張，高血圧，心拍数増加，悪心，下痢），**神経・筋症状**（ミオクローヌス，筋強剛，振戦，反射亢進，筋の緊張と緩和の繰り返し），**精神症状**（混乱，興奮，錯乱，頭痛，昏睡）が主な3つの症状である．

表2・14 抗うつ薬の副作用と受容体の関係

副作用	受容体との関係
抗コリン作用 （口渇，便秘，胃部不快感）	アセチルコリンがアセチルコリン受容体に結合するのを阻害する作用（とくにM_1とM_3受容体遮断）
消化器症状	$5\text{-}HT_3$受容体刺激
鎮静	α_1，H_1，$5\text{-}HT_2$受容体遮断
不眠・焦燥，性機能障害	$5\text{-}HT_2$受容体刺激
体重増加	H_1，$5\text{-}HT_{2C}$，D_2受容体遮断
起立性低血圧	α_1受容体遮断

ポイント

- うつ病は原因不明の内因性の疾患である．
- うつ病は気分，意欲・興味・精神活動の低下といった精神症状と不眠，食欲低下，痛みといった身体症状が特徴的な疾患である．
- うつ病の治療薬には三環系抗うつ薬，四環系抗うつ薬，SSRI（選択的セロトニン再取り込み阻害薬），SNRI（セロトニン・ノルアドレナリン再取り込み阻害薬），NaSSA（ノルアドレナリン作動性・特異的セロトニン作動性抗うつ薬）などがある．
- 抗うつ薬類を服用中に脳内セロトニン濃度が過剰になることによってセロトニン症候群が発症することがある．

C 双極性障害（躁うつ病）

双極性障害は，躁状態とうつ状態を繰り返す疾患であり，精神機能のなかで感情が独特な仕方で障害される．統合失調症と同様に，神経シナプスの異常が症状に関係していると考えられているが，はっきりとした病態生理は分かっていない．双極性障害はICD-10では気分感情障害に分類されているが，DSM-5では，独立した診断カテゴリーの「双極性障害および関連障害群」（躁うつ病）となった．うつ病は女性に多いが，双極性障害には性差はない．双極性障害の有病率は欧米では2〜3％であるが，わが国では0.4〜0.7％といわれている．

❶ 分類

双極性障害はDSM-5によると大まかに，双極性Ⅰ型障害[*7]，双極性Ⅱ型障害[*8]，気分循環性障害[*9]，ラピッドサイクラー[*10]などに分類される．

❷ 症状

うつ病の症状はB項に記したので，躁病の症状について記す．躁病の症状は気分が病的に高揚したり，気分が爽快で，万能感，健康感が満ちる状態で，自信も過剰で，自分にできないことはない（困難はない）と感じる．さらに，症状が進むと，他者に対する尊大な態度がみられるようになり，些細なことで興奮や他者と衝突するようになる．多弁，多動，誇大妄想，思考奔逸（次から次へと考えが浮かんでくる）がみられ，抑制がとれない状態で，金銭の浪費が目立つ．また，疲れを感じないため，短時間の睡眠で，活発に動き回る．食欲・性欲も亢進する．病識はなく，次第に社会的逸脱行動が激しくなる．

また，双極性障害はおおまかに躁状態（躁病エピソード），うつ状態（うつ病エピソード），混合状態（混合性エピソード：うつ状態の特徴と躁状態の特徴の両方を有する状態）などのエピソードに分けることができる．表2・15にうつ状態と躁状態の主な症状をまとめておく．

SBO・躁うつ病（双極性障害）について，病態（病態生理，症状等）・薬物治療（医薬品の選択等）を説明できる．

[*7] **双極性Ⅰ型障害** 明確な躁病エピソードがあり，それに大うつ病エピソードが付随する疾患．
[*8] **双極性Ⅱ型障害** 1回以上の軽躁病エピソードと1回以上の大うつ性エピソードがみられる疾患．
[*9] **気分循環性障害** 2年間以上にわたって軽躁エピソードの水準を満たさない軽躁状態と大うつ病エピソードを満たさないうつ状態とが周期的に繰り返されている疾患．
[*10] **ラピッドサイクラー** 1年に4回以上の躁あるいはうつ病相を頻繁に繰り返す疾患．女性に多いとされる．

表2・15　うつ状態と躁状態の主な症状

状　態		症　状	概　要
うつ状態	精神症状	抑うつ気分	気分の落ち込み
		易疲労感	疲れたと感じる
		思考制止・思考力（集中力）低下	頭の回転が悪くなった，考えが前に進まない，物事を考えて決断ができない，人の話が頭に入ってこない
		意欲・気力の低下	何かをしようという気持ちが起こらない
		微小妄想（罪業・貧困・心気妄想）	現実には貯金があっても，自分にはお金がない（貧困妄想）
			医学的保証があっても自分は病気だと思う（医者が検査の結果をウソをついて報告している）（心気妄想）
			些細なミスでも自分は罪深いことをした．死んでお詫びをしなければと思う（罪業妄想）
		不安・焦燥感	何かが気がかりで，落ち着かない心の状態・あせってイライラすること
		悲哀感	悲しくあわれなこと
		希死（自殺）念慮・自殺企図	死んだほうがましだと繰り返し考える・自殺行動に至る
		興味・喜びの喪失	興味や感情がなくなる
	身体症状	睡眠障害	不眠や過眠
		易疲労感	
		食欲低下	食欲がなくなる，ものを食べたくなくなる
		性欲低下	
躁状態	精神症状	気分高揚・気分爽快	気分がスッキリし，ハイテンションになる
		観念奔逸	話があちこちに飛び，まとまりのない話になる
		誇大妄想，誇大観念	自分を高く評価し高い地位や能力・財産があると思い込む
		易怒性	怒りっぽくなる
		多動（活動量増加）	1日中活動しても疲労感を感じない
		多弁	話さずにいられない
	身体症状	睡眠欲求の低下	眠らずに活動し続ける
		性欲亢進，食欲低下	性欲が亢進する，食べずに行動できる

❸ 診断・検査

双極性障害の診断は患者の問診や症状から，ICD-10（表2・16）やDSM-5を用いて行われる．また，質問紙検査[*11]で，躁病・双極性障害の判定をしたりする．さらに，光トポグラフィ検査やPETなどが補助診断で用いられることもある．

[*11] アルトマン自己評価躁病尺度（Altman self-rating mania scale，ASRM），ヤング躁病評価尺度（Young mania rating scale，YMRS）など．

表2・16　躁病エピソード（ICD-10）

以下のうち，少なくとも3項が存在し，そのために日常の仕事にある程度支障をきたしていること
1. 活動性の亢進や落ち着きのなさ
2. 多弁
3. 転導性あるいは集中困難
4. 睡眠欲求の減少
5. 性的活力の増大
6. 著明な食欲低下
7. 軽度の浪費や，ほかの無茶な，またはいい加減な行動
8. 社交性の亢進や過度のなれなれしさ

❹ 治 療

双極性障害の治療は薬物療法と精神療法的アプローチの併用などがある。双極性障害に使用されている治療薬[*12]を表2・17にまとめた。さまざまな治療法が存在するが、日本うつ病学会のガイドラインによる治療を表2・19〜21に示す。

双極性障害の薬物療法は気分安定薬が第一選択となる。気分安定薬の種類についてはさまざまな見解があるが、炭酸リチウム、ラモトリギン、バルプロ酸ナトリウム、カルバマゼピンがある。気分安定薬は即効性が期待できないため、抗精神病薬のハロペリドールやクロルプロマジンなどの定型抗精神病薬を併用することが多かったが、近年はリスペリドン、オランザピン、アリピプラゾール、クエチアピン（徐放錠のみ）などの非定型抗精神病薬の併用が増えている。抗精神病薬は症状が安定した後に漸減・中止を行ってゆく。

また、薬物療法以外に、修正電気けいれん療法も行われる。

[*12] 作用機序については非定型抗精神病薬は統合失調症、抗てんかん薬はてんかんの項目を参照のこと。

表2・17 双極性障害の薬物の適応

	躁病・躁状態	双極性うつ病	維持療法
炭酸リチウム	○	×	×
バルプロ酸ナトリウム	○	×	×
カルバマゼピン	○	×	×
オランザピン[*1]	○	○	×
アリピプラゾール[*2]	○	×	×
ラモトリギン[*4]	×	×	○
クエチアピン[*3]	×	×	○（徐放錠のみ）
リスペリドン	○	×	×
クロルプロマジン	○	×	×
ハロペリドール	○	×	×
レボメプロマジン	○	×	×
チミペロン	○（注射薬のみ）	×	×

[*1] 双極性障害における躁症状およびうつ症状の改善
[*2] 双極性障害における躁症状の改善
[*3] 双極性障害におけるうつ症状の改善
[*4] 双極性障害における気分エピソードの再発・再燃抑制

表2・18 炭酸リチウム

作用機序	多様な作用が知られるが詳細は不明。受容体の細胞内二次メッセンジャー系を修飾することによって作用するとの仮説がある
特 徴	有効血中濃度（0.8〜1.2 mEq/L）が中毒域と近いため定期的なTDMを行う必要がある
副作用（中毒）	1.5〜2.5 mEq/L（軽度の中毒）：悪心、嘔吐、手指のふるえ、めまい、不眠、多尿 2.5〜3.5 mEq/L（中等度〜高度の中毒）：筋緊張亢進、耳鳴り、意識障害、けいれん 3.5 mEq/L以上（重度の中毒、死亡することもあり）：尿閉、血圧低下、昏睡、ループ利尿薬、チアジド系利尿薬の併用で起こりやすい
禁 忌	重篤な心疾患、腎障害、妊婦

TDM：治療薬物モニタリング therapeutic drug monitoring

表2・19 躁病エピソードの治療

最も推奨される治療	・躁状態が中等度以上の場合，炭酸リチウムと非定型抗精神病薬（オランザピン，アリピプラゾール，クエチアピン，リスペリドン）の併用 ・躁状態が軽度の場合は炭酸リチウム
次に推奨される治療	・バルプロ酸ナトリウム，非定型抗精神病薬（オランザピン，アリピプラゾール，クエチアピン，リスペリドン，パリペリドン，アセナピン） ・カルバマゼピン ・バルプロ酸ナトリウムと非定型抗精神病薬の併用
その他の推奨されうる治療	・気分安定薬 2 剤以上の併用 ・気分安定薬と定型抗精神病薬（クロルプロマジン，スルトプリド，ハロペリドール，レボメプロマジン，チミペロン，ゾテピン）の併用 ・修正電気けいれん療法
推奨されない治療	・ラモトリギン　・トピラマート　・ベラパミル　など

表2・20 抑うつエピソードの治療

推奨される治療	・クエチアピン　・炭酸リチウム　・オランザピン　・ラモトリギン
その他の推奨されうる治療	・炭酸リチウムとラモトリギンの併用 ・修正電気けいれん療法
推奨されない治療	・三環系抗うつ薬の使用　・抗うつ薬による単独治療　など

表2・21 維持療法

薬物療法		
最も推奨される治療	・炭酸リチウム	
次に推奨される治療	・ラモトリギン ・オランザピン ・クエチアピン ・炭酸リチウムまたはバルプロ酸ナトリウムとクエチアピンの併用 ・炭酸リチウムとラモトリギンの併用	・アリピプラゾール ・炭酸リチウムとアリピプラゾールの併用 ・パリペリドン ・炭酸リチウムとバルプロ酸ナトリウムの併用 ・バルプロ酸ナトリウム
その他の推奨されうる治療	・カルバマゼピン ・リスペリドン持効性注射薬（十分な心理教育を行ってもなお服薬不遵守の患者） ・パリペリドン ・上記以外の気分安定薬同士，あるいは気分安定薬と非定型抗精神病薬の組み合わせ ・炭酸リチウムと甲状腺ホルモン薬の組み合わせ（甲状腺機能低下あるいは急速交代型などの場合） ・上記の治療に対するラメルテオンの付加的投与（不眠を伴う患者）	
推奨されない治療	・三環系抗うつ薬の使用　・抗うつ薬単剤による予防治療　など	
心理社会的治療（いずれも薬物療法との併用）		
最も推奨される治療	・心理教育	
次に推奨される治療	・認知行動療法　・対人関係−社会リズム療法　・家族焦点化療法	
推奨されない治療	・薬物療法なしに，心理社会的治療単独での治療	

❺ 副作用

　気分安定薬（とくに炭酸リチウム）は安全域が狭いので，血中濃度の測定をしながら使用していくが，新規薬物のなかには必ずしも血中濃度を測定する必要はない薬物も存在する．

　炭酸リチウムの副作用として，治療用量で徐脈や眠気・倦怠感，腎性尿崩症をきたすことがあるので注意する．過量による中毒症状には，消化器症状（食欲低下，悪心・嘔吐，下痢）や中枢神経症状（めまい，運動

失調)などがある．また，薬物間相互作用にも注意が必要であり，炭酸リチウムをループ利尿薬やチアジド系利尿薬などと併用すると，血中リチウム濃度が上昇し(利尿薬により低ナトリウム血症をきたすと，リチウムの尿細管再吸収が促進される)，副作用の原因になる(表2・18).

ラモトリギンはスティーブンス・ジョンソン症候群(SJS)や中毒性表皮壊死症(TEN)を引き起こす可能性があるので，添付文章にしたがっての投与が必要となる(SJSやTENはカルバマゼピンなどのてんかん薬やかぜ薬でも起こる).

> **ポイント**
> - 双極性障害は，躁状態(躁病エピソード)とうつ状態(大うつ病エピソード)の病相を繰り返す精神疾患である．
> - 双極性障害の予防には気分安定薬と抗精神病薬，躁状態には気分安定薬と抗精神病薬，うつ状態には気分安定薬，抗精神病薬と抗うつ薬が用いられる．

D 不安障害(不安神経症) anxiety disorder (neurosis)

SBO・不安神経症(パニック障害と全般性不安障害)について，病態(病態生理，症状等)・薬物治療(医薬品の選択等)を説明できる．

不安を主症状とする神経症を不安障害というが，以前は神経症(一般にはノイローゼ)と呼ばれていた．不安は漠然とした恐れの感情で，誰でも経験するが，はっきりした理由がないのに不安が起こり(あるいは理由があっても，それとは不釣り合いに強く不安が起こり)，いつまでも続くのが病的な不安である．不安障害では，この病的な不安がさまざまな身体症状を伴って出現する．ICD-10やDSM-5では「神経症」という用語はすでに正式な診断名としては使われていない．

不安障害にあたる診断名は，「パニック障害」か「全般性不安障害」である．ICD-10やDSM-4では不安障害のなかに「強迫性障害」や「心的外傷後ストレス障害(PTSD)」が分類されていたが，DSM-5では不安障害とは異なる独立の精神疾患単位となった．詳細は専門書にゆずるが，ICD-10では予期不安や破局的認知・著明な行動変化といった発作の随伴症状を診断基準に取り入れていないため，DSM-5における不安障害の分類を表2・22にまとめた．

表2・22 DSM-5における不安障害の分類(簡略化)

不安症/不安障害群	パニック障害，全般性不安障害，広場恐怖，社交不安障害 など
強迫および関連症候群	強迫性障害，身体醜形障害，抜毛癖，ため込み障害，物質・薬物誘発性強迫関連障害 など
心的外傷およびストレス因関連症候群	心的外傷後ストレス障害(PTSD)，急性ストレス障害，適応障害 など

D-1　パニック障害　panic disorder

　パニック障害は突然理由もなく，動悸，めまい，発汗，窒息感，吐き気，手足のふるえといった発作（症状）を起こし，そのために日常生活に支障が出ている状態である．多くの場合，発作は数分でピークに達し，30分前後でおさまる．詳しい病態は解明されていないが，近年では生物学的要因として，脳内不安神経機構の異常（セロトニンやノルアドレナリンの失調，γ-アミノ酪酸（GABA）受容体の感受性異常）ではないかと考えられている．

❶ 分類・症状

　パニック発作（突然激しい発作に襲われる），予期不安（また発作が起きるのではないかといつも不安になる），広場恐怖（その「場所」にいくとまた発作が起きそうで怖い）といった症状が起こる（表2・23）．

表2・23　パニック障害の症状

パニック発作	突然何の理由もなく激しい不安とともに胸がドキドキする．しめつけられる．息ができないなど，主に心臓を中心とした自律神経症状が複数重なる．症状は10分以内にピークに達し，数分から1時間以内におさまることが多い．「死ぬのではないか」という恐怖があり，救急車で病院に運ばれても，そのころには症状はおさまっており，検査をしても身体はどこも悪くないため異常はみつからない
予期不安	パニック発作が起きるのではないかと発作を予測し，悩み，心配し，「次回発作が起きたら死んでしまう」「あるいは狂ってしまうのではないか」などの不安にとらわれる．また，「自分は重い病気なのではないか」「発作が起きても誰も助けてくれないのではないか」「その場所から逃げ出せないのではないか」「恥をかくのではないか」「人に迷惑をかけるのではないか」などの不安を訴える
広場恐怖	「またその場所に行ったら発作が起きるのではないか」「もしも逃げられない場所でパニック発作が起きたら」などと思い，公園，人ごみ，電車やバス，エスカレーターなどの発作が起きても他人ばかりで助けが得られない場所や，そこからすぐには逃げられない場所を恐れ，避けようとする．そのため1人では外出や電車に乗ることができなくなる．恐怖を感じる場所に近づくだけで心臓がドキドキしたり息苦しくなったりすることもある

❷ 診　断

　問診や症状をもとに，ICD-10（表2・24）やDSM-5などを用いて，診断していくが，パニック発作は，心電図や血圧，採血などの検査をしても，身体的な異常がみつからないのが特徴である．パニック発作があっても，ほかの精神疾患がある場合はパニック障害の診断とはならない．

表2・24　パニック障害の診断基準（ICD-10による）

以下の項目のうち4つ以上の症状が現れ，そのうち1項は1〜4のいずれかである
1. 動悸
2. 発汗
3. 身ぶるい
4. 息切れ感，息苦しさ
5. 窒息感
6. 胸部の不快感，胸の痛み
7. 腹部の不快感，吐き気
8. めまい，ふらつき，気が遠のく感覚
9. 冷感，熱感
10. 感覚麻痺，うずき感
11. 現実感の喪失，離人感
12. 気が狂うのではないかという恐怖感
13. 死に対する恐怖を覚える

中等度：4週間の間に少なくとも4回のパニック発作
重度　：4週間以上の間，各週少なくとも4回のパニック発作
注）突然の高まりは，平穏状態，または不安状態から起こる．
1〜10：身体症状，11〜13：精神症状．
3つより少ない症状は，「症状限定性の発作」．

❸ 治　療

薬物療法としてベンゾジアゼピン系抗不安薬が用いられる（表2・25）．そのほかに，5-HT$_{1A}$受容体刺激薬のタンドスピロンや抗うつ薬のSSRI（パロキセチン，セルトラリン）も用いられる．薬物療法以外には認知行動療法（自律神経訓練法，曝露療法）や日常生活の改善などを行う．

表2・25　主な抗不安薬

分類		薬物
ベンゾジアゼピン系抗不安薬	短時間型	クロチアゼパム，エチゾラム，フルタゾラム
	中間型	ロラゼパム，アルプラゾラム，ブロマゼパム
	長時間型	ジアゼパム，クロキサゾラム，フルジアゼパム，クロルジアゼポキシド，オキサゾラム，メダゼパム，メキサゾラム，クロラゼプ酸
	超長時間型	ロフラゼプ酸，フルトプラゼパム
5-HT$_{1A}$受容体刺激薬		タンドスピロン
抗うつ薬（表2・13）		SSRI（パロキセチン，セルトラリン）

D-2　全般性不安障害　generalized anxiety disorder, GAD

全般性不安障害は漠然とした（理由もない）不安が持続する．その不安は自分ではコントロールできないほどの過剰な漠然とした不安（浮動性不安）であり，日常生活に支障をきたす状態が続いている状態である．そのため，警戒心，筋肉の過緊張，自律神経機能亢進症状などの多彩な症状がみられる．具体的な症状を精神症状と身体症状を表2・26にまとめた．

表2・26　全般性不安障害の多様な症状

精神症状	身体症状
・そわそわ感 ・落ち着かない ・集中できない ・記憶力が悪くなる感じ ・根気がなくなる ・刺激に対して過敏になる ・イライラして怒りっぽくなる ・人に会うのが煩わしい ・ささいなことが気になる ・取り越し苦労が増える ・寝つきが悪く途中で目覚める　など	・疲れやすい ・頭痛・頭重感 ・しびれ感 ・肩こり・筋肉の緊張 ・ふるえ ・もうろうとする感じ・めまい感 ・動悸 ・息切れ ・のどのつかえ ・吐き気 ・自分の身体ではないような感じ ・悪寒や熱感　など

❶ 診断・検査

問診や症状をもとに，ICD-10やDSM-5（表2・27）などを用いて，診断していく．

表2・27　全般性不安障害の診断基準（DSM-5簡略化）

A．（仕事や学業など）多数の出来事または活動についての過剰な心配と不安（予期配慮）が，少なくとも6ヵ月間続いている．そして，起こる日のほうが起こらない日よりも多い
B．患者は，その心配を制御することが難しいと感じている
C．不安と心配は，以下の6つの症状のうち3つ（またはそれ以上）を伴っている
　1．落ち着きのなさ，緊張感，または精神の高ぶり
　2．疲労しやすいこと
　3．集中困難，または心が空白になること
　4．易怒性
　5．筋肉の緊張
　6．睡眠障害（入眠または睡眠を続けることが困難，または落ち着かず熟眠感のない睡眠）

❷ 治療・副作用

全般性不安障害の治療は，薬物療法と精神療法・カウンセリングである．薬物療法としては，パニック障害も全般性不安障害でも使う薬物は一緒で，抗不安薬（ベンゾジアゼピン系薬，タンドスピロン）や抗うつ薬（SSRIなど）を使用する．

現在，使用されている抗不安薬は副作用や依存性が少ないベンゾジアゼピン誘導体とその類縁薬物が中心である（☞表2・25）．ベンゾジアゼピン系薬は，脳内のGABA$_A$受容体に結合してGABAの抑制作用を増強することにより間接的にセロトニンやノルアドレナリンの作用を抑制する．ベンゾジアゼピン系薬は，抗不安作用，抗けいれん作用，睡眠作用，筋弛緩作用がある．そのため，不安神経症のほかに不眠症，てんかんなどに幅広く使用されている．ベンゾジアゼピン系薬は全般性不安障害などの慢性で持続する不安，緊張に有効であるが，依存や耐性を起こす可能性があるため，なるべく必要最小限の量を短期間使用するべきである．パニック障害には高力価（アルプラゾラムなど）のものが使用さ

れる．高齢者では肝代謝能低下により体内に薬物が蓄積しやすいため作用が増強され，健忘，意識障害，筋弛緩作用による転倒から骨折などが生じやすいため，成人量の半量程度の投与量にすべきである．また，グルクロン酸抱合によって代謝されるロラゼパムは肝機能や加齢の影響を受けにくいので，肝障害患者や高齢者では使いやすいとされる．ベンゾジアゼピン系薬の副作用と禁忌を表2・28に示す．

表2・28　ベンゾジアゼピン系抗不安薬の副作用

精神運動機能	眠気，精神機能の低下，ふらつき，倦怠感，運動失調などが起こるので，車の運転や機械の操作は避ける
依存性と耐性	長期連用で精神依存と耐性に加え身体依存が生じる 退薬時に離脱症状として反跳性不安，不眠，レム睡眠の増加，けいれんなどが起きる 依存性，耐性とも短時間型ほど生じやすい
その他	前向性健忘，逆説反応（薬効と反対に不安，興奮や不眠が強まること） 急速，多量に静脈内投与すると呼吸抑制（急性中毒）が起こる
禁　忌	狭隅角（閉塞隅角）緑内障：眼圧上昇により症状が悪化する 重症筋無力症：筋弛緩作用により症状が悪化する アルプラゾラム，ジアゼパム，クロラゼプ酸はHIVプロテアーゼ阻害薬（リトナビル，インジナビルなど）との併用で，血中濃度が上昇し作用増強し過度鎮静，呼吸抑制が生じる可能性がある

D-3　その他

その他の代表的な不安障害を表2・29にまとめた．

表2・29　その他の代表的な不安障害

強迫性障害	自分の意思に反して頭に浮かんでしまって払いのけられない考えを強迫観念，ある行為をしないでいられないことを強迫行為というが，この強迫観念を主症状とする．「不潔に思えて過剰に手を洗う」「戸締まりなどを何度も確認せずにはいられない」といった行動をとる
外傷後ストレス障害 （PTSD：post traumatic stress disorder）	PTSDは強烈なショック体験や強い精神的ストレス後，時間がたってから，受けた心のダメージが原因で，その経験に対して強い恐怖を感じるもの．自然災害，火事，事故，暴力や犯罪被害などが原因になるといわれる
適応障害	ストレス因により引き起こされる情緒面や行動面の症状で，社会的機能が著しく障害されている状態と定義される 適応障害では，ある特定の状況や出来事が，その人にとってとてもつらく耐えがたく感じられ，そのために気分や行動面に症状が現れるもの

ポイント

- パニック障害は突然，激しい不安と動悸や息切れなどのさまざまな身体の症状が，何回も繰り返し現れる不安神経症の1つである．
- 全般性不安障害は，漠然とした（理由のない）不安のために日常生活に多大な影響を及ぼしている不安神経症の1つである．
- パニック障害と全般性不安障害の治療では，抗不安薬（ベンゾジアゼピン系薬，タンドスピロン）や抗うつ薬（SSRIなど）が用いられる．

SBO・心身症について，病態（病態生理，症状等）・薬物治療（医薬品の選択等）を説明できる．

E 心身症 psychosomatic disease

心身症とは，日本心身医学会（1991）の定義によると，「心身症とは身体疾患のなかで，その発症や経過に心理社会的因子が密接に関与し，器質的ないし機能的障害の認められる病態をいう．ただし，神経症やうつ病などの精神障害に伴う身体症状は除外する」．つまり，心身症とは，身体の痛みや違和感など身体症状が主な訴えとされる身体の病気であり，内科や外科的精査にて検索しても原因が十分に説明できないことが多く，その発症や経過に精神的な要因が深く関与しているものである．

心身症に該当する疾患を表2・30に示す．

表2・30　心身症に該当する代表的な疾患

気管支喘息，吃逆，十二指腸潰瘍，胃潰瘍，慢性胃炎，神経性食欲不振症，狭心症，夜尿症，インポテンス，片頭痛，アトピー性皮膚炎，円形脱毛症，慢性じん麻疹，高血圧，月経不順，不整脈　など

❶ 病態生理

われわれの健康は，外部の異物などから身体を防御するための免疫系，消化液やホルモンなどをコントロールする内分泌系，内臓など臓器をコントロールする自律神経系のバランス等により維持されているが，精神の持続的な緊張，過度のストレス，欲求不満，心理的葛藤や過度なプレッシャーなどの心理的刺激を受けると，これら免疫系，内分泌系，自律神経系の中枢である脳の視床下部の機能が乱れ，体にさまざまな障害を引き起こすことがある．つまり，心身症はストレスなどにより，免疫系，内分泌系，自律神経系のバランスが崩れることにより発症すると考えられている心因性の疾患である．

❷ 症　状

症状は，発症する疾患によって，それぞれに応じた症状が現れる．不安や緊張の強い人や，あまり感情を表に出さず，自分のことを表現するのが苦手な人は心身症になりやすいとされている．

❸ 診断・検査

心身症を診断する特別な指標はない．ICD-10やDSM-5では心身症の病名は存在しない．内科や外科的精査にて検索しても原因が十分に説明できないことが多く，その発症や経過に精神的な要因が深く関与していて，仮説・想定したストレスを治療の対象として取り上げた場合に症状が改善していくことなどで診断する．

❹ 治　療

　一般的な身体的疾患とは異なり，心理社会的な側面が関与するため，身体的な治療だけでは根治しにくく，再発しやすいため，心と体の両方から治療する．メンタル（心）は抗不安薬（☞表2・25）・抗うつ薬（☞表2・13）などの薬物療法やカウンセリング，自律神経訓練法などを用いる．身体（体）は各病気に応じた治療方法が必要となる．

> **ポイント**
> - 心身症は，精神的なストレスがかかわった身体の症状の総称である．
> - 心身症は身体的な治療だけでは根治しにくいため，心と体の両方から治療する必要がある．
> - 心身症は精神ストレスが大きくかかわる身体の病気，不安障害（神経症）は病的な不安を主訴とした精神の病気である．

F　不眠症　insomnia (hyposomnia)

SBO・不眠症について，病態（病態生理，症状等）・薬物治療（医薬品の選択等）を説明できる．

　不眠症は，睡眠障害国際分類第3版（The International Classification of Sleep Disorders, third edition：ICSD-3）において，「睡眠の開始と持続，一定した睡眠時間帯，あるいは眠りの質に繰り返し障害が認められ，眠る時間や機会が適当であるにもかかわらずこうした障害が繰り返し発生して，その結果何らかの昼間の弊害がもたらされる状態」と定義されている．不眠症は，ICSD-3の7つのカテゴリーに分類されている睡眠障害の1つである．不眠症は，加齢とともに発症率が高くなり，40〜50歳が最もなりやすいといわれている．とくに女性の有病率が高い（男女比1：1.4）．DSM-5によれば，成人の約3分の1が不眠症状で，6〜10％が不眠症の診断基準に合致している．不眠のある人の40〜50％に精神疾患が併存するといわれている．

❶ 分　類

　不眠症には入眠障害，中途覚醒，早朝覚醒，熟眠障害の4つのタイプが存在する．

　① 入眠障害…寝つきが悪い
　② 中途覚醒…睡眠中に何度も目が覚める
　③ 早朝覚醒…朝早くに目が覚める
　④ 熟眠障害…ぐっすり眠ったという感覚が得られない

　不眠症の原因は身体的要因，生理学的要因，心理的要因，精神（医学）的要因，薬理学的要因の5つがある（表2・31）．

表2・31　不眠症の原因

身体的要因	身体に何らかの不具合があり，眠りが浅くなっている
生理学的要因	体内時計が狂うことから発症する
心理的要因	緊張や不安，ストレスなどにより，眠りが妨げられている
精神(医学)的要因	精神障害（うつ病など）の発症に伴い，興奮状態が続いたり幻覚や妄想を抱いたりするようになると，眠れない状態が続くことが多くなる
薬理学的要因	何らかの薬物などの副作用の影響で眠れなくなることがある

❷ 診断・検査

　不眠症の診断は，不眠の原因を確かめるために，念入りな問診が行われる．問診では，いつ頃から眠れなくなったのか，眠るまでにどのくらい時間がかかるか，不眠以外に何か症状はないか，など睡眠状況に関するさまざまな質問を行う（図2・2）．

　検査法は疑う病気によって異なるが，睡眠そのものに異常があると考えられた場合は睡眠ポリグラフィ[*13]という検査を行う．

[*13] **睡眠ポリグラフィ**　睡眠時における脳波，呼吸，眼球運動，四肢・あごの運動，心電図（ECG），酸素飽和濃度，胸壁・腹壁の運動，体位・体動，血圧を記録する検査（すべて検査するわけではない）．つまり，睡眠時の脳波などの生理現象を記録する装置．通常1泊2日の夜1回の睡眠脳波などを測定する．

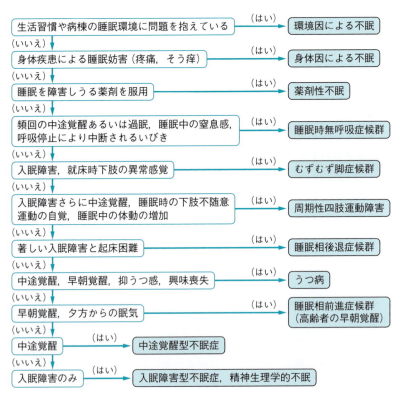

図2・2　不眠症のフローチャート

❸ 治　療

　不眠症の治療は睡眠衛生のための指導（表2・32）や薬物療法（表2・33）が行われる．睡眠薬はGABA$_A$受容体刺激薬（バルビツール系薬，ベンゾジアゼピン系薬，非ベンゾジアゼピン系薬），メラトニン受容体刺激薬，オレキシン受容体遮断薬の5種類が主である．バルビツール系薬は1950年代から使われている古い睡眠薬で，非常に強い催眠作用がある一方で，強い呼吸抑制など重篤な副作用があるため，現在では，不眠症治療にバルビツール系薬が使われることはほとんどない．ベンゾジアゼピン系薬はバルビツール系薬のような重篤な副作用を起こすことはほとんどなく，作用の持続時間によってさらに細かく分類されている．非ベンゾジアゼピン系薬（ゾピクロン，ゾルピデム，エスゾピクロン）はベンゾジアゼピン系薬の改良型で，ベンゾジアゼピン系薬にあった筋弛緩作用（転倒，ふらつき感）の副作用を減らしたものである．メラトニン受容体刺激薬（ラメルテオン）は脳の視交叉上核のメラトニン受容体に作用することで眠気を起こさせる睡眠薬である．ナルコレプシーという疾患は伝達物質であるオレキシンの欠乏が原因で覚醒を保持できず眠ってしまうという考えのもと，オレキシン受容体遮断薬（スボレキサント）はオレキシン受容体を遮断することにより，睡眠を誘発する薬物である．うつ病を合併した場合は抗うつ薬のミルタザピン，ミアンセリン，トラゾドンなどが使用される．統合失調症などを合併している場合は抗精神病薬であるオランザピン，クエチアピン，レボメプロマジンなども使用される．また，OTC医薬品のジフェンヒドラミンもある．

・**ナルコレプシー** ☞ p.60

表2・32　睡眠障害対処12の指針

1.	睡眠時間は人それぞれ，日中の眠気で困らなければ十分
2.	刺激物を避ける，寝る前には自分なりのリラックス法
3.	眠くなってから床に就く，就寝時刻にこだわり過ぎない
4.	同じ時刻に毎日起床
5.	光の利用でよい睡眠
6.	規則正しい3度の食事，規則的な運動習慣
7.	昼寝をするなら，15時より前に20～30分間
8.	眠りが浅いときは，むしろ積極的に遅寝・早起きに
9.	睡眠中の激しいいびき・呼吸停止や足のぴくつき・むずむず感は要注意
10.	十分眠っても日中の眠気が強いときは専門医に
11.	睡眠薬がわりの寝酒は不眠のもと
12.	睡眠薬は医師の指示で正しく使えば安全

1～8が指導．
［厚生労働省：「睡眠障害の診断・治療ガイドライン作成とその実証的研究班」平成13年度研究報告書より抜粋］

表2・33 主な睡眠薬

分類		睡眠薬	半減期	特徴
GABA_A 受容体刺激薬	超短時間作用型	トリアゾラム	3時間	連用による依存や，中止時の離脱症状のリスクがやや高い
		ゾピクロン	4時間	30日以上の処方が可能．副作用として「口が苦い」
		ゾルピデム	2時間	軽い不眠に使える．統合失調症や双極性障害に伴う不眠症は保険適応がない
		エスゾピクロン	5〜6時間	ゾピクロンと同様に30日以上の処方が可能．薬理活性の大部分を有するS体のみ（R体に苦味成分）
	短時間作用型	リルマザホン	10時間	軽い不眠に．筋弛緩作用も少ないので高齢者には使いやすい
		ブロチゾラム	7時間	最もよく使用される睡眠薬．口腔内崩壊錠あり
	中間作用型	フルニトラゼパム	12時間	注射剤もあり
		ニトラゼパム	14時間	てんかんにも保険適応あり
	長時間作用型	クアゼパム	36時間	作用時間は長いが，筋弛緩作用は少ない
メラトニン受容体刺激薬		ラメルテオン	1時間	メラトニン受容体に作用して睡眠覚醒のリズムを調整し，鎮静によらない眠りへ導く
オレキシン受容体遮断薬		スボレキサント	10時間	覚醒を維持する神経伝達物質であるオレキシンの受容体への結合をブロックすることで，睡眠状態へと移行させる．嗜好性があり，ゾルピデムと同程度の依存性がある

※睡眠薬使用上の注意
・不眠のタイプによって使い分ける
　（入眠障害→超短時間・短時間作用型，中途覚醒・早朝覚醒→中間・長時間作用型）
・高齢者は中途覚醒時の転倒のリスクに注意する．（原則，半減期の長いものほど筋弛緩作用が強い．例外：クアゼパム）
・作用時間の同じ系統の薬を2種類併用しない．

> **ポイント**
> ■ 不眠症には入眠障害，中途覚醒，早朝覚醒，熟眠障害の4つのタイプがある．
> ■ 不眠症の治療薬には，GABA受容体刺激薬，メラトニン受容体刺激薬，オレキシン受容体遮断薬の3つがある．

SBO・Narcolepsy（ナルコレプシー）について説明できる．

G ナルコレプシー narcolepsy

ナルコレプシーは，**原発性睡眠障害**の1つで，①日中の過剰な眠気，繰り返す居眠り，睡眠発作，②情動脱力発作（存在しないこともある），③入眠時幻覚・睡眠麻痺，④夜間熟眠障害，⑤自動症[*14]などの過眠症状とレム（REM：rapid eye movement）睡眠関連症状[*15]がある．ナルコレプシーの病因として考えられているのは，**オレキシン**（ヒポクレチン-1）**の欠乏**とHLA（human leukocyte antigen：ヒト白血球抗原）で，ヒトのナルコレプシーでは，HLA-DR2やHLA-DQ1が陽性であるという報告がある．現在，ヒトのナルコレプシーは，オレキシン神経が自己免疫疾患によって後天的に損傷を受けたことに伴う神経伝達障害であるとする仮説が有力である．

好発年齢は10〜20歳代前半（14〜16歳にピーク）で，40歳以後の発症はまれである．ナルコレプシーは，まれな病気（2,000人に1人）と位置づけられるが，すべての人種において発病する．日本人の有病率は600人に1人であり，性差はない．

*14 **自動症** 意識がくもって一見，目的があるようで，実は目的のない動きのこと．

*15 健常者では，入眠後まずノンレム睡眠が出現し，その後レム睡眠に移行するが，ナルコレプシー患者では入眠後すぐにレム睡眠に入るため，レム睡眠関連症状（入眠時幻覚・睡眠麻痺，夜間熟眠障害）が現れやすい．

❶ 分 類

ナルコレプシーはICSD-3においては,「情動脱力発作を伴うナルコレプシー」「情動脱力発作を伴わないナルコレプシー」「身体疾患によるナルコレプシー」「特定不能のナルコレプシー」の4つに分けられている．また，ナルコレプシーは原発性睡眠障害に分類されている．

❷ 診 断

診断にあたっては，睡眠ポリグラフ検査と反復睡眠潜時検査，眠気の水準，情動脱力発作を含めたレム関連症状の性状，心因性要素の把握（仕事・学校のある日に限って起きられないなどの現象の有無）などの症状の経過を問診により明らかにすることや，睡眠日誌（少なくとも2週間，できれば，4週間記載）やJESS（Japanese version of the Epworth sleepiness scale）:11点以上を参考に総合的に判断する．詳しくは，ガイドラインや専門書にゆずるが，日本睡眠学会は，ナルコレプシーの診断にあたって，ICSD-3の使用を推奨している．

❸ 治 療

ナルコレプシーでは過眠症状に対する薬物による対症療法が中心である．さらに，疾患に対する理解や薬物に対する服薬指導や副作用の知識と対応の仕方を十分伝えることが大切である．

薬物療法として，日中の過眠症状に対しては，精神刺激薬を用いる．現在，わが国ではメチルフェニデート，モダフィニル，ペモリンの3剤（表2・34）が主に用いられる．精神刺激薬を夕方以降に服用すると夜間睡眠が障害されるため，半減期を念頭において服用時刻に注意することが重要である．副作用を観察しつつ漸増し日常社会生活維持ができる覚醒効果が得られるまで増量する．また，情動脱力発作の改善には，クロミプラミンなどの抗うつ薬が奏功する．

表2・34 主なナルコレプシー治療薬

薬 物	作用機序	禁 忌
メチルフェニデート	シナプス前ドパミントランスポーターによる再取り込みを阻害する．強い覚醒作用がある．中枢興奮作用が強く，依存性がある	過度の不安・緊張などMAO阻害薬を投与中・投与中止後14日以内
モダフィニル	覚醒の機序は，①モノアミン作動性神経系を主とする上行性網様体賦活系を介する経路および②ヒスタミン作動性神経系を介し賦活系のヒスタミンの増加と抑制系であるGABAの抑制の2つの経路があると考えられている	重篤な不整脈
ペモリン	アンフェタミン類とは化学構造が異なる精神刺激薬で，ドパミンの放出を促進し再取り込みを阻害する．交感神経への賦活作用は少ない	過度の不安・緊張など

> **ポイント**
> - ナルコレプシーは日中強い眠気に襲われ日常生活に大きな支障をきたす過眠症である．
> - ナルコレプシーにおける日中の過眠症状に対しては，精神刺激薬（メチルフェニデート，モダフィニルなど）を服用時刻に注意しながら投与する．

SBO・薬物依存症について説明できる．

H 薬物依存症 drug dependence disease（drug addiction）

薬物依存とは，薬物による快楽を得るため，あるいは離脱による不快（使っていないと不快になる）を避けるため，その薬物を使用せずにはいられなくなった状態（やめようと思ってもやめられない状態）である．また，薬物依存はしばしば薬物の乱用を伴い，大きな社会問題となっている．薬物依存の代表的な症状を表2・35に示す．

薬物が脳のどの部分に作用するかは，薬物によって異なるが，どの依存性薬物であっても，強化作用[*16]がある．すべての薬物依存症の機序には共通点があり，中脳の腹側被蓋野から側坐核に至る脳内報酬系と呼ばれるA10神経系に共通して異常が起きていることが明らかで，このA10神経系で最も主要な役割を果たす神経伝達物質がドパミンである．つまり，依存性薬物の依存発現は，腹側被蓋野-皮質辺縁系の慢性刺激によると考えられており，アンフェタミンやコカインのように直接作用によりドパミンの量を上昇させる場合（アンフェタミン・コカイン類）と間接作用によりドパミン量の上昇を起こす場合（セロトニン系，オピオイド系あるいはGABA系薬物）がある．

*16 **強化作用（報酬効果）** 繰り返し摂取したい欲求を惹起する作用

❶ 分類

薬物依存は薬物により抑制作用，興奮作用・幻覚作用に分類される．依存性薬物にはさまざまなものがあり，中枢神経系の働きを抑制するものとしては，アヘン類，バルビツール類，ベンゾジアゼピン類，アルコール，大麻，有機溶剤などがあり，中枢神経系を興奮させる薬物としては，コカイン，アンフェタミン類，幻覚薬（LSD-25，MDMA），ニコチン，危険ドラッグなどがある．各種薬物の作用と特徴を表2・36に示す．

・アルコール依存症 ☞ p.64

表2・35 薬物依存の代表的な症状

精神依存	薬物を使用せずにいられない精神状態．依存症では必ず存在する
身体依存	身体が生理的に薬物の作用に適応し，使用を中止すると離脱症状（禁断症状）が出現するようになった状態 モルヒネ，バルビツール系薬物，アルコールなどでとくに認められる
耐性	薬物の反復使用により薬物の効果が弱まり，初期と同じ効果を得るために使用量を増やさなければならない状態（以前の使用量では同じ効果が得られない）
退薬症候	主に中枢神経系薬物を反復的に摂取し依存が形成されたときに，その薬物摂取を断つことにより現れる症状を離脱症状（禁断症状，退薬症候）という
交叉耐性	ある生物が1種類の薬物に対して耐性を獲得すると同時に別の種類の薬物に対する耐性も獲得することをいう 一般に化学構造や作用機序が類似している薬物間で生じる
逆耐性	薬物の反復投与によって薬物感受性の増強が起こる現象のこと 症状としては断薬後（しばらくの症状消失期を経て）数年以内に少量の薬物により，あるいはストレスのみで，依存状態（精神毒性）が速やかに再現される状態

表2・36 依存性薬物の作用と特徴

中枢作用	薬物	精神依存	身体依存	耐性	催幻覚	精神毒性[*1]	主な乱用時の症状	主な離脱症状[*2]	法律上の分類
抑制	アヘン類（モルヒネ，ヘロインなど）	##	##	##	−	−	鎮静，縮瞳，便秘，呼吸抑制，血圧低下，傾眠	瞳孔散大，流涙，鼻漏，嘔吐，腹痛，下痢，焦燥，苦悶	麻薬
	バルビツール類	＋	＋	＋	−	−	鎮静，催眠，麻酔，運動失調，尿失禁	不眠，振戦，けいれん発作，せん妄	向精神薬
	アルコール	＋	＋	＋	−	＋	酩酊，脱抑制，運動失調，尿失禁	発汗，不眠，抑うつ，振戦，吐き気，嘔吐，けいれん発作，せん妄	その他
	ベンゾジアゼピン類	＋	＋	＋	−	−	鎮静，催眠，運動失調	不安，不眠，振戦，けいれん発作，せん妄	向精神薬
	有機溶剤（トルエン，シンナー，接着剤など）	＋	±	＋	＋	##	酩酊，脱抑制，運動失調	不安，焦燥，不眠，振戦	毒物劇物
	大麻（マリファナなど）	＋	±	＋	##	＋	眼球充血，感覚変容，情動の変化		大麻
興奮	アンフェタミン類（メタンフェタミン，MDMA[*3]など）	##	−	＋	−	##	瞳孔散大，血圧上昇，興奮，不眠，食欲低下	脱力，抑うつ，焦燥，仮眠，食欲亢進	覚醒剤
	コカイン	##	−	−	−	##	瞳孔散大，血圧上昇，興奮，けいれん発作，不眠，食欲低下		麻薬
	LSD	＋	−	＋	##	±	瞳孔散大，感覚受容	不詳	麻薬
	ニコチン（たばこ）	##	±	##[*4]	−	−	鎮静もしくは発揚，食欲低下	不安，焦燥，集中困難，食欲亢進	その他

[*1] 精神病を引き起こす作用．せん妄，不安，不眠，幻想，幻聴，精神運動興奮．
[*2] バルビツール類，アンフェタミン類，コカイン：離脱症状だけでなく，反跳現象と呼ぶ．
[*3] MDMAが催幻覚（＋），法律上は麻薬．
[*4] 主に急性耐性．
＋，−：有無および相対的な強さ（薬物の有害性は上記の＋，−だけでなく，個人の社会生活や社会全体に及ぼす影響力も含めて総合的に評価される）．

❷ 診断・検査

検査としては，尿検査，血液検査，CT検査などを行い身体の状態を確認する．診断は問診（生活歴・経過・病歴など）や症状からICD-10やDSM-5を参考に診断する（表2・37）．

表2・37　ICD-10における依存症候群の診断基準（簡略化）

1. 物質摂取への強い要求，脅迫感
2. 物質摂取行動の統制困難
3. 離脱症候群
4. 耐性の形成
5. 楽しみや興味の無視と物質摂取の時間，回復に要する時間の増加
6. 有害と知っての物質使用

いずれも3つ（またはそれ以上）の症状が12ヵ月の期間内に存在することで診断

❸ 治　療

　薬物依存症を解消する特効薬はないため，依存の原因となる薬物を中止することが原則である．モルヒネなど離脱症状が強い薬物は漸減したり，メサドン（長期間作用型オピオイド）またはブプレノルフィン（オピオイド作動薬・拮抗薬）に置換する場合もある．離脱時や慢性使用後に認められる精神症状に対しては抗不安薬，抗精神病薬，抗うつ薬などの薬物を用いることもある．また，認知行動療法や集団精神療法が薬物依存の継続に有効であり，自助グループへの参加を促すことも重要である．

　ニコチン依存症は禁煙外来を受診し，禁煙治療を行う（12週間が基本）．禁煙補助薬として，ニコチンパッチ*17（貼付剤）やバレニクリン*18がある．

*17　**ニコチンパッチ**　ニコチン受容体刺激薬．貼付剤としてはじめて製剤化された禁煙補助薬．
*18　**バレニクリン**　【作用機序】$\alpha_4\beta_2$ニコチン受容体の部分作動薬で，ニコチンよりも弱いニコチン受容体への刺激作用をもっている．

> **ポイント**
> ■ 薬物依存症は，薬物を欲しいという欲求が我慢できなくなる精神依存と薬物がなくなると不快な離脱症状が出る身体依存（身体依存のない薬物もある）からなる．
> ■ モルヒネとアルコールは，精神依存，身体依存および耐性が生じやすく，アンフェタミン類とニコチンは精神依存と耐性を起こしやすい．

SBO・アルコール依存症について説明できる．

I　アルコール依存症　alcohol dependence syndrome

　大量飲酒を長期にわたって続けることで，飲酒しないといられなくなる状態が，アルコール依存症である．アルコール飲酒により精神面，身体面が影響され，仕事ができなくなるなど生活面にも支障が出ても，アルコール飲酒への欲求（渇望）を制御できずに，飲酒行動を優先してしまう．アルコール依存症は精神依存，身体依存，耐性（☞表3・36）のいずれも認められる．さらに，アルコールが抜けてくると，イライラや神経過敏，不眠，頭痛，吐き気，下痢，手のふるえ，発汗，頻脈・動悸などの離脱症状が出て，それを抑えるために，また飲酒してしまうといったことが起こる．

❶ 症状・合併症

　アルコールの量が増加すると，アルコールの中枢神経抑制作用による急性症状（急性中毒）が出現し，酩酊，運動失調，昏迷，視力障害，反応の遅延，脱抑制，意識消失，体温下降，心機能および呼吸抑制などが出現する．さらに，多量の飲酒後に翌日まで頭痛，めまい，振戦，脱力感，悪心・嘔吐などの症状（二日酔い）が残存することもある．また，飲酒の反復のあと，飲酒中断や飲酒間隔の延長，飲酒量の減少を行うと，不眠，悪夢，血圧上昇，頻脈，動悸，吐き気，嘔吐，頭痛，胃痛，発汗，寝汗などの自律神経症状，手指振戦，筋肉の硬直やけいれん発作などの神経症状，幻視，幻聴，振戦，せん妄などの精神症状が現れる（退薬症候または離脱症状）．退薬症候がおさまると，怒りっぽくなる，刺激に敏感になる，焦燥，抑うつなど情動の不安定な遷延性退薬症候と呼ばれる状態になることもある．

　大量のアルコールは脂肪肝，肝硬変，アルコール肝炎，アルコール性心筋症，胃炎，膵炎，浮腫，振戦，多発性末梢神経障害，小脳変性症による歩行失調，コルサコフ（ウェルニッケ）症候群，ペラグラ，前頭葉機能障害，アルコール認知症，アルコール幻覚症などの合併症を引き起こす．

❷ 診　断

　検査法には，飲酒パターン分類やCAGE[*19]テスト（表2・38）や新久里浜アルコール依存症スクリーニングテストなど各種のスクリーニングテストがある．診察のうえ，ICD-10（表2・39）やDSM-5を用いてアルコール依存症の診断をする．

[*19] **C**ut down, **A**nnoyed by criticism, **G**uilty feeling, **E**ye-openerの頭文字．

表2・38　CAGEテスト

以下の項目で，2項目以上あてはまればアルコール依存症が疑われる
・あなたはいままでに，飲酒を減らさなければいけないと思ったことがありますか（cut down）
・あなたはいままでに，飲酒を批判されて腹が立ったり苛立ったことがありますか（annoyed by criticism）
・あなたはいままでに，飲酒に後ろめたい気持ちや罪意識をもったことがありますか（guilty feeling）
・あなたはいままでに，朝酒や迎え酒を飲んだことがありますか（eye-opener）

表2・39　アルコール依存症のICD-10診断基準

1. 飲酒したいという強い欲望あるいは強迫感
2. 飲酒の開始，終了，あるいは飲酒量に関して行動をコントロールすることが困難
3. 禁酒あるいは減酒したときの離脱症状
4. 耐性の証拠
5. 飲酒にかわる楽しみや興味を無視し，飲酒せざるをえない時間やその効果からの回復に要する時間が延長
6. 明らかに有害な結果が起きているにもかかわらず飲酒する
過去1年間に上記の項目のうち3項以上が同時に1ヵ月以上続いたか，または繰り返し出現した場合

❸ 治　療

アルコール依存症を治療する薬物は残念ながら存在しない．断酒が唯一の方法である．禁酒の継続が困難な場合はアルデヒド脱水素酵素阻害薬である嫌酒薬（ジスルフィラム，シアナミド[20]）を用いる．近年，アルコール依存では，脳内の興奮性神経であるグルタミン酸作動性神経の活動が亢進し，興奮性神経伝達と抑制性神経伝達の間に不均衡が生じると考えられている．そこで，グルタミン酸受容体（NMDA受容体）に作用し，興奮性のグルタミン酸作動性神経活動を抑制することで，飲酒欲求を抑制する．新しい機能を有したアカンプロサート[21]という薬物も開発された．アルコールの離脱時に不安や不眠などの精神症状が残る場合は，ベンゾジアゼピン系薬を投与する場合もある．

非薬物療法として，断酒とともに精神療法，認知行動療法，集団精神療法を行う．退院後も自助グループである断酒会などに参加していくことが望ましい．家族や地域の福祉事務所や保健所が連携して支援することも必要である．

[20] **ジスルフィラム，シアナミド**【作用機序】アルデヒド脱水素酵素（ALDH）を非可逆的に阻害する．シアナミドはALDHを可逆的に阻害する．
両薬とも，少量の飲酒でも体内にアセトアルデヒドが蓄積して顔面紅潮，発汗，呼吸困難，頭痛，血圧下降，悪心，嘔吐などが起こり，それ以上飲酒できなくなる．

[21] **アカンプロサート**【作用機序】飲酒欲求を抑える作用．アルコール依存では，脳内の興奮性神経であるグルタミン酸作動性神経の活動が亢進し，興奮性神経伝達と抑制性神経伝達の間に不均衡が生じると考えられている．この薬は，NMDA受容体に作用し，興奮性のグルタミン酸作動性神経活動を抑制する．

ポイント

■ アルコール依存症は，大量のアルコールを長期にわたって飲み続けることで，アルコールがないといられなくなる状態で薬物依存症の一種である．

J　注意欠如・多動性障害
attention deficit・hyperactivity disorder，ADHD

ADHDは以前には注意欠陥・多動性障害といわれていたが，2014年の5月に，日本精神神経学会が作成したガイドラインにより改称された．

ADHDはDSM-5では注意欠如・多動性障害（ADHD），ICD-10では多動性障害（hyperkinetic disorders）という診断名であり，発達障害の1つである．

ADHDは，**不注意，多動性，衝動性**[22]という3つの行動を特徴とする障害である．ADHDは主に**7歳未満**に発症し（成人になってから気がつかれることもある），学校と家庭などの2つ以上の状況で，不注意，多動性，衝動性という，3つの行動の困難が確認されなければならない．不注意だけ（不注意優勢型），もしくは，多動性と衝動性だけ（多動性・衝動性優勢型）でもADHDと診断される．

有病率は学齢期で3～7％，成人では2～4％といわれており，男子のほうが女子の3～5倍多い．

[22] **不注意**　学業や仕事の場面での注意持続が困難なこと．
多動性　離席や話しすぎなどの運動の調整が困難なこと．
衝動性　順番を待てないなど行動の抑制が困難なこと．

❶ 病態生理

自分の注意や行動をコントロールする脳の働き（前頭前野の働き，神経伝達物質であるドパミンやノルアドレナリンなどの不足，トランスポーターが過剰に働きドパミンやノルアドレナリンなどの神経伝達物質を再取り込みしすぎてしまう）のかたよりが関係していると考えられるが，詳しい原因は不明である．

❷ 症　状

不注意，多動性，衝動性という3つの症状に，子どもの頃からずっと悩まされ，自分なりの工夫や対策を考えるが，症状が改善せず大人になってしまい，うまく生活することができない（表2・40）．

表2・40　ADHDの症状

	子どもの症状	大人の症状
不注意	・勉強などで不注意な間違いをする ・必要なものをなくしたり，忘れる ・興味あることに集中してしまい，切り替えが下手 ・課題や活動を順序だてて行うことが困難	・仕事などで簡単な間違いをする ・忘れ物，なくし物が多い ・時間管理が苦手 ・仕事や作業を順序だてて行うことが苦手
多動性	・落ち着いて座っていることが苦手 ・遊びにおとなしく参加することが難しい	・目的のない動きや貧乏ゆすり ・落ち着かない感じ
衝動性	・質問が終わらないのに答えてしまう ・欲しいものがあると激しくダダをこねる	・思ったことをすぐに口に出してしまう ・衝動買いをしてしまう

❸ 診　断

診断は患者・家族への問診，質問紙法，ICD-10やDSM-5などを用いて行われる．質問紙評価尺度には日本語版ADHD-RS（ADHD rating scale），Conners adult ADHD rating scale（CAARS），Conners 3などがある．

❹ 治　療

診断を受けて治療を開始する場合，環境調整などの心理社会的治療と薬物療法がある．

環境調整などの心理社会的治療には，暮らし方の見直し，生活の見直し，人間関係の見直し，ペアレント・トレーニング（子どもの場合）などがある．

薬物療法としては，神経伝達物質であるノルアドレナリンやドパミンが不足して，情報伝達が十分に行えないため，ADHDの症状が出現していると考えられている．わが国ではADHDの治療薬として承認されている薬物は，アトモキセチン（SNRI：選択的ノルアドレナリン再取り込み阻害薬）とメチルフェニデート徐放製剤（中枢神経刺激薬），グアンファシン（選択的α_{2A}受容体刺激薬）の3剤がある（表2・41）．メチルフェニデート徐放製剤とアトモキセチンは，ノルアドレナリンやドパミ

ンの不足を改善し，これにより情報伝達がスムーズに行われるようになり，ADHDの症状を改善すると考えられている．グアンファシンはα_{2A}受容体を選択的に刺激して，交感神経を抑制して脳内の神経伝達物質の働きを調節し，静穏作用を発揮することで，ADHDの症状を改善すると考えられている．

表2・41 主なADHD治療薬

薬物名	作用	副作用
メチルフェニデート徐放製剤	ドパミン・ノルアドレナリンの再取り込み阻害	依存性あり 禁忌：過度の不安，緊張，興奮，緑内障，MAO阻害薬投与中・投与中止後14日
アトモキセチン	ノルアドレナリンの再取り込み阻害	依存性は少ない 禁忌：重篤な心血管障害，褐色細胞腫，閉塞隅角緑内障，MAO阻害薬投与中・投与中止後14日
グアンファシン	α_{2A}受容体を選択的に刺激	依存性はない 禁忌：妊婦，Ⅱ度・Ⅲ度房室ブロック CYP3A4・3A5で代謝

ポイント

- ADHDは，不注意，多動性，衝動性という3つの行動を特徴とする障害である．
- ADHDの治療薬は，アトモキセチン（SNRI）とメチルフェニデート徐放製剤（中枢神経刺激薬），グアンファシン（選択的α_{2A}受容体刺激薬）の3剤がある．

Exercise

次の文章について，記述の正誤を答えなさい．
① 統合失調症は原因不明な内因性の精神障害である．
② 統合失調症で認められる自閉は陽性症状である．
③ オランザピンは糖尿病の患者には禁忌である．
④ 錐体外路症状はハロペリドールよりクロルプロマジンで起こりやすい．
⑤ アリピプラゾールはドパミン受容体の部分作動薬と5-HT$_{2A}$受容体の遮断作用を有している．
⑥ うつ病の発症には，主にドパミン仮説が関与するといわれている．
⑦ うつ病は原因不明の外因性疾患である．
⑧ うつ病は妄想を呈することはない．
⑨ うつ状態には，思考制止などの身体症状は生じない．
⑩ 緑内障を発症しているうつ病患者にもイミプラミンは使用できる．
⑪ 双極性障害の躁状態の1つに誇大妄想がある．
⑫ 双極性障害の発症率は男性よりも女性に多い．
⑬ 双極性障害のうつ状態にクエチアピンの徐放性製剤が使用できる．
⑭ 双極性障害の治療薬でも使用されるラモトリギンは定期的な血中濃度測定が必要である．
⑮ 炭酸リチウムの中毒症状に悪心，嘔吐がある．
⑯ 双極性障害の躁状態に非定型抗精神病薬が用いられる．
⑰ 不安障害は自律神経症状や過呼吸などの身体症状も呈することが多い．
⑱ パニック障害は漠然とした不安が特徴的である．
⑲ セルトラリンはパニック障害にも用いられる．
⑳ 全般性不安障害の症状に広場恐怖がある．
㉑ 心身症は原因不明の内因性疾患である．
㉒ 不眠症の治療薬であるラメルテオンはメラトニン受容体刺激薬である．
㉓ ナルコレプシーは原発性睡眠障害に分類される．
㉔ メチルフェニデート徐放製剤はナルコレプシーでも使用できる．
㉕ 依存性薬物において，身体依存は必ず存在する．
㉖ アルコール依存症により，ペラグラが引き起こされることがある．
㉗ アルコール依存症の離脱症状にベンゾジアゼピン系薬が用いられることがある．
㉘ 注意欠如・多動性障害（ADHD）の症状の1つに不注意がある．
㉙ 選択的α$_{2A}$受容体刺激薬であるグアンファシンはADHDの治療薬に用いることができる．
㉚ ADHDはドパミンやノルアドレナリンなどの不足が原因であると考えられている．

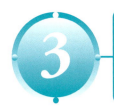

神経・筋疾患

A てんかん epilepsy

SBO・てんかんについて，病態（病態生理，症状等）・薬物治療（医薬品の選択等）を説明できる．

世界保健機関（WHO）の定義では，「てんかんとは種々の原因（遺伝，外因）によって起こる慢性の脳の疾患であり，自発性かつ反復性の発作（てんかん発作）を主徴とし，脳波検査で発作性放電を示し，焦点部位の機能異常によって多彩な発作症状を示す疾患ないし症候群である．」とされている．脳腫瘍や脳炎など現在進行中の脳疾患や全身代謝異常が原因となるものや，繰り返しのない一過性のけいれん症状はてんかんには含まれない．

❶ 病態生理

てんかんを起こすようになる脳内の変化をてんかん原性といい，発作を繰り返し起こすようになる変化を発作原性という．

遺伝子異常，脳血管障害，頭部外傷，脳腫瘍，感染などの初期要因によって神経細胞が異常興奮し（てんかん原性），意識障害，けいれん，神経症状，自律神経症状，精神症状などのてんかん発作が一過性に生じる．いったん発作を起こした後に修復ができない場合はこれらの発作が繰り返される（発作原性）．

この過程は長期にわたり，神経の死と再生が繰り返され，神経細胞膜マトリックスの再構成，グリオーシス[*1]と神経の軸索や樹状突起の発芽が起こり，新たな神経ネットワークが形成される．いくつかのイオンチャネルや神経伝達物質受容体の異常も知られている．

*1 **グリオーシス** 脳や脊髄などの中枢神経系に炎症や細胞の壊死などが起こると，異物の除去などのためにグリア細胞が増えること．

原因不明で遺伝的素因の強いものは特発性てんかん（真性てんかん）として分類され，てんかんの約80％を占め小児に多い．一方，脳血管障害，頭部外傷，脳腫瘍などの脳疾患が原因となるものは症候性てんかんに分類され，70歳以上での発症が多い．てんかんの約20％を占め，一般にてんかんの薬物治療に対する反応性は不良とされる．

❷ 発作型の分類と症状

てんかんの発作焦点が多病巣的で，両側大脳半球から対称的に投射される全般発作と，発作焦点が脳の一部に限局している部分発作に分類される（図3・1）．

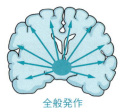
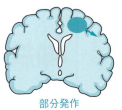

全般発作
脳の全体が興奮して起こる

部分発作
脳の一部が興奮して起こる

図3・1　てんかん発作型の分類

a 全般発作

(1) 欠神発作(小発作)

前兆はなく，数秒から十数秒の意識障害が突然始まり，速やかに回復する．けいれんは起こらない．発作は1日何回も反復し頻発する傾向がある．小児に好発し思春期頃には消失することが多い．過呼吸により誘発される場合がある．発作時脳波は3 Hzの棘徐波複合*2がみられる．

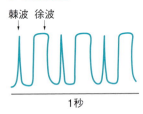

*2　棘徐波複合

(2) ミオクロニー発作

突然に四肢，体幹屈筋群の両側同時に強い筋のれん縮が出現する．瞬間的なので意識障害を伴わず，光刺激により誘発されやすい．小児に好発し，覚醒直後，入眠期に起こりやすい．発作時脳波は多棘徐波複合*3が出現する．

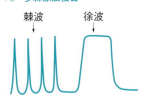

*3　多棘徐波複合

(3) 強直間代発作(大発作)

突然の叫びから始まること(前兆)があり，意識を突然消失し，左右対称性の全身の強直性けいれん*4が出現し，次いで間代性けいれん*5に移行する．強直性けいれんでは体幹・四肢近位が屈曲強直し，眼球が上転，口をかみしめ，呼吸筋も強直しているため呼吸できず，顔面蒼白，チアノーゼが出現する．発作後は睡眠に移行(終末睡眠)するが，もうろう状態に陥ることもある．発作時脳波は棘波がみられる．

強直性・間代性けいれん，意識消失を繰り返す重篤な場合をてんかん重積発作といい，高熱，心機能低下を伴って生命の危険を伴う場合もある．

*4　強直性けいれん　四肢は硬直し躯幹をのけぞるけいれん．
*5　間代性けいれん　四肢・躯幹をバタバタさせ暴れるようなけいれん．

(4) 脱力発作

一瞬(数秒以内)の全身の姿勢保持筋の緊張低下あるいは消失に起因するため，起立時であれば転倒する．発作時脳波は多棘徐波複合がみられる．

b 部分発作

(1) 単純部分発作

部分発作のなかで意識障害のないものをいう．脳の一部にてんかん原性焦点があり，侵された脳の領域に相当する部分に限局したけいれん[ジャクソン(Jackson)型発作*6]やてんかんの焦点となる脳領域に対応した運動障害，知覚障害，精神症状が現れる．

*6　ジャクソン型発作　前頭葉運動野にてんかん焦点が存在する場合，てんかん放電活動が近接する運動皮質に連続して伝播していくことでけいれんが全身に広がっていく発作．

（2） 複雑部分発作

側頭葉，近縁系に焦点を有する部分発作で，1～2分程度持続する意識の変容・混濁，認知・感情障害，錯覚・幻覚，意味不明の発声，舌なめずり，舌うち，ボタンの掛け外しなどの自動運動（自動症），攻撃的行動などがみられる．

（3） 二次性全般化発作

単純部分発作あるいは複雑部分発作から二次性全般化発作に至る場合と，単純部分発作から複雑部分発作を経て二次性全般化発作に至る3経路がある．そのほとんどが強直間代発作に進展する．

❸ 診　断

てんかん発作の症状はけいれん発作だけでなく，種々の程度の意識障害，行動障害を示す場合もある．したがって，詳細な病歴の聴取が重要となる．とくに発作時において，患者は意識障害を伴っていることが多いので，家族など目撃者から状況を聴取する必要がある．さらに脳波検査が汎用される．非発作時には正常脳波を示すこともあるので，光刺激や過呼吸で発作を誘発することなどもある．補助診断としてはビデオ記録や睡眠ポリグラフィなどが用いられる．

❹ 治　療

抗てんかん薬によって患者の60～70％が寛解する．一般に，てんかんの発作型に応じた第一選択薬の単剤投与から開始する．薬用量については，年齢，体重，身体疾患の合併などを考慮しながら，血中薬物濃度のモニタリングを行って，副作用の許容される範囲まで増量する．最大許容量でも発作抑制が不十分な場合は，第二選択薬の併用を開始する．第二選択薬の濃度が定常状態になり，発作が抑制されていれば，第一選択薬を徐々に減量していく．単剤療法を原則とし，他剤併用は必要な場合のみとする（表3・1）．妊婦への投与は催奇形性をもつ薬物が多いため，有効性が危険性を上回る場合のみ単独投与を原則とする（有益性投与）．さらに，授乳者への投与には母乳移行性があるため注意を要する．

薬物療法によって，てんかん発作を消失させ，その頻度を減少させることができ，発作のコントロールがうまくいけば，最終的に薬物の使用をやめることも可能であるが，中止時期についての厳密な指針はない．しかしながら，発作のコントロールの難しい患者，薬物なしでは発作が再発する患者などでは薬物療法を継続しなければならない（表3・1）．

表3・1 主な抗てんかん薬

発作	薬物			特徴・注意点
全般発作	第一選択薬		バルプロ酸ナトリウム	GABAトランスアミナーゼ阻害によるGABAの作用増強 [副作用] 眠気, 重篤な肝障害, 高アンモニア血症, 催奇形性 (妊婦に原則禁忌) [相互作用] カルバペネム系抗菌薬との併用禁忌 (バルプロ酸の血中濃度が低下し, 発作再発の恐れがある)
	第二選択薬	単剤投与	エトスクシミド トリメタジオン	T型Ca^{2+}チャネル遮断 強直間代発作を悪化させる トリメタジオンは妊婦に禁忌である
			クロナゼパム	ベンゾジアゼピン受容体を刺激
			フェノバルビタール プリミドン	フェノバルビタール：$GABA_A$受容体のバルビツレート結合部位に結合することで, Cl^-チャネルを開口し, 神経細胞の興奮を抑制 プリミドン：体内で一部肝CYPにより代謝 (酸化) されフェノバルビタールに変換される [副作用] 眠気, 重症薬疹 (スティーブンス・ジョンソン症候群, 中毒性表皮壊死症) [相互作用] CYP誘導
			フェニトイン	電位依存性Na^+チャネル遮断 欠神発作を悪化させる [副作用] 眼振, 複視, 運動失調, 眠気, 歯肉増殖
			ゾニサミド	Na^+チャネル遮断によってグルタミン酸などの興奮性伝達物質の神経からの遊離を抑制
		他剤併用可能	ラモトリギン	Na^+チャネル遮断によってグルタミン酸などの興奮性伝達物質の神経からの遊離を抑制 [副作用] 肝障害, 重症薬疹 (スティーブンス・ジョンソン症候群, 中毒性表皮壊死症)
			クロバザム	ベンゾジアゼピン受容体を刺激
			トピラマート	Na^+チャネル遮断, T型Ca^{2+}チャネル遮断, K^+チャネル活性化, AMPA/カイニン酸グルタミン酸受容体機能抑制, $GABA_A$受容体機能増強
			レベチラセタム	シナプス小胞タンパク質SV2Aに結合し神経伝達物質の放出抑制, N型Ca^{2+}チャネル遮断
			ペランパネル	AMPA型グルタミン酸受容体遮断作用
部分発作	第一選択薬		カルバマゼピン	欠神発作, ミオクロニー発作を増悪させる [副作用] 眠気, 複視, 重症薬疹 (スティーブンス・ジョンソン症候群, 中毒性表皮壊死症) [相互作用] CYP誘導
	第二選択薬	単剤投与	ゾニサミド, フェノバルビタール, プリミドン, バルプロ酸ナトリウム	
		他剤併用可能	ラモトリギン, クロバザム, トピラマート, レベチラセタム, ラコサミド, ペランパネル	ラコサミド：電位依存性Na^+チャネル遮断
てんかん重積状態	第一選択薬		ミダゾラム	ベンゾジアゼピン受容体を刺激
	第二選択薬		ホスフェニトイン	

a 全般発作

欠神発作の第一選択薬としてバルプロ酸ナトリウム, 第二選択薬としてエトスクシミド, トリメタジオンが用いられる. ミオクロニー発作には, 第一選択薬としてバルプロ酸ナトリウム, 第二選択薬としてクロナゼパムが用いられる. 他剤との併用では新規抗てんかん薬 (新世代薬) のトピラマートおよびレベチラセタムも有効である. 強直間代発作に

は，第一選択薬としてバルプロ酸ナトリウム，第二選択薬としてフェノバルビタール，プリミドン，フェニトイン，ゾニサミドが用いられる．効果が弱い場合は，ラモトリギン，クロバザム，トピラマート，レベチラセタム，ペランパネルを追加する．

b 部分発作

部分発作の第一選択薬としてカルバマゼピンが用いられる．第二選択薬としてゾニサミド，フェノバルビタール，プリミドンなどが用いられる．バルプロ酸ナトリウムも有効である．なお，効果が弱い場合は，ラモトリギン，クロバザム，トピラマート，レベチラセタム，ラコサミド，ペランパネルを追加する．

c てんかん重積状態

強直間代発作の重積は生命の危機を伴うので，気道確保，血圧維持，静脈路確保を行ったうえで速やかに治療を開始する．治療中は呼吸抑制に注意する．まずはミダゾラムを静注する（第一選択薬）．発作を抑制できないときは再度同量を静注する．効果不十分のときには心電図，血圧を監視しながらホスフェニトインを静注する（第二選択薬）．発作が持続する場合は人工呼吸器を使用しながら，フェノバルビタールを静注する．発作が止まらないときには全身麻酔下におく．

ポイント

- てんかんは種々の原因（遺伝，外因）によって起こる慢性の脳の疾患であり，自発性かつ反復性の発作（てんかん発作）を主徴とし，脳波検査で発作性放電を示し，焦点部位の機能異常によって多彩な発作症状を示す疾患ないし症候群である．
- 全般発作は発作の開始時から発作発射が脳全体に及ぶ発作で，欠神発作（小発作），ミオクロニー発作，強直間代発作（大発作），脱力発作などが該当する．
- 部分発作は脳波上の異常波が脳の一部から始まる発作で，単純部分発作（皮質焦点発作），複雑部分発作（精神運動発作），二次性全般化発作などが該当する．
- てんかん発作の症状はけいれん発作だけでなく，種々の程度の意識障害，行動障害を示す場合もある．
- てんかん発作の型に応じた第一選択薬の単剤投与から開始する．最大許容量でも発作抑制が不十分な場合は，第二選択薬の併用を開始する．
- 欠神発作の第一選択薬としてバルプロ酸ナトリウム，第二選択薬としてエトスクシミド，トリメタジオンが用いられる．
- ミオクロニー発作には，第一選択薬としてバルプロ酸ナトリウム，第二選択薬としてクロナゼパムが用いられる．
- 強直間代発作には，第一選択薬としてバルプロ酸ナトリウム，第二選択薬としてフェノバルビタール，プリミドン，フェニトイン，ゾニサミドが用いられる．
- 部分発作の第一選択薬としてカルバマゼピンが用いられる．第二選択薬としてゾニサミド，フェノバルビタール，プリミドンなどが用いられる．バルプロ酸ナトリウムも有効である．
- てんかん重積状態には第一選択薬としてミダゾラムの静注が行われる．

SBO・脳血管疾患（脳内出血，脳梗塞（脳血栓，脳塞栓，一過性脳虚血），くも膜下出血）について，病態（病態生理，症状等）・薬物治療（医薬品の選択等）を説明できる．

B 脳血管疾患　cerebrovascular disease

　脳血管疾患は脳卒中とも呼ばれ，脳の循環障害に起因する中枢神経の機能的，形態的障害と定義される．出血性（脳内出血）と虚血性（脳梗塞）に大別され，いずれも脳血管病変を基礎疾患とする脳循環障害である．わが国における死因の第4位は脳血管疾患であるが，そのうち脳梗塞が占める割合は6割を超え，脳内出血，くも膜下出血と続く（図3・2）．

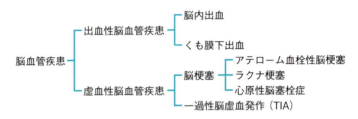

図3・2　脳血管疾患の分類

B-1　脳内出血　brain haemorrhage

❶ 病態生理

　脳内出血とは動脈硬化をきたし脆弱化している血管において，高血圧などが加わることによって脳動脈の破綻が起こり，脳実質内に出血が生じたものをいう．出血部位やその程度によって，出現する症状や後遺症の重症度も異なる．発症のピークは60〜70歳代にあり，女性よりも男性に多い．脳内出血は，何の前駆症状もないまま，頭痛，悪心・嘔吐などの症状が日中の活動時に突発的に発症する．季節的には冬期に多く夏期に少ない．成人の脳内出血の約80％は，高血圧を背景とした高血圧性脳内出血である．一般に病態は脳梗塞に比べて重篤であり，脳神経における破壊性病変なので，いったん失われた機能の回復は難しく，麻痺や失語などの後遺症が残存することが多い．また，消化管出血や誤嚥性肺炎などを高頻度で合併する．

❷ 分類（好発部位）と症状

　脳出血は出血部位によって症状がさまざまで治療方針や予後が異なる．また，出血部位によって特徴的な眼症状が認められる（表3・2）．

表3・2 脳内出血の分類と症状

出血部位	症　状	眼症状
被殻出血 (40〜50%)	出血部位とは対側の片麻痺，感覚障害やしびれ，失語症など	出血巣への共同偏視　　←出血巣
視床出血 (20〜30%)	出血部位とは対側の片麻痺，感覚障害やしびれなど	内下方共同偏視
小脳出血 (10%)	突然の激しい頭痛やめまい，嘔吐，起立・歩行障害など	出血巣と反対側への共同偏視　　←出血巣
橋・脳幹出血 (10%)	四肢麻痺，呼吸困難や突然の意識消失など	正中位固定

(1) 被殻出血（40〜50%）

出血部位とは対側の片麻痺，感覚障害やしびれ，失語症などがみられる．目が病巣と同じ方向を向く「共同偏視」がみられる．

(2) 視床出血（20〜30%）

出血部位とは対側の片麻痺，感覚障害やしびれなどがみられる．目が寄り目になって鼻先を見ようとしているような方向になる「内下方共同偏視」がみられる．

(3) 小脳出血（10%）

突然の激しい頭痛やめまい，嘔吐，起立・歩行障害などが起こるが，意識障害や四肢麻痺はほとんどないとされる．出血を起こしていない方向に目が向く「反対側の共同偏視」がみられる．

(4) 橋・脳幹出血（10%）

四肢麻痺，呼吸困難や突然の意識消失などの重篤な症状とともに，縮瞳して目がまったく動かなくなる「正中位固定」がみられる．脳幹出血はほかの出血部位に比べて予後不良の出血となる．

(5) 皮質下出血（10%）

皮質部位はほかの部位に比べて範囲が広いため，よりさまざまな症状がみられ，特徴的な眼症状はみられない．

❸ 診　断

脳内出血では高血圧の病歴を有し，症状が突発的に発症することが特徴的である．通常，髄液検査で異常はみられない．なお，症状のみでは脳梗塞との鑑別診断が難しいため，CT撮影を実施することで，脳内出血の有無，出血部位を確認する．頭部CT検査で出血巣は発症直後から高吸収域を呈する（白く写る）．また，出血性が疑われても，くも膜下出血や脳血管の奇形，脳動脈瘤などのほかの疾患との鑑別診断のため，MRIや脳血管撮影などの検査が必要となる．

❹ 治療

脳内出血に対する治療は，その他の脳血管障害に共通するものもあるが，血栓溶解薬，抗凝固薬および抗血小板薬は禁忌である．薬物療法は，急性期と慢性期とで対応が異なる（表3・3）．外科的治療としては血腫量が多量で，神経症状が強い場合は血腫除去術を行うことがある．視床出血と橋・脳幹出血に対しては手術の適応はない．また，急性水頭症[*7]に対しては脳室ドレナージ，脊髄流通障害にて慢性期の水頭症を生じた場合にはシャント手術も考慮される．

[*7] **水頭症** 脳室に過剰な脳脊髄液が貯留した状態．嘔吐，嗜眠状態，頭痛，頭部肥大などの症状がみられる．

表3・3 主な脳内出血治療薬

	分類	薬物	特徴・注意点
急性期治療	降圧薬	Ca拮抗薬：ジルチアゼム，ニカルジピン 硝酸薬 β受容体遮断薬 ACE阻害薬，ARB	・Ca拮抗薬は即効性があり，降圧効果も強力である ・脳血流低下を生じるため，過度の血圧低下に注意する
	脳浮腫治療薬	濃グリセリン・果糖 20% D-マンニトール	・浸透圧によって，脳内の水分を血管内へ戻す ・マンニトールは即効性が期待できるが，リバウンド現象*に注意する
	抗潰瘍薬	H$_2$受容体遮断薬：ファモチジン	・上部消化管出血を予防する ・静注で用いられる
慢性期治療	降圧薬	（急性期に同じ）	
	脳循環改善薬	イフェンプロジル イブジラスト	・脳血流を増加させる目的で用いられる
	脳エネルギー改善薬	メクロフェノキサート シチコリン	・神経伝達物質機能を改善させる目的で用いられる

*リバウンド現象：同じ薬物の服薬を中止したり服用量を減らした際に，病状が再度悪化する現象．

[*8] **脳ヘルニア** 脳腫瘍や血腫によって頭蓋内圧が高まり，脳組織の一部が本来あるべき位置からはみだして周囲の脳組織を圧迫した状態．

・抗不安薬 ☞ p.53
・抗精神病薬 ☞ p.40
・H$_2$受容体遮断薬，プロトンポンプ阻害薬 ☞ p.315

ⓐ 急性期治療

厳重な血圧管理による再出血の予防（収縮期圧180 mmHg未満），血腫の圧迫と脳浮腫による脳ヘルニア[*8]などの二次的な脳損傷の予防である．また，不安を和らげるためにベンゾジアゼピン系抗不安薬を，悪心や嘔吐を抑制するためにフェノチアジン系抗精神病薬を使用することがある．合併症対策として，極度のストレスおよび高血圧などによって誘発される消化管出血にはH$_2$受容体遮断薬やプロトンポンプ阻害薬が使用される．また，重症度に応じて，呼吸や循環を含む全身管理や感染症などの併発症の治療も必要になる場合がある．

・降圧薬 ☞ p.173

ⓑ 慢性期治療

再発予防と，リハビリテーションによる障害された機能の回復が中心になる．急性期に引き続いて，血圧管理は最も重要である．Ca拮抗薬，アンギオテンシン変換酵素（ACE）阻害薬，アンギオテンシン受容体遮断薬（ARB）などの降圧薬が用いられる．また，脳出血によって低下した脳神経機能を回復させる目的で，脳循環・代謝改善薬が用いられる．

B-2 くも膜下出血　subarachnoid hemorrhage

❶ 病態生理

　脳および脊髄のくも膜下腔内に出血した状態をくも膜下出血という．動作時，安静時を問わずいずれの状況にでも起こり得る可能性がある．出血を起こす原因の70〜80％は脳動脈瘤の破裂であり，中高年層に多く発症するが性差はみられない．脳動脈瘤は，脳底部，とくにウィリス動脈輪前半部の血管分岐部に好発する（図3・3）．一般に脳動脈瘤破裂が原因のくも膜下出血の予後は不良である．そのほか，若年層では脳動静脈奇形の破裂が原因となる場合がある．

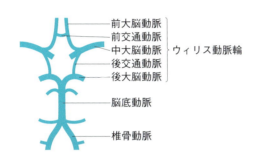

図3・3　脳底部位からみた脳動脈とウィリス動脈輪

❷ 症　状

　くも膜下出血の症状は，それまで経験したことのない突発性の激しい頭痛を特徴とする．流入した血液と髄液が混合して硬膜を刺激したり頭蓋内圧が亢進したりすると，頭痛，嘔吐，めまい感，脳浮腫，不整脈（洞性徐脈や心室頻拍），脈拍・呼吸数の変化などのさまざまな神経症状または意識障害が現れ，けいれんを起こすこともある．髄膜刺激症状として，うなじのあたりが固くなる項部硬直やケルニッヒ徴候[*9]がみられる場合もある．意識障害の多くは一過性で，通常，1時間以内に回復するが，錯乱や健忘は1〜2日間持続することもある．24時間以内に再出血することが多く，致死率が高い．発症後4〜14日の間に低ナトリウム血症，発症後7〜12日の間に脳主幹動脈の血管れん縮，発症後2〜12週の間に尿失禁や歩行障害を主徴とする正常圧水頭症を起こすことがある．

[*9] ケルニッヒ（Kernig）徴候
仰向けで股関節と膝関節を90°に曲げた状態から膝関節を伸展させたときに，脚を完全に伸展させられない状態．

❸ 診　断

　くも膜下出血を疑う場合，CTで診断がつくことが多い．頭部CT検査でくも膜下腔に高吸収域を認める．しかしながら，発症からの経過時間が長かったり，出血量が軽微だった場合は，CT上では診断できないこともある．その際には，腰椎穿刺による脳脊髄液の血液混入（血性髄液）の有無を確認する．その他，血管の破綻部位の同定や新たな脳動脈瘤の確認のため，脳血管造影やMRI撮影などを行うこともある．

❹ 治　療

くも膜下出血治療の第一目的は，動脈瘤内への動脈血流入による再出血を防ぐことにある．したがって，発症後早期の専門施設への搬送と外科的治療が推奨されている．最も基本的な外科的治療は開頭により動脈瘤の頸部をクリップする方法である（動脈瘤頸部クリッピング術）．場合によっては，開頭しない動脈瘤コイル塞栓術などが行われる．

薬物療法は補助的に再破裂の予防と脳圧を低下する目的で行われる．降圧薬の経静脈内投与により血圧を十分に下げ（120～140 mmHg），鎮静薬，鎮痛薬および制吐薬を投与する．脳圧を下げるためには，脳浮腫治療薬を用いる．そのほか，遅発性血管れん縮対策が重要となる（表3・4）．

表3・4　主なくも膜下出血治療薬

分　類	薬　物	特徴・注意点
脳浮腫治療薬	濃グリセリン・果糖 20% D-マンニトール	☞ 表3・3　脳内出血治療薬
血管れん縮抑制薬	オザグレルナトリウム ファスジル	・脳血管れん縮を抑制し，脳虚血を予防する ・オザグレルナトリウムは，トロンボキサン合成酵素を阻害し，血管拡張作用を有するプロスタグランジンI_2（プロスタサイクリン）の産生を増加させる ・ファスジルは，Rhoキナーゼを阻害することで，Rhoキナーゼによるミオシンホスファターゼの抑制を阻害する．これによって，ミオシンホスファターゼによるミオシン軽鎖の脱リン酸化を促進し，脳血管の収縮を抑制する

B-3　脳梗塞（脳血栓，脳塞栓）　cerebral infarction (cerebral thrombosis, cerebral embolism)

❶ 病態生理

脳梗塞は虚血性脳血管障害のことである．脳動脈の狭窄・閉塞に起因する脳血流量の減少で虚血状態になり，それに続く脳神経細胞の活動低下・停止によって脳実質に壊死が生じることから発症する．原発症状の重篤度に依存してその予後は不良となるが，高血圧，脂質異常症，糖尿病などの危険因子もそれらに大きな影響を及ぼす．

❷ 分　類

脳梗塞はその発症メカニズムから，動脈硬化を基盤に脳動脈に血栓が形成され狭窄する血栓性，心臓など脳以外の部位で形成された血栓が脳動脈を閉塞させる塞栓性に分類することができる．

血栓性脳梗塞は睡眠中あるいは安静時に発症することが多く，症状は数時間から数日の経過で階段状に進行する．アテローム血栓性脳梗塞は，内頸動脈，椎骨動脈，中大脳動脈などの太い動脈に生じたアテローム性動脈硬化が原因となって発症する．一方，穿通枝の細動脈硬化が原因で生じる小梗塞をラクナ梗塞という．

塞栓性脳梗塞は心臓で形成された血栓が血流を介して移動し，脳血管を閉塞することによって起こる心原性脳塞栓症が多い．塞栓源となり得る心疾患として頻度の高いものには，非弁膜症性心房細動，リウマチ性心臓病，心筋梗塞，心筋症，人工弁などがある．心原性脳塞栓症は，昼夜および安静時・活動時に関係なく突発的に発症し，極めて急速に進行するため，数秒ないし数分以内に完成する．さらに，塞栓源としては心臓のほかに頸動脈走行奇形にて生じる血栓などもある．

❸ 症　状

梗塞を発症した部位によって出現する症状もさまざまである．代表的な症状としては，麻痺，意識障害，運動障害，言語障害などがある．脳血栓の場合は症状が比較的緩徐に進行する．一方，脳塞栓の場合は突然意識障害や重度の麻痺が出現する場合が多い．ラクナ梗塞では意識障害や高次脳機能障害は伴わない．心原性脳塞栓症では出血性梗塞[*10]を生じる頻度がほかの脳梗塞より高く，予後も悪い．

*10　**出血性梗塞**　梗塞による虚血性変化によって脆弱化した血管において，再び血液が流れたときに出血を生じる現象．

❹ 診　断

脳梗塞が疑われる場合，CTやMRIで脳内の梗塞部位を確認する．とくに，線溶療法を発症後4.5時間以内に開始するためには，超急性期診断の可能なMRI拡散強調画像（diffusion weighted imaging, DWI[*11]）撮影が重要である．心原性脳塞栓症を疑う場合には，脳梗塞の検査とともに，心機能を調べるため，24時間記録可能なモニター心電図の測定や心エコー検査を行う．

*11　**DWI**　梗塞巣の神経細胞は浮腫を生じ，細胞外液が減少する．その結果，水分子のブラウン運動が減少するので，これをMRIの高信号で描出する．

❺ 治　療

ⓐ 急性期治療

急性期における薬物治療の基本は循環管理，対症療法，合併症対策である．重症度に応じて呼吸，循環を含む全身管理や合併する感染症治療を行う．血流改善には，血栓溶解薬（組織プラスミノゲンアクチベーター：t-PA製剤），抗血小板薬，抗凝固薬などが用いられる．脳浮腫が認められる症例では，浮腫の程度に応じて，高張液のグリセオール®（濃グリセリン 10％，果糖 5％，NaCl 0.9％）を投与する．そのほか，梗塞巣から生じるフリーラジカルを消去する脳保護薬（エダラボン）が脳浮腫，脳梗塞の進展を抑制し，神経症状を軽減する目的で用いられる（表3・5）．

・血栓溶解薬　☞ p.167
・抗血小板薬　☞ p.164
・抗凝固薬　☞ p.201

さらに，廃用症候群[*12]を予防し，早期の日常生活動作（activity of daily living, ADL）の向上と社会復帰を図るために，十分なリスク管理のもとにできるだけ発症後早期から積極的なリハビリテーションを行うことが強く勧められる．具体的には早期坐位・立位，装具を用いた早期歩行訓練，摂食・嚥下訓練，セルフケア訓練などが含まれる．

*12　**廃用症候群**　安静状態を長期間継続することにより，身体能力が大幅に低下したり精神状態が悪化したりする状態．

表3・5　主な脳梗塞治療薬

分類	薬物	特徴・注意点
血栓溶解薬 (t-PA製剤)	アルテプラーゼ ウロキナーゼ	・発症後4.5時間以内に治療が開始できる脳梗塞に用いられる ・虚血部位の血流再開に伴って，出血性梗塞が現れることがある [禁忌] CTもしくはMRIで頭蓋内出血や広汎な早期虚血性変化などを認める場合
抗血小板薬	アスピリン シロスタゾール チクロピジン クロピドグレル	・非心原性脳塞栓症に主として用いられる ・抗血小板作用は7〜10日間持続する ・抜歯や手術が予定されている場合は，術前の一定期間（7〜14日間）は服用を中止する必要がある [禁忌] シロスタゾール：うっ血性心不全時
抗凝固薬	ワルファリン ダビガトラン アルガトロバン	ワルファリン： ・心原性脳塞栓症に主として用いられる ・INRを2.0〜3.0に調節（70歳以上では1.6〜2.6）する ・ビタミンKを多く含有する食品（納豆，クロレラ）の摂取を避ける [禁忌] ビタミンK製剤（メナテトレノン）との併用
脳浮腫治療薬	濃グリセリン・果糖 20% D-マンニトール	☞ 表3・3　脳内出血治療薬
脳保護薬	エダラボン	・発症後24時間以内に投与を開始し，投与期間は14日以内とする [禁忌] 重篤な腎障害のある患者

b 慢性期治療

　慢性期の治療において最も重要なのは**再発予防**である．とくに脳梗塞の原因と考えられる基礎疾患，すなわち血栓性（非心原性脳塞栓症）であれば高血圧，脂質異常症，糖尿病などの治療に加え，アスピリン，シロスタゾールなどを用いた抗血小板療法なども再発予防において重要である．一方，塞栓性（心原性脳塞栓症）であれば心房細動などの心疾患の治療が優先され，ワルファリン，ダビガトランなどを用いた抗凝固療法が推奨される．精神神経系の後遺症に対して，精神症状の改善のためにアマンタジン，意欲・自発活動低下の改善のためにチアプリドを使用する．そのほか，目的に応じて脳循環・代謝改善薬，睡眠薬，抗不安薬，抗うつ薬，抗てんかん薬などが用いられる．

・睡眠薬 ☞ p.60
・抗不安薬 ☞ p.53
・抗うつ薬 ☞ p.45
・抗てんかん薬 ☞ p.74

B-4　一過性脳虚血発作　transient cerebral ischemia，TIA

　脳局所の血流低下によって局所神経症状（片麻痺，視覚障害，失語症など）が突然現れるものの，多くは1時間以内に消失する発作である．一部は脳梗塞に移行するため，この段階における正確な診断・対応が肝要である．

❶ 病態生理

　脳血管のアテロームによる動脈狭窄に関連して形成された血栓，もしくはこれに赤血球を含んだ凝集物が微小塞栓子として遊離して末梢の血管分岐部に定着し，脳血流を一時的に遮断する．

❷ 治　療

「脳卒中治療ガイドライン2015」においては，TIAの急性期（発症48時間以内）の再発予防にはアスピリンの投与が強く勧められ，クロピドグレルの併用も勧められるとある．急性期以降は脳梗塞の慢性期治療を参照．

ポイント

- 脳血管疾患は脳卒中とも呼ばれ，脳の循環障害に起因する中枢神経の機能的，形態的障害と定義される．

【脳内出血】
- 動脈硬化をきたし脆弱化している血管において，高血圧などが加わることによって脳動脈の破綻が起こり，脳実質内に出血が生じたものをいう．
- 出血部位やその程度によって，出現する症状や後遺症の重症度も異なり，出血部位によって特徴的な眼症状が認められる．
- 何の前駆症状もないまま，頭痛，悪心・嘔吐などの症状が日中の活動時に突発的に現れて発症する．
- 症状のみでは脳梗塞との鑑別診断が難しいため，まずはCT撮影を実施することで，脳内出血の有無，出血部位を確認する．
- 血栓溶解薬，抗凝固薬および抗血小板薬は禁忌である．
- 急性期治療は，厳重な血圧管理による再出血の予防，血腫の圧迫と脳浮腫による脳ヘルニアなどの二次的な脳損傷の予防である．
- 慢性期治療は，再発予防と，リハビリテーションによる障害された機能の回復が中心になる．

【くも膜下出血】
- 脳および脊髄のくも膜下腔内に出血した状態をくも膜下出血という．出血を起こす原因の70〜80%は脳動脈瘤の破裂であり，脳動脈瘤は，脳底部，とくにウィリス動脈輪前半部の血管分岐部に好発する．
- それまで経験したことのない突発性の激しい頭痛を特徴とする．
- 治療の第一目的は，動脈瘤内への動脈血流入による再出血を防ぐことにある．

【脳梗塞】
- 血栓性脳梗塞は睡眠中や安静時に発症することが多く，症状は数時間から数日の経過で階段状に進行する．
- 塞栓性脳梗塞は心臓で形成された血栓が血流を介して移動し，脳血管を閉塞することによって起こる心原性脳塞栓症が多い．
- 代表的な症状としては，麻痺，意識障害，運動障害，言語障害などがある．
- 急性期治療は，急性期における薬物治療の基本は循環管理，対症療法，合併症対策である．重症度に応じて呼吸，循環を含む全身管理や合併する感染症治療を行う．
- 慢性期治療において最も重要なのは再発予防である．

C　パーキンソン病　Parkinson's disease

SBO・Parkinson（パーキンソン）病について，病態（病態生理，症状等）・薬物治療（医薬品の選択等）を説明できる．

パーキンソン病とは，円滑な運動を行うのに重要な役割を担う脳の一部に異常が生じることで発症する疾患である．パーキンソン病の一般的な発症は40歳以降であり，高齢になるにつれて発症率が増加する．わが国における有病率は10万人あたり100〜150人前後である．神経変性

疾患においてアルツハイマー病に次いで2番目に高い．人種差があり，黒色人種や黄色人種よりも白色人種において高率にみられる．また，性差も認められ，男性の有病率は女性よりも1.5～2倍高い．

❶ 病態生理

パーキンソン病は，黒質線条体系ドパミン作動性神経の変性を主因とする錐体外路系運動症状を呈する疾患である．残存した神経細胞にはレビー小体（リン酸化α-シヌクレインの異常な蓄積）と呼ばれる特徴的な細胞内封入体が出現する．発症機構は不明で根本的治療はない．パーキンソン病は，運動機能調節におけるドパミン作動系とコリン作動系のバランスが崩れ，相対的なコリン作動系の機能過剰によって引き起こされると考えられている．脳内ドパミンのほか，ノルアドレナリン，セロトニンも減少する．また，パーキンソン病様症状を発現する症候群をパーキンソン症候群*13という．

*13 パーキンソン症候群　脳血管障害，脳腫瘍，薬剤性（スルピリド，ハロペリドール，メチルドパなど），中毒性（コバルト，マンガン，有機リンなど）などによってパーキンソン様症状を示す．

❷ 分類・症状

運動に関連した症状と，運動に関連しない症状に大別できる．運動に関連した症状としては，以下の4大症状と呼ばれるものが代表的である（図3・4）．

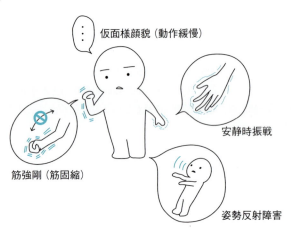

図3・4　パーキンソン病の4大症状

① **安静時振戦**：初発症状は左右差があり，一側性の手指または足のふるえが多い．筋肉に力を入れていないときに起こる1秒に4～7回程のふるえを示す（安静時振戦）．筋肉に力を入れるとこのふるえは消失するが，その姿勢の保持によって再度出現することもある．

② **筋強剛（筋固縮）**：四肢筋が硬くなる（筋硬直）．さらに関節の屈伸にも抵抗が生じ，歯車様のぎこちない動きになり，運動が円滑にできない状態となる．

③ **動作緩慢（無動）**：動作開始に時間がかかり，行動がゆっくりとな

る．また，顔の筋肉が動かないため無表情となる仮面様顔貌（マスク様顔貌）がみられる．ボタン操作が困難になったり，瞬きが減少したりする．さらに，病気が進行するとノルアドレナリン神経の変性によって生じるすくみ足がみられるようになる．

④ **姿勢反射障害**：突進歩行がみられる．前屈姿勢で小刻みに歩く．身体のバランスが悪くなり，押された場合は転倒してしまうことがある．

運動に関連しない症状では，嗅覚障害や自律神経症状としての便秘，低血圧，排尿障害，発汗障害などがある．そのほか，精神症状がみられることもあり，うつや認知機能低下，幻覚，妄想などが出現する場合もある．

❸ 診　断

各種症状を基本にして診断が行われる．パーキンソン病は，脳出血や脳梗塞などの明らかな器質的変化がなくても発症する疾患である．そのため，中枢神経疾患で行われることの多いCTやMRIといった形態画像検査では特徴的な変化をとらえることができず，脳の機能などを評価するための特殊な画像検査を行うことが必要になる．具体的には，SPECT/PETやドパミントランスポーターシンチグラフィ，MIBG心筋シンチグラフィなどの検査が行われ，精度高くパーキンソン病を診断することが可能になってきている．

❹ 治　療

パーキンソン病治療の基本は薬物療法であり，低下した線条体ドパミン機能の回復を図る．薬物療法は，患者の年齢や進行度，認知症合併の有無などを考慮して決める．重症度の評価にはホーン・ヤール (Hoehn and Yahr) の重症度分類が用いられる（表3・6）．公費医療の対象として「特定疾患」に認定されるのはステージⅢ以上の状態である．治療目標は，ホーン・ヤールの重症度分類のステージⅠ，Ⅱのレベルにまで改善させることである．

表3・6　ホーン・ヤール (Hoehn and Yahr) の重症度分類

ステージⅠ	症状は左右どちらか片側のみで，機能障害はないか軽度．振戦や固縮がみられるが軽度
ステージⅡ	左右両側に症状がみられるが，身体バランスの障害は伴わない　日常生活，通院は1人で可能
ステージⅢ	姿勢反射障害，突進現象がみられる．機能的障害は軽度〜中等度だが日常生活はなんとか1人で可能
ステージⅣ	補助があれば起立や歩行ができる．介助がないと日常生活が困難
ステージⅤ	1人では動けず，車いすやベッド上での生活となる．日常生活は全面介助が必要

治療薬として，レボドパやドパミン受容体刺激薬，抗コリン薬などが

使用される（表3・7）．しかしながら，レボドパには長期使用に伴う効果時間短縮（wearing-off現象），日内変動（on-off現象），中枢性副作用（ジスキネジア）などの問題があり，ドパミン受容体刺激薬などを併用する多剤併用療法が主流となりつつある．抗コリン薬も記憶障害や精神症状などの副作用が多いことから，使用が控えられる傾向にある．

表3・7　主なパーキンソン病治療薬

分類	薬物	特徴・注意点
ドパミン前駆物質	レボドパ	・レボドパはドパミン作動性神経内で芳香族 L-アミノ酸脱炭酸酵素によって脱炭酸されることでドパミンに代謝される．その結果不足したドパミンを補充する ・脳以外における脱炭酸を抑制するために，末梢性脱炭酸酵素阻害薬であるカルビドパやベンセラジドを配合した合剤を使用する ・長期服用により，wearing-off現象やon-off現象を起こすことがある ・70歳以上の高齢者に対してはレボドパ治療を開始し，70歳未満ではドパミン受容体刺激薬で治療を開始する [副作用] 悪性症候群（急激な減量や投与中止によって生じる），悪心・嘔吐，食欲低下，動悸，起立性低血圧，幻覚，妄想など
ドパミン受容体刺激薬	麦角系：ブロモクリプチン，カベルゴリン，ペルゴリド 非麦角系：タリペキソール，プラミペキソール，ロピニロール	・ドパミンD_2受容体に直接結合して作用する ・レボドパからドパミンへの変換能力が低下した患者にも有効 [副作用] 悪性症候群，悪心・嘔吐，食欲低下，幻覚，妄想，など．非麦角系は，麦角系と比較して，消化器症状が少なく眠気が強い．突発性睡眠に注意が必要である
ドパミン遊離促進薬	アマンタジン	・ドパミン作動性神経終末からのドパミンの放出を促進するとともに，再取り込み阻害や合成促進作用がある ・A型インフルエンザに対する予防効果のある抗ウイルス薬である [副作用] 幻覚や妄想など
抗コリン薬	トリヘキシフェニジル ビペリデン	・ムスカリン性アセチルコリン受容体を遮断する ・薬剤性パーキンソン症候群の第一選択薬である [副作用] 口渇，尿閉などの抗コリン作用，認知症症状など [禁忌] 緑内障，前立腺肥大症の患者
MAO_B選択的阻害薬	セレギリン	・レボドパと併用で用いる ・ドパミンの分解を阻害して，ドパミン濃度をあげる [禁忌] 抗うつ薬との併用（セロトニン症候群を生じる危険性がある）
COMT阻害薬	エンタカポン	・レボドパの代謝酵素であるカテコール-O-メチルトランスフェラーゼ（COMT）を阻害し，レボドパの効果持続時間を延長する ・wearing-off現象の改善を目的に投与される ・本剤は単独では使用せずに，レボドパ合剤と併用する
ノルアドレナリン前駆物質	ドロキシドパ	・生体内で芳香族 L-アミノ酸脱炭酸酵素によってノルアドレナリンに代謝され，不足したノルアドレナリンを補充する ・すくみ足に有効である [副作用] 悪性症候群，幻覚や妄想など
アデノシン受容体遮断薬	イストラデフィリン	・アデノシンA_{2A}受容体を遮断することで興奮性のシグナルが抑制され，その結果，抑制性のGABAの遊離も減少し，運動機能が回復する ・wearing-off現象の改善を目的に投与される

パーキンソン病の多くは薬物療法によく反応するが，薬物療法が困難な例に対して，外科的治療（定位脳手術）を行うことがある．近年ではiPS細胞を用いた治療や遺伝子治療も治療方法の1つとして期待されている．

ポイント

- パーキンソン病は，黒質線条体系ドパミン作動性神経の変性を主因とする錐体外路系運動症状を呈する疾患である．残存した神経細胞にはレビー小体と呼ばれる特徴的な細胞内封入体が出現する．
- 4大症状として，安静時振戦，筋強剛（筋固縮），動作緩慢（無動），姿勢反射障害が知られる．
- 治療の基本は薬物療法であり，低下した線条体ドパミン機能の回復を図る．薬物療法は，患者の年齢や進行度，認知症合併の有無などを考慮して決める．
- 治療薬として，レボドパ，ドパミン受容体刺激薬，抗コリン薬などが使用される．
- レボドパには長期使用に伴う効果時間短縮（wearing-off 現象），日内変動（on-off 現象），中枢性副作用（ジスキネジア）などの問題があり，ドパミン受容体刺激薬などを併用する多剤併用療法が主流となりつつある．
- 抗コリン薬も記憶障害や精神症状などの副作用が多いことから，使用が控えられる傾向にあるが，薬剤性パーキンソン症候群の第一選択薬である．

D 認知症　dementia

SBO・認知症（Alzheimer（アルツハイマー）型認知症，脳血管性認知症等）について，病態（病態生理，症状等）・薬物治療（医薬品の選択等）を説明できる．

　認知症とは，いったん獲得された認知機能が，後天的に脳が広範囲に器質的障害を受けたために，持続的な機能低下状態をきたし，それによって社会的あるいは日常的な生活を送っていくうえで，明らかに支障をきたす状態である．物忘れや認知機能の低下は，脳の神経細胞が障害を受けて減少していくことで起こる．認知症は，脳神経細胞が減少する原因に応じて2つに大別される．

　変性性認知症：脳の神経細胞が変性もしくは減少することによって発症する認知症．アルツハイマー型認知症，レビー小体型認知症，認知症を伴うパーキンソン病，前頭側頭型認知症などが含まれる．

　二次性認知症：外傷や別の疾患を原因として発症する認知症．脳血管性認知症，慢性硬膜下血腫，脳腫瘍，正常圧水頭症などが含まれる．

　アルツハイマー型認知症，レビー小体型認知症，脳血管性認知症の3つで，認知症全体の8割前後を占める．

D-1　アルツハイマー型認知症（アルツハイマー病）
Alzheimer's disease

　アルツハイマー型認知症では脳における異常な変化を認めるようになり，慢性的かつ不可逆的な経過で記憶力や思考力の低下をきたすようになる．わが国において65歳以上の7人に1人がアルツハイマー型認知症患者であり，比較的女性に多い．

❶ 病態生理

　アルツハイマー型認知症でみられる病理学的な特徴としては，老人斑の出現，神経原線維変化，神経細胞の脱落などの神経学的な変化が生じ

*14 **アミロイドβタンパク質** アミロイド前駆タンパク質（APP）からβ-およびγ-セクレターゼによって切断され生じるタンパク質．凝集して不溶性のオリゴマーを形成し，神経細胞毒性を生じる．APPはα-セクレターゼによっても切断されるが，この場合はアミロイドβタンパク質は生じない．

ることが知られている．老人斑はアミロイドβタンパク質[*14]で構成され，神経に凝集することでアミロイド線維を形成し，神経細胞に障害を与える．また，神経原線維変化は微小管関連タンパク質タウに由来しており，老人斑と同様にアルツハイマー型認知症の原因になる．老人斑や神経原線維変化が相互作用することで神経細胞が障害された結果，海馬領域を中心にして神経細胞が脱落し，脳が萎縮する（図3・5）．

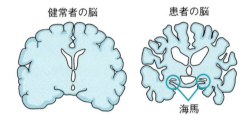

図3・5　アルツハイマー型認知症患者の形態

❷ 症　状

中核症状と周辺症状に分けられ，進行度によって徐々に変化していく．中核症状は，脳細胞の破壊によって直接起こる記憶障害などの症状で，ほとんどの認知症患者に生じる．周辺症状は中核症状が派生して生じる症状で，自己の能力低下が引き金となって抑うつ症状などがみられる（表3・8）．

表3・8　アルツハイマー型認知症の症状

分類		症　状
中核症状		記憶障害（健忘・物忘れ），見当識障害，実行機能障害，判断力障害，失語，失行，失認など
周辺症状	心理症状	自発性減退，うつ気分，物盗られ妄想，妄想，幻覚，錯覚など
	行動症状	徘徊，失禁，暴力・暴言，睡眠障害，介護拒否，帰宅願望など

初期の段階は日常生活に支障をきたさない程度の，少し前の出来事を思い出せないといった症状がみられる（軽度認知障害）．病状が進行すると，徐々に日常生活に支障がみられるようになり，近時記憶障害（数分前のことを思い出せない）のほか，時間に関する見当識障害や，実行機能障害，判断力障害などが現れる．ほかにも自発性の減退やうつ気分，物盗られ妄想がみられる場合もある．さらに次第に失語，失行，失認，妄想，徘徊などが現れるようになり，身内でも認識できなくなる．最後には寝たきりとなる．

❸ 診　断

改訂長谷川式簡易知能評価スケールなどの記憶力テストが実施される．非侵襲的画像診断としては，MRIやCT，PET，SPECTなどが行われる．MRIやCTでは脳の萎縮を，糖代謝PETや脳血流SPECTではア

ルツハイマー型認知症パターンの脳機能低下を検出することができる.

髄液検査でアミロイドβタンパク質やリン酸化タウタンパク質を確認することもある.

❹ 治 療

認知症症状の抑制のため，中枢性コリンエステラーゼ阻害薬であるドネペジル，ガランタミン，リバスチグミンおよびグルタミン酸NMDA受容体遮断薬であるメマンチンが用いられる．ただし，いずれの薬物も症状の進行自体を抑制することはできない（表3・9）．治療にあたっては，本人だけでなく家族など周囲のサポートが必須である.

表3・9 主なアルツハイマー型認知症治療薬

分 類	薬 物	特徴・注意点
中枢性コリンエステラーゼ阻害薬	ドネペジル ガランタミン リバスチグミン	・中枢性コリンエステラーゼを阻害し，脳内アセチルコリン濃度を増加させる ・リバスチグミンはアルツハイマー型認知症治療薬として，初の経皮吸収型製剤である
グルタミン酸NMDA受容体遮断薬	メマンチン	・作用点が異なるため，中枢性コリンエステラーゼ阻害薬と併用可能である

D-2　脳血管性認知症　cerebrovascular dementia

脳血管性認知症とは，脳血管障害（脳出血，くも膜下出血，脳梗塞など）によって脳内の神経組織が損傷したことにより現れる認知症である．わが国では比較的男性に多い.

❶ 病態生理

脳血管障害により血流が途絶えて虚血状態となると，酸素やグルコースが供給不足となり，神経細胞死が誘発される．心停止や呼吸不全などによる脳虚血が原因となることもある.

❷ 症 状

日常生活に支障をきたすような記憶障害や認知機能障害がみられる．アルツハイマー型認知症よりも記憶障害（認知障害）や人格障害は軽度な傾向にあり，病識や判断力，理解力，人格などは比較的よく保たれる．一方で，より高度な遂行機能低下，抑うつ症状，感情失禁などの精神症状のほか，早期から歩行障害や構音障害などの神経症状がみられることが多く，尿便失禁をきたすことがある．加速歩行などの脳血管性パーキンソン症候群がみられることもある.

アルツハイマー型認知症とは異なり，症状にムラのある「まだら認知症」を示すことが多く，段階的に症状が悪化していくのが特徴である.

❸ 診　断

①認知症がある，②脳血管障害がある，③両者の間に因果関係がある，の3点を満たしていることが前提となる．しかしながら，アルツハイマー型認知症と重なる症状も多くみられるため分類は非常に困難である．そのため特定の検査だけでは脳血管性認知症と判断しづらい場合もあるが，頭部CTやMRIなどの画像検査により梗塞巣の有無や位置を確認する．

❹ 治　療

障害を受けた脳神経細胞は回復不能である．したがって，脳血管障害の発症・再発の予防，高血圧，糖尿病や脂質異常症などのコントロールが重要となる．脳梗塞の再発予防は抗凝固療法や抗血小板療法にて対応する．認知症においては，知識障害や高次機能障害に対する治療法は存在せず，意欲の低下，抑うつ気分，不穏，興奮など，周辺の精神症状に対する治療が中心となる．

ポイント

- 認知症とは，いったん獲得された認知機能が，後天的に脳が広範囲に器質的障害を受けたために，持続的な機能低下状態をきたし，それによって社会的あるいは日常的な生活を送っていくうえで，明らかに支障をきたす状態である．

【アルツハイマー型認知症】
- 脳における異常な変化を認めるようになり，慢性的かつ不可逆的な経過で記憶力や思考力の低下をきたすようになる．
- 病理学的な特徴としては，老人斑の出現，神経原線維変化，神経細胞の脱落などの神経学的な変化が生じることが知られている．
- 治療薬としては，中枢性コリンエステラーゼ阻害薬であるドネペジル，ガランタミン，リバスチグミンおよびグルタミン酸NMDA受容体遮断薬であるメマンチンがある．

【脳血管性認知症】
- 脳血管障害（脳出血，くも膜下出血，脳梗塞）によって脳内の神経組織が破壊され，そのことが要因となって現れる認知症のことである．
- 日常生活に支障をきたすような記憶障害や認知機能障害を認める．
- アルツハイマー型認知症と比較すると記憶障害（認知障害）や人格障害は軽度な傾向にあるが，遂行機能低下と抑うつ症状，感情失禁などの精神症状はより高度だと考えられている．
- 治療の基本は，脳血管障害の発症・再発の予防，高血圧，糖尿病や脂質異常症などのコントロールが重要である．

E 片頭痛 migraine

> SBO・片頭痛について，病態（病態生理，症状等）・薬物治療（医薬品の選択等）について説明できる．

慢性の頭痛で明らかな脳の器質的病変を伴わない機能性の頭痛（**一次性頭痛**）には，片頭痛，緊張型頭痛，群発頭痛がある．片頭痛はわが国の人口の約8％，緊張型頭痛は約20〜30％にみられ，群発頭痛はまれである．片頭痛の有病率は**女性**に高く（男性の3〜4倍程度），20〜40歳代に好発するとされる．**片頭痛の誘発因子**は，精神的因子（ストレス，精神的緊張，疲れ，睡眠不足），内因性因子（月経周期），環境因子（天候の変化，温度差，頻回の旅行，におい，喫煙），食事性因子（空腹，カフェイン，アルコール）などがある．片頭痛は体質的なものであり，発作の予防には，規則的で健康的な生活習慣の確立，誘発因子の回避やそれらの上手な処理などが不可欠となる．

❶ 病態生理

片頭痛の病態生理は不明だが，**三叉神経・血管説**が最も有力な病態仮説として支持されている．何らかの刺激により脳血管周囲の神経終末が刺激されると，血管作動性物質が放出され，血管が拡張する炎症反応が連続して引き起こされる．この刺激が中枢へも伝わり，悪心・嘔吐や頭痛を引き起こすと考えられている．血管作動性物質として有力視されているのはセロトニンで，とくに脳血管に多く分布する**セロトニン5-HT$_{1B/1D}$受容体**を介した機序や，血管拡張性物質のcalcitonin gene-related peptide（CGRP）が片頭痛の発症に深く関与していると考えられている．

❷ 分 類

頭痛の国際的な診断基準である「国際頭痛分類第3版 beta版（ICHD-3β）」では，片頭痛は「前兆」の有無により，「前兆のない片頭痛」と「前兆のある片頭痛」に大別されている．

❸ 症 状

頭痛は片側性，ときに両側性で，脈拍に同期した（ズキンズキンなどと表現される）拍動性のことが多い．通常4〜72時間程度持続し，側頭部（こめかみ）によくみられる．悪心・嘔吐，光・音に対して過敏になるなどの随伴症状もしばしばみられる．

頭痛発生直前に前兆が出現する場合もある．前兆は**閃輝性暗点**（ギザギザした光が広がり暗くみえづらくなる）が典型的であるが，そのほか視覚障害，半身の感覚障害がみられることもある．前兆は通常1時間以内に消失する．約3割の患者にみられる．

❹ 診　断

機能性の頭痛なので，診断は主に頭痛の性質や随伴症状などについて患者からの情報収集が重要になる．しかしながら，脳の器質的疾患を除外するため，確定診断前にCTやMRIなどの脳の画像診断を行う場合もある．

❺ 治　療

頭痛時の急性期（発作寛解）治療と予防的治療がある（表3・10）．

表3・10　主な片頭痛治療薬

	分類	薬物	特徴・注意点
急性期（発作寛解）治療	トリプタン系薬	スマトリプタン ゾルミトリプタン エレトリプタン リザトリプタン ナラトリプタン	・セロトニン5-HT$_{1B/1D}$受容体を刺激して脳血管を収縮させる ・片頭痛のどのタイミングでも有効とされるので，早期に服用したほうが効果が強い [禁忌] 虚血性心疾患の患者，エルゴタミン製剤との24時間以内の併用
	鎮痛薬	アセトアミノフェン NSAIDs	・プロスタグランジンの産生を抑制し，鎮痛効果を発揮する ・カテコールアミン，セロトニン代謝に作用する
	エルゴタミン製剤	麦角アルカロイド	・セロトニン受容体と結合して，血管収縮作用を示す ・悪心・嘔吐の副作用が多くみられる ・トリプタン製剤が無効な場合に用いる [禁忌] 妊婦および虚血性心疾患の患者
予防的治療	Ca拮抗薬	ロメリジン	・片頭痛予防の第一選択薬である ・脳血管の血管収縮を抑制し，脳血流を増加させる [禁忌] 妊婦および脳血管障害の患者
	β受容体遮断薬	プロプラノロール	・妊娠中の片頭痛予防薬として推奨される [禁忌] 心不全，気管支喘息患者
	抗てんかん薬	バルプロ酸ナトリウム	・ニューロンの興奮性を抑制する [禁忌] 妊婦

ⓐ 急性期（発作寛解）治療

トリプタン系薬，アセトアミノフェン，非ステロイド性抗炎症薬（non-steroidal anti-inflammatory drugs，NSAIDs）などの鎮痛薬のほか，エルゴタミン製剤，制吐薬が用いられる．

頭痛の重症度に応じた薬物療法を行う．中等度〜重度の頭痛にはトリプタン系薬が推奨される．軽度〜中等度の頭痛にはNSAIDs（アスピリン，ナプロキセンなど），NSAIDsが無効の場合はトリプタン系薬が推奨される．制吐薬の併用はどの場合でも有効である．

ⓑ 予防的治療

発作が月に2回以上ある場合には予防療法を検討する．予防薬には**Ca拮抗薬**，β受容体遮断薬，抗てんかん薬などが用いられる．

なお，表3・10に示した治療薬のほか，保険適用外である抗てんかん薬のトピラマートと抗うつ薬のアミトリプチリンが，予防的治療に用いられる．アミトリプチリンは，片頭痛に関係の深いセロトニンの代謝を改善するため，片頭痛の予防に有用である．

ポイント

- 慢性の頭痛で明らかな脳の器質的病変を伴わない機能性の頭痛には，片頭痛，緊張型頭痛，群発頭痛がある．
- 片頭痛の誘発因子は，精神的因子（ストレス，精神的緊張，疲れ，睡眠不足），内因性因子（月経周期），環境因子（天候の変化，温度差，頻回の旅行，におい），食事性因子（空腹，カフェイン，アルコールなど）などがある．
- 一般に片側性の拍動性の頭痛で，悪心・嘔吐を伴い，光や音に対して過敏になることがある．
- 前兆としては，閃輝性暗点が典型的であるが，半身の感覚障害や視覚障害などが認められることもある．
- 急性期（発作寛解）治療には，トリプタン系薬，アセトアミノフェン，NSAIDsなどの鎮痛薬，エルゴタミン製剤，制吐薬があり，片頭痛の重症度に応じて治療薬を選択する．軽度～中等度の頭痛にはアスピリン，ナプロキセンなどのNSAIDsなどが用いられる．
- 予防的治療には，ロメリジン，プロプラノロール，バルプロ酸ナトリウムなどが用いられる．

F 髄膜炎・脳炎 meningitis, encephalitis

SBO・脳炎・髄膜炎について説明できる．

脳と脊髄をおおう髄膜に炎症が生じたものを髄膜炎，脳自体に炎症が生じたものを脳炎という．細菌，ウイルス，真菌などが原因となる感染性髄膜炎・脳炎と，自己抗体が原因となる自己免疫性脳炎がある．

F-1 感染性髄膜炎・脳炎

感染性髄膜炎・脳炎は診断が遅れると致命的であり，後遺症が残ることもあるので，早期の診断と速やかな治療開始が重要である．

❶ 分類・症状

原因微生物により分類される．いずれも症状は類似するが，進行の速さが異なる．髄膜炎はウイルス性髄膜炎が，脳炎はヘルペス脳炎が最も発生頻度が高い．

a 細菌性髄膜炎

インフルエンザ菌，肺炎球菌，髄膜炎菌，B群連鎖球菌など，年齢や基礎疾患によって原因菌が異なる．症状は，発熱，頭痛，嘔吐，意識障害，首の硬直（項部硬直）などである．急速に発症することが多く，炎症が脳に及ぶと中枢症状（意識低下，失語，認知障害，けいれんなど）が起こる．

b 結核性髄膜炎

結核菌が原因となる．症状は，発熱，頭痛，嘔吐，意識障害，複視などがある．細菌性髄膜炎よりゆるやかに発病し，食欲不振，頭痛，発熱などの前駆症状が2～3週間続いた後に髄膜刺激症状を示す．

c 真菌性髄膜炎

最も多いのはクリプトコックスによるもので，鳥の糞などから経気道的に感染する．症状は頭痛，発熱，嘔吐，項部硬直などがある．細菌性よりも進行が緩徐で，発熱は微熱程度にとどまる．

d ウイルス性髄膜炎

エンテロウイルス，コクサッキーウイルス，エコーウイルスなどが原因となる．症状は発熱，頭痛，嘔吐や項部硬直などがある．幼児期から学童期に多くみられ，ヘルペスウイルス以外の場合は一般に数日～2週間以内に自然軽快し，予後は良好である．

e ヘルペス脳炎

単純ヘルペスウイルスによる脳炎である．症状は急性かつ重篤で，発熱，頭痛，嘔吐，項部硬直，意識障害，けいれん，記憶障害，言語障害，人格変化，異常行動などがみられる．致死率は30％ほどで，記憶障害やてんかんなどの後遺症が残ることもある．

❷ 診 断

臨床症状の確認のほか，髄液検査，画像検査（脳MRI，頭部CT），脳波検査などを行う．髄液検査では，細胞数，タンパク質，糖などの所見やグラム染色から細菌性，結核性，真菌性，ウイルス性を判断する．同時に，細菌培養やウイルスDNA検査などを行い，病原微生物を特定する．

❸ 治 療

a 細菌性髄膜炎

細菌性髄膜炎が疑われる場合には速やかに治療を開始する．推定される原因菌に応じて，第三世代セフェム系抗菌薬（セフォタキシム，セフトリアキソン），カルバペネム系抗菌薬（パニペネム，メロペネム），バンコマイシン，アンピシリンなどから適切な抗菌薬を選択する．脳障害の予防のため，副腎皮質ステロイド薬を併用することもある．

b 結核性髄膜炎

・抗結核薬 ☞ p.448

抗結核薬であるリファンピシン，リファブチン，イソニアジド，ピラジナミドの4剤を用いる．

c 真菌性髄膜炎

・クリプトコックス症 ☞ p.469

クリプトコックスにはアムホテリシンBとフルシトシンの併用が推奨される．ほか，原因菌に応じて，ジフルカン，イトラコナゾール，ボリコナゾールなどを用いる．

d ウイルス性髄膜炎

ヘルペスウイルス以外の場合は対症療法を行う．ヘルペスウイルスの場合はヘルペス脳炎と同様の治療を行う．

e ヘルペス脳炎

一刻も早い抗ウイルス薬の投与が必要である．第一選択薬はアシクロビルであるが，不応例や重症例にはビダラビンを用いる．高齢者や腎機能の低下した患者では血中濃度が高くなるので，投与量に留意する．約2～3週間点滴静注を行い，症状に応じ，副腎皮質ステロイド薬や抗けいれん薬などを併用する．

F-2　自己免疫性脳炎

❶ 病態生理・分類

a 感染症に伴う自己免疫性脳炎

ウイルス感染により引き起こされた免疫反応が，自己の神経細胞にも及ぶことで発症する．ウイルス感染時またはその直後にみられ，インフルエンザ脳症やHIV脳症などが知られている．

b 傍腫瘍性脳炎

体内の腫瘍（卵巣奇形腫，肺癌，乳癌，胸腺腫など）に対し産生された自己抗体が脳にも作用することで引き起こされる．自己抗体の種類によって症状や経過が異なる．

c 膠原病に合併する脳炎

膠原病（全身性エリテマトーデスや血管炎など）に合併して発症する脳炎．

❷ 症　状

発熱や頭痛など，感染性髄膜炎・脳炎に類似した症状がみられる．言語障害，運動障害，記憶障害，てんかん発作，認知機能障害などがみられることもある．

❸ 診　断

臨床症状の確認のほか，髄液検査，脳MRI検査，脳波検査などを行う．髄液中のタンパク質上昇がみられ，脳MRIや脳波でも異常所見がみられる場合は自己免疫性脳炎の可能性が高い．確定診断には自己抗体[*15]検査を行う．

[*15] **自己抗体の例**　神経細胞内部の抗原に対する抗体：抗GAD抗体，抗Hu抗体，抗Ma2抗体
シナプス受容体に対する抗体：抗NMDA受容体抗体，抗AMPA受容体抗体
イオンチャネルや細胞膜タンパク質に対しての抗体：抗LGI1抗体，抗CASPR2抗体など

❹ 治　療

自己抗体の種類に応じた治療を行う．副腎皮質ステロイド薬や免疫抑制薬による薬物療法，血漿交換療法などがある．症状に応じて抗てんかん薬を併用する．傍腫瘍性脳炎では，関連する腫瘍の治療を同時に行うこともある．

ポイント

- 髄膜炎は脳の周りをおおう髄膜に，脳炎は脳自体に炎症が起こる疾患である．細菌，ウイルス，真菌などの感染による感染性髄膜炎・脳炎と，自己抗体による自己免疫性脳炎がある．
- 感染性髄膜炎・脳炎は症状が類似する場合が多いが，病原体によって症状が進行する速さが異なる．細菌性髄膜炎やヘルペス脳炎は進行が速く，真菌性や結核性髄膜炎は比較的緩徐に進行する．
- 自己免疫性脳炎では，発熱，頭痛など感染性髄膜炎・脳炎に類似した症状がみられる．

SBO・多発性硬化症について説明できる．

G 多発性硬化症 multiple sclerosis, MS

多発性硬化症 (MS) は，視力障害，感覚障害，運動麻痺など**多様な神経症状の再発と寛解を繰り返す疾患**であり，厚生労働省により特定疾患 (難病) の1つに指定されている．詳細な原因は不明だが，何らかの免疫異常により中枢神経のさまざまな部位で繰り返し脱髄が起こることで，症状が現れると考えられている．罹患率は欧米人に多く，わが国における患者数は，約1万5千人程度と推定されている．主に10〜50歳で発症し，20歳代後半での発症率が最も高い．1：3〜4の割合で女性に多い．

❶ 病態生理

神経線維をおおう髄鞘が破壊される疾患である．発症原因は不明であるが，自己免疫説が有力である．いったんMSが発症すると，免疫系が自己の髄鞘を攻撃し，軸索がむき出しの状態となる脱髄が引き起こされる．脱髄が起こると神経伝導が阻害され，神経症状が現れるようになる．

発症にかかわる環境的要因として，EBウイルス感染や喫煙歴が疫学調査で報告されている．

❷ 症　状

局所性の炎症性脱髄病変が，部位を変え繰り返し起こる．脱髄の病変は，中枢神経の組織 (大脳，小脳，視神経，脳幹，脊髄など) にみられ，病変の部位により，異なる神経症状が認められる．初発症状としては，視力視野障害，複視，感覚障害，運動障害，歩行障害，排尿障害，構音障害などがある．

治療を行うことで，寛解期に入り症状はみられなくなるが，ほとんど

の場合，1～2年以内に再発する．再発・寛解を繰り返しながら慢性の経過をとることが多く，一部では徐々に神経症状全体が増悪する進行性の経過をとる場合がある．

❸ 診　断
神経症状について病歴の詳しい聞き取りを行うほか，神経学的検査（ものの見え方，眼球運動，体の感覚，運動機能など，体の状態を確認する検査）を行う．また，MRI検査，髄液検査，誘発電位検査などが実施される．

❹ 治　療
急性期には副腎皮質ステロイド薬をステロイドパルス療法にて使用する．症状の改善がみられないときは数日おいて追加したり，血液浄化療法を行うことがある．副腎皮質ステロイド薬の長期連用は，糖尿病や易感染性，胃十二指腸潰瘍や大腿骨頭壊死などの副作用が出現する危険性が増すため，ステロイドパルス療法後に経口副腎皮質ステロイド薬を投与する場合でも，おおむね2週間を超えないように投与計画がなされる．

急性期を過ぎたらリハビリテーションを実施する．対症療法として有痛性強直性けいれんにはカルバマゼピン，手足の突っ張り（れん縮）には抗れん縮薬（バクロフェンなど），排尿障害には抗コリン薬などを使用する．

再発予防には，インターフェロンβ-1b（IFNβ-1b），インターフェロンβ-1a（IFNβ-1a），フィンゴリモド，ナタリズマブが用いられる．

> **ポイント**
> - 多発性硬化症は，視力障害，感覚障害，運動麻痺などさまざまな神経症状の再発と寛解を繰り返す疾患であり，厚生労働省が指定する難病の1つである．
> - 局所性の炎症性脱髄病変が，部位を変え繰り返し起こる疾患である．
> - 脱髄病変の起こった部位によって，異なる神経症状が認められる．初発症状としては，視力視野障害，複視，感覚障害，運動障害，歩行障害，排尿障害，構音障害などがあげられる．
> - 急性期には副腎皮質ステロイド薬をステロイドパルス療法にて使用する．急性期が過ぎたらリハビリテーションを行う．

> SBO・筋萎縮性側索硬化症について説明できる．

H 筋萎縮性側索硬化症 amyotrophic lateral sclerosis, ALS

　筋肉を動かす運動神経が選択的に変性していく疾患で，厚生労働省により特定疾患（難病）の1つに指定されている．原因不明の代表的な**運動ニューロン疾患**で，錐体路や皮質延髄路を含む上位運動ニューロンと脊髄前角細胞や脳幹の運動神経核で支配される下位運動ニューロンがともに障害される．おもに40〜60歳代に発症し，2：1の割合で男性に多い．罹患率は人口10万人につき1.4人といわれている．

❶ 病態生理

　原因は不明であるが，神経の老化と関連があるといわれている．さらに，興奮性アミノ酸の代謝異常やフリーラジカルの関与があるとの学説もある．家族性ALSの約2割ではスーパーオキシドジスムターゼ1（SOD1）の遺伝子に異常が認められる．最近になって，TDP43，FUS，optineurin，C9ORF72，SQSTM1，TUBA4Aなどの遺伝子にも異常がみつかっている．

❷ 分　類

　発症様式によって，以下の3型に分類される．
上肢型（普通型）：上肢の筋萎縮と筋力低下が主体となる．
球麻痺型：構音障害，嚥下障害などの球症状が主体となる．
下肢型（偽多発神経炎型）：下肢の腱反射低下や消失が早期からみられる．

❸ 症　状

　筋肉の萎縮と筋力低下が主要症状である．四肢，なかでもとくに片方の手の小さい筋肉から始まることが多く，やがて全身に進行する．多くは指摘されるまで気づかないことが多いが，患者自身が筋肉のぴくぴくとした収縮（線維束性れん縮）を自覚する場合もある．歩行が困難となる下肢の痙性麻痺がみられる．末期には舌の線維束性れん縮や，言語障害や嚥下障害などの球麻痺症状もみられる．

❹ 診　断

　上位運動ニューロン徴候（腱反射亢進，痙縮，病的反射）と下位運動ニューロン徴候（筋萎縮，線維束性収縮）が多髄節にわたって認められることと，症状が進行性でかつ初発部位から他部位への進展がみられることを確認する．しかしながら，上位運動ニューロン徴候のない症例もあるため総合的に判断する．

❺ 治　療

現在，根治を期待できる治療法はない．進行を遅らせる治療薬としてグルタミン酸放出抑制薬のリルゾールやエダラボンがある．対症療法として，筋肉や関節の痛みに対してはリハビリテーションを実施する．病気に対する不安などに起因する不眠には睡眠薬や抗不安薬を使用する．呼吸困難に対する呼吸の補助として，鼻マスクあるいは気管切開を行う．

ポイント

- 筋萎縮性側索硬化症は，筋肉の随意運動に関係する神経系統が選択的に冒される原因不明の変性疾患で，特定疾患（難病）の1つに指定されている．
- 原因は不明であるが，神経の老化と関連があるといわれている．さらに，興奮性アミノ酸の代謝に異常やフリーラジカルの関与があるとの説もある．
- 主要症状は筋肉の萎縮と筋力低下で，四肢とくに片方の手の小さい筋肉に始まることが多く，次第に全身に進行する．現在，根治を期待できる治療法はない．

I　クロイツフェルト・ヤコブ病　Creutzfeldt-Jakob disease, CJD

クロイツフェルト・ヤコブ病（CJD）は，まれな致死性疾患であるプリオン病の代表的な一種である．プリオン病は，正常プリオンタンパク質が何らかの理由で伝播性を有する異常プリオンタンパク質に変化し，主に中枢神経内に蓄積することによって，急速に神経細胞変性を起こす．孤発性CJDの発症は，1年間に100万人に1人程度である．

SBO・Creutzfeldt-Jakob（クロイツフェルト・ヤコブ）病について，感染経路と予防方法および病態（病態生理，症状等）・薬物治療（医薬品の選択等）を説明できる．

❶ 病態生理

プリオンタンパク質（PrP）は正常状態でも脳に発現しているが，その機能に関しては不明である．正常PrP（PrP^C）はタンパク質分解酵素によって分解されるが，CJDの脳内にみられる異常PrP（PrP^{Sc}）はタンパク質分解酵素で分解されにくい．PrP^{Sc}は，PrP^{C}とアミノ酸配列は同一であるが，立体構造が異なり，より多いβシート構造をもち，不溶性で凝集しやすく，伝播性を有する．ほかからのPrP^{Sc}感染による獲得性CJDでは，PrP^{C}に外来のPrP^{Sc}が接触してPrP^{C}がPrP^{Sc}に変換する連鎖反応が起こり，脳内にPrP^{Sc}が蓄積して発病に至ると考えられている．遺伝性CJDでは，PrP^{C}遺伝子の変異によって，PrP^{Sc}が産生されると考えられている．孤発性の発症原因は不明である．一般に孤発性症例では進行が速く1〜2年で死亡に至るが，遺伝性CJDや一部の特発性CJDは進行が遅く，数年に及ぶものもある．

*16 **プリオン病** プリオン病は，人獣共通感染症であり，ヒト以外では，ウシ海綿状脳症（BSE）やヒツジやヤギのスクレイピーなどがある．

❷ 分 類
病因によって，原因不明の特発性（孤発性CJD），プリオンタンパク質遺伝子変異による遺伝性（家族性CJD），ほかからのプリオン感染による獲得性CJDの3種類に分類される．なお，プリオン病[*16]としては，ほかにゲルストマン・ストロイスラー・シャインカー病や致死性家族性不眠症などがある．

❸ 症 状
CJDの臨床病期は一般に3期に分けられる．

第1期：倦怠感，ふらつき，めまい，日常生活の活動性の低下，視覚異常，抑うつ傾向，もの忘れ，失調症状等の非特異的症状がみられる．

第2期：認知症が急速に顕著となる．意思の疎通ができなくなり，ミオクローヌスが出現する．歩行は徐々に困難となり，やがて寝たきりとなる．腱反射の亢進，病的反射の出現，小脳失調，ふらつき歩行，筋固縮，ジストニア，抵抗症，驚愕反応などがみられる．

・ミオクローヌス ☞ p.539

第3期：無動無言状態で，除皮質硬直や屈曲拘縮に進展する．ミオクローヌスは消失する．

❹ 診 断
血液・髄液検査はほぼ正常で，脳CT検査では軽度の脳萎縮を認める程度である．ときに脳波に特徴のある周囲性同期性発作波が認められることもある．

❺ 治 療
この病気の治療法は確立していない．感染動物（脳以外の組織も含む）を食したり，触ったりしないなどの予防が重要である．

ポイント

- プリオン病は，正常プリオンタンパク質が何らかの理由で伝播性を有する異常プリオンタンパク質に変化し，主に中枢神経内に蓄積することによって，急速に神経細胞変性を起こすまれな致死性疾患である．
- プリオン病の代表的なタイプがクロイツフェルト・ヤコブ病である．
- プリオンタンパク質（PrP）は正常状態でも脳に発現しているが，その機能に関しては不明である．正常PrPはPrP^{C}と称されておりタンパク質分解酵素で消化される．
- プリオン病の脳内にみられる異常なPrPはPrP^{Sc}と呼ばれ，タンパク質分解酵素で消化されにくく，脳内に蓄積して発病すると考えられている．
- クロイツフェルト・ヤコブ病の治療法は確立していない．

J 進行性筋ジストロフィー progressive muscular dystrophy

SBO・進行性筋ジストロフィーについて説明できる.

　筋ジストロフィーは骨格筋の壊死・再生を繰り返し，徐々に筋萎縮・筋力低下が進行する遺伝性筋疾患の総称である．骨格筋関連タンパク質の遺伝子変異や遺伝子発現調節機構の障害によって生じる．分子遺伝学の進歩とともに責任遺伝子・タンパク質の解明が進んでいるが，責任遺伝子が未同定なもの，詳細な発症メカニズムが不明なものも多数存在する．また，同一遺伝子の変異でも表現型や重症度に差がみられたり，異なる遺伝子の変異でも同じ表現型を示すなど，多様性がみられることが明らかとなってきた．

❶ 病態生理

　骨格筋に発現する遺伝子の変異や発現調節異常によって，タンパク質の欠失や機能異常が引き起こされ，筋細胞の機能不全から，変性・壊死が生じる．筋病理では壊死・再生像を呈するが，骨格筋の再生能力は上皮組織などに比べ低いため，再生能力を上回る変性壊死や脂肪変性・線維化により徐々に筋萎縮・筋力低下をきたし，運動機能障害を引き起こす．

❷ 分類

　発症年齢や遺伝形式，臨床的経過などからさまざまな病型に分類される．

　デュシェンヌ型は進行性筋ジストロフィーで最も頻度が高く，重症例が多い．10歳代で車椅子生活となる場合が多く，20〜30歳程度で死亡に至る．伴性劣性（潜性）遺伝（X染色体短腕のジストロフィン遺伝子欠損）で通常男性のみにみられる．

　ベッカー型の病態はデュシェンヌ型と同じだが，発症時期が遅く，進行が緩徐で関節拘縮は少ない．一般に予後はよい．デュシェンヌ型同様，ジストロフィンタンパク質の異常が原因となるが，遺伝子欠損はみられず，異常なジストロフィンタンパク質の産生や発現量の低下がみられる．このことが両者の症状の差異につながると考えられている．

❸ 症状

　骨格筋障害による運動機能障害のほか，さまざまな機能障害・合併症がみられる．骨格筋の機能障害によって，運動能力の低下，呼吸機能の低下，咀嚼・嚥下・構音機能の低下，眼瞼下垂・眼球運動の障害，表情が乏しくなるなどの症状がみられる．また，その二次的障害として，拘縮・変形，骨粗鬆症，歯列不正，呼吸不全，誤嚥・栄養障害などが生じる．心不全や不整脈（心筋の障害），胃腸機能障害（平滑筋の障害）もみられる．一部の病型では知的障害・発達障害・けいれん（中枢神経障害）

や白内障・網膜症，難聴を合併する場合もある．

❹ 診 断

血液検査で，CKやASTなどが高値を示す．また，筋生検で，筋肉の破壊状況を確認する．侵襲性の高い筋生検を避け，遺伝子検査で診断する場合もある．

- CK ☞ p.12
- AST ☞ p.12

❺ 治 療

進行性に病状が増悪するため，長期的な治療が必要になる．現時点で筋ジストロフィーに対する根本的な治療薬はない．デュシェンヌ型では副腎皮質ステロイド薬が骨格筋障害に有効である．病気のタイプによっては副腎皮質ステロイド薬を用いて進行を抑えることもある．また，ACE阻害薬やβ受容体遮断薬を心不全に対して使用することがある．機能訓練として，リハビリテーション，ストレッチ，マッサージなどによって，関節拘縮を予防する．症状の進行度合いにより，人工呼吸器の使用，胃瘻なども検討する．

- 心不全治療薬 ☞ p.154，158

> **ポイント**
> - 筋ジストロフィーとは骨格筋の壊死・再生を主病変とする遺伝性筋疾患の総称である．
> - デュシェンヌ型は進行性筋ジストロフィーの大部分を占め，重症例が多い．ベッカー型の病態はデュシェンヌ型と同じだが，発症時期が遅く，症状の進行も緩徐．関節拘縮も少ない．
> - 骨格筋障害による運動機能障害が主であるが，それ以外にもさまざまな機能障害・合併症がみられる．
> - 進行性筋ジストロフィーは，進行性に病状が増悪する病気であるため，長期的な治療が必要になる．病気のタイプによっては副腎皮質ステロイド薬を用いて進行を抑えることもある．

SBO・Guillain-Barré（ギラン・バレー）症候群について説明できる．

K ギラン・バレー症候群　Guillain-Barré syndrome

ギラン・バレー症候群は，急性の運動障害によって四肢の筋力低下をきたす神経疾患である．年齢に関係なく発症し，人口10万人あたり年間1～2人ほどである．

❶ 病態生理

感染症やワクチン接種をきっかけに発症すると考えられている．原因感染症としては，主に，カンピロバクター食中毒の原因である *Campylobacter jejuni*，サイトメガロウイルス，EBウイルスなどがある．これらの細菌やウイルスの感染による免疫反応から自己抗体が産生され，この自己抗体が神経を障害することが原因と考えられている．また，ある種のワクチンや薬物でも，同様の免疫反応を誘導することが知られている．

❷ 症　状

約1〜3週間の潜伏期間を経て症状が現れる．初発症状は，足に力が入りにくい，しびれなどの神経症状が多くみられる．徐々に腕や体幹，顔面にまで神経症状が広がることもある．階段をのぼりにくい，手に力が入りにくいなどの症状から始まり，進行すると，眼球周囲の筋肉の麻痺による複視，飲み込みにかかわる筋肉の麻痺による嚥下障害，呼吸に関連する筋肉の麻痺による呼吸困難などの症状がみられる．また，自律神経系の異常によって，排尿障害や不整脈がみられることもある．

❸ 診　断

病歴や症状を問診し，自覚症状を確認する．診断には，特徴的な症状の確認に加え，筋電図検査，血液検査，髄液検査が行われる．

【筋電図検査】 神経線維における電気活動が障害を受けているため，筋電図検査によって情報伝達障害を確認する．

【血液検査】 すべての患者において検出されるわけではないが，特徴的な自己抗体が検出されることがある．抗GM1抗体などが確認されれば，ギラン・バレー症候群である可能性が高いと考えられる．

【髄液検査（腰椎穿刺）】 タンパク質の増加を確認する．ウイルス性や細菌性の髄膜炎とは異なり，炎症細胞の増加は認めない．

❹ 治　療

発症の初期で症状が軽い場合は，経過観察とし，ビタミンB_{12}やビタミンEを用いる．歩くことが不自由になるなど，中等度以上では以下の治療が行われる．

免疫グロブリン静注療法・血液浄化療法：原因となっている自己抗体の抑制や，体内に存在している自己抗体の除去を行う．

呼吸循環管理を中心とした集学的治療：重症例においては呼吸不全や不整脈を呈することがあり，症状に応じて人工呼吸管理やペースメーカーの使用などを検討する．

ポイント

- ギラン・バレー症候群は，感染症やワクチン接種などをきっかけにして発症する神経疾患の1つである．
- 初発症状は，足が動かしにくい，しびれなどの神経症状が多い．神経症状は初期に下肢に現れるが，徐々に腕や体幹，場合によっては顔面にまで広がることもある．
- 発症の初期で症状が軽い場合は経過観察となり，ビタミンB_{12}やビタミンEを用いる．

> SBO・重症筋無力症について説明できる．

L 重症筋無力症　myasthenia gravis

重症筋無力症は，神経筋接合部において，筋肉側の受容体が自己抗体によって破壊され，筋力低下をきたす自己免疫疾患である．わが国における患者数は約15,000人でやや女性に多い．5歳未満においては男女差はなく，男性では50～60歳代，女性では30～50歳代で発症することが多い．

❶ 病態生理

骨格筋の神経筋接合部の筋肉側の受容体が自己抗体によって障害されることで生じる．自己抗体の産生や発症のメカニズムなどは不明である．自己免疫の標的となる抗体は複数知られており，なかでも**抗アセチルコリン受容体抗体**に伴う重症筋無力症が，全体の85％程度を占める．また，抗筋特異的受容体型チロシンキナーゼ抗体（抗MuSK抗体），抗LDL受容体関連タンパク質4抗体（抗Lrp4抗体）なども報告されている．

❷ 分　類

眼の症状が主体である眼筋型と，全身の筋力が影響を受ける全身型の2種類がある．

眼筋型：初発症状として眼筋障害が最も多くみられる．眼瞼下垂や眼球運動障害による複視などを呈する．

全身型：眼症状に次いで，頸部筋や四肢の筋力低下が認められる．眼筋型の症例の約20％は全身型に移行する経過をとる．

❸ 症　状

顔面の筋力低下，構音障害，嚥下・咀嚼障害，頸部・四肢筋力低下，呼吸障害などがみられる．また，疲れやすく（易疲労性）なり，とくに午後になると疲れやすいなどの**日内変動**がある．SLEなどほかの自己免疫疾患を併発することもある．また，生活の質（QOL）の低下につながる症状として，脱毛，味覚障害，易感染性などもみられることが多い．呼吸機能不全により人工呼吸器が必要な状態（**クリーゼ**）になると，誤嚥，構音障害などが生じる．クリーゼの誘因としては感染症（上気道・呼吸器感染症など），妊娠・出産，手術，薬物などがある．

❹ 診　断

眼や全身の筋力低下に関連した症状や，症状や易疲労感の日内変動の有無を確認する．

【血液検査】 重症筋無力症と関連する自己抗体がみられる．
【電気生理学的検査】 易疲労試験，誘発筋電図検査．

【薬物による検査】 短時間作用型コリンエステラーゼ阻害薬であるエドロホニウムを用いた検査(静注後に症状改善が認められたら陽性).

❺ 治　療
患者の状態に応じて，胸腺摘除術，経口免疫療法，非経口免疫療法および対症療法などから，適切なものが選択される．

a 胸腺摘除術
胸腺の腫瘍が自己抗体の産生原因となる場合があるので，胸腺腫を手術で摘出する．

b 経口免疫療法
高用量の経口副腎皮質ステロイド薬が使用される．そのほか，免疫抑制薬（シクロスポリンとタクロリムス）が発病後間もない場合は有効とされている．

c 非経口免疫療法
症状の急激な増悪時やクリーゼが生じた場合などに，ステロイドパルス療法，免疫グロブリン静脈注射療法，血液浄化療法などを行う．

d 対症療法
軽症あるいは眼筋型に対してコリンエステラーゼ阻害薬などを使用する．

> **ポイント**
> - 重症筋無力症は，神経筋接合部において，筋肉側の受容体が自己抗体によって破壊され，筋力低下をきたす自己免疫疾患である．
> - 眼の症状が主体である眼筋型と，全身の筋力が影響を受ける全身型の2種類がある．
> - 顔面筋力低下，構音障害，嚥下・咀嚼障害，頸部・四肢筋力低下，呼吸障害などの症状がみられる．
> - 自己免疫疾患であるため，免疫に関与した治療方法が基本となる．

Exercise

次の文章について，記述の正誤を答えなさい．

① てんかんの部分発作は脳波上の異常波が脳の一定部位から始まる．
② てんかんの欠神発作には，第一選択薬としてバルプロ酸ナトリウム，第二選択薬としてクロナゼパムが用いられる．
③ てんかんの強直間代発作には，第一選択薬としてバルプロ酸ナトリウムが，第二選択薬としてフェノバルビタール，プリミドン，フェニトイン，エトスクシミドが用いられる．
④ てんかんの部分発作の第一選択薬としてカルバマゼピンが，第二選択薬としてゾニサミド，フェノバルビタール，プリミドンなどが用いられる．
⑤ てんかん重積状態には，ジアゼパムの内服が用いられる．
⑥ 脳内出血は，何の前駆症状もないまま，頭痛，悪心・嘔吐などの症状が，就寝中の安静時などに突発的に現れて発症する．
⑦ 脳内出血の急性期治療は，厳重な血圧管理による再出血の予防，血腫の圧迫と脳浮腫による脳ヘルニアなどの二次的な脳損傷の予防である．
⑧ 血栓性脳梗塞は日中の活動時に発症することが多く，症状は数時間から数日の経過で階段状に進行する．
⑨ 塞栓性脳梗塞は心臓で形成された血栓が血流を介して移動し，脳血管を閉塞することによって起こる心原性脳塞栓症が多い．
⑩ くも膜下出血では，出血を起こす原因の70〜80％は脳動脈瘤の破裂であり，脳動脈瘤は，脳底部，とくにウィリス動脈輪前半部の血管分岐部に好発する．
⑪ くも膜下出血の症状は，それまで経験したことのない突発性の激しい頭痛を特徴とする．
⑫ パーキンソン病は，黒質線条体系ドパミン作動性神経の変性を主因とする錐体外路系運動症状を呈する疾患である．
⑬ パーキンソン病の4大症状として，活動時振戦，筋強剛（筋固縮），動作緩慢，姿勢反射障害が知られる．
⑭ パーキンソン病の治療の基本は薬物療法であり，低下した線条体ドパミン機能の回復を図ることが主体であるが，患者の年齢や進行度，認知症合併の有無などを考慮して決める．
⑮ パーキンソン病治療に用いられるレボドパには，長期使用に伴う効果時間短縮（wearing-off現象），日内変動（on-off現象），中枢性副作用（ジスキネジア）などの症状がみられる場合がある．
⑯ アルツハイマー型認知症でみられる病理学的な特徴としては，老人斑の出現，神経原線維変化，神経細胞（シナプス）の脱落や残存した神経細胞にはレビー小体と呼ばれる特徴的な細胞内封入体が出現する．
⑰ アルツハイマー型認知症で使用される薬物としては，中枢性コリンエステラーゼ阻害薬であるドネペジル，メマンチン，リバスチグミンおよびグルタミン酸のほか，NMDA受容体遮断薬であるガランタミンがある．
⑱ 脳血管性認知症の症状の特徴として，アルツハイマー病に頻発する突然症状が悪くなったり，落ち着いたりするなどの症状の変動がみられない．
⑲ 脳血管性認知症はアルツハイマー病と比較すると，遂行機能低下と抑うつ症状・感情失禁など

の精神症状は軽度な傾向にあるが，記憶障害（認知障害）や人格障害はより高度に進行するとされている．

⑳ 片頭痛の誘発因子には，精神的因子（ストレス，精神的緊張，疲れ，睡眠不足），内因性因子（月経周期），環境因子（天候の変化，温度差，頻回の旅行，におい），食事性因子（空腹，アルコールなど）などがある．

㉑ 片頭痛の前兆としては，視野の外側付近から始まる閃輝性暗点と呼ばれるキラキラ光る境界をもつ暗点や視野障害などが典型的である．

㉒ 片頭痛の予防的治療には，トリプタン系薬，アセトアミノフェン，NSAIDsなどの鎮痛薬，エルゴタミン製剤がある．

㉓ 片頭痛の急性期（発作寛解）治療には，Ca拮抗薬，β受容体遮断薬，抗てんかん薬および抗うつ薬などが用いられる．

㉔ 髄膜炎は脳の周りをおおっている髄膜に，脳炎は脳自体に炎症が起こる疾患である．

㉕ 多発性硬化症は，視力障害，感覚障害，運動麻痺などさまざまな神経症状の再発と寛解を繰り返す疾患であり，特定疾患（難病）の1つに指定されている．

㉖ 筋萎縮性側索硬化症は，筋肉の不随意運動に関係する神経系統が選択的に侵される原因不明の変性疾患で，特定疾患（難病）の1つに指定されている．

㉗ クロイツフェルト・ヤコブ病は，正常プリオンタンパク質が何らかの理由で異常プリオンタンパク質に変化し，主に末梢神経内に蓄積することによって，急速に神経細胞変性を起こす致死性疾患であるプリオン病の1つである．

㉘ 筋ジストロフィーとは骨格筋の壊死・再生を主病変とする遺伝性筋疾患の総称であり，骨格筋関連タンパク質の遺伝子変異・遺伝子発現調節機構の障害によって発症する．

㉙ ギラン・バレー症候群は，感染症やワクチン接種などをきっかけにして発症する神経疾患の1つである．

㉚ 重症筋無力症は，眼の症状が主体である眼筋型と，全身の筋力が影響を受ける全身型の2種類があり，眼筋型のほとんどが全身型に移行する．

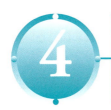

4 アレルギー・免疫疾患

A 炎症の病態，創傷治癒の過程（病態生理，症状等）

SBO・抗炎症薬の作用機序に基づいて炎症について説明できる．
・創傷治癒の過程について説明できる．

　免疫とは，本来人体に悪影響を及ぼす病原微生物やがん細胞を異物として排除し，自己を守るために生体を防御するためのシステムの1つである．このような防御反応は，免疫細胞であるマクロファージ，Tリンパ球（T細胞），Bリンパ球（B細胞），肥満細胞（マスト細胞）そして顆粒球が関与する．これらの一連の免疫反応は，おのおのの免疫細胞が分担して担当する．

　たとえば生体の免疫低下などにより病原微生物が体内で異常増殖することにより肺炎など発熱を伴う炎症反応が発生する．その後に生体内の免疫メカニズムが働くことにより病原微生物などを排除して，炎症組織を修復させることができる．

　病原微生物が体内に侵入すると，一次的に肥満細胞はプロスタグランジンやロイコトリエン，炎症性サイトカインである腫瘍壊死因子（TNF-α），インターロイキン6（IL-6）などを産生し，血管拡張や血管透過性の亢進が起こる．そして血管拡張による血流量の増加，血管透過性の亢進により炎症巣を隔離することで炎症組織が再生，修復される．さらに肥満細胞はT細胞やB細胞に抗原提示を行う．マクロファージは，非特異的に病原微生物を貪食し同時に抗原提示を行う．抗原提示を受けたT細胞は，細胞性免疫としてマクロファージの活性化，B細胞の分化，感染細胞や腫瘍細胞の破壊を行う．またT細胞やB細胞は，獲得免疫系の中心となり異物に対して特異的に反応する（図4・1）．

　このような生体を守るための免疫機構が異常に反応すると，アレルギーや自己免疫疾患となり得る．

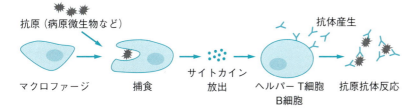

図4・1　病原微生物進入時における抗原抗体反応

- 関節リウマチ p.113
- 全身性エリテマトーデス p.121
- 後天性免疫不全症候群 p.118

自己免疫疾患は，アレルギー疾患に分類されるものもあり，関節リウマチや全身性エリテマトーデスがある．またアレルギーに起因しない自己免疫疾患として後天性免疫不全症候群がある．

クームス (Coombs) とゲル (Gell) はアレルギーのタイプをⅠ型からⅣ型に分類した (表4・1)．

Ⅰ型アレルギーは，抗原特異的なIgEと結合した肥満細胞が，アレルゲンの結合により脱顆粒して起こる反応で即時型アレルギー反応と呼ばれる (図4・2)．

Ⅱ型アレルギーは，自己の細胞の表面が抗原として認識されることにより，抗体 (IgG, IgM) が産生され結合し，補体やエフェクター細胞 (マクロファージ，好中球など) が活性化されて細胞障害が起こる反応で細胞障害型アレルギー反応と呼ばれる (図4・3)．

Ⅲ型アレルギーは，IgGやIgMなどが抗原と結合して生じた免疫複合体が腎臓，関節や皮膚などに沈着することが原因となる (図4・4)．

Ⅳ型アレルギーは，抗原に感作されたT細胞の分泌するサイトカインがマクロファージなどを活性化して起こる反応で遅延型過敏反応と呼ばれる (図4・5)．

表4・1　アレルギーの分類 (クームスとゲルの分類)

タイプ	Ⅰ型	Ⅱ型	Ⅲ型	Ⅳ型
反応様式	IgEを介した即時型アレルギー反応	細胞溶解型，細胞障害型	免疫複合体型	遅延型，細胞性免疫による組織障害
関与する細胞	肥満細胞，好塩基球	補体，マクロファージ，好中球	二次的にマクロファージ，好中球	活性化されたT細胞，リンホカイン
関与する抗体	特異的IgE抗体	IgG, IgM	IgG, IgM, IgA	なし
代表的疾患	じん麻疹，気管支喘息，アレルギー性鼻炎，アトピー性皮膚炎，アナフィラキシーショック	自己免疫性溶血性貧血，血小板減少性紫斑病，重症筋無力症	全身性エリテマトーデス，急性糸球体腎炎，関節リウマチ	拒絶反応，接触皮膚炎，ツベルクリン反応

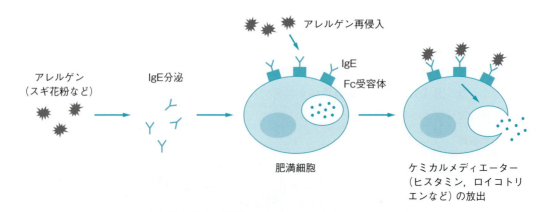

図4・2　Ⅰ型アレルギー

A 炎症の病態, 創傷治癒の過程（病態生理, 症状等） 111

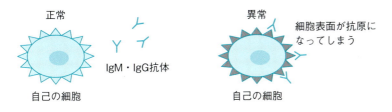

図4・3　Ⅱ型アレルギー

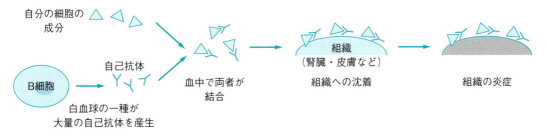

図4・4　Ⅲ型アレルギー

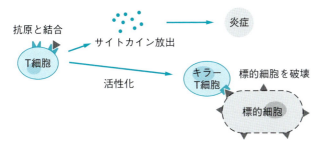

図4・5　Ⅳ型アレルギー

> **ポイント**
>
> - Ⅰ型アレルギーにはIgEが関与する．代表的な疾患として，アレルギー性鼻炎やアナフィラキシーショックなどがある．
> - Ⅱ型アレルギーは，細胞溶解型，細胞障害型を特徴とする．代表的な疾患として自己免疫性溶血性貧血などがある．
> - Ⅲ型アレルギーは，免疫複合体を形成し臓器に沈着し臓器障害が発生する．代表的な疾患として関節リウマチ，全身性エリテマトーデスなどがある．
> - Ⅳ型アレルギーだけはT細胞が関与する．活性化などに時間がかかるため遅延型過敏性と呼ばれる．ツベルクリン検査がその代表的なものである．

SBO・アナフィラキシーショックについて，病態（病態生理，症状等）・薬物治療（医薬品の選択等）を説明できる．

B アナフィラキシーショック anaphylactic shock

❶ 病態生理

アナフィラキシーショックは，主にアレルゲンが生体内に取り込まれることによりIgE抗体が肥満細胞に結合する．その後ケミカルメディエーターが遊離するⅠ型のアレルギー機序によって発生する（☞図4・2）．

アナフィラキシーショックの原因となるアレルゲンは，薬物，食物，ハチ毒に加えラテックスゴムの皮膚接触など外来性の物質全般である．アレルゲン曝露後，数分もしくは数十分以内に発生する．

❷ 症　状

急激な血圧低下，意識の低下，呼吸困難，頻脈，じん麻疹などが全身性に発生する一連の過敏症状である．細動脈の拡張による血圧低下や血管透過性亢進による浮腫そして気管支けいれんなどによる呼吸不全がみられる．

❸ 診　断

明らかな血圧低下，呼吸困難などの臨床症状，所見が複数みられた場合にアナフィラキシーショックを強く疑い治療を開始する．

❹ 治　療

アナフィラキシーショックは早急な治療が必要であり，気道の確保が最も重要である．遅れると死に至ることもある．必要であれば人工呼吸等を開始して咽頭浮腫など上気道狭窄による窒息死や低酸素脳症を回避する（図4・6）．同時に急激な血圧の低下に対する薬物療法としてアドレナリンの筋注[*1]を第一選択薬とした血圧の上昇を試みる．効果不十分であればアドレナリンの追加投与を試みる．次いでH_1受容体遮断薬[*2]，そして喘息症状を緩和させるために$β_2$受容体刺激薬であるイソプレナリン（イソプロテレノール）やキサンチン誘導体[*3]であるアミノフィリンを用いる（表4・2）．

*1　**アドレナリン**　【作用機序】$α_1$受容体刺激による血管収縮作用や充血・腫脹抑制作用，$β_1$受容体刺激による心機能亢進作用，$β_2$受容体刺激による気管支拡張作用を示す．ノルアドレナリンは$β_2$受容体刺激作用が弱く，アナフィラキシーショックの治療には使用されない．

*2　**H_1受容体遮断薬**　【作用機序】ヒスタミンH_1受容体においてヒスタミンと競合的に拮抗し，血管拡張抑制，気管支拡張作用などを示す．

*3　**キサンチン誘導体**（アミノフィリン）【作用機序】ホスホジエステラーゼ（PDE）阻害により気管支内のcAMP濃度が上昇し，気管支筋の弛緩を起こす．

①気道の確保（あごを上げ首を伸ばした姿勢をとる）
②呼吸の確保（自発呼吸の確認，人工呼吸などの開始）
③血管（循環）の確保（脈を確認し，心臓マッサージなどを開始）

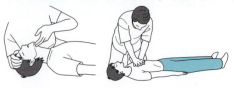

図4・6　アナフィラキシーショックの治療（救命）

表4・2 主なアナフィラキシーショック治療薬

薬 物	投与方法	作 用
アドレナリン ※第一選択薬	筋注，皮下注	血圧の維持（重症例では繰り返し投与，緊急補助的にアドレナリン自己注射薬を単回投与することもある）
ドパミン	静注	急性循環不全，昇圧作用
$β_2$受容体刺激薬（イソプレナリン）	静注	気管支の拡張
キサンチン誘導体（アミノフィリン）	静注	気管支の拡張
副腎皮質ステロイド薬（ヒドロコルチゾン）	静注	急性循環不全，ショック症状の改善
ジフェンヒドラミン	静注	ヒスタミンに気管支収縮および皮膚症状の改善
生理食塩水，リンゲル液	静注	体液量を増加させ血圧を上昇させる

　また症状のピークが過ぎたとしても二相性のアナフィラキシー反応がみられることもあるため予断を許さない．その予防として副腎皮質ステロイド薬を投与する．二相性のアナフィラキシーが認められないことを確認するために24時間経過観察して退院させる．

　アナフィラキシーショックの既往のある患者，もしくは疑いのある患者にはアドレナリン自己注射キット（エピペン®）[*4]を処方する．これは，単回投与しかできず，症状が現れたならば早期に投与が必要である．これは大腿部前外側に投与する必要があり，緊急時には衣服の上からでも投与が可能である．患者本人以外でも保護者やそれに代わる適切な人[*5]が投与することができる．しかしながら症状がおさまっても医療機関に受診する必要がある．

[*4] アドレナリン自己注射薬は使用者がその取り扱いを熟知する必要がある．使用方法を患者に説明することも薬剤師の重要な使命といえる．

[*5] 患者本人，およびその他適切な人が投与するが，小学校などの教育機関では，投与に不安を感じ躊躇する可能性が否定できない．今後は，アドレナリン自己注射薬の使用について医療機関と教育機関などの連携も必要かもしれない．

ポイント

- アナフィラキシーショックは薬物，食物，ハチ毒，ラテックスゴムなどあらゆる外来性の物質が原因になり得る．
- アレルゲン曝露後数分から数十分で発症に至る．
- 主な症状は急性疾患として血圧低下，呼吸困難などである．治療が遅れると死に至ることもある．
- 治療では，血圧の上昇と気道の確保が重要である．血圧の上昇にはアドレナリンを第一選択薬とする．
- アナフィラキシーショックが二相性に発生することもあるため24時間病院等で経過を観察してから退院させる．
- 既往のある患者にはアドレナリン自己注射液が処方されることがある．

C 関節リウマチ rheumatoid arthritis, RA

SBO・関節リウマチについて，病態（病態生理，症状等）・薬物治療（医薬品の選択等）を説明できる．

❶ 病態生理

　関節リウマチは，慢性的に経過する多発性関節炎を主体とした自己免疫疾患であり，膠原病[*6]に分類される．Ⅲ型のアレルギーに分類され，免疫複合体が関与すると考えられている．発症要因として遺伝，ウイルス等の環境因子によるものと考えられているがいまだ病因が明らかにされていない．関節滑膜の多発性関節炎を特徴とする（図4・7）．**滑膜細胞から炎症性サイトカインであるIL-6やTNF-αが放出し，関節が侵食**

[*6] **膠原病** 正常に働くはずの自己免疫機構が異常に働き全身に分布されている結合組織中心に炎症が発生し，多臓器に障害が現れる疾患の総称を示す．主な膠原病として関節リウマチや全身性エリテマトーデスなどがある．

されることにより関節が変形に至る．

　リウマトイド因子である変性 IgG の Fc 部分に対する自己抗体が 70〜80％に陽性となる．そのためリウマトイド因子の検査が必須となる．わが国の患者数は，100 万人程度であり，患者の男女比は 1：3 の割合で女性が多い．

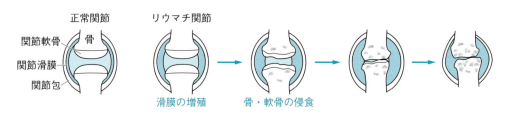

図4・7　関節リウマチの症状の進行

❷ 症　状

　手指関節症状が主な病変である．とくに PIP 関節（近位指節間関節），MCP 関節（中手指節関節）に変形が認められやすい．それ以外にも左右対称性の手指，足趾，肘，膝関節の腫脹，疼痛，朝のこわばりそして脊椎にも侵食が発生する（図4・8，図4・9）．さらに全身症状として易疲労感や微熱，全身倦怠感もみられ，また皮下結節（リウマイド結節）や間質性肺炎を起こすこともある．

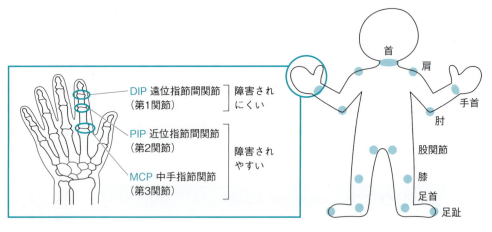

図4・8　関節リウマチの症状発生部位

C 関節リウマチ 115

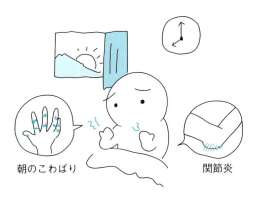

図4・9 関節リウマチの関節症状
「朝の手のこわばり」は，関節リウマチの代表的な初期症状である．

❸ 診　断

表4・3に示す症状のうち4項目が該当すると関節リウマチと診断される．

表4・3　関節リウマチの症状

①朝の手のこわばり ②3ヵ所以上の関節炎 ③手の関節炎 ④対称性に発生する関節炎	症状が連続して6週以上発症すること
⑤リウマトイド結節 ⑥リウマトイド因子陽性 ⑦手関節におけるX線での異常変形	

表4・4　関節リウマチの検査

検査			リウマチ患者
血液検査	免疫学的検査	リウマトイド因子	リウマトイド因子（変性IgGのFc部分に対する自己抗体）がリウマチ患者の70～80％に陽性となる
		抗CCP抗体	発症早期に陽性となるため，早期診断に有効である
		MMP-3	関節滑膜増殖因子である
	炎症反応	ESR（☞p.6） （赤血球沈降速度）	炎症の程度を調べる検査．ESRは貧血など関節リウマチ以外でも高くなることがある
		CRP（☞p.19）	炎症の程度を調べる検査．CRPはかぜなどほかの炎症性疾患でも高くなる場合がある
画像検査		関節のX線検査	手や足など骨の異常を調べる．診断後も定期的に検査を行い，骨の破壊が進んでいないか確認する
		超音波検査，MRI検査など	詳しく骨の状態を調べるために，エコー（超音波）やMRI（核磁気共鳴装置）による検査を行うことがある

その他：診断や予後の経過観察として以下の臨床検査もあわせて行われる．

・抗環状シトルリン化ペプチド（**抗CCP抗体**）：自己抗体であり，関節リウマチの早期診断に用いられる．

- マトリックスメタロプロテアーゼ-3（MMP-3）：タンパク質分解酵素であり主に軟骨の破壊に関与する．
- CRP：炎症の程度を表す．

関節リウマチの検査を表4・4にまとめた．

❹ 治 療

関節リウマチの病因や病態はいまだ明らかにされていないが，早期に治療が開始されれば予後も比較的良好である．よって治療は臨床症状の寛解とQOLの改善を目標とする．

薬物療法を中心に，外科的療法[*7]，リハビリテーションが行われる．従来は，副腎皮質ステロイド薬，NSAIDsの対症療法が中心となっていたが，現在では，疾患修飾性抗リウマチ薬（disease-modifying anti-rheumatic drug，DMARDs）の1つであるメトトレキサートを第一選択薬とした薬物療法を実施する（表4・5）．メトトレキサートは，低用量を毎日服用せず週1～2日投与後休薬する（図4・10）．表4・5にリウマチに適応のある薬物を示す．

メトトレキサートは妊婦と活動性結核患者には禁忌である．このような禁忌に該当する場合は，サラゾスルファピリジン[*8]などほかのDMARDsを開始する．メトトレキサートやほかの内服薬を投与した後で治療目的が達成されなかった場合には生物学的製剤の投与を開始する（図4・11）．生物学的製剤の一覧と特徴を表4・6に示す．

[*7] 人工関節形成術など．

[*8] サラゾスルファピリジンは，尿を変色させる作用がある．

表4・5　主な抗関節リウマチ薬

治療目標	薬物	作用など
炎症・痛みの除去（対症療法）	非ステロイド性抗炎症薬（NSAIDs）	シクロオキシゲナーゼを阻害することにより鎮痛，抗炎症作用を発揮，速効性が期待できる ［副作用］消化管障害を誘発しやすい
	副腎皮質ステロイド薬（プレドニゾロン）	ステロイド受容体の刺激により強力な抗炎症作用を発揮 DMARDs治療で目標が達成できない場合，臓器障害などでDMARDsでは十分に治療できない場合に使用．原則プレドニゾロン換算5 mg/日以下を使用．目標が達成されれば漸減中止する
寛解導入（関節破壊進行抑制）	疾患修飾性抗リウマチ薬（DMARDs）（メトトレキサート，サラゾスルファピリジン，金チオリンゴ酸，オーラノフィン，ペニシラミン，ブシラミンなど）	免疫抑制作用 発症後早期に投与．メトトレキサートを第一選択薬とする．遅行性で作用の発現に時間がかかる
	生物学的製剤（インフリキシマブ，エタネルセプト，アダリムマブ，ゴリムマブ，トシリズマブ，セルトリズマブペゴル，アバタセプト）	サイトカインの働きを抑えることにより関節リウマチの症状を改善する．ほかの治療薬で無効な場合に使用． 投与前に重度の感染症や活動性結核でないことを胸部X線写真やツベルクリン反応で要確認．メトトレキサートに比べ薬価が高い

投与量	1日目 朝 8:00	昼	夜 20:00	2日目 朝 8:00	昼	夜	3〜7日目
4 mg/週	2 mg		2 mg	休薬			
6 mg/週	2 mg		2 mg	2 mg			休薬
8 mg/週	4 mg		2 mg	2 mg			休薬

(それぞれ繰り返す)

図4・10 メトトレキサートの投与スケジュール例

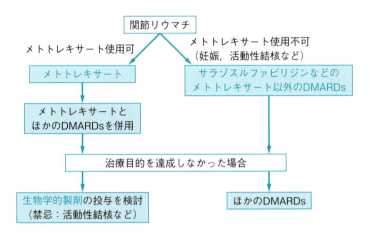

図4・11 関節リウマチの治療薬選択

表4・6 生物学的製剤の種類と作用機序

標的	薬物	投与法	投与間隔	メトトレキサート併用
TNF-α	インフリキシマブ	点滴静注	初回投与後，2週，6週後に投与，以後8週間隔	必須
	エタネルセプト	皮下注※	1〜2週	既存治療で効果不十分な関節リウマチ患者に限定（メトトレキサート併用必須とは限らない）
	アダリムマブ	皮下注※	2週	
	ゴリムマブ	皮下注	4週	
	セルトリズマブペゴル	皮下注※	2週	
IL-6	トシリズマブ	皮下注※	2週	
T細胞	アバタセプト	皮下注※	1週	
		点滴静注	初回投与後，2週，4週後に投与，以後4週間隔	

※ 自己注射可

　メトトレキサートの副作用である消化器症状，肝障害の予防のために葉酸を併用[*9]する．メトトレキサートの過量投与などにより骨髄抑制など重篤な副作用が発生した場合には，メトトレキサートの拮抗薬であるホリナートカルシウムの投与，水分補給，さらに炭酸水素ナトリウムを投与することにより尿をアルカリ化させ排泄を促す．その他，メト

*9 葉酸はメトトレキサートと同時に服用せず，翌日，翌々日に服用する．

レキサートの重要な副作用として，間質性肺炎にも注意が必要である．
　インフリキシマブはマウス・ヒトキメラ型抗体であり，投与後，マウスタンパク質由来部分に対する抗体が産生され，効果が減弱する．それを避けるため，インフリキシマブは，メトトレキサートとの併用が必須であるが，ほかの生物学的製剤は，メトトレキサートが効果不十分な症例に限定することに加え，メトトレキサートの併用が推奨されている．
　インフリキシマブ，エタネルセプト，アダリムマブ，ゴリムマブ，セルトリズマブペゴルは TNF-α が，トシリズマブは IL-6 が，アバタセプトは T 細胞が標的である．症状が緩和されなかった場合には，これらの作用点の異なる生物学的製剤に変更して薬物療法を継続させる（表4・6）．

コラム：メトトレキサート

　メトトレキサートを第一選択薬として治療を開始し，無効であれば生物学的製剤に移行するという最近の薬物療法は臨床的な評価も高く，定着しつつある．メトトレキサートは，国際誕生は1953年であるが，関節リウマチに使用されはじめたのは2000年頃である．生物学的製剤の適応も2000年以降であり，現在の薬物療法は比較的古くて新しい薬物療法といえる．

　なお，近年の生物学的製剤は自己注射可能な薬物が多い．そのためメトトレキサート投与後，治療目標に達しなかった場合でも関節リウマチ患者の QOL は向上した．自己注射薬の使用方法について説明しアドヒアランスの向上に寄与することも薬剤師の務めである．メトトレキサートは週1〜2回の投与であることを知らずに毎日投与され，死亡した例も報告されている．

ポイント

- 病因の詳細については不明だがⅢ型のアレルギーに分類され免疫複合体が病因であると考えられている．
- 代表的な膠原病の1つであり，男女比は1：3で女性に多く発症する．
- 関節滑膜に炎症性サイトカインが放出され関節の変形に至る．関節症状を主体とするが全身性の病変もみられる．
- 禁忌事項に該当しない限りメトトレキサートを第一選択薬として薬物療法を開始する．メトトレキサートを投与後に無効であれば生物学的製剤（インフリキシマブ，エタネルセプトなど）の投与を検討する．ただし，インフリキシマブは中和抗体が産生され，その効果が減弱しやすいために，メトトレキサートとの併用が必要である．これらの薬物療法は完全寛解を目標とする．
- メトトレキサートと生物学的製剤はともに活動性結核に禁忌である．

SBO・後天性免疫不全症候群（AIDS）について，感染経路と予防方法および病態（病態生理，症状等）・薬物治療（医薬品の選択等）を説明できる．

D　後天性免疫不全症候群
acquired immune deficiency syndrome, AIDS

❶ 病態生理・分類・症状

　後天性免疫不全症候群（AIDS）は，ヒト免疫不全ウイルス（HIV）がヒトに感染し免疫不全に至るものである．感染経路は，性行為感染，血液

感染，母子感染である．接触感染や飛沫感染による経路は，確認されていない．

近年HIV感染者数・AIDS患者数はともに上昇傾向にある．

HIVは，RNAウイルスの一種であり，逆転写酵素を有し特有のプロテアーゼを産生する．またHIVは，CD4陽性Tリンパ球を利用しながら増殖する．

AIDSの病態の進行として，HIV感染から急性期，無症候期，AIDS期のステージに分類される．HIVに感染すると急性期にHIVが異常増殖してCD4陽性Tリンパ球数が急激に減少する．次いで，CD4陽性Tリンパ球数やHIV数の変動が少ない無症候期となる．その後，ニューモシスチス肺炎やカポジ肉腫などAIDS指標疾患（23種類）に該当する疾患に罹患した場合をAIDS期と呼ぶ．AIDSは，感染からAIDS期発症に至るまで長期にわたる慢性疾患である（図4・12）．

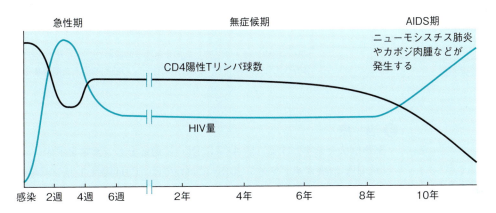

図4・12　HIVウイルスの増殖によるCD4陽性Tリンパ球数の低下

❷ 診　断

HIVスクリーニング検査を行い，陽性の場合に再度確認検査を行う．2回目の確認検査で感染していると判断された場合に，HIVに感染していると診断される（図4・13）．

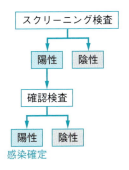

図4・13　HIV検査

表4・7 主なHIV感染症治療薬

分類	薬物	作用機序と注意事項
ヌクレオシド系逆転写酵素阻害薬 (NRTI)	ジドブジン ラミブジン ジダノシン テノホビル テノホビルアラフェナミド アバカビル エムトリシタビン	修飾ヌクレオチドであり，細胞内でリン酸化酵素により活性型ヌクレオチド型になり，逆転写酵素の作用によりウイルスDNAに取り込まれ，それ以上のウイルスDNAの伸長を抑制する
非ヌクレオシド系逆転写酵素阻害薬 (NNRTI)	エファビレンツ ネビラピン リルピビリン エトラビリン	ヌクレオシドの基本骨格をもたず，逆転写酵素の活性中心の近傍に結合，酵素活性を阻害する．本薬はCYP3A4などによって代謝されるため，薬物相互作用に注意が必要である
HIVプロテアーゼ阻害薬	サキナビル ダルナビル インジナビル リトナビル アタザナビル	HIVの機能タンパク質は，HIV自身のプロテアーゼによって切断され機能を発揮する．このプロテアーゼの酵素活性部位に結合し活性を消失させる．本薬は主にCYP3A4によって代謝されるため，薬物相互作用に注意が必要である
インテグラーゼ阻害薬	ラルテグラビル エルビテグラビル ドルテグラビル	HIV感染初期段階において，HIVゲノムの宿主細胞ゲノムへの共有結合的挿入または組み込みを阻害する
CCケモカイン受容体5阻害薬	マラビロク	HIVが細胞に侵入する際に利用する補受容体のCCケモカイン受容体5（CCR5）を阻害し，CCR指向性HIVの細胞内侵入を阻害する

❸ 治 療

薬物療法を基本とする．表4・7にHIVに適応をもつ薬物を示す．

「抗HIV治療ガイドライン2018」においては，CD4陽性Tリンパ球数にかかわらず，すべてのHIV感染者に抗HIV治療の開始を推奨するとされている．

近年HIVに適応をもつ新しい優れた薬剤が開発されたことにより死亡率は減少した．抗HIV治療薬の薬物療法を中心に**多剤併用療法**により開始される[*10]．HIV感染症初回治療薬の組み合わせ例を表4・8に示した．とくに患者の服薬アドヒアランスが低下すると，薬剤耐性ウイルスが出現する．それを避けるため多剤配合錠の開発が進んでいるが，患者自身の確実かつ継続的な服薬が必要である．

現在の抗HIV治療薬は，HIV感染者の体内にあるウイルスを完全に除去することは不可能であるとされている．治療目標は，血中のHIV-RNAを検出限界に抑え，CD4陽性Tリンパ球数を一定に保つことにより無症候期の期間を可能な限り延長させ，AIDSの発症を阻止することを目標とする．

[*10] 後天性免疫不全症候群は，患者数は年々増加する傾向にある．とくに緊急性，重要性の高い疾患のためHIV治療ガイドラインが毎年改定される．担当する薬剤師は毎年ガイドラインを見直す必要がある．

表4・8　HIV感染症治療薬の初回治療として選択すべき薬物の組み合わせ例

エルビテグラビル＋エムトリシタビン＋テノホビル＋コビシスタット
エルビテグラビル＋エムトリシタビン＋テノホビルアラフェナミド＋コビシスタット
ドルテグラビル＋アバカビル＋ラミブジン
ダルナビル＋リトナビル＋エムトリシタビン＋テノホビル
ダルナビル＋リトナビル＋エムトリシタビン＋テノホビルアラフェナミド
ダルナビル＋コビシスタット＋エムトリシタビン＋テノホビル
ダルナビル＋コビシスタット＋エムトリシタビン＋テノホビルアラフェナミド
ラルテグラビル＋エムトリシタビン＋テノホビル
ラルテグラビル＋エムトリシタビン＋テノホビルアラフェナミド
ドルテグラビル＋エムトリシタビン＋テノホビル
ドルテグラビル＋エムトリシタビン＋テノホビルアラフェナミド
リルピビリン＋エムトリシタビン＋テノホビル

コビシスタット：CYP3Aの選択的阻害薬

ポイント

- 感染経路は，性行為感染，血液感染，母子感染である．
- HIVは，RNAウイルスであり，逆転写酵素を有し特有のプロテアーゼを産生する．
- 急性期，無症候期，AIDS期に分けられ，AIDS指標疾患が発症するとAIDS期であると診断される．
- 治療は，CD4陽性Tリンパ球数を指標にHIVを検出限界以下に抑えることを目標に行う．
- 治療では，抗HIV薬を3剤以上併用した多剤薬物療法を原則として行う．
- 無症候期を長くしてAIDS発症を遅らせることが治療目的である．

E 全身性エリテマトーデス
systemic lupus erythematosus，SLE

SBO・全身性エリテマトーデスについて，病態（病態生理，症状等）・薬物治療（医薬品の選択等）を説明できる．

❶ 病態生理

　全身性エリテマトーデス（SLE）は，自己免疫疾患であり膠原病の1つである．Ⅲ型アレルギーが関与する．環境要因と遺伝要因により発症すると考えられているが，原因は明らかにはされていない．SLEではさまざまな自己抗体が陽性となる．SLEに特異的な抗体として抗二本鎖DNA（抗dsDNA）抗体，抗Sm抗体，抗DNA-ヒストン抗体がある．SLEは，このような自己抗体など免疫複合体の組織沈着による慢性炎症性疾患であり，全身に病変が起こる（図4・14）．SLEの好発年齢は，10～30歳代であり，性差については，1：10の割合で圧倒的に女性に多い．

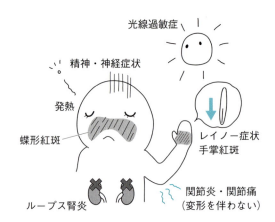

図4・14　全身性エリテマトーデスの主な症状

❷ 症　状
　主な症状は以下の通りであるが，とくに皮膚症状と関節症状がほとんどの患者でみられる．
- 皮膚症状，粘膜症状：蝶形紅斑，脱毛，光線過敏症，口腔内潰瘍，レイノー症状，手掌紅斑
- 関節症状：変形を伴わない多発性関節炎，関節痛
- 腎障害：ループス腎炎（SLEの経過中50～60%に発症する）
- 精神，神経症状：幻覚，妄想，躁うつ状態
- 肺症状：胸膜炎，間質性肺炎
- 心症状：心膜炎，胸膜炎，心内膜炎
- 全身症状：発熱，倦怠感，体重減少，赤血球，白血球，血小板の減少，鉄剤投与が無効な貧血

❸ 診　断
　以下の通り血液検査や腎機能検査などを行う．
- 血液検査：白血球，赤血球，血小板が減少する．
- 自己抗体（抗核抗体）陽性：抗dsDNA抗体，抗Sm抗体，抗DNA-ヒストン抗体が陽性になる．
- 腎機能検査：腎機能障害がある場合は血清クレアチニンや，BUN（尿素窒素）が高値となる．
- 尿タンパク質の有無，尿沈渣（赤血球，白血球，円柱の有無）

　SLEの主な症状が複数該当し，抗核抗体が陽性であるとSLEと診断される．

・血清クレアチニン　☞ p.9
・BUN　☞ p.9
・尿検査　☞ p.2

❹ 治　療
　治療は，とくにループス腎炎などの臓器障害の進行性や症状を勘案しながら寛解導入と維持を目的に行う．患者の安静，増悪因子である日光

曝露などの排除に加え，第一選択薬であるプレドニゾロン等の副腎皮質ステロイド薬*11の内服による薬物療法を行う（図4・15）．必要に応じてメチルプレドニゾロン1,000 mg/日を3日間連続で静注するステロイドパルス療法を行う．さらに重症，もしくはステロイド抵抗性のループス腎炎に関しては，必要に応じてシクロホスファミド，アザチオプリン，タクロリムス，シクロスポリン，メトトレキサートなどの免疫抑制薬を副腎皮質ステロイド薬と併用する．

*11 副腎皮質ステロイド薬は抗炎症作用，細胞性免疫抑制作用，自己抗体産生抑制作用をもつ．

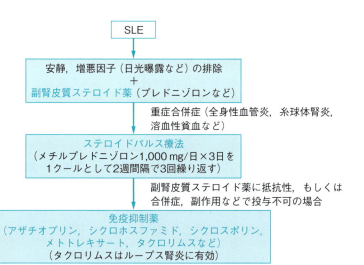

図4・15 全身性エリテマトーデスの薬物療法

ポイント

- 病因の詳細については不明だが，Ⅲ型アレルギーに分類され，免疫複合体が病因であると考えられている．
- 関節リウマチと同様に代表的な膠原病の1つであり，女性に圧倒的に多く発症する．
- 代表的な症状として蝶形紅斑がみられる．また，高頻度に腎障害（ループス腎炎）が発症する．
- 関節炎や関節痛をきたすが，関節の変形は認められない．
- 白血球，血小板の減少，倦怠感など，全身性の症状がみられる．
- 自己抗体：抗核抗体，抗dsDNA抗体，抗Sm抗体，抗DNA-ヒストン抗体が陽性となる．
- 薬物療法では副腎皮質ステロイド薬（プレドニゾロンなど）の内服が第一選択薬である．

F シェーグレン症候群　Sjögren syndrome

SBO・シェーグレン症候群について，病態（病態生理，症状等）・薬物治療（医薬品の選択等）を説明できる．

❶ 病態生理

シェーグレン症候群とは，自己免疫疾患として唾液腺や涙腺などの外分泌腺の慢性炎症により分泌能が低下することにより，口腔内，眼の乾燥様症状を主な症状とする疾患である（図4・16）．好発年齢は，30～

50歳代であり，男女比は1：10である．ほかの膠原病に合併しないものを原発性シェーグレン症候群，関節リウマチや全身性エリテマトーデスなどと合併したものを続発性シェーグレン症候群と呼ぶ．

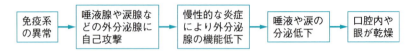

図4・16　シェーグレン症候群の病態生理

❷ 症　状

主な症状として口腔内乾燥，乾燥性角結膜炎がみられる．さらにほかの膠原病と同様に関節炎，貧血，白血球減少などがみられることもある．また特異的自己抗体が陽性となる．

❸ 診　断

自覚症状として眼や口腔の乾燥症状を問診する．客観的な指標として以下の検査を行い2項目以上該当があれば陽性とする．
- 唾液腺の分泌量検査：ガム試験，サクソン試験
- 眼科検査：涙分泌と角結膜炎を調べるシルマー試験，ローズベンガル試験
- 病理組織検査：唾液腺の炎症を生検によって調べる
- 自己抗体試験：抗SS-A抗体（シェーグレン症候群患者の70〜80％に陽性），抗SS-B抗体

❹ 治　療

治療は，対症療法を原則として行う．たとえば，ドライアイには，人工涙液の点眼，ドライアイ保護用眼鏡などを使用する．口腔内乾燥には，水分摂取・補給，人工唾液の噴霧，唾液分泌促進薬（セビメリンなど）の内服などを行う．

膠原病である関節リウマチや全身性エリテマトーデスなどが合併している症例では，副腎皮質ステロイド薬や免疫抑制薬を使用する．

ポイント

- 30〜50歳代の女性に好発する．
- 自己免疫疾患として炎症により唾液や涙腺の分泌能が低下する．
- シェーグレン症候群に特異的な抗SS-A抗体などが陽性となる．
- 治療は，人工涙液や人工唾液などの対症療法を行う．

G ベーチェット病　Behçet disease

> SBO・ベーチェット病について，病態（病態生理，症状等）・薬物治療（医薬品の選択等）を説明できる．

❶ 病態生理

ベーチェット病は，ウイルスなどの外的要因と内的要因が複合してT細胞がさまざまなサイトカインを誘導し，好中球の機能が亢進することにより免疫応答に異常が起こると考えられている．急性の炎症発作を反復反応により繰り返し，増悪と寛解を繰り返しながら慢性に経過する．炎症性の反復反応により全身の臓器が障害される難治性の疾患である．発症に性差は認められないが男性の症状が重篤なことが多い．

❷ 症　状

主症状（眼症状，口腔内症状，陰部潰瘍，皮膚症状）と副症状がある（表4・9）．主症状がすべてみられるものを完全型，主症状2～3種類と副症状が加わるものを不完全型と呼ぶ．また，特殊病型として腸管，血管，神経に副症状がみられる．

表4・9　ベーチェット病の症状

主症状	眼症状	ぶどう膜炎（☞ p.406），視力障害
	口腔内症状	再発性アフタ性潰瘍
	陰部潰瘍	
	皮膚症状	結節性紅斑，皮下の血栓性静脈炎
副症状	消化器性病変	回盲部潰瘍（図4・17）
	変形のない関節炎，血管炎，中枢神経症状	

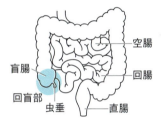

図4・17　回盲部潰瘍の発生部位

❸ 診　断

HLA-B51[*12]が陽性となる．
白血球増加，CRP（＋），赤血球沈降速度（ESR）上昇がみられる．

❹ 治　療

NSAIDs，コルヒチン，副腎皮質ステロイド薬，免疫抑制薬が基本である．

眼症状には，散瞳薬，副腎皮質ステロイド点眼薬，コルヒチン内服薬を使用する．無効の場合はシクロスポリンなどの免疫抑制薬やインフリキシマブを使用する．

*12　HLA-B51とは，ヒトの主要組織適合遺伝子複合体であるHLAクラス1分子の1つ．

・白血球　☞ p.6
・CRP　☞ p.19
・ESR　☞ p.6

> **ポイント**
> - ウイルスなどの外的要因とT細胞などの免疫応答に異常が発生し炎症が反復して発生する．
> - 性差は認められない．
> - 口腔粘膜のアフタ性潰瘍，陰部潰瘍，皮膚症状，眼症状の4つの症状を主症状と呼び，消化器性病変などを副症状と呼ぶ．

SBO・強皮症について，病態（病態生理，症状等）・薬物治療（医薬品の選択等）を説明できる．

H 強皮症 scleroderma

❶ 病態生理

強皮症とは，皮膚の炎症性・線維性変化を主体とする原因不明の自己免疫疾患であり，手指の硬化病変，肺線維症等の諸臓器の病変を伴う．全身性の結合組織病変であるため全身性硬化症とも呼ばれる．好発年齢は30～50歳代であり性差は1：7と女性に多く発症する．

❷ 症　状

初発症状として，レイノー症状[13]と手指の腫脹，関節痛がみられる．ほか，皮膚粘膜症状（全身性の皮膚硬化，皮膚色素沈着，仮面様顔貌，舌小帯短縮骨），関節症状（多発関節痛とこわばり），肺症状（肺線維症，肺高血圧症），消化器症状（胃食道逆流症），腎症状（高レニン性悪性高血圧）がみられる．

*13 **レイノー症状** 手指，足趾の細動脈が発作性に収縮することにより皮膚の色が正常→白→赤→正常へ変化する症状．

❸ 診　断

表4・10に示す大基準に該当する手指あるいは足趾を超える皮膚硬化に加え小基準の1項目でも該当すれば強皮症と診断される．

抗トポイソメラーゼⅠ（抗Scl-70）抗体は，最も特異的であると考えられているが，陽性率は強皮症患者の約30％であるため，ほかの抗核抗体もあわせて検査を行う．また陽性となる抗核抗体の種類と臨床症状が関連することも多い．そのため抗体検査は治療方針の決定に有用である．表4・11に抗体検査と関連する典型的な臨床像を示す．

表4・10　強皮症の診断基準

大基準	手指あるいは足趾を超える皮膚硬化
小基準	①手指あるいは足趾に限局する皮膚硬化 ②手指尖端陥凹性瘢痕あるいは手指の萎縮 ③両側性肺基底部の線維性 ④抗トポイソメラーゼⅠ（抗Scl-70）抗体または抗セントロメア抗体

表4・11　抗体検査と関連する典型的な臨床像

抗トポイソメラーゼI（抗Scl-70）抗体	間質性肺病変
抗RNAポリメラーゼIII抗体	腎病変
抗セントロメア抗体	原発性胆汁肝硬変
抗PM-Scl抗体/抗Ku抗体	多発性筋炎

❹ 治療

強皮症は治療が確立されていないため，日常の生活指導を中心に行うが，症状に応じた対症療法としての薬物療法も行う．

生活指導としては皮膚の保護，寒冷曝露の回避，禁煙，栄養管理，感染予防などを行う．

薬物療法を以下に示す．

　皮膚硬化：副腎皮質ステロイド薬
　レイノー症状：PGI$_2$誘導体（ベラプロスト）
　皮膚潰瘍：PGE$_1$製剤（アルプロスタジル）
　肺線維症：副腎皮質ステロイド薬やシクロホスファミドなどの免疫抑制薬
　肺高血圧症：エンドセリン受容体拮抗薬（ボセンタンなど），PGI$_2$製剤，PDE5阻害薬（シルデナフィルなど）
　胃食道逆流症：H$_2$受容体遮断薬，プロトンポンプ阻害薬
　腎クリーゼ：ACE阻害薬

ポイント

- 好発年齢は30〜50歳代であり，女性に多く発症する．
- 初期症状（レイノー症状）に続いて，手指の硬化病変，肺線維症など諸臓器の病変を伴う．
- 治療は，日常の生活指導，症状に応じた対症療法に加えて薬物療法もあわせて行う．

Ⅰ 多発性筋炎/皮膚筋炎
polymyositis/dermatomyosis，PM/DM

SBO・多発性筋炎/皮膚筋炎について，病態（病態生理，症状等）・薬物治療（医薬品の選択等）を説明できる．

❶ 病態生理

多発性筋炎は，近位筋群の筋力低下を特徴とする原発性の横紋筋の炎症性疾患である．この横紋筋の炎症性疾患に合併して皮膚症状のあるものを皮膚筋炎と呼ぶ．好発年齢は，5〜15歳に小さなピークと40〜60歳に大きなピークがある．小児期の性差はないが成人期では1：2の割合で女性に多い．

❷ 症　状

多発性筋炎と皮膚筋炎は，筋症状が共通して発症する．さらに皮膚症状の有無のみが異なることから同一疾患であると思われがちであるが，病態は大きく異なる．

筋症状は主に四肢近位筋の筋力低下，筋圧痛，嚥下障害，構音障害，呼吸困難である．具体的には，筋力低下により立ち上がれない，階段を歩けないなどの症状が発生する．

多発性筋炎では，細胞障害性T細胞やマクロファージの正常筋組織侵入と破壊がみられる．一方，皮膚筋炎では，ヘルパーT細胞やB細胞がサイトカインにより活性化され血管周囲に浸潤する．免疫複合体によるⅢ型アレルギーの関与が示唆されている．多発性筋炎は膠原病やほかの自己免疫疾患，感染症に合併して発症することが多いが，皮膚筋炎は単独で発症する．

両者の病態には，悪性腫瘍が合併することがある．多発性筋炎は健常者の約2倍，皮膚筋炎は約7倍である．

なお，皮膚症状として，ヘリオトロープ疹（両上眼眼瞼部の赤紫色の浮腫性紅斑）やゴットロン徴候（手指の関節伸側の紅斑）がみられる．

❸ 診　断

- ESR ☞ p.6
- CRP ☞ p.19
- CK ☞ p.12
- AST, LDH ☞ p.12

抗Jo-1抗体は，本疾患に特異的な自己抗体であり，20～30％に陽性となる．

ESR上昇，CRP（＋），CKの増加，アルドラーゼ上昇，AST上昇，LDH上昇，ミオグロブリン上昇がみられる．

筋原生の筋電図では，低振幅，短持続が認められる．

筋生検の所見は，診断に重要であり多発性筋炎と皮膚筋炎で異なる．

❹ 治　療

多発性筋炎と皮膚筋炎の第一選択薬は副腎皮質ステロイド薬（主にプレドニゾロン）の経口投与である．はじめの1ヵ月は，プレドニゾロン40～60 mg/日から投与開始する．CKが減少すれば副腎皮質ステロイド薬を徐々に減量させ経過を観察する．

CKが増加もしくは不変の場合は，副腎皮質ステロイド薬を早期に減量させ，ほかのメトトレキサートなどの免疫抑制薬を併用する．

ポイント

- 好発年齢は少年期と成人期にみられる．少年期に性差はないが成人期では女性に多い．
- 多発性筋炎と皮膚筋炎では，筋症状（四肢近位筋の筋力低下）が共通して発症する．
- 抗Jo-1抗体は20～30％に陽性となる．
- 第一選択薬として副腎皮質ステロイド薬が用いられる．

Exercise

次の文章について，記述の正誤を答えなさい．
① Ⅰ型アレルギーは，抗原特異的な IgE と結合した肥満細胞が，アレルゲンの結合により脱顆粒して起こる反応で，即時型過敏反応と呼ばれる．
② Ⅰ型は，抗原が肥満細胞表面の IgE を架橋（クロスリンク）する体液性免疫反応である．
③ Ⅱ型アレルギーは，抗原と抗体による免疫複合体が組織に沈着することで起こる．
④ Ⅲ型アレルギーでは，抗原と特異的に結合した IgG や IgM に，補体やエフェクター細胞が作用して細胞障害が起こる．
⑤ Ⅲ型は，IgG や IgM などが抗原と結合して生じた免疫複合体が腎臓，関節や皮膚などに沈着することが原因となる．
⑥ Ⅳ型アレルギーは，抗原に感作された T 細胞の分泌するサイトカインがマクロファージなどを活性化して起こる反応で，遅延型過敏反応と呼ばれる．
⑦ アナフィラキシーは，原因物質に曝露されて起こる全身性のアレルギー反応で，短時間のうちに症状が進行してショック状態に至ることがある．
⑧ 非経口的に体内に取り込まれた物質だけがアナフィラキシー症状を引き起こす．
⑨ アナフィラキシーはアレルゲンへの曝露後，非経口では数分，経口では数時間以内に発症する．
⑩ アナフィラキシーは抗原特異的 IgE 抗体を介する反応により，ヒスタミンなどのケミカルメディエーターが遊離される．
⑪ アナフィラキシーショックに対する緊急措置としてアドレナリンの筋肉内投与または，皮下投与を行う．
⑫ アナフィラキシーショックは上気道粘膜の浮腫を起こしやすいので，気道の確保が必要である．
⑬ 関節リウマチ患者は，女性に多い．
⑭ 関節リウマチでは初期症状に，朝の手指のこわばりがある．
⑮ 関節リウマチでは関節の炎症は，対称性に起こる．
⑯ 関節リウマチでは手足の関節の変形が特徴的で，関節外症状は認められない．
⑰ 関節リウマチでは関節炎などの関節症状と皮下結節などの関節外症状がある．
⑱ 後天性免疫不全症候群の原因ウイルスである HIV は，レトロウイルス科に属する RNA ウイルスである．
⑲ HIV 感染によりヘルパー T（CD4）細胞が増殖し，免疫不全が進行する．
⑳ HIV に感染するとすべての人が1年以内に AIDS を発症する．
㉑ AIDS の発症時の合併疾患としては，日和見感染が多い．
㉒ AIDS の薬物投与は，単剤投与が基本である．
㉓ HIV 感染患者においてニューモシスチス肺炎の発症は，免疫不全に移行したことを示す．
㉔ SLE は，遺伝的要因と環境因子が関与する自己免疫疾患である．
㉕ SLE は，20～30歳代の男性に多く発症する．
㉖ SLE において皮膚症状として蝶形紅斑が出るのはまれである．
㉗ SLE の合併症として腎障害はまれである．

㉘ SLEの血液学的検査では，白血球数の減少，血小板数の減少が認められ，免疫学的検査では，抗DNA抗体，抗核抗体などが陽性となる．
㉙ SLEの第一選択薬としては非ステロイド性の抗炎症薬が用いられる．

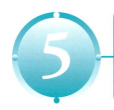

5 骨・関節疾患

A 骨粗鬆症 osteoporosis

SBO・骨粗鬆症について，病態（病態生理，症状等）・薬物治療（医薬品の選択等）を説明できる．

骨強度の低下を特徴とし，骨折のリスクが増大しやすくなる骨格疾患である．骨強度とは骨密度と骨質の2つの要因からなり，骨質を規定するものには，微細構造，骨代謝回転，微小骨折，石灰化度などがある（図5・1）．

❶ 分類

原発性骨粗鬆症と続発性骨粗鬆症に分類される（図5・2）．原発性の頻度が高く，全体の95%を占める．

① 原発性骨粗鬆症：原発性骨粗鬆症はさらに閉経後骨粗鬆症，男性骨粗鬆症，特発性骨粗鬆症（妊娠後骨粗鬆症など）に分類される．多くは，閉経後の女性にみられる閉経後骨粗鬆症である．

② 続発性骨粗鬆症：加齢，閉経，遺伝的素因，生活習慣以外の特定の原因によるものをいう．最も多い原因は副腎皮質ステロイド薬である．

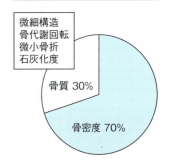

図5・1 骨強度
骨強度の70%が骨密度，それ以外の約30%が骨質で説明される．

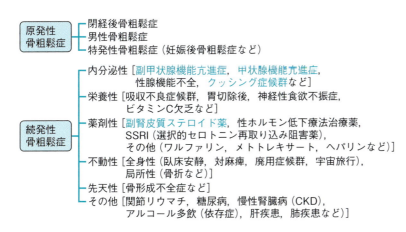

図5・2 骨粗鬆症の分類

❷ 病態生理

骨組織は、破骨細胞が骨組織を吸収し（骨吸収），骨芽細胞が骨組織を補充する（骨形成）ことで，恒常的に再構築（リモデリング）を行っている．骨芽細胞より産生される類骨が石灰化されることで骨組織が成熟し，骨強度を獲得する．閉経後骨粗鬆症では，エストロゲンの欠乏により破骨細胞が活性化する結果，骨吸収が亢進し，骨芽細胞による骨形成を上回る．これを高骨代謝回転型骨粗鬆症という．一方，男性骨粗鬆症では，主に加齢が原因で骨芽細胞による骨形成が減少しており，これを低骨代謝回転型骨粗鬆症という．

❸ 症　状

骨折がなければ，自覚症状はほとんどない．骨折の好発部位は脊椎椎体や大腿骨近位部などであり，椎体骨折をきたした場合，腰背部痛，身長の低下，円背による日常生活動作（ADL）の低下，胃食道逆流症などの消化器症状，呼吸器症状を認める．大腿骨近位部骨折は高齢者に多くみられ，寝たきりの原因となる（図5・3）．

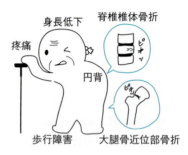

図5・3　骨粗鬆症における骨折好発部位と症状

❹ 診　断

原発性骨粗鬆症は，①椎体骨折もしくは大腿骨近位部骨折を有するもの，②ほかの脆弱性骨折を有し，骨密度が若年成人平均（young adult mean，YAM）値の80%未満，③骨密度がYAM値の70%以下もしくは−2.5 SD以下と定義される．

【血液・生化学検査】　カルシウム代謝系には異常がないため，血清カルシウム，リン濃度は正常である．骨代謝回転が亢進している場合，血清ALPが上昇することがある．

【骨密度】　二重X線吸収法（DXA）[1]による腰椎・大腿骨近位部の骨密度の測定が診断に最も推奨される．

【X線検査】　とくに椎体骨折の判定に有用である．

【骨代謝マーカー】　骨代謝は，骨密度とは独立した骨折危険因子であり，骨質評価指標の1つである（表5・1）．

- Ca, P ☞ p.13
- ALP ☞ p.12

[1] 2種類のエネルギーのX線を測定部位にあてることにより，骨成分をほかの組織と区別して骨量（骨密度）を測定する方法．

表5・1 骨代謝マーカー

骨形成マーカー	BAP（骨型アルカリホスファターゼ）
	P1NP（Ⅰ型プロコラーゲン架橋N-プロペプチド）
骨吸収マーカー	DPD（デオキシピリジノリン）
	NTX（Ⅰ型コラーゲン架橋N-テロペプチド）
	CTX（Ⅰ型コラーゲン架橋C-テロペプチド）
	TRACP5b（酒石酸抵抗性酸ホスファターゼ）

❺ 治　療

栄養，運動，薬物治療が基本である．

a 栄養・運動

カルシウムの吸収能は加齢とともに低下するため，カルシウムの積極的な摂取が推奨される．活性型ビタミンD_3は腸管からのカルシウムの吸収を促進するために重要である．また，ビタミンK，ビタミンB群の摂取は，骨代謝の正常化に重要である．運動により体幹筋群の筋力を維持し，ロコモーショントレーニング[*2]などで転倒を予防する．

b 薬物療法（図5・4，表5・2）

① 骨折リスクが軽度～中等度の場合：活性型ビタミンD_3製剤（アルファカルシドール[*3]あるいはエルデカルシトール[*4]），ビタミンK_2製剤（メナテトレノン[*5]），ラロキシフェン[*6]．

② 骨折リスクが中等度～高度の場合：ビスホスホネート製剤（アレンドロン酸，リセドロン酸，ミノドロン酸，イバンドロン酸[*7]），デノスマブ[*8]

③ 上記の治療で効果不十分の場合：テリパラチド[*9]

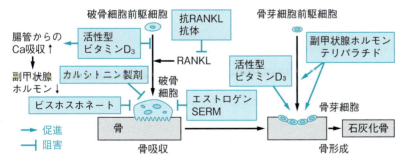

図5・4　骨粗鬆症治療薬の作用点

[*2] **ロコモーショントレーニング**　ロコモティブシンドローム（運動器症候群）とは，運動器の障害や衰えによって，歩行困難など要介護になるリスクが高まる状態をいい，その予防のために開発されたトレーニングである．

[*3] **アルファカルシドール**【作用機序】肝臓で25位が水酸化されて活性型になる．腸管からのCaとPの吸収を促進し，血清Ca濃度を上昇させる．

[*4] **エルデカルシトール**【作用機序】肝臓・腎臓での活性化不要．Ca代謝改善と骨代謝改善効果をもつ．

[*5] **メナテトレノン**【作用機序】ビタミンK_2．オステオカルシンがビタミンK依存性にカルボキシル化され，骨基質を形成する．

[*6] **ラロキシフェン**【作用機序】選択的エストロゲン受容体モジュレーター（SERM）．エストロゲン受容体を介して，骨にはアゴニストとして作用し，骨吸収を抑制，子宮，乳房にはアンタゴニストとして作用する．そのためエストロゲン製剤のデメリット（乳癌・子宮癌のリスク増大）を回避できる．

[*7] **アレンドロン酸，リセドロン酸，ミノドロン酸，イバンドロン酸**【作用機序】ヒドロキシアパタイトに結合し，破骨細胞のアポトーシスを誘導する．骨吸収抑制作用で骨密度増加，骨折防止，骨量減少を抑制する．

[*8] **デノスマブ**【作用機序】抗RANKLモノクローナル抗体．骨皮質の骨密度増加作用．

[*9] **テリパラチド**【作用機序】ヒト合成副甲状腺ホルモン（PTH）．骨形成を促進することで，骨折リスクを低下させる．

表 5・2　主な骨粗鬆症治療薬

薬物	特徴・注意・副作用・禁忌など
骨吸収抑制	
ビスホスホネート製剤 　アレンドロン酸 　リセドロン酸 　ミノドロン酸 　イバンドロン酸 　エチドロン酸	[特徴] ピロリン酸の誘導体で，骨表面に結合する．骨吸収により破骨細胞に取り込まれると破骨細胞の機能を抑制する．毎日製剤，週1回製剤，月1回製剤，経口あるいは点滴静注製剤など，患者にあわせた投与方法の選択ができる [注意] 腸管からの吸収率が極めて低いため，起床時に服用し，服用後30分は水以外の飲食を避ける．食道炎予防のため，コップ1杯の水で服用し，服用後は仰臥位を避ける [副作用] 顎骨壊死，骨髄炎，食道炎，食道潰瘍
選択的エストロゲン受容体モジュレーター (SERM) 　ラロキシフェン 　バセドキシフェン	[特徴] エストロゲン受容体に結合するが，組織選択的な薬理作用を示す．骨組織や脂肪組織に対してはエストロゲン様作用を示すが，乳房・子宮では抗エストロゲン作用を示す (閉経後骨粗鬆症の第一選択薬) [副作用] 静脈血栓塞栓症
抗RANKL抗体 　デノスマブ	[特徴] 破骨細胞分化因子RANKLに対するヒト型モノクローナル抗体である．RANKLとその受容体との結合を阻害する．6ヵ月に1回の皮下注射製剤
カルシトニン製剤 　カルシトニン 　エルカトニン	[特徴] 破骨細胞のカルシトニン受容体に結合し，骨吸収を抑制する．腰背部痛に対して疼痛抑制効果がある
骨形成促進	
副甲状腺ホルモン (PTH) 製剤 　テリパラチド	[特徴] PTHの持続投与は骨密度の低下をきたすが，間欠的投与は骨形成を促進する．著明な骨密度増加効果と骨質改善効果を示す．重篤な症例に適応 [注意] 連日自己注射製剤は2年，週1回皮下注射製剤は1.5年までの使用制限がある
活性型ビタミンD_3製剤 　アルファカルシドール 　カルシトリオール 　エルデカルシトール	[特徴] 腸管からのCaとPの吸収を促進し，血中Caを上昇させる．また，血中PTHを低下させ，二次性副甲状腺機能亢進症を抑制する [注意] 血清Ca値を定期的に測定し，高Ca血症を起こした場合には，直ちに休薬する
ビタミンK_2製剤 　メナテトレノン	[特徴] オステオカルシンはビタミンK依存性にカルボキシル化され，骨基質形成に関与する [注意] 食後に服用する (消化管吸収に胆汁が必要なため)

SERM : selective estrogen receptor modulator, RANKL : receptor activator for NF-κB ligand.

ポイント

- 骨粗鬆症とは，骨強度の低下により，骨折を生じやすくなった状態をいう．
- 原発性骨粗鬆症は，閉経後の急激な女性ホルモン (エストロゲン) の分泌低下に起因する閉経後骨粗鬆症と，加齢に基づく男性骨粗鬆症，特発性骨粗鬆症に大別される．
- 閉経後骨粗鬆症は高骨代謝回転型，男性骨粗鬆症は低骨代謝回転型の骨量低下を示す．
- 続発性骨粗鬆症をきたすもののうち，最も多い原因は副腎皮質ステロイド薬である．
- 骨折の好発部位は，脊椎椎体と大腿骨近位部である．
- ビスホスホネート製剤は，ヒドロキシアパタイトに結合し，破骨細胞のアポトーシスを誘導する．
- メナテトレノン (ビタミンK_2) はオステオカルシンのカルボキシ化を介し，骨形成を促進する．
- アルファカルシドールはカルシウムとリンの腸管からの吸収を促進する．
- ラロキシフェンは，エストロゲン受容体に直接作用し，骨吸収を抑制する．
- テリパラチドは，副甲状腺ホルモン (PTH) 受容体のアゴニストとして作用し，骨形成を促進する．
- カルシトニン製剤は，破骨細胞のカルシトニン受容体に結合し骨吸収を抑制するとともに，骨粗鬆症の疼痛を緩和する．
- デノスマブは抗ヒトRANKL抗体で，前駆細胞から破骨細胞への分化を抑制する．

B　変形性関節症　osteoarthritis

> SBO・変形性関節症について，病態（病態生理，症状等）・薬物治療（医薬品の選択等）を説明できる．

可動関節表面をおおう**関節軟骨の変性疾患**である．

❶ 分　類

原疾患なく発症するものを**一次性関節症**，原疾患に続発して発症するものを**二次性関節症**という．二次性関節症の原因には，先天性，感染症，炎症，代謝性，外傷性などがあげられる．

❷ 病態生理

機械的刺激や加齢により，軟骨が摩耗・変形する．関節周囲を取り囲む滑膜の炎症を併発して増殖性変化を伴い，変性が加速する．関節軟骨には血管や神経が分布していないため，再生は期待できない．臨床症状を呈するのは，**膝関節症が最も多い**．変形性股関節症の頻度は高くないが，機能障害が強いため，受診患者は多い．以下この2関節症について述べる．

B-1　変形性膝関節症

❶ 病態生理

主に**加齢**による退行変性が原因である（一次性関節症）．

❷ 症　状

変形性膝関節症では，膝関節痛，可動域制限，腫脹などが主症状で，進行すると変形を引き起こす．

❸ 診　断

症状とX線所見から診断する．
【X線所見】　関節裂隙の狭小化，骨棘形成が認められる（図5・5）．

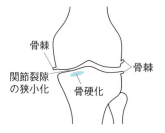

図5・5　膝関節裂隙の狭小化，骨棘形成

❹ 治　療

現在のところ，根治療法は存在しないので，対症療法で対処する．肥満患者への減量指導や運動療法も有用である．

ⓐ 薬物療法

膝関節痛に対して，軽症から中等症例ではセレコキシブ[*10]などの非ステロイド性抗炎症薬（NSAIDs）やアセトアミノフェン[*11]が推奨される．重症例では，トラマドール[*12]アセトアミノフェン配合薬などの非オピオイド系の鎮痛薬を用いる．

[*10] **セレコキシブ**【作用機序】NSAIDs のうち，選択的に COX-2 阻害する．消化管障害などの副作用が生じにくい．

[*11] **アセトアミノフェン**【作用機序】主として中枢に作用して鎮痛・解熱作用を現す．弱い COX 阻害活性が認められる．

[*12] **トラマドール**【作用機序】セロトニン・ノルアドレナリン再取り込み阻害作用を有し，代謝産物がμ受容体に作用する．非オピオイド系で，依存性・精神作用が弱い．

b 関節内注射

精製ヒアルロン酸[*13]の関節内注射を行う．

*13 精製ヒアルロン酸 【作用機序】粘稠性が高く，関節軟骨を保護する．

c 手術療法

人工膝関節手術などを行う．

B-2 変形性股関節症

❶ 病態生理

わが国の変形性股関節症は，80％以上が先天性股関節脱臼や臼蓋形成不全に続発して発症する二次性関節症である．

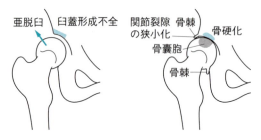

図5・6 変形性股関節症
左：臼蓋形成不全（初発時），右：変形性股関節症．

❷ 症　状

運動時および安静時疼痛，可動域制限，跛行[*14]，廃用性筋萎縮，脚長差（短縮）を認める．

*14 進行した症例では患側立脚時に骨盤を水平に保てなくなるため，体幹を患側に倒して歩く墜落性跛行となる．これをトレンデレンブルグ歩行という．

❸ 診　断

症状とX線所見から診断する．

❹ 治　療

疼痛，機能障害およびADLの改善が治療の目標である．
疼痛の軽減についてはB-1変形性膝関節症❹ⓐ薬物療法の項を参照．

a 運動療法

運動療法による筋力維持は，機能改善に有効である．適宜，装具，杖の利用の指導も行う．

b 手術療法

患者の年齢や病期に応じて，人工股関節置換術などを行う．

ポイント

- 変形性膝関節症は関節軟骨の加齢による退行変性が主な原因である．
- 変形性関節症の罹患部位別では，膝関節が最も多い．
- 変形性膝関節症の症状は膝関節痛，関節の可動域制限，変形である．
- 単純X線検査では，骨棘の形成，関節裂隙の狭小化などがみられる．
- とくに変形性膝関節症では，ヒアルロン酸の関節内注射が有効である．

C 骨軟化症（くる病を含む） osteoarthritis（rickets）

骨組織[*15]の石灰化障害により骨脆弱性（強度不足）をきたす病態である．さまざまな原因により，石灰化が障害された結果，類骨（石灰化されていない骨基質）が増加する．

❶ 分類

骨端線[*16]閉鎖以前に発症するものをくる病，骨端線閉鎖後に発症するものを骨軟化症と呼ぶ．

❷ 病態生理

骨へのミネラル供給障害による．ビタミンD欠乏あるいは低リン血症（ファンコニ症候群，FGF-23関連低リン血症）などが主な原因である．

a ビタミンD欠乏・作用不全

摂取不足や吸収障害，日光照射不足[*17]により，ビタミンD欠乏をきたすことが原因である．また，ビタミンD作用不全には，25-ヒドロキシビタミンD-1α-水酸化酵素あるいはビタミンD受容体[*18]の遺伝子異常によるものがあり，生理的なビタミンD濃度では作用不全となる．

b 腎尿細管異常

腎近位尿細管でのリンやグルコース，HCO_3^-，アミノ酸などの再吸収が障害され，低リン血症性くる病・骨軟化症をきたすものをファンコニ（Fanconi）症候群という．尿細管性アシドーシスやビタミンD活性化障害を伴う．

c FGF-23関連低リン血症

FGF-23は，腸管および腎尿細管でのリンの吸収を抑制し，血中リン濃度を低下させるため，過剰なFGF-23は，低リン血症性くる病・骨軟化症の原因となる．腫瘍性骨軟化症はFGF-23の過剰産生が原因であることが知られている．

SBO・カルシウム代謝の異常を伴う疾患（骨軟化症（くる病を含む）について，病態（病態生理，症状等）・薬物治療（医薬品の選択等）を説明できる．

[*15] **骨組織** I型コラーゲンの骨基質に，リン酸カルシウムの一種，ヒドロキシアパタイト $Ca_{10}(PO_4)_6(OH)_2$ が沈着して形成される．

[*16] **骨端線** 成長期の長骨の末端（骨幹と骨端の境界）には骨端軟骨が存在し，ここで長軸方向の骨形成が生じる．X線像上，帯状の透亮像（骨が白く映るのに対して黒く映る）として示される．成長後，骨端軟骨は変性・吸収され，骨化される（骨端線の閉鎖）．

[*17] コレステロールは代謝を受けてプロビタミンD_3（7-デヒドロコレステロール）となったあと，皮膚で紫外線を受けてステロイド核のB環が開き，ビタミンD_3になる．

[*18] **ビタミンD受容体** ビタミンDは脂溶性ビタミンの1つで，核内受容体に結合することで，標的遺伝子の発現を調節する．

❸ 症　状

小児のくる病では，骨成長障害による低身長，O脚・X脚などの骨変形，大泉門の開離や歩行障害が主な症状である．成人の骨軟化症では，下肢を中心とする全身の骨痛，筋痛と筋力低下を生じる．

❹ 診　断

【検査】 低リン血症，または低カルシウム血症が認められる．高ALP（骨型）血症．副甲状腺ホルモン（PTH）高値．

【X線所見】 くる病では骨端線の拡大や毛羽立ち，骨幹端の杯状陥凹が，骨軟化症では偽骨折 looser zone が特徴的な所見である．

その他，骨密度低下，骨シンチグラフィでの多発性取り込み増加が認められる．

❺ 治　療

病因・病態により治療方法が異なるため，鑑別診断が重要である．

a ビタミンD欠乏性

*3 ☞ p.133

アルファカルシドール*3 などの活性型ビタミンD₃製剤を用いる．自他覚症状，血清ALP，PTH値の正常化を治療の指標とする．

b 腎尿細管異常

活性型ビタミンD₃製剤に，リン酸塩製剤を併用する．自他覚症状，血清ALP，血清リンの正常化を治療の指標とする．

c 腫瘍性骨軟化症

FGF-23関連低リン血症のうち，腫瘍性骨軟化症では，腫瘍の切除により病態は改善する．

ポイント

- 骨軟化症（くる病）とは，骨の石灰化障害により類骨が増加し，骨脆弱性を生じた状態をいう．
- 骨端線閉鎖以前に発症するものをくる病，閉鎖後に発症するものを骨軟化症という．
- 症状として，くる病では骨成長障害による低身長，O脚・X脚などの骨変形，大泉門の開離など，骨軟化症では骨痛，筋力低下などを認める．
- 検査所見では，高骨型ALP血症が特徴的である．
- ビタミンD欠乏性の場合には活性型ビタミンD₃製剤を，低リン血症性の場合は活性型ビタミンD₃製剤とリン酸塩製剤を併用する．

Exercise

次の文章について，記述の正誤を答えなさい．
① 骨粗鬆症は，骨吸収と骨形成のバランスの乱れた結果，生じる．
② 続発性骨粗鬆症は，全体の約90％を占める．
③ 骨粗鬆症は，高齢者の病的骨折の原因となる．
④ コルチゾール分泌の低下は骨粗鬆症の原因となる．
⑤ カルシトニン製剤は骨粗鬆症の疼痛に対し有効である．
⑥ 副甲状腺ホルモンの分泌低下は原発性骨粗鬆症の原因となる．
⑦ 骨粗鬆症は，類骨が増加した状態である．
⑧ 女性は男性よりも骨粗鬆症を発症しやすい．
⑨ ビスホスホネート製剤は骨形成を促進することにより，骨粗鬆症に有効である．
⑩ 選択的エストロゲン受容体モジュレーター（SERM）は，骨に対してはエストロゲン様作用を示すが，乳腺，子宮内膜に対しては示さない．
⑪ 変形性関節症は，滑膜の炎症が主な原因である．
⑫ 変形性関節症は自己免疫機序により生じる．
⑬ 変形性関節症では，骨棘の形成がみられる．
⑭ 変形性関節症の罹患部位で最も多いのは肩関節の病変である．
⑮ 変形性関節症の治療には，ヒアルロン酸ナトリウムの皮下注が有効である．
⑯ 変形性関節症の治療の第一選択は活性型ビタミンD_3製剤の投与である．
⑰ 変形性関節症は関節の変形のみで疼痛はみられない．
⑱ 小児期のビタミンD欠乏症は，くる病の原因となる．
⑲ 腎尿細管の異常が原因で，くる病・骨軟化症をきたすことがある．
⑳ くる病・骨軟化症の検査所見として，高アルカリホスファターゼ血症，高リン血症が認められる．

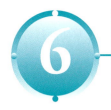

循環器疾患

A 不整脈 arrhythmia

心筋は，その大部分を占める固有心筋とそれ以外の特殊心筋から構成されている．固有心筋は心房筋と心室筋からなり，収縮することによって血液を拍出する役割を担っている．特殊心筋はこれらの収縮の引き金となる刺激を自動的に発生し（自動能），それを心臓全体に伝える刺激伝導系（洞房結節，房室結節，ヒス束，左脚・右脚，プルキンエ線維）を形成している．正常な心臓では，刺激伝導系の働きにより，1分間に60〜70回の割合で規則的に収縮している．つまり，右心房に存在する洞結節で発生した興奮は，心房に伝えられ左右の心房が収縮する．次いで興奮は，房室結節→ヒス束→左脚・右脚→プルキンエ線維の順に伝えられ左右の心室が収縮する．このように，心房が収縮し心房内の血液が心室に送られた後に，心室が収縮することによって十分量の血液が効率よく拍出される．ところが，何らかの原因によって，心臓内で刺激生成や刺激伝導に異常を生じると，心筋の収縮が不規則になったり，心拍数が正常範囲から逸脱した状態となる．この状態が不整脈であり，放置して差し支えない軽度なものから，血液駆出が停止する致死的なものまで，不整脈の種類はさまざまである．

> SBO・以下の不整脈および関連疾患について，病態（病態生理，症状等）・薬物治療（医薬品の選択等）を説明できる．
> 上室性期外収縮（PAC），心室性期外収縮（PVC），心房細動（Af），発作性上室頻拍（PSVT），WPW症候群，心室頻拍（VT），心室細動（VF），房室ブロック，QT延長症候群

❶ 分類

不整脈は，頻脈性不整脈（100回/分以上）と徐脈性不整脈（50回/分以下）に大別される．頻脈性不整脈には，心房や房室接合部に起源を有する上室性不整脈と心室から発生する心室性不整脈があり，これらはさらに期外収縮，頻拍，細動などに細分類される．一方，徐脈性不整脈には洞不全症候群や房室ブロックなどがある．

❷ 原因・発生機序

不整脈の原因は多様であり，虚血性心疾患（狭心症，心筋梗塞），弁膜症，高血圧症，心筋症[*1]，心不全，甲状腺機能亢進症などの基礎疾患のほか，電解質異常，精神的ストレス，薬物（カテコールアミン製剤，ジギタリス製剤など）があげられる．一方，原因が特定されない場合も

[*1] **心筋症** 心機能障害を伴う心筋疾患であり，肥大型心筋症（心室が肥大し拡張障害を生じる）や拡張型心筋症（心室内腔が拡張し収縮障害を生じる）などがある．

ある．発生機序には，心臓内での刺激生成異常と刺激伝導異常がある．頻脈性不整脈の場合，刺激生成異常には異所性自動能と撃発活動があり，刺激伝導異常としてリエントリーが関与する（表6・1）．

表6・1　不整脈の発生機序

	頻脈性不整脈	徐脈性不整脈
刺激生成異常	**異所性自動能**：洞結節をはじめ刺激伝導系の各部位は自動能を有している．通常は，洞結節（正所性）の歩調とり機能が心臓全体のリズムを調節しているが，何らかの原因によって洞結節以外（異所性）の自動能が亢進する **撃発活動**：再分極の途中や終了直後に，何らかの原因で心筋細胞内のCa^{2+}濃度が上昇して小さな脱分極が生じ，これが閾値に達して再び活動電位が出現する	洞結節の機能障害により，自動能が低下または停止する
刺激伝導異常	**リエントリー**：心筋内に病的組織障害部位があり一方向への興奮伝導が遮断されると，刺激はほかの部位を迂回してきて，不応期を脱した元の細胞を再び興奮させる現象（興奮旋回現象）をいう．すなわち，1回の正常な刺激が，リエントリーによって同じ部位を2回以上興奮させることになり，その結果不整脈が発生する	**伝導ブロック**：洞結節で発した興奮が，刺激伝導系の途中で障害され，興奮が遅延または途絶する

❸ 症　状

動悸や胸部不快感のほか，十分量の血液を拍出できなくなるために脳への血流が低下して，めまい，ふらつき，アダムス・ストークス（Adams-Stokes）症候群（不整脈によって生じる失神・意識障害）を起こすことがある．

・心電図　p.22

❹ 診　断

心電図検査が診断の基本であり，心電図波形から不整脈の有無や種類を判断する．そのために，12誘導心電図，ホルター心電図，運動負荷心電図などが用いられる．代表的な不整脈の心電図波形（Ⅱ誘導）を図6・1に，また頻脈性不整脈の心電図の特徴を表6・2に示した．

A 不整脈

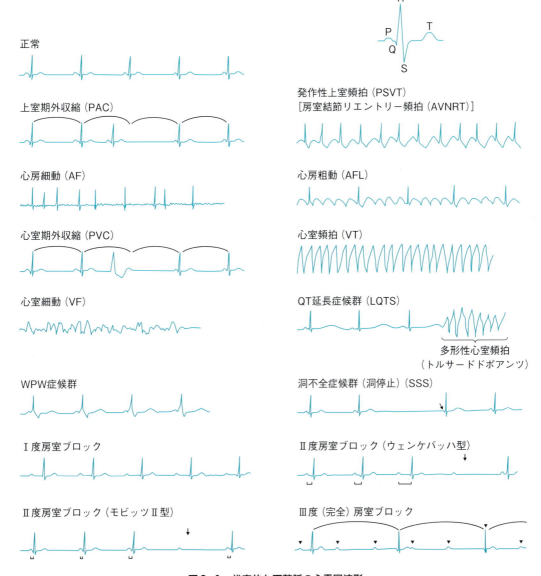

図6・1 代表的な不整脈の心電図波形

表6・2 心電図所見からみた頻脈性不整脈の種類

心電図所見				不整脈
QRS幅	RR間隔	P波	その他	
正常 (狭い)	整	QRS波の後にみられるか，またはQRS波に埋もれる		発作性上室頻拍
		消失	粗動波（F波）	心房粗動
	不整	変形P波が早期に出現		上室期外収縮
		消失	細動波（f波）	心房細動
広い	整	QRS波に埋もれる		心室頻拍（単形性）*
	不整	幅広いQRS波に先行するP波がみられない		心室期外収縮
波が不規則に出現（P波，QRS波，T波を区別できない）				心室細動

*QT延長などによる多形性心室頻拍では，RR間隔は不整になる．

心電図を読むときは，まず RR 間隔，QRS 幅，P 波などに着目する．RR 間隔から脈が速い（頻脈）か遅い（徐脈）か，あるいは脈が乱れている（不整）かどうかを確認する．QRS 幅が狭ければ（正常であれば）上室性不整脈，広ければ心室性不整脈が疑われる．さらに，P 波の有無や形状，位置などから不整脈の種類をある程度知ることが可能である．

❺ 治　療

不整脈の治療には，薬物療法と非薬物療法がある．適切な治療法と治療薬は，不整脈の種類だけでなく，おのおのの不整脈の重症度，基礎心疾患の有無や血行動態など患者の状態によって異なる．また，発作を停止させるか予防するかによっても異なる．

頻脈性不整脈の場合，薬物療法ではヴォーン・ウィリアムズ(Vaughan Williams) 分類[*2]に属する Na$^+$ チャネル遮断薬（Ⅰ群薬），β受容体遮断薬（Ⅱ群薬），K$^+$ チャネル遮断薬（Ⅲ群薬）および Ca 拮抗薬（Ⅳ群薬）のほか，ジギタリス製剤などが適用される．抗不整脈薬（頻脈性不整脈治療薬）の多くは上室性・心室性不整脈の両方に有効であるが，Na$^+$ チャネル遮断薬（Ⅰb 群薬）と K$^+$ チャネル遮断薬は主に心室性不整脈に用いられ，ジギタリス製剤は上室性不整脈にのみ適応がある（表 6・3）．非薬物療法として，細動を緊急停止させるために電気的除細動[*3]が用いられ，頻拍・細動の予防には，カテーテルアブレーション[*4]や植込み型除細動器 (implantable cardioverter defibrillator, ICD)[*5]などが効果的である．

徐脈性不整脈に対しては，症状（めまい，失神など）がない場合は経過観察のことが多いが，症状がある場合はペースメーカー[*6]の植込みが治療の基本である．治療薬には，心拍数を増加させるアトロピン（抗コリン薬）[*7]とイソプレナリン（β受容体刺激薬）[*8]がある．しかし，これらは一定した効果を得にくく，細かな心拍数の調節が困難であるうえ，副作用の問題があるために，緊急処置として使用するか，ペースメーカー植込みまでの橋渡しとして一時的に使用されることが多い．

[*2] 近年は，抗不整脈薬のイオンチャネルや受容体に対する作用，臨床効果などを詳細に示したシシリアン・ギャンビット (Sicilian Gambit) 分類も多用されている．

[*3] 電気的除細動　心臓に通電することによって，心室細動や心房細動を洞調律リズムに戻す．

[*4] カテーテルアブレーション　カテーテルを用いて，不整脈発生部位を電気的に焼灼する根治療法であり，発作性上室頻拍や心室頻拍などに対して行われる．

[*5] 植込み型除細動器 (ICD)　体内に植込んで用いる小型の除細動器であり，心室頻拍や心室細動などの発生時に心臓に通電して洞調律に戻す．

[*6] ペースメーカー　拍動数が減少した心臓を一定間隔で電気刺激（ペーシング）して，心臓のリズムを正常化する機器をいう．

[*7] アトロピン　【作用機序】心筋のムスカリン受容体を遮断し，副交感神経活動を低下させることで心拍数を増加させる．

[*8] イソプレナリン　【作用機序】心筋のβ$_1$ 受容体に作用し，刺激伝導系機能を高め心拍数を増加させる．

表6・3 抗不整脈薬の分類と特徴

分類		薬物	作用機序	主な適応不整脈
Na⁺チャネル遮断薬（Ⅰ群）	Ⅰa	キニジン，プロカインアミド，ジソピラミド，シベンゾリン，ピルメノール	・Na⁺チャネル遮断により異常自動能と伝導速度を抑制 ・K⁺チャネル遮断により，活動電位持続時間と不応期を延長	・心房細動，心房粗動，発作性上室頻拍，心室頻拍
	Ⅰb	リドカイン，メキシレチン，アプリンジン	・プルキンエ線維と心室筋で，不活性化状態のNa⁺チャネルを遮断して心室性不整脈を抑制	・心室期外収縮，心室頻拍 ・リドカインは，心筋梗塞に伴う心室期外収縮・頻拍に静注する
	Ⅰc	プロパフェノン，フレカイニド，ピルシカイニド	・Na⁺チャネルに結合し，これを遮断．遮断後の解離が遅く，異常自動能と興奮伝導を強力に抑制	・心房細動，心房粗動，発作性上室頻拍，心室頻拍（他剤無効例）
β受容体遮断薬（Ⅱ群）		**非選択的β受容体遮断薬**：プロプラノロール，カルテオロール，ナドロール，アルプレノロール **選択的β₁受容体遮断薬**：アテノロール，メトプロロール，ビソプロロール，アセブトロール，ランジオロール，エスモロール	・β₁受容体遮断により心筋細胞内へのCa²⁺流入を阻止し，心拍数を減少させ房室伝導を抑制 ・とくに交感神経緊張に伴う不整脈に有効	・発作性上室頻拍，心房細動・粗動の心拍数調節，心室頻拍 ・ランジオロールとエスモロールは，短時間作用型であり，手術時の上室性不整脈に静注する
K⁺チャネル遮断薬（Ⅲ群）		アミオダロン，ソタロール，ニフェカラント	・K⁺チャネル遮断により，活動電位持続時間と不応期を延長し，リエントリーを抑制	・心室頻拍，心室細動（他剤無効例） ・アミオダロンとニフェカラントは，心筋梗塞に伴う心室頻拍・細動に静注する
Ca拮抗薬（Ⅳ群）		ベラパミル，ジルチアゼム，ベプリジル	・洞結節と房室結節のCa²⁺チャネルを遮断し，興奮性と伝導速度を低下させ，不応期を延長	・発作性上室頻拍，心房細動・粗動の心拍数調節，心室頻拍
ジギタリス製剤		ジゴキシン，メチルジゴキシン，デスラノシド	・迷走神経活動を高めて心拍数を減少 ・房室結節の自動能と興奮伝導速度を低下させ，不応期を延長	・発作性上室頻拍，心房細動・粗動の心拍数調節 ・心房細動と慢性心不全の合併例に適している

⑥ 頻脈性不整脈の特徴と治療

ⓐ 上室性不整脈

（1）**上室期外収縮** premature atrial contraction，PAC

【病態生理・症状】 心房内や房室接合部に異所性興奮が生じるために，本来の洞結節からの刺激によって生じる心房興奮よりも，早期に心房が興奮する．基礎疾患（弁膜症，高血圧症，甲状腺機能亢進症など）によって生じるだけでなく，健常者にも起こり得る発生頻度の高い不整脈である．心室興奮による血行動態はほとんど障害されないため，一般に無症状であるが，動悸などを自覚することもある．

【心電図】 異所性興奮により変形したP波が早期に出現するが，QRS波は一般に正常である．

【治療】 基礎疾患がなければ予後は良好であり，治療は行わず経過観察とすることが多い．基礎疾患があれば，その治療を行い，また動悸などの症状が強い場合は，β受容体遮断薬を投与することがある．

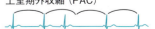

上室期外収縮（PAC）

(2) **発作性上室頻拍** paroxysmal supraventricular tachycardia, PSVT

【病態生理・症状】 突然発生し突然停止する規則正しい上室頻拍をいう．主にリエントリーによって生じ，心房・心室間にリエントリー回路が形成される房室リエントリー頻拍（atrioventricular reentrant tachycardia, AVRT）と房室結節内にリエントリー回路が形成される房室結節リエントリー頻拍（atrioventricular nodal reentrant tachycardia, AVNRT）などがある．発生頻度はAVRTが高く，PSVTの約70％を占める．原因には虚血性心疾患や高血圧症，甲状腺機能亢進症などがあるが，AVRTはWPW症候群（後述）に伴って生じることが多い．突然の強い動悸を訴え，また高度頻拍（180回／分以上）では，心拍出量が減少し（心室内に血液を満たす時間が短くなるため），めまいや失神を起こしやすい．

【心電図】 AVRTでは，QRS波の後に逆行性P波がみられる（心室興奮の後で心房が興奮する）．AVNRTでは，P波がQRS波に埋もれた波形となる（心房と心室がほぼ同時に興奮する）．いずれも心室は規則的に興奮するため，RR間隔は一定である．

【治療】 症状を速やかに抑えるために，まずは迷走神経刺激法（息をこらえる，冷水に顔面をつけるなど）を試みる．それでも症状が持続する場合は，Ca拮抗薬のベラパミルを静注する．Na^+チャネルを遮断するⅠa群薬とⅠc群薬，β受容体遮断薬も有効である．しかし，しばしば再発するので，リエントリー回路を断ち切るカテーテルアブレーションが根治療法の第一選択である．

(3) **心房細動** atrial fibrillation, AF

【病態生理・症状】 心房がふるえるように無秩序かつ高頻度（400～600回／分）に興奮を繰り返す不整脈であり，その発生頻度は加齢とともに増加する．弁膜症（とくに僧帽弁狭窄症），虚血性心疾患，心不全，甲状腺機能亢進症などによって，心房筋が障害されて生じることが多いが，基礎疾患がなく発生することもある．動悸，めまい，ふらつきなどの症状をきたすが，最も注意を要するのは脳塞栓症の合併である．これは，心房の収縮低下に伴って心房内で血液がうっ滞し，それにより形成された血栓が血流に乗って脳動脈に運ばれ，そこを閉塞するために生じる（図6・2）．

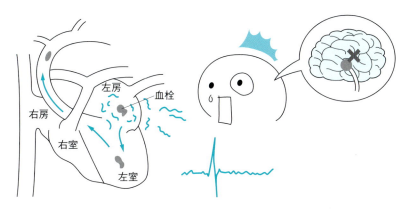

図6・2　心房細動による脳塞栓症

【心電図】　心房は収縮しなくなるためP波が消失し，代わりにf波と呼ばれる基線の不規則な揺れが現れる．心室の収縮も不規則になりRR間隔が不整になる．

【治療】　合併症（心原性脳塞栓症）を予防するために，薬物による抗凝固療法を行う．抗凝固薬では，ワルファリン*9 がこれまで多用されてきたが，その使用時には血液凝固モニタリング，ビタミンK含有食品やほかの薬物との相互作用，脳出血リスクなどに注意を払う必要がある．最近では，これらの問題点が少ない直接経口抗凝固薬（ダビガトラン，リバーロキサバン，アピキサバン，エドキサバン）*10 を使用することが多くなっている．さらに，抗不整脈薬を用いて洞調律維持（リズムコントロール）または心拍数調節（レートコントロール）のどちらかを行う．洞調律維持はAF自体を改善する治療であり，そのためにNa$^+$チャネル遮断薬（Ⅰa・Ⅰc群薬）が適用される．心拍数調節とは，細動はそのままにして頻拍とそれに伴う症状を改善する治療であり，それには房室伝導を抑制するCa拮抗薬，β受容体遮断薬，ジギタリス製剤が有効である．とくに，ジギタリス製剤は心不全を合併している場合に適している．再発予防にはカテーテルアブレーションが有用である．

(4) 心房粗動 atrial flutter, AFL

【病態生理・症状】　心房内にリエントリー回路が形成され，心房が250〜400回／分の高頻度で，規則的に興奮する．房室結節の不応期のため，通常はその興奮の一部しか心室に伝わらないが，多くの興奮が伝わり高度頻拍になることがある．AFと共通した基礎疾患が原因となることが多い．無症状のこともあるが，心拍数が多くなると動悸，めまい，ふらつきなどを呈する．脳塞栓症のリスクはAFほど高くはない．

【心電図】　P波が消失し粗動波（F波）が現れるが，RR間隔は一定である．

【治療】　AFの薬物治療と同様，抗不整脈薬による洞調律維持または心拍数調節を行う．再発予防にカテーテルアブレーションが適用される

心房細動（AF）

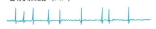

*9　ワルファリン　【作用機序】ビタミンKの作用に拮抗し，ビタミンK依存性の血液凝固因子（プロトロンビン，第Ⅶ，Ⅸ，Ⅹ因子）の生合成を抑制する．

*10　直接経口抗凝固薬　【作用機序】ダビガトランはトロンビンを直接阻害する．リバーロキサバン，アピキサバンおよびエドキサバンは，活性型第Ⅹ因子（第Ⅹa因子）を直接的に阻害してトロンビン合成を抑制する．

心房粗動（AFL）

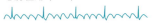

こともある．

b 心室性不整脈

（1）心室期外収縮 premature ventricular contraction, PVC

【病態生理・症状】 心室で生じた異所性興奮により，正常な心室の興奮よりも早期に興奮が生じる．虚血性心疾患や心筋症などの基礎心疾患によって発生するものと，基礎疾患のない特発性のものがある．症状に乏しいことが多いが，動悸を起こすこともある．

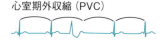
心室期外収縮（PVC）

【心電図】 心室で発生した興奮が，通常の刺激伝導系とは異なった経路で，心室をある程度時間をかけて伝わるため，変形した幅広いQRS波が出現する（それに先行するP波はみられない）．

【治療】 基礎疾患がなく，症状に乏しければ不要．心筋梗塞急性期に生じた場合は，Ⅰb群薬のリドカインを静注する．

（2）心室頻拍 ventricular tachycardia, VT

【病態生理・症状】 心室を起源とする頻拍であり，より重篤な心室細動（VF）に移行する場合がある．PVCと同様，基礎心疾患が原因となるものと特発性のものがある．特発性VTには，発生部位により左室起源と右室起源がある．左室起源は主にリエントリーにより発生し，右室起源は撃発活動によることが多い．主症状として動悸のほか，心拍数が180回/分以上になると，心拍出量が減少しめまいや失神をきたす．

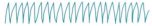
心室頻拍（VT）

【心電図】 PVCと同様，幅広い変形したQRS波が認められる．P波はQRS波に埋もれて確認困難となる．

【治療】 特発性VTの場合，左室起源にはベラパミル，右室起源にはβ受容体遮断薬がそれぞれ発作停止効果を示す．発作予防にはカテーテルアブレーションが第一選択である．一方，心筋梗塞に伴うVTに対して，発作停止にはK⁺チャネル遮断薬（Ⅲ群薬：アミオダロン，ニフェカラント）やリドカイン静注が，発作予防にはICDが有用である．

（3）心室細動 ventricular fibrillation, VF

【病態生理・症状】 最も重篤な不整脈であり，VTから移行することが多い．心室がふるえるように無秩序に興奮する状態であり，心室全体の収縮が失われ血液駆出が停止するので，めまいや失神を起こし死に至ることも多い．心筋梗塞，心筋症，弁膜症のほか，QT延長症候群（後述）やブルガダ症候群*11などが原因となる．

*11 **ブルガダ症候群** 突然，安静時や夜間睡眠時にVFを起こし死に至る病態で，20～40歳代の男性に多い．先天的な心筋Na⁺チャネルの異常との関連が指摘されている．

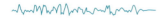
心室細動（VF）

【心電図】 P波，QRS波およびT波は欠如する．周波数の低い波が不規則で連続的に出現し，基線の動揺がみられる．

【治療】 早急に電気的除細動を行う．再発予防にはICDを用いる．

c その他（不整脈を生じる症候群）

（1）WPW（Wolff-Parkinson-White）症候群

【病態生理・症状】 通常の房室結節以外に，心房と心室を直接連絡

する副伝導路（ケント束）が存在し，そこを興奮が速く伝わるため心室の早期興奮が生じる．また，心室の興奮が副伝導路を逆行してリエントリーとなり，PSVT（AVRT）やAFを起こすことがある．WPW症候群のみでは無症状であるが，PSVTやAFを伴うと動悸，めまい，ふらつき，失神などを起こすことがある．

【心電図】 QRS波の立ち上がりにデルタ波（δ波，Δ波）がみられ，PQ短縮，幅広いQRSが出現する．

【治療】 WPW症候群自体の治療は不要であるが，PSVTを合併した場合は迷走神経刺激法，ベラパミル静注などPSVTに準じた治療（前述）を行う．AFを合併した場合には，細動自体と副伝導路を抑制するNa^+チャネル遮断薬（Ⅰa・Ⅰc群薬）を用いる．一方，Ca拮抗薬とジギタリス製剤は，通常のAFの心拍数調節に適用される（前述）が，WPW症候群を合併したAFにはVFを招く危険があるため投与してはならない[*12]．根治療法では，カテーテルアブレーションによる副伝導路の切断が，PSVTとAFの再発予防に有用である．

（2） QT延長症候群 long QT syndorome, LQTS

【病態生理・症状】 QT間隔は，心室の脱分極のはじまりから再分極が終了するまでの時間である．QT間隔の高度な延長によって，心室筋が不安定となり，トルサードドポアンツ（torsade de pointes）と呼ばれる多形性心室頻拍（多形型VT）やVFに移行しやすくなる．原因には，先天性（遺伝性）と後天性（二次性）がある．後天性では，薬物（抗不整脈薬Ⅰa群およびⅢ群など），高度徐脈，低カリウム血症などがあげられる．QT延長自体は無症状であるが，多形性VTに移行するとめまいや失神をきたし，VFに至ると突然死の危険がある．

【心電図】 QT間隔の延長がみられ，多形性VTではQRS波がねじれるような波形になる．

【治療】 先天性の場合，多形性VTをきたした際にはβ受容体遮断薬を静注し，その予防にはβ受容体遮断薬内服が有効である．二次性であれば原因除去（薬物の中止，ペーシングによる徐脈の改善，カリウム補給など）を行う．

❼ 抗不整脈薬の副作用・禁忌（表6・4）

抗不整脈薬の多くは多彩で重大な副作用を有している．とくに，不整脈の悪化や新たな不整脈の出現（催不整脈作用）が，すべての抗不整脈薬においてみられる．最も多いのは刺激伝導障害であり，徐脈，洞房・房室ブロックの原因になる．また，ジソピラミドのように，抗コリン作用による頻脈が問題となる薬物もある．Ⅰa群薬とⅢ群薬は，多形性VTをきたし，失神などを起こす危険がある．そのほか，アミオダロンは間質性肺炎（肺線維症）や肝障害などの重大な心外性副作用をもつために，重症不整脈に限って使用される．

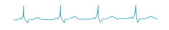
WPW症候群

[*12] Ca拮抗薬とジギタリス製剤は，通常の房室伝導を抑制する（副伝導路を抑制しない）ため，副伝導路の不応期を短縮させる．それにより，心室への興奮伝導が促進されVFが生じやすくなる．

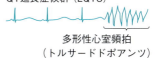
QT延長症候群（LQTS）
多形性心室頻拍
（トルサードドポアンツ）

表6・4 抗不整脈薬の主な注意・副作用・禁忌

分類		注意・副作用・禁忌
Na⁺チャネル遮断薬（Ⅰ群）	Ⅰa	[副作用]・QT延長，多形性VT，心不全 ・プロカインアミド：全身性エリテマトーデス様症状 ・ジソピラミド：抗コリン作用（口渇，尿閉，排尿困難など），低血糖 [禁　忌]・高度の房室ブロック，洞房ブロック ・ジソピラミド：緑内障，尿貯留傾向
	Ⅰb	[副作用]・リドカイン：ショックや中枢神経症状（意識障害，振戦，けいれん） [禁　忌]・高度の房室ブロック，洞房ブロック
	Ⅰc	[副作用]・VT，VF，洞停止，房室ブロック [禁　忌]・高度の房室ブロック，洞房ブロック
β受容体遮断薬（Ⅱ群）		[副作用]・心不全，房室ブロック，徐脈 ・β₂受容体遮断作用があるものは，気管支喘息や末梢循環障害 [禁　忌]・高度徐脈，房室ブロック（Ⅱ度以上），洞房ブロック
K⁺チャネル遮断薬（Ⅲ群）		[副作用]・QT延長，多形性VT，心不全，徐脈 ・アミオダロン：間質性肺炎，肺線維症，肝障害 [禁　忌]・房室ブロック（Ⅱ度以上），洞房ブロック ・ソタロール，ニフェカラント：QT延長症候群
Ca拮抗薬（Ⅳ群）		[副作用]・心不全，徐脈，血圧低下 [禁　忌]・房室ブロック（Ⅱ度以上），洞房ブロック ・妊婦
ジギタリス製剤		[注　意]・投与中は，心電図上でRR間隔延長（徐脈）とともに，PQ間隔延長とST盆状降下がみられる（図6・3） ・至適投与量は個人差があるので，少量から投与を開始し投与量を調節する ・治療域が狭いため，TDMが必要 ・低カリウム血症やそれを起こす薬物（ループ利尿薬，チアジド系利尿薬）により，心臓作用が増強する（ジギタリス中毒に注意） [副作用]・ジギタリス中毒：消化器症状（食欲不振，下痢，悪心・嘔吐），伝導障害（房室ブロック），徐脈，心室性不整脈，精神神経障害（めまい，頭痛，失見当識，錯乱など） [禁　忌]・房室ブロック，洞房ブロック ・閉塞性肥大型心筋症（心筋収縮力増強により，左室流出路の閉塞が悪化）

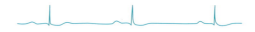

図6・3　ジギタリス製剤投与時の心電図変化
RR間隔延長，PQ間隔延長，ST盆状降下を示す．

❽ 徐脈性不整脈の特徴と治療

ⓐ 洞不全症候群 sick sinus syndrome, SSS

【病態生理・症状】　洞結節またはその周辺の機能障害により，洞徐脈（自動能が低下する），洞停止（自動能が停止する），洞房ブロック（心房への興奮伝導が障害される）などが生じる．多くは特発性であるが，基礎疾患（虚血性心疾患，心筋症など）や薬物（ジギタリス製剤，β受容体遮断薬）により発症することがある．めまい，ふらつき，失神，易疲労感，息切れなどの症状を起こすことがある．

【心電図】　洞徐脈では，心拍数が50拍/分以下になりPP間隔が延長する．洞停止と洞房ブロックではP波が脱落し，それに伴ってQRS波が消失する．

【治療】 症状がなければ治療は不要である．症状がある場合は，体内（皮下）にペースメーカーを植込んで心室ペーシングを永久的に行う．ペースメーカー植込みまでの橋渡しとして，アトロピンまたはイソプレナリンを投与して徐脈症状を抑えることもある．

b 房室ブロック atrioventricular（A-V）block

【病態生理・症状】 房室結節やその周辺組織の障害により，心房から心室への興奮伝導が遅延または途絶する．伝導障害の程度によりⅠ度からⅢ度に分けられ，なかでもⅢ度房室ブロックではめまい，ふらつき，失神，易疲労感，息切れなどを起こす．原因疾患には，特発性の線維症，心筋梗塞，心筋炎，先天性心疾患などがある．

- Ⅰ度房室ブロック：房室伝導時間が延長する．
- Ⅱ度房室ブロック：心房から心室への興奮伝導がときどき脱落するもので，ウェンケバッハ（Wenckebach）型とモビッツⅡ（Mobits Ⅱ）型がある．
- Ⅲ度房室ブロック：心房から心室への興奮伝導が完全に途絶した状態で，完全房室ブロックともいう．

【心電図】 Ⅰ度：PQ間隔が延長する．Ⅱ度：ウェンケバッハ型はPQ間隔が徐々に延長してQRS波が脱落し，モビッツⅡ型はPQ間隔が一定のまま突然QRS波が脱落する．Ⅲ度：P波とQRS波が独立して出現する．

【治療】 Ⅰ度とⅡ度（ウェンケバッハ型）の房室ブロックでは経過観察のことが多いが，Ⅱ度（モビッツⅡ型）とⅢ度房室ブロックに対しては，ペースメーカー植込みが必要である．植込みまでの症状改善のために，アトロピンやイソプレナリンを一時的に用いる．

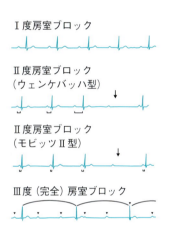

Ⅰ度房室ブロック

Ⅱ度房室ブロック（ウェンケバッハ型）

Ⅱ度房室ブロック（モビッツⅡ型）

Ⅲ度（完全）房室ブロック

ポイント

- 頻脈性不整脈の発生機序には，刺激生成異常（異所性自動能，撃発活動）と刺激伝導異常（リエントリー）がある．
- 不整脈によって心拍出量が減少し，めまいやふらつきのほか，脳への血流が低下して失神（アダムス・ストークス症候群）を起こすことがある．
- 不整脈の非薬物療法として，徐脈性不整脈にはペースメーカー治療があり，頻脈性不整脈には電気的除細動やカテーテルアブレーションがある．
- AFの心電図では，P波の消失，基線の不規則な揺れ（f波），不規則なRR間隔がみられる．
- AFの治療では，心拍数調節のためにCa拮抗薬，β受容体遮断薬またはジギタリス製剤が用いられ，洞調律維持のためにNa$^+$チャネル遮断薬（Ⅰa，Ⅰc群）が適用される．さらに，合併症（心原性脳塞栓症）予防のために，抗凝固薬（ワルファリン，ダビガトランなど）を投与する．
- 心不全を合併したAFの心拍数調節には，ジギタリス製剤が適している．ただし，WPW症候群を伴うAFには，Ca拮抗薬やジギタリス製剤を使用しない．
- Ⅰb群薬は主に心室性不整脈に用いられ，とくにリドカインは心筋梗塞に伴うPVC・VTに対して静注する．
- 抗不整脈薬の共通した副作用として，刺激伝導障害により徐脈，洞房・房室ブロックを起こすことがある（洞房・房室ブロックに禁忌）．

- Ⅰa群薬とⅢ群薬は，QT間隔を延長させ多形性VTを招く危険がある．
- アミオダロンは，間質性肺炎（肺線維症）や肝障害などの心外性副作用にも注意が必要である．
- ジギタリス製剤は，消化器障害，徐脈，心室性不整脈，精神神経症状などのジギタリス中毒に注意を要する．

SBO・急性および慢性心不全について，病態（病態生理，症状等）・薬物治療（医薬品の選択等）を説明できる．

*13 新しい「急性・慢性心不全診療ガイドライン（2017年改訂版）」では，「心不全とは，なんらかの心臓機能障害，すなわち，心臓に器質的および/あるいは機能的異常が生じて心ポンプ機能の代償機転が破綻した結果，呼吸困難・倦怠感や浮腫が出現し，それに伴い運動耐容能が低下する臨床症候群」と定義が明確化された．また，「心臓が悪いために，息切れやむくみが起こり，だんだん悪くなり，生命を縮める病気です」という一般向けの定義も盛り込まれた．

*14 心筋炎 細菌やウイルスなどによる感染が原因となり，心筋に炎症が生じた病態．

B 心不全 heart failure

血液の循環には，体循環（大循環）と肺循環（小循環）がある．体循環とは，左室から右房までの経路をいう．すなわち，左室から血液が大動脈に送り出され，末梢臓器に到達し，毛細血管を流れ体細胞に酸素と栄養分を供給する．体細胞からは二酸化炭素と老廃物を受け取り，静脈に入って上下の大静脈に集められ右房に戻ってくる．肺循環とは，体循環を介して右房に戻ってきた血液が，右室から肺動脈に送り出され，肺毛細血管と肺静脈を経て左房に至る経路である．これらの血液循環の原動力となっているのは，心臓のポンプ機能である．

心不全は，心臓のポンプ機能が低下し，末梢臓器が必要とする十分な血液量を送り出せない病態である*13．心疾患の終末像であり，虚血性心疾患や高血圧症，弁膜症，心筋症，心筋炎*14 などあらゆる心疾患が原因となる．ポンプ機能の低下は，心室の収縮不全だけでなく，拡張不全（拡張期に血液が心室内に十分流入できないために心拍出量が低下する）に起因することもある（☞ p.159，コラム）．

❶ 分類

心不全は時間経過から急性心不全と慢性心不全に分類される．急性心不全は心臓のポンプ機能が急激に低下し，その機能を代償できない重篤な状態である．慢性心不全ではポンプ機能が徐々に障害され，やがて末梢臓器の酸素需要量に見合うだけの血液量を拍出できない状態になる．急性心不全には，急性心筋梗塞などによって新規に発症するものと，慢性心不全が急性増悪するものがある．

さらに，心不全は障害部位から，左房・左室の障害により左心機能が低下する左心不全と，右房・右室の障害により右心機能が低下する右心不全に大別される．右心不全は左心不全に続発して生じ両心不全となることが多い*15．

*15 左心不全では肺うっ血をきたす（後述）ために，肺動脈圧が上昇する．それにより右室に慢性的な圧負荷が加わり，右心不全を合併しやすくなる．

*16 起坐呼吸 臥位では肺血流量が増加するために，肺うっ血が強まり呼吸困難をきたすが，坐位では軽快する状態をいう．

❷ 症状（図6・4）

左心不全による症状で，最も中心的なのは肺症状である．左心機能が低下すると，心臓に戻れない血液が肺にうっ滞（肺うっ血）し肺水腫を起こすため，肺胞でのガス交換が障害される．軽度のうちは，労作時に息切れを自覚する程度であるが，進行すると軽い労作時や安静時でも呼吸困難を自覚し，やがて起坐呼吸*16 や咳嗽・喀痰を呈するようになる．

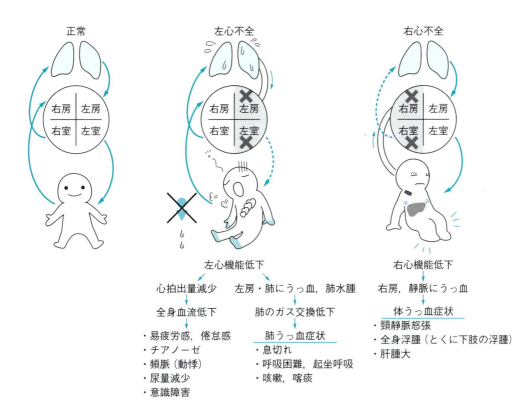

図6・4 心不全と症状

さらに，左心不全では心拍出量が減少するために，易疲労感・倦怠感，チアノーゼ，頻脈（動悸），尿量減少，意識障害などを生じる．

右心不全では，体静脈にうっ滞（体うっ血）が起こり頸静脈怒張[*17]，全身浮腫，肝腫大などがみられる．うっ血が消化管に生じて消化器症状（悪心・嘔吐，食欲不振，便秘など）を訴えることもある．このように，心不全ではさまざまな症状をきたし，ADLとQOLが低下する．

❸ 診 断

【胸部X線検査】　心拍出量の減少を代償するために心拡大（心胸郭比の増大）[*18]を生じることが多い．また，肺うっ血の所見（肺野のすりガラス陰影など）がみられる．

【心エコー検査】　超音波を用いた画像診断法であり，心臓の形態や機能，弁の状態などを非侵襲的に評価する．得られた画像から，心機能の1指標として左室駆出率（left ventricular ejection fraction, LVEF）を求めることもできる．EFとは，左室拡張末期容積に対する1回心拍出量の割合（基準値は55％以上）で，収縮不全により低下する．

【血液検査】　脳性ナトリウム利尿ペプチド（brain natriuretic peptide, BNP）は血管拡張作用と利尿作用をもち，心不全に陥った心臓の心室から代償的に分泌される心保護物質である[*19]．血中BNP値は，心不全の重症

[*17] **頸静脈怒張**　頸静脈内に血液が充満し，頸静脈が著しく拡張した状態をいう．

[*18] **心拡大，心胸郭比**　心拡大とは心臓の横径が増加した状態で，心室内腔が拡大する．心胸郭比とは，胸部X線写真で胸郭横径に対する心臓横径の割合をいう．成人の基準値は0.5（50％）以下であるが，それを超えると心拡大が疑われる（図6・5）．

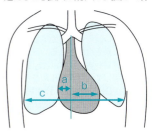

図6・5 心胸郭比

心胸郭比（CTR）＝ $\dfrac{a+b}{c}$

[*19] もともとブタの脳から発見されたので「脳性」と称している．

度に相関して上昇することから，治療効果の判定にも利用される．

❹ 治　療

急性・慢性心不全ともに治療の中心は薬物療法であり，主に心臓の収縮機能が低下した状態（収縮不全）に対して適用される．急性心不全に対しては，速効性が必要なことから強力な薬物を静脈内投与で用いることが多く，慢性心不全には一般に内服可能な薬物を使用する．

ⓐ 急性心不全の治療（表6・5）

治療の目的は，うっ血（肺うっ血・体うっ血）症状を改善するとともに，低心拍出量状態による末梢循環不全症状を改善することである．

うっ血症状の改善に効果的なのは，硝酸薬[*20]と利尿薬である．硝酸薬は強力に末梢静脈を拡張し，心臓に戻る血液量（静脈還流量）を減らすことで前負荷[*21]を軽減させ，肺うっ血を改善する．さらに，末梢動脈を拡張して後負荷[*22]を軽減する作用があり，心拍出量の増加も期待できる．そのため，ニトログリセリンや硝酸イソソルビドを点滴静注または舌下投与することが多いが，ニコランジル[*23]の点滴静注も用いられる．利尿薬では，強力で速効性のあるループ利尿薬[*24]（フロセミド静注）が有効であるが，過量投与では循環血液量が減少し心拍出量の低下を招くことに注意する．心房性ナトリウム利尿ペプチド（atrial natriuretic peptide, ANP）製剤のカルペリチド[*25]は，利尿作用と血管（動静脈）拡張作用が強く，心不全に陥った心臓の前負荷と後負荷を軽減する．ただし，降圧を起こすため重篤な低血圧に禁忌であり，血圧が保たれた患者に使用する．

低心拍出量状態に対しては，心収縮力増強作用（強心作用）を有するカテコールアミン製剤[*26]（ドパミン，ドブタミン，ノルアドレナリン），ホスホジエステラーゼ（PDE）3阻害薬[*27]（ミルリノン，オルプリノン）やコルホルシンダロパート[*28]を点滴静注する．カテコールアミン製剤は，心拍出量の減少が顕著で低血圧をきたした場合に適しているが，心負荷を増大させるため長期使用を避ける．一方，PDE3阻害薬とコルホルシンダロパートは，血管拡張作用（降圧作用）をもつために，心収縮力を増強さ

[*20] 硝酸薬【作用機序】分子中から遊離した一酸化窒素が，血管平滑筋の可溶性グアニル酸シクラーゼを活性化して cGMP を増加させることにより，容量血管（細静脈）と抵抗血管（細動脈）を拡張させ前負荷と後負荷を軽減する．

[*21] 前負荷　心臓が収縮する直前に心室にかかる負荷で，拡張末期の心室内血液量によって規定されることから容量負荷ともいう．つまり，前負荷は循環血液量が増加し静脈から心臓に戻る血液量（静脈還流量）が増えれば増大する．

[*22] 後負荷　心臓が収縮し血液を拍出するときに心室にかかる負荷で，圧負荷ともいう．主に細動脈の血管抵抗に相当する．

[*23] ニコランジル【作用機序】硝酸薬としての作用に加えて，血管平滑筋の ATP 感受性 K$^+$ チャネルを開口させる．それにより，末梢動脈を拡張させ前・後負荷を軽減する．

[*24] ループ利尿薬【作用機序】ヘンレ係蹄上行脚の Na$^+$-K$^+$-2Cl$^-$ 共輸送系を阻害することにより，利尿を促し浮腫とうっ血を改善する．

[*25] カルペリチド【作用機序】ANP 受容体に結合して，膜結合型グアニル酸シクラーゼを活性化し細胞内 cGMP を増加させ，動静脈拡張作用と利尿作用を示す．

[*26] カテコールアミン製剤【作用機序】心筋の β_1 受容体を刺激して心拍出量を増加させる．ドパミンとノルアドレナリンは，α_1 受容体にも作用して血管収縮作用を示す．

[*27] PDE3阻害薬【作用機序】PDE3 を選択的に阻害して，心筋と血管平滑筋の細胞内 cAMP を増加させる．それにより，強心作用と血管拡張作用を示す．

[*28] コルホルシンダロパート【作用機序】アデニル酸シクラーゼを直接活性化し，心筋と血管平滑筋の cAMP を増加させることにより強心作用と血管拡張作用を示す．

表6・5　主な急性心不全治療薬

効　果	薬　物
うっ血（肺うっ血・体うっ血）症状の改善	①ループ利尿薬：フロセミド ②硝酸薬：ニトログリセリン，硝酸イソソルビド，ニコランジル ③ANP製剤：カルペリチド（慢性心不全の急性増悪期にも適応）
低心拍出量状態の改善	①カテコールアミン製剤：ドパミン，ドブタミン，ノルアドレナリン ②PDE3阻害薬：ミルリノン，オルプリノン ③アデニル酸シクラーゼ活性化薬：コルホルシンダロパート
その他	モルヒネ

せても心臓への負荷は比較的少ない．

そのほか，モルヒネを静注することがある．モルヒネは，強力な鎮静作用により患者の不安を緩和し，過呼吸を抑制する．さらに，静脈と動脈を拡張するので，前・後負荷を軽減する利点がある．

b 慢性心不全の病態生理と治療

（1）病態生理

慢性心不全の薬物療法を理解するためにも，その病態生理は極めて重要である．虚血性心疾患などにより，心臓のポンプ機能が障害され心拍出量が減少すると，代償的に交感神経機能が亢進し，α_1受容体とβ_1受容体が刺激される．一方で，腎血流量が減少するために傍糸球体細胞からのレニン分泌が亢進し（この分泌にはβ_1受容体刺激も関与する），レニン-アンギオテンシン-アルドステロン（RAA）系が活性化する．

交感神経の働きによって心機能（心収縮力，心拍数）が高まり，アルドステロンの作用によって循環血液量が増加すると，一時的に心拍出量が維持される．しかし，この状態が持続すると，障害された心臓に過度の負荷が加わることになる．すなわち，交感神経系の活性化はβ_1受容体を介した心機能の亢進（心負荷の増大）とα_1受容体を介した末梢血管の収縮（後負荷の増大）を招く．さらにアンギオテンシンIIによる血管収縮が加わって，心臓の後負荷は一層増加する．一方で，アルドステロンはNa^+と水分の体内貯留を引き起こす（体液量が増加する）ために，浮腫が顕著となり前負荷も増大する（図6・6）．

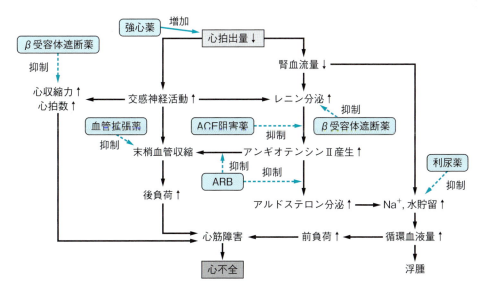

図6・6 慢性心不全の病態と治療薬の作用点

心臓のポンプ機能が障害され心拍出量が低下すると，代償的に交感神経系とRAA系が活性化され一時的に心拍出量が維持される．しかし，この状態が持続すると心臓に過度の負荷が加わり，かえって心不全が悪化する．したがって，慢性心不全の治療では，この悪循環を断ち切るACE阻害薬，ARB，β受容体遮断薬をはじめ，利尿薬や強心薬などが用いられる．

心臓に過度の負荷が加わると，心臓はそれに打ち勝ってポンプ機能を維持するために，心筋細胞が肥大化し，心筋細胞を取り囲む間質に線維化が進行する．このような心筋組織の構築変化を**心筋リモデリング**という．心筋リモデリングは，高血圧症などに伴う**圧負荷**（後負荷）や僧帽弁閉鎖不全症などに伴う**容量負荷**（前負荷）によっても生じる．圧負荷が増大すると代償的に心室壁が肥厚した**心肥大**（求心性肥大）を生じ，容量負荷では代償的に心室内腔が拡大した**心拡大**（遠心性肥大）を起こす（図6・7）．このように，心筋リモデリングは負荷に対する一種の代償性変化であるが，それが長期にわたると心筋の肥大化に伴って相対的な虚血状態となり（エネルギー状態が悪化する），また線維化によって心筋の弾力性が低下するため，心臓の収縮・拡張機能は障害され心不全に至る．高血圧症や弁膜症が心不全を合併しやすいのは，これらの理由が関係している．

*29 **ACE阻害薬** 【作用機序】アンギオテンシンII産生を抑制することで，血管収縮を抑制して後負荷を軽減させ，またアルドステロンによる水分貯留を抑制して前負荷を軽減させる．さらに，心筋リモデリングを抑制して心臓の収縮・拡張機能を改善する．

*30 **ARB** 【作用機序】アンギオテンシンAT₁受容体を遮断して，血管を拡張させるとともにアルドステロン分泌を抑制し前負荷と後負荷を軽減させる．さらに，心筋リモデリングを抑制する．

*31 **β受容体遮断薬** 【作用機序】心収縮力と心拍数を低下させ，心筋酸素消費量を減少させる．さらにレニン分泌を抑制しRAA系の機能を低下させることで，心臓にかかる負荷を軽減する．

*32 **ジギタリス製剤** 【作用機序】心筋細胞膜のNa⁺, K⁺-ATPaseを阻害する．それにより，細胞内Na⁺濃度が高まるため，Na⁺-Ca²⁺交換系を介した細胞外へのCa²⁺流出が低下し，心収縮力が増強する．

*24 ☞ p.154

*33 **チアジド系利尿薬** 【作用機序】遠位尿細管のNa⁺-Cl⁻共輸送系を阻害することにより，水分を排泄させ浮腫とうっ血を改善する．

*34 **抗アルドステロン薬** 【作用機序】遠位尿細管と集合管のアルドステロン受容体を遮断して利尿作用を現す．さらに，心筋組織のアルドステロン受容体を遮断し心筋リモデリングを抑制する．

*35 **バソプレシン受容体遮断薬** 【作用機序】腎集合管のバソプレシンV₂受容体を遮断することにより，電解質排泄に影響を及ぼすことなく，水の再吸収を選択的に阻害して水利尿を起こす．

*36 AHA/ACCのステージ分類は米国心臓協会（American Heart Association, AHA）と米国心臓学会（American College of Cardiology, ACC）による分類であり，NYHA分類はニューヨーク心臓協会（New York Heart Association, NYHA）による分類．

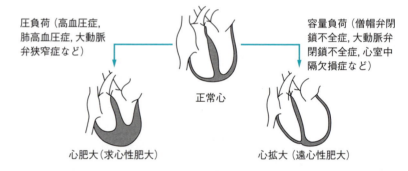

図6・7　心肥大と心拡大
心臓への圧負荷や容量負荷によって，心筋細胞の肥大化と間質の線維化（心筋リモデリング）が生じ，心肥大・心拡大に進展していく．

（2）治療

慢性心不全の治療の目的は，患者のQOLを向上させ生命予後を改善することにある．上述した病態生理から，薬物療法ではRAA系や交感神経系を抑制する**アンギオテンシン変換酵素（ACE）阻害薬***29，**アンギオテンシン受容体遮断薬（ARB）***30，**β受容体遮断薬***31が主体となる．実際，これらの薬物は，慢性心不全患者の**生命予後**を向上させることが認められている．また，うっ血症状の改善には**利尿薬**とジギタリス製剤*32が有効である．利尿薬では，ループ利尿薬*24，チアジド系利尿薬*33，抗アルドステロン薬*34およびバソプレシン受容体遮断薬*35が用いられる（表6・7）．

治療薬は，**AHA/ACCステージ分類**（表6・6）と**NYHAの重症度分類**（NYHA分類）*36に従って選択する（表6・7）．ACE阻害薬（エナラプリル，リシノプリル）とARB（カンデサルタンシレキセチル）は，心不全発症前のステージA（高血圧，糖尿病などの危険因子があるが心不全症候がない）から，心不全症候を認めるステージCに至るまで幅広く使用される．これらの薬物は，前負荷・後負荷を軽減させるだけでなく，組

織RAA系による心筋リモデリングを抑制し，左室収縮機能が低下した患者の予後を改善する．さらに心不全の危険因子である高血圧や耐糖能異常を改善する作用を有している．β受容体遮断薬は心収縮力を低下させるために，以前は心不全に投与禁忌とされていたが，その適量（少量より投与を開始し，経過をみながら漸増する）は心負荷を軽減させ予後改善効果を発揮する．実際，ステージB（器質的心疾患を有するが，心不全症候はない）の患者には，ACE阻害薬（またはARB）にビソプロロールやカルベジロールを併用して投与することが推奨されている．

表6・6 慢性心不全のステージと治療

ステージ	治療
ステージA （器質的心疾患のないリスクステージ） 高血圧や糖尿病などの危険因子をもつが，器質的心疾患がなく心不全症候がない	心不全の原因となる器質的心疾患の発症予防を目的とする．たとえば，高血圧や糖尿病の患者には，ACE阻害薬やARBなど危険因子に応じた薬物の投与が推奨される
ステージB （器質的心疾患のあるリスクステージ） 器質的心疾患を有するが，心不全症候はない	器質的心疾患の進展抑制と心不全の発症予防を目的として，ACE阻害薬（またはARB）とβ遮断薬を適用する
ステージC（心不全ステージ） 器質的心疾患を有し，心不全症候を有する（既往も含む）．症状の程度によって，NYHA分類Ⅰ～Ⅳ度に分類される	予後の改善と症状の軽減を目的に，ACE阻害薬（またはARB）とβ遮断薬のほか，重症度（NYHA分類）に応じて利尿薬，抗アルドステロン薬，強心薬などを導入する（表6・7参照）
ステージD（治療抵抗性心不全ステージ） 治療抵抗性（難治性・末期）の心不全であり，重症度はNYHA分類Ⅲ度またはⅣ度に相当する	症状を軽減しQOLの改善を目指す緩和ケアを行う．治療薬の見直しや心臓移植，補助人工心臓の適応を検討する

表6・7 ステージC（心不全ステージ）におけるNYHA分類に応じた治療

NYHA分類	ACE阻害薬/ARB	β受容体遮断薬	利尿薬	抗アルドステロン薬	その他
Ⅰ度（無症候性） ・心疾患はあるが，日常的な身体活動で症状はない	○	○			
Ⅱ度（軽症） ・安静時には無症状であるが，日常的な身体活動で疲労，動悸，呼吸困難あるいは狭心痛を生じる	○	○	○	LVEF＜35％の場合	
Ⅲ度（中等症～重症） ・安静時には無症状であるが，日常的な身体活動以下の労作で疲労，動悸，呼吸困難あるいは狭心痛を生じる	○	○	○	LVEF＜35％の場合	
Ⅳ度（難治性） ・心不全症状や狭心痛が安静時にも生じ，わずかな労作でこれらの症状が増悪する	○	○	○	○	カテコールアミン製剤，PDE3阻害薬，利尿薬，カルペリチドの非経口投与，ジギタリス製剤

表6・8　主な慢性心不全治療薬

分類	薬物	特徴・注意
RAA系抑制薬	**ACE阻害薬**：エナラプリル，リシノプリル **ARB**：カンデサルタンシレキセチル	・心臓の前負荷と後負荷を軽減し，心筋リモデリングを抑制する ・慢性心不全の予後を改善する ・心不全発症前(ステージA)からの使用が推奨される ・副作用と禁忌は表6・17参照
β受容体遮断薬	**選択的β₁受容体遮断薬**：ビソプロロール **α₁，β受容体遮断薬**：カルベジロール	・慢性心不全の予後を改善する ・心不全発症前(ステージB)からの使用が推奨される ・投与は少量から開始し，徐々に維持量まで増量する ・副作用と禁忌は表6・17参照
利尿薬	**ループ利尿薬**：フロセミド，アゾセミド，ブメタニド，トラセミド **チアジド系利尿薬**：ヒドロクロロチアジド，トリクロルメチアジド **抗アルドステロン薬**：スピロノラクトン，エプレレノン，カンレノ酸カリウム **バソプレシン受容体遮断薬**：トルバプタン	・肺うっ血や体うっ血(浮腫)を改善する ・抗アルドステロン薬は，心筋リモデリング抑制効果があり，慢性心不全の予後を改善する ・トルバプタンは，ほかの利尿薬で効果不十分な場合に追加する ・ループ利尿薬，チアジド系利尿薬および抗アルドステロン薬の副作用と禁忌は表6・17参照 ・トルバプタンは口渇，高Na血症，脱水，肝障害の副作用がある．また，高Na血症，水分摂取困難患者，妊婦に禁忌
強心薬	**ジギタリス製剤**：ジゴキシン，メチルジゴキシン，デスラノシド	・慢性心不全のほか，上室性頻脈性不整脈にも応用(AF合併例に適している) ・注意，副作用と禁忌は表6・4参照
	その他 **β₁受容体刺激薬**：デノパミン **Ca感受性増強薬**：ピモベンダン	・心収縮力増強作用(強心作用)に経口で有効 ・ピモベンダンは急性心不全にも応用

ステージCで肺うっ血や体液貯留を認める場合(NYHA分類Ⅱ度・Ⅲ度)には，ACE阻害薬(またはARB)とβ遮断薬に加えて，ループ利尿薬(フロセミド，アゾセミドなど)を導入するが，効果不十分であればチアジド系利尿薬(ヒドロクロロチアジドなど)やバソプレシン受容体遮断薬(トルバプタン)を追加することがある．左室収縮機能障害が顕著な場合(LVEFが35%未満)には，抗アルドステロン薬(スピロノラクトン，エプレレノンなど)を追加投与する．抗アルドステロン薬は利尿効果が弱いが，心筋リモデリング抑制効果と生命予後効果が認められている．NYHA分類Ⅳ度(難治性)に対しては，入院にてカテコールアミン製剤[26]，PDE3阻害薬[27]，利尿薬，カルペリチド[25]などの非経口投与を行い状態の安定化を図る．状態が安定したら，ACE阻害薬，利尿薬，抗アルドステロン薬，ジギタリス製剤(ジゴキシンなど)の経口投与に切り替える(表6・7)．

*26, 27, 25　☞ p.154

コラム：慢性心不全治療の大きな問題点

かつて，慢性心不全は心臓の収縮障害によって起きると考えられていた．ところが近年，心エコー検査の普及によって，拡張障害も慢性心不全全体の半数近くあることが分かってきた．拡張不全では，静脈血が心臓に十分戻れないために，肺や全身のうっ血が顕著になる．また，収縮不全と拡張不全とでは，薬物の治療効果が異なる．ACE阻害薬やARB，β受容体遮断薬，利尿薬などの一般的な慢性心不全治療薬は，収縮不全に有効性が認められているものの，拡張不全に対する効果についてはエビデンスに乏しく，その治療法は確立されていない．拡張不全の大きな原因の1つは，高血圧症である．本文中で述べたように，高血圧（圧負荷の増大）が持続することによって心筋細胞肥大と間質線維化が生じる結果，心筋組織が硬くなり弾力性が失われて拡張機能が低下する．拡張障害は冠血流を悪化させ（冠血流は心拡張期に得られるため），さらに冠動脈周囲の線維化も進んで冠血管内腔が狭くなる．それにより，冠血流量は減少する一方で，心筋は肥大化するために心筋のエネルギー状態が悪化し，やがて収縮障害も生じる（収縮障害と拡張障害が併発する）．現段階では，拡張不全には治療より予防，つまり高血圧症など基礎疾患の改善が重要とされているが，将来，拡張障害の効果的な改善薬が開発されれば，あるいは薬物療法が確立されれば，心不全治療は飛躍的に向上するであろう．

ポイント

- 心不全症状として，左心不全では呼吸困難（息切れ，起坐呼吸），全身倦怠感・疲労感などを呈し，右心不全では頸静脈怒張，全身浮腫，肝腫大がみられる．
- 心不全の検査では，心拡大（心胸郭比の増大）と血漿BNP値の上昇がみられる．
- 急性心不全の治療では，うっ血症状を改善するため硝酸薬（速効性製剤）やフロセミド（静注）を用いる．また，末梢循環不全症状の改善にカテコールアミン製剤やPDE3阻害薬などを点滴静注する．
- 慢性心不全に対する治療薬は，AHA/ACCステージ分類とNYHA分類に従って選択する．とくにACE阻害薬，ARBおよびβ受容体遮断薬は，早期（心不全前段階）から適用される．
- ACE阻害薬，ARBおよび抗アルドステロン薬は，いずれも心筋リモデリング抑制効果があり，慢性心不全患者の予後を向上させる．
- 慢性心不全患者へのβ受容体遮断薬の投与は，少量より開始し漸増する．
- 慢性心不全における肺うっ血と体液貯留には，利尿薬（ループ系，チアジド系）が有効である．
- ループ利尿薬とチアジド系利尿薬の副作用に低カリウム血症がある．ジギタリス製剤は低カリウム血症で中毒を起こしやすいため，これらの利尿薬との併用に注意する．

SBO・虚血性心疾患（狭心症，心筋梗塞）について，病態（病態生理，症状等），および薬物治療（医薬品の選択等）を説明できる.

C 虚血性心疾患　ischemic heart disease

　心臓は冠動脈血液中の酸素と栄養分からエネルギーを産生し，収縮と弛緩を休むことなく繰り返し，全身に動脈血を供給している．その血液量（心拍出量）は成人で1分間に約5L，1日では約7,200Lにも及ぶ．ところが，何らかの原因によって冠動脈に狭窄や閉塞が生じ，心筋の酸素需要に見合う冠血流量（酸素供給）が得られなくなると，心筋における酸素の需要・供給のバランスが崩れ，胸部症状（不快感，圧迫感，胸痛など）が出現する．これが虚血性心疾患であり，狭心症と心筋梗塞に大別される．狭心症は一過性の心筋虚血により生じるもので，心筋壊死には至らない．それに対し，心筋梗塞は冠動脈が血栓によって閉塞し冠血流が途絶するために，支配下灌流域の心筋組織が壊死を起こし，心臓のポンプ機能に重大な障害を招く．虚血性心疾患の危険因子には，高血圧症，脂質異常症，糖尿病などの基礎疾患のほか，喫煙，過度の飲酒，寒冷などがある．

C-1　狭心症　angia pectoris

　狭心症は発作の誘因，発症機序，経過から以下のように分類される．

❶ 分　類 （図6・8）
ⓐ 誘因による分類
（1）労作性狭心症

　冠動脈が動脈硬化により狭窄を生じて冠血流量が制限されている状態で，通常の生活では症状はないが，運動などの労作によって心筋の酸素需要が増加したときに，狭心痛発作を起こす．

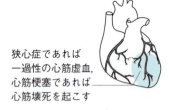

狭心症であれば一過性の心筋虚血，心筋梗塞であれば心筋壊死を起こす

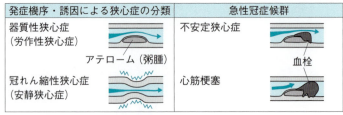

図6・8　狭心症と心筋梗塞

（2）安静狭心症

　労作とは関係なく，主に夜間から早朝にかけての安静時に発作を起こす．冠動脈のれん縮によって発症することが多いが，血栓形成による冠動脈狭窄が原因になることもある．

b 発症機序による分類

(1) 器質性狭心症

冠動脈に動脈硬化による器質的狭窄が生じ，心筋における酸素バランスが悪化して発症する狭心症であり，労作性狭心症にほぼ一致する．

(2) 冠れん縮性狭心症

心臓の表面を走行している太い冠動脈に，強いれん縮（スパスム）が生じ，心筋への酸素供給が急激に減少して発症する狭心症であり，主に夜間や早朝に発作が出現する．安静狭心症の大部分を占め，日本人に多くみられる．

(3) 冠血栓性狭心症

冠動脈内に血栓が一過性に形成され，冠血流が減少して発症する．

c 経過による分類

(1) 安定狭心症

発作の頻度，持続時間，強度，硝酸薬の効果などがほぼ一定している狭心症であり，心筋梗塞への移行率が低い．

(2) 不安定狭心症

心筋梗塞に移行する可能性が高い狭心症で，発作の頻度，持続時間，強度，硝酸薬の効果などに増悪がみられる．これは，冠動脈硬化病変のプラーク（不安定プラーク）が急激な血圧上昇などにより破綻することで，露出した内皮下組織に血小板が付着し，それにより形成された血栓が徐々に大きくなるためと考えられる．やがて拡大した血栓が，冠動脈を閉塞させると心筋梗塞となる．すなわち，不安定狭心症と心筋梗塞は同一の病態であり，これらの疾患を総称して急性冠症候群という．

❷ 症 状

前胸部の漠然とした不快感，圧迫感，絞扼感などを訴える．これらの症状は，狭心痛と呼ばれ（実際には「痛み」よりも不快感などを自覚する），しばしば左肩や左腕にも放散する．狭心痛は，労作性狭心症の場合には安静を保つことで速やかに消失し，安静狭心症でも数分以内に軽快することが多いが，不安定狭心症では15〜20分程度持続することがある．一方，高齢者や糖尿病患者では狭心痛を自覚しない無症候性心筋虚血を起こすことがあり，これは通常の狭心症よりも一般に予後が悪いとされている．

❸ 診 断

【心電図検査】 非発作時は異常を示さないことが多いが，発作時には一般にSTの低下を認める．ただし，安静狭心症の1つである冠れん縮性狭心症では，ST上昇を示すタイプ（波形が通常と異なることから，異型狭心症と呼ばれる）が多い（図6・9）．発作は短時間で消失するため，

・心電図 ☞ p.22

実際には発作時の心電図をタイミングよく記録することは困難である．そこで，労作性狭心症が疑われる患者では，トレッドミルなどの運動を負荷して心電図変化を調べる（運動負荷試験）．安静狭心症が疑われる場合は，患者にホルター心電計を装着し，日常生活中の心電図を長時間記録する．

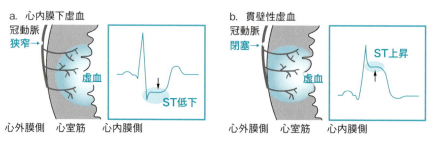

図6・9　心内膜下虚血と貫壁性虚血
冠動脈内の血液は，心臓の外側（心外膜側）から内側（心内膜側）に向かって流れるため，虚血障害は心内膜側に最も起こりやすい．虚血が心内膜下にとどまる（心内膜下虚血）場合はSTが低下するが，心内膜から心外膜にかけて心筋壁を貫く虚血（貫壁性虚血）が生じる場合はSTが上昇する．労作性狭心症では主に心内膜下虚血となるためSTが低下し，心筋梗塞では虚血の程度が大きく，多くは貫壁性虚血となるためSTが上昇する．冠れん縮性狭心症（異型狭心症）では，心筋壊死は生じないが貫壁性虚血によりST上昇を認める．

【冠動脈造影検査】　心臓カテーテルを用いて冠動脈内に造影剤を注入し，X線撮影により冠動脈狭窄の部位や程度を確認する．冠れん縮性狭心症では，通常は狭窄がみられないが，アセチルコリンまたはエルゴノビンを冠動脈内に投与すると冠れん縮が誘発される[*37]．

【心筋血流シンチグラフィ】　^{201}Tl（タリウム）や^{99m}Tc（テクネチウム）などの放射性医薬品を静注し，これらの心筋への取り込みを画像から評価する．正常部位では冠血流を介して心筋細胞に取り込まれるが，虚血部位ではこの取り込みが低下し欠損像を示す．労作性狭心症では安静時（非発作時）に血流が保たれるため，運動負荷時における欠損像を確認する．

【血液検査】　狭心症では心筋壊死が生じないため，心筋梗塞と異なり逸脱酵素増加などの所見は認められない．

❹ 治　療

治療の目的は，狭心症発作を防止し患者のQOLを向上させるとともに，心筋梗塞への進展を阻止し生命予後を改善することである．そのために，基礎疾患（高血圧症，脂質異常症，糖尿病など）があれば，その管理・治療を行い，そのほかの危険因子（喫煙，過度の飲酒，寒冷，ストレス，過労など）を避けるよう生活指導を行う．薬物療法では，狭心症の型や患者の状態（発作時・非発作時）などに応じて適切な治療薬（表6・9）を選択する．薬物による効果が期待できない場合は，経皮的冠動脈形成術（percutaneous coronary intervention, PCI）などを行う．

[*37] 正常冠動脈では，アセチルコリンは血管内皮に存在するムスカリン受容体に作用して，一酸化窒素（NO）を放出し冠血管拡張作用を示す．しかし，内皮が傷害された冠動脈では，平滑筋細胞に作用して血管収縮を起こす．エルゴノビン（エルゴメトリン）は，子宮平滑筋を特異的に収縮させるが，冠れん縮性狭心症患者では冠動脈内注入により自然発作時と同様の冠れん縮を起こす．

・心筋梗塞　☞ p.165

表6・9 主な狭心症治療薬

薬物		特徴・注意・副作用・禁忌など
硝酸薬：ニトログリセリン，硝酸イソソルビド，一硝酸イソソルビド	[特徴]	・安静・労作性狭心症における発作の治療と予防に有効 ・発作時にはニトログリセリンや硝酸イソソルビドの舌下投与または注射を行い，予防にはこれらの経皮投与などを行う ・急性心不全にも応用（舌下投与または注射を行う）
	[注意]	・舌下投与は椅子に腰掛けるか座って行う．持続性製剤（経皮剤など）は，耐性を起こしやすいので間欠投与を行う
	[副作用]	・頭痛，顔面紅潮，めまい，動悸
	[禁忌]	・PDE5阻害薬服用患者，閉塞隅角緑内障，（以下，注射を除く）重篤な低血圧，心原性ショック，頭部外傷，脳出血
β受容体遮断薬 / 非選択的β受容体遮断薬：プロプラノロール，カルテオロール，ピンドロール，ナドロール，ニプラジロール，アルプレノロール，ブフェトロール	[特徴]	・労作性狭心症に対する予防効果が高い ・頻脈性不整脈にも応用
	[注意]	・冠れん縮性狭心症を悪化させる（とくに非選択的β受容体遮断薬）
選択的β₁受容体遮断薬：アテノロール，メトプロロール，ビソプロロール，アセブトロール，ベタキソロール，セリプロロール	[副作用]	・心不全，徐脈
	[禁忌]	・高度徐脈，房室ブロック（Ⅱ度以上），非選択的β受容体遮断薬は気管支喘息
Ca拮抗薬 / ジヒドロピリジン系薬：ニフェジピン，アムロジピン，ニトレンジピン，ニソルジピン，ベニジピン，エホニジピン	[特徴]	・血管拡張作用が強力であり，安静（冠れん縮性）狭心症に対する予防効果が高い ・本態性高血圧症にも応用 ・ニフェジピンの速効性製剤などは，反射性頻脈により狭心症を悪化させることがある
	[副作用]	・頻脈，動悸，頭痛，顔面紅潮，歯肉肥厚
	[相互作用]	・グレープフルーツジュースにより作用増強（本薬の代謝酵素であるCYP3A4を，ジュース成分が阻害するため）
	[禁忌]	・妊婦
非ジヒドロピリジン系薬：ジルチアゼム，ベラパミル，ベプリジル	[特徴]	・主に労作性狭心症の予防に有効 ・上室性頻脈性不整脈にも応用
	[副作用]	・心不全，徐脈
	[禁忌]	・妊婦
K⁺チャネル開口薬：ニコランジル	[特徴]	・安静・労作性狭心症の予防に有効
	[禁忌]	・PDE5阻害薬服用患者
抗血小板薬：アスピリン，クロピドグレル，プラスグレル	[特徴]	・冠動脈内血栓を予防する（冠動脈ステント留置後などに服用）
	[注意]	・クロピドグレルの薬効は個人差が大きい（活性代謝物への代謝に関与するCYP2C19は，日本人の約20％に欠損がみられるため）
	[副作用]	・アスピリンは消化性潰瘍，出血 ・クロピドグレルとプラスグレルは出血，血栓性血小板減少性紫斑病，肝障害，無顆粒球症

a 発作の治療

狭心症の型にかかわらず，発作時には**速効性硝酸薬**[*38]（表6・10）を投与する．広く用いられているのは，**ニトログリセリン**錠や**硝酸イソソルビド**錠の**舌下投与**であるが，過度の血圧低下によりめまいや失神を起こすことがあるので，椅子に腰掛けるか座って使用する．通常，適用後1～2分で効果が現れるが，発作が寛解しなければ2～3回繰り返し投与する．それでもなお，症状が持続する場合は心筋梗塞が疑われる．速効

[*38] **硝酸薬**【作用機序】分子中から遊離したNOが，血管平滑筋の可溶性グアニル酸シクラーゼを活性化し冠れん縮を抑制するとともに，末梢動静脈を拡張させ心筋の酸素バランスを改善する．

性硝酸薬には，口腔スプレーや注射剤もあり，前者は口腔内が乾燥しやすい高齢者に適しており，後者は不安定狭心症の発作治療に有用である．

表6・10 硝酸薬の剤形と使用目的

	速効性硝酸薬（発作寛解に使用）	持続性硝酸薬（発作予防に使用）
ニトログリセリン	舌下錠，スプレー，注射	テープ，パッチ
硝酸イソソルビド	錠剤（舌下投与），スプレー，注射	錠剤（内服），徐放カプセル，テープ
一硝酸イソソルビド		錠剤（内服）

ニトログリセリンは，初回通過効果により肝臓で速やかに不活化されるため内服不可．

b 発作の予防
（1）安静狭心症の予防

冠れん縮が原因となる安静狭心症の予防には，血管拡張作用が強力なジヒドロピリジン系Ca拮抗薬[*39]が第一選択薬であり，それに持続性硝酸薬またはニコランジル[*40]が併用されることが多い．ただし，ジヒドロピリジン系薬のなかでもニフェジピンの速効性製剤などは，急激な血圧低下に伴って反射的頻脈をきたし，逆に狭心症を悪化させることがある．したがって，予防にはニフェジピンの徐放性製剤やアムロジピンなどの長時間作用薬が適している．持続性硝酸薬にはニトログリセリン経皮剤のほか，硝酸イソソルビドの経口剤や経皮剤などがある（表6・8）．これらは耐性を生じやすいため，1日8～12時間の休薬時間を設けながら，発作が起こりやすい夜間～早朝に効果が発現するよう夕食後や就寝前に貼付または服用する．

（2）労作性狭心症の予防

【薬物療法】 心仕事量を軽減し労作に伴う心筋酸素需要を減少させるβ受容体遮断薬[*41]，非ジヒドロピリジン系Ca拮抗薬（ジルチアゼム，ベラパミル）[*42]，持続性硝酸薬やニコランジルを用いる．なかでも，交感神経機能を抑制し心機能（心収縮力・心拍数）を低下させるβ受容体遮断薬が効果的である．ただし，プロプラノロールなどの非選択的β受容体遮断薬は，$β_2$受容体を遮断するために，$α_1$受容体を介した冠動脈収縮を招き，冠れん縮性狭心症を悪化させることがある．また，$β_2$受容体遮断は気管支や末梢循環障害の原因にもなるので，治療にはメトプロロールなどの選択的$β_1$受容体遮断薬が望ましい．一方，ジヒドロピリジン系Ca拮抗薬は，その強力な血管拡張作用のために反射性頻脈をきたし，労作性狭心症を悪化させることがある．持続性硝酸薬は耐性を考慮しながら投与する必要がある．これらの狭心症治療薬以外にも，抗血小板薬（低用量アスピリン，クロピドグレル，プラスグレルなど）[*43]やコレステロール合成を抑制する3-ヒドロキシ-3-メチルグルタリルCoA（HMG-CoA）還元酵素阻害薬（シンバスタチンなど）[*44]が用いられる．抗血小板薬は血栓の形成・拡大を抑制し，狭心症の不安定化を阻止する．HMG-CoA還元酵素阻害薬は，冠動脈硬化の進行を抑制する．

[*39] **ジヒドロピリジン系Ca拮抗薬**【作用機序】血管平滑筋のL型Ca^{2+}チャネルを遮断することで，冠動脈を拡張し冠れん縮を予防する．また，全身の動脈拡張により血圧を低下させ後負荷を軽減する．

[*40] **ニコランジル**【作用機序】分子中からNOを遊離するとともに，ATP感受性K^+（K_{ATP}）チャネルを開口し，冠動脈と末梢動静脈を拡張する．また，心筋細胞のミトコンドリアに存在するK_{ATP}チャネルを開口することで虚血心筋保護作用を示す（☞コラム）．

[*41] **β受容体遮断薬**【作用機序】$β_1$受容体遮断により，心拍数と心収縮力を低下させ，心筋酸素需要を減少させる．

[*42] **非ジヒドロピリジン系Ca拮抗薬（ジルチアゼム，ベラパミル）**【作用機序】血管と心筋のL型Ca^{2+}チャネルを遮断して，冠動脈と末梢動脈を拡張させるとともに心機能を低下させることで，心筋の酸素バランスを改善する．

[*43] **抗血小板薬（アスピリン，クロピドグレル，プラスグレル）**【作用機序】アスピリンは血小板のシクロオキシゲナーゼを阻害してトロンボキサンA_2産生を抑制する．クロピドグレルとプラスグレルは，血小板のADP受容体を遮断して凝集を抑制する．

[*44] **HMG-CoA還元酵素阻害薬**【作用機序】HMG-CoA還元酵素を競合的に阻害し，肝臓でのコレステロール合成を抑制する．

【非薬物療法】 薬物療法で効果がみられない症例には，PCI または冠動脈バイパス術を適用する．PCI では，冠動脈狭窄部位に金属ステントを留置する（図6・10）が，ステント内には血栓が生じやすく，さらに内膜の新生・増殖により再狭窄が生じる問題がある．そのため，PCI 施行後も継続して抗血小板薬の投与が必要である．最近では，内膜増殖を抑制する薬剤溶出性ステント[*45]が多用されるようになり，再狭窄が大幅に減少している．

*45 シロリムス（免疫抑制薬）やパクリタキセル（抗悪性腫瘍薬）などをコーティングしたステントであり，これらの薬物が内膜増殖を抑制する．

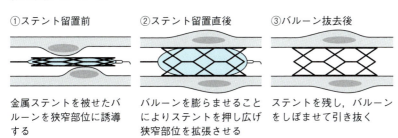

図6・10 冠動脈ステント留置術

コラム: 虚血プレコンディショニングとニコランジル

虚血プレコンディショニング（IPC）とは，心筋が長時間の虚血状態に陥る前に，短時間の虚血状態があると，長時間虚血による心筋壊死が縮小する現象である．IPC は30年ほど前に動物実験で証明されたが，臨床においても同様の現象がみられる．実際，ヒトで急性心筋梗塞24時間以内に狭心症を起こした群では，狭心症を起こさなかった群よりも心筋壊死の程度が小さく予後がよいことが報告されている．こうした現象がなぜ起こるのか，これまで実にさまざまな機序が提唱されてきたが，先行する短時間虚血が心筋細胞のミトコンドリア膜に存在する K_{ATP} チャネルを開口させる機序が有力視されている．詳細は割愛するが，ミトコンドリア K_{ATP} チャネルの開口は心筋壊死抑制に働く．ニコランジルは，血管平滑筋の K_{ATP} チャネルだけでなく，心筋のミトコンドリア K_{ATP} チャネルを開口させる作用があり，心筋梗塞による壊死を縮小し予後を改善する．そこで最近，このニコランジルの作用は，「プレコンディショニング様作用」あるいは「薬理学的プレコンディショニング」と呼ばれている．

C-2 心筋梗塞 myocardial infarction

❶ 病態生理

心筋梗塞とは，冠動脈内に生じた血栓によって冠動脈が閉塞した結果，冠血流が途絶して不可逆的な心筋壊死を生じた病態をいう．発症後1ヵ月以内を急性心筋梗塞，それ以降経過した場合を陳旧性心筋梗塞という．血栓を生じる機序として，冠動脈硬化病変の不安定プラークの破綻によるものが多いが，冠れん縮も原因になるといわれている．

❷ 症状・合併症

強い胸痛，冷汗，悪心・嘔吐などが突然現れる．これらの症状は，狭心症とは大きく異なり，30分以上持続し安静にしても軽快せず，また

硝酸薬を舌下投与しても寛解しない．発症後は，心室性不整脈（期外収縮，頻拍，細動）や徐脈，心不全，心原性ショック，心破裂などの合併症が出現し，死に至ることも多い．

❸ 診　断

【心電図検査】　診断上重要な検査であり，さまざまな経時的変化が認められる．発症直後はT波の増高がみられ，数時間後には貫壁性梗塞を反映するST上昇と異常Q波（深くて幅の広いQ波）が出現する．その後，異常Q波は残存するがSTはいったん基線に戻り，それに代わって冠性T波と呼ばれる左右対称の深い陰性T波がみられる（図6・11）．

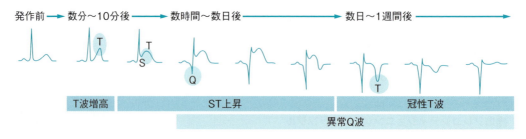

図6・11　心筋梗塞における心電図の経時的変化

- CK, CK-MB　☞p.12
- AST, LDH　☞p.12
- 心筋トロポニンT，心筋トロポニンI　☞p.23

【血液検査】　心筋壊死に伴って，さまざまな組織成分が血液中に漏出する．たとえば，クレアチンキナーゼ（CK），CK-MB（心筋に多いCKアイソザイム），アスパラギン酸アミノトランスフェラーゼ（AST），乳酸脱水素酵素（LDH）などの酵素のほか，筋収縮調整タンパク質である心筋トロポニンTと心筋トロポニンIが増加する．これらの心筋トロポニンは心筋特異性が高く，その測定は他疾患との鑑別に有用である．また，発症後速やかに増加するミオグロビンと心筋型脂肪酸結合タンパク質（heart type fatty acid-binding protein，H-FABP）が早期診断に用いられる．

- H-FABP　☞p.23

【心エコー検査】　超音波を用いた画像診断法であり，梗塞部位では壁運動異常（収縮異常）がみられる．

【心筋血流シンチグラフィ】　安静時にも梗塞部位では欠損像を示す（☞p.30）．

❹ 治　療

絶対安静にして，できるだけ早期に治療を開始する．治療は，初期治療，血栓溶解療法（再灌流療法），急性合併症治療，慢性期治療に大きく分けられる．心筋梗塞に用いられる主な治療薬を表6・11に示した．

表6・11 主な心筋梗塞治療薬

抗血栓薬	血栓溶解薬	アルテプラーゼ,モンテプラーゼ
	抗血小板薬	アスピリン,クロピドグレル,プラスグレル
硝酸薬		ニトログリセリン
抗不整脈薬	心室性不整脈治療薬	リドカイン,アミオダロン,ニフェカラント
	徐脈性不整脈治療薬	アトロピン
強心薬(カテコールアミン製剤)		ドパミン,ドブタミン,ノルアドレナリン
鎮痛薬		モルヒネ

a 初期治療

低酸素状態を改善するために酸素 (O) の吸入を行い,モルヒネ[*46] (M),ニトログリセリン (N),アスピリン (A) を使用する (以上の頭文字から"MONA"と呼ばれる治療を行う).モルヒネは胸痛や不安を緩和するだけでなく,末梢静脈を拡張して前負荷を軽減するので,心筋酸素需要を減らす効果がある.ニトログリセリン (舌下投与または静注) は,心筋梗塞による胸痛発作に無効であるが,前・後負荷を軽減して梗塞拡大を防止する.また,冠動脈の再閉塞防止のためアスピリンを咀嚼服用に加えてヘパリン[*47]の静注を行う.

[*46] モルヒネ 【作用機序】中枢のオピオイドμ受容体に作用して,一次知覚神経からの神経刺激情報を遮断し強力な鎮痛効果を現す.

[*47] ヘパリン 【作用機序】アンチトロンビンⅢと特異的に結合することにより,トロンビンと第Xa因子に対するアンチトロンビンⅢの阻害作用を増強し,血液凝固を抑制する.

b 再灌流療法

閉塞した冠動脈の再灌流には,血栓溶解療法またはPCIを適用することが多いが,これらが無効か困難な場合は冠動脈バイパス術が行われる.血栓溶解療法では,発症後6時間以内に血栓溶解薬 (アルテプラーゼ,モンテプラーゼ)[*48]を静脈内投与する.その際,重篤な出血 (脳出血など) が起こることがあるので,患者の状態を十分に観察し出血の早期発見に留意する.また,出血患者や出血の恐れがある患者 (重篤な高血圧患者を含む) には投与禁忌である.これら血栓溶解療法の問題点や再開通率の面から,今日では薬剤溶出ステントを用いたPCIが主流であるが,血栓溶解療法や血栓吸引療法の施行後にPCIを行うことも多い.

[*48] 血栓溶解薬(アルテプラーゼ,モンテプラーゼ) 【作用機序】フィブリンに対する親和性が高く,血栓上でプラスミノゲンをプラスミンに転化させ,これがフィブリンを分解し血栓を溶解する.

c 急性合併症治療

急性合併症のなかでもPVCは高頻度でみられ,しかもVT・VFといった致死性不整脈に移行する場合がある.PVCにはリドカイン[*49]を静注し,VT・VFに対しては,Ⅲ群薬[*49] (アミオダロン,ニフェカラント) の静注や電気的除細動を行う.徐脈が生じた場合はアトロピン[*7]を静注する.心原性ショックに対してはカテコールアミン製剤 (ドパミン,ドブタミン,ノルアドレナリンなど)[*26]を投与する.

[*49] リドカイン,Ⅲ群薬 【作用機序】☞ p.145

[*7] ☞ p.144

[*26] ☞ p.154

d 慢性期治療

血栓予防のため,抗血小板薬 (低用量アスピリンなど) の内服を行う.慢性心不全の予防には,ACE阻害薬[*29] (またはARB[*30])やβ受容体遮断薬 (カルベジロールなど)[*31]が有効である.さらに,患者の病態に応

[*29,30,31] ☞ p.156

じて，抗不整脈薬や脂質異常症治療薬などを投与することがある．

> **ポイント**
> - 虚血性心疾患は，狭心症と心筋梗塞に大別される．狭心症は一過性の心筋虚血により生じ心筋壊死には至らないが，心筋梗塞では冠動脈が血栓によって閉塞し壊死を起こす．
> - 心電図所見において，狭心症発作時には一般にSTが低下するが，冠れん縮性狭心症（異型狭心症）と心筋梗塞ではSTが上昇する．
> - 心筋梗塞では，心筋壊死に伴って逸脱酵素（CK，CK-MB，AST，LDH），トロポニンT，トロポニンI，ミオグロビン，H-FABPが血中に増加するが，これらの所見は狭心症では認められない．
> - 狭心症発作の治療には，速効性硝酸薬（ニトログリセリン舌下投与など）が有効であるが，効果が現れない場合は心筋梗塞が疑われる．
> - 安静（冠れん縮性）狭心症の予防にはジヒドロピリジン系Ca拮抗薬，労作性狭心症の予防にはβ受容体遮断薬がそれぞれ効果的である．これらの治療薬は，持続性硝酸薬（ニトログリセリン経皮投与など）と併用されることが多い．
> - β受容体遮断薬（とくに非選択的β受容体遮断薬）は，冠れん縮性狭心症を悪化させることに注意する．
> - 冠動脈ステント留置術では，ステント内に生じる血栓を予防するため，抗血小板薬（低用量アスピリンなど）を投与する．
> - 心筋梗塞の初期治療では，酸素吸入とともにモルヒネ，ニトログリセリン，アスピリンを投与する（MONA）．血栓溶解療法による再灌流では，アルテプラーゼなどを発症後6時間以内に静脈内投与する．
> - 心筋梗塞に伴う心室性不整脈（とくにPVC）に対しては，リドカインを静注する．

SBO・以下の高血圧症について，病態（病態生理，症状等），および薬物治療（医薬品の選択等）を説明できる．
　本態性高血圧症，二次性高血圧症（腎性高血圧症，腎血管性高血圧症を含む）．

D 高血圧症　hypertension

血圧とは，血液が血管壁に及ぼす圧力（一般には動脈内圧）であり，心拍出量と末梢血管抵抗との積で規定される．したがって，心臓の収縮期における血圧（収縮期血圧）が最も高くなり，これを最高血圧（または最大血圧）ともいう．一方，心拡張期における血圧（拡張期血圧）は最も低くなることから，これを最低血圧（または最小血圧）ともいう．心拍出量と末梢血管抵抗は，自律神経系やRAA系をはじめ生体内のさまざまな機構によって巧妙に調節されている．そのため血圧は，通常ほぼ一定の範囲内に維持されているが，夜間には低下し，朝方から昼間には上昇するという日内変動がみられる．

　高血圧症とは，安静時の血圧が基準範囲よりも高く維持されている病態であり，わが国の高血圧者は約4,300万人と推定されている．高血圧有病率は，高齢になるほど高くなり，50歳代以上の男性と60歳代以上の女性では，それぞれ60％を超えている．

❶ 分　類

　高血圧症は，高血圧症全体の大部分（90〜95％）を占める**本態性高血**

圧症とそれ以外（5～10％）の二次性高血圧症に大きく分類される．本態性高血圧症の原因は不明であるが，遺伝的素因と環境因子（ストレス，肥満，運動不足，塩分，喫煙，アルコールなど）が関与する．二次性高血圧症は原因となる基礎疾患によって発症するもので，代表的なものに腎性高血圧症（腎実質性高血圧症，腎血管性高血圧症）や内分泌性高血圧症［原発性アルドステロン症，クッシング（Cushing）症候群，褐色細胞腫など］がある（表6・12）．

- 原発性アルドステロン症　☞ p.391
- クッシング症候群　☞ p.389
- 褐色細胞腫　☞ p.392

表6・12　代表的な二次性高血圧症

腎性高血圧症	腎実質性高血圧症	腎炎などにより腎機能が障害され，Na^+と水の排泄が低下するため，体液量が増加し血圧が上昇する．二次性高血圧症のなかで最も発生頻度が高い
	腎血管性高血圧症	動脈硬化などにより，腎動脈に狭窄が生じ腎血流量が低下する．それにより，RAA系が活性化され血圧が上昇する
内分泌性高血圧症	原発性アルドステロン症	副腎皮質の腺腫や過形成によって，アルドステロンの産生・分泌が過剰となり，Na^+貯留による高血圧と低K血症をきたす
	クッシング症候群	副腎腺腫，副腎癌，下垂体腺腫または異所性副腎皮質刺激ホルモン（ACTH）産生腫瘍によって，コルチゾールの産生・分泌が過剰となり，血圧上昇など多彩な症状を示す
	褐色細胞腫	副腎髄質や傍神経節のクロム親和性細胞に腫瘍が生じ，カテコールアミンの産生・分泌が過剰となるため，血圧上昇や動悸，発汗過多などを起こす

❷ 症状・合併症

高血圧自体による自覚症状はほとんど現れないが，高血圧が長期にわたると血管，脳，心臓，腎臓などの臓器が障害され，脳血管障害（脳出血，脳梗塞），虚血性心疾患，心不全，腎不全，閉塞性動脈硬化症など重篤な心血管合併症を引き起こす（図6・12）．

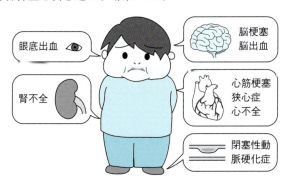

図6・12　高血圧の合併症

❸ 診　断

高血圧の基準は，診察室での血圧測定で収縮期血圧（最高血圧）140 mmHg/拡張期血圧（最低血圧）90 mmHg以上である（表6・13）．しかし，血圧は絶対値だけでなく，変動パターンや日内変動の異常が，

心血管疾患の発症や進展に大きく関係する．とくに，白衣高血圧と仮面高血圧は，一般の外来や健康診断では発見されにくいため，自動血圧計を用いた家庭血圧測定や24時間自由行動下血圧測定（ambulatory blood pressure monitoring, ABPM）が極めて重要である．家庭血圧値は135/85 mmHg 以上，ABPMによる平均血圧値は130/80 mmHg 以上の場合に高血圧として対処する（図6・13）．

表6・13　成人における血圧値の分類 (mmHg)

分類		収縮期血圧		拡張期血圧
正常域血圧	至適血圧	<120	かつ	<80
	正常血圧	120〜129	かつ/または	80〜84
	正常高値血圧	130〜139	かつ/または	85〜89
高血圧	Ⅰ度高血圧	140〜159	かつ/または	90〜99
	Ⅱ度高血圧	160〜179	かつ/または	100〜109
	Ⅲ度高血圧	≧180	かつ/または	≧110
	(孤立性)収縮期高血圧	≧140	かつ	<90

[日本高血圧学会：高血圧治療ガイドライン2014, p19, 表2-5より許諾を得て転載]

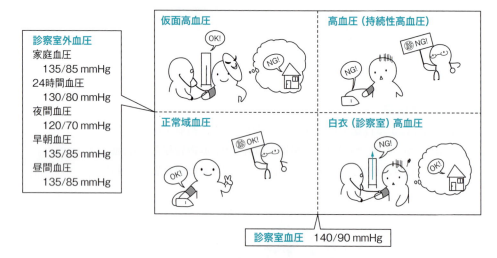

図6・13　診察室血圧・診察室外血圧に基づく高血圧の分類

a 白衣（診察室）高血圧

家庭など診察室外での血圧は正常域であるが，診察時の血圧が緊張により高血圧を示す状態をいう．予後は持続性高血圧より良好であるが，将来，持続性高血圧に移行するリスクがある．

b 仮面高血圧

診察室血圧は正常域であるが，家庭や職場での血圧が高血圧を示す状態をいう．心血管疾患の発症リスクは，持続性高血圧の場合と同程度に高い．仮面高血圧には，夜間高血圧，早朝高血圧，昼間高血圧も含まれる．

(1) 夜間高血圧

通常，血圧は昼間よりも夜間に低値となるが，夜間に降圧しない状態または夜間に昇圧を示す状態をいう（夜間血圧平均値≧120/70 mmHg）．

(2) 早朝高血圧

夜間高血圧から継続して早朝血圧が高い状態，または朝方に血圧が急激に上昇する状態（モーニングサージ）をいう（早朝血圧平均値≧135/85 mmHg）．

(3) 昼間高血圧（ストレス下高血圧）

診察室血圧や家庭血圧が正常域でも，職場や家庭のストレスにさらされている昼間の時間帯の血圧平均値が高い状態をいう（昼間血圧平均値≧135/85 mmHg）．

❹ 本態性高血圧症の治療

高血圧治療の目的は，高血圧の持続によってもたらされる心血管疾患の発症・進展・再発を抑制し，死亡を減少させるとともに，高血圧患者が健常者と変わらぬ日常生活を送ることができるように支援することである．

本態性高血圧症の発症・進展には，食生活の乱れや運動不足などの生活習慣が関与することから，治療では食事・運動療法による生活習慣の改善を一定期間行い，それでも十分な降圧が得られない場合に，食事・運動療法を継続しながら薬物療法（降圧薬治療）を行うのが基本である．ただし，心血管疾患のリスクが高い患者[糖尿病患者，慢性腎臓病（CKD）患者，危険因子の多い患者など]に対しては，直ちに降圧薬治療を開始する．

a 降圧目標（表6・14）

降圧目標は，年齢や合併症によって異なる．とくに，心血管疾患のリスクが高い糖尿病やタンパク尿陽性のCKDを合併している患者では，合併していない高血圧患者よりも降圧目標値が低く設定されている．

表6・14　降圧目標 (mmHg)

	診察室血圧	家庭血圧
若年（40歳未満）・中年（40〜64歳）・前期高齢者（65〜74歳）患者	140/90未満	135/85未満
後期高齢者（75歳以上）患者	150/90未満 （忍容性があれば140/90未満）	145/85未満（目安） （忍容性があれば135/85未満）
糖尿病患者	130/80未満	125/75未満
CKD患者（タンパク尿陽性）	130/80未満	125/75未満（目安）
脳血管障害患者 冠動脈疾患患者	140/90未満	135/85未満（目安）

[日本高血圧学会：高血圧治療ガイドライン2014, p35, 表3-3より許諾を得て一部改変し転載]

b 生活習慣の改善（食事療法，運動療法）

生活習慣の改善（表6・15）は，それ自体で軽度の降圧が期待されるばかりでなく，降圧薬の作用増強や減量の一助となり得る．したがって，降圧薬開始前のみならず，降圧薬開始後であっても生活習慣の改善を積極的に勧める．また，合併症予防の目的からも，原則としてすべての高血圧患者に対して生活習慣改善の教育・指導を行う必要がある．

表6・15 生活習慣の改善

項　目	概　要
減　塩	食塩摂取量を6 g/日未満にする
野菜・果物，脂質	野菜，果物，魚（魚油）を積極的に摂取し，コレステロールや飽和脂肪酸の摂取を控える
減　量	BMI（体重（kg）÷［身長（m）］^{2}）を25未満にする
運　動	有酸素運動を中心に定期的に（毎日30分以上を目標に）行う
節　酒	エタノール量で男性20〜30 mL/日以下，女性10〜20 mL/日以下に制限する
禁　煙	禁煙とともに受動喫煙の防止に努める

［日本高血圧学会：高血圧治療ガイドライン2014，p40，表4-1を参考に著者作成］

c 薬物療法

薬物療法では，各降圧薬の特徴（表6・16）や副作用・禁忌（表6・17）とともに，患者の病態や危険因子の有無を考慮して降圧薬を選択する．合併症のない高血圧に対しては，Ca拮抗薬[*50]，ACE阻害薬[*51]，ARB[*52]および利尿薬（チアジド系薬，チアジド系類似薬）[*53]の4種類が第一選択薬である．原則として，これらの単剤の投与を低用量から開始し，十分な降圧効果が得られない場合は，増量するかまたはほかの種類の降圧薬を少量併用して投与する．併用療法では，相性のよい降圧薬を組み合わせることで，効果の増強とともにおのおのの降圧薬の副作用を軽減することが期待できる．とくに推奨されているのは，①ACE阻害薬（またはARB）とCa拮抗薬，②ACE阻害薬（またはARB）と利尿薬，③Ca拮抗薬と利尿薬の組み合わせであるが，それでも効果不十分な場合はACE阻害薬（またはARB），Ca拮抗薬および利尿薬の3剤併用療法が一般に行われる．

一方，合併症のある場合の降圧療法（表6・18）では，その合併症に改善作用のある，または合併症を悪化させない降圧薬が用いられる．とくにACE阻害薬とARBは，心保護作用（慢性心不全の予後を改善する），腎保護作用（糸球体内圧を低下させタンパク尿を改善する），インスリン感受性改善作用，抗動脈硬化作用および脳循環調節改善作用を有することから，心不全，CKD，脳血管障害などの臓器障害や糖尿病，脂質異常症を合併する高血圧患者に適している．糖尿病や脂質異常症を有する症例には，糖・脂質代謝に悪影響をきたすことなく強力な降圧効果を発揮するCa拮抗薬も多用される．

[*50] **Ca拮抗薬**　【作用機序】ジヒドロピリジン系Ca拮抗薬は，血管平滑筋のL型Ca^{2+}チャネルを遮断することで，全身の細動脈を拡張し末梢血管抵抗を下げる．ジルチアゼムは，血管平滑筋と心筋のL型Ca^{2+}チャネルを遮断し，末梢血管抵抗と心拍出量を低下させる．

[*51] **ACE阻害薬**　【作用機序】アンギオテンシンII産生を抑制して，血管収縮と副腎皮質からのアルドステロン分泌を抑制する．また，ACEと同一酵素であるキニナーゼIIの阻害により，血管拡張作用をもつブラジキニンの分解を抑制する．

[*52] **ARB**　【作用機序】アンギオテンシンAT_1受容体を遮断して，血管収縮とアルドステロン分泌を抑制して降圧作用を示す．

[*53] **チアジド系・チアジド系類似利尿薬**　【作用機序】遠位尿細管のNa^+-Cl^-共輸送系を阻害して，利尿を促進し心拍出量を減少させる．さらに，血管平滑筋に対する直接的な弛緩作用を示す．

表6・16 主な降圧薬

分 類	薬 物	特徴・注意
Ca拮抗薬	**ジヒドロピリジン系**：ニフェジピン, ニカルジピン, フェロジピン, アムロジピン, マニジピン, シルニジピン, ニソルジピン, エホニジピン, アゼルニジピン, ニトレンジピン **ベンゾチアゼピン系**：ジルチアゼム	・降圧作用が強力で, 有効性が高い ・ジヒドロピリジン系は, 臓器血流保持効果が高く臓器障害合併例や高齢者にも使用しやすい ・糖・脂質・電解質代謝に悪影響を及ぼさない ・グレープフルーツジュースにより作用増強（併用注意）
RAA系抑制薬	**ACE阻害薬**：カプトプリル, エナラプリル, リシノプリル, テモカプリル, イミダプリル, アラセプリル, シラザプリル, デラプリル **ARB**：ロサルタン, バルサルタン, カンデサルタンシレキセチル, オルメサルタンメドキソミル, テルミサルタン **レニン阻害薬**：アリスキレン	・心保護作用（慢性心不全の予後改善）, 腎保護作用（糸球体内圧の低下）, インスリン感受性改善作用, 抗動脈硬化作用, 脳循環調節改善作用があるため, 心, 腎, 脳の臓器合併症や糖尿病, 脂質異常症を有する症例に適している ・ACE阻害薬の多くは, 腎排泄性のため腎障害時は少量から投与する ・半減期が長く, 効果が長時間持続する
利尿薬	**チアジド系利尿薬**：ヒドロクロロチアジド, トリクロロメチアジド **チアジド系類似利尿薬**：メフルシド, インダパミド, トリパミド **ループ利尿薬**：フロセミド **抗アルドステロン薬**：スピロノラクトン, エプレレノン	・チアジド系利尿薬の少量（1/4～1/2錠）投与は, 顕著な副作用をきたすことなく降圧効果を現す ・ループ利尿薬は降圧効果が弱く, 高血圧症よりも浮腫（心性・腎性・肝性）の改善に用いられる ・抗アルドステロン薬は慢性心不全の長期予後を改善する ・糖・脂質・電解質代謝に悪影響を及ぼしやすい
α_1受容体遮断薬	プラゾシン, ブナゾシン, テラゾシン, ドキサゾシン, ウラピジル	・脂質代謝改善作用がある ・前立腺肥大による排尿障害を改善 ・褐色細胞腫では手術前の血圧管理に用いる ・早朝高血圧に眠前投与で使用する
β受容体遮断薬	**非選択的β受容体遮断薬**：プロプラノロール, カルテオロール, ピンドロール, ナドロール, ニプラジロール **選択的β_1受容体遮断薬**：アテノロール, メトプロロール, ビソプロロール, ベタキソロール, アセブトロール	・労作性狭心症を合併した本態性高血圧症に適している ・ビソプロロールは慢性心不全にも応用 ・糖・脂質代謝に悪影響を及ぼしやすい
$\alpha_1\beta$受容体遮断薬	ラベタロール, カルベジロール, アロチノロール, アモスラロール	・ラベタロールとアモスラロールは, 本態性高血圧症のほか褐色細胞腫による高血圧に応用 ・カルベジロールは慢性心不全にも応用
その他	**中枢性降圧薬**：メチルドパ **血管拡張薬**：ヒドララジン	・本態性高血圧症のほか, 妊娠高血圧症候群に応用

$\alpha_1\beta$受容体遮断薬 【作用機序】α_1受容体遮断による血管拡張, β受容体遮断による心拍出量低下, レニン分泌抑制などが降圧に関与する.

メチルドパ 【作用機序】中枢内でα-メチルノルアドレナリンに代謝されて, これが血管運動中枢のα_2受容体を刺激し, 中枢性に末梢交感神経活動を抑制し降圧を起こす.

ヒドララジン 【作用機序】細動脈の血管平滑筋を直接拡張して降圧作用を現す.

表6・17 降圧薬の主な副作用と禁忌

種　類		副作用	禁　忌
Ca拮抗薬	ジヒドロピリジン系	頻脈，動悸，頭痛，顔面紅潮，歯肉肥厚	妊婦
	ベンゾチアゼピン系	心不全，徐脈	妊婦，心不全，房室ブロック（Ⅱ度以上），洞不全症候群
RAA系抑制薬	ACE阻害薬	高K血症，空咳，血管浮腫	妊婦，血管浮腫，デキストラン硫酸固定化セルロースを用いた吸着器によるアフェレーシス施行*
	ARB	高K血症，腎不全	妊婦
	レニン阻害薬	高K血症	妊婦
利尿薬	チアジド系利尿薬，チアジド系類似利尿薬	低Na血症，低K血症，高血糖，脂質代謝異常，高尿酸血症	急性腎不全，低Na血症，低K血症
	ループ利尿薬	低Na血症，低K血症，高血糖，脂質代謝異常，高尿酸血症	低Na血症，低K血症
	抗アルドステロン薬	低Na血症，高K血症，性欲減退，女性化乳房	高K血症，急性腎不全
α₁受容体遮断薬		起立性低血圧（初回投与時に起きやすいので，少量から投与開始），頻脈，頭痛	
β受容体遮断薬	非選択的β受容体遮断薬	心不全，房室ブロック，徐脈，気管支喘息・けいれん，末梢循環障害	心不全，高度徐脈，房室ブロック（Ⅱ度以上），洞房ブロック，未治療の褐色細胞腫，気管支喘息・けいれん
	選択的β₁受容体遮断薬	心不全，房室ブロック，徐脈	心不全，高度徐脈，房室ブロック（Ⅱ度以上），洞房ブロック，未治療の褐色細胞腫
α₁, β受容体遮断薬		心不全，徐脈，気管支喘息	心不全，高度徐脈，房室ブロック（Ⅱ度以上），洞房ブロック
その他	メチルドパ	眠気，めまい，ふらつき	
	ヒドララジン	頻脈，全身性エリテマトーデス様症状	虚血性心疾患

*そのほか，トリプトファン固定化ポリビニルアルコールまたはポリエチレンテレフタレートを用いた吸着器によるアフェレーシスの施行中，あるいはアクリロニトリルメタリルスルホン酸ナトリウム膜を用いた血液透析中のACE阻害薬の投与は，ショックやアナフィラキシー様症状の危険があるため禁忌である．

表6・18 合併症がある高血圧症の薬物療法

合併症	降圧療法
脳血管障害	超急性期にはCa拮抗薬（ニカルジピン，ジルチアゼム）またはニトログリセリンなどの微量点滴静注を行い，慢性期には降圧時に脳血流を減少させないCa拮抗薬，ARB，ACE阻害薬，利尿薬が推奨される
狭心症	労作性狭心症には，心筋酸素需要を減少させるβ受容体遮断薬またはCa拮抗薬を用いる．冠れん縮性狭心症には，強力な血管拡張作用をもつジヒドロピリジン系Ca拮抗薬を第一選択薬とする（β受容体遮断薬は悪化させるので注意）
慢性心不全	ACE阻害薬（またはARB），β受容体遮断薬および利尿薬の3剤併用療法が，降圧効果と慢性心不全の予後改善に優れる
CKD	食塩とタンパク質の摂取制限とともに，腎保護作用（タンパク尿改善作用）を示すACE阻害薬またはARBを第一選択薬として投与する．降圧不十分であれば，利尿薬またはCa拮抗薬を追加する
糖尿病	インスリン感受性を高めるACE阻害薬またはARBを第一選択薬とする．降圧不十分な場合はCa拮抗薬を併用し，糖尿病合併患者の降圧目標（診察室血圧130/80 mmHg未満）をめざす
脂質異常症	脂質代謝に悪影響を及ぼす利尿薬とβ受容体遮断薬を避け，ACE阻害薬，ARBやCa拮抗薬を適用する．必要に応じて，脂質代謝改善作用があるα₁受容体遮断薬を導入する

糖尿病やCKDの合併患者に対しては，降圧薬投与開始から単剤の通常用量を使用するか2剤以上の併用療法を行う．

❺ 二次性高血圧症の治療

　一般に原因疾患の治療を優先するが，多くの場合は降圧薬治療もあわせて行う．

a 腎性高血圧症の治療

(1) 腎実質性高血圧症

腎保護作用がある ACE 阻害薬や ARB を主体とした降圧治療を行う．

(2) 腎血管性高血圧症

第一選択は腎血管狭窄に対する外科的治療であるが，一般には ACE 阻害薬または ARB を用いて治療を開始する．ただし，両側性腎動脈狭窄の場合，薬物の輸出動脈拡張作用によって腎血流量が急速に減少し腎機能が悪化するため，降圧には Ca 拮抗薬を使用する．

b 内分泌性高血圧症の治療

(1) 褐色細胞腫（☞第13章 p.392）

副腎摘出を原則行う．摘出後は低血圧やショック症状を起こすことがある[*54]ため，手術前に $α_1$ 受容体遮断薬[*55]を投与して血圧管理を行う．頻脈や不整脈がある場合には，β受容体遮断薬を併用するが，β受容体遮断薬の単独投与は禁忌である（α作用が増強され著しい昇圧を招く危険がある）．

(2) 原発性アルドステロン症（☞第13章 p.391）

副腎摘出が基本であるが，手術前や手術をしない場合には，抗アルドステロン薬（スピロノラクトン，カンレノ酸カリウム）[*56]を投与して高血圧と低カリウム血症を改善する．

(3) クッシング症候群（☞第13章 p.389）

原因病巣の摘出が第一選択である．

❻ 薬物療法における主な副作用（表6・17）

すべての降圧薬に共通して，めまい，ふらつき，倦怠感や脱力感など降圧作用に伴う症状が出現しやすいので，服用時には車の運転や高所作業などに十分注意する．また，以下のように心血管系や呼吸器系，代謝系に対する副作用が比較的多くみられる．

a 心血管系に対する副作用

ジヒドロピリジン系 Ca 拮抗薬は強力な血管拡張により，反射性頻脈や頭痛，顔面紅潮などを起こすことがある．これは，作用発現の早い速効性ニフェジピンなどで顕著である．同様の頻脈や頭痛は，$α_1$ 受容体遮断薬でもみられる．また，$α_1$ 受容体遮断薬は初回投与時に静脈還流量の低下による起立性低血圧（めまい・失神）をきたしやすい（first dose phenomenon）ため，投与開始は少量から行う．β受容体遮断薬は，$β_1$ 受容体遮断により心収縮力低下と伝導障害をきたし，$β_2$ 受容体遮断により冠血管と末梢血管の拡張を阻害する．そのため，心不全，高度徐脈，房室ブロック（Ⅱ度以上），洞房ブロックのほか，一部の薬物は冠れん縮性狭心症や重度末梢循環障害に投与禁忌である．ベンゾチアゼピン系

[*54] 褐色細胞腫では長期的にカテコールアミンに曝露されるため，受容体感受性が低下する．その状態で，副腎を摘出するとカテコールアミンの作用が欠乏し，血圧が過度に低下することがある．

[*55] **$α_1$ 受容体遮断薬**【作用機序】$α_1$ 受容体を選択的に遮断して，血管平滑筋を弛緩させ末梢血管抵抗を低下させる．

[*56] **抗アルドステロン薬**【作用機序】遠位尿細管と集合管のアルドステロン受容体を遮断して利尿を促し，降圧効果を示す．

Ca拮抗薬（ジルチアゼム）も心抑制作用があるため，β受容体遮断薬との併用により心不全や徐脈が強まる恐れがある．

b 呼吸器系に対する副作用

頻度の高い副作用にACE阻害薬による空咳があり，わが国では服用患者の20〜30％にみられる．また，ACE阻害薬の重大な副作用として，頻度は少ない（服用患者の0.1〜0.2％）が血管浮腫*57により呼吸困難を引き起こし致死的になることがある（血管浮腫の既往者に禁忌）．ACE阻害薬は，ブラジキニン分解に働くキニナーゼⅡ（ACEと同一酵素）を阻害するため，増加したブラジキニンが空咳（気管の知覚神経刺激による）と血管浮腫（血管透過性亢進による）の発現に関与する．したがって，これらの副作用はARBやレニン阻害薬では少ないが，皆無ではないので注意が必要である．そのほか，β受容体遮断薬（主にβ$_2$受容体遮断薬）による気管支喘息・気管支けいれんがある．

c 糖・脂質・尿酸代謝に対する副作用

チアジド系利尿薬，チアジド系類似利尿薬とループ利尿薬は，耐糖能異常（高血糖），脂質代謝異常，高尿酸血症など代謝系に対する副作用が多くみられる．β受容体遮断薬も糖・脂質代謝に悪影響を及ぼすことが指摘されており，高齢者，糖尿病や耐糖能異常などの合併患者には慎重に投与する．

d 電解質代謝に対する副作用

降圧薬のいくつかは電解質代謝に影響を及ぼすが，なかでもK$^+$濃度を変動させるものが多い．ACE阻害薬，ARB，レニン阻害薬および抗アルドステロン薬は，アルドステロンによるK$^+$排泄を抑制して高カリウム血症をきたすことがある．とくに，腎不全患者への投与は著しい高カリウム血症を生じ，致死性不整脈を生じる可能性がある．抗アルドステロン薬は，高カリウム血症と腎不全に禁忌であり，ACE阻害薬（またはARB）との併用にも注意が必要である．一方，チアジド系利尿薬，チアジド系類似利尿薬とループ利尿薬は，K$^+$の尿中排泄を促進し低カリウム血症とそれに伴う症状（倦怠感，疲労感，不整脈など）を招くことがある（低カリウム血症に禁忌）．その対策として，これらの利尿薬使用時にはK$^+$を補給する．あるいは，ACE阻害薬（またはARB）と併用することでK$^+$に対するおのおのの副作用を軽減することができ，しかも降圧効果の増強が期待できる．降圧利尿薬は共通してNa$^+$を排泄させるため，低ナトリウム血症とそれに伴う症状（倦怠感，食欲不振，嘔気・嘔吐，けいれん，意識障害など）にも注意する．

---

*57 **血管浮腫** 皮膚や粘膜に生じる発作性・限局性の浮腫で，血管性浮腫またはクインケ浮腫ともいう．眼瞼や口唇などに好発するが，咽・喉頭に浮腫が生じて呼吸困難を起こすこともある．ACE阻害薬による血管浮腫では，喉頭浮腫をきたすことが多く重篤化しやすい．

e その他の副作用

Ca拮抗薬によって，歯肉が過度に増殖した歯肉肥厚（歯肉増殖症）が発現することがある．とくにニフェジピンによる発現率が高いといわれている．また，抗アルドステロン薬であるスピロノラクトンの副作用として，男性に性欲減退や女性化乳房がみられる（エプレレノンでは少ない）．

ポイント

- 高血圧症には，原因不明の本態性高血圧症と，明らかな原因疾患によって生じる二次性高血圧症があり，本態性高血圧症が高血圧症全体の9割以上を占める．
- 高血圧症の基準は，診察室血圧が収縮期血圧140 mmHg以上かつ/または拡張期血圧90 mmHg以上である．
- 高血圧症は，自覚症状に乏しいが脳血管障害，虚血性心疾患，心不全，腎硬化症などのさまざまな合併症を引き起こす．
- 持続性高血圧と同様，仮面高血圧，夜間高血圧，早朝高血圧は心血管疾患の発症リスクが高く，これらの診断には家庭や24時間自由行動下での血圧測定が有用である．
- 糖尿病患者とCKD患者（尿タンパク質陽性）の降圧目標（診察室血圧）は，130/80 mmHg未満である．
- 本態性高血圧症の治療には，生活習慣の改善と薬物療法がある．薬物療法は，生活習慣を改善しても降圧不十分な患者や心血管疾患の高リスク患者に適用される．
- 本態性高血圧症の第一選択薬は，Ca拮抗薬，ACE阻害薬，ARB，利尿薬であり，原則として単剤の投与を低用量から開始する．
- Ca拮抗薬は降圧効果が高く，副作用が比較的少ない．また，ACE阻害薬とARBは慢性心不全，腎機能障害，糖尿病，脳血管障害の合併患者に適している．
- 注意すべき副作用として，ACE阻害薬には高カリウム血症，空咳や血管浮腫が，ARBと抗アルドステロン薬には高カリウム血症がある．また，チアジド系利尿薬，チアジド系類似利尿薬とループ利尿薬は低カリウム血症，耐糖能異常（高血糖），脂質代謝異常，高尿酸血症など代謝系に対する副作用が多い．

E 閉塞性動脈硬化症 arteriosclerosis obliterans, ASO

SBO・以下の疾患について概説できる．
閉塞性動脈硬化症（ASO）

❶ 病態生理

ASOとは，下肢の主幹動脈にアテローム性硬化（粥状硬化）が生じ，その内腔が徐々に狭窄ないし閉塞するために，慢性の循環障害をきたす動脈硬化性疾患である．特徴的な症状として，間欠性跛行（一定距離を歩くと足にしびれや痛みを生じ歩行困難となるが，休息により再び歩行可能となる状態）が多くの患者でみられる．高血圧症，糖尿病，脂質異常症，喫煙などが危険因子であり，中高年の男性に好発する．末梢動脈の狭窄・閉塞性病変や拡張性病変を示す疾患を総称して末梢動脈疾患というが，その大多数がASOである．

❷ 分類・症状

臨床症状の重症度は，フォンテイン (Fontaine) 分類によって I 度から IV 度に分けられている (図6・14).

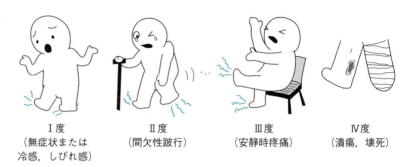

図6・14　フォンテイン (Fontaine) 分類

❸ 診　断

【下肢の触診】　冷感を認める．足背・膝窩動脈の拍動は，減弱または消失している．

【足関節上腕血圧比の測定】　足関節上腕血圧比 (ankle-brachial index, ABI) とは，足関節の収縮期血圧を上腕の収縮期血圧で除した値をいう．健常者では足関節血圧が上腕血圧より高く 1 以上を示すが，ASO 患者では 0.9 以下となる．

【画像診断】　血管超音波検査，血管造影，CT 血管造影，MR 血管造影などにより，血管の狭窄・閉塞の程度や部位を確認する．

❹ 治　療

症状の有無にかかわらず，禁煙と食生活の改善（脂質・塩分の制限）を行う．また，高血圧症や糖尿病，脂質代謝異常などの危険因子があれば，その治療を行う．フォンテイン分類 II 度以下の患者には，あわせて運動療法も行う．薬物療法では，血管拡張薬や抗血小板薬を用いる（表6・19）．とくに，II 度以下の患者には，経口剤（シロスタゾール[*58]，サルポグレラート[*59]，ベラプロスト[*60]，ADP 受容体遮断薬[*61]，イコサペント酸エチル[*62]）を用いる．なかでも，シロスタゾールは間欠性跛行に対して有効性が高いが，頻脈をきたしやすいため，虚血性心疾患や心不全を合併している患者には注意を要する．経口剤で効果不十分であれば，アルプロスタジルなどのプロスタグランジン (PG) E_1 製剤[*63]を静注する．III 度以上の安静時疼痛や潰瘍を認める患者には，血行再建術（ステント留置，バイパス術など）を優先して行った後，開存性を維持するために低用量アスピリンを長期投与する．

[*58] **シロスタゾール**【作用機序】血小板と血管平滑筋の PDE3 を阻害して，細胞内 cAMP を増加させ血小板凝集抑制作用と血管拡張作用を現す．

[*59] **サルポグレラート**【作用機序】血小板と血管平滑筋の 5-HT_2 受容体を遮断し，セロトニンによる血小板凝集と血管収縮を抑制する．

[*60] **ベラプロスト**【作用機序】PGI_2 受容体 (IP) に作用して，血管を拡張させるとともに血小板凝集を抑制する．

[*61] **ADP 受容体遮断薬**【作用機序】ADP 受容体サブタイプの $P2Y_{12}$ 受容体を遮断して，血小板凝集を抑制する．

[*62] **イコサペント酸エチル**【作用機序】アラキドン酸代謝を競合的に阻害することにより，トロンボキサン A_2 産生を抑制し，血小板凝集を抑制する．

[*63] **PGE_1 製剤**【作用機序】PGE_1 受容体（主に EP2）に作用して，血管を拡張させるとともに血小板凝集を抑制する．

表6・19 主なASO治療薬

分類		薬物	特徴・注意
血管拡張作用と抗血小板作用を有する薬物	PDE3阻害薬	シロスタゾール	・間欠性跛行に有効性が高い ・副作用：頻脈（狭心症誘発の可能性）
	5-HT$_2$受容体遮断薬	サルポグレラート	・心血管系への影響が少ない
	PG系薬　PGI$_2$誘導体	ベラプロスト	・肺動脈性肺高血圧症にも適応
	PGE$_1$製剤	アルプロスタジル	・主に潰瘍や安静時疼痛に対して静注する
		アルプロスタジルアルファデクス	・アルプロスタジルアルファデクスは、アルプロスタジルにα-シクロデキストリンを包接し安定化した製剤
抗血小板作用を有する薬物	ADP受容体遮断薬	チクロピジン クロピドグレル	・副作用：血栓性血小板減少性紫斑病、無顆粒球症、重篤な肝障害 ・クロピドグレルの効果は個人差がある（☞表6・9）
	イコサペント酸 (EPA) 製剤	イコサペント酸エチル	・脂質代謝異常を改善する（脂質異常症にも適応）
	シクロオキシゲナーゼ阻害薬	アスピリン	・低用量を使用する

> **ポイント**
> ■ ASOは下肢のしびれ感や冷感、間欠性跛行、疼痛などを呈する動脈硬化性疾患であり、中高年の男性に好発する．
> ■ ASOでは、下肢動脈拍動の減弱・消失やABIの低下などの所見が認められる．
> ■ ASOの治療では、禁煙と食生活の改善、基礎疾患の治療、さらに必要に応じて運動療法を行う．薬物療法では、血管拡張作用と抗血小板作用を有するシロスタゾール (PDE3阻害薬)、サルポグレラート (5-HT$_2$受容体遮断薬)、PGE$_1$製剤などを投与する．

F　その他の循環器疾患

SBO・以下の疾患について概説できる．
　心原性ショック、弁膜症、先天性心疾患

F-1　心原性ショック　cardiogenic shock

❶ 病態生理

心臓のポンプ機能が急激かつ高度に低下することにより、全身の循環動態が破綻した重篤な病態である．原因疾患では**急性心筋梗塞**が最も多く、そのほか急性心筋炎、拡張型心筋症の急性増悪などがある．

❷ 症　状

心拍出量の高度低下に伴い、低血圧、頻脈、蒼白、チアノーゼ、尿量減少、四肢冷感、意識障害などの症状を認める．また、肺うっ血により呼吸困難を呈する．

❸ 治　療

緊急治療が必要であり、原因疾患の治療に加えて、循環動態を維持・回復させるための治療を行う．循環動態の回復には、強力で速効性のあ

*26 ☞ p.154
*27 ☞ p.154

*64 **大動脈内バルーンパンピング** 経皮的にバルーンカテーテルを大腿動脈から胸部大動脈内に挿入した後，バルーンを心拡張期に膨らませて冠血流量を増加させ（冠動脈血は拡張期に流れる），心収縮期に縮ませて後負荷を軽減させる．

*65 **経皮的心肺補助法** 大腿静脈から右房に経皮的に挿入したカテーテルを用いて静脈血をポンプで汲み上げることで前負荷を軽減する．さらに，その血液を膜型人工肺で酸素化した後，大腿動脈から体内に戻すことで呼吸・循環補助を行う方法．

る強心薬を用いて，心拍出量を増加させる必要がある．そのために，カテコールアミン製剤[*26]（ドパミン，ドブタミン，ノルアドレナリン）やPDE3阻害薬[*27]（オルプリノン，ミルリノン）が用いられる．ドパミンとノルアドレナリンは，主に血圧低下を伴う場合に投与され，ドブタミンとPDE3阻害薬は血管拡張作用をもつので，血圧が維持されている場合に使用される．薬物療法で改善しない重症例に対しては，大動脈内バルーンパンピング[*64]や経皮的心肺補助法[*65]などが適用される．

F-2 弁膜症　valvular heart disease

心臓には4つの弁がある．左房室口に存在する僧帽弁と右房室口に存在する三尖弁は，それぞれ心室から心房への血液の逆流を防ぐ働きを担っている．また，大動脈口に存在する大動脈弁と肺動脈口に存在する肺動脈弁は，それぞれ動脈から心室への血液の逆流を防いでいる．弁膜症とは，これらの弁に異常が生じ，弁の開口が不十分となる（弁狭窄）ことによって血流が悪化したり，閉鎖が不十分となる（弁閉鎖不全）ことによって血液が逆流するために心臓のポンプ機能が障害される病態をいう（図6・15）．そのほとんどが，僧帽弁と大動脈弁の弁膜症である（表6・20）．

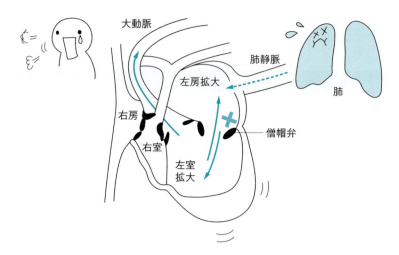

図6・15　僧帽弁閉鎖不全症
矢印は血液の流れを表す．

表6・20　代表的な弁膜症

種　類	病態・症状・治療
僧帽弁狭窄症	僧帽弁の開口部の狭窄により，拡張期に左房から左室に流入する血液量が減少する．そのため，左房圧が上昇して，肺うっ血症状（呼吸困難，咳嗽）およびAFやその合併症である脳塞栓症が生じやすくなる．治療では，肺うっ血症状軽減のためにフロセミドを投与する．AFに対してはジギタリス製剤などで心拍数調節を行い，脳塞栓症予防には抗凝固薬を用いる．手術療法では経皮的僧帽弁交連切開術などが適用される
僧帽弁閉鎖不全症（僧帽弁逆流症）	収縮期に僧帽弁が完全に閉鎖しないため，左室から左房に血液が逆流し，それに伴って拡張期には左房から左室に流入する血液量が増加する．そのため，左室と左房を行き来する血液量が増大し，左室・左房に容量負荷が加わって代償的に心拡大が生じる．やがて左心不全により肺うっ血症状（呼吸困難）をきたす（図6・15）．治療では手術療法（僧帽弁形成術，僧帽弁置換術）が行われる
大動脈弁狭窄症	収縮期における大動脈弁の開口が不十分となり，左室から大動脈への血液駆出が低下する．そのため，左室に圧負荷がかかり，代償的に心肥大（左室肥大）を起こす．代償不全に進行すると，狭心痛，めまい，失神，呼吸困難などを訴えるようになり，突然死に至ることもある．治療は大動脈弁置換術が基本である
大動脈弁閉鎖不全症（大動脈弁逆流症）	拡張期の大動脈弁の閉鎖が不十分となり，大動脈から左室へ血液の逆流が生じる．そのため，左室に容量負荷が加わって，代償的に左室拡大を起こすが，代償機構が破綻すると左心不全に陥り予後不良となる．治療には大動脈弁置換術などがある

F-3　先天性心疾患　congenital heart disease

　発生過程で心臓や心臓血管の構造異常が生じ，出生後に循環障害を認める疾患の総称をいう．本疾患には発生頻度が最も高い**心室中隔欠損症**（ventricular septal defect, VSD, 図6・16）をはじめ，さまざまな病型がある（代表的な病型を表6・21に示した）．先天性心疾患は全出生の約1％にみられ，その成因に遺伝因子（遺伝子異常，染色体異常）によるものと環境因子（母体の感染・疾患，薬物投与など）によるものがあるが，多くはこれらの因子の相互作用が原因になると考えられている．

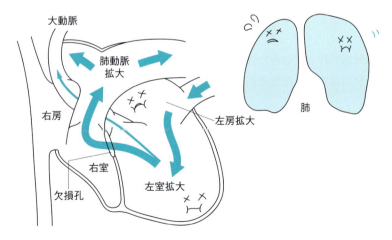

図6・16　心室中隔欠損症
矢印とその太さは，それぞれ血液の流れと量を表す．

表6・21　代表的な先天性心疾患

種　類	病態・症状	治　療
心室中隔欠損症	左室と右室を隔てる心室中隔の一部に欠損孔が生じ，血液が圧の高い左室から右室に流入する（左右短絡）．そのため，肺動脈の血液量が増加し肺高血圧症を起こす．また，肺静脈から心臓に戻る血液量が増加するので，左房・左室の容量負荷が増大し左房・左室が拡大する（図6・16）．欠損孔が大きいと，呼吸困難をきたすことがある	欠損孔は2歳までに自然閉鎖することが多いため，欠損孔が小さく無症状の場合は経過観察．欠損孔が大きい場合は，心室中隔欠損閉鎖術を行う
心房中隔欠損症	左房と右房を隔てる心房中隔に欠損孔が存在するため，血液が左房から右房へと流れる．それにより，右房・右室の容量負荷が増大し，右房・右室の拡大，肺動脈拡大や肺高血圧症を生じる．小児期は一般に無症状であり，成長に伴い労作時呼吸困難などが出現する	心室中隔欠損症と異なり自然治癒は期待できないため，心房中隔欠損閉鎖術などを適用する
動脈管開存症	胎生期に肺動脈と大動脈を結ぶ動脈管は，正常であれば出生後に閉鎖するが，これが新生児期以後まで開いている状態をいう．血液は圧の高い大動脈から肺動脈に流れるので，肺動脈拡大と肺高血圧症を起こす．また，心臓に戻る血液量が増加し，左房・左室の拡大が生じる	動脈管拡張に働いているPGE_1の合成を抑制するインドメタシンを静注する．非薬物療法に，コイル塞栓術（動脈管をコイルで閉鎖する）などがある
ファロー四徴症	心室中隔欠損，肺動脈狭窄，大動脈騎乗（大動脈が心室中隔にまたがり，左右の心室につながっている状態），右室肥大の4つを特徴とする．本来，右室から肺動脈に流れる静脈血が，大動脈に駆出されるため無酸素発作（チアノーゼ，呼吸困難）を生じる	基本は手術療法であるが，無酸素発作に対して$β$受容体遮断薬を静注する

F-4　感染性心内膜炎　infective endocarditis

　心臓における感染症の1つであり，血中に侵入した病原微生物（主に細菌）が心内膜や弁膜などに付着・増殖し，疣腫と呼ばれる感染巣を形成する全身性敗血症疾患である．

❶ 原　因

　弁膜症や先天性心疾患に伴って発症することが多い．すなわち，これらの基礎疾患によって，逆流や短絡が生じると血液が高速で流れるようになり，心内膜内皮細胞が傷害され血栓が形成される．その血栓に抜歯や外傷に伴って血中に進入した細菌が付着し，疣腫を形成して発症する．原因菌では，緑色連鎖球菌，ブドウ球菌，腸球菌が多い．

❷ 症　状

　発熱，倦怠感，体重減少などの全身感染症状のほか，疣腫中の血栓が剝離して塞栓症（脳塞栓，脾梗塞，腎梗塞など）をきたす．また，弁の破壊に伴って心不全に至ることがある．

❸ 治　療

　原因菌を同定し，それに感受性のある適切な抗菌薬を用いる．同定前に投与する必要がある場合は，エンピリック・セラピー（経験に基づいて想定した原因菌に対する治療）を行う．疣腫は血流が乏しく，貪食細胞の影響を受けにくいことから，疣腫内の原因菌を死滅させるために，高用量の抗菌薬を長期（4週間）にわたって投与する．耐性菌感染や心不全が生じた場合は，必要に応じて手術療法を行う．

> **ポイント**
> - 心原性ショックは，急性心筋梗塞が原因となることが多く，薬物療法ではカテコールアミン製剤やPDE3阻害薬が用いられる．
> - 弁膜症は，弁の開口や閉鎖が不十分となるために，血流が悪化し心臓のポンプ機能が障害される病態で，その多くが僧帽弁と大動脈弁に生じる．
> - 先天性心疾患は，発生過程における心血管系の構造異常であり，最も頻度の高い心室中隔欠損症をはじめ，心房中隔欠損症，動脈管開存症，ファロー四徴症などがある．
> - 感染性心内膜炎は，心内膜や弁膜に細菌感染し疣腫を形成するもので，塞栓症や心不全の原因となる．治療では，高用量の抗菌薬を長期投与する．

Exercise

次の文章について，記述の正誤を答えなさい．
① 徐脈性不整脈の非薬物療法では，カテーテルアブレーションが多用される．
② メキシレチンは，PSVTの治療に適用される．
③ AFでは，P波が消失しRR間隔が不規則になる．
④ AFは脳塞栓症の原因となるため，その予防にワルファリンなどの抗凝固薬が用いられる．
⑤ キニジンとソタロールは，QT間隔を短縮する．
⑥ アミオダロンの重篤な副作用に，間質性肺炎（肺線維症）や肝障害がある．
⑦ 左心不全症状に，肺うっ血とそれに伴う呼吸困難がある．
⑧ 心不全の重症度に相関して，血中のBNP値が低下する．
⑨ 利尿薬は，急激な降圧をきたしやすいため，急性心不全には投与禁忌である．
⑩ 慢性心不全では，レニン-アンギオテンシン系の活性が低下している．
⑪ ACE阻害薬とARBは，慢性心不全の生命予後を改善する．
⑫ ジゴキシンは，AFを合併した慢性心不全の治療に適している．
⑬ 安定狭心症は，急性冠症候群の一種であり，心筋梗塞に移行しやすい．
⑭ 異型狭心症では，発作時に心電図上ST上昇を認める．
⑮ ニトログリセリン舌下投与は，安静狭心症の発作を寛解する．
⑯ 労作性狭心症の発作時には，ニフェジピンを投与する．
⑰ プロプラノロールは，冠れん縮性狭心症の予防に効果的である．
⑱ 抗血小板薬は，心筋梗塞の予防に使用されるが，狭心症の予防には無効である．
⑲ 心筋梗塞発症後に，血中のALTが著増する．
⑳ 心筋梗塞急性期に生じるPVCには，リドカイン静注を用いる．
㉑ 本態性高血圧症と二次性高血圧症の発症頻度はほぼ同じである．
㉒ 仮面高血圧とは医療機関での血圧測定値は正常であるが，自宅での測定値が高値のものをいう．
㉓ 合併症のない本態性高血圧症に対しては，α_1受容体遮断薬が第一選択薬である．

㉔ チアジド系利尿薬は，糖尿病や脂質異常症を合併した高血圧症の治療に適している．
㉕ 褐色細胞腫による高血圧には，スピロノラクトンが第一選択薬である．
㉖ ジヒドロピリジン系Ca拮抗薬は，妊婦に投与禁忌である．
㉗ ACE阻害薬の副作用として，高カリウム血症，空咳，血管浮腫がある．
㉘ ASOは，中高年の男性に好発し，その危険因子に喫煙や糖尿病がある．
㉙ シロスタゾールは，ASOにおける間欠性跛行を改善する．
㉚ 心原性ショックの治療に，PDE5阻害薬が有効である．

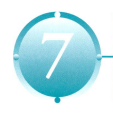

血液・造血器疾患

　血液の主な役割は，ガス，栄養素，老廃物，ホルモンなどを運ぶ運搬，有害物質や有害微生物より生体を守る生体防御，pHや体温を一定に保つ恒常性維持である．血液は液体成分（血漿）と血液細胞（血球）からなっている．血漿は，電解質，アルブミン，グロブリン，血液凝固因子などのタンパク質，栄養素などを含んでおり，全血液量の約45％を占める．血球は赤血球，白血球と血小板に大別される．赤血球はヘモグロビンにより酸素を運搬し，顆粒球，単球，リンパ球よりなる白血球は生体の防御機構に関与し，血小板は止血機構に関与している．これらの血球は，骨髄中の多能性造血幹細胞が種々のサイトカイン（造血因子）の刺激により分化・成熟していくことによって生成される（図7・1）．これら血漿成分の変化や異常，造血機能や細胞機能の障害が，貧血，血友病，白血球減少症，血栓症，白血病などさまざまな病気の原因となる．本章では，これら血液・造血器疾患の薬物治療について述べる．

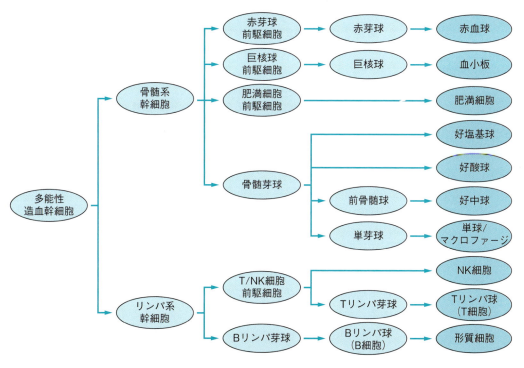

図7・1　造血幹細胞の分化

SBO・貧血（鉄欠乏性貧血，巨赤芽球性貧血（悪性貧血等），再生不良性貧血，自己免疫性溶血性貧血（AIHA），腎性貧血，鉄芽球性貧血）について病態（病態生理，症状等）・薬物治療（医薬品の選択等）を説明できる．

*1 エリスロポエチン　主に腎臓で産生される糖タンパク質であり，腎組織の酸素分圧が低下すると増加する．主に後期前赤芽球細胞に作用して赤血球産生を促す．

A 貧血 anemia

成熟赤血球は，骨髄内で造血幹細胞にインターロイキン3（IL-3），エリスロポエチン（erythropoietin，EPO）*1 など種々の造血因子が作用することにより，増殖，分化，成熟を経て生成される（図7・2）．成熟後の赤血球は核や細胞内小器官をもたないことから増殖能もなく，約120日で寿命をむかえる．

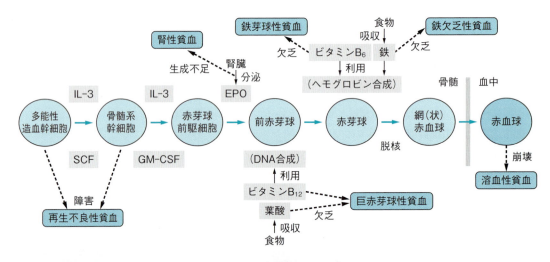

図7・2　赤血球の分化過程における貧血の成因
SCF：造血幹細胞因子，GM-CSF：顆粒球マクロファージ刺激因子

・RBC, Ht, MCV, MCHC ☞ p.5

　貧血とは，末梢血中のヘモグロビン（Hb）濃度が基準値以下になる状態であり，WHOによるHb濃度基準値は，成人男性14〜17 g/dL，成人女性12〜15 g/dLとされている．通常，Hbは赤血球数（RBC），ヘマトクリット値（Ht）とともに減少する．貧血は，赤血球の産生量が消失量を下回る場合，つまり，赤血球の産生量の減少または赤血球の消失量の増大，あるいはその両方が同時に生じた場合に起きる（図7・2）．したがって，貧血の治療も成因によって異なるので（表7・1），輸血や薬物療法を始める前に確定診断を行うことが重要である．貧血は，Hb，RBC，Htをもとに計算される赤血球恒数（平均赤血球容積：MCVおよび平均赤血球ヘモグロビン濃度：MCHC）を用いて大きく3つに分類できる．すなわちMCV，MCHCがともに低下する小球性低色素性貧血，MCV，MCHCがともに基準値内である正球性正色素性貧血，MCVが高値でMCHCが基準値内である大球性正色素性貧血である（表7・2）．

表7・1 貧血の種類と成因

種類	成因
鉄欠乏性貧血	鉄の需要と供給の長期にわたるアンバランスによる鉄欠乏
巨赤芽球性貧血	ビタミンB_{12}または葉酸欠乏
再生不良性貧血	薬物や先天性，後天性の原因による造血幹細胞の障害
自己免疫性溶血性貧血	自己の赤血球抗原に対する抗体による赤血球の崩壊亢進
腎性貧血	腎透析あるいは腎不全によるエリスロポエチン低下
鉄芽球性貧血	ビタミンB_6欠乏や先天性，後天性の原因による鉄代謝・ヘム生合成障害

表7・2 貧血の分類

MCV (fL)	80以下	81〜100	101以上
MCHC (%)	30以下	31〜35	
赤血球恒数による貧血分類	小球性低色素性貧血	正球性正色素性貧血	大球性正色素性貧血
成因による貧血分類	鉄欠乏性貧血 鉄芽球性貧血* サラセミア 無トランスフェリン血症	溶血性貧血 腎性貧血 再生不良性貧血	巨赤芽球性貧血

*鉄芽球性貧血では，小球性と正球性赤血球の混在がみられる

　貧血の一般症状としては，組織の酸素欠乏に基づく頭痛，めまい，易疲労感，倦怠感などと，酸素欠乏の代償に基づく息切れ，動悸，頻脈など，さらに赤血球量の減少による顔色不良，皮膚・粘膜・爪床の蒼白などがみられる．

A-1　鉄欠乏性貧血　iron deficiency anemia

❶ 病態生理

　生体内の鉄欠乏によって赤芽球のヘモグロビン合成が障害されて起こる貧血であり，貧血のなかで最も頻度が高い．一般に若年から中年女性に多い．

　成人体内の総鉄量は4〜5gで，約65％がヘモグロビン鉄としてヘモグロビン中に，20〜30％がフェリチン，ヘモジデリンなどの貯蔵鉄として肝臓や脾臓に，約4％が組織鉄としてミオグロビンやヘム酵素に存在する．鉄は，血液中ではトランスフェリンと結合した血清鉄として血漿中にも存在する．食事中から摂取した無機鉄（Fe^{3+}）は，胃酸によって可溶化後，食物中ビタミンCあるいは小腸上皮細胞膜上の鉄還元酵素により第一鉄（Fe^{2+}）へと変換され，小腸上部から吸収される．

　鉄欠乏性貧血の発症原因は，大きく鉄の供給不足，需要拡大，喪失亢進に分けられる．鉄の供給不足としては，胃切除による吸収障害，過度のダイエットや偏食による摂取不足が主である．鉄の需要拡大としては，妊娠や授乳，また成長に伴うものがあげられる．また鉄の喪失亢進としては，過多月経や，潰瘍などによる消化管出血などが多い．このうち鉄の喪失亢進による鉄欠乏性貧血が最も頻度が高い．

❷ 症 状

全身倦怠感，息切れなどの一般的な貧血症状に加え，鉄欠乏による特徴的な症状として，舌乳頭萎縮，舌炎，口内炎，スプーン状爪*2 などの症状が現れる．これは，細胞増殖能の高い粘膜や爪において鉄の需要が大きいため，鉄欠乏の影響が組織障害として出やすいからである．実際には，鉄が欠乏し始めてもまず貯蔵鉄が不足分を補うため，すぐに症状は現れない．貧血初期には，肝臓に蓄えられている貯蔵鉄が減少する．さらに進行し貯蔵鉄が枯渇した後に血清鉄が減少してくる．ここまではヘモグロビン値は正常であり，あまり症状を認めない（潜在性鉄欠乏）．さらに進行すると鉄欠乏がヘモグロビン合成の障害に直接影響し，結果としてヘモグロビン含有量が少なく酸素運搬能が低い小赤血球が産生される．これにより小球性低色素性貧血となり貧血症状が現れる．最終的には組織鉄も減少するのでスプーン状爪などの組織の鉄欠乏症状が現れる（図7・3）．

> *2 スプーン状爪　爪の上皮細胞は鉄需要が大きいため，組織鉄欠乏が進行すると爪の真ん中がへこんでスプーン状になる．鉄欠乏性貧血に特徴的にみられる所見である．

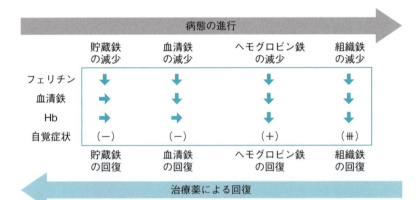

図7・3　鉄欠乏性貧血における病態の進行と治療薬による回復

❸ 診 断

ヘモグロビン産生が障害されるため，小球性低色素性貧血を呈する．小球性低色素性貧血は，鉄欠乏性貧血のほかに，鉄芽球性貧血，サラセミア*3，無トランスフェリン血症*4 などでも認められる．また，本貧血は貯蔵鉄も減少しているため，それを反映する血清フェリチン値も低下するのが特徴である．

一方，総鉄結合能（TIBC）は，すべてのトランスフェリンに結合できる鉄の量を意味しており，不飽和鉄結合能（UIBC）は，TIBC から血清鉄を引いた値である．鉄欠乏性貧血では，血清鉄が低下しているが，代償的にトランスフェリン産生が増加するので，UIBC とともに TIBC が増加する（図7・4）．

> *3 サラセミア　ヘモグロビン異常症の1つで先天性の溶血性貧血である．特定のグロビン鎖の合成が障害され，ヘモグロビンの合成が抑制されるので，溶血性貧血のなかでは例外的に小球性低色素性貧血をきたす．
> *4 無トランスフェリン血症　肝臓でのトランスフェリン合成障害により，骨髄に供給される鉄が減ることによりヘモグロビン産生が低下する疾患．

・フェリチン, UIBC, TIBC ☞p.14

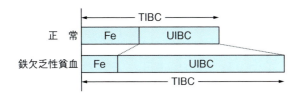

図7・4 鉄欠乏性貧血における総鉄結合能の変化
Fe：血清鉄，UIBC：不飽和鉄結合能，TIBC：総鉄結合能

❹ 治 療

原因除去と鉄剤投与を行う．

a 経口鉄剤

鉄剤は，経口投与が第一選択である．徐放鉄剤の硫酸鉄，フマル酸第一鉄，クエン酸第一鉄，あるいは溶性ピロリン酸第二鉄が用いられる（表7・3）．鉄として1日100〜200 mgを1〜2回に分けて投与する．剤形も各薬物によって異なっており，それぞれ特徴がある（表7・4）．空腹時は鉄剤の吸収が高まる一方，消化器症状が現れやすいので，この場合は食直後に投与するか，十二指腸で作用する徐放鉄剤を用いる．テトラサイクリン系抗菌薬，ニューキノロン系抗菌薬などとの併用は，キレートを形成して相互に吸収を阻害し，作用が減弱するので同時服用は避ける．制酸剤は消化管のpHを上昇させ，また不溶性の塩を形成して鉄剤の吸収を阻害する．ビタミンCは還元作用により逆に吸収を促進する．また，経口鉄剤治療中には便が黒くなることがある．消化管からの2価鉄の吸収は，腸粘膜細胞のアポフェリチンが鉄で飽和されるとそれ以上進まなくなるので（粘膜遮断），経口用鉄剤は鉄過剰症を起こしにくい．

表7・3 主な鉄欠乏性貧血治療薬

薬　物	特徴・注意・副作用・禁忌など
鉄製剤 （経口用） 　硫酸鉄 　フマル酸第一鉄 　クエン酸第一鉄 　溶性ピロリン酸第二鉄 （注射用） 　含糖酸化鉄	［特　徴］・原則経口投与 ［注　意］・鉄製剤の吸収過程を阻害する薬物（テトラサイクリン系抗菌薬，ニューキノロン系抗菌薬など）または飲食物との併用注意 ・静脈内投与の場合はとくに，鉄過剰症にならないように注意する（鉄過剰症の際には鉄キレート剤を投与する） ［副作用］・消化器症状（経口の場合） ・便が黒くなる ［禁　忌］・鉄欠乏状態にない患者 ・重篤な肝障害のある患者

表7・4　経口鉄剤の剤形と特徴

種類	剤形	特徴・注意
硫酸鉄	徐放錠剤 錠剤	・徐放性により消化器障害軽減 ・十分量の水とともに服用し，直ちに飲み下す（錠剤） ・消化性潰瘍，慢性潰瘍性大腸炎などの患者には慎重投与
フマル酸第一鉄	徐放カプセル	・徐放性により消化器障害軽減 ・消化性潰瘍，慢性潰瘍性大腸炎などの患者には慎重投与
クエン酸第一鉄	顆粒，錠剤	・非イオン型鉄製剤で，胃腸粘膜を刺激する鉄イオンを遊離しない ・消化性潰瘍，慢性潰瘍性大腸炎などの患者には慎重投与 ・胃内pHに影響されにくい
溶性ピロリン酸第二鉄	シロップ	・唯一のシロップ剤で小児用 ・副作用は比較的少ない

　鉄剤の投与によって貧血の自覚症状は速やかに回復する．しかし，鉄剤補充による網赤血球の増加を認めるまでに1〜2週間，その後血清鉄の正常化から貯蔵鉄の正常化までには数ヵ月かかる．再発を防ぐためにも，貯蔵鉄を反映する血清フェリチン値が正常化するまでは鉄剤を投与する必要がある（図7・3）．

b 注射用鉄剤

　経口投与により消化器症状などの副作用が強い場合，胃切除や消化管病変がある場合，悪性腫瘍などで消化管からの鉄吸収に著しく障害がある場合などに用いられる．注射用鉄剤には，コロイド性の第二鉄製剤である含糖酸化鉄が用いられる．生体内において鉄の生理的な排泄機構がないため，鉄過剰症にならないようにする必要があり，投与される患者の体重やHb値などを考慮した総鉄必要量を計算したうえで投与する．

　通常，20〜40 mgの投与から始め，少しずつ増量し1日量として100 mgくらいまでとする．また，アナフィラキシーショックが起こることがあるので2分以上かけて徐々に投与する．
（計算式例：中尾の式）

$$投与量(mg) = (2.7[16 - 治療前Hb濃度(g/dL)] + 17) \times 体重(kg)$$

A-2　巨赤芽球性貧血（悪性貧血など）　megaloblastic anemia

❶ 病態生理

　ビタミンB_{12}および葉酸は，赤血球への成熟過程に行われるDNA合成に必須の補酵素として関与する（図7・5）．これらが欠乏すると赤芽球核のDNA合成が障害され，核の成熟障害が引き起こされる．その結果，核が未熟な一方，細胞質のみが成熟した巨赤芽球が骨髄内に出現する（図7・6）．巨赤芽球はアポトーシスにより死滅するため，結果的に末梢血中の成熟した赤血球数は減少する．ビタミンB_{12}および葉酸の欠乏の原因としては，吸収障害や菜食主義，ダイエットなどによる摂取不足があげられる．

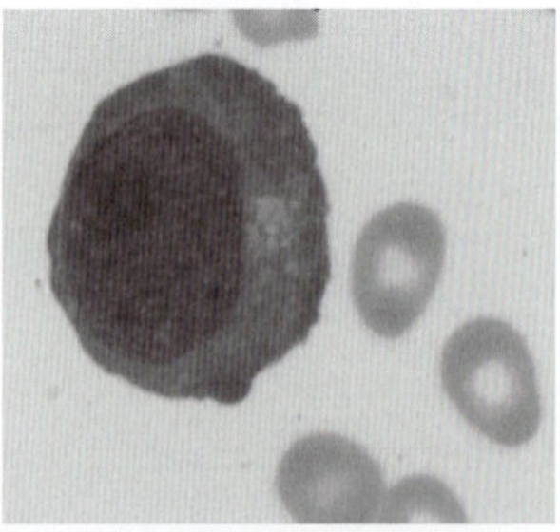

図7・6　巨赤芽球
［提供　医療法人原三信病院 上村智彦先生］

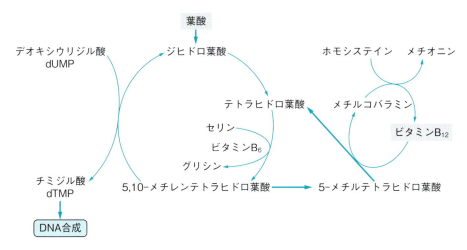

図7・5　DNA合成におけるビタミンB_{12}，葉酸の役割

食品中の動物性タンパク質と結合しているビタミンB_{12}は胃酸によりタンパク質から解離される．このビタミンB_{12}が，胃壁細胞から分泌される内因子と結合し，複合体となり回腸末端から吸収される．したがって，自己免疫の異常によって胃粘膜が萎縮し内因子の分泌が低下する場合（悪性貧血），胃切除によって胃酸と内因子の分泌がともに欠如する場合，回腸切除や炎症性腸疾患によって吸収部位の回腸が障害される場合のいずれでもビタミンB_{12}の吸収が障害される（図7・7）．ビタミンB_{12}は，体内貯蔵量が多いため，胃全摘出の術後3～6年後に巨赤芽球性貧血を呈する．一方，葉酸の体内貯蔵量は少ないので，供給不足になってから半年以内で巨赤芽球性貧血を発症する．葉酸欠乏の要因として

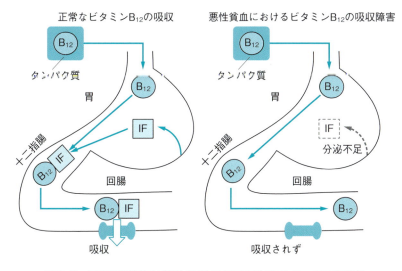

図7・7　巨赤芽球性貧血（悪性貧血）におけるビタミンB_{12}の吸収障害
IF：内因子

は，アルコール多飲による摂取不足，悪性腫瘍，妊娠などによる需要増大，さらに葉酸代謝拮抗薬（メトトレキサート），葉酸生合成阻害・葉酸活性化阻害薬（ST 合剤）などによる葉酸の吸収・利用阻害があげられる．また，抗てんかん薬（フェニトイン，フェノバルビタールなど）は食物中のポリグルタミン酸型葉酸を消化管内でモノグルタミン酸型葉酸に変換する酵素であるコンジュガーゼ（γ-グルタミルヒドロラーゼ）活性を阻害することで，結果的に葉酸の吸収を阻害し巨赤芽球性貧血を引き起こす．

❷ 症　状

ビタミン B_{12} 欠乏と葉酸欠乏にみられる共通の症状として，全身倦怠感，息切れなどの一般的な貧血症状に加え，舌乳頭萎縮による舌炎（ハンター舌炎），年齢不相応な白髪がみられる．この白髪は毛母細胞でのメラニンの合成が不十分なために起こる．また，ビタミン B_{12} 欠乏により神経線維のミエリン鞘形成も阻害されるため，四肢のしびれなどの末梢神経障害や脊髄変性症などの神経障害（亜急性脊髄連合変性症[*5]）が現れる．一方，葉酸欠乏による巨赤芽球性貧血ではこれらの神経症状は現れない．

[*5] **亜急性脊髄連合変性症**　ビタミン B_{12} 欠乏により，末梢および中枢神経に変性をきたすもので，脊髄後索と側索が障害される．

❸ 診　断

巨赤芽球性貧血は，大球性正色素性貧血である（☞表 7・2）．また，Hb 値も低下している．さらに血清検査にてビタミン B_{12} および葉酸のどちらが欠乏しているかを確認する．悪性貧血の場合は，自己免疫性萎縮性胃炎を呈しているので，抗内因子抗体陽性，抗壁細胞抗体陽性である．

・Hb ☞ p.5

❹ 治　療

胃の内因子不足の際は，ビタミン B_{12} 製剤[*6]の経口投与は無効である．ビタミン B_{12} 製剤を筋注（あるいは静注）で用いる．ビタミン B_{12} 製剤には，ヒドロキソコバラミン，シアノコバラミン，コバマミド，メコバラミンなどがある．これらを初期療法として週に数回筋注を行うことにより，投与開始後 4〜6 週間で貯蔵が回復する．その後は，3 ヵ月に 1 回の投与を生涯にわたり行う．貧血回復による相対的な鉄不足には，鉄剤を併用する．なお，ビタミン B_{12} 欠乏による神経障害は不可逆的で，貧血を治療しても改善しないことが多い．

葉酸欠乏の場合は，葉酸を経口投与する．投与された葉酸はテトラヒドロ葉酸となり，補酵素活性を示す（図 7・5）．葉酸投与により造血機能が亢進する結果，ビタミン B_{12} 消費が進むため，ビタミン B_{12} 製剤と併用する．葉酸を単独投与すると，神経症状が悪化するため注意する（表 7・5）．

[*6] **ビタミン B_{12} 製剤**（シアノコバラミン，ヒドロキソコバラミン，メコバラミン，コバマミド）【作用機序】赤芽球の成熟に必要な DNA 合成，炭水化物と脂質の代謝，メチオニン合成によるタンパク質合成経路の補酵素として作用し，赤血球造血機能が回復する．

表7・5　主な巨赤芽球性貧血治療薬

薬物	特徴・注意・副作用など
ビタミンB$_{12}$製剤 　ヒドロキソコバラミン 　シアノコバラミン 　コバマミド 　メコバラミン	[特　徴]・内因子が分泌されない悪性貧血や胃切除による巨赤芽球性貧血では筋注, 静注で投与する ・神経症状は必ずしも改善しない [副作用]・アナフィラキシーショックに注意する
葉酸	[特　徴]・原則経口投与 [注　意]・ビタミンB$_{12}$欠乏による巨赤芽球性貧血の場合に葉酸を単独投与すると, ビタミンB$_{12}$欠乏による神経症状が悪化する

A-3　再生不良性貧血　aplastic anemia

❶ 病態生理

　骨髄での造血幹細胞の障害による骨髄の低形成と, 末梢血中の赤血球, 白血球, 血小板の3系統の血液細胞数の減少(汎血球減少)を呈する疾患である. 先天的な原因によるものと後天的な原因によるものに分類できる. 先天性の再生不良性貧血では, 小児に現れる常染色体劣性(潜性)の遺伝性疾患であるファンコニ(Fanconi)貧血がある. 後天性の再生不良性貧血では, 原因不明の特発性のもの, 抗がん薬やクロラムフェニコールなどの薬剤性, 放射線, ベンゼンなどの化学物質など続発性のものなどがあげられる. このうち特発性のものが全体の80%と最も頻度が高い. 造血幹細胞の障害の原因としては, T細胞による造血幹細胞の分化・成熟抑制を主とした免疫学的機序, 造血幹細胞自体の質的異常などが考えられているが, 詳細は不明である. 造血幹細胞が減少すると骨髄内の脂肪の割合が増え, 脂肪髄が認められる. 一方, 赤血球減少に対するフィードバック機構により, 血中, 尿中のエリスロポエチン量が増加する.

❷ 症　状

　汎血球減少を呈するので赤血球減少による貧血症状, 白血球(とくに好中球)の減少による易感染性, 血小板減少による出血傾向(鼻出血, 歯肉出血, 皮膚の紫斑など)などがみられる.

❸ 診　断

　貧血, 出血傾向などの臨床所見と血液検査によりヘモグロビン濃度, 好中球, 血小板のうちの少なくとも2つの項目の減少を認める. さらに骨髄穿刺により骨髄の著明な低形成, 造血細胞の減少を認める. 赤血球産生能も低下していることから, ヘモグロビン合成に利用されるはずの鉄が余るため, 血清鉄, 血清フェリチン値が増加する. 末梢血での好中球数, 血小板数, 網赤血球により5段階の重症度分類がされている(表7・6).

表7・6 再生不良性貧血の重症度分類

ステージ1 軽症	下記以外の場合
ステージ2 中等症	下記の2項目以上を満たす 好中球　　：1,000/μL未満 血小板　　：5×10^4/μL未満 網赤血球：6×10^4/μL未満
ステージ3 やや重症	下記の2項目以上を満たし，定期的な輸血を必要とする 好中球　　：1,000/μL未満 血小板　　：5×10^4/μL未満 網赤血球：6×10^4/μL未満
ステージ4 重症	下記の2項目以上を満たす 好中球　　：500/μL未満 血小板　　：2×10^4/μL未満 網赤血球：2×10^4/μL未満
ステージ5 最重症	好中球　　：200/μL未満に加え，下記の1項目以上を満たす 血小板　　：2×10^4/μL未満 網赤血球：2×10^4/μL未満

❹ 治　療

重症度別で治療法が異なる．

[a] 軽症および中等症

汎血球減少が進行している場合や血小板数が5×10^4/μL未満の場合は，抗胸腺細胞グロブリン[*7]（anti-thymocyte globulin，ATG）療法を行う．ATG療法を選択しない場合はシクロスポリン[*8]が適応される．また，このうち免疫病態を疑わせる所見がない場合はタンパク同化ステロイド薬[*9]を投与する（表7・7）．

[b] やや重症～最重症

40歳未満でヒト白血球抗原（human leukocyte antigen，HLA）一致同種ドナーがいる場合には，骨髄移植が第一選択となる．それ以外の場合は，免疫抑制療法（ATG，シクロスポリン）を行う（表7・7）．タンパク同化ステロイド薬は，従来は初期治療に用いられてきたが，現在は，免疫抑制療法が無効な場合に用いられることが多い．

[*7] 抗胸腺細胞グロブリン 【作用機序】T細胞表面抗原に結合し，T細胞傷害を惹起させる．

[*8] シクロスポリン 【作用機序】T細胞のシクロフィリンと複合体を形成し，これがカルシニューリンに結合することで，インターロイキン2（IL-2）をはじめとするサイトカイン産生を抑制する．

[*9] タンパク同化ステロイド薬（メテノロン）【作用機序】造血細胞の増殖を促進する．

表7・7 主な再生不良性貧血治療薬

薬物	特徴・注意・副作用・禁忌など
抗胸腺細胞グロブリン（ATG） 　抗ヒト胸腺細胞ウサギ免疫グロブリン	[特　徴]・中等症以上の再生不良性貧血に使用される [注　意]・緊急時に十分対応できる医療施設，本疾患に関する十分な知識・経験のある医師のもとで使用する [副作用]・アナフィラキシーショック，感染症，血小板減少など [禁　忌]・過敏症のある患者，重症感染症を合併している患者，妊婦・妊娠している患者
免疫抑制薬 　シクロスポリン	[注　意]・多くの薬物相互作用が報告されているため，薬物の併用に注意する 　　　　・血中濃度測定を行いながら腎機能障害に注意する [副作用]・アナフィラキシーショック，感染症，血小板減少など [禁　忌]・過敏症のある患者，妊婦・妊娠している患者など
タンパク同化ステロイド薬 　メテノロン	[特　徴]・造血幹細胞の増殖を促進する [副作用]・女性患者に対する男性化

また，全症例に対して適宜，支持療法が行われる．支持療法としては，輸血による貧血の改善，出血の予防や顆粒球コロニー刺激因子（G-CSF）製剤（後述）の投与による感染症への対策などがある．赤血球輸血による鉄過剰症に対しては鉄キレート剤を用いる．

A-4　自己免疫性溶血性貧血　autoimmune hemolytic anemia, AIHA

❶ 病態生理

　溶血性貧血は，何らかの原因により赤血球の破壊が亢進し（溶血），それを補充する造血が間に合わず貧血をきたした疾患の総称である．この貧血では，代償的に造血が亢進するので，網赤血球数が増加し，骨髄での赤芽球の過形成がみられる．遺伝的疾患による先天性のものが約16％，それ以外が後天性である．後天性溶血性貧血のうち，最も頻度が高いのがクームス試験[*10]陽性を呈するAIHAであり，溶血性貧血全体の約半分を占める．AIHAは，自己の赤血球膜抗原に対する抗体により赤血球膜が傷害されることにより，赤血球寿命が著しく短縮する．自己抗体と赤血球が最もよく結合する温度によって温式と冷式に病型が分類できるが，温式AIHAがAIHA全体の約90％を占める．温式AIHAでは，血液中で自己抗体が赤血球膜に結合し，感作赤血球となり，これが脾臓などでマクロファージにより貪食される．このように脾臓などの網内系で溶血が生じるものは血管外溶血といい，血管内で赤血球が破壊される血管内溶血と区別される．

❷ 症　状

　一般的な貧血症状に加えて，黄疸や脾腫がみられることが多い．黄疸は，溶血により破壊される赤血球内のヘモグロビンから代謝される間接ビリルビンが増加することにより起こる．脾腫は，主に脾臓における赤血球の処理が亢進することでみられる．

❸ 診　断

　溶血性貧血ではヘモグロビン濃度の低下，網赤血球の増加，ヘモグロビンの代謝産物である間接ビリルビンの増加，血清ハプトグロビン[*11]の低下などが認められる．さらに，クームス試験により，ほかの溶血性貧血と区別できる．

❹ 治　療

　副腎皮質ステロイド薬[*12]などの投与により，自己抗体の産生を抑え，マクロファージによる赤血球の貪食を抑制する．副腎皮質ステロイド薬が反応しない場合は，脾摘やアザチオプリン[*13]やシクロスポリンなどの免疫抑制薬による治療を行う（表7・8）．

[*10]　**クームス試験**　血液中に赤血球に対する自己抗体があるかを調べる試験．赤血球が凝集すれば陽性である．赤血球に自己抗体がある場合，抗免疫グロブリン抗体を加えると，自己抗体と抗免疫グロブリン抗体が結合し，赤血球が凝集する．

・Hb，網赤血球　☞ p.5, 6
・間接ビリルビン　☞ p.10

[*11]　**血清ハプトグロビン**　血管内で破壊され遊離されたヘモグロビンを肝臓へ運搬するタンパク質．溶血性貧血ではハプトグロビンの消費が亢進するため，血清ハプトグロビン値が低下する．

[*12]　**副腎皮質ステロイド薬**　【作用機序】自己抗体の産生抑制，マクロファージによる赤血球の貪食抑制などの免疫抑制反応によりAIHAを改善する．

[*13]　**アザチオプリン**　【作用機序】体内で6-メルカプトプリンに代謝され，核酸の合成を阻害する．

表7・8 主な自己免疫性溶血性貧血治療薬

薬　物	特徴・副作用など
副腎皮質ステロイド薬 　プレドニゾロン	［特　徴］・温式AIHA治療における第一選択 ［副作用］・骨粗鬆症，創傷治癒の遅延，白内障，高血糖，高血圧など
免疫抑制薬 　アザチオプリン 　シクロスポリン	［特　徴］・副腎皮質ステロイド薬による治療が不応の場合，重篤な副作用が発現した場合には，副腎皮質ステロイド薬と並行して投与する

A-5　腎性貧血　nephrogenic anemia

❶ 病態生理

　赤血球の造血因子であるEPOの約90％が腎臓で産生されるため，腎不全などで腎機能が低下するとEPO産生も低下し，赤血球産生が妨げられることにより腎性貧血が起きる．通常，EPOの産生・分泌は，腎臓の動脈血酸素分圧の低下によって高まるが，腎性貧血では赤血球数が低下してもEPOが上昇しにくい．慢性腎不全の患者や腎透析を受けている患者ではEPOが不足するため腎性貧血を発症しやすい．正球性正色素性貧血である．

❷ 症　状

　一般的な貧血症状を呈するが，徐々に進行するため，貧血の自覚症状が乏しいことが多い．

❸ 診　断

　腎機能の低下以外に貧血の原因を認めない．

❹ 治　療

　ヒトエリスロポエチン遺伝子組換え体であるエポエチン アルファまたはエポエチン ベータを投与して，造血幹細胞から赤芽球への分化を促進させる．エポエチン アルファ，エポエチン ベータより半減期が長いダルベポエチン アルファ，エポエチン ベータ ペゴルは，Hb値が安定した場合に切り替えて使用する．副作用として，血圧の上昇，高血圧脳症，心筋梗塞などに注意する（表7・9）．投与方法および間隔は，適応によって異なるが，おおよそエポエチン アルファ，エポエチン ベータは，静注の場合は週2～3回，皮下注の場合は1～2週に1回の投与を行う．ダルベポエチン アルファ，エポエチン ベータペゴルは静注の場合でも，導入期は1～2週に1回，維持期は1～4週に1回の投与で有効である．

表7・9 主な腎性貧血治療薬

薬物	特徴・副作用など
エリスロポエチン（EPO）製剤 　エポエチン アルファ 　エポエチン ベータ 　ダルベポエチン アルファ 　エポエチン ベータ ペゴル	[特　徴]・ダルベポエチン アルファとエポエチン ベータ ペゴルは半減期が長い第二世代製剤 [副作用]・ショック，アナフィラキシー様症状，高血圧脳症，脳出血，心筋梗塞，肺梗塞，脳梗塞，赤芽球癆，肝機能障害，黄疸など

A-6　鉄芽球性貧血　sideroblastic anemia

❶ 病態生理

分化・成熟中の赤芽球のミトコンドリア内の鉄量は十分であるにもかかわらず，ヘムの合成障害により鉄の利用が不十分となり，成熟赤血球になれないために起こる貧血である．そのため，利用されない鉄が蓄積したミトコンドリアが核周囲にみられる環状鉄芽球が認められる（図7・8）．また，体内の諸臓器にも鉄が蓄積し，二次的な鉄過剰症（ヘモクロマトーシス）を起こすことがある．発症原因としては，先天性と後天性に分類できる．先天性に発症する原因としてはヘム合成にかかわるδ−アミノレブリン酸合成酵素の変異や，ミトコンドリアDNAの異常などであり，後天性に発症するものは，さらに原発性と二次性に分けられる．原発性に発症する骨髄異形成症候群[*14]（myelodysplastic syndrome，MDS）が鉄芽球性貧血の発症頻度のなかで最多である．二次性に発症するものとしては，イソニアジドなどの抗結核薬，クロラムフェニコールなどの抗菌薬，アルコールの多飲によって，赤芽球ミトコンドリア内δ-アミノレブリン酸合成酵素の阻害やビタミンB_6の代謝阻害が起こることにより発症する．

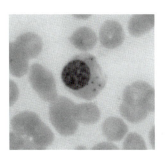

図7・8　環状鉄芽球
［提供　医療法人原三信病院 上村智彦先生］

[*14] 骨髄異形成症候群　骨髄細胞の分化成熟に異常をきたし，成熟血球に種々の形態異常がみられる疾患．急性白血病に転化するリスクが高いため，前白血病状態といわれる（☞表7・18）．

❷ 症　状

貧血の一般症状，動悸，立ちくらみ，頻脈がみられる．

❸ 診　断

環状鉄芽球を前赤芽球の15％で認める．また，鉄の利用障害により鉄過剰状態になることを反映して，血清フェリチン，血清鉄が上昇し，代償反応としてトランスフェリン量の増加が抑制されるのでUIBC，TIBCの減少を認める．

・フェリチン ☞ p.14
・血清鉄 ☞ p.13
・UIBC，TIBC ☞ p.14

❹ 治　療

先天性や薬剤性などピリドキシン代謝経路に異常がある場合は，ピリドキシンやピリドキサールリン酸などビタミンB_6製剤[*15]の投与を行う（表7・10）．ビタミンB_6は，レボドパ脱炭酸酵素の補酵素であり，レボドパと併用するとレボドパの末梢での脱炭酸化を促進し効果を減弱さ

[*15] ビタミンB_6製剤（ピリドキシン，ピリドキサールリン酸）【作用機序】ピリドキシンは，体内で活性型のピリドキサールリン酸に変換され，赤芽球ミトコンドリア内のδ-アミノレブリン酸合成酵素の補酵素として作用し，ヘム合成を促進する．

せることがあるため，併用に注意する．ヘモクロマトーシスの治療には，鉄キレート薬である<u>デフェロキサミン</u>を用いる．

表7・10 主な鉄芽球性貧血治療薬

薬　物	注意・副作用など
ビタミンB$_6$製剤 ピリドキシン ピリドキサールリン酸	［注　意］・レボドパと併用すると，レボドパの効果を減弱させることがある ［副作用］・横紋筋融解症，光線過敏症など

コラム：慢性疾患に伴う貧血とヘプシジン

貧血には，腎性貧血のような血液疾患以外の疾患に続発した二次性貧血もあるが，なかでも慢性感染症，膠原病，炎症性腸疾患，悪性腫瘍などによる二次性貧血を「慢性疾患に伴う貧血 (anemia of chronic disease, ACD)」と呼ぶ．このACDの発症にヘプシジン (hepcidin) が関与していることが明らかにされている．ヘプシジンは，肝臓で合成される鉄代謝調節を担うペプチドホルモンである．ヘプシジンは肝細胞，消化管上皮細胞，網内系マクロファージなど種々の細胞から血管内へ鉄を移行させるトランスポーター，フェロポーチンの分解を促進する働きをもつ．生理的には，鉄過剰によりヘプシジン産生が亢進して鉄代謝が抑制され，低酸素，鉄欠乏や赤血球造血亢進など鉄需要が増した際には産生が抑制されて鉄代謝が亢進する．慢性疾患により，活性化されたマクロファージから産生された炎症性サイトカイン (IL-6) は，肝臓でのヘプシジン産生を亢進する一方，トランスフェリン産生を抑制する．ヘプシジン産生亢進により，消化管や網内系マクロファージからの鉄の放出が抑制され，貯蔵鉄は増加する．そのため消化管からの鉄吸収は抑制される．また，トランスフェリンの減少により，TIBCが低下する．結果として骨髄での鉄量が減少し，ヘモグロビン産生が滞ることで貧血を呈する．現状，ACDを含めた二次性貧血の場合は，貧血の治療よりも基礎疾患の治療が重要であるが，将来的にはヘプシジンの制御によるACD治療の可能性も期待されている．

ポイント

- 貧血は，末梢血中のヘモグロビン濃度が低下した状態であり，赤血球指数を基準に，小球性低色素性貧血，正球性正色素性貧血，大球性正色素性貧血に大別される．
- 鉄欠乏性貧血では，ヘモグロビンとともに血清鉄，血清フェリチン値が低下し，UIBC，TIBCが上昇する．
- 鉄欠乏性貧血では，一般の貧血症状のほかに特徴的な症状としてスプーン状爪が現れる．
- 鉄欠乏性貧血における鉄剤の投与は，貯蔵鉄を反映する血清フェリチン値が上昇するまで継続する．
- DNA障害により赤血球の成熟が障害され，巨赤芽球が産生される貧血を巨赤芽球性貧血といい，原因別にビタミンB$_{12}$欠乏によるものと葉酸欠乏によるものに分類できる．
- 自己免疫性萎縮性胃炎が原因となり，胃での内因子の分泌が低下し，ビタミンB$_{12}$が欠乏して起こる貧血を悪性貧血という．
- 内因子欠乏による巨赤芽球性貧血には，ビタミンB$_{12}$製剤の経口投与は無効で，筋注か静注で用いる．
- 葉酸欠乏による巨赤芽球性貧血の場合は，葉酸を経口投与するがビタミンB$_{12}$製剤と併用する．
- 骨髄での造血幹細胞の障害により生じる貧血を再生不良性貧血という．
- 再生不良性貧血では，赤血球だけでなく，白血球や血小板なども減少する汎血球減少を呈する．
- 再生不良性貧血では，ATG療法，シクロスポリンによる免疫抑制療法が行われる．
- 溶血性貧血は，さまざまな原因により赤血球の破壊が亢進して起こる．

- 溶血性貧血では，一般の貧血症状に加え，黄疸，脾腫などが認められる．
- 自己免疫性溶血性貧血は，赤血球に対する自己抗体が産生することにより生じる．
- 自己免疫性溶血性貧血治療の第一選択は，副腎皮質ステロイド薬の投与である．
- 腎性貧血は，腎障害によりEPOの産生が低下することで，赤血球の分化・成熟が妨げられて起こる．
- 腎性貧血の治療には，EPO製剤が用いられる．
- 鉄芽球性貧血は，赤芽球内のヘムの合成障害により鉄の利用が障害されて起こる．
- ピリドキシン代謝経路に異常のある鉄芽球性貧血には，ビタミンB_6製剤を投与する．

B 播種性血管内凝固症候群 disseminated intravascular coagulation, DIC

SBO・播種性血管内凝固症候群について病態（病態生理，症状等）・薬物治療（医薬品の選択等）を説明できる．

❶ 病態生理

さまざまな基礎疾患に合併して，全身血管内に著しい血液凝固・血栓が生じる重篤な疾患である．この細小血管内の微小血栓により多臓器不全が引き起こされ，同時に線溶系の活性化による出血症状もきたす．基礎疾患として代表的なものに敗血症，急性白血病（とくに急性前骨髄球性白血病），固形がんがあり，これらが発症原因の3/4を占める．ほかにも産科的疾患，外傷，熱傷などの組織壊死，血管障害なども誘発要因となる．さらに，アシクロビル，インドメタシン（注射），ドセタキセルなどの薬物は副作用としてDICを起こすことがある．

・敗血症 ☞ p.461
・急性白血病 ☞ p.214

DICでは，凝固系の異常促進が共通してみられる一方，線溶系の亢進度合いは異なることがあり，線溶抑制型と線溶亢進型および線溶均衡型に分類できる．線溶抑制型は，基礎疾患として敗血症や重症感染症などがある場合に多くみられる．細菌の産生するリポ多糖（LPS）などのエンドトキシンや，それによって活性化された白血球から放出されたサイトカインは血管内皮細胞を傷害し，組織因子（tissue factor, TF）が放出されることで凝固系を活性化する（図7・9）．同時にプラスミノゲンアクチベーターインヒビター-1（plasminogen activator inhibitor-1, PAI-1）が放出され，線溶系を抑制することで凝固系が優位になる．したがって，多発性の微小血栓による多臓器不全が多くみられる．

一方，線溶亢進型は，白血病を基礎疾患としてもっている場合が多い．白血病細胞から産生されたTFが凝固系を活性化させる一方，白血病細胞に過剰に発現したアネキシンA2[*16]に組織型プラスミノゲンアクチベーター（tissue-type plasminogen activator, t-PA）とプラスミノゲンが結合することで，プラスミンが過剰に産生される（図7・10）．この場合は，過剰な線溶系の活性化に凝固の活性化が追いつかず，結果として出血症状が高度にみられる．線溶均衡型DICは，固形がんに合併するDICに多くみられる．この場合，凝固系活性化と線溶系活性化のバランスがとれており，これらの中間の症状を呈する（図7・11）．

*16 **アネキシンA2** Ca^{2+}・リン脂質結合タンパク質の1つであり，ほかのタンパク質との複合体はt-PAとプラスミノゲンの結合部位として線溶系を活性化する機能をもつ．

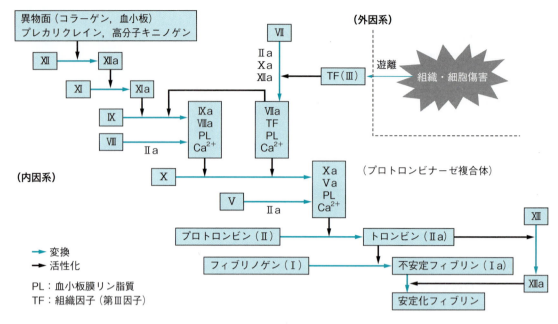

図7・9　血液凝固カスケード

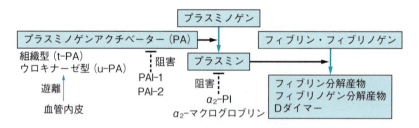

図7・10　線維素溶解（線溶）系
PAI：プラスミノゲンアクチベーターインヒビター，α_2-PI：α_2-プラスミンインヒビター

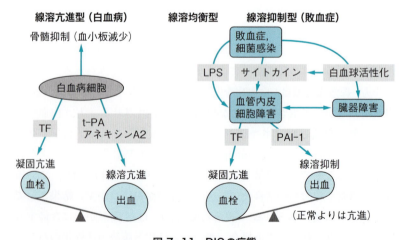

図7・11　DICの病態
TF：組織因子，t-PA：組織プラスミノゲンアクチベーター，LPS：リポ多糖

❷ 症　状

凝固系活性化による血栓の過形成に伴う臓器障害と，線溶系が優位になっている場合にみられる出血症状に分けられる．臓器障害の症状としては脳梗塞，呼吸困難，ショック，腎不全など，出血症状としては紫斑，消化管出血，血尿などもみられる．

❸ 診　断

DICの診断は，基礎疾患，臨床症状（出血症状，臓器障害）および血液検査成績によって行われる．血小板数およびフィブリノゲン濃度は，凝固系活性化により消耗するため減少する．これによりプロトロンビン時間（PT），活性化部分トロンボプラスチン時間（APTT）は延長する（表7・11）．また，同様に凝固系活性化ではトロンビンが増え，それを阻害するためアンチトロンビン[*17]も増える．したがって，トロンビン-アンチトロンビン複合体（thrombin-antithrombin complex, TAT）が上昇する．また，線溶系活性化によりとくに増えるものとして，プラスミン-α_2-プラスミンインヒビター[*18]複合体（plasmin-α_2-plasmin inhibitor-complex, PIC），フィブリン/フィブリノゲン分解産物（fibrin and fibrinogen degradation products, FDP），Dダイマー[*19]があり，線溶亢進型か否かの判断材料になる．

表7・11　DIC，血友病，ITP，TTPにおける血液凝固能検査値の変化

疾患名	出血時間	APTT	PT
DIC	延長	延長	延長
血友病	正常	延長	正常
ITPまたはTTP	延長	正常	正常

ITP：特発性血小板減少性紫斑病，TTP：血栓性血小板減少性紫斑病（☞ p.205, 206）

❹ 治　療

基礎疾患の治療を最優先する．さらに並行して抗凝固療法や補充療法などを行う．抗凝固療法は，凝固系活性化を抑制し，原則すべての型のDICに適応する．抗凝固薬としては，ヘパリン類[*20]（未分画ヘパリン，低分子ヘパリン，ヘパリノイド），トロンボモジュリン製剤[*21]，アンチトロンビンⅢ製剤[*22]，合成プロテアーゼ阻害薬[*23]などがある（表7・12）．病態に応じて適切に治療薬を選択することが大事である．

線溶抑制型DICには，ヘパリン類，遺伝子組換えトロンボモジュリン製剤，アンチトロンビンⅢ製剤が主に用いられる．未分画ヘパリン（ヘパリンナトリウム）は，生体内においてアンチトロンビンと結合し複合体を形成して凝固因子に対する阻害作用を示すため，アンチトロンビン濃度が70%以下のDICでは，ヘパリンナトリウム持続点滴静注のもとに，アンチトロンビンⅢ製剤を併用する．ヘパリン拮抗薬としてプロタ

・PT，APTT ☞ p.7

[*17] **アンチトロンビン**　血液中に存在するセリンプロテアーゼ阻害物質であり，トロンビンや第Ⅹa因子などと複合体を形成して血液凝固を阻止する内因子．ヘパリンが結合するとアンチトロンビンの作用が著しく増強される．

[*18] **α_2-プラスミンインヒビター**　肝臓で産生される糖タンパク質で，プラスミンのリジン結合部位に結合し，不可逆的に活性を阻害する．フィブリン上に結合したプラスミンは不活性化しにくい．

[*19] **Dダイマー**　凝固第ⅩⅢa因子によって安定化したフィブリンが，プラスミンによって分解されてできる産物の最小単位である（☞ p.8）．

[*20] **ヘパリン類**　【作用機序】ヘパリン：血漿中のアンチトロンビンと結合して，血液凝固第Ⅱa（トロンビン），Ⅸa，Ⅹa，Ⅺa，ⅩⅡa因子に対するアンチトロンビンの阻害作用を飛躍的に増強して血液凝固を阻害する．ダルテパリン：血漿中のアンチトロンビンと結合して，主に血液凝固第Ⅹa因子の活性を阻害する．トロンビン阻害作用は弱い．ヘパリンより作用持続時間が長い（約2時間）．ダナパロイド：血漿中のアンチトロンビンと結合して，選択的に血液凝固第Ⅹa因子の活性を阻害する．作用持続時間が17～27時間と長い．

[*21] **トロンボモジュリン製剤（トロンボモデュリン　アルファ）**　【作用機序】遺伝子組換え製剤で，トロンビンに結合して凝固系を阻害し，プロテインCを活性化することにより凝固因子を分解する．

[*22] **アンチトロンビンⅢ製剤（乾燥濃縮人アンチトロンビンⅢ）**　【作用機序】血液凝固系のトロンビン，第Ⅹa因子，第Ⅸa因子などと複合体を形成し，その活性を阻害し，抗凝固作用を示す．ヘパリンと複合体を形成することで，この作用が増強される．

[*23] **合成プロテアーゼ阻害薬（ガベキサート，ナファモスタット）**　【作用機序】アンチトロンビンの存在なしに，トロンビンおよび第Ⅹa因子を阻害する．プラスミンを阻害し，亢進している線溶系も抑制する．

ミンがあり，必要に応じて適量を投与する．トロンボモジュリン製剤（トロンボモデュリン アルファ）は，トロンビンと結合して阻害し，さらにプロテインCを活性化することによって，抗凝固作用を示す．

線溶亢進型 DIC には，合成プロテアーゼ阻害薬が用いられる．アンチトロンビン非依存的に抗凝固作用を示すと同時に，抗プラスミン作用ももつためプラスミンによる線溶系活性化を抑制することができる．

また，適宜 DIC の治療と並行して消耗した血小板や凝固因子を補充する補充療法も行われる．一般的に血小板 $2\times10^4/\mu L$，フィブリノゲン 100 mg/dL を目安に血小板輸血や新鮮凍結血漿（fresh-frozen plasma, FFP）の輸血が行われる．

表7・12　主なDIC治療薬

薬　物	特徴・注意・副作用・禁忌など
ヘパリン類 　未分画ヘパリン 　　ヘパリン 　低分子ヘパリン 　　ダルテパリン 　ヘパリノイド 　　ダナパロイド	［特　徴］・注射により即効性の抗凝固作用 ［注　意］・薬効用量はAPTTや血中濃度でモニターする 　　　　　・効果はアンチトロンビン依存的 　　　　　・未分画ヘパリン過量による出血にはプロタミン投与 ［副作用］・ヘパリン起因性血小板減少症 　　　　　・消化管などの出血 ［禁　忌］・出血または出血性疾患の患者，重篤な肝障害の患者
抗凝固因子 　トロンボモジュリン アルファ	［特　徴］・トロンビンに結合して凝固系を阻害し，プロテインCを活性化することにより凝固因子を分解する ［副作用］・出血 ［禁　忌］・出血または出血性疾患の患者
アンチトロンビン（AT）Ⅲ製剤 　乾燥濃縮人アンチトロンビン 　Ⅲ製剤	［特　徴］・トロンビンと第Ⅹa因子を阻害 　　　　　・ATの阻害作用はヘパリンの存在下で 1,000 倍以上増強される ［注　意］・AT 濃度が低下している場合には，ヘパリンの持続点滴に加え，ATⅢ製剤を併用する 　　　　　・ヘパリンの併用により出血を助長する危険のある場合は，ATⅢ製剤の単独投与を行う ［副作用］・ショック，アナフィラキシー症状 ［禁　忌］・本剤の成分に対しショックの既往歴のある患者
合成プロテアーゼ阻害薬 　ガベキサート 　ナファモスタット	［特　徴］・トロンビンなどのセリンプロテアーゼを阻害するのみならず，プラスミンも阻害する ［注　意］・血管外に漏れると注射部位に潰瘍・壊死を起こすことがある 　　　　　・ガベキサートは高濃度で血管内壁を障害するため，濃度に注意する ［副作用］・ショック，アナフィラキシー様症状，高K血症，白血球減少，血小板減少

> **ポイント**
>
> ■ DIC は，さまざまな基礎疾患をもとに発症する．
> ■ 凝固系の異常促進は共通して現れるが，線溶系の亢進度合いは異なり，線溶抑制型と線溶亢進型とその中間型である線溶均衡型に分類できる．
> ■ 凝固系の亢進により多臓器不全が誘発され，線溶系の亢進により出血症状が誘発される．
> ■ 基礎疾患の治療を行いつつ，ヘパリン製剤，合成プロテアーゼ阻害薬，アンチトロンビンⅢ製剤などの抗凝固療法により，微小血管の血栓を抑制する．

C 血友病 hemophilia

> SBO・血友病について病態（病態生理，症状等）および薬物治療（医薬品の選択等）を説明できる。

❶ 病態生理

血液凝固第Ⅷ因子または第Ⅸ因子の先天的な欠損による遺伝性の血液凝固障害である．これらの遺伝子は，X染色体上に存在するため伴性劣性（潜性）遺伝形式[*24]をとる．したがって，男児に多く発症する．第Ⅷ因子が欠乏するものを血友病A，第Ⅸ因子が欠乏するものを血友病Bといい，前者が血友病全体の約85%を占める．また，血友病は後天的に発症する場合もある．悪性腫瘍や膠原病など基礎疾患をもった場合に，後天的に第Ⅷ因子に対する自己抗体が産生される自己免疫疾患である．明らかな基礎疾患がないこともある．後天性血友病の場合，遺伝はせず，男性，女性のいずれでも発症する．

[*24] **伴性劣性（潜性）遺伝** 伴性遺伝とは性染色体上にある遺伝子による遺伝である．X染色体に異常がある場合の疾患の発症率は，X染色体を1つしか受け継がない男性のほうが，女性に比べて圧倒的に高い（女性の場合は，両方のX染色体に疾患の発症原因になる遺伝子をもたないと発症しない）．

❷ 症　状

二次止血障害（凝固系異常）として深部での出血症状を示す．関節内出血や筋肉内出血が特徴的であり，それによりみつかることもある．出血を繰り返すので，関節の硬直，変形や，筋肉拘縮などの後遺症を呈する．

❸ 診　断

紫斑病のように血小板あるいは血管の異常による疾患ではないので，出血時間をはじめとする血小板に関する検査値は正常である．一方，血液凝固内因系障害の所見として，APTTが延長する．血液凝固外因系因子は正常なので，PTは正常である（☞表7・11）．

・APTT，PT ☞ p.7

❹ 治　療

血友病治療の基本は，欠乏した第Ⅷ因子または第Ⅸ因子を補う補充療法である．製剤には，遺伝子組換え型製剤と血漿由来製剤がある．出血時の止血目的での補充の際には，出血症状の重症度や部位により目標とする凝固因子活性を設定して，凝固因子製剤の投与を行う．また，軽症，中等症の血友病Aに対しては，補助的治療法として，デスモプレシン[*25]の静注を行う場合がある（表7・13）．自然出血の予防のために，凝固因子製剤の定期補充療法も行われる．

第Ⅷ因子あるいは第Ⅸ因子に対する抗体（インヒビター）を保有する患者に対しては，乾燥人血液凝固因子抗体迂回活性複合体を投与し，血漿中の血液凝固活性を補いその出血を抑制する場合もある．また，抗体の消失を図る目的で副腎皮質ステロイド薬を用いた免疫抑制療法も行われる．

[*25] **デスモプレシン** 【作用機序】バソプレシンV_2受容体を刺激し，血管内皮細胞からの第Ⅷ因子およびvWFの放出を促す作用がある．

表7・13 主な血友病治療薬

薬物	特徴・注意・副作用・禁忌など
第Ⅷ因子製剤 　乾燥濃縮人血液凝固第Ⅷ因子製剤 　遺伝子組換え型血液凝固第Ⅷ因子製剤 　　オクトコグ アルファ，ルリオクトコグ アルファ，ツロクトコグ アルファ，エフラロクトコグ アルファ	[特　徴]・人血液を原料とした血漿分画製剤と遺伝子組換え製剤がある 　　　　・血友病Aにおいて血漿中の第Ⅷ因子を補給し，出血傾向を抑制する [注　意]・他剤との混注不可 [副作用]・アナフィラキシー，発熱，じん麻疹，悪心など
デスモプレシン	[特　徴]・軽症・中等症血友病Aに対して注射で用いる 　　　　・体内で生産・貯蔵されている第Ⅷ因子およびvWFを血中に放出させて出血傾向を抑制する [副作用]・頭痛，顔面紅潮，熱感，のぼせなど [禁　忌]・本剤の成分に過敏症のある患者
第Ⅸ因子製剤 　乾燥濃縮人血液凝固第Ⅸ因子製剤 　遺伝子組換え型血液凝固第Ⅸ因子製剤 　　ノナコグ アルファ，エフトレノコグ アルファ，ノナコグ ガンマ	[特　徴]・人血液を原料とした血漿分画製剤と遺伝子組換え製剤がある 　　　　・血友病Bにおいて血漿中の第Ⅸ因子を補給し，出血傾向を抑制する [注　意]・他剤との混注不可 [副作用]・アナフィラキシー，発熱，じん麻疹，悪心など
乾燥人血液凝固因子抗体迂回活性複合体	[特　徴]・第Ⅷ因子または第Ⅸ因子インヒビター保有患者に対し，血漿中の血液凝固活性を補い，その出血傾向を抑制する [注　意]・他剤との混注不可 [副作用]・アナフィラキシー，DIC，血栓塞栓症など [禁　忌]・血液凝固インヒビターを有しない患者 　　　　・DIC

ポイント

- X染色体の異常により，血液凝固第Ⅷ因子や第Ⅸ因子の先天的な欠損によって生じる血液凝固障害であり，男性に多く発症する．
- 血液凝固第Ⅷ因子の欠損によるものを血友病A，血液凝固第Ⅸ因子の欠損によるものを血友病Bという．
- 深部での出血症状を示し，関節の硬直や変形，筋肉拘縮などの後遺症を起こす．
- APTTが延長するが，PTは正常である．
- 欠乏した凝固因子の補充を治療の基本とし，軽〜中等症の血友病Aには補助的治療法としてデスモプレシンの投与を行う．

SBO・紫斑病（血栓性血小板減少性紫斑病，特発性血小板減少性紫斑病）について病態（病態生理，症状等）および薬物治療（医薬品の選択等）を説明できる．

*26 **アレルギー性紫斑病**　IgAを主体としたアレルギー反応により，毛細血管の透過性が亢進し，周辺組織の浮腫と出血が生じる．血液自体や凝固系に異常がある疾患ではない．

D 紫斑病　purpura

　紫斑病とは，皮膚や粘膜の血管から血液が漏出することにより，赤紫色の斑状内出血を呈する病気の総称である．血栓性血小板減少性紫斑病（TTP），特発性血小板減少性紫斑病（ITP）のほか，**アレルギー性紫斑病**[*26]や，**フォン・ビルブランド（von Willebrand）病**[*27]などが該当する．二次止血障害が基礎となる血友病と異なり，紫斑病では一次止血障害が基礎となり，二次止血系は正常なので，APTT，PTなど凝固系の検査値は正常である（☞表7・11）．

D-1 血栓性血小板減少性紫斑病
thrombotic thrombocytopenic purpura, TTP

❶ 病態生理
vWF 切断酵素（a disintegrin-like and metalloproteinase with thrombospondin type 1 motifs 13, ADAMTS13）の活性が低下することで巨大 vWF が出現し，血小板血栓が多発する疾患である．血管内皮細胞から分泌される vWF は巨大分子構造をもち，これに ADAMTS13 が作用することで vWF は適切な大きさに切断されて止血因子として生理作用を発揮する．ADAMTS13 の欠損や活性低下によって通常の vWF よりも活性の高い巨大 vWF ができると，容易に血小板を粘着・凝集させて細小動脈などにおいて微小血栓が発生する．先天的な ADAMTS13 の欠損でも発症するが，ほとんどは後天的な酵素活性の低下が原因で発症する．この後天的な発症要因としては，ADAMTS13 に対する抗体（インヒビター）が何らかの要因で発生することによるものが多い．チクロピジンなどのチエノピリジン系抗血小板薬は，副作用として TTP を起こすことがある．

❷ 症　状
血小板減少，溶血性貧血，精神神経症状，腎機能障害，発熱の5徴候を呈する．血小板血栓が多発しているため，血小板が大量に消費されて血小板数が低下する．また，赤血球が血栓に衝突し，破壊されて溶血性貧血を引き起こす．中枢での血栓は脳血流量低下を招き，頭痛，せん妄，意識障害，運動麻痺などを引き起こす．深部出血はあまりみられない．

❸ 診　断
ほかに原因を認めない血小板減少がみられ，ADAMTS13 活性が著減するものを TTP と診断する．抗 ADAMTS13 自己抗体が陽性であれば，後天性 TTP である．

❹ 治　療
先天性 TTP の場合は，新鮮凍結血漿（FFP）を投与し，ADAMTS13 の補充を行う．後天性 TTP の場合は，血漿交換療法を行い，ADAMTS13 に対する抗体，巨大 vWF を除去しつつ，FFP を投与し，ADAMTS13 の補充を行う．難治例では副腎皮質ステロイド薬による免疫抑制療法も考慮する．血小板減少に対する血小板輸血は，活性化血小板のさらなる増加を招き血栓形成を助長するため禁忌である．

＊27　フォン・ビルブランド病　先天性のフォン・ビルブランド因子（von Willebrand factor, vWF）の量的あるいは質的異常による止血障害のために起こる紫斑病．vWF は，血管壁への血小板粘着と血小板凝集に関与しており，その欠乏により止血血栓ができにくくなる．

・血小板数　☞ p.7

D-2 特発性血小板減少性紫斑病
idiopathic thrombocytopenic purpura, ITP

❶ 病態生理

免疫異常により血小板に対する自己抗体が産生され，脾臓で血小板が破壊されることで，血小板減少と出血傾向をきたす．そのため最近は，免疫性（immune）血小板減少性紫斑病と呼ばれるようになってきた．ITP は，急性 ITP と慢性 ITP に分類される．小児の多くは，ウイルス感染後に起こる急性型であり，一過性で予後はよい．一方，慢性 ITP は，成人女性や高齢者に多くみられ，明らかな誘因はないが，Ⅱ型アレルギーが関与している．またヘリコバクター・ピロリ（ピロリ菌）の関連も示唆されている．

- Ⅱ型アレルギー ☞ p.110
- ヘリコバクター・ピロリ感染症 ☞ p.451

❷ 症　状

血小板値が低下することにより，点状出血を認める．また，鼻血，歯肉出血もみられる．一方，深部出血はあまりみられない．

❸ 診　断

血小板減少による出血時間の延長はあるが，二次止血の異常はないので PT，APTT は正常である．また，骨髄生検では巨核球の増加が認められる．症状の程度により，巨核球数は正常範囲の場合もある．また，血小板に対する自己抗体の血小板結合 IgG（PAIgG）の増加がみられる．さらにピロリ菌の感染の有無を確認する．

- 血小板 ☞ p.7
- PT，APTT ☞ p.7
- 骨髄検査 ☞ p.6

❹ 治　療

ピロリ菌陽性であれば，まず除菌療法を行う．経過良好であれば，その他の治療が不要な場合もある．ピロリ菌感染のない場合や除菌療法での ITP 治療が無効の場合は，副腎皮質ステロイド薬の投与により免疫系を抑制する．副腎皮質ステロイド薬は 1 日 0.5～1 mg/kg を 2 回に分けて投与開始し，効果をみながら漸減する．副腎皮質ステロイド薬によっても効果が認められない場合，副作用が強い場合は，脾摘を行う．副腎皮質ステロイド薬無効，脾摘無効例の難治性あるいは慢性 ITP の場合は，トロンボポエチン[28]（thrombopoietin, TPO）受容体作動薬[29]を用いる．TPO 受容体刺激薬は血小板が過剰に増加し，副作用として血栓症や血栓塞栓症を起こすことがあるので注意が必要である．

また，手術や分娩など一時的な止血が必要な場合は，γ-グロブリンを大量投与して，マクロファージ上の抗血小板抗体 Fc レセプターを飽和させ，マクロファージによる血小板貪食を回避させる．γ-グロブリン大量療法が行われる．

- ピロリ菌除菌療法 ☞ p.451

[28] トロンボポエチン　血小板産生過程において巨核球系前駆細胞から巨核球への分化・増殖を促進する造血因子．肝臓および腎臓から産生される．

[29] TPO 受容体刺激薬（ロミプロスチム，エルトロンボパグオラミン）【作用機序】巨核球系前駆細胞膜表面に発現する膜貫通型の TPO 受容体に直接結合して，巨核球系細胞の増殖・分化を促進し，血小板産生を亢進させる．

ポイント

- 紫斑病は，赤紫色の斑状内出血を呈する疾患であり，ITPやTTPなどに分類される．
- 紫斑病は，一次止血系の異常で発症する．二次止血系の検査値（PT，APTT）は正常である．
- TTPでは，vWF切断酵素ADAMTS13の活性が低下することにより血小板血栓が多発する．
- TTPは，チクロピジンなどのチエノピリジン系抗血小板薬の副作用として発症することがある．
- 先天性TTPにはFFPを投与し，ADAMTS13の補充を行う．後天性TTPには，血漿交換療法を行ったうえでFFPを投与する．
- TTPに，血小板の輸血は禁忌である．
- ITPは，血小板に対する自己抗体により血小板が破壊されることで発症する．
- ITPの発症にピロリ菌感染との関連が示唆されている．
- ITPでは，血小板に対する自己抗体の血小板結合IgG（PAIgG）の増加がみられる．
- ITP治療には，ステロイドパルス療法による免疫抑制を行う．さらに脾摘を行う場合もある．これらが無効な場合は，TPO受容体作動薬であるロミプロスチムやエルトロンボパグオラミンにより血小板産生を亢進させる．

E 白血球減少症 leukocytopenia

SBO・白血球減少症について，病態（病態生理，症状等）および薬物治療（医薬品の選択等）を説明できる．

❶ 病態生理

循環血中の白血球数が基準値よりも少ない，4,000/μL以下程度にまで減少した病態を白血球減少症という．白血球の40〜70％は顆粒球の1つである好中球なので，通常は好中球が減少する**好中球減少症**である．リンパ球数が成人で1,000/μL以下になった病態は**リンパ球減少症**という．単球の減少も白血球数の減少を引き起こすことがあり，**単球減少症**と呼ばれる．

・白血球数 ☞ p.6

❷ 分 類

病因により好中球減少症は以下のように分類される．

（1）先天性の好中球減少症

周期性好中球減少症[*30]，骨髄異形成症候群[*14]など，骨髄系細胞や骨髄前駆細胞自身の先天性の異常によって引き起こされるものがある．

[*30] **周期性好中球減少症** 多くは21日周期で好中球が減少し，発熱，感染症，全身倦怠感などを示す遺伝性の疾患である．症状は3〜5日で回復する．ほぼ全例で好中球エラスターゼ遺伝子に変異を認める．
[*14] ☞ p.197

（2）後天性の好中球減少症

細胞障害性の化学療法，放射線照射，細菌またはウイルス感染，造血器疾患，自己免疫学的機序，アルコール中毒，葉酸もしくはビタミンB_{12}欠乏，脾臓機能亢進によるものなどがある．

❸ 症 状

好中球は，貪食・殺菌作用により感染初期の防御機構に中心的な役割を果たしているので，好中球の減少は重篤な感染症を起こす．白血球（好中球）減少症では多くの場合，感染症あるいは敗血症を伴う．その初期症状は発熱，全身倦怠感，咽頭痛，口内炎，歯肉炎，口内潰瘍，直腸周

囲の炎症などである．好中球数と細菌・真菌感染症は明らかに相関する．軽症では感染症の危険性は少ないが，重症になるにしたがい高くなり，100/μL以下ではほぼ必発する．

❹ 診　断

・好中球 ☞ p.6

好中球減少症は，通常あるいは重症の感染症が頻繁にみられる場合に疑われる．好中球数の絶対数が1,500/μL未満になった場合をいい，顆粒球減少症ともいわれる．好中球絶対数は，総白血球数×[桿状核好中球（%）+分葉核好中球（%）]×0.01により求め，1,000～1,500/μLを軽度，500～1,000/μLを中等度，さらに500/μL未満まで減少する場合を重度または無顆粒球症とする．好中球減少時に発熱がみられた場合には，発熱性好中球減少症として血液培養検査と胸部X線撮影を行う．

❺ 治　療

治療方針はその原因，白血球数減少の程度・期間，感染症併発の有無により異なる．無顆粒球症の原因で最も典型的な例は，抗菌薬，抗甲状腺薬，向精神薬などの薬物によるものである．原因を推定・特定するために，薬物の投与歴，発熱，皮疹など感染症の有無などを確認し，原因となる薬物が特定される場合，あるいは被疑薬がある場合にはその薬物を即時に中止する．敗血症やウイルス感染症などが疑われる場合には感染症の検査を行う．これらによっても原因が推定・特定されない場合には，再生不良性貧血や白血病などの造血器疾患を考えて骨髄検査を行う．

ⓐ 好中球減少症の薬物療法

骨髄移植時の好中球の増加促進，化学療法や骨髄異形成症候群，再生不良性貧血，免疫抑制療法に伴う好中球減少症，先天性・特発性好中球減少症，HIV感染症の治療に支障をきたす好中球減少症などには，顆粒球コロニー刺激因子（granulocyte colony-stimulating factor, G-CSF）製剤[*31]や，単球/マクロファージコロニー刺激因子（monocyte/macrophage colony-stimulating factor, M-CSF）製剤であるミリモスチム[*32]を皮下注または静注で投与する（表7・14）．ミリモスチムは，単球/マクロファージを増加させることにより間接的に好中球を増加させる（図7・12）．

がん化学療法による発熱性好中球減少症の発症予防には，化学療法薬投与終了後の翌日以降，半減期の長いペグフィルグラスチムを化学療法1サイクルあたり1回，予防的に皮下投与する．

放射線による好中球減少症には，セファランチン，Z-100，アデニン，L-システインが適応される．

[*31] G-CSF製剤（フィルグラスチム，レノグラスチム，ナルトグラスチム）【作用機序】骨髄中の顆粒球系前駆細胞に存在するG-CSF受容体を刺激し，好中球への分化・増殖を促進する．

[*32] ミリモスチム【作用機序】末梢血および骨髄細胞中の単球・マクロファージ系前駆細胞に作用してそれらの細胞数を増加させ，G-CSFおよび顆粒球・単球/マクロファージコロニー刺激因子 granulocyte monocyte/macrophage colony-stimulating factor (GM-CSF) の産生量を増加させることにより，間接的に好中球への分化・増殖を促進する．

表7・14 主な白血球減少症治療薬

薬　物	特徴・注意・副作用・禁忌など
G-CSF製剤 　フィルグラスチム，レノグラスチム，ナルトグラスチム，ペグフィルグラスチム	[特　徴]・大腸菌やチャイニーズハムスター卵巣細胞由来の遺伝子組換え製剤 　　　　・成熟した好中球の貪食能，走化性などの機能を亢進する作用もある 　　　　・ペグフィルグラスチムは，フィルグラスチムにメトキシポリエチレングリコールが結合した修飾タンパク質 [注　意]・他剤との混注は禁忌 [副作用]・ショック，間質性肺炎，骨髄芽球の増加 [禁　忌]・骨髄中の芽球が十分減少していないあるいは末梢血中に骨髄芽球の認められる骨髄性白血病患者
M-CSF製剤 　ミリモスチム	[特　徴]・ヒト尿より精製される糖タンパク質 [注　意]・重篤な腎・肝障害のある患者には慎重投与 [副作用]・ショック [禁　忌]・過敏症の既往歴のある患者
その他 　セファランチン 　Z-100 　アデニン 　L-システイン	[特　徴]・いずれも放射線療法による好中球減少症に用いられる 　　　　・セファランチンはツヅラフジ科植物アルカロイド 　　　　・Z-100は結核菌熱抽出物 [注　意]・Z-100はほかの白血球減少症には投与不可 [副作用]・アデニンは高尿酸血症，痛風 [禁　忌]・L-システイン以外は過敏症に禁忌 　　　　・アデニンは痛風，尿路結石には禁忌

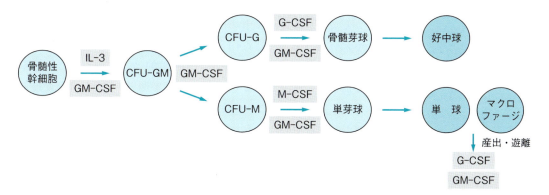

図7・12　好中球、単球/マクロファージの分化と造血因子
CFU：コロニー形成単位，CSF：コロニー刺激因子，G：顆粒球，GM：顆粒球・単球/マクロファージ，M：単球/マクロファージ

b 抗菌薬

　無顆粒球症の場合には，シプロフロキサシンなどのニューキノロン系抗菌薬を予防的に投与する．

　発熱や真菌感染症が認められる場合には，緑膿菌にも抗菌力を有する広域抗菌薬や抗真菌薬を投与する．起因菌が検出された場合には速やかに適切な抗菌薬に変更する．

・ニューキノロン系抗菌薬　p.342

ポイント

- 白血球減少症は，通常は好中球の減少を特徴とする好中球減少症である．リンパ球が減少するリンパ球減少症もある．
- 内因的原因による先天性のものと，二次的な原因による後天性のものがある．
- 好中球減少症では，生体防御能の低下により易感染性となる．
- 好中球減少症では好中球絶対数を求め，それにより重症度を診断する．
- 好中球の絶対数が500/μL未満まで減少する場合が無顆粒球症であり，感染症を必発する．
- 薬剤性が疑われる場合には，使用薬物を直ちに中止する．
- がん化学療法時や骨髄移植時の好中球の増加には，G-CSF製剤（フィルグラスチムなど）やミリモスチムが用いられる．
- 放射線療法に伴う好中球減少症には，セファランチンなどが用いられる．
- 感染症を伴う場合には，抗菌薬や抗真菌薬を投与する．

SBO・血栓塞栓症について，病態（病態生理，症状等）および薬物治療（医薬品の選択等）を説明できる．

・脳梗塞 ☞ p.80
・心筋梗塞 ☞ p.165

F 血栓塞栓症 thromboembolism

血管壁，血液凝固能や血流の異常，何らかの原因により血管内で病的な血栓が形成されると，血管の閉塞により循環障害を起こし，**血栓症**（thrombosis）を生じる（図7・13）．血流の速い動脈における血栓は，動脈硬化を背景とする血小板凝集塊（**白色血栓**）が主に中心となり，脳梗塞や心筋梗塞の原因となる（それぞれの章参照）．一方，血流がゆるやかな静脈では，活性化された凝固因子がとどまることにより形成されるフィブリン網が中心となる（**赤色血栓**）．心臓，動脈硬化を起こしている動脈，下肢深部静脈などで形成された血栓塊などの塞栓子が血流に乗って移動し，小血管を閉塞して起こるものを**塞栓症**といい，塞栓子が血栓の場合を**血栓塞栓症**という．肺血栓塞栓症（PTE）の成因には**深部静脈血栓症**（DVT）が大きく関与し，これらは連続した1つの病態であると考えられることから，あわせて**静脈血栓塞栓症**（venous thromboembolism，VTE）とも呼ばれる．

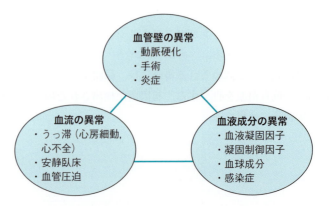

図7・13 血栓形成の三大誘発因子（Virchowの3因子）

F-1 深部静脈血栓症 deep venous thrombosis, DVT

❶ 病態生理

血流の遅い静脈では，長期臥床，静脈炎，心疾患によるうっ血，妊娠，薬物などによる血流のうっ滞，静脈内皮の傷害，血液凝固能の亢進などが血栓形成の原因となる（表7・15）．これら後天的の場合のほか，アンチトロンビン欠乏症や先天性プロテインC欠乏症[*33]など，生天的な凝固制御因子の欠乏や異常によっても起こる．血液がとどまることにより活性化凝固因子が濃縮され，形成されるフィブリン網に赤血球が取り込まれた赤色血栓が生じる．形成された血栓は血管壁との結合が弱く，血流の変化などで一部が遊離し，他部位の血管を閉塞することにより血栓塞栓症を併発する．

[*33] **先天性プロテインC欠乏症** プロテインCはビタミンK依存性の抗凝固因子で，トロンビンとトロンボモジュリンとの複合体によって活性化されると，第Ⅴa因子と第Ⅷa因子を分解する．したがって，その欠乏症は過凝固状態となり，主として静脈系の血栓症を起こしやすい．

表7・15 深部静脈血栓症の主な危険因子

- 加齢
- 長時間の坐位（旅行，災害時）
- 外傷，手術，長期臥床，カテーテル検査・治療
- 薬物服用（女性ホルモン，止血薬，副腎皮質ステロイド薬）
- 悪性腫瘍，心不全，炎症性腸疾患，抗リン脂質抗体症候群，血管炎，下肢静脈瘤，脱水・多血症，肥満，妊娠・産後
- 静脈血栓塞栓症既往（静脈血栓症，肺血栓塞栓症）
- 先天性凝固亢進：凝固抑制因子（アンチトロンビン，プロテインCなど）欠乏症

❷ 症　状

手術や外傷，長期臥床中，妊娠，悪性腫瘍などが誘因となり，多くは血栓が下肢や骨盤内に発生するが，無症状のことも多い．通常は良性であるが，致命的なPTEに至ることもある．

急性期に左下肢に好発する腫脹，表在静脈の怒張，緊満痛，うっ血による色調変化などがみられる．

❸ 診　断

静脈エコーにより確定診断する．フィブリンが線溶系亢進により分解されて生じるDダイマー値[*19]は，特異性は低いが，陰性の場合，DVTは除外できる（除外診断）．下肢での血栓形成が膝窩静脈より上にあるものを中枢型，それより下にあるものを末梢型と分類する．

❹ 治　療
[a] 薬物療法

治療方針は，血栓症の進展および再発の予防，PTEの予防，症状の改善である．抗凝固療法が治療の基本であり，発症後は出血などの禁忌がない限りできるだけ早期に治療を開始し，ヘパリン[*20]，フォンダパリヌクス[*34]，ワルファリン[*35]，経口Xa阻害薬[*36]のリバーロキサバン，エドキサバンを症状に応じて用いる（表7・16）．

[*19] ☞ p.201
[*20] ☞ p.201

[*34] **フォンダパリヌクス**【作用機序】ヘパリン類のATへの結合に必須である基本5糖単位を完全化学合成したペンタサッカライドである．抗トロンビン活性がほとんどなく，第Xa因子を選択的に阻害する．

[*35] **ワルファリン**【作用機序】ビタミンKエポキシドから還元型への還元反応を阻害し，肝臓におけるビタミンK依存性凝固因子（第Ⅱ，Ⅶ，Ⅸ，Ⅹ因子）の生成を阻害して凝固反応を抑制する．

[*36] **経口Xa阻害薬**（エドキサバン，リバーロキサバン）【作用機序】遊離およびプロトロンビナーゼ複合体中の第Xa因子に結合し，その活性部位を可逆的かつ競合的に阻害する．

表7・16　主な血栓塞栓症治療薬

薬　物	特徴・注意・副作用・禁忌など
クマリン系抗凝固薬 　ワルファリン	［特　徴］・経口投与後，作用発現まで1〜2日を要する ［注　意］・薬効用量，維持量はPT-INR値でモニターする 　　　　　・薬物相互作用を起こしやすく，ビタミンK高含有食品の食事制限が必要 　　　　　・過量にはビタミンK製剤を投与 ［副作用］・組織内，皮下などの出血，肝機能障害 ［禁　忌］・出血または出血性疾患の患者，妊婦
ヘパリン類 　未分画ヘパリン 　　ヘパリン 　低分子ヘパリン 　　エノキサパリン 　合成ペンタサッカライド 　　フォンダパリヌクス	［特　徴］・注射により即効性の抗凝固作用 ［注　意］・薬効用量はAPTTや血中濃度でモニターする 　　　　　・効果はアンチトロンビン依存性 　　　　　・未分画ヘパリン過量による出血にはプロタミン投与 ［副作用］・ヘパリン起因性血小板減少症 　　　　　・消化管などの出血 ［禁　忌］・出血または出血性疾患の患者，重篤な肝・腎障害の患者
経口Xa阻害薬 　エドキサバン，リバーロキサバン	［特　徴］・経口投与の作用発現が速やか 　　　　　・トロンビンをほとんど阻害しない 　　　　　・安全域が広く，薬物相互作用のリスクが低い ［注　意］・過量による出血に対する中和剤がない ［副作用］・各種出血 ［禁　忌］・重症肝疾患患者
凝固因子製剤 　乾燥濃縮人活性化プロテインC	［特　徴］・作用はトロンボモジュリン非依存性 ［注　意］・ワルファリンやヘパリン類との併用は効果を増強
血栓溶解薬 　モンテプラーゼ	［特　徴］・遺伝子組換え型ヒトt-PA製剤 ［注　意］・重篤な脳内出血 ［副作用］・出血傾向 ［禁　忌］・出血している患者，出血性素因，重篤な高血症

　ヘパリンの単回静注投与後，APTTがコントロール値の1.5〜2.5倍になるように，点滴静注または間欠静注で適宜調節する（基準値は1章参照）．ワルファリンの維持量および治療効果は，PT-INR値1.5〜2.5を目標に調節する．安定した効果発現までには1〜2日を必要とするので，効果が得られるまでの間は，ヘパリンまたはフォンダパリヌクスを併用する．

　下肢整形外科手術施行患者と腹部手術施行患者における静脈血栓塞栓症の発症予防には，エノキサパリン[*37]またはフォンダパリヌクスが皮下投与される．

　先天性プロテインC欠乏症に起因するDVTおよび急性PTEには，補充のために乾燥濃縮人活性化プロテインC[*38]製剤が点滴静注される．

b 非薬物療法

　PTEの予防のため，抗凝固療法の禁忌例には下大静脈フィルター[*39]を使用する．浮腫などの症状を示すDVTに対しては後遺症の発症予防のために，下肢を圧迫する弾性ストッキング・弾性包帯を使用する．

*37　エノキサパリン 【作用機序】平均分子量5,000前後の低分子ヘパリン製剤である．ATと複合体を形成してその立体構造を変化させ，未分画ヘパリンと同様に第Xa因子を間接的に阻害する．しかし，側鎖が短いためATのトロンビン阻害作用が減弱している．

*38　乾燥濃縮人活性化プロテインC 【作用機序】トロンボモジュリンに依存せずに，トロンビンで活性化された第Va因子および第Ⅷa因子を選択的に不活性化する．

*39　下大静脈フィルター　大腿静脈などの太い静脈を穿刺して，フィルターを折りたたんで入れたカテーテルを下大静脈まで入れて留置し，フィルターを広げて血栓をとらえる．

F-2 肺血栓塞栓症　pulmonary thromboembolism，PTE

❶ 病態生理
　下肢や骨盤内の深部静脈血栓が遊離して血流に乗り，二次的に肺動脈を閉塞して肺循環障害を起こす疾患である．急速に肺高血圧症と低酸素血症を起こす．PTEの原因の約9割はDVTである．発症後およそ2週間以内のものを急性PTE（APTE）といい，早期の診断，適切な治療が行われない場合は致命的になりやすい（死亡率約30％）．急性期を乗り切れば予後は良好であるが，まれに血管壁に血栓が固着して肺動脈に慢性的な狭窄や閉塞をきたす慢性PTE（CPTE）を起こすことがある．

❷ 症　状
　APTEでは，手術後や長期臥床，長時間の飛行機旅行[*40]などで，起立や歩行開始により突然発症する呼吸困難，胸痛，息切れなどを示す．CPTEでは，肺高血圧症を合併し，労作時に呼吸困難などの症状を示すようになる（慢性血栓塞栓性肺高血圧症）．

[*40] 長時間の飛行機旅行が原因となって発症するものはエコノミークラス症候群あるいは旅行者血栓症として知られる．

❸ 診　断
　急性の臨床症状に加えて，心エコー検査で右心負荷所見，下肢静脈エコー検査で深部静脈に血栓があればAPTEの可能性が高い．Dダイマー上昇がみられるため，Dダイマー値は除外診断に有用である．確定診断には，胸部造影CTで肺動脈内の血栓を確認する．

❹ 治　療
ⓐ 薬物療法
　APTEは早期診断・治療が最も重要であり，呼吸循環動態が安定した場合には再発に注意し，DVTの予防・再発防止を図る．抗凝固療法と血栓溶解療法が薬物療法の基本であり，次の選択基準により使い分ける．
①正常血圧で右室機能不全もない場合は，ヘパリンによる抗凝固薬療法を第一選択とする．フォンダパリヌクス，経口Xa阻害薬，ワルファリンも選択肢となる（DVTの項参照）．
②正常血圧であるが右室機能不全と脳性ナトリウム利尿ペプチド（BNP）などの心臓バイオマーカー陽性がともに認められる場合には，効果と出血リスクを考えて，血栓溶解薬であるモンテプラーゼ[*41]による血栓溶解療法も選択肢に入れる．
③ショックや低血圧が長引く場合には，禁忌例を除いて，血栓溶解療法を第一選択とし，ヘパリンと併用する．血栓溶解療法の絶対的な禁忌には活動性の内部出血と最近の特発性頭蓋内出血，相対的な禁忌には大規模手術，出産，2ヵ月以内の脳梗塞，妊娠などがある．
　ショックや低血圧には，ドブタミン，ノルアドレナリンを第一選択と

[*41] モンテプラーゼ【作用機序】☞ p.167

＊42 **経皮的心肺補助法** 大腿の動脈と静脈へカテーテルを挿入し，人工心肺装置による体外循環法を行って，体循環と肺循環を維持しつつ心肺機能の改善を図る方法．

＊43 **SpO₂** 経皮的動脈血酸素飽和度のことである．動脈への酸素の供給量を示すSaO₂（動脈血酸素飽和度）をパルスオキシメーターで経皮的に測定した値であり，この値からPaO₂（動脈血酸素分圧）を推測することができる（☞p.21）．

して循環管理を行う．

b 非薬物療法

出血のリスクが高い場合には，下大静脈フィルターやカテーテル治療により薬物療法の効果を補い，重症例では経皮的心肺補助法＊42や外科的血栓摘除術も選択する．SpO₂＜90％＊43の場合には酸素療法を開始する．

ポイント

- 血栓が塞栓子となって小血管を閉塞して起こるのが，血栓塞栓症である．
- 肺血栓塞栓症（PTE）は，深部静脈血栓症（DVT）が原因となり起こる一連の病態であることから，静脈血栓塞栓症（VTE）とも呼ばれる．
- DVTでは，血流，血管壁，血液凝固系の異常により赤色血栓が生じる．
- DVTは，静脈エコーにより確定診断される．
- DVTの薬物療法には，ヘパリン類，ワルファリン，経口Xa阻害薬などが用いられる．
- 非薬物療法として，下大静脈フィルター，弾性ストッキングなどが用いられる．
- PTEの原因の約9割がDVTであり，APTEでは致死的になりやすい．
- APTEでは，突然発症する呼吸困難，胸痛，息切れなどを示す．
- 長時間の飛行機旅行が原因となるPTEは，エコノミークラス症候群として知られる．
- APTEは，早期診断・治療が最も重要であり，その薬物療法は，ヘパリンなどによる抗凝固療法とモンテプラーゼによる血栓溶解療法が基本である．

SBO・白血病について，病態（病態生理，症状等）および薬物治療（医薬品の選択等）を説明できる．

G 白血病 leukemia

造血器系腫瘍である白血病は，骨髄内の血液細胞が遺伝，ウイルス感染，薬物，放射線などの原因により遺伝子異常を起こして，無制限・無秩序に増殖する疾患である．増殖する白血病細胞は，正常な血液細胞の産生と成熟を妨害するとともに，末梢血液中に現れて全身の臓器に浸潤・障害を与える．

白血病は，骨髄系細胞が増殖する場合を骨髄性白血病，リンパ系細胞が増殖する場合をリンパ性白血病という（☞図7・1）．さらに，分化能が失われて成熟細胞に分化できない幼若な未分化細胞（芽球）のみが増殖する場合を急性白血病という（例：急性骨髄性白血病）．分化能が保たれて幼若細胞と成熟細胞がともに増殖する場合を慢性白血病という（例：慢性骨髄性白血病）．血液細胞が成熟した後に腫瘍化した場合は，成熟細胞のみが増殖する（例：成人T細胞白血病/リンパ腫）．

白血病の分類には，急性白血病のFAB分類（表7・17）など，疾患ごとに異なる分類法が従来より用いられてきた．近年は，すべての造血器系腫瘍を，増殖する細胞の系統や腫瘍化の原因となる染色体・遺伝子異

常をもとにして分類する **WHO 分類**（表7・18）が主流となってきている（☞コラム）．

表7・17 急性白血病のFAB分類

	分 類	特 徴
急性骨髄性白血病（AML）		
M0	急性骨髄芽球性白血病（最未分化型）	・MPO染色陰性
M1	急性骨髄芽球性白血病（未分化型）	・分化傾向の乏しい骨髄芽球≧90%
M2	急性骨髄芽球性白血病（分化型）	・MPO染色陽性の骨髄芽球＜90%
M3	急性前骨髄球性白血病（APL）	・t(15;17)による*PML-RARA*融合遺伝子を認める ・アズール顆粒，アウエル小体[*1]，ファゴット細胞[*2]を認める
M4	急性骨髄単球性白血病	・顆粒球系と単球系双方への分化傾向を示す
M5	急性単球性白血病	・単球系≧80% ・さらにM5a（未分化型）とM5b（分化型）に分類
M6	急性赤白血病	・赤芽球≧50%
M7	急性巨核芽球性白血病	・巨核芽球≧30%
急性リンパ性白血病（ALL）		
L1	・小型で均一の細胞群 ・小児に多い	
L2	・比較的大型で，不均一の細胞群 ・成人に多い	
L3	・大型で均一な細胞群 ・脂肪空胞を有する細胞を認める	

[*1] アウエル小体：前骨髄球のアズール顆粒が集まり，融合した針状の構造物．アズール顆粒には多量の組織因子が含まれるため，M3（APL）ではDICを合併しやすい
[*2] ファゴット細胞：多量のアウエル小体が充満して束（ファゴット faggot）状になった構造物をもつ細胞

表7・18 造血器腫瘍のWHO分類

	主な大分類	主な疾患
骨髄系腫瘍	骨髄増殖性腫瘍	・慢性骨髄性白血病（CML），*BCR-ABL1*⁺ ・慢性好中球性白血病 ・真性多血症 ・本態性血小板血症
	肥満細胞増多症	
	骨髄異形成/骨髄増殖性腫瘍（MDS/MPN）	・慢性骨髄単球性白血病 ・環状鉄芽球と血小板増多を伴ったMDS/MPN
	骨髄異形成症候群（MDS）	・環状鉄芽球を伴ったMDS
	急性骨髄性白血病（AML）と関連腫瘍	・反復性遺伝子異常を伴うAML 　　*PML-RARA*を伴う急性前骨髄球性白血病（APL） ・骨髄肉腫
リンパ系腫瘍	前駆リンパ系腫瘍	・Bリンパ芽球性白血病/リンパ腫（B-ALL/LBL），非特定型 ・反復性の遺伝子異常を伴うB-ALL/LBL 　　*BCR-ABL1*を伴うB-ALL/LBL ・Tリンパ芽球性白血病/リンパ腫（T-ALL/LBL）
	成熟B細胞腫瘍	・慢性リンパ性白血病/小リンパ球性リンパ腫（CLL/SLL） ・粘膜関連リンパ組織型節外性辺縁帯リンパ腫（MALTリンパ腫） ・形質細胞腫瘍 　　形質細胞骨髄腫（多発性骨髄腫MM） 　　形質細胞腫 ・バーキットリンパ腫
	成熟T細胞・NK細胞腫瘍	・T細胞性前リンパ球性白血病 ・成人T細胞白血病/リンパ腫（ATLL）
	ホジキンリンパ腫（HL）	・結節性リンパ球優位型ホジキンリンパ腫 ・古典的ホジキンリンパ腫
	組織球と樹状細胞腫瘍	・組織球性肉腫

WHO分類（2016年）をもとに著者作成

> **コラム**
>
> ### FAB 分類と WHO 分類
>
> 　白血病の系統だった分類は，1976 年，まず French-American-British（FAB）グループによって急性白血病の FAB 分類が提唱され，その後，骨髄異形成症候群（MDS）の FAB 分類が提唱されて世界的に普及した．さらに，慢性骨髄性白血病（CML），慢性リンパ性白血病（CLL）などについても FAB 分類が提唱され，FAB 分類は 2001 年，WHO 分類が発表されるまで国際的な標準分類として広く用いられてきた．とくに，急性骨髄性白血病（AML）と MDS の分類は現在でも用いられている．FAB 分類の特徴は，骨髄塗抹標本の形態学的所見に，ミエロペルオキシダーゼ（myeloperoxidase, MPO）*44 染色，エラスターゼ二重染色，細胞表面の免疫学的あるいは特殊染色法による検査を加えて，診断・鑑別に活用できるようにしたことである．FAB 分類における急性白血病は，骨髄中に占める芽球が 30% 以上のものと定義され，さらに MPO 染色陽性細胞が 3% 以上を占めるものを AML，3% 以下を急性リンパ性白血病（ALL）と定義している．さらに AML は，増殖している細胞の種類によって M0〜M7 の 8 つに，ALL は L1〜L3 の 3 つに分けられる（表 7・17）．一方，WHO 分類は，造血器腫瘍を腫瘍細胞の起源や，形態学的な特徴に加え，細胞表面マーカーや腫瘍化の背景にある染色体・遺伝子異常をもとに，すべての造血器腫瘍を包括して分類している（表 7・18）．WHO 分類では「急性白血病」という項目はなく，AML は骨髄中に占める芽球が 20% 以上を占めるものとされて骨髄系腫瘍の 1 つとして扱われる．また「急性リンパ性白血病」という項目自体がない．現在は，基本的には WHO 分類により診断が行われるが，未解明な遺伝子異常など分類できないものについては，従来の FAB 分類に基づいて形態学的観点からも診断が行われる．

*44 **ミエロペルオキシダーゼ（MPO）**　好中球のアズール顆粒に含まれる，細胞毒性や強力な殺菌作用をもつ酵素である．

*45 **完全寛解**　骨髄の芽球が 5% 未満になり，造血能が回復して異常検査所見や症状が消失した状態．

*46 **血液学的（形態学的）寛解**　体内に残存する白血病細胞が 10^9 個程度以下に減少し，白血病細胞が光学顕微鏡で検出できなくなった状態．

*47 **分子生物学的寛解**　体内に残存する白血病細胞が 10^6 個以下に減少し，遺伝子検査によっても異常遺伝子が検出できなくなった状態．

・高尿酸血症治療薬　☞ p.374

　白血病治療の目標は，すべての白血病細胞を根絶させる "total cell kill" である．一般的に，複数の抗がん薬を用いる**多剤併用化学療法**を行い，症例により**造血幹細胞移植**が行われる．急性白血病では初期治療として，まず**完全寛解***45 を目指した**寛解導入療法**を行い，**血液学的（形態学的）寛解***46 への到達を確認後，**分子生物学的寛解***47 を目指した寛解後療法（**地固め療法，維持療法**）を行う（図 7・14）．

　多くの抗がん薬は，細胞分裂の盛んな骨髄，消化管粘膜，毛根細胞などの正常細胞にも毒性を示す．そのため，化学療法に伴う骨髄抑制，口内炎，下痢，悪心・嘔吐，脱毛症などの副作用を予防・軽減する**支持療法**が重要である．支持療法としては，口腔内，気道，肛門周囲などの感染の予防やケア，抗菌薬，抗ウイルス薬，抗真菌薬などの投与，貧血，血小板減少に対する輸血，悪心・嘔吐への制吐薬の投与などが行われる．

　また，化学療法や放射線療法の効果により腫瘍細胞が急速に死滅・崩壊すると，尿酸値が上昇し，カリウム，カルシウムなどの電解質のバランスが崩れ，血液が酸性になり，尿量が減少するなどの異常を示す，**腫瘍崩壊症候群**が起きることがある．そのため，水分を多くとる，重曹や高尿酸血症治療薬（アロプリノール，ラスブリカーゼなど）を服用するなどの予防を行い，血液検査，尿検査，尿量測定をすることが重要である．

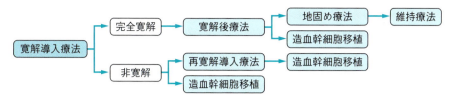

図7・14 急性白血病治療の流れ

G-1 急性骨髄性白血病　acute myeloid leukemia，AML

❶ 病態生理

骨髄系の造血前駆細胞に遺伝子異常が起こり，分化・成熟が障害された骨髄芽球や前骨髄球などの幼若な骨髄系細胞が単クローン性[*48]に異常増殖し，正常造血が障害される骨髄系腫瘍（表7・18）である．50歳以上の高齢男性に好発する．

[*48] **単クローン性**　増殖する腫瘍細胞のすべてが単一の細胞に由来すること．

❷ 症　状

正常造血細胞の汎血球減少による症状，すなわち白血球減少による易感染性，赤血球減少による貧血，血小板減少による出血傾向が特徴である．また芽球の増加により，肝臓や脾臓，リンパ節の腫大，中枢神経症状や血液凝固異常もみられる．

❸ 診　断

発熱，出血，貧血などの症状や，健康診断などから急性白血病が疑われた場合，末梢血，骨髄穿刺にて診断を行う．末梢血で幼若な白血球の増加に加えて白血病裂孔[*49]の有無を観察する．骨髄塗抹標本で，芽球比率が20％以上（FAB分類では30％以上），MPO染色陽性などの所見がみられたらAMLを考え，染色体検査，細胞表面抗原解析，遺伝子解析などを行って診断を確定する．

[*49] **白血病裂孔**　急性白血病で，分化能をもたない多数の幼若芽球と正常な成熟血球が末梢血に増え，中間段階の血球がみられないこと．

❹ 治　療

抗腫瘍効果を高め副作用を軽減するために，多剤併用化学療法が行われる（抗がん薬の略号は表7・19参照）．アントラサイクリン系は，副作用として重篤な心筋障害を起こすことがあるので，総投与量が制限される．

（1）寛解導入療法
・アントラサイクリン系（DNR，IDR，ACRまたはMIT）＋Ara-C

（2）寛解後療法
・アントラサイクリン系（DNRまたはIDR）＋Ara-C，またはAra-C大量投与

（3）予後中間群，不良群
同種造血幹細胞移植[*50]を行う．

[*50] **同種造血幹細胞移植**　「同種」とは同じ種類の生物の意味で，白血球の型であるHLAのあっている確率の高い血縁者（ドナー）などから提供された造血幹細胞を移植する方法．

(4) 再発・難治性群

再発または再寛解導入療法に抵抗性の難治性と予想される患者や，造血幹細胞移植後の再発患者などで CD33 陽性の AML では，ゲムツズマブオゾガマイシンを 14 日以上の間隔をあけて 2 回点滴静注する．

表 7・19　白血病に用いられる主な抗がん薬

分類		一般名（略号）	作用機序	主な適応疾患
アルキル化薬		シクロホスファミド（CPA）	DNA 塩基にアルキル基を結合させ核酸合成を阻害する	ALL, ML, MM, CML, CLL
		ラニムスチン（MCNU）		ML, CML
		ベンダムスチン		NHL, CLL
		ダカルバジン（DTIC）		HL
		メルファラン（L-PAM）		ML, MM
代謝拮抗薬	葉酸系	メトトレキサート（MTX）	ジヒドロ葉酸還元酵素を阻害して核酸合成を阻止する	ALL, CLL, CML
	ピリミジン系	シタラビン（Ara-C）	細胞内でリン酸化されて DNA ポリメラーゼを阻害し，DNA 合成を抑制する	AML, ALL, ML
	プリン系	メルカプトプリン（6-MP）	細胞内でチオイノシン酸に変換され，核酸合成を阻害する	ALL, AML
		フルダラビン（F-ara-AMP）	細胞内でリン酸化され，DNA および RNA ポリメラーゼを阻害する	AML, CML, CLL, ML, MM
		ヒドロキシカルバミド（HU）	リボヌクレオチド還元酵素を阻害して DNA 合成を抑制する	CML
	その他	L-アスパラギナーゼ（L-ASP）	細胞増殖に必要な L-アスパラギンを枯渇させて腫瘍細胞増殖を抑制する	AML, ALL, ML
抗腫瘍性抗生物質	アントラサイクリン系	ダウノルビシン（DNR）	核酸の塩基対間に入り込み，核酸ポリメラーゼやトポイソメラーゼⅡを阻害して，核酸合成や複製を阻害する	AML, ALL
		イダルビシン（IDR）		AML
		アクラルビシン（ACR）		AML, ALL, ML
		ドキソルビシン（DXR，アドリアマイシン ADM）		ML, MM
	その他	ミトキサントロン（MIT）	DNA 鎖を架橋して DNA 合成を阻害する	AML, ALL, ML
		ブレオマイシン（BLM）	フリーラジカルにより DNA 鎖を切断し，DNA 合成を阻害する	ML
アルカロイド系		ビンクリスチン（VCR）	チューブリンに結合して重合を阻止し，微小管形成を阻害して細胞分裂を障害する	ALL, ML, MM
		ビンブラスチン（VLB）		ML
		ビンデシン（VDS）		AML, ML
トポイソメラーゼⅡ阻害薬		エトポシド（VP-16）	トポイソメラーゼⅡの DNA 鎖切断・再構成を阻害し，DNA 複製を阻止する	AML, ALL, ML
白金製剤		シスプラチン（CDDP）	DNA 鎖間に架橋形成し，DNA 合成および腫瘍細胞分裂を阻害する	ML
		カルボプラチン（CBDCA）		
インターフェロン		インターフェロンα（IFNα）	腫瘍細胞に対する直接的作用および免疫細胞の活性化による間接的作用により細胞増殖を抑制する	MM, CML
副腎皮質ステロイド薬		プレドニゾロン（PSL）	リンパ系腫瘍細胞のアポトーシスを誘導する	AL, CLL, ML, MM,
		デキサメタゾン（DEX）		
分子標的薬	抗体	ゲムツズマブオゾガマイシン	抗 CD33 抗体と抗腫瘍性抗生物質カリケアマイシンの誘導体が結合した薬剤であり，CD33 発現白血病細胞の二重鎖 DNA を切断する	AML, APL
		オファツムマブ	抗 CD20 抗体であり，CD20 発現 B 細胞を障害する	CLL
		アレムツズマブ	抗 CD52 抗体であり，CD52 発現 B 細胞を障害する	
		モガムリズマブ	抗 CCR4 抗体であり，ADCC[*1] によりケモカイン受容体である CCR4 発現異常リンパ球を障害する	ATLL
		ブレンツキシマブベドチン	抗 CD30 抗体に微小管阻害薬とリンカーからなるベドチンが結合した薬物であり，腫瘍細胞周期の停止とアポトーシスが誘導される	HL
		リツキシマブ	抗 CD20 抗体であり，ADCC[*1] や CDC[*2] により CD20 発現 B 細胞のアポトーシスを誘導する	NHL

分子標的薬（つづき）	低分子	イマチニブ／ダサチニブ	細胞増殖にかかわる BCR-ABL1 チロシンキナーゼを阻害する	CML, ALL
		ニロチニブ／ボスチニブ		CML
		イブルチニブ	ブルトン型チロシンキナーゼを阻害し，BCRおよびケモカイン受容体の情報伝達経路を抑制する	CLL, SLL
		ボルテゾミブ（PS-341）／カルフィルゾミブ／イキサゾミブ	プロテアソームを阻害し，腫瘍細胞の増殖抑制とアポトーシスを誘導する	MM
		パノビノスタット	脱アセチル化酵素を阻害することによりヒストンおよび非ヒストンタンパク質のアセチル化が促進され，細胞周期停止およびアポトーシスが誘導される	MM
	レチノイド	トレチノイン（ATRA）／タミバロテン（Am 80）	PML-RARA タンパク質を活性化して APL 細胞の分化・アポトーシスを誘導する	APL
その他	サリドマイド関連薬	サリドマイド／レナリドミド／ポマリドミド	サイトカイン産生抑制作用，血管新生作用，腫瘍細胞増殖抑制作用を示す	MM
	ヒ素系	三酸化ヒ素	APL 細胞のアポトーシスを誘導し，PML-RARA タンパク質を分解する	APL

主な適応疾患の略号は本文参照
*1 ADCC (antibody-dependent cell-mediated cytotoxicity)：抗体依存性細胞介在性細胞障害作用
*2 CDC (complement-dependent cytotoxicity)：補体依存性細胞障害作用

a 急性前骨髄球性白血病 acute promyelocytic leukemia, APL

染色体核型のうち，15番染色体と17番染色体の相互転座 t(15;17)（図7・15）による **PML-RARA 融合遺伝子**[*51] を示す APL は，その他の AML とは薬物療法が異なり，トレチノイン（ATRA）を用いた**分化誘導療法**[*52] を行う．完全寛解率は約 90〜95% であるが，重大な副作用の APL 分化症候群[*53] に注意が必要である．

[*51] **PML-RARA 融合遺伝子** これにより翻訳される異常な PML-RARA タンパク質により，前骨髄球の正常な分化が抑制される．
[*52] **分化誘導療法** ATRA は PML-RARA タンパク質に働き，APL 細胞の分化にかかわる遺伝子の転写を活性化する．それにより，成熟白血病細胞はアポトーシスにより死滅する．
[*53] **APL 分化症候群** ATRA の分化・成熟の促進作用により増加した白血病細胞より大量のサイトカインが放出され，発熱，呼吸困難，浮腫，血圧低下などを示す．レチノイン酸症候群ともいわれる．

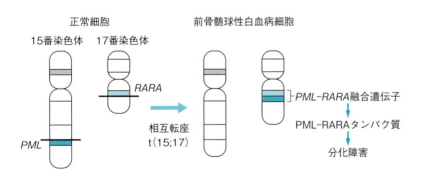

図7・15　前骨髄球性白血病と PML-RARA 融合遺伝子

(1) 寛解導入療法例
・ATRA ＋ アントラサイクリン系（DNR または IDR）＋ Ara-C

(2) 地固め療法例
・アントラサイクリン系（DNR，IDR または MIT）＋ Ara-C または ATRA 併用

（3）維持療法例

・分子生物学的寛解を確認後，ATRA 単独または ATRA＋6-MP＋MTX

（4）再発・難治性

再発・難治性の患者では，亜ヒ酸（三酸化ヒ素）または第二選択薬として Am 80 の使用や，造血幹細胞移植を行う．CD33 陽性で難治性の患者には，ゲムツズマブオゾガマイシンが用いられる．

G-2　慢性骨髄性白血病　chronic myeloid leukemia, CML

❶ 病態生理

骨髄において，1系統以上の骨髄系細胞（顆粒球系，赤芽球系，巨核球系）の増殖を特徴とする骨髄増殖性腫瘍の1つである（☞表7・18）．9番染色体と22番染色体の相互転座 t(9;22) により生じる異常な**フィラデルフィア（Ph）染色体**（図7・16）をもつ造血幹細胞がクローン性に異常増殖し，各成熟段階の顆粒球の増加を特徴とする．Ph 染色体の *BCR-ABL1* 融合遺伝子からは BCR-ABL1 タンパク質[*54] がつくられ，腫瘍性に増殖する．CML 患者の 90〜95％で Ph 染色体が陽性となり，成人 ALL の 30％程度の症例でもみられる．CML は，無治療で放置すると 4〜7年程度続く**慢性期**の後に，**移行期**，**急性転化期**へと進行し死に至る．50〜60歳代に好発する．

*54 BCR-ABL1 タンパク質　異常に高いチロシンキナーゼ活性をもち，造血幹細胞の増殖シグナルを促進することで白血病細胞が異常増殖する．

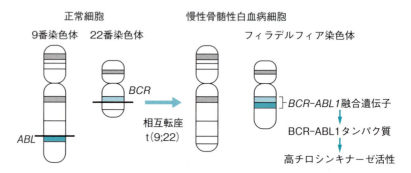

図7・16　慢性骨髄性白血病と *BCR-ABL* 融合遺伝子

❷ 症　状

CML は3つの病期を経て進行する．慢性期の初期は無症状であるが，進行により，全身倦怠感，微熱，体重減少，肝脾腫による腹部膨満感などが認められる．顆粒球の分化異常が進行する移行期を経て，未分化な芽球が増加して急性白血病に類似する急性転化期へ進展し致死的となる．

❸ 診　断

血液検査にて，末梢血中に1〜100万/μL に及ぶ各成熟段階の顆粒球

系細胞の増殖が認められる．慢性期では，白血球の破壊により**血清ビタミンB$_{12}$**や**尿酸値**の上昇，**好中球アルカリホスファターゼ（NAP）スコア**[*55]の減少などもみられる．染色体検査でPh染色体を検出するか，遺伝子解析にて*BCR-ABL1*融合遺伝子を検出することで確定診断される．

[*55] **好中球アルカリホスファターゼ（NAP）スコア** 成熟好中球の成熟度を示し，NAP活性を半定量的に示す．未熟好中球は骨髄球のうちからNAP陽性顆粒が出現し，細胞の成熟とともに陽性度が増加する．

❹ 治　療
① チロシンキナーゼ阻害薬：BCR-ABL1タンパク質のチロシンキナーゼを阻害するイマチニブ，ダサチニブ，ニロチニブのいずれかを第一選択とする．いずれも妊婦には禁忌である．
② ①に抵抗性・不耐性の場合，ボスチニブを用いる．
③ ①，②による治療ができない場合には，HU，IFN-α，低用量Ara-Cのいずれかを用いる．
④ 移行期，急性転化期では，同種造血幹細胞移植を検討する．
⑤ 急性転化期では急性白血病と同様の治療を行う．

G-3　急性リンパ性白血病　acute lymphocytic leukemia, ALL

FAB分類では，ALLは増加するリンパ芽球（リンパ系前駆細胞）の形態学的な特徴によりL1～L3に分類されている（☞表7・17）．L1とL2は，WHO分類では，腫瘍細胞の起源が同じであれば同一疾患の前駆リンパ系腫瘍として，**BまたはTリンパ芽球性白血病/リンパ腫**（B- or T-lymphoblastic leukemia/lymphoma, B-ALL/LBL or T-ALL/LBL）に分類される（☞表7・18）．L3は成熟B細胞腫瘍のバーキットリンパ腫に相当する．つまり，BまたはT細胞系腫瘍細胞が腫瘤を形成せずに末梢血や骨髄に浸潤するものが白血病であり，同じ腫瘍細胞がリンパ節や皮膚などのリンパ節外にとどまり，そこで増殖して腫瘤を形成するものがリンパ腫である．一般に，骨髄でのリンパ芽球が25％以上の場合をALL，25％未満をリンパ芽球性リンパ腫（LBL）とし，両者は同様の治療が行われる．

❶ 病態生理
主に骨髄において，BまたはTリンパ芽球が分化・成熟を停止して単クローン性に増殖し，正常造血を抑制する．リンパ芽球性白血病の80～85％はB細胞系であり，リンパ芽球性リンパ腫の85～90％はT細胞系である．リンパ腫では，リンパ芽球がリンパ節などに腫瘤を形成する．成人ではPh染色体陽性例が多くなり，60歳以上のB-ALLでは50％以上となる．

❷ 症　状
造血障害により貧血，易感染性，出血傾向を示す．リンパ節腫脹，肝

脾腫，中枢神経浸潤により精神症状，頭痛，嘔吐などを示す．ALLは小児の造血器腫瘍の半数以上を示し，中枢神経に浸潤しやすい．

❸ 診 断

骨髄検査でリンパ芽球の増加を確認し，B細胞系とT細胞系の判別のために細胞表面抗原検査，染色体検査，遺伝子検査にて診断する．治療方針を決めるために，ALLの診断早期にPh染色体の有無を判定する．

❹ 治 療

治療方針は，Ph染色体の有無，年齢によって異なる．ALLのリンパ芽球は中枢神経系に浸潤しやすいが，静脈注射では血液脳関門を通過しにくい抗がん薬は，予防的にあるいは治療として腰椎穿刺により髄注することがある．

CPAは特徴的な副作用として，出血性膀胱炎を起こすことがある．PSLは副腎皮質ステロイド薬であり，高血糖，高血圧，骨粗鬆症，不眠などの副作用に注意する．

（1）Ph染色体陽性ALL

チロシンキナーゼ阻害薬（イマチニブ，ダサチニブ）を併用した多剤併用療法，地固め療法を行い，同種造血幹細胞移植を行うこともある．

①寛解導入療法例
・チロシンキナーゼ阻害薬＋PSL
・チロシンキナーゼ阻害薬＋CPA＋DNR＋VCR＋L-ASP＋PSL

②地固め療法例
・チロシンキナーゼ阻害薬＋大量Ara-C＋大量MTX

（2）Ph染色体陰性ALL

標準治療は確立していないが多剤併用化学療法を行う．

①寛解導入療法例
・CPA＋DNR＋VCR＋L-ASP＋PSL

②地固め療法例
・Ara-C＋MTX＋PSL

③維持療法例
・6-MP＋MTX＋VCR＋PSL

（3）思春期・若年成人ALL（15〜25歳）

アントラサイクリン系薬の投与量を少なくし，VCR，L-ASP，PSLを増量した小児プロトコルが使用される．

G-4　慢性リンパ性白血病　chronic lymphocytic leukemia, CLL

WHO分類では，成熟B細胞腫瘍の1つに分類される白血病である（☞表7・18）．

❶ 病態生理
　成熟した形態をもつCD5とCD23陽性の小型B細胞がクローン性に異常増殖し，末梢血，骨髄，リンパ節，脾臓などに浸潤するB細胞腫瘍である．末梢血中に流出して異常リンパ球の増加を示すが，同一の白血病細胞が腫瘤を形成しながら増殖し，悪性リンパ腫の形態をとるものは小リンパ球性リンパ腫（small lymphocytic lymphoma, SLL）と呼ばれる．

❷ 症　状
　全身症状として，B症状といわれる発熱，大量の寝汗（盗汗），体重減少を示す．異常なB細胞の増加により正常な抗体産生が抑制され，液性免疫が低下する．またT細胞の機能も低下し，細胞性免疫が低下して易感染性を示す．また，自己免疫機序による溶血性貧血や血小板減少，リンパ節腫大，肝脾腫などがみられる．50歳以上の男性に比較的多いが，わが国では成人白血病の3％以下である．進行はゆるやかで無症状である．

❸ 診　断
　細胞形態のほか，免疫学的解析でCD5，CD19，CD20（弱い），CD23が陽性で，免疫グロブリンのκ鎖かλ鎖のどちらかが認められることにより診断が確定する．

❹ 治　療
(1) 活動性の高いCLL
　・F-ara-AMP＋CPA（FC）療法，またはベンダムスチン療法が行われる．

(2) 再発時・難治性のCLL
　・イブルチニブ，オファツムマブ，アレムツズマブのいずれかによる単独療法が行われる．

G-5　成人T細胞白血病/リンパ腫
adult T-cell leukemia/lymphoma, ATLL

　WHO分類では成熟T細胞・NK細胞腫瘍の1つである（☞表7・18）．

❶ 病態生理
　レトロウイルスのヒトT細胞白血病ウイルス1型（human T-cell leukemia virus type 1, HTLV-1）によって起こる末梢性T細胞腫瘍である．HTLV-1はCD4陽性のT細胞に感染し，宿主のDNAに組み込まれ，ATLLを引き起こす．フラワー・セル（flower cell）と呼ばれる花弁状の核をもった異常リンパ球がみられる．中年以降の，HTLV-1キャリアの多い九州・沖縄地方出身者に好発する．

*56 **高カルシウム血症** 異常高値を示す副甲状腺ホルモン関連ペプチド (PTHrP) が PTH 受容体を刺激して骨吸収が亢進するため起こる (☞p.519, コラム).

❷ 症　状
発熱，倦怠感があり，リンパ節腫大や肝腫大で発症する．皮膚浸潤により，結節，丘疹，紅斑などの節外病変を示す．正常 T 細胞が減少するので易感染性となり，日和見感染症を起こす．高カルシウム血症[*56]により，口渇，多尿，意識障害などがみられる．

❸ 診　断
細胞性免疫低下，血清抗 HTLV-1 抗体が陽性で疑われ，遺伝子解析による HTLV-1 プロウイルス DNA を検出し，確定する．

❹ 治　療
年齢，全身状態などの予後因子の解析と臨床病態の特徴から，くすぶり型，慢性型，リンパ腫型，急性型の臨床病型があり，病型により治療や予後が異なる．

（1）くすぶり型，予後不良因子のない慢性型
経過観察する．

（2）予後不良因子のある慢性型，リンパ腫型，急性型
多剤併用化学療法 (LSG15 療法，または CHOP-14 あるいは CHOP-21 療法)，またはモガムリズマブ療法を行う．

① LSG15 (VCAP-AMP-VECP) 療法
VCR + CPA + DXR + PSL + MCNU + VDS + VP-16 + CBDCA の 8 種類の抗がん薬を用いる．

② CHOP 療法
CPA + DXR + VCR + PSL の 4 種類の抗がん薬を 2 週 (CHOP-14) または 3 週 (CHOP-21) 1 サイクルとして繰り返す．

ポイント

- 白血病は，造血幹細胞が遺伝子異常により無制限・無秩序に増殖する疾患である．
- 骨髄系細胞が増殖する場合を骨髄性白血病，リンパ系細胞の場合をリンパ性白血病という．
- 分化能が失われて幼若な未分化細胞のみが増殖するのが急性白血病であり，分化能が保たれ幼若細胞と成熟細胞がともに増殖するのが慢性白血病である．
- 白血病の分類には，FAB 分類と WHO 分類が用いられる．
- 薬物治療は，完全寛解を目指した導入療法，地固め療法，維持療法を行い，"total cell kill" を目標とする．
- AML は，白血病裂孔，汎血球減少による易感染性，貧血，出血傾向を特徴とする．
- AML の治療には，抗腫瘍効果を高め，副作用を軽減するために多剤併用化学療法が行われる．
- APL は，*PML-RARA* 融合遺伝子が発症の原因となり，その治療にはトレチノインによる分化誘導療法が行われる．
- CML は，フィラデルフィア (Ph) 染色体の異常遺伝子からつくられる BCR-ABL1 タンパク質が腫瘍性増殖を起こす．

- CMLの治療には，BCR-ABL1タンパク質のチロシンキナーゼ活性の阻害薬（イマチニブ，ダサチニブなど）を第一選択薬として用いる．
- ALLでは，BまたはTリンパ芽球（リンパ系前駆細胞）が分化・成熟を停止して単クローン性に異常増殖する．
- ALLは小児の造血器腫瘍の半数以上を示し，中枢神経に浸潤しやすい特徴をもつ．
- Ph染色体陽性のALLであればチロシンキナーゼ阻害薬の使用，陰性であれば多剤併用化学療法が行われる．
- CLL/SLLは，成熟した小型B細胞がクローン性に異常増殖し，末梢血，骨髄，リンパ節，脾臓などに浸潤するB細胞腫瘍である．
- ATLLは，ヒトT細胞白血病ウイルス1型（HTLV-1）によって起こる末梢性T細胞腫瘍であり，HTLV-1キャリアの多い九州・沖縄地方出身者に好発する．
- ATLLの病型により治療や予後が異なるが，薬物療法としては多剤併用化学療法が行われる．

H 悪性リンパ腫 malignant lymphoma, ML

SBO・悪性リンパ腫について，病態（病態生理，症状等）および薬物治療（医薬品の選択等）を説明できる．

　悪性リンパ腫（ML）とは，リンパ系腫瘍細胞がリンパ節や皮膚などのリンパ節外にとどまり，そこで増殖して腫瘤を形成する疾患の総称である．組織学的にホジキンリンパ腫（HL）とそれ以外の非ホジキンリンパ腫（NHL）に分類されるが，大半がNHLである．HLでは，増殖の盛んなリンパ腫細胞が末梢血に流出する白血化がみられることがある．

H-1　ホジキンリンパ腫 Hodgkin lymphoma, HL

❶ 病態生理

　リンパ節にホジキン細胞[*57]やリード・ステルンベルグ細胞[*58]と呼ばれる，B細胞由来の大型の異形細胞が出現することからほかのリンパ系腫瘍（NHL）と区別される．若年層と中高年に好発するが，わが国ではHLは少なく，全MLのうち5〜10％程度である．

[*57] **ホジキン細胞** 生検リンパ節においてみられる大型細胞で，核は単核で目立つ核小体をもっている．
[*58] **リード・ステルンベルグ（Reed-Sternberg）細胞** フクロウの目のような形をした大型の細胞で，大きな核小体をもつ2つまたはそれ以上の核をもっている．

❷ 症　状

　初期症状は痛みのない頸部や脇の下のリンパ節腫脹が多く，全身症状として，B症状といわれる発熱，大量の寝汗（盗汗），体重減少などがある．

❸ 診　断

　リンパ節生検で，特徴的なホジキン細胞やリード・ステルンベルグ細胞を確認する．さらに各種の画像診断と骨髄生検で確定診断し，病期を決定する．

❹ 治　療

　多剤併用化学療法と放射線療法が中心となる．

(1) 限局期・早期HL
　　・ADM＋BLM＋VLB＋DTIC（ABVD）療法後，区域放射線療法
(2) 進行期HL
　　・ABVD療法
(3) 初回治療抵抗，再発HL
　　・救援化学療法としてVP-16＋Ara-C＋CDDP＋メチルプレドニゾロン（ESHAP）療法またはCD30陽性の場合にブレンツキシマブベドチン

H-2　非ホジキンリンパ腫　non-Hodgkin lymphoma，NHL

　MLのうち，HL以外のものをいう．このなかには，**バーキットリンパ腫**（Burkitt lymphoma，BL）やATLL，SLLなどのようなリンパ性白血病としても発症しややすい疾患や，粘膜関連リンパ組織型節外性辺縁帯（**MALT**）**リンパ腫**のような疾患も含まれる．

❶ 病態生理
　腫瘍化している細胞がB細胞性・T細胞性・NK細胞性のどれであるか，その成熟度，染色体検査や遺伝子検査などからさらに細かい疾患に分類される．日本人の成人リンパ腫患者の約9割を占め，そのうち約8割はB細胞腫瘍である．

❷ 症　状
　一般的にHLと同じような症状として現れる．

❸ 診　断
　疾患の分類には，ヘマトキシリン・エオジン（HE）染色，免疫組織染色，細胞表面抗原解析などの生検による病理診断が必須である．ALLと区別するときは，骨髄中のリンパ芽球が25％以下をNHLとする．各種画像診断と骨髄穿刺・生検などによる疾患の分類と，悪性度による臨床分類から治療方針を決定する．

❹ 治　療
　放射線療法と多剤併用化学療法が中心となる．化学療法は，CHOP療法やCVP療法（CHOP療法からDXRを除いたもの）が行われる．
　CD20陽性のB細胞腫瘍の薬物療法には，CHOP療法にリツキシマブを併用するR-CHOP療法が一般的に行われる．リツキシマブは，副作用として**インフュージョンリアクション**（**急性輸注反応** infusion reaction）を起こすことがあり，とくに初回投与時は点滴静注速度を遅くする必要がある．また，B型肝炎ウイルスキャリアにおける劇症肝炎の増

悪などが報告されているため感染の有無を確認する．

胃に限局するMALTリンパ腫では，その60〜90%にピロリ菌の感染があることから，除菌療法を行う．

・ピロリ菌除菌療法 ☞ p.451

> **ポイント**
> - 悪性リンパ腫は，組織学的にホジキンリンパ腫（HL）と非ホジキンリンパ腫（NHL）に分類され，大半がNHLである．
> - 症状はいずれの場合も，リンパ節腫脹と，B症状といわれる発熱，大量の寝汗（盗汗），体重減少などである．
> - HLでは，骨髄にホジキン細胞やリード・ステルンベルグ細胞と呼ばれるB細胞由来の異形細胞が出現する．
> - 悪性リンパ腫の治療は，多剤併用化学療法と放射線療法が中心となる．とくに非ホジキンリンパ腫のなかでCD20陽性のB細胞腫瘍では，多剤併用化学療法にリツキシマブを併用したR-CHOP療法が行われる．
> - 胃に限局するMALTリンパ腫では，ヘリコバクター・ピロリの除菌療法を行う．

多発性骨髄腫 multiple myeloma, MM

SBO・多発性骨髄腫について，病態（病態生理，症状等）および薬物治療（医薬品の選択等）を説明できる．

抗体を産生するBリンパ球（B細胞）から分化した形質細胞が骨髄内で腫瘍化する進行性の悪性疾患であり，成熟B細胞腫瘍の1つである．WHO分類では形質細胞骨髄腫に分類され（☞表7・18），さまざまな部位（多発性）に骨髄を侵すため多発性骨髄腫とも呼ばれる．

❶ 病態生理

骨髄において，形質細胞が腫瘍化により単クローン性に増殖する形質細胞腫瘍である．増殖した形質細胞（骨髄腫細胞）から産生される破骨細胞活性化因子[*59]や，1種類の単クローン性免疫グロブリン（Mタンパク質[*60]）によって，溶骨性骨病変，高カルシウム血症，Mタンパク質血症，過粘度症候群[*61]，アミロイドーシス[*62]，ベンス・ジョーンズタンパク質[*63]の増加による腎機能障害（アミロイド腎症）など，さまざまな病態が引き起こされる（図7・17）．骨病変により頭蓋骨のX線像でみると，一部のみが希薄化して穴が開いたような「骨打ち抜き像」がみられることが多い．60歳以上の高齢者に好発するが，全造血器系腫瘍の約10%を占め，増加傾向にある．

[*59] **破骨細胞活性化因子** IL-6, receptor activator of NF-κB ligand (RANKL), マクロファージ炎症性タンパク質（macrophage inflammatory protein 1α, MIP-1α）など，破骨細胞を刺激して骨吸収を促進する因子．

[*60] **Mタンパク質** 単クローン性に異常増殖する骨髄腫細胞により産生される1種類からなる異常免疫グロブリン．

[*61] **過粘度症候群** 多量のMタンパク質が血中に増加すると血液の粘稠度が上昇し，赤血球が連なったコインのようにみえる赤血球連銭が認められることがある．

[*62] **アミロイドーシス** アミロイドと総称される線維状で，不溶性のタンパク質が血管や臓器に沈着し，機能障害を起こす疾患．

[*63] **ベンス・ジョーンズタンパク質** 重鎖（H鎖）と軽鎖（L鎖）からなる免疫グロブリンのうち，L鎖のみで構成されるMタンパク質．アミロイドとなり糸球体に沈着したり，分子量が小さいため糸球体で濾過され，一部は再吸収されて尿細管を傷害する．

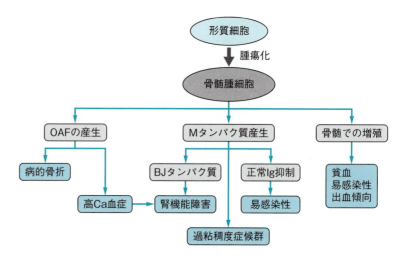

図7・17 多発性骨髄腫の病態
OAF：破骨細胞活性化因子，BJタンパク質：ベンス・ジョーンズタンパク質

❷ 症 状

病態の進行が緩徐であり，初期症状には腰痛，背部痛や全身倦怠感などがみられる．骨髄腫細胞の増殖により正常な造血細胞が減少し，貧血による動悸・息切れ，出血傾向，免疫機能低下による感染症を起こしやすくなる．溶骨性骨病変が進行して高カルシウム血症に至り，吐き気，嘔吐，多尿などがみられる．脊髄に進行すると，神経を圧迫して疼痛や麻痺，しびれなどが現れる．

❸ 診 断

診断は，CRAB (O) 症状と呼ばれる高カルシウム血症 (C)，腎機能障害 (R)，貧血 (A)，骨病変 (B)，過粘稠度症候群 (O)（骨髄腫診断事象といわれる）の有無，血清および尿でのMタンパク質の検出，骨髄での形質細胞の単クローン性増殖，全身の骨所見などにより行われる．CRAB (O) 症状がなくても，骨髄中形質細胞割合60％以上など，進行する危険性の高い検査値があれば骨髄腫診断事象として扱い，多発性骨髄腫と診断される．

❹ 治 療

CRAB (O) 症状の1つ以上を有する多発性骨髄腫の治療には多剤併用化学療法が行われる．年齢や症状により，自家造血幹細胞移植[*64]も検討される．治療困難な疾患であるが，プロテアソーム阻害薬（ボルテゾミブ，カルフィルゾミブ）やサリドマイド関連薬（サリドマイド，レナリドミド，ポマリドミド）など新規薬剤の登場により有効性は大きく改善している．そのほか，高カルシウム血症や，骨痛，末梢神経障害，貧血などの合併症に対する支持療法が行われる．
サリドマイド関連薬は催奇形性が確認されており，妊婦または妊娠の

[*64] **自家造血幹細胞移植** 患者自身の造血幹細胞をあらかじめ採取・保存しておき，化学療法による移植前処置後に投与する方法．免疫反応による移植片対宿主病の合併症の危険性がない．

可能性のある婦人には決して投与しない注意が必要である．また使用にあたっては，男女ともそれにかかわる適正管理基準を遵守するよう指導する．サリドマイド関連薬は，他剤との併用療法によりDVTやPTE発症の頻度の上昇が報告されているので，抗血栓薬（低分子ヘパリン，ワルファリン，低用量アスピリンなど）の予防的投与が勧められている．

・ヘパリン ☞ p.167
・ワルファリン ☞ p.147, 211
・アスピリン ☞ p.163

（1）65歳未満で，重篤な合併症がなく心肺機能が正常な患者

ボルテゾミブ，カルフィルゾミブ，レナリドミドを含む2～3剤で導入療法を施行後，自家造血幹細胞移植併用で大量L-PAM療法を行う．

①導入療法例
- BD療法：ボルテゾミブ＋DEX
- BAD療法：ボルテゾミブ＋ADM＋DEX
- BLD療法：ボルテゾミブ＋レナリドミド＋DEX
- LD療法：レナリドミド＋DEX

②地固め・維持療法例
- BTD療法：ボルテゾミブ＋サリドマイド＋DEX

（2）65歳以上あるいは重要臓器の障害のために自家造血幹細胞移植の適応とならない患者

L-PAN，レナリドミドなどを含む2～3剤併用療法が行われる．

①導入療法例
- MPB療法：L-PAM＋PSL＋ボルテゾミブ
- LD療法

（3）再発・難治例

- PD療法：ポマリドミド＋DEX
- BPD療法：ボルテゾミブ＋パノビノスタット＋DEX
- ILD療法：イキサゾミブ＋レナリドミド＋DEX

（4）支持療法

①過粘稠度症候群
- 点滴による水分補給
- 血漿交換療法

②高カルシウム血症
- ビスホスホネート製剤（ゾレドロン酸），腎障害などによりゾレドロン酸が困難な場合はデノスマブ（抗RANKLモノクローナル抗体）
- 生理食塩水輸液，ループ利尿薬

・ビスホスホネート ☞ p.513

・ループ利尿薬 ☞ p.154

③骨痛
- 鎮痛薬，放射線療法

④貧血
- EPO製剤，輸血

・EPO製剤 ☞ p.197

⑤感染症
- 抗菌薬，抗ウイルス薬，抗真菌薬など

ポイント

- 多発性骨髄腫は成熟B細胞腫瘍の1つで，形質細胞が骨髄内で腫瘍化する進行性の悪性疾患である．
- 増殖した骨髄腫細胞からは，破骨細胞活性化因子や単クローン性免疫グロブリン(Mタンパク質)が産生される．
- 破骨細胞活性化因子により，骨吸収(溶骨)が促進される．
- Mタンパク質は，Mタンパク質血症，過粘稠度症候群，アミロイドーシス，腎機能障害などを引き起こす．
- 正常な造血細胞が減少し，貧血を起こす．
- CRAB(O)症状の1つ以上を有する場合，多剤併用化学療法を行い，自家造血幹細胞移植も検討する．
- プロテアソーム阻害薬(ボルテゾミブなど)やサリドマイド関連薬(サリドマイド，レナリドミドなど)など新規薬剤が有効である．
- サリドマイド関連薬は催奇形性に十分な注意が必要である．

Exercise

次の文章について，記述の正誤を答えなさい．

① 鉄欠乏性貧血では，総鉄結合能が上昇する．
② 鉄欠乏性貧血治療において，鉄剤は原則として3価鉄を経口で投与する．
③ 巨赤芽球性貧血は，小球性低色素性貧血に分類される．
④ 胃切除によって生じた巨赤芽球性貧血の治療には，ビタミンB_{12}製剤の内服が有効である．
⑤ 医薬品が再生不良性貧血の原因になることがある．
⑥ 自己免疫性溶血性貧血では，副腎皮質ステロイド療法が行われる．
⑦ 鉄芽球性貧血の治療に，エリスロポエチン製剤が著効を示す．
⑧ 播種性血管内凝固症候群では，凝固検査において，出血時間は延長するが，プロトロンビン時間（PT）は延長しない．
⑨ 播種性血管内凝固症候群では，基礎疾患の治療に並行して，ヘパリンや合成プロテアーゼ阻害薬による治療を行う．
⑩ 血友病Aは，伴性劣性遺伝により男性で発症率が高い．
⑪ 血友病Aは第XIII因子，血友病Bは第IX因子の異常で発症し，それぞれの因子の遺伝子はY染色体上にある．
⑫ 血栓性血小板減少性紫斑病における血小板減少に対しては，血小板輸血が有効である．
⑬ チクロピジンの投与により，血栓性血小板減少性紫斑病を発症する場合がある．
⑭ 特発性血小板減少性紫斑病は，主にADAMTS13活性の低下によって発症する．
⑮ 白血球減少症は，通常リンパ球の減少を特徴とする．
⑯ がん化学療法や骨髄移植時の好中球の増加には，G-CFS製剤やミリモスチムが用いられる．
⑰ 深部静脈血栓症の薬物治療には，抗血小板薬が第一選択として用いられる．
⑱ 肺血栓塞栓症の薬物療法に，血栓溶解療法が用いられることがある．
⑲ 急性骨髄性白血病では，成熟細胞に分化できない幼若な未分化細胞のみが増殖する．
⑳ 急性前骨髄球性白血病では転座染色体t(8;22)が認められる．
㉑ 急性前骨髄球性白血病の治療には，トレチノインを用いる分化誘導療法が行われる．
㉒ 慢性骨髄性白血病では，白血病裂孔がみられる．
㉓ 慢性骨髄性白血病では，多くの患者にフィラデルフィア染色体が検出される．
㉔ 慢性骨髄性白血病の治療にはイマチニブが有効である．
㉕ チロシンキナーゼ阻害薬は，急性リンパ性白血病に無効である．
㉖ 慢性リンパ性白血病は，成熟B細胞が腫瘍化したものである．
㉗ 成人T細胞白血病は，HTLV-1キャリアの多い北日本出身者に好発する．
㉘ 胃に限局するMALTリンパ腫では，ヘリコバクター・ピロリの除菌療法が行われる．
㉙ リツキシマブは，CD20陽性のB細胞性非ホジキンリンパ腫に用いられる．
㉚ サリドマイド関連薬は，多発性骨髄腫に禁忌である．

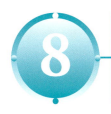

腎・泌尿器疾患

A 概説

　腎臓の機能が低下すると腎不全という状態になる．腎不全には急激に腎機能が低下する急性腎不全と，数ヵ月から数十年という長い年月をかけて腎機能が低下する慢性腎不全に区別される．急性腎不全の場合，適切な処置や治療により，原因を取り除くことができれば腎機能は回復することも多い．一方，慢性腎不全では腎不全の進行に伴って，腎機能が徐々に失われ，失われた腎機能の回復はほとんど期待できない．

　軽度の腎機能低下では自覚症状はほとんどなく，また，自覚症状や検査値から機能低下がみられた場合は，長期にわたる腎機能低下の進行によることが多い．慢性腎不全は早期発見が困難な疾患であるため，2002年に米国腎臓財団から，慢性腎臓病（chronic kidney disease，CKD）という新しい概念が提案された．この概念は，単一の疾患ではなく，その原因にかかわらず慢性的な腎臓の障害を有している状態の総称である．CKDの定義を下記に示す．

CKDの定義

① 尿異常，画像診断，血液，病理で腎障害の存在が明らか．とくに 0.15 g/gCr 以上のタンパク尿（尿中アルブミン/尿中クレアチニン比が 30 mg/gCr 以上のアルブミン尿）の存在が重要
② eGFR＜60 mL/分/1.73 m^2

・eGFR ☞ p.25

　①，②のいずれか，または両方が3ヵ月以上持続する．

　本書でCKDに該当する疾患は，慢性糸球体腎炎，慢性腎不全，ネフローゼ症候群，糖尿病腎症，薬剤性腎障害（一部）である．

SBO・急性および慢性腎不全について，病態（病態生理，症状等）・薬物治療（医薬品の選択等）を説明できる．

＊1　**ネフロン**　糸球体と，糸球体からつながる尿細管からできている腎単位であり，1つの腎臓に約100万本あるといわれている（図8・1）．

＊2　**糸球体濾過量**　単位時間あたりに腎臓のすべての糸球体で濾過される血漿量である．

B　急性および慢性腎不全

B-1　急性腎不全　acute renal failure

❶ 病態生理

腎不全状態が日，週単位で急激に起こる．単一ネフロン＊1 あたりの糸球体濾過量（GFR）＊2 の低下がみられる．

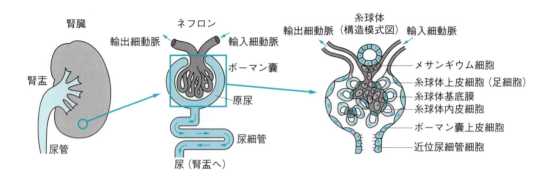

図8・1　腎臓・糸球体の構造

❷ 分類

急性腎不全はその原因から，腎前性，腎性，腎後性に分けられる．急性腎障害の15～30％は薬剤性腎障害であるといわれている．

（1）腎前性

大量出血，脱水症，ショック，熱傷，うっ血性心不全，肝硬変など，全身疾患のために腎臓への血流が低下した場合に生じる．

（2）腎性

腎臓の血流障害，糸球体疾患，尿細管，間質疾患などによる腎臓自体の障害や，両側腎梗塞，腎動脈血栓，播種性血管内凝固症候群，血栓性血小板減少性紫斑病，溶血性尿毒症症候群などの腎臓の血流障害により生じる．また，急性糸球体腎炎，急速進行性糸球体腎炎，ループス腎炎などの糸球体疾患も原因になる．

（3）腎後性

尿路閉塞（尿管結石），前立腺肥大，腫瘍など，腎臓より下部の尿路疾患（尿管・膀胱・尿道）が原因となる．

❸ 治療

腎性腎不全のうち急速進行性糸球体腎炎や，腎後性腎不全である間質性腎炎は，補液，尿路閉塞の解除，原疾患に対する治療などにより腎機

能の早期回復が期待できるが，原因に対する治療を行わなければ自然回復は期待できず，慢性腎不全に移行しやすい．

一方，尿細管壊死による急性腎後性腎不全の場合，原因を除去してもすぐには腎機能は回復しない．急性腎不全に対する直接的に有効な手段は少ないが，原因を除去すれば腎機能の自然回復が期待できるため，急性腎不全では，原因に対する治療よりも腎不全期の管理が治療の中心となる．以下に分類別の治療法をまとめた．

(1) 腎前性
循環血漿量増加のため，補液（点滴）や，出血がある場合は輸血を行う．

(2) 腎 性
原疾患の加療を優先するが，保存的加療として，水・電解質補正，栄養管理などを行う．

(3) 腎後性
尿路閉塞の原因除去を考える．薬物療法以外では，尿管カテーテル挿入による尿路系の圧の解除も有効である．

B-2 慢性腎不全　chronic renal failure

❶ 病態生理

月，年の単位で徐々に起こる．機能するネフロン数が減少するため，非可逆性である．GFRは，45歳までは10年で4 mL，45歳以上では8 mL程度低下するといわれている．

十分な働きをするネフロンの数の減少により，糸球体濾過量の低下が起こり，恒常性の維持ができなくなった状態で，病名ではない．慢性腎炎，糖尿病腎症，腎硬化症，尿毒症などが含まれる．CKDは，このような慢性腎不全を早期発見するために定義された概念である（後述）．

慢性腎不全では，窒素代謝産物の排泄と代謝が障害されることにより起こる高窒素血症，タンパク質代謝物の貯留，BUN（血中尿素窒素），クレアチニン，尿酸の増加などがみられる．また，酸塩基平衡障害による代謝性アシドーシス，水・電解質代謝障害による高カリウム血症，低ナトリウム血症，高リン血症，高マグネシウム血症にも注意が必要である．カルシウム代謝系では，ビタミンD活性化障害により，低カルシウム血症，高PTH血症，副甲状腺機能亢進症，骨軟化症，腎性骨異栄養症などが生じる．エリスロポエチン産生・分泌が障害されると，腎性貧血が発症する．さらに，レニン分泌や血管拡張物質の産生異常により高血圧が慢性化し，最終的には尿毒症を起こし，透析が必要となる．これらの病態は，慢性腎不全の治療を考えるうえで，大変重要である．

❷ 治 療

慢性腎不全では，低下した腎機能の回復はほとんど見込めないため，

最も重要な治療目標は，腎不全の進行を予防し，透析療法への移行を遅らせることである．治療には，薬物療法とともに，食事療法はもちろん，生活習慣の改善が重要である．さらに，慢性腎不全の進行に伴って現れると予想されるさまざまな合併症，たとえば持続的な高血圧は，心臓病や脳卒中などの原因となり，不適切な食事療法は骨代謝へ影響を与えかねない．慢性腎不全の治療では，このような合併症の予防と，腎機能の状態に合わせた合併症の治療が重要である．詳細はCKDの薬物療法を参照のこと．

ポイント

- 急性腎不全は単一ネフロンあたりの糸球体濾過量(GFR)低下が原因で可逆的に腎機能が低下する．
- 慢性腎不全は月，年の単位で徐々に起こり，機能するネフロン数が減少するため不可逆的に腎機能が障害される．
- 急性腎不全は原因によって腎前性，腎性，腎後性に分類される．
- 急性腎不全の治療は，原因に対する治療を優先する．
- 慢性腎不全の場合，低下した腎機能の回復はほとんど見込めないため，最も重要な治療目標は，慢性腎不全の進行を予防し，透析療法への移行を遅らせることである．

SBO・慢性腎臓病（CKD）について，病態（病態生理，症状等）・薬物治療（医薬品の選択等）を説明できる．

C 慢性腎臓病　clonic kidney diseases, CKD

CKDは透析や移植を必要とする末期腎不全の予備軍である．推算糸球体濾過量（eGFR）60 mL/分/1.73 m² 未満は成人の約8人に1人，約1,300万人と推定されており，人口高齢化に伴い今後さらなる増加が予想される．CKDの定義は本章A（p.233）を参照されたい．

慢性に経過するすべての腎臓病を包含しており，初期には自覚症状がほとんどない．

自覚症状がみられる慢性腎不全や，その後の進行により人工透析，腎移植という事態を防ぐために，重要な疾患概念である．また，CKD患者は心血管系疾患の高リスク群であり，虚血性心疾患の予防という概念からも重要である．

❶ 分類・診断

原疾患（cause），腎機能（GFR），タンパク尿（albumin uria）によるCGA分類により重症度を評価する（表8・1）．

表8・1 CKDの重症度分類

原疾患	蛋白尿区分		A1	A2	A3
糖尿病	尿アルブミン定量 (mg/日) 尿アルブミン/Cr比 (mg/gCr)		正常 30未満	微量アルブミン尿 30〜299	顕性アルブミン尿 300以上
高血圧 腎炎 多発性囊胞腎 移植腎 不明 その他	尿蛋白定量 (g/日) 尿蛋白/Cr比 (g/gCr)		正常 0.15未満	軽度蛋白尿 0.15〜0.49	高度蛋白尿 0.50以上
GFR区分 (mL/分/ 1.73 m^2)	G1	正常または高値	≧90		
	G2	正常または軽度低下	60〜89		
	G3a	軽度〜中等度低下	45〜59		
	G3b	中等度〜高度低下	30〜44		
	G4	高度低下	15〜29		
	G5	末期腎不全 (ESKD)	<15		

重症度は原疾患，GFR区分，蛋白尿区分を合わせたステージにより評価する．CKDの重症度は死亡，末期腎不全，心血管死亡発症のリスクを ■ のステージを基準に，□，▨，■ の順にステージが上昇するほどリスクは上昇する．
(KDIGO CKD guideline 2012を日本人用に改変)
[日本腎臓学会編：CKD診療ガイド2012, p.3, 表2, 東京医学社，2012より許諾を得て転載]

重症度分類 (表8・1) のポイントを下記にまとめた．
①縦軸のGFR区分は原則として15 (mL/分/1.73 m^2) 間隔で分類されている．ステージG2については89〜60であるが，89〜75と74〜60の2段階に分けて考えるとわかりやすい．ステージG2までがほぼ正常と判断される．

腎機能が正常あるいは軽度低下のステージG1，G2は，十分な対策をとれば治癒することも可能な区分である．ステージG3〜G5では心血管疾患発症リスクが有意に高まる．CKD患者は末期腎不全よりも心血管疾患で死亡する確率が高い．ステージG3以上ではNSAIDsやある種の抗菌薬，あるいは脱水症状などが腎機能を急激に低下させることがある．日本人ではステージG3の有病率が高いことも重要な知見である．

②横軸は尿中のタンパク質量 (糖尿病はアルブミン，ほかの疾患は総タンパク質) で3段階に分けている．

❷ 治 療

治療の目標は，①末期腎不全に至ることの阻止・遅延と，②心血管疾患の新規発症の抑制・進展の阻止である．

a 非薬物療法
(1) 食事療法
表8・2に概要を示す．

表8・2 CKDの食事療法

水　分	過剰摂取，極端な制限は有害．脱水を避けるための水分摂取（1 L/日）
食　塩	過剰摂取は高血圧，GFR低下の状態では浮腫，心不全の原因となる（6 g/日未満を目標とする）
K	アシドーシスにより血清K上昇．摂取制限が必要．生野菜，果物，海藻，豆類，いも類を制限（大量の水で茹でる）
タンパク質	低タンパク質食事療法（0.6〜0.8 g/kg/日）．炭水化物，脂質からエネルギーを摂取．アミノ酸スコアを100に近づける
エネルギー量	健常者と同程度
脂　質	健常者と同様に脂肪比率は25％以下
Ca，P	Caの補給は慎重に（牛乳や小魚での補給はタンパク質，Pが増加するため，薬剤で補給する）

（2）生活習慣の改善

運動，肥満の改善，禁煙，適正飲酒（アルコール量として 20〜30 mL/日）を維持する．

b 薬物療法

（1）血圧管理（CKDの治療に最も有効）

・降圧薬 ☞ p.173

早期から減塩，禁煙，節酒，適正体重の維持とともに薬物療法を実施し，厳格にコントロールすることが重要である．CKDが高血圧の原因となり，高血圧がCKDを悪化させるという悪循環を断つことを考える．血圧の治療目標を表8・3に，また，血圧管理に用いる代表的な薬物を表8・4に示す．

表8・3 降圧目標

	血圧（家庭血圧を優先，朝夕2回ずつ）
CKD高齢者	140/90 mmHg未満（暫定）　徐々に降圧
糖尿病，CKD（タンパク尿＋）	130/80 mmHg未満

表8・4 CKDの血圧管理に用いる薬物

薬　物	概要と注意点
レニン－アンギオテンシン系（RAS）阻害薬（ACE阻害薬，ARB）	第一選択薬である．腎保護作用，尿タンパク質の減少効果に優れている．ステージG4〜G5や高齢者では初期量は少量から慎重に投与する．投与開始後はeGFRの低下，血清Kの上昇をモニタリングする
Ca拮抗薬	動脈硬化進行により血圧変動の大きい心血管疾患ハイリスク患者，Ⅲ度高血圧患者に推奨される．非CKD患者と同量の使用が可能である．RAS阻害薬との併用で相加相乗作用が期待できる
利尿薬（ループ利尿薬，チアジド系利尿薬）	食塩感受性高血圧に推奨される．チアジド系利尿薬はステージG1〜G3で尿タンパク質減少効果を増強する．ステージG4〜G5では，長時間作用型ループ利尿薬が推奨される．ループ利尿薬は尿酸トランスポーター（URAT）を介して尿酸と交換輸送されるため，尿細管再吸収が増加し，高尿酸血症を起こすことがある

（2）血糖コントロール

・HbA1c ☞ p.10
・糖尿病治療薬 ☞ p.359

治療目標値はHbA1c 7.0％未満である．代表的な治療薬と禁忌を表8・5に示す．

表8・5　CKDの血糖コントロールにおける治療薬

治療薬	概要，注意点と禁忌
インスリン	CKD患者で血糖コントロールが十分でないときに推奨される．インスリンの分解，排泄機能が低下しているため，半減期が延長することに注意が必要である
GLP-1アナログ製剤	エキセナチドはステージG4以降（透析患者を含む重度腎障害）に禁忌である．腎機能低下に伴い$t_{1/2}$が延長することに注意
スルホニル尿素薬	ステージG3では慎重投与であるが，G4以降は禁忌である
速効型インスリン分泌促進薬	ナテグリニドはステージG4以降に禁忌である
チアゾリジン薬	ステージG4以降は禁忌（腎排泄型ではない）
ビグアナイド薬	腎排泄型であるため，腎機能低下に伴い，乳酸アシドーシスの危険性が高まる．ステージG4以上の腎機能障害に禁忌である
DPP-4阻害薬	ニナグリプチンは用量の調節は必要ないが，ほかは調節が必要である
α-グルコシダーゼ阻害薬	ボグリボース，アカルボースはほとんど吸収されないので，用量調節は必要ない
SGLT2阻害薬	重度腎障害，透析患者には投与しない
吸着活性炭	服用した薬物も吸着する可能性があるので，時間をずらして服用する

（3）脂質管理

治療目標値は心血管疾患の予防を含めてLDL-Cは120 mg/dL未満（可能であれば100 mg/dL未満）である．代表的な治療薬と禁忌を表8・6に示す．

- LDL-C ☞ p.11
- 脂質異常症治療薬 ☞ p.370

表8・6　CKDの脂質管理における治療薬

治療薬	概要，注意点と禁忌
フィブラート系薬	胆汁酸排泄型のクリノフィブラートは慎重投与であるが，腎排泄型の場合，ステージG3aまでに限定する．ベザフィブラートは，血清Cr 2.0 mg/dL以上，フェノフィブラートは血清Cr 2.5 mg/dL以上で禁忌である
HMG-CoA還元酵素阻害薬	胆汁排泄型なので，非透析，透析を含む患者に安全に使用できる．エゼチミブとの併用も可能である．薬物相互作用として，シクロスポリン併用時にはOATP1B1阻害による本薬の血中濃度が上昇することに注意する
コレスチミド，プロブコール，EPA	非CKD患者と同量の使用が可能である

（4）貧血管理

治療目標値はHb値10～12 g/dLである．ステージG3a以降で貧血の状態を確認する．腎性貧血の原因には，エリスロポエチンの産生低下，尿毒性物質による造血障害，赤血球寿命低下などがあげられる．代表的な薬物治療と注意点を表8・7に示す．

- 腎性貧血治療薬 ☞ p.197

表8・7　CKDの貧血管理における治療薬

治療薬	概要，注意点
エリスロポエチン製剤	腎性貧血の第一選択薬である．Hb値13 g/dLを超えたら休薬する．また，心血管障害高リスク患者では血栓防止のためHb値12 g/dLを超えたら休薬する
鉄剤	明らかな鉄欠乏がなくても改善が期待できる．エリスロポエチン製剤の投与により，相対的な鉄欠乏となるため，エリスロポエチン製剤使用時には併用を考慮する

（5）骨ミネラル異常（CKD-MBD）（図8・2）

ステージG3a以降，血清カルシウム，血清リン，PTH，ALPを定期的に検査する．ステージG2～G3でPTH上昇，ステージG4で高リン血

症，低カルシウム血症の確認を行う．図8・2に示すように，血清カルシウムと血清リンは相互関係があり，治療に際して両検査値を見て判断することが重要である．

血清カルシウム値を評価する場合，腎障害では低タンパク質血症を併発することが多いので，血清アルブミン濃度が4 g/dL 未満では，下記の式によるカルシウム濃度の補正が必要である．

補正カルシウム濃度（mg/dL）＝実測カルシウム濃度＋［4 − 血清アルブミン濃度（g/dL）］

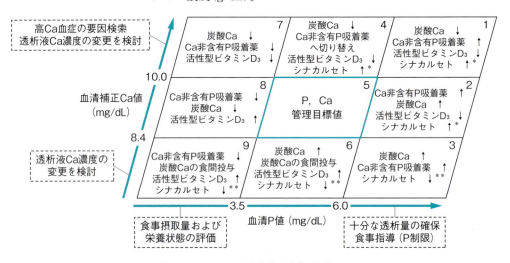

図8・2　P, Caの治療管理法『9分割図』

「↑」は開始または増量，「↓」は減量または中止を示す．
血清PTH濃度が高値（*），もしくは低値（**）の場合に検討する．
［日本透析医学会：慢性腎臓病に伴う骨・ミネラル代謝異常の診療ガイドライン．透析会誌，45（4）：311, 図1, 2012より許諾を得て一部改変し転載］

1) リン吸着薬

リン管理の基本は低タンパク質食（低リン食）である．リン吸着薬は腸内でリンと結合して吸収阻害するため，食事のリン含有量に応じた投与量を設定する．原則として食後30分以降経過したときや食事を抜いたときは服用しない．代表的なリン吸着薬と作用機序，薬物療法の注意点を表8・8，表8・9に示す．

表8・8　保存期に適応があるリン吸着薬

治療薬	作用機序，注意点
沈降炭酸カルシウム口腔内崩壊錠	難溶性のリン酸カルシウム製剤である．胃酸によってCa^{2+}となり，食物中のPと難溶性の塩を形成する．胃内pHが低いときに効果が高い．血清Ca濃度を上げるため，アシドーシス患者や低Ca血症に適している．長期投与は禁忌である
炭酸ランタン	不溶性のリン酸ランタンを形成する．チュアブル錠のため，噛めない場合は剤形変更する．効果は胃内pHの影響を受けない
クエン酸第二鉄	三価鉄が食事中のPと結合して不溶性のリン酸鉄を形成する
ビキサロマー	アミン機能性リン酸結合性ポリマー製剤である．CKD患者に適応があるが，エナラプリル，アトルバスタチン，ARBなどと吸着することが認められているので，併用注意である

表8・9　透析患者にしか適応がないリン吸着薬

治療薬	作用機序，注意点
セベラマー	ポリカチオンポリマー製剤で，消化管内でPと結合する．腸閉塞に禁忌である
スクロオキシ水酸化鉄	多核性の酸化水酸化鉄（三価鉄）とスクロース，デンプンからなり，鉄を約20％含有する製剤

2) カルシウム代謝

腎障害患者は腎臓での1α位の水酸化が低下しており，活性型ビタミンD_3製剤の投与が必須である．アルファカルシドールとカルシトリオールが使用可能である．とくにカルシウム含有リン吸収阻害薬服用時は高カルシウム血症に注意する．

シナカルセトは副甲状腺細胞表面のカルシウム受容体に作用し，PTH放出を抑制する．PTH高値あるいは低値のときに投与を検討する．

(6) 尿毒症管理

CKDの進行を抑制し，透析導入を遅らせる目的で球形吸着炭を投与する．

(7) 高カリウム血症・代謝性アシドーシス管理

1) 陽イオン交換樹脂

高カリウム血症を改善するために服用する．ポリスチレンスルホン酸カルシウム，ポリスチレンスルホン酸ナトリウムが適応である．服用量が多いので，便秘，下痢，嘔気などの消化器症状に注意する．

2) 炭酸水素ナトリウム

代謝性アシドーシスを改善するために服用する．体内投与後，$HCO_3^- + H^+ \rightleftarrows H_2O + CO_2$ という酸塩基平衡からH^+の減少が起こる．

ポイント

- CKDは透析や移植を必要とする末期腎不全の予備軍である．
- CKDは，原因（cause），腎機能（GFR），タンパク尿（albumin uria）によるCGA分類で分類する．
- 腎機能が正常あるいは軽度低下のステージG1，G2では，十分な対策をとれば治癒することも可能である．
- ステージG3〜G5では心血管疾患発症リスクが有意に高まる（CKD患者は末期腎不全に至る前に心血管疾患で死亡する確率が高い）．
- 治療のポイントは，①血圧管理，②血糖コントロール，③脂質管理，④貧血管理，⑤骨ミネラル異常（CKD-MBD），⑥尿毒症管理，⑦高カリウム血症・代謝性アシドーシス管理が重要である．

> SBO・ネフローゼ症候群について，病態（病態生理，症状等）・薬物治療（医薬品の選択等）を説明できる．

D ネフローゼ症候群 nephrotic syndrome

　ネフローゼ症候群は，腎糸球体係蹄障害によるタンパク質透過性亢進に基づく大量の尿タンパク質と，これに伴う低タンパク質血症を特徴とする症候群と定義される．

❶ 病態生理・分類

　ネフローゼ症候群は，自己免疫疾患，代謝性疾患，感染症，アレルギー・過敏性疾患，腫瘍，薬物，遺伝性疾患などに起因して発症する．とくに微小変化型ネフローゼ症候群では，先行感染として，上気道炎，皮膚感染症などを伴うことがある．また，微小変化型ネフローゼ症候群では虫さされ，薬物アレルギー，予防接種などのアレルギー症状が発症誘因となることがある．一次性・二次性ネフローゼ症候群を呈する代表的な疾患を表8・10に示す．

表8・10　一次性・二次性ネフローゼ症候群を呈する代表的な疾患

1. 一次性ネフローゼ症候群
   a. 微小変化型ネフローゼ症候群
   b. 巣状分節性糸球体硬化症
   c. 膜性腎症
   d. 増殖性糸球体腎炎：メサンギウム増殖性糸球体腎炎（IgA腎症を含む），膜性増殖性糸球体腎炎，半月体形成性（壊死性）糸球体腎炎
2. 二次性ネフローゼ症候群
   a. 自己免疫疾患：ループス腎炎
   b. 代謝性疾患：糖尿病腎症
   c. パラプロテイン血症：アミロイドーシス
   d. 感染症：溶血性連鎖球菌，ブドウ球菌感染，B型・C型肝炎ウイルス，マラリア
   e. 多発性骨髄腫
   f. 薬物：非ステロイド性抗炎症薬（NSAIDs）
   g. そのほか：遺伝性疾患など

❷ 症　状

（1）タンパク尿

　糸球体係蹄およびスリット膜の糖鎖荷電によるチャージバリア機能，係蹄の網状構造や足突起間のスリット膜の分子篩（サイズバリア）機能の機能障害により，タンパク質透過性亢進が生じる．

（2）低アルブミン血症，低タンパク質血症

　尿中へ漏出するため，アルブミン，IgG，抗凝固・線溶系タンパク質（アンチトロンビンⅢ，プラスミノゲン），補体成分，微量元素（鉄，銅，亜鉛）結合タンパク質，ホルモン（エリスロポエチン，T_3，T_4），ビタミン（ビタミンD_3）などが血液中で減少する（図8・3）．

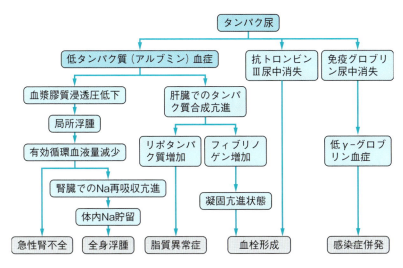

図8・3　ネフローゼ症候群におけるタンパク尿が全身に及ぼす影響

(3) 浮　腫

　浮腫の発現は，①低アルブミン血症による血漿膠質浸透圧低下により，血漿から間質への体液移動が促進され浮腫が形成されるという説（underfilling説）と，②遠位尿細管でのプラスミンの活性亢進により，上皮ナトリウムチャネルが活性化されナトリウム再吸収が亢進し，循環血液量の増加に伴う膠質浸透圧低下と間質への体液移動が促進されるという説が提唱されている．

　圧痕性浮腫で，眼瞼浮腫から始まることが多く，やがて両側下腿や仙骨部に広がり，胸腹水を伴う全身性の浮腫に拡大する．浮腫に随伴する症状として，頭痛，易疲労感，腹部膨満感，呼吸困難などがある．

　微小変化型ネフローゼ症候群，巣状分節性糸球体硬化症では，しばしば急激な浮腫が発症する．また，腸管浮腫を呈している場合は，腹痛，食欲不振，下痢などの症状もみられる．下肢浮腫に左右差がある場合，圧痛，発赤・熱感がある場合は，下肢深部静脈血栓症を疑う．

(4) 腎機能低下

　循環血漿量低下，腎間質の浮腫，尿細管タンパク質再吸収負荷などにより，腎循環障害，尿細管機能障害が発生する．

(5) 脂質異常症

　肝臓における VLDL 合成亢進，リポタンパク質異化の低下により VLDL，LDL，IDL が増加する．また，リン脂質，中性脂肪の増加もみられる．

・脂質異常症 ☞ p.368

(6) 凝固線溶系異常

　血液は凝固しやすくなる．その原因として，①フィブリノゲン，血液凝固第Ⅱ・Ⅴ・Ⅶ・Ⅹ因子の肝臓での合成増加，尿中への抗凝固因子（アンチトロンビンⅢ，遊離型プロテインS）の漏出による血液凝固能の亢進と，②線溶系タンパク質（プラスミノゲン）の漏出と α_1-アンチトリ

・血液凝固系，線溶系 ☞ p.200

プシン増加による線溶能の低下のほか，③血小板凝集能亢進や，④血管内脱水による血液の濃縮，⑤治療に用いる副腎皮質ステロイド薬などによる凝固能亢進などがあげられる．

（7） 免疫異常症

低IgG血症と補体B因子低下により細菌に対するオプソニン効果が低下，副腎皮質ステロイド薬や免疫抑制薬の使用に伴う免疫力の低下から易感染性の状態を呈する．

（8） 高血圧

・高血圧 ☞ p.168

約10〜60％の症例で発症時に高血圧を認める．とくに，巣状分節性糸球体硬化症や膜性腎症では発症時に高血圧を呈する頻度が高い．

（9） 肉眼的血尿

腎静脈血栓症を疑う．

❸ 診 断

タンパク尿，低アルブミン血症（低タンパク質血症）の両所見を認めることが本症候群の診断の必須条件である．また，浮腫は本症候群の必須条件ではないが，重要な所見である．

・尿タンパク質 ☞ p.2
・血清アルブミン ☞ p.9
・血清総タンパク質 ☞ p.9

①タンパク尿：3.5 g/日以上が持続する（随時尿において尿タンパク質/尿クレアチニン比が3.5 g/gCr以上の場合もこれに準ずる）．
②低アルブミン血症：血清アルブミン値3.0 g/dL以下．血清総タンパク質量6.0 g/dL以下も参考になる．
③浮腫
④脂質異常症（高LDL-コレステロール血症）

❹ 治 療

腎予後の改善が明らかな完全寛解か，不完全寛解Ⅰ型までの寛解導入を目標とする（表8・11）．

表8・11 ネフローゼ症候群の治療効果判定基準

治療効果の判定は治療開始後1ヵ月，6ヵ月の尿タンパク質量定量で行う
・完全寛解：尿タンパク質＜0.3 g/日
・不完全寛解Ⅰ型：0.3 g/日≦尿タンパク質＜1.0 g/日
・不完全寛解Ⅱ型：1.0 g/日≦尿タンパク質＜3.5 g/日
・無効：尿タンパク質≧3.5 g/日

[a] 微小変化型ネフローゼ症候群 minimal change nephrotic syndrome, MCNS

MCNSの治療には，副腎皮質ステロイド薬の投与が効果的であるが，頻回に再発を繰り返す例，ステロイド依存性や，ステロイド抵抗性を呈する症例が認められることもある．このような症例では副腎皮質ステロイド薬の総投与量が多くなり，骨粗鬆症，高血圧，脂質・糖代謝異常，

白内障などの副作用が問題となるが，これを予防するための免疫抑制薬の投与，ステロイドパルス療法や隔日投与などについては，ガイドラインではエビデンスの確立した治療法はないのが現状である．

(1) 初期治療

自己免疫が関与している可能性があるので，免疫抑制作用を期待してプレドニゾロン（最大60 mg）を初期治療量として開始し，寛解後1〜2週間持続して使用後，再発をきたさない最小量で1〜2年程度漸減しながら継続し中止する．

MCNSでは初回の経口副腎皮質ステロイド療法により高い寛解率が得られる．

(2) 再発例

ネフローゼ症候群再発時の副腎皮質ステロイド療法は，初回治療と同量あるいは初回治療より減量して開始する．

(3) 頻回再発例，ステロイド依存例，ステロイド抵抗例

副腎皮質ステロイド薬に加えて，免疫抑制薬（シクロスポリン，シクロホスファミド，ミゾリビンなど）を追加投与する．

b 膜性腎症 membranous nephropathy，MN

補助療法・支持療法，副腎皮質ステロイド単独療法，副腎皮質ステロイド薬と免疫抑制薬の併用療法を横並びとし，これらから適切なものを選択する．日本人では，副腎皮質ステロイド単独療法は支持療法よりも有効とされている例もある．

c 膜性増殖性糸球体腎炎 membranoproliferative glomerulonephritis，MPGN

小児では特発性膜性増殖性糸球体腎炎に対する副腎皮質ステロイド療法は尿タンパク質減少・腎機能低下抑制に有効であるが，成人での有効性は明らかでない．

d 巣状分節性糸球体硬化症 focal segmental glomerulosclerosis，FSGS

初期投与量として経口プレドニゾロン（最大60 mg/日）相当で，2〜4週程度継続して治療を開始する．タンパク尿の重症例，全身浮腫が著明な例ではステロイドパルス療法も考慮する．寛解導入後はMCNSに準じて減量する．FSGSに対して，経口副腎皮質ステロイド療法は20〜50％台の寛解導入率を示す．

e 補助療法

RAS阻害薬は高血圧を合併するネフローゼ症候群において，尿タンパク質減少効果があり推奨されている．

経口利尿薬，とくにループ利尿薬は，浮腫の軽減に対して有効であり

推奨される．

静注利尿薬は，経口利尿薬の効果が不十分な場合，体液量減少に有効でありその使用を考慮する．

副腎皮質ステロイド薬や免疫抑制薬で治療中のネフローゼ患者では，感染リスクに応じて肺炎球菌およびインフルエンザをはじめとする不活化ワクチンの接種が推奨される．

ポイント

- ネフローゼ症候群は，腎糸球体係蹄障害によるタンパク質透過性亢進に基づく大量の尿タンパク質と，これに伴う低タンパク質血症を特徴とする症候群である．
- ネフローゼ症候群は，自己免疫疾患，代謝性疾患，感染症，アレルギー・過敏性疾患，腫瘍，薬剤，遺伝性疾患などに起因して発症する．
- 成人ネフローゼ症候群の診断基準は，①タンパク尿：3.5 g/日以上が持続する，②低アルブミン血症，③浮腫，④脂質異常症の4項目で，高度タンパク尿，低アルブミン血症が必須条件である．
- 微小変化型ネフローゼ症候群の治療には，副腎皮質ステロイド薬の投与が効果的である．
- 膜性腎症の治療では，副腎皮質ステロイド単独療法が支持療法よりも有効とされている．
- 膜性増殖性糸球体腎炎に対する副腎皮質ステロイド療法は尿タンパク質減少・腎機能低下抑制に小児では有効であるが，成人での有効性は明らかでない．
- 巣状分節性糸球体硬化症（FSGS）の治療は，経口プレドニゾロンの継続投与である．
- RAS阻害薬は高血圧を合併するネフローゼ症候群において，尿タンパク質減少効果があり推奨されている．
- 経口利尿薬，とくにループ利尿薬は，浮腫の軽減に対して有効であり推奨される．
- 静注利尿薬は，経口利尿薬の効果が不十分な場合，体液量減少に有効でありその使用を考慮する．
- 副腎皮質ステロイド薬や免疫抑制薬で治療中のネフローゼ患者では，感染リスクに応じて肺炎球菌およびインフルエンザをはじめとする不活化ワクチンの接種が推奨される．

SBO・糸球体腎炎について，病態（病態生理，症状等）・薬物治療（医薬品の選択等）を説明できる．

E 急性および慢性糸球体腎炎

糸球体腎炎は，感染症，遺伝性疾患，自己免疫疾患など，さまざまな病気が原因で発生する．糸球体の炎症によって，タンパク尿や血尿が出る疾患を総称して糸球体腎炎と呼んでいる．病気の主体が腎臓にあると考えられる原発性糸球体腎炎では病因が特定できない場合が少なくないが，何らかの免疫異常が原因であることが多い．一方，全身性エリテマトーデス，紫斑病など特定の全身性の疾患の部分症として現れる続発性糸球体腎炎では，全身性の疾患の診断と治療を行うのが基本である．また，発症期間から，短期間に発生する急性糸球体腎炎，徐々に進行する慢性糸球体腎炎に分けられ，急性糸球体腎炎の患者のうち，小児で約1％，成人で約10％が，急速進行性糸球体腎炎と呼ばれる状態へ発展し，大半の糸球体が破壊され，最終的には腎不全に至る．

E-1　急性糸球体腎炎　acute glomerulonephritis

　急性糸球体腎炎（急性腎炎）は，一般的に晩秋から寒冷期に多く発症する病気である．ほかの腎臓病と異なり，ほとんどの場合，完全に治癒する．

❶ 病態生理
　咽頭炎，扁桃炎などの上気道炎や皮膚化膿症を起こすA群β溶血性連鎖球菌（溶連菌）感染後に発症する場合が90％以上を占め，これを溶連菌感染後急性糸球体腎炎という．溶連菌に感染すると，生体は免疫反応として，溶連菌成分に対する抗体を産生するが，その抗体と溶連菌成分が結合した抗原抗体複合物が，血流にのって腎臓の糸球体に到達し，補体が活性化され，炎症が重症化し，糸球体濾過能に障害を生じたり破壊されて，急性糸球体腎炎となる．
　溶連菌の初感染を起こす4～12歳くらいの小児に多い疾患である．最近では非常に減少し軽症化しており，一般に急性期を過ぎると，浮腫が軽快するとともに血圧が正常に回復し，通常1～3ヵ月後には症状はなくなるが，半年後に腎生検を行うと，糸球体に病変が残っていることが多い．ほかの多くの腎臓病と異なり，ほとんどの場合完全に治るため，慢性糸球体腎炎との鑑別が非常に重要である．急性糸球体腎炎が1年経過しても血尿やタンパク尿が続く場合，慢性糸球体腎炎として治療を始める．
　急性糸球体腎炎は感染以外の原因によって起こることもあり，膜性増殖性糸球体腎炎，IgA腎症，全身性エリテマトーデス，クリオグロブリン血症，グッドパスチャー症候群，多発血管炎性肉芽腫症などが原因となることもある．

❷ 症　状
　咽頭炎・扁桃炎などの上気道炎から，1～2週間（平均10日）の潜伏期をおいて，突然に現れる血尿・タンパク尿，乏尿，浮腫，高血圧など．肉眼的血尿は約30％だが，検査でわかる血尿は全例にみられる．顔面，とくに眼瞼がむくむ．

❸ 診　断
　原因となる溶連菌感染の証明が必要となるため，細菌培養検査で溶連菌が陽性であるか確認する．血液検査ではASOなどの溶連菌に対する抗体の増加，尿素窒素，クレアチニンの上昇などがみられる．

・ASO ☞ p.20

　尿検査では血尿，タンパク尿，白血球，細胞性円柱が出現する．溶連菌の感染があり，約2週間の潜伏期の後に血尿が出現し，さらに，補体の低下が認められれば急性糸球体腎炎と診断される．

❹ 治 療

自然に軽快する疾患なので，治療は症状の軽減と合併症の予防，腎臓の保護が基本である．保温と安静，食事は塩分とタンパク質を制限する．水分は摂取量より排泄量を多くしないと改善しないため，1日の水分摂取量は尿量＋800 mL以下を目標とする．利尿薬で尿量の確保に努め，高血圧に対しては降圧薬を用いる．

一般に，回復に向かうと尿量が増加し，症状は急速に改善する．小児の予後は極めて良好であるが，成人では30〜50％に何らかの異常が遷延するといわれている．

E-2　慢性糸球体腎炎　chronic glomerulonephritis

❶ 病態生理

多くの場合，慢性糸球体腎炎の原因は特定できないが，IgA腎症は，急性糸球体腎炎からの発生や，急性糸球体腎炎が治癒しないまま，長期化（慢性化）する場合がある．

❷ 症　状

ごく軽微な症状しか生じないのが通常であり，ほとんどの人は病気に気づかないまま長期間が経過する．浮腫，高血圧が起こりやすい．慢性腎不全に進行すると，かゆみ，食欲不振，吐き気，嘔吐，疲労，呼吸困難などが生じる．

❸ 診　断

慢性糸球体腎炎は徐々に発症するため，正確な発症時期を特定できないことがある．通常は腎臓の画像検査（超音波検査，CT検査など）が行われる．

慢性糸球体腎炎とそれ以外の腎臓病を鑑別するうえでは，腎生検が最も信頼性の高い検査法である．

❹ 治　療

・ACE阻害薬，ARB ☞ p.172

ACE阻害薬，ARBは，しばしば慢性糸球体腎炎の進行を遅らせ，血圧の低下により尿中へのタンパク質の排泄量が減少する傾向がみられる．降圧とナトリウムの摂取制限，タンパク質の摂取量を制限することが，腎機能の低下を遅らせるのにある程度有効である．末期腎不全は透析か腎移植で対応する．

・CKD ☞ p.236

発見や治療の開始が遅れれば，腎不全を伴うCKDに発展する可能性がある．

E-3 急速進行性糸球体腎炎　rapidly progressive glomerulonephritis，RPGN

❶ 病態生理・分類
　わが国で，RPGNの原因として最も多いのは，特発性半月体形成性糸球体腎炎である．特発性半月体形成性糸球体腎炎は，観察された糸球体の50%以上に半月体の形成がみられる腎炎で，原因により以下の3つの型に分類される．
　①抗糸球体基底膜抗体関連型（Ⅰ型）：血液中に抗糸球体基底膜抗体が現れる．
　②免疫複合体関連型（Ⅱ型）：多くは，溶連菌感染後糸球体腎炎から進行した病態である．
　③抗好中球細胞質抗体（ANCA）関連型（Ⅲ型）：わが国で，最も頻度の高い特発性半月体形成性糸球体腎炎で，わが国のRPGNの60〜70%はANCA（anti-neutrophil cytoplasmic antibody：抗好中球細胞質抗体）という自己抗体をもっている．

❷ 診断・症状
　RPGNを診断するときの基準は，数週から数ヵ月の経過で急速に腎不全が進行することと，血尿，タンパク尿，赤血球円柱・顆粒球円柱（ともに血液成分の変形）など，腎炎に共通する尿の特徴がみられることが，必須の条件となる．
　特殊検査として血液中の抗好中球細胞質抗体，抗糸球体基底膜抗体，免疫複合体の測定が行われる．

❸ 治療
　発病したら，できるだけ早く的確に診断し，適切な治療を積極的に行う．
　特発性半月体形成性糸球体腎炎によるRPGNでは，副腎皮質ステロイド薬の大量療法やパルス療法，免疫抑制薬，抗凝固薬の併用療法（カクテル療法）が適応される．
　腎不全が進行して尿毒症の症状が出てきた場合は，透析療法を行う．また，血液中に抗糸球体基底膜抗体あるいは免疫複合体が検出された場合は，血漿交換療法が必要となる．
　急速に腎不全になるため，血液透析療法をはじめ，その後も腎臓の働きが失われて透析療法を続けなければならなくなる場合が多い．

ポイント

- 糸球体の炎症により，タンパク尿や血尿が出る疾患を総称して糸球体腎炎と呼ぶ．
- 急性糸球体腎炎は，咽頭炎，扁桃炎などの上気道炎や皮膚化膿症を起こすA群β溶血性連鎖球菌感染後に発症することが多い．
- 急性糸球体腎炎の代表的な症状は，咽頭炎・扁桃炎などの上気道炎から，1～2週（平均10日）の潜伏期をおいて，突然に現れる血尿・タンパク尿，乏尿，浮腫，高血圧などである．検査でわかる血尿は全例にみられる．
- 急性糸球体腎炎は自然に軽快する疾患なので，治療は症状の軽減と合併症の予防，腎臓の保護が基本である．
- 慢性糸球体腎炎の原因は特定できないが，IgA腎症や膜性増殖性糸球体腎炎など，急性糸球体腎炎の原因である一部の病態から長期化する．
- 慢性糸球体腎炎では，ごく軽微な症状しか生じないのが通常である．
- ACE阻害薬とARBは，しばしば慢性糸球体腎炎の進行を遅らせ，血圧の低下により尿中へのタンパク質の排泄量を減少させる傾向がある．
- RPGNのなかで最も多い特発性半月体形成性腎炎は，観察された糸球体の50％以上に半月体の形成がみられる腎炎である．
- 特発性半月体形成性腎炎によるRPGNでは，副腎皮質ステロイド薬の大量療法やパルス療法，免疫抑制薬，抗凝固薬の併用療法（カクテル療法）が適応される．
- 腎不全が進行して尿毒症の症状が出てきた場合は，透析療法を行う．また，血液中に抗糸球体基底膜抗体あるいは免疫複合体が検出された場合は，血漿交換療法が必要となる．

SBO・糖尿病性腎症について，病態（病態生理，症状等）・薬物治療（医薬品の選択等）を説明できる．

F 糖尿病（性）腎症　diabetic nephropathy

糖尿病腎症は糖尿病の最小血管障害により起こる三大合併症の1つである．糖尿病腎症は，糖尿病のコントロールの状況を反映して，段階を経て病気が進行する．このため，糖尿病コントロールとともに，できるだけ早期に発見し，適切な治療をすることが重要である．2012年末現在，糖尿病腎症が原因で透析を受けている患者が，全透析患者のうち44.1％を占めている．

❶ 病態生理

腎臓の糸球体の細小血管が，持続的な高血糖状態により障害を受ける．初期には自覚症状はないが，進行に伴って徐々にタンパク尿が出るようになり，症状が進むと尿毒症を起こし血液透析が必要になる．糖尿病腎症の成因としては，①遺伝素因，②代謝異常，③血行動態異常，④慢性微小炎症，⑤酸化ストレスなどがあげられる．発症機序の概略を図8・4に示す．

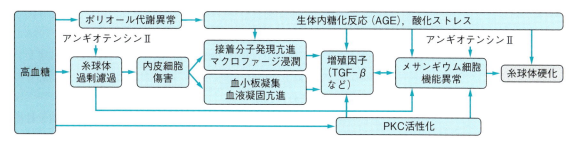

図8・4　糖尿病腎症の成因

❷ 分　類

糖尿病腎症の分類は，近年の慢性腎臓病（CKD）の概念やCKD重症度分類が普及していることを受けて，病期分類に，糸球体濾過量（GFR）の推算糸球体濾過量（eGFR）を導入し，従来の第3期を前期と後期で区分しないことで新たな分類を行った．

糖尿病腎症の病期分類は12章参照．

要点を下記①〜③に示す．

① 病期分類は第1〜5期とし，従来の第3期のA（顕性腎症前期）とB（同後期）を区分せず，第3期（顕性腎症期）とした．
② 病期分類に用いる際はeGFRで評価する．
③ 腎不全の判定は，尿アルブミン値の程度にかかわらず，eGFR 30 mL/分/1.73 m^{2}未満とする．

・糖尿病腎症の病期　☞ 表12・7, p.365

上記分類を導入するにあたって，微量アルブミン尿を認めた症例では，糖尿病腎症早期診断基準に従って鑑別診断を行ったうえで，早期腎症と診断する．また，第2期（早期腎症期）だと，微量アルブミン尿が認められた症例では糖尿病腎症早期診断基準に従って鑑別診断を行ったうえで診断するよう求めている．

❸ 診　断

尿検査で尿タンパク質の有無を調べる．とくに早期腎症期では尿中微量アルブミン測定が重要である．血液生化学検査ではとくに血清クレアチニン，尿素窒素，尿酸，電解質を確認し，eGFRを用いて腎機能を評価する．

❹ 治　療

治療の要点はCKDの薬物療法を参照すること．

治療の基本は血糖値と血圧の管理である．血清脂質値の管理，食事療法・運動療法などの生活指導などもあわせて行う．降圧治療では，腎保護作用をもつACE阻害薬やARBの使用が推奨される．

① 血糖値の管理：HbA1c値で判断する．理想的には6.0％未満，一般的には7.0％未満を目標とするが，高齢者で認知症や合併症などが

ある場合は，重症低血糖を予防するために，目標値をこれより高くする場合がある．

②血圧の管理：血圧の目標は130/80 mmHg未満とする．1日尿タンパク質が1 g以上の場合には，125/75 mmHg未満とする．高齢者の場合はやや高めに設定する．

・高齢者の降圧目標 ☞ 表6・14, p.171

③血清脂質値の管理：LDL-コレステロール値120 mg/dL未満を目標とする．

④食事療法：食塩制限（6 g/日以下）が重要である．

> **ポイント**
> - 糖尿病腎症は糖尿病の細小血管障害により起こる三大合併症の1つである．
> - 腎臓の糸球体の細小血管が，持続的な高血糖状態により障害を受ける．初期には自覚症状はないが，進行に伴って徐々にタンパク尿が出るようになり，症状が進むと尿毒症を起こし血液透析が必要になる．
> - 糖尿病腎症の成因としては，①遺伝素因，②代謝異常，③血行動態異常，④慢性微小炎症，⑤酸化ストレスなどがあげられる．
> - 糖尿病腎症病期分類は第1～5期とし，評価にはeGFRを用いる．
> - 治療は，①血糖値の管理，②血圧の管理，③血清脂質値の管理が重要である．

SBO・薬剤性腎症について，病態（病態生理，症状等）および薬物治療（医薬品の選択等）を説明できる．

G 薬剤性腎障害　drug-induced kidney injury, DKI

多くの薬物は腎排泄性であり，腎機能に応じた投与量・投与間隔の調節や投与中止の判断が必要となる．とくに抗菌薬や抗がん薬は，薬効を得るために十分量を投与することが必要であるが，腎機能の低下した患者ではそれが困難となることがある．また，薬物が腎機能障害の進行を早めることは日常臨床において高頻度に経験される．したがって，薬剤性腎障害をより早期に診断し，適切な予防・治療を行うことは，CKDへの進展を未然に防ぐこと，さらにCKDの進行を抑制し腎不全の発生を減らすという観点で重要である．

❶ 分類

前立腺の縮小を目的として薬剤性腎障害は「薬剤の投与により，新たに発症した腎障害，あるいは既存の腎障害のさらなる悪化を認める場合」と定義されている．

a 作用機序による分類

①中毒性腎障害：ある一定以上の量を負荷すると，誰にでも起こる可能性がある．

②アレルギー機序による急性間質性腎炎（過敏性腎障害）：免疫が関与する用量非依存性障害であり，患者の体質（免疫機構の特殊性）に

依存する．
③薬物による電解質異常，腎血流量減少などを介した間接毒性．
④薬物による結晶形成，結石形成による尿路閉塞性腎障害．

b 腎臓の障害部位に基づく分類

薬物による障害部位により①糸球体障害，②尿細管障害，③腎間質障害，④腎血管障害に分類される．

臨床的には，薬物投与に伴う急性の糸球体濾過量の低下，すなわち急性腎不全が問題となるが，中毒性腎障害として慢性腎不全へ進展する場合など多種多様の腎障害が薬物投与に伴い惹起されることが知られている．

❷ 原因薬物（表8・12）

代表的な薬剤性腎障害の例を以下に示す．

（1）造影剤腎症

ヨード造影剤投与後72時間以内に血清 Cr 値が前値より 0.5 mg/dL 以上または 25％以上増加した場合であり，危険因子として利尿薬，NSAIDs，ビグアナイド薬（中止が必要），CKD があげられる．予防として，生理食塩水，重炭酸ナトリウムなどの等張液を造影剤投与前後に点滴などで静注する．

（2）メトトレキサート

近位尿細管上皮細胞の有機アニオントランスポーター（OAT1, 3）で取り込まれ，尿細管分泌を受ける．尿細管で濃縮される際，結晶化し，尿管閉塞を起こす．予防としてアセタゾラミドによる尿のアルカリ化が知られており，大量使用の場合，TDM で濃度の測定を行うことが望ましい．

（3）シスプラチン

腎毒性が用量規定因子となる．近位尿細管上皮細胞の OAT2 によって取り込まれ，濃縮されることにより腎障害が起こる．カルボプラチン，ネダプラチン，オキサリプリチンでは毒性が低い．予防のため，投与前後に大量の輸液投与を行う．

（4）腫瘍崩壊症候群

腫瘍が抗がん薬によって破壊された結果，漏出する尿酸による高尿酸血症が原因である．予防としてラスブリカーゼの投与が有効であるが，尿アルカリ化薬やアロプリノールの抗がん薬投与前の投与も行われる．

表8・12にはCKD診療ガイド（日本腎臓学会）に掲載されている注意して投与すべき薬物をまとめた．

表8・12　注意して投与すべき薬物

薬物	病態
NSAIDs	腎血流量低下，急性尿細管壊死，間質性腎炎，ネフローゼ症候群
アムホテリシンB	尿細管壊死，腎血流量低下，尿細管性アシドーシス
シクロスポリン	腎血流量低下，慢性尿細管間質性腎炎
シスプラチン，アミノグリコシド系抗菌薬，イホスファミド，ゾレドロネート	尿細管壊死
ヨード造影剤	腎血流量低下，急性尿細管壊死
メトトレキサート	閉塞性腎不全，尿細管壊死
マイトマイシンC	糸球体障害，溶血性尿毒症症候群
D-ペニシラミン	糸球体障害
炭酸リチウム	腎性尿崩症
フィブラート系薬	横紋筋融解症
パミドロネート	ネフローゼ症候群

❸ 診　断

　薬物の服用歴，使用歴を調査し，腎障害の既往のない患者に生じた腎障害にはとくに注意する．薬剤性腎障害の場合，検尿異常ではなく，BUN，血清クレアチニン，皮疹の確認を行うとともに，尿細管障害マーカー（尿中 β_2-MG，尿中 α_1-MG，尿中 NAG）の測定も行うことが望ましい．原因薬物について TDM が可能であれば実施する．

　患者要因の確認のために重要なのは，①血清 Cr 2.0 mg/dL 以上，②65歳以上（回復の遅延が予想される）と，電解質異常である．

❹ 治　療

　治療にあたって最も優先されるのは，原因薬物の中止である．また，副腎皮質ステロイド薬の投与も行われる．

> **ポイント**
> - 薬剤性腎障害をより早期に診断し，適切な予防・治療を行うことは，CKD への進展を未然に防ぎ，進行を抑制し腎不全の発生を減らすという観点で重要である．
> - 薬剤性腎障害は「薬剤の投与により，新たに発症した腎障害，あるいは既存の腎障害のさらなる悪化を認める場合」と定義されている．
> - 薬剤性腎障害を作用機序により分類すると，①中毒性腎障害，②アレルギー，③薬物による間接毒性，④尿路閉塞性腎障害，に分けられる．
> - 薬剤性腎障害は，薬物投与に伴う急性の糸球体濾過量の低下，すなわち急性腎不全が多い．
> - 造影剤腎症とは，ヨード造影剤投与後72時間以内に血清 Cr 値が前値より 0.5 mg/dL 以上または 25％以上増加した場合をいう．
> - メトトレキサートは，近位尿細管上皮細胞の有機アニオントランスポーター（OAT1, 3）で取り込まれ，尿細管分泌を受ける．尿細管で濃縮される際，結晶化し尿管閉塞を起こす．
> - シスプラチンは，腎毒性が用量規定因子となる．

H 排尿障害

H-1 過活動膀胱 overactive bladder, OAB

❶ 病態生理

尿意切迫感[*3]を必須症状とした症状症候群で，2002年，国際禁制学会で定義された概念である．

腎臓で濾過された尿が，体外に排泄されるには，尿の貯留（蓄尿）と排出（排尿）および尿意の認知が正常に行われることが必要である．これら下部尿路機能の障害は大きく分けて，蓄尿障害（頻尿，尿失禁），排尿障害（排尿遅延，尿勢低下）と排尿後症状（残尿感）の3つに分けられる．

過活動膀胱とは，尿意切迫感を必須とした「症状症候群」であり，頻尿と夜間頻尿という症状を伴う疾患である．

過活動膀胱はこのように下部尿路障害の結果起こる症状で定義されるものであり，わが国において患者は40歳以上で810万人（2002年）と推定されており，加齢に伴って罹患患者が増えることも報告されている．

❷ 分類

a 神経因性

脳と膀胱（尿道）を結ぶ神経の障害が原因で発症する．脳血管障害，パーキンソン病，認知症，脳腫瘍，脳外傷，脳炎，髄膜炎などに併発する脳幹部橋より上位の中枢の障害が原因となるものと，脊髄損傷，多発性硬化症，脊髄小脳変性症，脊髄腫瘍，頸椎症，脊柱管狭窄症，脊髄血管障害などによって生じる脊髄の障害とに分けられる．

b 非神経因性

下部尿路閉塞，加齢，骨盤底の脆弱化，特発性（原因が特定できない場合）など，神経の障害とは関係ない原因により発症する．

❸ 診断

a 問診

日常生活への支障の度合い，既往歴などをできるだけ具体的に聴く．

過活動膀胱症状質問票（overactive bladder symptom score，OABSS）を過活動膀胱の診断，重症度の判定に使用する（表8・13）．判定基準は，合計スコアが5点以下を軽症，6〜11点を中等症，12点以上を重症とすることが推奨されている．

SBO・過活動膀胱および低活動膀胱について，病態（病態生理，症状等）・薬物治療（医薬品の選択等）を説明できる．

[*3] **尿意切迫感** 急に起こるこらえられない強い尿意で，我慢することが困難な愁訴．通常は頻尿と夜間頻尿を伴う．

表8・13 過活動膀胱症状質問表（OABSS）

以下の症状がどれくらいの頻度でありましたか．この1週間のあなたの状態に最も近いものを1つだけ選んで，点数の数字を○で囲んでください．

質問	症　状	頻　度	点数
1	朝起きたときから寝るときまでに，何回くらい尿をしましたか	7回以下	0
		8～14回	1
		15回以上	2
2	夜寝てから朝起きるまでに，何回くらい尿をするために起きましたか	0回	0
		1回	1
		2回	2
		3回以上	3
3	急に尿がしたくなり，我慢が難しいことがありましたか	なし	0
		週に1回より少ない	1
		週に1回以上	2
		1日1回くらい	3
		1日2～4回	4
		1日5回以上	5
4	急に尿がしたくなり，我慢できずに尿をもらすことがありましたか	なし	0
		週に1回より少ない	1
		週に1回以上	2
		1日1回くらい	3
		1日2～4回	4
		1日5回以上	5
	合計点数		点

過活動膀胱の診断基準：「OABSSの質問3尿意切迫感スコアが2点以上，かつ，OABSSの合計点数が3点以上」を推奨．

b その他の検査

1）尿検査
血尿，細菌の有無，炎症の可能性を判断する．

2）腹部超音波検査
残尿量，腎臓・膀胱の形，状態，がんや結石を検査する．

3）排尿日誌
1日単位で，トイレに行った時刻，尿の量，などを記録する．その人の排尿障害の特徴や傾向がわかる．

4）尿流量測定（ウロフロメトリー）
1回の排尿にかかる時間，尿の量，尿の勢い，排尿のパターンなどがわかる．

❹ 治　療

原因疾患の治療を行うとともに，質問票による症状の改善をめざす．

a 行動療法
骨盤底筋体操，膀胱訓練を行う．

b 薬物療法

（1） 排尿筋収縮を抑制する薬物

1）抗コリン薬

副交感神経終末から放出されたアセチルコリンが，排尿筋のムスカリン型アセチルコリン受容体（主に M_3 受容体サブタイプ）に結合するのを阻害する．口内乾燥や便秘，羞明などの副作用を認め，緑内障や重症筋無力症，腸閉塞を有する患者には禁忌である．オキシブチニン，プロピベリン，トルテロジン，ソリフェナシン，イミダフェナシンなどが用いられる．

2）平滑筋弛緩薬

症状軽症例や副作用のため抗コリン薬の使用が困難な症例にフラボキサートが用いられる．

3）三環系抗うつ薬

夜間尿失禁に有効であるとの報告がある．抗コリン作用は弱いため，第一選択薬にはならないが，イミプラミンとクロミプラミンは遺尿症に，アミトリプチリンが夜尿症に適応となっている．

（2） 膀胱出口部抵抗を増強する薬物

β_2 受容体刺激薬であるクレンブテロールは，膀胱出口部の平滑筋あるいは横紋筋性括約筋の緊張を亢進させるので，主に軽度の腹圧性尿失禁（咳やくしゃみで尿が漏れる）に対して使用される．

（3） 選択的 β_3 受容体刺激薬

ミラベグロンは，膀胱の平滑筋にある β_3 受容体を選択的に刺激し，膀胱の弛緩を促進させることで，膀胱容量を増大させ，蓄尿機能を高める．膀胱に選択的に作用するので，心血管系への影響は比較的少ないと考えられている．

（4） 選択的 α_1 受容体遮断薬

過活動膀胱を合併した前立腺肥大症において，α_1 受容体遮断薬に抗コリン薬を併用した場合，α_1 受容体遮断薬単独治療に比べ，より高い治療効果が得られるとの報告があり，前立腺肥大症合併症例に推奨される．

H-2 低活動膀胱　underactive bladder, UAB

低活動膀胱とは，排尿時の膀胱収縮が障害された病態で，尿排出が困難となり，さまざまな排尿症状が出現する．主な原因としては，糖尿病による末梢神経障害，骨盤内手術による末梢神経障害があげられる．過活動膀胱とは違い，明確な診断基準はなく，詳しい病態生理も明らかとなっていない．

❶ 病態生理

　膀胱を支配する最も重要な神経は骨盤神経であり，膀胱知覚を中枢へ伝える求心性神経と排尿筋収縮に直接関与する遠心性神経（副交感神経）で構成される．低活動膀胱の大部分はこの骨盤神経が末梢で障害されると発症する．両神経が障害されると，膀胱に多量の尿がたまっても尿意が乏しく排尿筋収縮もほとんど起こらない．

　排尿筋は，骨盤神経（副交感神経）からのアセチルコリンによって収縮し，下腹神経からのノルアドレナリンは膀胱を弛緩させる．尿道弛緩は一酸化窒素（NO）によっても引き起こされる．

❷ 診　断

　超音波検査または導尿により，異物，結石，感染，残尿の有無を確認する．

❸ 治　療

ⓐ 間欠導尿

　治療の大原則は，間欠導尿である．低活動膀胱では，膀胱が過伸展の状態であるので，間欠導尿の第1の目的は過伸展を取り除き，排尿筋収縮を回復させることである．通常は患者に自分で排尿できるよう指導するが，自排尿に固執しないようにする．高度な場合は，カテーテル挿入で対応する．

ⓑ 薬物療法

　低活動膀胱に使用される薬物は，過活動膀胱とは逆でコリン作動薬が用いられる．

（1）コリンエステラーゼ阻害薬（ネオスチグミン，ジスチグミン）

　アセチルコリンの分解を抑制することによって，蓄積したアセチルコリンが排尿筋と膀胱括約筋のM_3受容体をそれぞれ刺激し，排尿を促進する．

（2）M_3受容体刺激薬（ベタネコール）

　排尿筋と膀胱括約筋のM_3受容体を直接刺激し，排尿を促進する．

ポイント

- 下部尿路機能の障害は大きく分けて，蓄尿障害（頻尿，尿失禁），排尿障害（排尿遅延，尿勢低下）と排尿後症状（残尿感）の3つに分けられる．
- 過活動膀胱とは，尿意切迫感を必須とした「症状症候群」であり，頻尿と夜間頻尿という症状を伴う疾患である．
- 過活動膀胱は，神経因性と非神経因性に分類される．
- 過活動膀胱の診断，重症度の判定には過活動膀胱症状質問票（OABSS）を使用する．

- 排尿筋収縮を抑制する薬物として抗コリン薬，オキシブチニン，プロピベリン，トルテロジン，ソリフェナシン，イミダフェナシンが過活動膀胱の治療に用いられる．
- 過活動膀胱を合併した前立腺肥大症において，$α_1$受容体遮断薬に抗コリン薬を併用した場合，$α_1$受容体遮断薬単独治療に比べ，より高い治療効果が得られる．
- 低活動膀胱とは，排尿時の膀胱収縮が障害された病態で，尿排出が困難となり，さまざまな排尿症状が出現する．
- 低活動膀胱の主な発症原因としては，糖尿病による末梢神経障害や骨盤内手術による末梢神経障害があげられる．
- 低活動膀胱では，求心性と遠心性の両神経が障害されると，膀胱に多量の尿がたまっても尿意が乏しく排尿筋収縮もほとんど起こらない．
- 低活動膀胱の治療は，自排尿支援のための間欠導尿と，コリン作動薬，M_3受容体刺激薬が用いられる．

J 尿路結石 urolithiasis

SBO・尿路結石について，病態（病態生理，症状等）・薬物治療（医薬品の選択等）を説明できる．

❶ 病態生理・分類

　腎臓で排泄された尿が尿道を経て体外に排泄される際，結晶化した物質が尿路に析出する．結晶の90％以上はカルシウムを含むカルシウム結石で，X線検査で白い影として写る．代表的な結石は，シュウ酸カルシウムで，リン酸カルシウム，またはその複合結石が大多数を占め，そのほか尿酸結石，リン酸マグネシウムアンモニウム結石，シスチン結石などがある．

　腎・尿管結石症を上部尿路結石症，膀胱以下のものを下部尿路結石症と呼ぶ（図8・5）．わが国では上部尿路結石症が95％以上を占めている．

　わが国では30〜60歳代の男性に多く（男女比約2.5：1），男性では11人に1人は一生のうちに一度はかかるといわれており，男女とも年々増加の傾向にある．

　長期間放置すると腎臓に負担をかけて腎機能を低下させることもある．

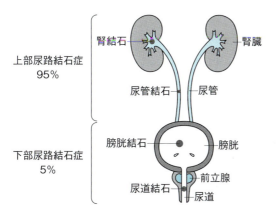

図8・5　尿路結石の発生部位

結晶が形成される主な原因には以下のようなものがある．

（1）尿路の通過障害
尿路に以下のような通過障害がある場合には結石ができやすい．
①先天的に腎盂と尿管の移行部が狭い腎盂尿管移行部狭窄
②腎盂・尿管癌
③尿管結石により，その部位の尿管に狭窄が生じた場合
④長期臥床による尿流停滞
⑤前立腺肥大症

（2）尿路感染
尿路感染は，結石を形成させる要因の1つ．尿素分解菌が尿素を分解した際に産生されるアンモニアにより尿がアルカリ側に動き，リン酸マグネシウムアンモニウム結石などの感染結石が形成される．

（3）水分摂取不足
尿量が減少し，不要物質が尿中に析出しやすくなる．

（4）食　事
動物性タンパク質と脂肪の摂取やシュウ酸を多く含む食品の摂取（ホウレンソウ，チョコレート，ナッツ類，タケノコ，紅茶など）は，結石形成を促進する要因となる．

内因性高シュウ酸尿症の原因として，ビタミンCの大量摂取が疑われている．

（5）疾患，薬物など
・原発性副甲状腺機能亢進症（血中カルシウム値が高値）
・クッシング症候群（結石を合併する率は5〜50％）
・アセタゾラミド（尿pHと尿中カルシウム，リン排泄を増加させて，リン酸カルシウム結石を形成することがある）

❷ 症　状
突然の腰背部・側腹部・下腹部の激痛，鼠径部・外陰部への放散痛，血尿，悪心・嘔吐（腹腔神経節が腎臓と胃の両方を支配しているため併発する）．無症状の場合もある．

❸ 治　療
腎結石の大きさに準じて，「10 mm未満」「10 mm以上〜20 mm未満」「20 mm以上」に分類し，結石の大きさによって治療が異なる．

（1）ESWL：体外衝撃波結石破砕術
体外で発生した衝撃波を体内の結石に収束させ破砕する．現在では，尿路結石治療の第一選択である．

（2）TUL：経尿道的結石除去術
経尿道的に2〜3 mm径の尿管鏡を用いて尿管内を観察して，ホルミウムYAGレーザーなどを用いて結石を破砕除去する．

（3） PNL：経皮的結石除去術

背部から超音波ガイドに穿刺して約1cmの腎瘻を作成し、ここから内視鏡を挿入して結石を鉗子で摘出あるいは超音波装置などで破砕吸引する方法である.

（4） 薬物療法

1）チアジド系利尿薬

尿中のカルシウム排泄量を減少させることにより、カルシウム結石の再発を予防する. RCTの多くで有意な再発予防効果を証明しているが3年以上の投与が必要である.

2）クエン酸製剤

クエン酸はシュウ酸カルシウム、リン酸カルシウムの結晶形成を抑制し、カルシウム結石患者では再発予防に有用である. 尿中pHを上昇させ酸性尿を改善することから、尿酸結石、シスチン結石の再発予防にも有用である.

3）マグネシウム製剤

シュウ酸カルシウム結石の再発予防薬として保険収載されている.

4）尿酸生成抑制薬

アロプリノールの尿酸結石に対する再発予防効果について、「高尿酸血症・痛風の治療ガイドライン（第2版）」（日本痛風・核酸代謝学会）で詳しく解説されている.

高尿酸尿では尿路結石の頻度が増加する傾向にある. 高尿酸血症や痛風に合併する尿路結石は、尿酸結石だけではなく、尿路結石で最も頻度が高いシュウ酸カルシウム結石もある. 尿路結石を合併する高尿酸血症の治療には、アロプリノールが第一選択薬である. 高尿酸尿を伴うシュウ酸カルシウム結石の再発予防には、アロプリノールや尿アルカリ化薬が有効である.

・高尿酸血症・痛風 ☞ p.372

ポイント

- 腎臓で排泄された尿が尿道を経て体外に排泄される際、結晶化した物質が尿路に析出するものを尿路結石という.
- 腎・尿管結石症を上部尿路結石症、膀胱以下のものを下部尿路結石症と呼ぶ. わが国では上部尿路結石症が95％以上を占めている.
- 結晶が形成される主な原因には、①尿路の通過障害、②尿路感染、③水分摂取不足、④食事、⑤疾患・薬物、などがある.
- 特徴的な症状には、突然の腰背部・側腹部・下腹部の激痛、鼠径部・外陰部への放散痛、血尿、悪心・嘔吐などがあげられる.
- 薬物療法としては、チアジド系利尿薬、クエン酸製剤、マグネシウム製剤、尿酸生成抑制薬が用いられる.

> SBO・以下の尿路感染症について，病態（病態生理，症状等）および薬物治療（医薬品の選択等）を説明できる．
> 　腎盂腎炎，膀胱炎，尿道炎

J　尿路感染症

J-1　腎盂腎炎　pyelonephritis

❶ 病態生理・分類

　尿路の逆行性感染により惹起され，血流感染を合併しやすい有熱性尿路感染症である．以下の2つに分類される．
　①急性単純性：細菌の逆行性感染による腎盂および腎実質の非特異的炎症であり，尿路，全身性基礎疾患が認められず，発熱と患側の腰背部痛，腎部圧痛を主症状とする．
　②複雑性：前立腺肥大症，神経因性膀胱，尿路結石，尿路悪性腫瘍，尿路カテーテル留置や糖尿病，副腎皮質ステロイド薬内服などによる全身性易感染状態に合併する．
　急性単純性腎盂腎炎は性的活動期の女性に好発する．男性患者の腎盂腎炎はすべて複雑性として扱う．原因菌は，急性単純性では大腸菌が約7割を占めるが，複雑性は多岐にわたるため予測することは困難である．

❷ 診　断

　尿検査で膿尿，細菌尿を認める．また，尿培養検査は，原因菌の証明と薬剤感受性を調べるため必須である．血液検査では白血球増多，核の左方偏移，CRP，プロカルシトニン（PCT）上昇，ESR亢進などの炎症所見が特徴的である．

❸ 治　療

　抗菌薬は腎排泄型の薬物であるβ-ラクタム系薬，キノロン系薬などが推奨される．抗菌薬治療開始後3日目を目安に経験的治療[*4]の効果を判定し，尿・血液培養による感受性試験結果が判明次第，原因限定治療[*5]に切り替える．抗菌薬投与期間は合計で14日間とする．

[*4] **経験的治療**（エンピリック・セラピー empiric therapy）　診断を確定する前に，初期は適切な（広域）抗菌薬を投与することを意味する．

[*5] **原因限定治療**（definitive therapy）　原因菌が特定された後，適切な抗菌スペクトルをもった抗菌薬で治療することを意味する．

J-2　膀胱炎　cystitis

❶ 病態生理

　膀胱炎をはじめとする尿路感染症の原因は直腸常在菌による上行性尿路感染である．

❷ 診　断

　急性腎盂腎炎と同様に尿検査で診断する．排尿痛，頻尿，尿混濁などの特徴的な症状に加えて，尿中に一定数以上の白血球と細菌を認めれば膀胱炎と診断される．尿培養検査も同時に行い，培養検査で細菌が検出

されない場合は，薬剤性膀胱炎や間質性膀胱炎などの特殊な膀胱炎を疑う．

❸ 分類・治療
a 急性単純性膀胱炎（閉経前）
（1） 疾患の特徴

明らかな基礎疾患が認められず急性に発症する膀胱炎である．性的活動期の女性に多い．

（2） 推定される原因微生物

グラム陰性桿菌が約80％を占め，そのうち約90％は大腸菌，*Proteus mirabilis*，クレブシエラ属も認められる．

グラム陽性球菌は約20％に認められ，*Staphylococcus saprophyticus*が最も多く，次いでほかのブドウ球菌属，連鎖球菌属，エンテロコッカス属などが分離される．

（3） 推奨される治療薬

多くの薬物に対して感受性は比較的良好で，β-ラクタマーゼ阻害薬（BLI）配合ペニシリン系薬，セフェム系薬，キノロン系薬が有効である．グラム陽性球菌が疑われる場合にはキノロン系薬を選択する．尿検査でグラム陰性桿菌が確認されている場合，セフェム系薬またはBLI配合ペニシリン系薬を選択する．

b 妊婦の膀胱炎
（1） 疾患の特徴

胎児に対する影響を考慮して抗菌薬の選択は慎重に行う．妊婦においては無症候性細菌尿も積極的に治療すべきである．

（2） 推定される原因微生物

急性単純性膀胱炎に同じ．

（3） 推奨される治療薬

通常，セフェム系薬の5～7日間投与が推奨される．使用を避けるべき抗菌薬は，妊娠初期でキノロン系薬，テトラサイクリン系薬，ST合剤，妊娠後期ではサルファ薬とされている．

c 高齢女性（閉経後）の膀胱炎
（1） 疾患の特徴

若年女性に比し治癒率が低く再発率が高い．

（2） 推定される原因微生物

グラム陽性球菌の分離頻度が若年女性より低く，大腸菌はキノロン耐性率が高い．

（3） 推奨される治療薬

大腸菌におけるキノロン耐性率が高いことから，第一選択としてセ

フェム系薬またはBLI配合ペニシリン系薬を推奨する．尿検査でグラム陽性球菌が認められている場合には，キノロン系薬を使用する．

J-3　尿道炎　urethritis

❶ 病態生理

尿道炎は細菌，真菌またはウイルス（単純ヘルペスウイルスなど）により引き起こされる．

性感染症は尿道炎でよくみられる原因である．淋菌感染症の原因菌である淋菌だけでなく，クラミジアや単純ヘルペスウイルスによる尿道炎も多い．

❷ 症状・診断

排尿時の痛み，頻尿，尿意切迫．無症状の場合もある．男性患者で淋菌，クラミジアが原因の場合，尿道から粘性の黄緑色の分泌物がみられる．女性の場合は，分泌物がみられることは少ない．尿検査，尿培養検査が必要である．

❸ 治　療

尿道炎の原因菌が特定されるまでには数日間を要すため，通常は，最も一般的な原因菌を対象とする抗菌薬で治療を開始し，単純ヘルペスウイルスに対しては抗ウイルス薬，淋菌感染症ではセフトリアキソン，クラミジアに対してはアジスロマイシンまたはドキシサイクリン，淋菌とクラミジアの可能性が否定されている場合は，スルファメトキサゾール・トリメトプリム合剤かフルオロキノロン系の抗菌薬（シプロフロキサシンなど）が使用される．

ポイント

- 腎盂腎炎は，尿路の逆行性感染により惹起され，血流感染を合併しやすい有熱性尿路感染症である．
- 複雑性腎盂腎炎の基礎疾患には，前立腺肥大症，神経因性膀胱，尿路結石，尿路悪性腫瘍，尿路カテーテル留置や糖尿病，副腎皮質ステロイド薬の内服などの易感染状態などがあげられる．
- 急性単純性腎盂腎炎は性的活動期の女性に好発する．
- 急性単純性腎盂腎炎の原因菌は大腸菌が約7割を占めるが，複雑性は多岐にわたるため予測することは困難である．
- 急性単純性腎盂腎炎治療のための抗菌薬としては，腎排泄型の薬物であるβ-ラクタム系薬，キノロン系薬が推奨される．
- 膀胱炎の原因は直腸常在菌による上行性尿路感染が考えられる．
- 急性単純性膀胱炎は，明らかな基礎疾患が認められず急性に発症する膀胱炎で，性的活動期の女性に多い．
- 妊婦においては，無症候性細菌尿も積極的に治療すべきである．
- 尿道炎の原因は，細菌，真菌またはウイルス（単純ヘルペスウイルスなど）である．
- 性感染症は尿道炎でよくみられる原因の1つである．
- 尿道炎の症状は，排尿時の痛み，頻尿，尿意切迫などであるが，無症状の場合もある．
- 尿道炎の原因菌が特定されるまでには数日間を要すため，通常は，最も一般的な原因菌を対象とする抗菌薬で治療を開始する．

Exercise

次の文章について，記述の正誤を答えなさい．

① 糖尿病腎症はCKDではない．
② CKDはステージG5からタンパク質制限が必要である．
③ 腎障害を示す所見が1ヵ月以上持続すればCKDである．
④ CKDの重症度は，原因，腎機能，タンパク尿により分類される．
⑤ CKDは病期の進行とともに心血管疾患のリスクが高くなる．
⑥ 血清カルシウム値を評価する場合，血清アルブミン濃度が2 g/dL未満では，カルシウム濃度の補正が必要である．
⑦ 糖尿病腎症が原因で透析を受けている患者は，全透析患者のうち10％程度である．
⑧ 早期のCKD患者を発見し治療開始することが患者の生涯を通じた生活の質・生命予後を改善する．
⑨ CKDを把握するバイオマーカーとして，L型脂肪酸結合タンパク質（L-FABP）が有用である．
⑩ CKDでは低カルシウム血症の予防のために，牛乳や小魚を多く取るよう指導する．
⑪ CKDでは飲酒は症状を顕著に悪化させるので，禁酒するよう指導する．
⑫ 代謝性アシドーシスを改善するために服用する炭酸水素ナトリウムは，体内投与後，H^+の増加が起こる．
⑬ CKDでは高タンパク質・低脂質食による食事を徹底するよう指導する．
⑭ CKDでの食塩の摂取は，6 g/日を目安に摂取するよう指導する．

⑮ 腎前性急性腎不全は，全身疾患のために腎臓への血流が低下した場合に生じる．
⑯ 腎臓では，ビタミンD_3の1α位が水酸化されるため，腎障害患者には1α位が水酸化された活性型ビタミンD_3の投与が必須である．
⑰ 急性腎不全では，単一ネフロンあたりのGFR低下がみられるが，慢性化することにより，機能するネフロン数が減少する．
⑱ 腎機能の悪化に伴い，eGFRの値は増加する．
⑲ ネフローゼ症候群では，タンパク尿と低アルブミン血症がみられるが浮腫はほとんど起こらない．
⑳ ネフローゼ症候群にみられる高コレステロール血症は，LDLの分解が原因である．
㉑ 慢性糸球体腎炎は徐々に発症するため，正確な発症時期を特定できないことがある．
㉒ 咽頭や扁桃のA群β溶血性連鎖球菌感染症は，急性糸球体腎炎の主因である．
㉓ 慢性腎不全患者では，高頻度で貧血，高血圧，高カリウム血症などの症状が出現する．
㉔ 慢性腎不全の場合には，高リン血症，低カルシウム血症が起こりやすく，続発性副甲状腺機能亢進症が合併することがある．
㉕ ビタミンD代謝異常のうち，慢性腎不全が原因の場合には，活性型ビタミンDである$1\alpha,25$-$(OH)_2$ビタミンD_3の産生が亢進し，高カルシウム血症をきたす．
㉖ ネフローゼ症候群による浮腫には，利尿薬が適応される．
㉗ ネフローゼ症候群の一般療法では，安静と食塩制限が必須であり，薬物療法を行う場合，副腎皮質ステロイド薬や免疫抑制薬が基本である．
㉘ 慢性腎不全による高カリウム血症には，ポリスチレンスルホン酸カルシウムが適応される．
㉙ NSAIDsは，一般的に重篤な腎障害には禁忌である．

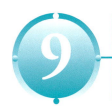

9 生殖器疾患

A 概　説

　生殖器疾患は男性生殖器疾患と女性生殖器疾患に大きく分けることができる．ここでは簡単に男性と女性の生殖器の要点をまとめ，各疾患の病態と薬物治療の意義を述べる．

　男性生殖器は，①精子を産生，成熟させ，成熟した精子の通路として尿路系を介して体外へ排泄する機能をもつ．したがって，疾患を考えるうえで，腎・尿路系と重なり合うことが多い．また，②男性ホルモンの産生や機能発現にかかわるため，男性ホルモンの生理作用と病態が密接に関与するという特徴もあげられる．

　一方，女性生殖器は，①卵子を産生，成熟させるが，尿路系とは直接つながっていない点が男性と異なる．また，②女性ホルモンの産生や機能発現にかかわるため，これらの因子が病態と密接に関連することが特徴である．

　図9・1に示すように，男性では精巣（睾丸）で精子は産生され，ある程度成熟したのち，成熟した精子として精巣上体（副睾丸）に蓄えられ，精管を経由して射精管から前立腺のなかを貫いて尿道に到達する．精子がつくられ，体外に出るまでの全経路を男性生殖器と呼ぶ．

　男性ホルモンは精巣で産生され，精子とは異なり血行を介して体のほかの部分に作用し，男性の体の特徴を形成する．精巣での男性ホルモンの作用は，下垂体から出る性腺刺激ホルモン，その上位支配臓器である視床下部から出るホルモンと，脳の働きそのものにより調節を受けている．

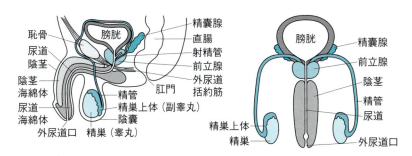

図9・1　男性生殖器

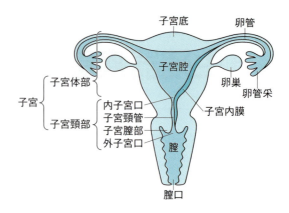

図9・2　女性生殖器

　一方，女性の内生殖器は，図9・2に示すように膣，子宮，卵管，卵巣で構成されている．膣は，長さ約8 cmで，外部と子宮をつなぐ器官として，性交時の交接器，出産時の産道の役割も果たす管状の器官である．子宮は，膣の奥，膀胱の上部に位置した袋状の器官で，平滑筋からなり，子宮体部，子宮頸部を経て下端は膣につながっている．子宮の壁の内側は，粘膜と筋層からなり，卵管で膣から運ばれた精子との受精に成功した卵子は，この壁に貼りついて成熟し，ここで栄養を与えられながら胎児として育つ．

　卵巣は，子宮の両脇に左右1対あり，卵管で子宮とつながっている．卵子を産生し，卵管の太くなった部位で受精を行う．

　女性は子を宿すという目的のため，生殖器系が形態的にも機能的にも男性と大きく異なり，その異常である女性特有の病気の頻度や種類も多いという特徴がある．

　女性特有の病気は，大きく3つに分けられる．
①妊娠・出産の機能が障害されるもの（不妊症など）．
②個々の生殖器に異常をきたし，それによる不快な症状や生命の危険が発生するもの．
③主として卵巣機能の低下による女性ホルモンの欠乏の影響が全身に及び，それによる異常がみられるもの．

　女性生殖器系の異常は個体の維持やQOLのみならず，次世代の出生にも大きく影響するという特徴をもっている．

SBO・前立腺肥大症について，病態（病態生理，症状等）・薬物治療（医薬品の選択等）を説明できる．

B 前立腺肥大症　prostatic hyperplasi

❶ 病態生理

　ガイドラインでは，前立腺肥大症を「前立腺の良性過形成による下部尿路機能障害を呈する疾患で，通常は前立腺腫大と下部尿路閉塞を示唆する下部尿路症状を伴う」と定義している．

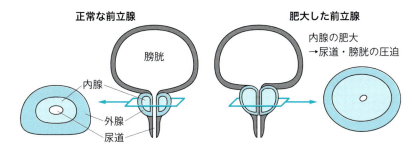

図9・3　前立腺肥大症

　危険因子として加齢と男性ホルモンがあげられる．詳細な原因はまだわかっていないが，尿道周囲から始まる前立腺の良性過形成であり，その構成要素は，平滑筋，結合組織からなる間質，腺上皮とその内腔である．間質と腺上皮は，増殖因子を介して相互作用があり，性ホルモン，炎症，アドレナリン作動性神経の刺激で増殖が促進される．アドレナリン作動性神経系で前立腺に関与している受容体は主にα_1であるが，α_{1D}受容体の蓄尿機能との関係を膀胱以外の部位（脊髄など）と関連づける考え方もある．さらに，腺上皮細胞は男性ホルモン支配を受けており，また女性ホルモンの協調作用も肥大結節の発生に重要な役割を果たしている．男性ホルモンを低下させると上皮細胞数は減少するが，α_1受容体を介する前立腺平滑筋収縮力も低下する可能性が示唆されている．

❷ 症　状

　排尿開始の遅れ，排尿時間の延長，尿線の勢いの低下，尿線の途絶，排尿終末時滴下，残尿感，尿閉，頻尿，夜間頻尿，尿意切迫，切迫性尿失禁などを呈する．また，臨床上重要な合併症には，尿閉，肉眼的血尿，膀胱結石，尿路感染症，腎後性腎不全がある．

❸ 診　断

　症状により第1期（膀胱刺激期），第2期（残尿発生期），第3期（慢性尿閉塞期）の3期に分けられる．

　重症度判定，治療方針の決定，治療効果の評価には，症状質問票として，国際前立腺症状スコア（IPSS）（表9・1）とQOLスコア（表9・2）が一般的に使用されている．IPSSの質問は残尿感，頻尿，尿線途絶，尿意切迫感，尿勢低下，腹圧排尿，夜間排尿回数の7項目からなり，合計点数が0〜7点（軽症），8〜19点（中等症），20〜35点（重症）と評価する．また，QOLスコアは現在の排尿状態に対する患者自身の満足度を示す指標で，0点（とても満足）から6点（とてもいやだ）までの7段階で評価し，軽症（0〜1点），中等症（2〜4点），重症（5〜6点）に分類する．

表9・1　国際前立腺症状スコア（IPSS）

以下の症状がどれくらいの割合でありましたか．この1ヵ月間のあなたの状態にもっとも近いものを1つだけ選んで，点数の数字を○で囲んでください．

	全くない	5回に1回の割合未満	2回に1回の割合未満	2回に1回の割合	2回に1回の割合以上	ほとんどいつも
尿をした後にまだ尿が残っている感じがありましたか	0	1	2	3	4	5
尿をしてから2時間以内にもう一度しなくてはならないことがありましたか	0	1	2	3	4	5
尿をしているときに尿が途切れることがありましたか	0	1	2	3	4	5
尿を我慢するのが難しいことがありましたか	0	1	2	3	4	5
尿の勢いが弱いことがありましたか	0	1	2	3	4	5
尿をし始めるためにおなかに力を入れることがありましたか	0	1	2	3	4	5
夜寝てから朝起きるまでにふつう何回尿をするために起きましたか	0回／0	1回／1	2回／2	3回／3	4回／4	5回以上／5

表9・2　QOLスコア

	とても満足	満足	ほぼ満足	なんともいえない	やや不満	いやだ	とてもいやだ
現在の尿の状態がこのまま変わらずに続くとしたらどう感じますか	0	1	2	3	4	5	6

4 治　療

a 薬物療法

前立腺の大きい症例では，α_1受容体遮断薬と5α還元酵素阻害薬の併用を，過活動膀胱との合併例で，α_1受容体遮断薬で効果が出ない場合は，抗コリン薬と併用[*1]することが多い．抗コリン薬は前立腺肥大に伴う排尿障害には禁忌である．

[*1] α_1受容体遮断薬とβ_3受容体刺激薬の併用はエビデンスが少ない．

（1）α_1受容体遮断薬：プラゾシン，テラゾシン，ウラピジル，タムスロシン，シロドシン，ナフトピジル

即効的な症状改善が期待されるため，第一選択薬として適用される．主に3つのサブタイプがあるが，前立腺肥大症による排尿障害には，α_{1A}受容体遮断薬であり，前立腺尿道部の抵抗を改善するタムスロシン，シロドシンと，α_{1D}受容体遮断薬であり，膀胱平滑筋，排尿筋を収縮させるナフトピジルが代表的である．

（2）ホスホジエステラーゼ（PDE）5阻害薬

タダラフィルは，膀胱頸部，前立腺平滑筋に多く存在するPDE5を阻害し，尿の機能的閉塞を改善する．

（3）抗アンドロゲン薬

5α還元酵素阻害薬であるデュタステリドは，卵胞ホルモンおよび黄体ホルモン製剤であるクロルマジノンと同様，前立腺の大きな症例（30 mL以上）に前立腺の縮小を目的として適用されるが，効果発現まで数ヵ月を要し，PSA値減少作用があるので投与前に前立腺癌を除外す

（4）植物エキス配合薬，漢方製剤
八味地黄丸，セルニルトン®，エビプロスタット®なども排尿促進，浮腫改善のために使用される．

> **ポイント**
> - 前立腺肥大症は，前立腺の良性過形成による下部尿路機能障害を呈する疾患で，通常は前立腺腫大と下部尿路閉塞を示唆する下部尿路症状を伴う疾患である．
> - 重症度判定，治療方針の決定，治療効果の評価には，症状質問票として，国際前立腺症状スコア（IPSS）とQOLスコアが使用されている．
> - 排尿障害などの症状には，α_1受容体遮断薬が第一選択薬で，即効的な症状改善が期待される．
> - 前立腺の縮小を期待した薬物療法には，デュタステリドやクロルマジノンが適応される．
> - 抗コリン薬は前立腺肥大に伴う排尿障害には禁忌である．

C 子宮内膜症 endometriosis

SBO・子宮内膜症について，病態（病態生理，症状等）・薬物治療（医薬品の選択等）を説明できる．

❶ 病態生理
細胞異型を伴わない子宮内膜腺の異常増殖と定義される．異型を伴う場合は細胞異型子宮内膜症として別に定義される．女性ホルモン（エストロゲン）の刺激を受けて増殖する特徴を有する．

子宮内膜症の発生原因説として以下の2つが提唱されているが，子宮内膜移植説と体腔上皮化生説のいずれもが重要であると考えられている．
① 子宮内膜移植説（月経逆流説）：卵管を経て逆流した月経血中にある子宮内膜細胞が腹腔内に到達し，腹腔面に生着するという説．
② 体腔上皮化生説（腹膜化生説）：腹膜がエストロゲンや月経血の刺激を受け，子宮内膜組織のように変化して子宮内膜症が発生するという説．

❷ 症　状
生殖年齢の女性の約10％に発症する．以下のような症状を起こすが，**月経時疼痛**（90％）と**不妊**（50％）が多いことが特徴である．
① 骨盤痛：月経異常，月経時疼痛（月経困難症），性交痛，下腹部痛，腰痛
② 月経異常：過多月経，月経不順，不正出血
③ 不妊
④ 消化器症状
⑤ 尿路症状：腹痛，排便痛，下血，便秘，下痢，頻尿，排尿痛，血尿

❸ 診 断

問診で月経時疼痛，排便痛，性交痛の有無を確認する．
CA125（軽度上昇），超音波断層法（チョコレート囊胞に有効），MRIにより診断する．

❹ 治 療

a 薬物療法

薬物療法の第一の役割は，疼痛緩和であるため，NSAIDsが第一選択となる．また，ある程度の期間，下記に示すホルモン製剤が服用される．薬物療法で効果がみられない場合，あるいは再発する場合は，手術が適応となり，術後も上記薬物療法の継続が一般的である（図9・4）．

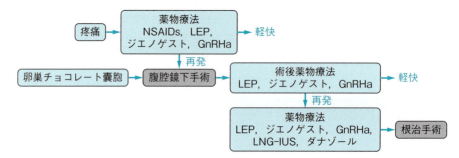

図9・4 子宮内膜症の治療
GnRHa：GnRHアゴニスト，LNG-IUS：レボノルゲストレル子宮内システム

(1) 低用量エストロゲン・プロゲスチン配合薬 low-dose estrogen progestin, LEP

月経周期に依存せず，低用量のエストロゲンやプロゲステロンを投与すると，体内に微量の女性ホルモンがあると認識されるため，すでに卵胞が成熟している状態であるという，偽妊娠状態が生じる．その結果，卵胞の成熟や子宮内膜の増殖が抑制され，痛みの軽減につながる．

代表的な配合錠を以下に示した．

①ルナベル®配合錠LD/ULD

　LD：エチニルエストラジオール 0.035 mg＋ノルエチステロン 1.0 mg

　ULD：エチニルエストラジオール 0.02 mg＋ノルエチステロン 1.0 mg

　従来の黄体ホルモン製剤に比べて静脈血栓症リスクの低減が報告されている．

②ヤーズ®配合錠LD（エチニルエストラジオール 0.02 mg＋ドロスピレノン[*2] 3.0 mg）

(2) 黄体ホルモン製剤

LEPによる疼痛コントロール不良の場合に用いる．

[*2] **ドロスピレノン** 抗鉱質コルチコイド作用と抗アンドロゲン作用を示し，下腿浮腫や体重増加が少ない．

①ジエノゲスト：プロゲステロン受容体選択性と，抗アンドロゲン作用により子宮内膜増殖を抑える．血栓リスクは比較的少ない．
②ダナゾール：アンドロゲン作用を有し，単剤で適応があるが，血栓症などの副作用に注意が必要である．

b 手術療法

薬物療法で寛解がみられない場合や，再発の場合，腹腔鏡下での手術が適応となる（図9・4）．患者が根治を望む場合は，子宮・卵巣摘出術が行われる．

> **ポイント**
> - 子宮内膜症は，細胞異型を伴わない子宮内膜腺の異常増殖で，女性ホルモン（エストロゲン）の刺激を受けて増殖する特徴を有する．
> - 生殖年齢の女性の約10％に発症し，月経時疼痛（90％）と不妊（50％）を起こす．
> - 疼痛対策にはNSAIDsが第一選択となる．
> - 低用量エストロゲン・プロゲスチン配合薬（LEP）療法では静脈血栓症リスクの低減を図ったエチニルエストラジオールとノルエチステロンの合剤，あるいは下腿浮腫や体重増加が少ないエチニルエストラジオールとドロスピレノンの合剤が適応される．
> - LEPによる疼痛コントロール不良の場合は，黄体ホルモン製剤としてジエノゲスト，ダナゾールが使用される．

D 子宮筋腫 uterine myoma

SBO・子宮筋腫について，病態（病態生理，症状等）・薬物治療（医薬品の選択等）を説明できる．

❶ 病態生理・分類

子宮筋層を構成する平滑筋に発生する良性の腫瘍で，周囲の正常子宮筋を圧排するように増殖し，その増殖には卵巣性ステロイドホルモンが関与しており，エストロゲンおよびプロゲステロンの受容体を有する．

産婦人科臨床でも遭遇する機会の多い，子宮筋層を構成する平滑筋から発生する良性腫瘍で，30歳以上女性の20〜30％にみられる．年齢とともに検出率が増加する．性成熟期に増大後，閉経期には縮小するが，悪性転化して子宮平滑筋肉腫になることはない．発生率は子宮体部で約95％，頸部で約5％，まれに子宮膣部からも発生する．

子宮体部の発症する場所によって大きく3つに分けられる（図9・5）．

1）筋層内筋腫

子宮筋腫のなかで最も多い病型で約60％を占める．筋腫の大きさは，握りこぶし大から，大豆程度まで多様であるが，大きく成長しやすいことが特徴である．

2）漿膜下筋腫

子宮筋腫全体の約30％を占める．子宮の表層に盛り上がったように形成される．子宮本体と離れた有茎漿膜下筋腫もある．

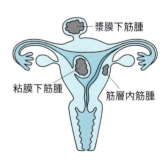

図9・5 子宮筋腫

3) 粘膜下筋腫

子宮内膜のすぐ下に発症する．発症頻度は約10%であるが，臨床症状が出やすい病型といわれている．1～2cm程度の小さな粘膜下筋腫でも過多月経や不妊などの原因となる場合があり，月経のたびに強い痛みが生じることも多い．

❷ 症　状

最も多くみられるのが，過多月経で，出血量が多いので，貧血になりやすい．また，下腹部痛，腰痛，おりものなどの症状は，子宮頸癌，子宮体癌などでもみられるので早期検査が重要である．

また，月経のときに下腹部痛，腰痛，発熱，頭痛，吐き気などの症状で日常生活に支障をきたしてしまう月経困難症[*3]がみられることもある．その他の症状としては，性交痛(性交時に子宮が動いて感じる痛み)，不妊，頻尿，尿失禁，尿閉，便秘，下腹部のしこりなどに注意が必要である．

[*3] 月経困難症の症状を訴える女性の半数近くに子宮内膜症が認められている．

❸ 治　療

ⓐ 経過観察

これから妊娠，出産を希望する場合，筋腫の場所や大きさによるが，経過観察し，半年に一度は定期的な検診を行う．

ⓑ 薬物療法

過多月経，月経困難症，腹部の張りや痛みなどの自覚症状が重篤な場合，薬物療法が適応となる．また，子宮筋腫の増大が予測される子宮内膜症，子宮腺筋症との合併症が考えられる場合も薬物療法が適応となる．

月経困難や貧血などの症状があっても，筋腫に対する治療は行わず，鎮痛薬や鉄剤などによる対症療法を行う．また，血中エストロゲン濃度の低下により筋腫の縮小を期待してGnRHアゴニストの徐放製剤，皮下注，点鼻などが適応となる．投与開始3～4ヵ月で20～40%の筋腫体積の減少がみられるが，治療終了後は元に戻ることが多い．自然閉経により改善することが多い．手術時の容易性向上と出血量減少のため，術前に投与する場合もある．

・GnRHアゴニスト ☞ p.508

ⓒ 手術療法

子宮内膜症と同様，腹腔鏡下，子宮鏡下，あるいは開腹手術を行う．根治なら子宮摘出術が適応されるが，妊娠を希望する場合は筋腫だけを取り除く子宮筋腫核出術，妊娠を希望しない場合は子宮全摘出術を行う．

> **ポイント**
> - 子宮筋腫は，子宮筋層を構成する平滑筋に発生する良性の腫瘍で，周囲の正常子宮筋を圧排するように増殖し，その増殖には卵巣性ステロイドホルモンが関与している．
> - 30歳以上女性の20〜30％にみられる．年齢とともに検出率が増加する．
> - 発生率は子宮体部で約95％，頸部で約5％で，子宮体部の発症する場所によって，①筋層内筋腫，②漿膜下筋腫，③粘膜下筋腫に分類される．
> - 症状は，過多月経，下腹部痛，腰痛，おりもの，月経困難症，性交痛などである．
> - 対症療法として，月経困難や貧血などの症状があっても，筋腫に対する治療は行わず，鎮痛薬や鉄剤などで対応する．
> - GnRHアゴニストによる偽閉経療法により，投与開始3〜4ヵ月で20〜40％の筋腫体積の減少が期待される．

E 異常妊娠 abnormal pregnancy

SBO・異常妊娠について説明できる．

本項では，薬物療法が該当する流産・切迫流産，切迫早産，異所性妊娠，妊娠高血圧症候群について解説する．

E-1 流産・切迫流産

❶ 病態生理

妊娠22週未満の妊娠中絶を流産という．母体の病的原因によって中絶される場合を自然流産，人工的に中絶する場合を人工流産とする．

原因としては，母体異常の場合，染色体異常，遺伝子病が多く，内分泌的要因（とくにhCGやエストロゲンの分泌過剰）があげられる．また，栄養障害（タンパク質代謝の変化によるビタミンB群の欠乏），精神医学的要因なども原因となる．

❷ 診断

経腟超音波断層法が行われる．

❸ 治療

まず，安静が大切である．薬物療法を行う場合，妊娠12週以降で，子宮収縮があれば子宮収縮抑制薬を適応する．

E-2 切迫早産

❶ 病態生理

妊娠22週以降37週未満の子宮収縮や子宮頸管熟化が進行し，早産が予想される状態をいう．

原因には，絨毛羊膜炎，頸管無力症，細菌性腟症などがあげられる．

❷ 診　断
経腟超音波断層法，胎児心拍数陣痛図，頸管腟分泌検査が行われる．

❸ 治　療

*4 リトドリン【作用機序】 子宮平滑筋のβ_2受容体を刺激することで，子宮筋の収縮を抑える作用がある．

子宮収縮抑制薬としてリトドリン*4 が用いられる．緊急性がある場合，点滴を行う．副作用として動悸，頻脈，手指のふるえ，吐き気などがある．おなかの張りなど，症状が落ち着けば，内服中止も可能だが，症状が落ち着かない場合，正期産（妊娠37週）に入るまでは内服を継続する必要がある．

リトドリンの投与が副作用などにより制限される場合，あるいはリトドリンで収縮が抑制されない場合に硫酸マグネシウム*5 を投与する．静脈内投与で，投与は48時間を原則とする．

*5 硫酸マグネシウム【作用機序】子宮自動運動，アセチルコリンまたはPGF$_{2\alpha}$による誘発子宮収縮を抑制する．また，血中のMg^{2+}が増加してCa^{2+}との平衡が破れて，中枢神経系の抑制と骨格筋弛緩が起こるため，切迫早産に適応がある．

E-3　異所性妊娠

❶ 病態生理
受精卵の着床が子宮腔の子宮内膜以外の部位（卵管，子宮角，頸部，卵巣，腹腔，骨盤腔内）に起こる病態である．

原因としては，卵管病変（リスクが上昇），異所性妊娠の既往（10〜25%の再発リスク），骨盤内炎症性疾患の既往，卵管結紮を含む卵管手術の既往があげられる．また，子宮内避妊器具の使用，不妊症，複数のセックスパートナー，喫煙，ジエチルスチルベストロールの服用，人工妊娠中絶の既往なども原因として知られている．

最も多くみられる異所性妊娠の部位は卵管である．異所性妊娠は胎児にとって致死的であるが，破裂前に治療すれば母体の死亡は非常にまれである．一方，受精卵は満期まで成熟できず，最終的には破裂または自然消失する．

❷ 症　状
しばしば破裂が起こるまで症状は認められない．骨盤痛，性器出血などが起こる場合がある．患者が妊娠に気づいていないこともある．破裂の前兆は突然の重度の疼痛，失神，出血性ショックや腹膜炎の症状や徴候が現れる．

❸ 診　断
血清β-ヒト絨毛性ゴナドトロピン（β-hCG）の定量と，骨盤内超音波検査が実施される．

❹ 治 療

a 外科的切除（通常）

血行動態が不安定な患者には早急な開腹および出血性ショックの治療が必要となる．安定している患者には治療は通常，腹腔鏡手術を行う．

b 薬物療法

（1） プロスタグランジン（PG）製剤

卵管の蠕動亢進，血管収縮作用による卵管の虚血，黄体退行作用を期待して行われる．

（2） メトトレキサート（MTX）

①全身投与：無症状あるいは軽度の自覚症状を有するのみの例ではMTXによる治療が第一選択と考えられてきている．

②局所投与：腹腔鏡下穿刺と経膣超音波ガイド下穿刺の2法がある．妊娠部位の同定が不可能な症例には適応できないことと，成功率に幅があるため，全身投与に及ばないのが現状である．しかしながら副作用がほとんど認められないという大きな優位性がある．

E-4　妊娠高血圧症候群

❶ 病態生理

妊娠20週以降，分娩後12週までに高血圧がみられる場合，または高血圧にタンパク尿を伴う場合で，これらの症状が単なる妊娠の偶発合併症によるものでないものをいう．

原因として，まず第一に母体年齢があげられる．35歳以上の妊娠で発症率が上がり，40歳以上ではさらに危険度が高まる．また，初産婦にみられることがある．BMI 25以上や非妊娠時体重 55 kg 以上の肥満は，危険因子である．妊娠初期の血圧において，収縮期血圧が130～139 mmHg あるいは拡張期血圧 80～89 mmHg の妊婦で発症する率は高くなるといわれている．

❷ 分 類

妊娠高血圧症候群における軽症，重症の病型分類と条件を以下に示す．

①軽症：収縮期血圧140 mmHg 以上，160 mmHg 未満の場合
　　　　拡張期血圧90 mmHg 以上，110 mmHg 未満の場合
　　　　タンパク尿：0.3 g/日以上，2 g/日未満

②重症：収縮期血圧160 mmHg 以上，拡張期血圧110 mmHg 以上の場合
　　　　タンパク尿：2 g/日以上のときはタンパク尿重症とする．

タンパク尿の重症度の判定は24時間尿を用いた定量によることを原則とする．

❸ 症　状

自覚症状に乏しい．妊婦健診で異常がみつかるまで自分では気がつかないことも多い．一般的には，頭痛，倦怠感，眠気などの症状がある．

❹ 治　療

a 非薬物療法

緊急性を要しない軽症の段階では，安静，食事療法を行う．塩分摂取量は1日に7～8gとし，食事内容はBMI値に合ったカロリーの食事量を3回に分けて摂る．

b 薬物療法

・降圧薬 ☞ p.173

薬物療法は通常160/110 mmHg以上で開始するが，妊婦あるいは産褥女性に収縮期血圧180 mmHg以上あるいは拡張期血圧120 mmHg以上を認めた場合は高血圧緊急症と診断し，降圧治療を開始する．

①メチルドパ，ヒドララジン，ラベタロール：妊娠20週未満での第一選択薬．併用する場合，メチルドパとヒドララジン，あるいはラベタロールとヒドララジンの併用が推奨される．

②上記3剤にニフェジピンを加えた4剤：妊娠20週以降での第一選択薬．併用にあたっては，交感神経抑制薬（メチルドパ，ラベタロール）のいずれかと，血管拡張薬（ヒドララジン，徐放性ニフェジピン）のいずれかの併用が推奨される．

③降圧不十分な場合は，2剤もしくは3剤の併用も考慮するが，必要と思われる場合は静注薬（ニカルジピン，ニトログリセリン，ヒドララジン）に切り替えることを考慮する．

④降圧薬療法の降圧目標：降圧目標に関する確かなエビデンスはないが，160/110 mmHg未満，ないしは平均血圧で降圧幅を15～20%以内にするというのが一般的である．

c 子癇発作の予防

硫酸マグネシウムの静注を実施する．

ポイント

- 妊娠22週未満の妊娠中絶を流産という．母体の病的原因によって中絶される場合を自然流産，人工的に中絶する場合を人工流産とする．
- 切迫早産とは，妊娠22週以降37週未満の子宮収縮や子宮頸管熟化が進行し，早産が予想される状態をいう．
- 切迫早産ではリトドリンが第一選択薬であるが，副作用などにより制限される場合，あるいは効果不十分な場合は硫酸マグネシウムを静脈内投与する．
- 異所性妊娠は，受精卵の着床が子宮腔の子宮内膜以外の部位（卵管，子宮角，頸部，卵巣，腹腔，骨盤腔内）に起こる病態であり，卵管が最も多い．

- 異所性妊娠の薬物療法では，卵管の蠕動亢進，血管収縮作用による卵管の虚血，黄体退行作用を期待する場合は，PG製剤，無症状あるいは軽度の自覚症状を有するのみの例では，メトトレキサートが適応となる．
- 妊娠高血圧症候群は，妊娠20週以降，分娩後12週までにタンパク尿を伴う高血圧がみられる状態をいう．
- 妊娠高血圧症候群の治療は，メチルドパ，ヒドララジン，ラベタロールにニフェジピンを加えた4剤が適応となる．

F 異常分娩 abnomal labor

SBO・異常分娩について説明できる．

F-1 遷延分娩・分娩停止

❶定 義

遷延分娩とは，分娩開始後初産婦では30時間，経産婦では15時間経過しても分娩に至らない状態である．また，分娩停止とは，有効陣痛があるが，2時間以上分娩進行を認めない状態をいう．

❷治 療

微弱陣痛には陣痛誘発の目的で子宮収縮薬（オキシトシン，$PGF_{2\alpha}$製剤）が適応される．経腟分娩が不可能な場合は帝王切開となる．

F-2 前期破水

❶病態生理

陣痛が到来する前に卵膜の破綻をきたし，羊水が子宮外に流出する状態をいう．原因には，産道からの上行感染による絨毛膜羊膜炎，急激な子宮内圧の上昇がある．

❷分 類

分娩開始時から進行が遅延する原発性微弱陣痛と，当初良好であった進行が途中から遅れる続発性微弱陣痛とに分けられる．

❸治 療

妊娠34週未満で，感染徴候がなく，胎児の状態が安定していれば，妊娠期間の延長を考慮する．

ポイント

- 遷延分娩とは，分娩開始後初産婦では30時間，経産婦では15時間経過しても分娩に至らない状態をいう．
- 分娩停止とは，有効陣痛があるが，2時間以上分娩進行を認めない状態をいう．
- 微弱陣痛には，陣痛誘発の目的で子宮収縮薬（オキシトシン，$PGF_{2\alpha}$）を用いる．
- 前期破水とは，陣痛が到来する前に卵膜の破綻をきたし，羊水が子宮外に流出する状態をいう．

SBO・不妊症について説明できる．

G 不妊症 infecundity

❶ 定 義

生殖年齢の男女が妊娠を希望し，ある一定期間，避妊することなく通常の性交を継続的に行っているにもかかわらず，妊娠の成立をみない場合をいう．一定期間については1年が一般的である．なお，妊娠のために医学的介入が必要な場合は期間を問わない．

❷ 分 類

a 男性不妊

男性不妊の60％以上を占めるのは，精巣における精原細胞から精子形成に至る過程または精子が成熟する過程に障害がある状態で，精巣が十分な精子をつくり出せない状態（造精機能障害）である．それ以外に，精巣でつくられた精子が尿道まで輸送できない状態（精路通過障害）がある．

b 女性不妊

女性不妊で最も頻度が高い原因は，子宮内膜症やクラミジア感染などの性感染症による卵管通過障害である．また，器質的な障害よりも体重の急激な減少やストレスなどによる機能的な障害（排卵の障害）の頻度が高い傾向にある．それ以外に，子宮筋腫，子宮腺筋症，子宮内膜ポリープ，子宮内膜癒着症など子宮因子障害や，排卵前に分泌される頸管粘液の分泌不全や，頸管粘液中に精子に対する抗体の存在など頸管因子障害による着床障害があげられる．

❸ 診 断

a 男性不妊の検査

問診，視診，触診が重要な判断情報となる．無精液症（精液が出ない状態），無精子症（精液中に精子が認められない），乏精子症（精液中の精子の数が少ない），精子無力症（精子の運動率が低い）などの原因は，精液検査で判断する．

b 女性不妊の検査

基礎体温の測定が基本情報である．一般には基礎体温が二相性（低温相と高温相がある）であれば排卵していると考えてよく，排卵は最終低温日から上昇期の3日間に起こる．また排卵直前には，下垂体から多量のLHが分泌されるので，尿検査で排卵日の推定が可能である．基礎体温で36～37℃前後の高温相が10日未満の場合は黄体機能不全の可能性がある．

臨床検査としては，下垂体，卵巣機能検査，超音波検査などが実施される．

❹ 治　療
a 男性不妊

薬物療法，手術療法，生殖補助医療技術（assisted reproductive technology，ART）の3種類に大別される．

薬物療法で治療効果が期待できるのは，FSH，LHが正常の中等度乏精子症に限られる．手術療法では，造精機能回復を目的にした精索静脈瘤に対する手術と，精路通過障害に対する精路再建術がある．また，最近では，生殖補助医療技術が発達し，体内での受精が困難になった患者に対して，配偶子である卵子や精子を体外に取り出し，体外で受精させる技術も適応されることがあるが，倫理的な観点を常に考慮することが重要である．

・FSH，LH ☞ p.15，表1・8

b 女性不妊

排卵と受精を補助する方法には，タイミング法，排卵誘発法，人工授精，体外受精などの生殖補助医療があり，段階を追って行われる．

タイミング法とは，排卵日を診断して性交のタイミングを合わせる治療法で，最も一般的な治療法である．薬物を用いる方法では，排卵誘発薬による治療法が実施される．排卵誘発薬としては，クロミフェン，シクロフェニル，ゴナドトロピン製剤，高プロラクチン性排卵障害に使用するドパミン作動薬（ブロモクリプチン，テルグリド，カベルゴリン）などがあげられる．

ポイント
- 不妊症とは，生殖年齢の男女が妊娠を希望し，約1年の間，避妊することなく通常の性交を継続的に行っているにもかかわらず，妊娠の成立をみない場合をいう．
- 男性不妊の原因は，①造精機能障害，②精路通過障害に分けられる．
- 女性不妊の原因は，①排卵の障害，②卵管通過障害，③着床障害に分けられる．
- 不妊治療は，薬物療法，手術療法，生殖補助医療技術（ART）の3種類に大別される．

H 性機能不全　sexual dysfunction

H-1　勃起障害

　勃起力（硬さ）と持続力に障害がある状態．原因は，心因性のほかに血管性，神経性，内分泌性の勃起障害があり，さらに薬物，アルコール，たばこなどによる外因性勃起障害もみられる．心因性のなかでは予期不安が多い．治療法には，心理療法，行動療法，薬物療法，外科的療法がある．

H-2　性欲低下障害

　性行為に対する興味と行為の減退がみられる障害である．原因は，過労，ストレスなどの慢性疲労状態，無意識的な性への葛藤，異性敵視などがあげられる．抗うつ薬を併用することもある．

H-3　性嫌悪障害

　性的雰囲気になるのを嫌ったり，性的接触を極端に嫌悪し回避する状態をいう．女性の場合，パートナー間での仲のよし悪しは半々だが，男性では大半が夫婦仲がよいにもかかわらず，セックスレスの状態になっている．

H-4　早　漏

　射精のコントロールが苦手で，本人が望む以前に射精が起こる場合と定義されている．

H-5　腟内射精障害

　腟内で射精できない障害をいう．

H-6　性交疼痛症

　女性で性交に関連した性器の痛みがある病態である．原因は，過去の性的トラウマや解剖学的誤解，妊娠・中絶・出産にかかわる外傷体験，あるときの疼痛体験などがあげられる．本症の痛みは心因痛なので，表面麻酔薬は使用されない．

H-7 膣けいれん

指の挿入はできるのに，ペニスを挿入しようとすると「はね返される」状態．膣入口部のれん縮が認められることもある．

> **ポイント**
> - 勃起障害は，勃起力（硬さ）と持続力に障害がある状態をいう．
> - 性欲低下障害は，性行動に対する興味と行為の減退がみられる障害である．
> - 性嫌悪障害とは，性的雰囲気になるのを嫌ったり，性的接触を極端に嫌悪し回避する状態をいう．
> - 性交疼痛症とは，女性で性交に関連した性器の痛みがある病態である．

I 性感染症

SBO・梅毒，淋病，クラミジア症，トリコモナス症について，病態（病態生理，症状等）・薬物治療（医薬品の選択等）を説明できる．

I-1 梅毒 syphilis

❶ 病態生理

原因菌は梅毒トレポネーマで，らせん状菌である．本菌は低酸素状態でしか生存できないため，感染経路は，菌を排出している感染者との性行為である．これ以外に，感染した妊婦の胎盤を通じて胎児に感染する経路があり，先天性梅毒の原因となる．

❷ 症状

潜伏期は3～6週間程度で，経時的にさまざまな臨床症状が出現する．
① 早期顕症梅毒第Ⅰ期：感染約3週間後に梅毒トレポネーマが侵入した局所に，初期硬結，硬性下疳（潰瘍）が形成される．
② 早期顕症梅毒第Ⅱ期：第Ⅰ期梅毒の症状が消失したのち4～10週間の潜伏期を経て，全身に多彩な皮疹，粘膜疹，梅毒性脱毛などが出現する．発熱，倦怠感などの全身症状を呈することがある．第Ⅰ期梅毒と同様，数週間～数ヵ月で無治療でも症状は軽快する．
③ 潜伏梅毒：梅毒血清反応陽性で顕性症状が認められない状態で，第Ⅰ期と第Ⅱ期の間，第Ⅱ期の症状消失後の状態を示す．
④ 晩期顕症梅毒：無治療の場合，約1/3に晩期症状が起こる．心血管梅毒，進行麻痺，脊髄癆などに代表される神経梅毒に進展する．

❸ 診断

血清学的診断として，カルジオリピンに対する抗体価，トレポネーマに対する特異的抗体価が上昇する．
抗カルジオリピン抗体価は治療に反応して下降するので，治療効果の

判定に利用される．

❹ 治　療

経口合成ペニシリン製剤（アモキシシリンなど）の長期間投与が推奨されている．神経梅毒の場合，ベンジルペニシリン，もしくはセフトリアキソンの点滴静注を行う．ペニシリンアレルギー患者にはミノサイクリンまたはドキシサイクリンを使用する．

感染者との性行為を避けることが基本である．コンドームの使用は完全でないものの予防効果がある．

5類感染症（全数報告対象）のため，診断した医師は7日以内に最寄りの保健所に届け出なければならない．

・アモキシシリン　☞ p.451
・セフトリアキソン　☞ p.460

I-2　淋　病　gonorrhea

❶ 病態生理

淋菌による性感染症である．淋菌は，湿った部位を好み，尿道，口腔内，のど，肛門，結膜などで増殖する．女性の場合は，膣，子宮，卵管でも増殖する．しかし，患者の粘膜から離れると数時間で感染性を失い，日光，乾燥や温度の変化，消毒薬で簡単に死滅するので，性行為以外で感染することはまれである．

❷ 症　状

淋菌は性的接触によって感染する．感染した妊婦の胎盤を通じて胎児に感染することもある．潜伏期は約2～9日．男性の場合，排尿時の熱感，尿道からの黄白色の分泌物，精巣の腫れや痛みがみられる．放置すると排尿困難や不妊に至ることもある．

女性の場合，初期症状はしばしば男性より軽く，多くの場合，無症状である．排尿時の痛みや熱感，黄色や血液が混じった膣分泌物がみられるようになる．放置すると，子宮頸管炎になる可能性が大きい．妊娠中に母親が淋菌に感染すると，早産や流産を起こすことがある．

❸ 診　断

死菌からでも検出可能なPCR法，LCR法による分泌物と尿の検査が保険適用を受けている．淋菌感染症では血清診断法は有用でない．

❹ 治　療

ペニシリン耐性菌が多くなってきており，現在ではペニシリンは使用されない．淋菌感染症に感染している人は，性器クラミジア感染症（後述）にも感染していることがあるので，淋菌とクラミジアに対する治療が同時に行われることも多い．スペクチノマイシン（筋注），セフィキ

シム（経口），オフロキサシン（経口），ビブラマイシン（経口）などが用いられている．

I-3　クラミジア症　chlamydiosis

❶ 病態生理
　クラミジア・トラコマチスによる性感染症である．人工培地では増殖できない．本疾患はわが国で最も多い性感染症で，感染症法では淋菌感染症，性器ヘルペスウイルス感染症，尖圭コンジローマとともに，5類感染症として性感染症定点からの報告が義務づけられている．

❷ 症　状
　潜伏期は2～3週間．男性では尿道炎が最も多い．また，若年層の精巣上体炎の原因ともされている．排尿痛，尿道不快感，そう痒感などの自覚症状がでる．
　女性では子宮頸管炎，骨盤内付属器炎，肝周囲炎，不妊などを起こすが，自覚症状の乏しい場合が多い．淋菌との重複感染も多い．淋菌性尿道炎（gonococcal urethritis，GU）の治療にもかかわらず症状が軽減しない場合は，クラミジアの感染が疑われる．

❸ 診　断
　抗原，遺伝子検出法が用いられる．

❹ 治　療
　治療にテトラサイクリン系，マクロライド系，およびニューキノロン系抗菌薬が使用される．クラミジアは男女間でお互いに感染が進行するため，両者の治療を同時に行うことが重要である．

I-4　トリコモナス症　trichomoniasis

❶ 病態生理
　腟トリコモナス原虫による性感染症である．近年，わが国では減少傾向にあるが，再発を繰り返す難治症例も少なくない．

❷ 症　状
　女性の場合，初期に腟から黄緑色の泡立った生臭いおりものが出る．陰部が痛み，性交時に痛みが起こることもある．重症では，陰部や周辺の皮膚が炎症を起こし，陰唇が腫れる．排尿時痛，頻尿が起こることがある．
　男性では大半が症状がないか，あっても軽いことが多い．セックス

パートナーに感染する可能性はあるので注意が必要である．進行すると，陰茎からの泡状の分泌物や，排尿時痛，頻尿になることもある．

❸ 診　断

女性の場合は，おりものを顕微鏡で調べて病原体を確認することができる．男性の場合は，陰茎の先から出る分泌物を朝一番の排尿前に採取し，検査する．尿の顕微鏡検査でトリコモナスを発見できる場合もあるが，尿培養でより特定しやすくなる．トリコモナス症の患者は淋菌感染症やクラミジア感染症にもかかっていることが多いため，通常はほかの性感染症の検査も行うことが重要である．

❹ 治　療

・メトロニダゾール ☞ p.342

女性の95％は，メトロニダゾールあるいはチニダゾールを経口で1回投与することで治癒する．再感染しないためにも，セックスパートナーを同時に治療することが重要である．

男性については1回の投与による治療効果は明確ではなく，通常は5～7日間投与することが必要である．感染者は感染症が治るまで性交を控えるべきである．

ポイント

- 梅毒の潜伏期は3～6週間程度で，カルジオリピンに対する抗体価，トレポネーマに対する特異的抗体価が上昇する．
- 梅毒の治療は，経口合成ペニシリン製剤の長期間投与が推奨されている．5類感染症（全数報告対象）のため，診断した医師は7日以内に最寄りの保健所に届け出なければならない．
- 淋病は日光，乾燥や温度の変化，消毒薬で簡単に死滅するので，性行為以外で感染することはまれである．
- 淋病の治療では，スペクチノマイシン（筋注），セフィキシム（経口），オフロキサシン（経口），ビブラマイシン（経口）などが用いられ，クラミジアに対する治療が同時に行われることが多い．
- クラミジア症はわが国で最も多い性感染症で，感染症法では淋菌感染症，性器ヘルペスウイルス感染症，尖圭コンジローマとともに，5類感染症として性感染症定点からの報告が義務づけられている．
- クラミジア症の潜伏期は2～3週間である．治療にテトラサイクリン系，マクロライド系，およびニューキノロン系抗菌薬が使用される．
- トリコモナス症は，近年，わが国では減少傾向にあるが，再発を繰り返す難治症例も少なくない．
- トリコモナス症の治療には，メトロニダゾール，チニダゾールを女性の場合，経口で1回投与する．男性の場合，通常は5～7日間投与することが必要である．再感染しないためにも，セックスパートナーを同時に治療することが重要であり，感染者は感染症が治るまで性交を控えるべきである．

Exercise

次の文章について，記述の正誤を答えなさい．
① 前立腺肥大症は，前立腺外腺から発生した良性の腺腫である．
② 前立腺肥大症は，早期には排尿障害は認められないことが多い．
③ 前立腺平滑筋は，アドレナリンα_1受容体が刺激されると収縮する．
④ 前立腺は，抗アンドロゲン薬により肥大する．
⑤ 前立腺肥大による排尿障害には，対症療法としてα_1受容体遮断薬であるタムスロシンやナフトピジルが用いられる．
⑥ 子宮内膜症は，子宮内膜およびその類似組織が子宮外の骨盤内で発育，増殖するプロゲステロン依存性の疾患である．
⑦ 子宮内膜症の治療には，低用量エストロゲン・プロゲスチン配合薬（LEP）が用いられる．
⑧ 月経困難や貧血がある子宮筋腫に対しては，直ちにGnRHアゴニストの投与や，偽閉経療法を実施する．
⑨ 結婚して避妊せずに2年間子どもができない場合を，不妊症という．
⑩ 切迫早産には，リトドリンが適応である．
⑪ 妊娠高血圧症候群とは，妊娠20週以降から，分娩直後までに高血圧がみられる状態である．
⑫ 梅毒の原因菌である梅毒トレポネーマは，低酸素状態でしか生存できない．
⑬ 梅毒の治療には，経口合成ペニシリン製剤の大量間欠投与が推奨されている．
⑭ 淋菌は，患者の粘膜から離れると数時間で感染性を失うので，性行為以外で感染することはまれである．
⑮ 淋病の治療には，ペニシリンが第一選択薬である．
⑯ クラミジア・トラコマチスによる性感染症は，わが国で最も多い性感染症で，5類感染症として性感染症定点からの報告が義務づけられている．
⑰ クラミジア・トラコマチスによる性感染症の治療は，男女間でお互いに感染が進行するため，両者の治療を同時に行うことが重要である．
⑱ 膣トリコモナス原虫による性感染症は，近年わが国では増加傾向にある．
⑲ トリコモナス症は，男性の95%は，メトロニダゾールあるいはチニダゾールを経口で1回投与することで治癒する．

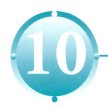

10 呼吸器疾患

A 呼吸器系の構造

呼吸器は気道と肺からなる．呼吸器の主な役割は酸素を取り入れ二酸化炭素を放出することであるが，外気の吸入に伴って種々の病原微生物や異物が侵入してくるため，これを排除するための分泌腺や生体防御系も発達している．

❶ 呼吸器官の名称と位置

気道は上気道と下気道に分かれ，上気道には鼻腔，副鼻腔，咽頭および喉頭が，下気道には気管および気管支が含まれる（図10・1）．気管支は枝分かれした後，ブドウの房のような肺胞となって終結する．肺胞は互いに肺胞壁で隔てられ，これらが集まって肺を形成する．

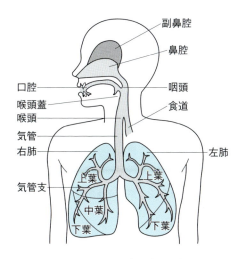

図10・1　呼吸器官の名称と位置

❷ 肺の構造

右肺は上葉，中葉，下葉に分かれるが，左肺には中葉はない（図10・1）．したがって，左肺のほうが大きさはやや小さい．肺胞壁には，肺動脈から血液が送られる毛細血管がめぐらされており，肺胞で二酸化炭素を放出し酸素を取り入れた血液は，肺静脈を通って心臓に戻る．

> **よくみられる呼吸器系疾患の諸症状**　　　　　　　　　　　　　　　　コラム
>
> **咳**：深く吸気した後胸腔内の気圧を急激に上昇させ，声帯を開口して一気に呼出させて生じる反射的な呼吸の1つである．気道内の異物や過剰な分泌物を排除する機序の1つである．
> **痰**：気道粘膜から分泌される分泌液の量が過剰となったり，質的異常をきたしたりしたものをいう．慢性閉塞性肺疾患や気管支喘息では，気道の炎症や過敏性上昇によりこのような異常をきたす．
> **喘鳴**：呼吸の際に聴こえる「ヒューヒュー」「ぜいぜい」という音をいう．「ぜんめい」または「ぜいめい」ともいう．気道閉塞に伴って生ずる症状の1つである．
> **呼吸困難**：呼吸の際に感じる不快感と定義されるが，その現れ方は状態や人によってさまざまである．
> **発熱**：平常時の体温に比べて異常に体温が上昇する状態をいう．通常は37℃を超えた場合をさす．体内に炎症が起きていると発熱する場合が多く，細菌性肺炎などの肺炎ではしばしば顕著である．

SBO・気管支喘息について，病態（病態生理，症状等）・薬物治療（医薬品の選択等）を説明できる．

B 気管支喘息

気道の慢性炎症と気道過敏症を伴い，気道が閉塞することによって喘鳴，咳，呼吸困難などの症状を呈する疾患である．通常肺の機能的および器質的な異常は認められない．

気管支喘息は，環境中の種々のアレルゲン（ハウスダスト，ダニなど）が引き金となって**I型（即時型）アレルギー反応**が誘発されて発症する**アトピー型（外因型）**と，アレルゲンは不明であるが大気汚染や気温の変化などに対する気道の過敏反応が引き金となって起こる**非アトピー型（内因型）**に大別される（図10・2）．

・I型アレルギー ☞ p.110

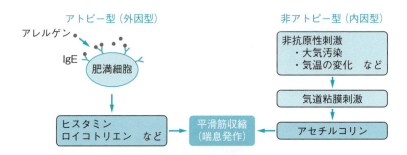

図10・2　気管支喘息の分類

❶ 分類

（1）アトピー型（外因型）

アレルゲンに特異的なIgEが**肥満細胞**表面に付着し，これにさらにアレルゲンが結合することによって，肥満細胞からヒスタミンやロイコトリエンなどの気管支平滑筋収縮作用を有する生理活性物質が遊離して喘息発作が起きる（図10・2）．

アレルゲンに特異的なIgEはB細胞より産生されるが，このような異常なIgEの産生にはヘルパーT細胞の活性化が関与すると考えられる．

活性化ヘルパーT細胞やロイコトリエンB_4などの生理活性物質は気道における好酸球の増多を招き，さらには気道粘膜の炎症や組織損傷へと病態を進行させる．気道の慢性炎症は気道過敏性を増加させ，わずかな刺激によっても気道狭窄が起きて喘息の症状が出現するようになる．

(2) 非アトピー型（内因型）

迷走神経反射路[*1]が過敏となっているため，外気からのわずかな刺激でアセチルコリンが分泌され，これによって気管支平滑筋が収縮して喘息発作が起きる（図10・2）．非アトピー型では，通常，血中の好酸球増多や気道粘膜への炎症性細胞の浸潤はみられない．

❷ 症　状

気道閉塞による呼吸困難，咳，喘鳴（「ヒューヒュー」「ぜいぜい」という呼吸音）などを主症状とする．呼気性の呼吸困難が特徴である．重症の場合は，チアノーゼ[*2]や末梢循環不全の症状を呈する．

❸ 診　断

発作性の呼吸困難，喘鳴，咳の反復などの症状がみられ，さらにはこれらが深夜から早朝にかけて起きやすく，また喘鳴は強制呼気時に聴取しやすい場合に，気管支喘息を疑う．気管支喘息の疑いがある患者に対しては，以下の検査により診断を確定する．

【呼吸機能検査】 肺活量（または努力性肺活量 forced vital capacity，FVC），1秒量（forced expiratory volume in one second，$FEV_{1.0}$）あるいは1秒率（$FEV_{1.0\%}$）などの呼吸機能の指標は，呼吸機能検査によりスパイログラムを作成することで得られる．思い切り息を吸い込んでから，今度は思い切り息を吐いて吐き出せなくなるまでの空気の量（呼出量）をグラフの縦軸に，また時間（秒）を横軸にとったとき，呼出量の最大値がFVCであり，1秒後の呼出量が1秒量である（図10・3）．また，

---

*1　**迷走神経反射路**　脳幹より発し，頸部や胸・腹部内臓へと分布する神経路で，血管や平滑筋の収縮や拡張を，不随意的に調節する．ほとんどすべての内臓の運動神経性，副交感性の知覚神経が，迷走神経の支配である．

*2　**チアノーゼ**　血液中に酸素と結びついていないヘモグロビン（還元型ヘモグロビン）が増えるため，皮膚や粘膜が青色を帯びてくる．低酸素血症により起こる．貧血の人にはみられない症状である．

・**スパイログラム** ☞ p.25, 図1・3

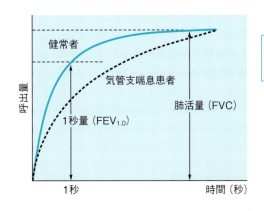

図10・3　肺活量，1秒量および1秒率

1秒量を肺活量で割って％としたものが1秒率である（$FEV_{1.0\%} = FEV_{1.0}/FVC \times 100$）．気管支喘息を含む閉塞性呼吸器疾患（閉塞性換気障害）では，1秒率が70％未満となる．

【喀痰検査】　気管支喘息は，アレルギー性好酸球性慢性炎症性疾患であるため，患者の喀痰中には非発作時でも好酸球が認められる．増悪時には喀痰中の好酸球が増加し，これは治療により減少する．このように，患者の喀痰を調べることは，喘息の診断および治療効果の判定のために有用である．

【ピークフロー値】　peak expiratory flow すなわち最大気流速度のことで，PEFと略される．持ち運び可能で測定も簡易なピークフローメーターを用い，随時測定できる．思い切り息を吸い込んだ後，思い切り吐き出したときの，呼気の最大速度を計測する．健常男性では500〜600 L/分，健常女性では350〜450 L/分が基準値とされる．気管支喘息患者では低下し，また日内変動が20〜30％と大きい場合は発作に要注意である．

【気道過敏性試験】　被験者に対し，アセチルコリンやメサコリンを，薄い濃度から濃い濃度まで，段階的に濃度を変えて吸入させ喘息症状の発現をみる方法である．薄い濃度で症状が現れた場合，気管支喘息により気道過敏性が亢進している疑いがある．

【アトピー素因の検査】　アトピー型気管支喘息の場合，アレルゲンとなるハウスダスト，ダニ，カビ，花粉，動物の体毛などに対するIgE抗体価が上昇する．そこでRAST法によるこれらのアレルゲンに特異的なIgEの血清中濃度の測定，あるいはRIST法による全IgEの血清中濃度（基準値は250 IU/mL未満）の測定を行い，アトピー素因の有無を検査する．

・好酸球 ☞ p.6

【気道炎症に関する検査】　アトピー型の場合，血中好酸球数（基準値は全白血球分画中の1〜5％）の増加がみられる．また，気道炎症に伴い，白血球から産生される炎症性メディエーターである一酸化窒素（NO）量が増加するため，血中のNO濃度が上昇する．

【心臓病や肺疾患の除外（他疾患の鑑別）】　うっ血性心不全による心臓喘息といわれるような状態には，喘息発作に似た症状が現れるため，本症に罹患していないかどうか鑑別する必要がある．また中年以降の喫煙者では，慢性閉塞性肺疾患（COPD：後述）との鑑別，あるいは合併の有無に注意を要する．

❹ 治　療
ⓐ 薬物療法
気管支喘息の治療は，発作の予防を目的としたもの（長期管理薬）と発作の治療を目的としたものとに大別される（図10・4）．概して，吸入剤は発作の予防と治療の双方に，一方，経口剤は発作の予防のみに，注射

剤は発作の治療に用いられる．いずれの場合も，β_2受容体刺激薬[*3]，テオフィリン[*4]製剤，あるいは副腎皮質ステロイド薬[*5]などが主たる治療薬であるが（表10・1），発作時にはこれらの薬物を静脈内投与で用いる場合が多い．

> ① 発作治療薬（リリーバー）
> ② 長期管理薬（コントローラー）→ 治療ステップに応じた薬剤の使い分け
>   （詳細は「喘息予防・管理ガイドライン2012」（日本アレルギー学会）参照）
> ③ 急性増悪期 → 主に点滴静注

図10・4 気管支喘息の薬物療法

[*3] **β_2受容体刺激薬**【作用機序】アドレナリンβ_2受容体を刺激して気管支平滑筋を弛緩させ，気道を広げて空気を通りやすくする作用がある．

[*4] **テオフィリン**【作用機序】気管支平滑筋のPDEを阻害してcAMP濃度を上昇させる．cAMPは，気管支平滑筋を拡張させて気道を広げる．また種々の炎症性細胞を抑制し，気管支粘膜の炎症を抑える働きも有する．

[*5] **副腎皮質ステロイド薬**【作用機序】種々の免疫細胞の抑制，炎症性サイトカイン産生抑制，抗炎症性サイトカイン産生亢進などの作用により，気道の炎症を強く抑制する．

β受容体刺激薬のなかには，β_1受容体を刺激して心臓への副作用を招く薬物もあるため，サルブタモールやプロカテロールなどβ_2受容体選択性が高い薬物が最近使われるようになってきている．これらの薬物は，発作予防と発作治療のいずれの場合も，吸入剤として用いられる．

副腎皮質ステロイド薬では，ベクロメタゾンやフルチカゾン，ブデソニドが吸入剤として用いられる．また重症例にはプレドニゾロンの内服やメチルプレドニゾロンの静脈内投与を行う．

テオフィリン製剤は，発作予防の場合は徐放錠を投与し，発作治療にはアミノフィリン（テオフィリンに溶解補助剤としてエチレンジアミンを含む製剤）の静脈内投与を行う．

クロモグリク酸[*6]は吸入で用いるが，発作の予防にのみ使用される．

[*6] **クロモグリク酸**【作用機序】肥満細胞や顆粒球の細胞膜を安定化させ，ヒスタミン，ロイコトリエン，その他のアレルギー反応にかかわる生理活性物質の放出を抑える．すでに放出されてしまった生理活性物質の作用は抑えられないので，発作の治療には向かない．

コラム

気管支はなぜ閉じる？

気管支はなぜ閉じる必要があるのか？　酸素を肺に取り入れるときには，空気とともにさまざまな物質や有害因子を気道に取り込むことになる．このような因子には，アレルゲン，有害化学物質，たばこの煙，病原微生物などが含まれる．また病原微生物にも，インフルエンザウイルス，結核菌，カビの胞子などさまざまなタイプが存在する．これら有害物質の侵入は，ときには生命をも脅かす重大な結果をもたらすため，われわれはさまざまなメカニズムを駆使してこれを阻止しようと，気管支を収縮させる．アレルゲンに対しては，免疫系を取り込んでⅠ型アレルギーを確立させ，2回目以降のアレルゲン侵入に備える．Ⅰ型アレルギー反応により放出されるヒスタミンやロイコトリエンなどの生理活性物質が，気管支を強く収縮させる．また気道の副交感神経系が優位になると，アセチルコリンが分泌され，これにより気管支平滑筋が収縮して気道閉塞が起こる．このような生体反応が過剰に働き続けると，気管支喘息を発症する恐れがある．

なお，気管や気管支の粘膜や平滑筋への物理的刺激は，迷走神経末端から咳受容体を介して咳中枢を刺激し咳を発生させる．また鼻粘膜の物理的刺激は，求心性神経を介して延髄のくしゃみ中枢へと伝わり，脳からくしゃみを出す伝令が出されてくしゃみを発生させる．気管支収縮反応に加えてこれらは，異物を体外へ排出させるよう一役かっている．

表10・1 主な気管支喘息治療薬

分類	薬物	特徴，副作用，注意点，禁忌など
β_2受容体刺激薬	サルブタモール（吸入，内服） プロカテロール（吸入，内服） サルメテロール（吸入） ツロブテロール（内服，経皮）	β_2受容体を刺激して気管支平滑筋を拡張させる．主に吸入剤として用いる．サルメテロールやツロブテロールは作用持続時間が長く，発作の予防（長期管理薬）に用いる ［副作用］動悸，頭痛，振戦，低カリウム血症など
テオフィリン製剤	テオフィリン（内服）	気管支平滑筋のcAMP濃度を上昇させ弛緩させる．テオフィリンは徐放錠として発作の予防に用いる．気管支喘息治療における目標血中濃度は，5〜15μg/mL．喫煙は肝薬物代謝酵素（CYP）量を増加させるため，テオフィリンの効果を減弱させる恐れがある ［副作用］けいれん，意識障害など．シメチジンなどのCYP阻害薬は，テオフィリンの血中濃度を上昇させ，副作用を増強させる
	アミノフィリン（静注）	エチレンジアミン（溶解補助剤）を加えたテオフィリン製剤で，注射剤として発作の治療に用いる
副腎皮質ステロイド薬	ベクロメタゾン（吸入） フルチカゾン（吸入） ブデソニド（吸入）	気管支の炎症を抑える．吸入剤として発作の予防に用いる ［副作用］咽喉頭症状や嗄声など．嗄声や口腔内カンジダ症を発症させる恐れがあるため，使用後はうがいを励行させる
	プレドニゾロン（内服） メチルプレドニゾロン（内服）	重症例の発作予防に経口剤として用いる ［副作用］消化性潰瘍，感染症，骨粗鬆症など ［禁　忌］生ワクチン投与
	メチルプレドニゾロン（静注） ヒドロコルチゾン（静注） デキサメタゾン（静注）	重症例の発作の治療に静脈内投与する 副作用，禁忌は同上
抗コリン薬	イプラトロピウム（吸入） オキシトロピウム（吸入）	ムスカリンM_3受容体を遮断する．気管支平滑筋においてアセチルコリンの作用に拮抗し，気管支を拡張させる．吸入剤として発作の予防・治療に用いる ［副作用］上室性頻脈や心房細動など ［禁　忌］緑内障，前立腺肥大
抗アレルギー薬	クロモグリク酸（吸入）	肥満細胞からの顆粒放出を抑制し，抗アレルギー作用を示す．吸入剤を発作の予防にのみ用いる ［副作用］気管支けいれんなど
	トラニラスト（内服）	メディエーター遊離抑制作用により，抗アレルギー作用を示す ［重大な副作用］膀胱炎様症状や肝障害など
	プランルカスト（内服）	選択的ロイコトリエン受容体遮断薬 ［重大な副作用］白血球減少症や肝障害など
	モンテルカスト（内服）	システイニルロイコトリエンタイプ1受容体の選択的遮断薬 ［重大な副作用］血管浮腫，劇症肝炎，肝障害など
	ケトチフェン（内服）	第二世代のヒスタミンH_1受容体遮断薬である ［重大な副作用］けいれん，肝障害など
	アゼラスチン（内服）	第二世代のヒスタミンH_1受容体遮断薬である．ロイコトリエン産生，遊離抑制作用およびヒスタミン遊離抑制作用もあわせもつ
	オザグレル（内服）	トロンボキサンA_2合成阻害薬で，トロンボキサン合成酵素を強く抑制する
	セラトロダスト（内服）	トロンボキサンA_2受容体遮断薬 ［重大な副作用］劇症肝炎，肝障害など
	スプラタスト（内服）	Th2サイトカイン阻害薬で，IL-4やIL-5の産生を抑制する ［重大な副作用］肝障害，ネフローゼ症候群がある
モノクローナル抗体薬	オマリズマブ（皮下注）	ヒト化抗IgEモノクローナル抗体で，重症のアトピー型喘息で血清IgE値が30〜1,500 IU/mLの患者に注射剤として用いる
	メポリズマブ（皮下注）	ヒト化抗IL-5モノクローナル抗体で，好酸球表面上へのIL-5の結合を阻害して，気管支喘息に治療効果を示す

b 生活指導

喘息症状を抑え，安定した状態を維持させるには，患者が喘息の悪化条件を知り，これを回避するような生活を送ることが重要である．規則正しい生活，バランスのとれた食事，適度な運動などを心掛け，アトピー型の患者では，生活環境からダニやカビなどのアレルゲンを除くこ

とも必要となる．非アトピー型の場合，発作を誘発する物質は不明であるが，温度変化，たばこの煙，情動ストレスなど，各患者の発作の引き金となる刺激などを考慮し，生活環境からこれらを回避することを心掛ける．また，各種薬物の使用方法や使用時期などを熟知し，正しく使用することも，発作の予防に重要である．

ポイント

- 気管支喘息は気道の慢性炎症と気道過敏症を伴い，気道が閉塞することによって喘鳴，咳，呼吸困難などの症状を呈する疾患である．
- アレルゲンが引き金となってⅠ型（即時型）アレルギー反応が誘発されて発症するアトピー型（外因型）と，アレルゲンが不明の非アトピー型（内因型）がある．
- 気道閉塞による呼吸困難，咳，喘鳴などを主症状とする．
- 呼気性の呼吸困難が特徴で，発作は深夜から早朝にかけて多く発生する．
- 気管支喘息を含む閉塞性呼吸器疾患では，1秒率が70％未満となる．
- アセチルコリンやメサコリンを吸入させると，気道過敏性が亢進しているため薄い濃度でも症状が現れる．
- アトピー型の場合，血中好酸球数の増加がみられる．
- 治療薬は，発作の予防を目的としたものと発作の治療を目的としたものとに大別される．
- β_2 受容体刺激薬は，アドレナリン β_2 受容体を刺激して気管支平滑筋を弛緩させ，気道を広げて空気を通りやすくする．
- テオフィリンは，気管支平滑筋のPDEを阻害してcAMP濃度を上昇させ，気管支平滑筋を拡張させる．
- 副腎皮質ステロイド薬は，種々の免疫細胞の抑制，炎症性サイトカイン産生抑制，抗炎症性サイトカイン産生亢進などの作用により，気道の炎症を強く抑制する．
- クロモグリク酸は，肥満細胞や顆粒球の細胞膜を安定化させ，ヒスタミン，ロイコトリエン，その他のアレルギー反応にかかわる生理活性物質の放出を抑える．

C 慢性閉塞性肺疾患 chronic obstructive pulmonary disease, COPD

SBO・慢性閉塞性肺疾患および喫煙（ニコチン依存症を含む）に関する疾患について，病態（病態生理，症状等）・薬物治療（医薬品の選択等）を説明できる．

慢性閉塞性肺疾患（COPD）は，喫煙を主とした有毒物質を長期間吸入することによって生じる肺の炎症性疾患である．主に肺胞系の破壊が進行する気腫型（肺気腫病変優位型）と，主に気道病変が進行する非気腫型（気道病変優位型）がある．気管支喘息を併発している患者も少なくないが，喘息の合併の有無はCOPDの定義とは無関係である．気道の閉塞に伴い，1秒率（☞図10・3）は70％未満となる．わが国におけるCOPDの患者数は，現在約22万人と推定されているが，これは年々増加傾向にある．COPD患者のうち約30％の患者が肺気腫を合併もしくは単独で罹患しており，COPDによる死者は，半数以上が肺気腫による．

❶ 分 類

ⓐ 慢性気管支炎

原因としてはほとんどの場合が喫煙である．その他，大気汚染，気道過敏性，あるいは気道感染などがある．喫煙などで気道が慢性的に刺激され気道粘膜が損傷を受けると，炎症が徐々に進み，気道粘膜の肥厚，粘膜からの分泌物の増加あるいは刺激に対する過敏な気管支収縮などが起きて，気道が狭窄する．

ⓑ 肺気腫

慢性気管支炎と同様，喫煙が最も重要な危険因子としてあげられる．喫煙などによる肺の傷害と炎症から肺胞が破壊され，主に肺内の空気が呼出できなくなり，肺が過膨張をきたす．遺伝的要因として$α_1$-アンチトリプシン欠損症[*7]によっても発症することが知られている．

*7 喫煙などにより肺胞細胞が傷害を受けて炎症が起きると，炎症由来細胞が肺内にプロテアーゼを放出する．肺内プロテアーゼは肺胞壁構成成分であるコラーゲンやエラスチンを分解し，肺胞破壊を亢進させる．$α_1$-アンチトリプシンは生理的な肺内プロテアーゼ阻害物質で，プロテアーゼによる過剰な肺胞破壊を抑える働きがあるが，$α_1$-アンチトリプシン欠損症の患者ではその発現が先天的に欠損しており，肺胞破壊が起きやすい．

❷ 症 状

気道閉塞による呼吸困難，咳，痰，喘鳴などを主症状とする．呼吸困難の症状は，初期には労作時に起こるが，進展すると安静時にも認められるようになる．

肺気腫では，肺の過膨張により身体所見上ビール樽状の胸郭を示すようになる．

❸ 診 断

上記症状があり，喫煙歴などの危険因子を有する中高年は，COPDを疑う．スパイロメトリーによる呼吸機能検査の結果，1秒率が70％未満であれば，気流制限があると判定する．画像診断や呼吸機能精密検査によりほかの疾患を除外できる場合，COPDと診断される．鑑別を要する疾患としては，気管支喘息，びまん性汎細気管支炎など9疾患がある．なお重症度は，1秒量の予測値に対する割合によって，Ⅰ期（80％以上），Ⅱ期（50〜80％），Ⅲ期（30〜50％），およびⅣ期（30％未満）の4段階に分けられる．

・びまん性汎細気管支炎 ☞ コラム

コラム

びまん性汎細気管支炎 diffuse panbronchiolitis，DPB

慢性副鼻腔炎からはじまり，インフルエンザ菌の感染後，進行すると緑膿菌に菌交代する呼吸器の慢性炎症性疾患である．細気管支の炎症により，慢性の咳嗽，咳，痰，息切れなどの症状が続く．わが国を中心に東アジアで多くみられるが，欧米では患者はほとんどみられない．1980年代までは，予後が極めて不良であったが，それ以降にマクロライド系抗菌薬であるエリスロマイシンを少量長期用いる治療法（適応外）が行われるようになり，予後は著しく改善している．

❹ 治療
ⓐ 対症療法

治療の基本は禁煙である（ニコチン依存症治療薬参照）．根本的治療法はなく，薬物療法としては，長時間作用型の気管支拡張薬（抗コリン薬，β_2受容体刺激薬）が中心となる．テオフィリン製剤や鎮咳去痰薬などを用いた対症療法も行われ，重症例には副腎皮質ステロイド薬の吸入剤が用いられる．治療薬の分類，薬物名およびCOPDにおける治療効果などについて表10・2にまとめた（一部，表10・1も参照）．なお，COPD増悪予防のために，インフルエンザワクチンや肺炎球菌ワクチンの接種が推奨されている．

表10・2　主なCOPD治療薬

分　類	薬　物	治療効果，特徴（☞ 表10・1）
短時間作用型 β_2受容体刺激薬	サルブタモール（吸入） プロカテロール（吸入）	アドレナリンβ_2受容体を刺激して気管支拡張作用を示す．吸入剤として用いる
長時間作用型 β_2受容体刺激薬	サルメテロール（吸入） インダカテロール（吸入） ツロブテロール（内服，経皮）	
テオフィリン製剤	テオフィリン（内服）	気管支拡張作用，抗炎症作用
	アミノフィリン（静注）	同上．注射剤として発作の治療に用いる
副腎皮質ステロイド薬	ベクロメタゾン（吸入） フルチカゾン（吸入）	気管支の炎症を抑える．吸入剤として発作の予防に用いる [副作用] 咽喉頭症状や嗄声など
短時間作用型 抗コリン薬	イプラトロピウム（吸入） オキシトロピウム（吸入）	気管支平滑筋においてアセチルコリンの作用に拮抗し，気管支を拡張させる．吸入剤として用いる
長時間作用型 抗コリン薬	チオトロピウム（吸入） グリコピロニウム（吸入）	
鎮咳薬	デキストロメトルファン（内服） ノスカピン（内服）	中枢性非麻薬性鎮咳薬で慢性気管支炎に適応となる
鎮咳去痰薬	フスコデ（内服）	ジヒドロコデイン，dl-メチルエフェドリン，クロルフェニラミン配合剤．慢性気管支炎に適応となる
去痰薬	アセチルシステイン（吸入）	システイン系気道粘液溶解薬．気道粘液を溶解し，痰を排出させる
	ブロムヘキシン（内服，吸入）	気道分泌液増加作用，痰の線維網細断化作用がある
	アンブロキソール（内服）	気道潤滑薬で，肺サーファクタント分泌作用などがある
	フドステイン（内服）	粘液修復作用，漿液性気道分泌亢進作用などがある

ⓑ ニコチン依存症治療薬

COPDの原因は「❶ 分類」の項で述べた通り，喫煙のほか，大気汚染，気道過敏性，あるいは気道感染などがあるが，わが国で最も重要なものが喫煙である．また，すでにCOPDに罹患している患者の場合は，禁煙が唯一の根本的な治療法であり，その他の薬物療法は対症療法に過ぎない．そこで，COPD患者に対しては以下のような禁煙療法を実施する．

COPD患者では，ニコチン依存症を有する者も少なくない．ニコチンは中枢神経系のうちドパミンを介する脳内報酬系に作用し，種々の脳内神経伝達物質の分泌を促すため，たばこ使用時に依存を生じる主たる原因となっている．このような患者に対しては，禁煙補助薬であるニコチンとバレニクリンがニコチン依存症治療薬として適応となっている．

ニコチンはニコチン受容体刺激薬で，貼付剤としてはじめて製剤化された禁煙補助薬である．非喫煙者，妊婦，不安定狭心症，急性心筋梗塞などには禁忌である．
　　バレニクリンはニコチン受容体の部分作動薬で，ニコチン受容体にニコチンが結合するのを阻害して，喫煙から得られる満足感を抑制する作用がある．

ポイント

- 慢性気管支炎，肺気腫およびこれらの疾患を併発して閉塞性換気障害を示す病態を，慢性閉塞性肺疾患（COPD）と呼ぶ．
- 気道の閉塞に伴い，1秒率は70％未満となる．
- 喫煙が最も重要な危険因子である．
- 気道閉塞による呼吸困難，咳，痰，喘鳴などを主症状とする．呼吸困難の症状は，初期には労作時に起こるが，進展すると安静時にも認められるようになる．
- 肺気腫では，肺の過膨張により身体所見上ビール樽状の胸郭を示すようになる．
- 肺気腫は，遺伝的要因としてα_1-アンチトリプシン欠損症によっても発症する．
- 確定診断にはスパイロメトリーによる呼吸機能検査を用い，本検査において気管支拡張薬を使用した後にも1秒率が70％未満の場合にCOPDと診断される．
- 治療の基本は禁煙であるが，気管支拡張薬（抗コリン薬，β_2受容体刺激薬）や副腎皮質ステロイド薬の吸入剤，あるいはテオフィリン製剤や鎮咳去痰薬などを用いた対症療法が行われる．
- 喫煙率を減らすことが，COPD患者数を減少させるための最も重要な課題である．
- ニコチン依存症治療薬として，禁煙補助薬のニコチンとバレニクリンが適応となる．
- ニコチンはニコチン受容体刺激薬で，貼付剤としてはじめて製剤化された禁煙補助薬である．
- 増悪予防のために，インフルエンザワクチンや肺炎球菌ワクチンの接種が推奨されている．

SBO・上気道炎（かぜ症候群（大部分がウイルス感染症）を含む）について，病態（病態生理，症状等），感染経路と予防方法および薬物治療（医薬品の選択等）を説明できる．

D 急性上気道炎（かぜ症候群を含む）

　急性上気道炎はいわゆる**かぜ症候群**のことで，原因のほとんどが上気道のウイルス感染による．なおインフルエンザウイルス感染による上気道炎は，通常独立して別の疾患として扱われる．

❶ 病態生理

　主にウイルス感染により，鼻腔，副鼻腔，咽頭あるいは喉頭に急性炎症が起きて発症する．原因ウイルスとしては，ライノウイルス，コロナウイルス，RSウイルス，アデノウイルスなどがある．また高齢者やほかの基礎疾患を有する患者では，一般細菌，マイコプラズマあるいはクラミジアなどが原因となることがある．

❷ 症　状

　鼻水，鼻づまり（鼻閉），咳，のどの痛み（咽頭痛），微熱などを主症状とする．一般に予後は良好で，一週間ほどで治癒する．ときに扁桃腫脹や中耳炎あるいは副鼻腔炎を併発することがある．

❸ 診　断

　上記症状が，診断の主な基準となる．かぜ症候群の確定診断には，ウイルス抗体価の上昇をみる血清学的検査や抗原の検出が必要であるが，上記ウイルスに対して有効な治療薬はないので，通常はウイルス検査までは行わずに対症療法を実施する．

❹ 治　療

　以下の各症状に対する対症療法が行われる．

1）発熱や痛み

　成人の場合は酸性非ステロイド性抗炎症薬を，小児の場合はアセトアミノフェン*8を用いる．

2）鼻水，鼻づまり，くしゃみ

　抗ヒスタミン薬，抗コリン薬，血管収縮性点鼻薬などを用いる．

3）咳や痰

　軽度では末梢性鎮咳薬を，また激しい咳や痰に対してはデキストロメトルファン*9やジヒドロコデイン*10などの中枢性鎮咳薬を用いる．

　また感染予防のために，うがい，手洗い，マスクの着用などを励行することが重要である．

*8　アセトアミノフェン【作用機序】COX阻害作用をほとんど示すことなく解熱鎮痛作用を有するが，その作用機序は完全には解明されていない．視床下部の体温調節中枢に作用し解熱作用を示すという報告や，視床や大脳に作用して痛覚閾値を上げることにより鎮痛作用を示すという報告がある．

*9　デキストロメトルファン【作用機序】中枢性非麻薬性鎮咳薬で，脳の咳嗽中枢に作用してその閾値を上昇させ，鎮咳作用を示す．

*10　ジヒドロコデイン【作用機序】中枢性麻薬性鎮咳薬で，脳の咳中枢を抑制して鎮咳作用を示す．比較的強い咳に対して用いられる．依存性や呼吸抑制などの重大な副作用があるので，安易な長期作用は避けるべきである．

> **ポイント**
> - 急性上気道炎はいわゆるかぜ症候群のことで，原因のほとんどが上気道のウイルス感染による．
> - 原因ウイルスには，ライノウイルス，コロナウイルス，RSウイルス，アデノウイルスなどがある．
> - 鼻水，鼻づまり（鼻閉），咳，のどの痛み（咽頭痛），微熱などを主症状とする．
> - 発熱や痛みに対し，成人には酸性非ステロイド性抗炎症薬を，小児にはアセトアミノフェンを用いる．
> - 鼻水，鼻づまり，くしゃみには，抗ヒスタミン薬，抗コリン薬，血管収縮性点鼻薬などを用いる．
> - 咳や痰に対し，軽度では末梢性鎮咳薬を，また激しい場合は中枢性鎮咳薬を用いる．

E　気管支炎（細菌性含む）

　気管支炎の多くは，「D 急性上気道炎」の項で述べたかぜ症候群において，上気道の急性炎症がさらに気管から気管支へと波及することで発症する気管支の急性炎症である．原因となる病原微生物は，かぜ症候群を引き起こすライノウイルス，コロナウイルス，RSウイルス，アデノ

SBO・気管支炎について，病態（病態生理，症状等），感染経路と予防方法および薬物治療（医薬品の選択等）を説明できる．

ウイルスなどが主であるが，このほかマイコプラズマやクラミドフィラなどの細菌の一種も病原体となることがある．またウイルス感染後の二次感染は，種々の病原性細菌によって引き起こされる．

❶ 病態生理・症状

ウイルス感染により気道粘膜の損傷と脱落が起こり，さらにその部位に炎症を伴う病態である．傷害部位に細菌による二次感染が起こると，肺炎にまで至る場合もある．咳や痰が主な症状であるが，そのほかに発熱，全身倦怠感，食欲不振などの症状もみられる．細菌による二次感染がある場合は，しばしば膿性痰を伴う．

❷ 診　断

主に，上記臨床症状から診断を行う．多くは軽症であるが，発熱が長く続く場合などは肺炎の疑いも出てくるため，胸部X線検査により肺炎の診断も行う．気管支炎では胸部X線検査で異常は認められないが，肺炎の場合は浸潤影などが認められる．

❸ 治　療

原因となる前述のウイルスを特異的に抑える有効な治療薬はない．安静，水分・栄養補給などの対症療法が治療の中心となる．なお，病原性細菌による二次感染が疑われる場合には，ペニシリン系抗菌薬などを用いる（☞表10・4）．また感染予防のために，うがい，手洗い，マスクの着用などを励行することが重要である．

ポイント

- 気管支炎には，病原微生物の感染が原因となる急性気管支炎と，主に喫煙が原因となる慢性気管支炎がある．
- 急性気管支炎の多くは，かぜ症候群において，上気道の急性炎症がさらに気管から気管支へと波及することで発症する，気管支の急性炎症である．
- 原因となる病原微生物は，かぜ症候群を引き起こすライノウイルス，コロナウイルス，RSウイルス，アデノウイルスなどが主である．
- ウイルス感染により気道粘膜の損傷と脱落が起こり，さらにその部位に炎症を伴う病態である．
- 多くは軽症であるが，発熱が長く続く場合などは肺炎の疑いも出てくるため，胸部X線検査により肺炎の診断も行う．
- 安静，水分・栄養補給などの対症療法が治療の中心となる．
- 感染予防のために，うがい，手洗い，マスクの着用などを励行する．

F 間質性肺炎

間質性肺炎は肺の間質に起こる炎症の総称である．肺胞の表面，肺胞壁，気管支・血管周囲組織あるいは肺胞間の隔壁に相当する間質（図10・5）に炎症が起こる病態である．また間質の炎症とともに，広範囲な肺の線維化がみられる（**肺線維症**）．肺胞の壁が厚く硬くなるため（線維化），酸素を取り込みにくくなる．

肺胞性肺炎（一般にいう肺炎）が主に病原微生物の感染によって起こる急性炎症であるのに対し，間質性肺炎は原因不明のもの（特発性）と続発性のものとに大別される．

SBO・間質性肺炎について，病態（病態生理，症状等）・薬物治療（医薬品の選択等）を説明できる．

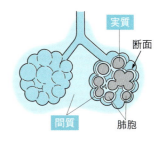

図10・5 間質性肺炎の発症部位

・肺炎 ☞ p.303

❶ 分 類

ⓐ 特発性間質性肺炎

原因は不明であるが，アレルギーが関与するという発症機序や，肺胞上皮細胞の機能に関与する遺伝子異常などが注目されている．特発性間質性肺炎は，さらに7病型すなわち**特発性肺線維症**（idiopathic pulmonary fibrosis, **IPF**），非特異性間質性肺炎（NSIP），特発性器質化肺炎（COP），剝離性間質性肺炎（DIP），呼吸細気管支炎を伴う間質性肺疾患（RB-ILD），リンパ球性間質性肺炎（LIP）および急性間質性肺炎（AIP）に分類される．このうちIPFが80〜90％と最も多く，また最も予後不良である．次いでNSIPが5〜10％，COPが1〜2％程度となっている．

ⓑ 続発性間質性肺炎

薬物の副作用によるものと，病原微生物の感染によるものがある．

薬剤性の場合には，アミオダロン，インターフェロンγ，小柴胡湯，ゲフィチニブ，ブレオマイシン，ペニシラミン，金製剤，ブスルファン，メトトレキサート，シクロホスファミドなどが原因となる．

病原微生物のなかでは，マイコプラズマやサイトメガロウイルスによる感染が発症の原因となる．マイコプラズマやサイトメガロウイルスは肺胞性肺炎の原因ともなるが，肺胞での感染から間質へと浸潤し，間質性肺炎を引き起こす．

・マイコプラズマ ☞ p.307
・サイトメガロウイルス感染症 ☞ p.468

❷ 症 状

息切れ，**乾性咳嗽**などの症状にはじまり，労作性呼吸困難，発熱，あるいは膠原病に特有の症状などを併発するようになる．肺間質の炎症とともに，広範囲な肺の線維化がみられる（**肺線維症**）．

・膠原病 ☞ p.113

❸ 診 断

上記症状に加えて，以下のような検査の結果から診断が行われる．

＊11　KL-6　肺胞壁を構成する上皮細胞が特異的に発現する，膜貫通型の糖タンパク質である．シアル化糖鎖抗原（糖鎖末端にシアル酸を有する抗原）に分類され，ムチンの一種であるMUC1上に存在している．間質性肺炎による肺胞壁破壊に伴い，血中に放出されて血清中濃度が上昇する．肺の線維化を特徴とする病変の鑑別や，間質性肺炎の病勢を把握するのに有用である．なお基準値は，500 U/mL未満とされている．

＊12　SP-A　肺サーファクタントタンパク質の一種で，リン脂質とアポタンパク質により構成され，Ⅱ型肺胞上皮細胞から分泌される．肺胞内のリン脂質量を保つ働きとともに，肺胞内感染菌に対する自然免疫作用をもつかさどる．血中の濃度上昇は，間質性肺炎における肺の炎症や過形成の際にみられ，これらの病態のマーカーとなる．

＊13　SP-D　肺サーファクタントタンパク質の一種で，肺コレクチンに属する分泌型タンパク質である．主に，Ⅱ型肺胞上皮細胞から分泌される．SP-Aと同様，肺胞内感染菌に対する自然免疫の役割を有する．KL-6とともに，間質性肺炎の鋭敏な血中マーカーとして重要である．

・多発性筋炎/皮膚筋炎　☞ p.127

【呼吸機能検査】　拘束性肺疾患の症状を呈し，肺活量（FVC）が減少する．呼吸機能検査（スパイロメトリー，☞p.291）により，％肺活量が同性・同年齢の肺活量の80％未満となる．

【胸部Ｘ線検査】　すりガラス状陰影もしくは浸潤影を認める．肺全体における所見の分布や肺の容積変化をとらえるのに有用である

【血液検査】　特異的な血清学的検査所見はないが，肺胞上皮由来のタンパク質であるKL-6＊11，SP-A＊12あるいはSP-D＊13は，種々の間質性肺炎において高値を示す．

【特殊検査】　気管支肺胞洗浄，経気管支肺生検あるいは外科的肺生検により得られた検体中の，組織，細胞，タンパク質などを調べ，診断に用いる．

そのほか，膠原病や関連疾患，職業・環境性肺疾患，薬剤性肺炎，感染症，サルコイドーシスなどの有無により，鑑別診断を行う．

❹ 治　療

特発性（原因不明のもの）の場合は有力な治療法は確立されていないが，プレドニゾロンなどの副腎皮質ステロイド薬が効果を示すことがある．また適応外ではあるが，シクロホスファミド，アザチオプリン，シクロスポリンなどの免疫抑制薬が有効な場合がある．なおタクロリムスは，多発性筋炎/皮膚筋炎を合併する間質性肺炎に適応となっている．

なお，IPFには，抗炎症作用と抗線維化作用をあわせもつピルフェニドンとチロシンキナーゼ阻害薬であり抗線維化作用を示すニンテダニブの併用療法が行われている．また，抗酸化作用のあるアミノ酸の1つである*N*-アセチルシステインは，吸入によりIPFに有効性が認められており，適応外ではあるが治療に用いられている．呼吸機能低下により，十分な酸素を取り込めなくなった症例では在宅酸素療法も行われる．さらには，有効な治療法がなく生命の危険にさらされているような症例では，肺移植も治療選択肢の1つである．

薬剤性の間質性肺炎では，薬物の投与を中止する．マイコプラズマが原因の場合はマクロライド系抗菌薬が，またサイトメガロウイルスが原因の場合はガンシクロビルが有効である．急性進行性の間質性肺炎で呼吸不全を呈する場合は，メチルプレドニゾロンの大量静脈内投与（いわゆるステロイドパルス療法）を行う．

ポイント

- 間質性肺炎は，肺胞の表面，肺胞壁，気管支・血管周囲組織あるいは肺胞間の隔壁に相当する，肺の間質に炎症が起こる病態である．
- 原因不明のもの（特発性）と続発性のものとに大別される．

- 特発性間質性肺炎の原因としては，アレルギーが関与するという発症機序や肺胞上皮細胞の機能に関与する遺伝子異常などが注目されている．
- 続発性間質性肺炎には，薬物（アミオダロン，ゲフィチニブ，ブレオマイシンなど）の副作用によるものと，マイコプラズマやサイトメガロウイルスなどの病原微生物の感染によるものがある．
- 息切れ，乾性咳嗽，労作性呼吸困難，発熱あるいは膠原病に特有の症状などを発現し，肺間質の炎症とともに広範囲な肺の線維化がみられる
- 胸部X線検査ですりガラス状陰影もしくは浸潤影を認める．
- 肺胞上皮由来のタンパク質である KL-6，SP-A あるいは SP-D が，血中で高値を示す．
- 特発性の場合，治療法は確立されていないが，副腎皮質ステロイド薬が効果を示すことがある．
- 薬剤性の間質性肺炎では，薬物の投与を中止する．
- マイコプラズマが原因の場合はマクロライド系抗菌薬が，またサイトメガロウイルスが原因の場合はガンシクロビルが有効である．
- 急性進行性で呼吸不全を呈する場合は，メチルプレドニゾロンの大量静脈内投与（ステロイドパルス療法）を行う．

G 肺 炎

SBO・肺炎について，病態（病態生理，症状等），感染経路と予防方法および薬物治療（医薬品の選択等）を説明できる．

　肺には，ガス交換を行うための肺胞を主体とする肺実質と，肺胞の表面，肺胞壁あるいは肺胞間の隔壁に相当する間質がある（☞ 図10・5）．一般的に肺炎とは，肺実質の肺胞内に病原微生物が感染して生ずる炎症（肺胞性肺炎）をいう．一方，肺間質に起こる炎症が間質性肺炎である（☞ p.301）．炎症の場により，肺胞性，間質性，混合性となるため，明確に肺胞性と間質性に区別できないこともある．

　肺炎は，2016年現在，わが国における死因の第3位に位置しており，とくに高齢者では罹患率や誤嚥性肺炎による死亡率が増加している．

❶ 分 類

　肺炎は，罹患場所によって**市中肺炎**と**院内肺炎**に大別される．市中肺炎はさらに，細菌性肺炎と，マイコプラズマやレジオネラなどが原因となる非定型肺炎に分類される．表10・3には，市中肺炎と院内肺炎の特徴や主な起因微生物を示した．

表10・3　肺炎の分類

分類	特徴	主な起因微生物
市中肺炎	院外で発症，健常者が罹患	細菌性肺炎：肺炎球菌，インフルエンザ菌，黄色ブドウ球菌
		非定型肺炎：マイコプラズマ，クラミジア，レジオネラ
院内肺炎	入院中に発症，日和見的	緑膿菌，大腸菌，肺炎桿菌，黄色ブドウ球菌，クレブシエラ，カンジダ，サイトメガロウイルス

❷ 症　状

発熱，咳，痰などを主症状とし，ときに胸痛や呼吸困難を呈する．マイコプラズマ肺炎では乾性咳嗽が特徴的で，ときに中耳炎や発疹がみられる（☞ p.307）．

高齢者にみられる症状は，食欲がなかったり元気がないといった症状のみで顕著でない場合もあり，見逃して病状が進行することがある．

❸ 診　断

・CRP ☞ p.19
・ESR ☞ p.6

上記症状のほか，炎症のマーカーとなる血中白血球数の上昇，血清C反応性タンパク質（CRP）値の陽性化および赤血球沈降速度（ESR）の亢進がみられる．また胸部X線検査により特徴的な浸潤影が認められるため，それが肺炎の診断につながる．

なお原因となる病原微生物を特定するには，喀痰培養検査，肺炎球菌抗原検査あるいは病原微生物の遺伝子解析などの方法が用いられる．

❹ 治　療

ⓐ 抗菌薬，抗ウイルス薬，抗真菌薬

原因と思われる病原微生物に対する抗菌薬，抗ウイルス薬あるいは抗真菌薬が治療に用いられる（表10・4）．

治療薬の選択は，起因微生物を同定して行うのが理想的である．しかし一般に起因菌を短時間のうちに同定することは難しく，菌の同定を待っていたのでは患者が重篤な病状に陥る危険性もあるため，エンピリック・セラピー（経験的治療）が行われる．これは，患者の基礎疾患の有無，罹患場所，誤嚥性肺炎の可能性，動物との接触歴などを考慮し，起炎微生物を経験的に想定して抗菌薬や抗ウイルス薬を投与する治療法である．実際には，多くの場合エンピリック・セラピーによって治療が行われているのが現状である．

表10・4　主な肺炎治療薬

分　類	主な起因微生物	主な治療薬
細菌性肺炎	肺炎球菌	広域ペニシリン，セフェム系，カルバペネム系
	インフルエンザ菌	β-ラクタマーゼ阻害薬配合ペニシリン，セフェム系，カルバペネム系
	黄色ブドウ球菌	
非定型肺炎	マイコプラズマ	マクロライド系，テトラサイクリン系
ウイルス性肺炎	サイトメガロウイルス	ガンシクロビル，バラシクロビル
真菌性肺炎	カンジダ，アスペルギルス	アゾール系抗真菌薬
ニューモシスチス肺炎	ニューモシスチス・イロベチー	ST（スルファメトキサゾール・トリメトプリム）合剤，ペンタミジン

ⓑ 肺炎球菌ワクチンによる発症の予防

わが国では，65歳以上になると，肺炎球菌のワクチン接種が推奨されている．現在使用されている23価肺炎球菌莢膜ポリサッカライドワ

クチンは，93種ある肺炎球菌の血清型のうち23種の血清型に効果がある．この23種の血清型は，成人の重症肺炎球菌感染症の原因の約7割を占めている．

> **ポイント**
> - 肺実質である肺胞内に病原微生物が感染して生ずる炎症が肺胞性肺炎（いわゆる肺炎）であり，肺間質に起こる炎症病態は間質性肺炎という．
> - 肺胞性肺炎は，2016年現在，日本人の死因の第3位で，とくに高齢者では罹患率や誤嚥性肺炎による死亡率が増加している．
> - 肺炎は，罹患場所によって健常者が罹患する市中肺炎と入院患者が罹患する院内肺炎に大別される．
> - 肺炎は，発熱，咳，痰などを主症状とし，ときに胸痛や呼吸困難を呈する．
> - 肺炎患者では，炎症のマーカーとなる血中白血球数の上昇，血清CRP値の陽性化および赤沈値の亢進がみられる．
> - 肺炎患者では胸部X線検査により特徴的な浸潤影が認められる．
> - 原因と思われる病原微生物に対する抗菌薬，抗ウイルス薬，あるいは抗真菌薬を治療に用いる．
> - 肺胞性肺炎患者に対しては一般に，病原微生物の同定に至る前から抗菌薬などによるエンピリック・セラピーを行う．
> - 65歳以上になると，予防のために肺炎球菌のワクチン接種が推奨されている．

H レジオネラ感染症

SBO・レジオネラ感染症について，病態（病態生理，症状等），感染経路と予防方法および薬物治療（医薬品の選択等）を説明できる．

　レジオネラはグラム陰性桿菌で，レジオネラ属に属する真正細菌の総称である．レジオネラ感染症は，レジオネラ・ニューモフィラなどのレジオネラ属による細菌感染症で，その病型には劇症型の肺炎も含まれる．

　レジオネラ肺炎は，1976年に米国フィラデルフィアにおける在郷軍人集会で集団肺炎として発見されたところから，在郷軍人病とも呼ばれる．水循環設備中にレジオネラ菌が侵入・増殖し，それによって汚染された水をエアロゾル状態で吸引すると感染する．水循環設備中へのレジオネラ菌の混入や設備内での増殖を阻止するために，設備の清掃や循環水の濾過・殺菌および水循環環境の整備などを徹底することが，予防に重要である．

❶ 症　状

　咳，痰，発熱，呼吸困難などが主症状であるが，これらはほかの呼吸器疾患と区別しづらい．ほかの病原性細菌による肺炎より，症状が急激に進行しやすい．

❷ 診　断

　症状やX線検査のみでは確定診断は難しい．上記症状などにより，レ

*14 **マクロライド系抗菌薬**【作用機序】細菌のリボソームの50Sサブユニットに作用し，タンパク質合成を阻害して細菌の増殖を抑える．

*15 **ニューキノロン系抗菌薬**【作用機序】細菌のDNA複製酵素であるDNAジャイレース，およびDNAトポイソメラーゼを阻害して，細菌増殖を抑える．

*16 **テトラサイクリン系抗菌薬**【作用機序】細菌のリボソームの30Sサブユニットに結合し，アミノアシルtRNAがリボソームに結合するのを阻害することにより，タンパク質合成を抑制して細菌増殖を抑える．

ジオネラ肺炎が疑われる場合は，培養検査，抗体検査，遺伝子検査，尿中抗原検査を行って，診断を確定していく．

❸ 治　療

アジスロマイシンなどのマクロライド系抗菌薬*14，シプロフロキサシンなどのニューキノロン系抗菌薬*15，あるいはテトラサイクリンなどのテトラサイクリン系抗菌薬*16が用いられる．

ポイント

- レジオネラ・ニューモフィラなどのレジオネラ属による細菌感染症で，その病型には劇症型の肺炎も含まれる．
- 水循環設備中へのレジオネラ菌の侵入・増殖により汚染された水をエアロゾル状態で吸引すると感染する．
- 咳，痰，発熱，呼吸困難などが主症状であるが，これらはほかの呼吸器疾患と区別しづらい．
- 培養検査，抗体検査，遺伝子検査，尿中抗原検査を行って，診断を確定する．
- マクロライド系，ニューキノロン系あるいはテトラサイクリン系抗菌薬を治療に用いる．

SBO・百日咳について，病態（病態生理，症状等），感染経路と予防方法および薬物治療（医薬品の選択等）を説明できる．

I 百日咳

グラム陰性桿菌である百日咳菌により発症する，呼吸器系の感染症である．季節性はない．気道を中心に急性の症状を引き起こし，けいれん性の咳が続く．小児の場合は重症化しやすい．飛沫感染によって広がるが，百日咳菌は感染力が高く，同居する人の9割に感染するといわれる．

❶ 症　状

感染の初期（カタル期）にはかぜに似たような症状にはじまり，次第に特徴的な発作性のけいれん性咳が反復的に続くようになる．このような咳は2～3週間続くが，次第に終息する．しかしその後も発作性の咳が時折みられ，完治するまでには2～3ヵ月間を要する．発熱はあまりみられず，あっても微熱程度である．

❷ 診　断

鼻咽頭からの百日咳菌の分離同定を行って確定診断するが，困難なことが多い．罹患から4週間以内であれば，鼻咽頭からの検体の培養や，検体の核酸増幅法により菌を同定し診断を行う．罹患から4週間後では，血清診断で百日咳菌凝集素価の測定を行い診断を確定する．

❸ 治療・予防

エリスロマイシン，クラリスロマイシン，アジスロマイシンなどのマクロライド系抗菌薬が，治療に用いられる．感染の早期に2週間ほど投与することで快方に向かうが，投与時期が遅れると治りにくい．

予防には，百日咳ワクチンを含む三種混合ワクチン（ほかにジフテリアと破傷風のワクチンを含む）を接種する．しかし生涯免疫ではないため反復的にワクチン接種を行う必要がある．

> **ポイント**
> - グラム陰性桿菌である百日咳菌により発症する，呼吸器系の感染症である．
> - 気道を中心に急性の症状を引き起こし，けいれん性の咳が続く．小児の場合は重症化しやすい．
> - かぜに似たような症状にはじまり，次第に特徴的な発作性のけいれん性咳が反復的に続くようになる．完治するまでには2〜3ヵ月間を要する．
> - 罹患から4週間以内であれば，鼻咽頭からの検体の培養や，検体の核酸増幅法により菌を同定し診断を行う．
> - 罹患から4週間後では，血清診断で百日咳菌凝集素価の測定を行い診断を確定する．
> - マクロライド系抗菌薬を治療に用いる．
> - 予防には，百日咳ワクチンを含む三種混合ワクチンを接種する．
> - 生涯免疫ではないため反復的にワクチン接種を行う必要がある．

J　マイコプラズマ肺炎

SBO・マイコプラズマ肺炎について，病態（病態生理，症状等），感染経路と予防方法および薬物治療（医薬品の選択等）を説明できる．

マイコプラズマという，細胞壁をもたない真性細菌が肺胞に感染し，炎症をもたらす疾患である．マイコプラズマは通常の細菌より小さく，およそ0.2〜0.3 μmの大きさである．患者の咳やくしゃみなどのしぶきに含まれる病原体によって飛沫感染したり，あるいは病原体が付着した手で口や鼻に触れることにより感染する．

❶ 症　状

2〜3週間の潜伏期間の後，発熱，全身倦怠感あるいは頭痛などの症状が現れ，その後特徴的な乾性咳嗽（乾いた咳）が続く．解熱後も，咳は3〜4週間続く．中耳炎や脳炎などを合併し，重症化することもある．

❷ 診　断

病状が進行すると，胸部X線検査で特徴的なすりガラス状陰影がみられるようになる．患者由来の検体を培養し，マイコプラズマを同定して診断の指標とする方法は，培養に1〜2週間を要するためやや実用性に欠ける．一方，急性期と回復期の2回に分けて，患者血清中の抗マイコプラズマ抗体価を検査し，抗体価の上昇によって診断の基準とする方法

がある（ペア検査）．しかし，感染後にある程度の期間（2～4週間）をおいて検査を実施する必要がある．PCR法によりマイコプラズマの遺伝子を検査する診断法は迅速かつ正確であるが，実施できる施設が少ない．

❸ 治療・予防

エリスロマイシン，クラリスロマイシン，アジスロマイシンなどのマクロライド系抗菌薬が，治療に用いられる．マイコプラズマには細胞壁がないため，細胞壁のペプチドグリカン生合成阻害を作用機序とするペニシリン系やセフェム系の抗菌薬には効果がない．

予防には手洗いやうがいを励行し，また咳やくしゃみによってほかの人に移すのを防ぐ処置（マスクを着用するなど）を施すことも重要である．

ポイント

- 細胞壁をもたないマイコプラズマという真性細菌が肺胞に感染し，炎症をもたらす疾患である．
- 患者の咳やくしゃみのしぶきに含まれる病原体によって飛沫感染したり，病原体が付着した手で口や鼻に触れることにより感染する．
- 2～3週間の潜伏期間の後，発熱，全身倦怠感，頭痛などの症状が現れ，その後特徴的な乾性咳嗽が続く．
- 病状が進行すると，胸部X線検査により，特徴的なすりガラス状陰影がみられる．
- 血清中の抗マイコプラズマ抗体価を急性期と回復期の2回に分けて検査し，抗体価の上昇を診断の基準にする．
- マクロライド系抗菌薬を治療に用いる．

SBO・ニューモシスチス肺炎について，病態（病態生理，症状等）・薬物治療（医薬品の選択等）を説明できる．

K ニューモシスチス肺炎

HIV感染後に患者が免疫不全となってから現れる重篤な症状の1つであるが，正常な免疫能を備えた健常者では発症はまれである．病原体は，酵母様真菌の一種である**ニューモシスチス・イロベチー**であり，日和見的に感染して発症する．

❶ 症 状

発熱，乾性咳嗽および呼吸困難がみられる．そのほかには，血痰，喀痰，胸痛，気管支けいれんなどがみられることもある．HIV感染に基づく場合，症状の発現は比較的ゆるやかである．一方，非HIV感染者が発症した場合は，急激かつ重篤な呼吸不全の症状を呈する場合が少なくない．

❷ 診 断

胸部X線検査により，両側対照性のびまん性すりガラス状陰影を認める．気道検体からニューモシスチス・イロベチーを検出することにより

確定診断を行う．血中マーカーとしては，二酸化炭素濃度の上昇を伴わない低酸素血症やLDH値の上昇が診断に用いられる．また，深在性真菌症のマーカーとして用いられる血中β-D-グルカンの検査は，本症の診断にも有用である．PCR法により病原体の遺伝子を検査する診断法は迅速かつ正確であるが，実施できる施設が少ない．

❸ 治　療

第一選択薬はST（スルファメトキサゾール・トリメトプリム*17）合剤の経口投与である．そのほかには，ペンタミジン*18が注射薬として治療に用いられる．これらの薬物を予防的に投与することが，副腎皮質ステロイド薬を多量に使用している臓器移植患者などでは，発症や再発の予防になると報告されている．

*17 **スルファメトキサゾール・トリメトプリム**【作用機序】スルファメトキサゾールはニューモシスチス・イロベチー菌体における葉酸の生合成を，またトリメトプリムは葉酸の活性化を阻害し，相乗的に核酸合成を抑えて治療効果を示す．

*18 **ペンタミジン**【作用機序】ニューモシスチス・イロベチーのグルコース代謝およびタンパク質合成を抑制し治療効果を示す．菌体のミトコンドリアに対する作用や，DNAあるいはRNAに対する作用などが報告されているが，これらに対する作用点の詳細は不明な部分が多い．

ポイント

- HIV感染後に患者が免疫不全となってから現れる重篤な症状の1つであるが，正常な免疫能を備えた健常者では発症はまれである．
- 酵母様真菌のニューモシスチス・イロベチーにより，日和見的に感染して発症する．
- 発熱，乾性咳嗽および呼吸困難が出現し，血痰，喀痰，胸痛，気管支けいれんなどがみられることもある．
- 胸部X線検査により，両側対照性のびまん性すりガラス状陰影を認める．
- 気道検体からニューモシスチス・イロベチーを検出することにより確定診断を行う．
- 治療では，ST合剤の経口投与が第一選択である．また，ペンタミジンは注射薬として治療に用いられる．

L　肺アスペルギルス症

SBO・肺アスペルギルス症について，病態（病態生理，症状等）・薬物治療（医薬品の選択等）を説明できる．

アスペルギルスは，空気中や土壌，水中などに広く分布している糸状真菌で，これらが空気中に浮遊した際に，吸気から感染する．アスペルギルスはごく普通にいる真菌で，われわれは常時その菌体を吸い込んでいるが，通常の免疫機能があれば感染することはほとんどない．しかし，入院中の重症患者や免疫抑制薬服用中の臓器移植患者など，免疫能が低下しているいわゆる易感染性の患者で罹患しやすい．また，アスペルギルスに対してアレルギーを有する人も，菌を吸い込むことでアレルギー反応による呼吸器症状を発現する．

❶ 症　状

咳，痰，喘鳴，胸痛などの呼吸器症状が主で，重症例では発熱，血痰・喀痰，呼吸困難などの症状を伴う．

*19 **アムホテリシンB**【作用機序】ポリエンマクロライド系抗真菌薬で，真菌の細胞膜に傷害を及ぼすことにより，抗真菌作用を示す．腎毒性や発熱などの副作用がある．

*20 **ミカファンギン**【作用機序】キャンディン系抗真菌薬で，真菌細胞壁の1,3-β-D-グルカンの生合成を阻害することにより，抗真菌作用を示す．ほかの抗真菌薬に比べて安全性が高いとされる．

*21 **イトラコナゾール**【作用機序】トリアゾール系抗真菌薬で，真菌細胞膜成分のエルゴステロールの生合成を阻害して，真菌増殖を抑える．ヒトの細胞膜構成成分であるコレステロールの生合成には影響しないため，真菌に対して選択的に作用する．

*22 **ボリコナゾール**【作用機序】トリアゾール系抗真菌薬で，真菌細胞膜成分のエルゴステロールの生合成を阻害して，真菌増殖を抑える．重症真菌感染症や難治性真菌感染症に用いられる．

❷ 診 断

　胸部X線検査で肺胞性肺炎の場合と類似の陰影がみられるが，典型的な菌球を認めれば肺アスペルギルス症との診断がつきやすい．白血球数，CRPあるいは赤沈などの血中炎症マーカー値が増加する．また血清中における，真菌由来のガラクトマンナン抗原やβ-D-グルカンの検出が，診断に有用である．アスペルギルスアレルギーに基づく場合は診断が困難であるが，これら真菌由来抗原の上昇がみられることが多い．

❸ 治 療

　アムホテリシンB[*19]（経口および静脈内投与），ミカファンギン[*20]（静脈内投与），イトラコナゾール[*21]（経口および静脈内投与），ボリコナゾール[*22]（経口および静脈内投与）などの抗真菌薬が用いられる．なお，アレルギー性の場合は，プレドニゾロンなどの副腎皮質ステロイド薬が用いられる．

ポイント

- 空気中や土壌，水中などに広く分布している糸状真菌アスペルギルスが空気中に浮遊した際に，吸気から感染して発症する．
- 入院中の重症患者や免疫抑制薬服用中の臓器移植患者など，易感染性の患者で罹患しやすい．
- 咳，痰，喘鳴，胸痛などの呼吸器症状が主で，重症例では発熱，血痰・喀痰，呼吸困難などの症状を伴う．
- 胸部X線検査で肺胞性肺炎と類似の陰影がみられるが，典型的な菌球を認めれば肺アスペルギルス症との診断がつきやすい．
- 血清中における，真菌由来のガラクトマンナン抗原やβ-D-グルカンの検出が，診断に有用である．
- アムホテリシンB，ミカファンギン，イトラコナゾール，ボリコナゾールなどの抗真菌薬が治療に用いられる．
- アスペルギルスアレルギーの場合は，副腎皮質ステロイド薬を用いる．

SBO・胸膜炎について，病態（病態生理，症状等）・薬物治療（医薬品の選択等）を説明できる．

M 胸膜炎

　感染症，悪性腫瘍あるいは膠原病などが原因で，肺の表面をおおっている胸膜に炎症が起き，その滲出液などが胸水を発生させる疾患である．感染症の場合は結核や細菌感染が原因の場合が多く，また悪性腫瘍の場合は肺癌が原因となることが多い．わが国における年間の罹患者数は，およそ20万～30万人である．

❶ 症 状

　胸水の貯留に伴って，胸痛や背部痛が現れる．深呼吸や咳をすることにより，胸痛が増悪する．感染症が原因の場合は，発熱がみられる．さ

らに胸水が増えることにより，息切れや呼吸困難の症状を呈する．

❷ 診　断

聴打診により，胸水の溜まった部分に濁音を感知して診断がつくことがある．さらに，上記症状のある患者に対し，胸部X線検査やCT検査を行って，診断を確定する．また胸水を採取して胸水検査を行い，細菌感染やがん細胞などの存在を確認することにより，胸水を引き起こした原因を確定できる．

❸ 治　療

原因によって治療法が異なる．細菌感染の場合は，通常ペニシリン系やセフェム系抗菌薬による治療が行われる．結核菌が原因の場合は，イソニアジド，リファンピシン，エタンブトール，ストレプトマイシン，ピラジナミドなどの抗結核薬を治療に用いる．

また肺癌などの悪性腫瘍が原因の場合は抗悪性腫瘍薬を，一方，膠原病が原因の場合は副腎皮質ステロイド薬やカルシニューリン阻害薬（シクロスポリン）などの薬物を用いる（☞「4章 アレルギー・免疫疾患」）．

・抗結核薬 ☞ p.448
・抗悪性腫瘍薬 ☞ p.476

ポイント

- 感染症，悪性腫瘍あるいは膠原病などが原因で，肺の表面をおおっている胸膜に炎症が起き，その滲出液などが胸水を発生させる疾患である．
- 胸水の貯留に伴って胸痛や背部痛が現れ，また深呼吸や咳をすることにより胸痛が増悪する．
- 胸水が増えることにより，息切れや呼吸困難の症状を呈する．
- 胸部X線検査やCT検査を行って，診断を確定する．
- 胸水検査で細菌感染やがん細胞などの存在を確認することにより，胸水を引き起こした原因を確定できる．
- 細菌感染の場合は，ペニシリン系やセフェム系抗菌薬による治療が行われる．
- 悪性腫瘍が原因の場合は抗悪性腫瘍薬を，一方，膠原病が原因の場合は副腎皮質ステロイド薬やカルシニューリン阻害薬などの薬物を治療に用いる．

Exercise

次の文章について，記述の正誤を答えなさい．
① 気管支喘息では，喀痰中の肥満細胞が増加する．
② 気管支喘息では，気道と両肺に炎症所見が認められる．
③ 気管支喘息の発作は，深夜から早朝にかけて多く発生する．
④ 気管支喘息の発作時は，呼気時間が正常より短い．
⑤ 気管支喘息では，アレルゲン吸入後，短時間のうちに1秒率の低下を認める．
⑥ テオフィリンは，気管支平滑筋におけるcAMP量を減少させて，抗喘息作用を示す．
⑦ β_2受容体刺激薬のサルメテロールは長時間作用型である．
⑧ クロモグリク酸吸入薬は，喘息発作の予防にのみ使用される．
⑨ COPDの主な原因は喫煙である．
⑩ COPDの病期・重症度は，肺活量により評価する．
⑪ COPDの増悪予防のため，インフルエンザワクチンの接種が推奨される．
⑫ COPDの治療には，β_2受容体遮断薬の吸入が有効である．
⑬ 間質性肺炎は特発性と二次性（続発性）に分類され，シアル化糖鎖抗原 KL-6上昇は特発性に特徴的である．
⑭ マイコプラズマ肺炎の治療には，セフェム系抗菌薬が有効である．
⑮ 肺胞性肺炎では，血中白血球数の減少とCRP値の上昇および赤血球沈降速度の増加がみられる．
⑯ レジオネラ肺炎の治療にはマクロライド系抗菌薬が有効である．
⑰ 百日咳菌のワクチンは，一度接種すれば生涯免疫が得られる．
⑱ ニューモシスチス肺炎は，ウイルスの一種であるニューモシスチス・イロベチーの感染により発症する．
⑲ ペンタミジンは，ニューモシスチス・イロベチーの細胞壁のβ-D-グルカン生合成を阻害して菌体の増殖を抑える．
⑳ 肺アスペルギルス症の治療には抗真菌薬が用いられる．
㉑ トリアゾール系抗真菌薬は，真菌細胞膜成分のエルゴステロールの生合成を阻害して，真菌増殖を抑える．

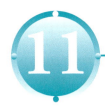

11 消化器疾患

A 消化器系器官の名称と位置

消化器系の臓器には，消化管と肝臓，胆嚢および膵臓が含まれる．消化管は，口腔，食道，胃，小腸，大腸よりなる．肝臓は，栄養物の処理，加工および貯蔵を行うほか，体の成分の代謝や外来から取り入れた成分の解毒などにもかかわっている．胆嚢や膵臓は，主に食物成分の消化にかかわる臓器である．

消化器系器官の名称と位置を図11・1に示した．口腔から肛門までは1本の管であるが，それに付随する形で，食物の消化吸収にかかわる肝臓，胆嚢および膵臓が位置している．

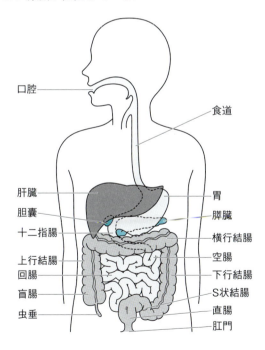

図11・1　消化器系器官の名称と位置

> **消化器疾患によくみられる諸症状**　　コラム
>
> **腹痛**：腹痛は，内臓痛，体性痛および関連痛に大別され，これらはおのおのの発生機序が異なる．内臓痛は臓器の拡張や収縮によって起こるが，体性痛は炎症などの刺激によって内臓を取り巻く知覚神経が反応して生じる．一方，関連痛は，内臓痛が脊髄内で近辺の線維に伝達されて生じる．腹痛は通常，消化器の炎症，閉塞，虚血などによって起こるが，狭心症や尿路結石など消化器以外の臓器障害によって起こる場合もある．
>
> **悪心・嘔吐**：本章のH参照．
>
> **吐血**：肉眼的に認められる血液を含んだ吐物を嘔吐すること．胃潰瘍，十二指腸潰瘍，食道静脈瘤あるいは胃癌など重篤な症状が原因となることが多い．
>
> **下痢**：水分が増した便を排泄することをいう．通常，便の水分は60〜70％であるが，下痢の場合は80〜90％が水分となる．腸管で吸収されない物質によって腸管内浸透圧が高まって起こる浸透圧性下痢，腸管からの分泌物が増えて起こる分泌性下痢，腸管通過時間の異常で起こる下痢の3種に大別される．
>
> **血便**：消化性潰瘍，炎症性腸疾患あるいは大腸癌などが原因で，消化管内に出血が起き，便に血液が混入して生ずる．炎症性腸疾患の潰瘍性大腸炎では，粘液と血液が混じった粘血便 mucous and bloody stool も特徴的な症状の1つである．
>
> **黄疸**：高ビリルビン血症によって，胆汁色素のビリルビンの黄色調が皮膚や粘膜を通して現れる症状である．血清の総ビリルビン濃度の基準値は0.2〜1.2 mg/dLであるが，2〜3 mg/dLを超えると黄疸の症状がみられ，3〜10 mg/dLでは臨床上黄疸が明白となる．黄疸の原因はさまざまであるが，ビリルビンの過剰産生，肝細胞へのビリルビン摂取障害，ビリルビン抱合障害，ビリルビン排泄障害あるいは胆管病変などが主な原因としてあげられる．

SBO・胃食道逆流症について，病態（病態生理，症状等）・薬物治療（医薬品の選択等）を説明できる．

B 胃食道逆流症　gastro esophageal reflux disease，GERD

❶ 病態生理

　胃の内容物は，逆流しないように食道と胃の間にある下部食道括約筋によりせき止められている．しかし，坐位や立位でいるときに，下部食道括約筋の弛緩が長く続いたり，ストレスなどで機能不全の状態になると，内容物を抑えきれず，酸，ペプシン，ときには膵液などが食道に逆流して，食道の炎症を誘発する．この病態が**胃食道逆流症**で，**逆流性食道炎**も本病態に含まれる．また加齢による食道の機能低下や，胃と食道の境界の筋肉の脆弱化などにより，胃液が食道側へ逆流しやすくなって発症することもある．

❷ 症　状

　胸やけや呑酸（胃酸が食道や口腔内に流れ込む状態）などの症状が現れ，内視鏡像では食道のびらんや潰瘍などの病態が観察される．症状は空腹時や夜間に多くみられる．またこれらの症状は，食後や脂っこいものを食べた後などにも起こりやすく，長期間にわたって持続することも少なくない．食道以外の症状として，のどの違和感，嗄声，咳込みなどの症状がみられることもある．

❸ 診 断

上部消化管内視鏡検査を行い，診断を確定する．典型的症状を有する患者に対して経験的治療（エンピリック・セラピー）を行い，これに反応する場合には胃食道逆流症と診断してそのまま治療を継続することもある．

❹ 治 療

治療薬としては**プロトンポンプ阻害薬（PPI）**[*1]（表11・1）が第一選択薬である．同薬にはオメプラゾール，ランソプラゾール，ラベプラゾールなどがあるが，効果はほぼ同等である．このほかに**H₂受容体遮断薬**[*2]も治療に用いられる（表11・1）．これらは消化性潰瘍治療薬とも共通するため，表11・3も参照されたい．

なお，高脂肪食を避け，暴飲暴食や早食いを控えるなど，食習慣を改善することも治療上重要である．また症状を悪化させないために，コーヒーやアルコールなどの刺激物を控えることも肝要である．

*1 PPI 【作用機序】胃壁細胞には，ヒスタミンH₂受容体，ガストリン受容体あるいはアセチルコリン受容体があり，これらにそれぞれのリガンドが結合することにより，最終的に胃壁細胞の胃管腔側に開口するプロトンポンプを刺激し，胃内に酸（プロトンH⁺）が分泌される．PPIは，いわばこの大本のプロトンポンプを阻害して胃酸分泌を強力に抑制することにより，抗消化性潰瘍作用を示す．

*2 H₂受容体遮断薬 【作用機序】上記ヒスタミンH₂受容体を特異的に阻害することにより，ヒスタミンによる胃酸分泌刺激を抑え，抗消化性潰瘍効果を示す．

表11・1 主な胃食道逆流症治療薬

分 類	薬 物	特徴・副作用
プロトンポンプ阻害薬	オメプラゾール	胃酸分泌抑制作用は強力である [重大な副作用] 汎血球減少症，無顆粒球症，溶血性貧血など
	ランソプラゾール	腸溶性製剤として用いられ，持続性がある．副作用は同上
	ラベプラゾール	速やかに効果を発揮する．ガストリン濃度への影響やリバウンドが少ない．副作用は同上
	エソメプラゾール	胃酸分泌抑制作用は強力である [重大な副作用] 汎血球減少症，無顆粒球症，劇症肝炎など
	ボノプラザン	カリウムイオンに競合してプロトンポンプを可逆的に阻害することで，酸分泌抑制作用を示す．胃酸分泌抑制作用の出現が早くかつ強力である [重大な副作用] 偽膜性大腸炎などの血便を伴う重篤な大腸炎
H₂受容体遮断薬	ファモチジン	内分泌系への影響がない [重大な副作用] 汎血球減少症，無顆粒球症，再生不良性貧血など
	ラニチジン	胃酸分泌抑制作用とともにペプシン分泌抑制作用もある．副作用は同上
	ラフチジン	持続的な胃酸分泌抑制作用と，胃粘膜防御因子増強作用がある [重大な副作用] 肝障害，黄疸，無顆粒球症など
	ニザチジン	胃酸分泌抑制作用と，消化管運動および唾液分泌を促進する作用をもつ [重大な副作用] 汎血球減少症，無顆粒球症，再生不良性貧血，肝障害など
	ロキサチジン	徐放製剤で，消化管粘膜保護作用をあわせもつ．副作用は同上

ポイント

- 胃食道逆流症は，下部食道括約筋の弛緩やストレスなどで食道が内容物を抑えきれず，酸やペプシンなどが食道に逆流して誘発される．
- 胸やけや呑酸（胃酸が食道や口腔内に流れ込む状態）などの症状が現れ，内視鏡像では食道のびらんや潰瘍などの病態が観察される．
- 典型的症状や上部消化管内視鏡検査所見により，診断を行う．
- 薬物療法では，プロトンポンプ阻害薬が第一選択薬である．
- 高脂肪食を避け，暴飲暴食や早食いを控えるなど，食習慣を改善することが予防や治療に重要である．

SBO・消化性潰瘍について，病態（病態生理，症状等）・薬物治療（医薬品の選択等）を説明できる．

C 消化性潰瘍　peptic ulcer

　消化性潰瘍は，胃酸によって活性化されたペプシンの消化作用によって，胃や十二指腸などの上部消化管の壁組織が消化，損傷を受ける疾病をいう．胃潰瘍と十二指腸潰瘍が最も一般的である．現代社会のストレス病などとも称されその発症に心因的背景が重要視されたが，H_2受容体遮断薬，プロトンポンプ阻害薬あるいはヘリコバクター・ピロリ（ピロリ菌）除菌薬などの登場で，近年治癒率は格段に向上した．

❶ 病態生理

　組織欠損が浅く粘膜筋板に到達しない場合はびらんといい，粘膜筋板より下層まで欠損が進行したものを消化性潰瘍という（図11・2）．消化性潰瘍の成因にはさまざまな説があるが，胃酸やペプシンなどいわゆる消化管にとっての攻撃因子と，消化管粘膜を保護する生体側の防御因子のバランスが，攻撃因子側に傾くことによって発症するというShay & Sunの説が，最も一般的に受け入れられている．胃潰瘍の成因は防御因子の弱体化であり，一方，十二指腸潰瘍の場合は攻撃因子の増強が背景にあるといわれている．またピロリ菌感染は，消化性潰瘍発症の重要な要因の1つである．表11・2には，これら攻撃因子と防御因子の代表的なものをあげた．

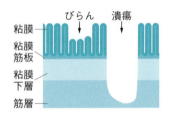

図11・2　消化性潰瘍

・ヘリコバクター・ピロリ感染症
☞ p.451

表11・2　消化管粘膜の防御因子と攻撃因子

防御因子	攻撃因子
粘膜・粘液バリアー 胃液分泌抑制機構 粘膜血流 粘膜内PGE_1	胃酸 ペプシン ガストリン 迷走神経緊張 ピロリ菌

❷ 症　状

　心窩部痛や上腹部痛などの腹痛が，最も頻繁にみられる症状である．消化性潰瘍における腹痛は一般的には空腹時に多いが，胃潰瘍では2～3割の症例が食直後に腹痛を訴える．十二指腸潰瘍の場合は空腹時腹痛，とくに夜間や早朝時の腹痛が多い．しくしくするような痛み，鈍い痛み，あるいは焼けるような痛みとして表現される．これら消化性潰瘍にみられる腹痛は，反復性かつ周期性である．

　胃潰瘍では，症状の進行に伴って吐血や下血がみられるが，吐血の場合は血液は黒褐色であり，血便は黒色タール状である．十二指腸潰瘍においても，黒色タール状便は特徴的症状の1つである．大量の出血でない場合は，便潜血検査によって便中の血液の存在を知ることもできる．

しかし炎症性腸疾患や大腸癌など，消化性潰瘍以外の疾患が原因で便潜血検査が陽性となることもあるので，その点を注意しておく必要がある．

・炎症性腸疾患 ☞ p.320
・大腸癌 ☞ p.485

❸ 診　断

上記症状を呈する患者に対し，X線検査や上部消化管内視鏡検査を行い，診断を確定する．また，ピロリ菌感染の有無は，内視鏡による生検中の菌同定や血液検査により行う．

❹ 治　療

消化性潰瘍における攻撃因子としての胃酸の分泌には，ヒスタミン，アセチルコリンおよびガストリンによる刺激が主な引き金となっている．そこでこれらの生理活性物質による刺激を抑える受容体遮断薬が，消化性潰瘍治療薬として有用である．また，胃粘膜を保護する胃粘膜防御因子増強薬や，制酸薬なども治療に用いられる．このような薬物を表11・3にまとめた．また，胃酸分泌の大本となるプロトンポンプの阻害薬（PPI）は，強力に胃酸分泌を抑えることにより，抗消化性潰瘍作用を示す（表11・3）．内視鏡検査生検によりピロリ菌が検出された場合は，除菌療法を行う．除菌には，アモキシシリン，クラリスロマイシンおよびPPIの3剤を併用する（表11・3）．

・PPI ☞ p.315
・ピロリ菌除菌療法 ☞ p.451

なお近年，クラリスロマイシン耐性のピロリ菌が増加しており，一時除菌の成功率は年々減少し，2007年以降では75％以下に低下している．そのため，上記一時除菌に失敗した症例では，クラリスロマイシンを原虫治療薬のメトロニダゾールに変更して二次除菌療法が実施される．二次除菌に用いる薬物としては，PPI，アモキシシリンおよびメトロニダゾールの3剤併用が一般的である．

ピロリ菌感染と消化性潰瘍　　　　　　　　　　　　　　　　　　　　　　　コラム

消化性潰瘍の発症や再発に，ピロリ菌感染が強く関連していることが，これまでの知見から明らかになっている．ピロリ菌はらせん型のグラム陰性微好気性細菌である．胃の粘液中に生息しているピロリ菌が，菌白体がもつウレアーゼによってアンモニアを生成し，これが消化管粘膜に傷害を与えると考えられているが，潰瘍発症に至る詳細なメカニズムは十分に解明されてはいない．しかし除菌に成功した症例では消化性潰瘍の再発率が顕著に低下していることから，ピロリ菌感染と消化性潰瘍発症・再発との関連は強く示唆されている．ピロリ菌除菌には，アモキシシリン，クラリスロマイシンおよびPPIの3剤併用療法が，標準的な治療法として臨床で用いられている．

表11・3 主な消化性潰瘍治療薬

薬物分類	主な薬物名	特徴・副作用
H$_2$受容体遮断薬	シメチジン	胃酸分泌抑制作用とともにペプシン分泌抑制作用もある [重大な副作用] 汎血球減少症，無顆粒球症，再生不良性貧血など
	ファモチジン，ラニチジン，ラフチジン，ニザチジン，ロキサチジン	☞ 表11・1
プロトンポンプ阻害薬 (PPI)	オメプラゾール，ランソプラゾール，ラベプラゾール，エソメプラゾール，ボノプラザン	☞ 表11・1
ムスカリン受容体遮断薬	ピレンゼピン	胃酸分泌抑制作用とともに，抗ガストリン作用や胃粘膜防御因子増強作用もある [副作用] 無顆粒球症のほか，口渇，便秘，下痢など
PGE$_1$誘導体	ミソプロストール	胃粘膜防御因子増強と攻撃因子抑制作用の双方を有する [副作用] 下痢，腹痛，肝障害など
胃粘膜防御因子増強薬	スクラルファート	ショ糖硫酸エステルアルミニウム塩で，胃粘膜保護作用とともに抗ペプシン作用，制酸作用などを有する [副作用] 便秘，発疹など
	レバミピド	胃粘膜のPG量を増加させ，胃粘膜保護作用を示す [副作用] 発疹，腹部膨満感，便秘など
	テプレノン	胃粘膜のPGE$_2$，PGI$_2$量を増加させ，胃粘膜保護作用を示す [副作用] 肝障害，黄疸，便秘など
配合剤	水酸化アルミニウムゲル・水酸化マグネシウム配合（マーロックス®）	制酸作用のほか，胃粘膜に付着して粘膜を保護する作用がある [副作用] 便秘，下痢など
	銅クロロフィリンナトリウム配合	制酸作用とともに，鎮痙・鎮痛作用，潰瘍修復作用がある [副作用] めまい，口渇，便秘，下痢など
ピロリ菌除菌薬	PPI	☞ 表11・1
	アモキシシリン	広域ペニシリン系抗菌薬で，ピロリ菌のほか，種々のグラム陽性・陰性細菌に効果を示す [重大な副作用] ショック，アナフィラキシー，皮膚粘膜眼症候群，多形紅斑など
	クラリスロマイシン	マクロライド系抗菌薬で，ピロリ菌のほか，種々のグラム陽性菌，マイコプラズマ，レジオネラなどに効果を示す [重大な副作用] 偽膜性大腸炎，肝障害，急性腎不全，皮膚粘膜眼症候群など
	メトロニダゾール	抗嫌気性菌薬に分類され，感染性腸炎やアメーバ赤痢の治療に用いられるが，ピロリ菌の二次除菌治療薬として適応となっている [重大な副作用] 中枢神経障害，末梢神経障害など

ポイント

- 消化性潰瘍は，胃酸によって活性化されたペプシンの消化作用によって，胃や十二指腸などの上部消化管の壁組織が消化，損傷を受ける疾病をいう．
- 組織欠損が浅く粘膜筋板に到達しない場合はびらんで，粘膜筋板より下層まで欠損が進行したものが消化性潰瘍である．
- 心窩部痛や上腹部痛などの腹痛が，最も頻繁にみられる症状である．
- 消化性潰瘍における腹痛は一般的には空腹時に多いが，胃潰瘍では2～3割の症例が食直後に腹痛を訴える．
- ピロリ菌感染は，消化性潰瘍発症の重要な要因の1つである．
- 症状を呈する患者に対し，上部消化管内視鏡検査を行い，診断を確定する．
- プロトンポンプ阻害薬，H$_2$受容体遮断薬，ピロリ菌除菌療法が治療に用いられる．

D 胃炎 gastritis

> SBO・胃炎について，病態（病態生理，症状等）・薬物治療（医薬品の選択等）を説明できる．

❶ 病態生理

ストレス，ピロリ菌感染，薬物の副作用，過度のアルコール摂取，胃粘膜防御因子の弱体化などが原因で胃粘膜に損傷が起き，周囲に炎症が起こる病態である．ストレスは，胃への血流の低下，胃酸分泌量の増加，胃粘膜の保護力と修復力の低下などを引き起こし，これらが胃炎の発症につながる．

❷ 症　状

胃炎には，びらん性と非びらん性がある．びらん性のほうが症状は重いが，組織欠損は粘膜にとどまり，粘膜筋板には到達しない（☞図11・2）．軽症では症状が現れにくいが，進行すると胃もたれ，胃痛，胃部の不快感，悪心・嘔吐などの症状を呈するようになる．急性胃炎では，腹痛や消化管出血などの突発的症状を発現することもある．慢性胃炎では，胃腺細胞が萎縮を起こす病態がみられる．

❸ 診　断

通常は，上記の症状から診断を行う．上部消化管内視鏡検査を行って，萎縮の進行度や広がりを観察し診断を確定する．

❹ 治　療

胃粘膜の保護力と修復力を増強させるスクラルファートやレバミピド，胃酸分泌を抑えるH_2受容体遮断薬[*2]やPPI[*1]などが，治療に用いられる（☞表11・3）．また内視鏡検査生検によりピロリ菌が検出された場合は除菌療法を行う．

[*1,2] ☞ p.315
・ピロリ菌除菌療法 ☞ p.317, 451

ポイント

- 胃炎は，胃粘膜に損傷が起き，周囲に炎症が起こる病態である．
- 胃炎の原因には，ストレス，ピロリ菌感染，薬物の副作用，過度のアルコール摂取，胃粘膜防御因子の弱体化などがある．
- 進行すると胃もたれ，胃痛，胃部の不快感，悪心・嘔吐などの症状を呈するようになる．
- 症状から診断を行うが，上部消化管内視鏡検査により萎縮の進行度や広がりを観察して診断を確定する．
- 治療には，胃粘膜の保護力と修復力を増強させるスクラルファートやレバミピド，胃酸分泌を抑えるヒスタミンH_2受容体遮断薬やPPIなどを用いる．
- ピロリ菌が検出された場合は，除菌療法を行う．

SBO・炎症性腸疾患（潰瘍性大腸炎，クローン病等）について，病態（病態生理，症状等）・薬物治療（医薬品の選択等）を説明できる．

E 炎症性腸疾患　inflammatory bowel disease

炎症性腸疾患には，**潰瘍性大腸炎**と**クローン病**がある．潰瘍性大腸炎の場合は病変が大腸に限局されているが，クローン病は口腔から肛門までの消化管内のいずれにも炎症性病変が起こり得る．いずれも致死的な疾患ではないが，原因には不明な部分が多く，副腎皮質ステロイド薬の治療に抵抗性を示す場合は難治性である．しかし近年，分子標的薬の登場により，治療成績は向上している．

❶ 分　類

a 潰瘍性大腸炎 ulcerative colitis

大腸粘膜および**粘膜下層**に炎症性病変によるびらんと潰瘍が形成される疾患で，原因は不明であるが自己免疫の関与が考えられている．病変は通常，直腸やS字結腸から口側に向かって**連続的**に進展する．患者の血清中には，抗大腸粘膜抗体が存在する．20歳前後の若い世代に好発し，発症の性差はない．

b クローン病 Crohn's disease

線維化や潰瘍を伴う肉芽腫性炎症性病変が，**口腔から肛門まで**のどの消化管にも起こり得る．病変部位は**非連続性**で，各部分に分かれて存在する．**縦走潰瘍**と特徴的な**敷石像**がみられる．潰瘍性大腸炎と同様，若年層に多い．原因は不明であるが，自己免疫の関与が考えられている．

❷ 症　状

a 潰瘍性大腸炎

腹痛，下痢，**粘血便**などの症状が，反復かつ持続して発現する．また，発熱，全身倦怠感，体重減少などの全身症状もみられる．これらの症状は，寛解と増悪を繰り返す．なお，潰瘍性大腸炎の重症度に基づく分類を表11・4に示した．

表11・4　重症度別にみた潰瘍性大腸炎の分類

	排便回数	顕血便	発熱	頻脈	貧血	ESR
軽症	4回以下	±	−	−	−	正常
中等症	各指標は軽症と重症の間					
重症	6回以上	⧣	37.5℃以上	90回/分以上	Hb：10 g/dL以下	30 mm/時以上

−は，37.5℃以上の熱がない，90回/分以上の頻脈がない，またはHb：10 g/dL以下の貧血がないことを示す．

- Hb ☞ p.5
- ESR ☞ p.6

b クローン病

潰瘍性大腸炎と同様，腹痛，下痢，発熱，全身倦怠感，体重減少などが主な症状である．下痢は長期にわたって持続する．また肛門部の病変（痔瘻）はクローン病の典型的な症状の1つである．

❸ 診 断
ⓐ 潰瘍性大腸炎
大腸内視鏡検査により，大腸粘膜のびまん性病変や粘膜の血管透見像の消失などの特徴的病変を検出する．

ⓑ クローン病
大腸内視鏡検査により，主要所見として縦走潰瘍または敷石像が認められる症例は確定診断例となる．また，主要所見として非乾酪性類上皮細胞肉芽腫が認められ，かつ以下の副所見のうちaまたはbを有する場合，さらに，副所見a，bおよびcのすべてを有する場合も，確定診断例となる．
  a 消化管の広範囲に認める不整形～類円形潰瘍またはアフタ
  b 特徴的な肛門病変
  c 特徴的な胃・十二指腸病変

❹ 治 療
ⓐ 潰瘍性大腸炎
原因不明であるため根治は難しく，寛解導入とその維持に治療の目標がおかれる．生活環境からストレスを除くことは重要だが，食事の内容はクローン病ほどに限定する必要はなく，脂肪分の摂取を控えるほかはバランスよい内容となっていればよい．薬物療法については，厚生労働省から重症度別に指針が出ている．

安静およびストレスからの回避が重要であるが，これに加えて表11・5に示す薬物が治療に用いられている．まず寛解導入療法において，**サラゾスルファピリジン**[*3]は，軽症・中等症に対する第一選択薬である．中等症・重症例では，プレドニゾロン[*4]やメチルプレドニゾロンなどの**副腎皮質ステロイド薬**投与が必要である．経口で短期大量投与するのが原則であるが，外来治療では30～40 mg/日にとどめる．このほか，ブデソニド注腸剤およびベタメタゾンの注腸剤と坐剤が適応承認されている．また，中等症・重症例の寛解導入にはインフリキシマブも用いられている．

*3 **サラゾスルファピリジン** 【作用機序】免疫細胞からのIL-1，IL-2，あるいはIL-6などのサイトカインの産生を抑制し，炎症を鎮める作用がある．経口投与後や直腸内投与後に大腸に達すると，腸内細菌によって5-アミノサリチル酸（5-ASA）とスルファピリジンに解離されるが，5-ASAが潰瘍性大腸炎に対する活性成分として働き，治療効果を示す．

*4 **プレドニゾロン** 【作用機序】合成副腎皮質ステロイド薬で，強力な抗炎症作用および免疫抑制作用を示し，アレルギー反応にかかわる免疫系細胞の活性や各種炎症性サイトカインの産生を抑える．長期投与すると，感染症，消化性潰瘍，骨粗鬆症，緑内障，白内障などの副作用を生じる．

表11・5 主な潰瘍性大腸炎治療薬

分 類	薬 物	作用・副作用・特徴など
炎症性腸疾患治療薬	メサラジン	炎症の進展と組織傷害を抑える．重篤な肝・腎障害には禁忌
	サラゾスルファピリジン	T細胞やマクロファージからのサイトカイン産生を抑え炎症を抑制する．体内で，活性体の5-アミノサリチル酸となって作用を示す
代謝拮抗薬	アザチオプリン	リンパ球のプリン代謝に拮抗して免疫抑制作用を示す．ステロイド依存性の症例に対し，寛解導入を目的として用いられる．骨髄抑制などの副作用がある
副腎皮質ステロイド薬	プレドニゾロン	合成副腎皮質ステロイドで，強力な抗炎症作用と免疫抑制作用により炎症性病変の進展を抑える．感染症や消化性潰瘍など副作用は多岐にわたる
抗体薬	インフリキシマブ	抗ヒトTNF-αモノクローナル抗体．TNF-αに特異的に結合してその作用を抑えることにより，抗炎症作用を示す．中等症～重症の潰瘍性大腸炎に適応となる．重篤な感染症や活動期の結核には禁忌である
	アダリムマブ	完全ヒト化抗TNF-αモノクローナル抗体．重篤な感染症や活動期の結核には禁忌である

*5 **タクロリムス**【作用機序】免疫細胞内の FK binding protein (FKBP) というタンパク質と結合し，この FKBP-タクロリムス複合体がカルシニューリン活性を阻害することにより，活性化 T 細胞からの IL-2 などのサイトカインの産生を抑制する．

*6 **抗 TNF-α 抗体薬**【作用機序】炎症性腸疾患の炎症性病態発現や進行に深くかかわる炎症性サイトカインの一種である TNF-α に特異的に結合し，その作用を抑制して炎症を抑える．これらの作用は主に，可溶型 TNF-α に対する中和作用，受容体に結合した TNF-α の解離作用，および TNF-α 産生細胞に対する細胞傷害作用の 3 点に基づく．インフリキシマブはヒト TNF-α に対するキメラ型モノクローナル抗体で，マウスタンパク質を 25％含む．一方アダリムマブは，ヒト TNF-α に対する完全ヒト化モノクローナル抗体である．

・結核 ☞ p.445

　このほかに精神安定薬の使用も有効である．副腎皮質ステロイド薬や免疫抑制薬でも治療効果の低い難治症例や，大腸穿孔，急性腹膜炎，あるいは大量出血などの重症例に対しては，大腸の外科的切除術も行われる．またステロイド抵抗性症例に対しても寛解導入が可能な治療法として，白血球・顆粒球除去療法や，タクロリムス*5 などの免疫抑制薬の使用も行われる．各種内科的治療が功を奏さない場合，外科的治療として大腸の切除術を行う．なお，寛解維持療法には 5-アミノサリチル酸 (5-ASA) の経口投与を行うのが一般的である．

b クローン病

　原因が明らかでないため，根治療法はないのが現状である．主な内科的治療法として，栄養療法と薬物療法があるが，第一選択は栄養療法であり，薬物療法はあくまでも補助的に用いられる．腸管の栄養状態改善を目的として，経腸栄養法を行う．クローン病治療薬を表 11・6 に示すが，これらは潰瘍性大腸炎治療薬と一部重複する．インフリキシマブやアダリムマブなどの**抗 TNF-α 抗体薬***6 は，活動期の結核患者には禁忌である．またこれらの抗体医薬は，使用中も結核発症の恐れがあるため，ツベルクリン検査を行い，疑いがある場合は胸部 CT 検査を実施して発症の有無に注意する．なお，狭窄，膿瘍，瘻孔などの合併症例では，外科的治療を行う．

表 11・6　主なクローン病治療薬

分　類	薬　物	作用・副作用・特徴など
炎症性腸疾患治療薬	サラゾスルファピリジン，メサラジン	☞ 表 11・5
代謝拮抗薬	アザチオプリン	☞ 表 11・5．ステロイド依存性のクローン病の寛解導入に適応となる
副腎皮質ステロイド薬	プレドニゾロン	☞ 表 11・5
抗体薬	インフリキシマブ	☞ 表 11・5．クローン病の治療および維持療法，あるいは中等症〜重症の活動期のクローン病に適応となる
	アダリムマブ	☞ 表 11・5．クローン病の治療および維持療法，あるいは中等症〜重症の活動期のクローン病に適応となる
経腸栄養剤	エレンタール®	デキストリンとアミノ酸で構成される，脂肪をほとんど含まない経腸栄養剤．重症糖尿病や，副腎皮質ステロイド大量投与で糖代謝異常が疑われる場合は禁忌

ポイント

- 炎症性腸疾患には，潰瘍性大腸炎とクローン病がある．潰瘍性大腸炎は病変が大腸に限局されているが，クローン病は口腔から肛門までの消化管内のいずれにも炎症性病変が起こり得る．
- 潰瘍性大腸炎では，腹痛，下痢，粘血便などの症状が，反復かつ持続して発現する．また，発熱，全身倦怠感，体重減少などの全身症状もみられ，これらの症状は寛解と増悪を繰り返す．

- クローン病の主症状は腹痛，下痢，発熱，全身倦怠感，体重減少で，下痢は長期にわたって持続する．
- 肛門部の病変（痔瘻）はクローン病の典型的な症状である．
- 潰瘍性大腸炎では，大腸内視鏡検査により，大腸粘膜のびまん性病変や粘膜の血管透見像の消失などの特徴的病変がみられる．
- クローン病では，大腸内視鏡検査により，縦走潰瘍や敷石像などの典型的病態が認められる．
- 潰瘍性大腸炎治療薬はサラゾスルファピリジン，副腎皮質ステロイド薬，タクロリムスなど．脂肪分の摂取を控え，バランスのよい食事をとる．
- クローン病は，原因が明らかでないため根治療法はないが，主な内科的治療法として，栄養療法と薬物療法がある．インフリキシマブやアダリムマブなどの抗TNF-α抗体薬が有効である．
- 抗TNF-α抗体薬は，活動期の結核患者には禁忌である．

F 過敏性腸症候群　irritable bowel syndrome

SBO・機能性消化管障害（過敏性腸症候群を含む）について，病態（病態生理，症状等）・薬物治療（医薬品の選択等）を説明できる．

❶ 病態生理

心理的な要因によって，腹痛を伴う便通異常をきたす症候群である．社会環境や生活環境の変化によるストレスなどが引き金になっていることが多い．腸管とくに大腸の機能が過敏となり，腹痛，下痢，便秘などを起こす．多くは，心因性の自律神経失調により発症する．腸管の器質的障害はないため，通常臨床検査値などにも異常は認められない．

❷ 症　状

食後に腹痛が起き，排便によって症状が軽快する場合が多い．大腸収縮の頻度が健常者に比べて高く，また摂食で誘発される大腸運動も異常なパターンを示す．

❸ 診　断

腸管の器質的疾患が除外されたうえで，過敏性腸症候群と診断される．日本消化器病学会が推奨するRome Ⅲ（表11・7）基準に基づき診断を行うことが推奨される．

表11・7　Rome Ⅲ基準における過敏性腸症候群の診断基準

過去3ヵ月間，月に3日以上にわたって腹痛や腹部不快感*が繰り返し起こり，次の項目の2つ以上がある．
1. 排便によって症状が軽快する
2. 発症時に排便頻度の変化がある
3. 発症時に便性状（外観）の変化がある

6ヵ月以上前から症状があり，最近3ヵ月間は上記症状を満たしていること．

*腹部不快感は，痛みとは表現されない不快な感覚を意味する．病態生理学的研究や臨床研究に際しては，週に2日以上の痛みあるいは不快症状があるものを適格症例とする．

❹ 治 療

発症や病態の悪化の要因となっている心理的な背景を取り除くことが重要であるが，患者の不安や緊張感を軽減するために抗不安薬や抗うつ薬を用いる．また腸管運動の抑制や腹痛の軽減を目的として，抗コリン薬も用いられる．そのほか症状にあわせ，便水分を調節する薬物，下痢止めあるいは整腸薬を併用する（表11・8）．

表11・8 主な過敏性腸症候群治療薬

分 類	薬 物	特徴・副作用・注意点など
抗不安薬	オキサゾラム ジアゼパム	長時間型ベンゾジアゼピン系抗不安薬 [副作用] 依存性や錯乱など
5-HT₃受容体遮断薬	ラモセトロン	強力かつ選択的な 5-HT₃受容体遮断薬で，下痢型過敏性腸症候群に適応となる
抗コリン薬	メペンゾラート	鎮痙作用をもつ [禁忌] 緑内障や前立腺肥大症
その他	ポリカルボフィルカルシウム 酪酸菌製剤（ミヤBM®）	水分を吸収して膨潤・ゲル化する．便水分をコントロールする 整腸作用，腸管病原菌の発育抑制作用がある

ポイント

- 過敏性腸症候群は心理的な要因によって，腹痛を伴う便通異常をきたす症候群で，社会環境や生活環境の変化によるストレスなどが引き金になっていることが多い．
- 食後に腹痛が起き，排便によって症状が軽快する場合が多い．
- 心理的な背景を取り除くことが治療に重要であるが，患者の不安や緊張感を軽減するために抗不安薬や抗うつ薬を用いる．
- 抗不安薬，5-HT₃受容体遮断薬，抗コリン薬などが治療に用いられる．
- ポリカルボフィルカルシウムは，水分を吸収して膨潤・ゲル化させ，便水分をコントロールする．

SBO・便秘・下痢について，病態（病態生理，症状等）・薬物治療（医薬品の選択等）を説明できる．

- 痔 ☞ p.328
- 直腸癌 ☞ p.485（大腸癌）
- 食中毒 ☞ p.346
- 過敏性腸症候群 ☞ p.323
- 炎症性腸疾患 ☞ p.320

G 便秘・下痢 constipation, diarrhea

❶ 病態生理・症状

便秘とは，排便の回数が減ることであり，一方，下痢とは，便の水分量が増して泥状～水様になった状態をいう．

便秘の多くは腸の器質的障害によるものではないが，痔，直腸癌，イレウスなど治療が必要な場合もある．これらの疾患では，急に便秘になったり便に血が混じるなどの症状が現れる．

一方，下痢の原因はさまざまで，感染症，食中毒，過敏性腸症候群，炎症性腸疾患（潰瘍性大腸炎，クローン病）など，重大な疾患が背景にある場合もある．このような疾患では，腹痛，発熱，粘血便，身体が痩せてくるなどの症状が現れる．

❷ 診 断

実地診療では，患者が便秘と悩んでいてもそれを診断できないことが多い．便秘や下痢を繰り返す患者に対しては，上記の各種基礎疾患が背景にあることも考えられるため，症状を把握した後に，疑われるそれぞれの疾患に対する適切な検査（本章の各疾患「診断」の項参照）を行い，基礎疾患の診断を確定する．

❸ 治 療

便秘：多くの便秘は，生活習慣の改善により回復を図る．慢性便秘に使われる薬物は多岐にわたるが，酸化マグネシウム*7，ルビプロストン*8，センノシド*9，ピコスルファート*10，ビサコジル*11などがよく用いられる．痔，直腸癌，イレウスなど，器質的障害を伴う場合は，原因となる疾患に応じた治療を行う．

下痢：対症療法としては，反復する下痢によって失われた水分と塩類を補い，脱水状態を回避することが重要である．止痢薬としては，ロペラミド*12，ベルベリン*13，タンニン酸アルブミン*14が用いられる．また感染症，食中毒，過敏性腸症候群，炎症性腸疾患など，原因が特定できた場合には，それぞれに応じた治療薬（本章の各疾患「治療」の項参照）を用いる．

*7 **酸化マグネシウム**【作用機序】制酸薬，緩下薬であり，とくに硬便による排便困難症状が強い場合に有効である．

*8 **ルビプロストン**【作用機序】小腸で腸液の分泌を促進させ，便を柔軟化させて排便を促す．分泌型便秘薬．腸閉塞の患者には禁忌．またPG製剤であるため，妊婦にも禁忌である．

*9 **センノシド**【作用機序】腸内細菌によりセンノシドからレインアンスロンが生成され，これが大腸の蠕動運動を刺激して便通が起こる．けいれん性便秘などには禁忌である．

*10 **ピコスルファート**【作用機序】大腸刺激性瀉下薬で，腸内細菌叢由来のスルファターゼの作用で発生するジフェノール体が，大腸粘膜を刺激して瀉下作用を示す．

*11 **ビサコジル**【作用機序】大腸刺激性瀉下薬で，結腸や直腸の粘膜に選択的に作用し，蠕動運動を促進させて瀉下作用を示す．

*12 **ロペラミド**【作用機序】オピオイド受容体作動薬．モルヒネと同様の機序で腸筋神経叢の活性を低下させ，アセチルコリンの分泌を抑えることにより，腸壁平滑筋を弛緩させ食物の滞留時間を延長し，下痢を抑制する．

*13 **ベルベリン**【作用機序】腸内有害細菌に対する殺菌作用，有害アミン生成酵素阻害による腸内の腐敗・発酵抑制作用，下痢時に亢進した腸蠕動運動の是正効果などにより，下痢を抑制する．

*14 **タンニン酸アルブミン**【作用機序】タンニン酸が腸管内のタンパク質と結合して保護膜をつくり，腸管の炎症を抑えて種々の刺激から腸管粘膜を保護し，過剰な腸の運動を抑えて下痢を抑制する．

ポイント

- 便秘は排便の回数が減ることであり，下痢は便の水分量が増して泥状〜水様になった状態をいう．
- 慢性便秘の治療には，酸化マグネシウム，ルビプロストン，センノシドなどが用いられる．
- 下痢の対症療法では，反復する下痢によって失われた水分と塩類を補い，脱水状態を回避することが重要である．
- 下痢の原因として，感染症，食中毒，過敏性腸症候群，炎症性腸疾患などが特定できた場合には，それぞれに応じた治療法を施行し，治療薬投与を行う．

> SBO・悪心・嘔吐について，病態（病態生理，症状等）・薬物治療（医薬品の選択等）を説明できる．

H 悪心・嘔吐　nausea, emesis

❶ 病態生理

　悪心・嘔吐は，中枢神経の嘔吐中枢が刺激された結果，迷走神経，交感神経，体性運動神経を介して起こる生体反応である．原因が中枢性のものと末梢性のものがある．

　中枢性嘔吐の原因としては，化学受容器引金帯（CTZ）を介するものや脳圧亢進を伴う脳疾患，あるいはてんかんなどの精神神経疾患などがある．一方，末梢性嘔吐は，メニエール病などの迷路疾患によるもの，消化器疾患によるもの，循環器疾患によるものなど，要因がさらに多岐にわたる．

❷ 症　状

　悪心はいわゆる吐き気のことで，嘔吐の前に咽頭や心窩部に感じる不快感をさすが，必ずしも嘔吐を伴うわけではない．延髄の嘔吐中枢が刺激されて起こる．原因はさまざまであるが，消化器疾患で最も頻繁にみられる．がん化学療法薬などの薬物の副作用で現れることもある．

　嘔吐は胃内容物が強制的に口外へ排出される運動で，延髄の嘔吐中枢が刺激されることによって起こる．消化器疾患などに基づく内臓からの刺激が，迷走神経，交感神経を介して，最終的に嘔吐中枢を刺激する．しかしこれら末梢からの刺激だけではなく，大脳皮質からの刺激も嘔吐中枢を刺激し得る．がん化学療法薬などの薬物の副作用で現れることもある．

❸ 診　断

　悪心・嘔吐を引き起こす要因は上記のようにさまざまであるので，おのおのの基礎疾患を診断することが肝要である．

❹ 治　療

　悪心・嘔吐の原因によって，中枢性制吐薬と末梢性制吐薬を使い分けるが，中枢と末梢の双方に作用して制吐効果を示すものもある．がん化学療法の副作用である悪心・嘔吐の治療薬としては，5-HT$_3$受容体遮断薬やニューロキニン1（NK$_1$）受容体遮断薬が用いられる．これら制吐薬の詳細を表11・9にまとめた．

表11・9 主な制吐薬

分類	小分類	薬物	作用・特徴・副作用など
中枢性制吐薬	フェノチアジン系薬	クロルプロマジン	ドパミン受容体遮断薬でCTZを抑制する ［重大な副作用］悪性症候群や再生不良性貧血など
	H₁受容体遮断薬	プロメタジン	抗アレルギー薬であるが、ドパミン受容体遮断薬でCTZを抑制する効果もあわせもつ
末梢性制吐薬	副交感神経系遮断薬	アトロピン	抗コリン作用により鎮痙、消化管運動を抑制し、末梢性に制吐作用を示す ［禁忌］緑内障、前立腺肥大による排尿障害
		ブチルスコポラミン	鎮痙、消化管運動抑制作用により、末梢性に制吐作用を示す
	胃腸機能調整薬	モサプリド	5-HT₄受容体刺激薬で、消化管運動機能を改善し、悪心・嘔吐に用いられる
		トリメブチン	オピオイド作動薬で、胃腸両方に作用し、鎮吐作用を示す ［重大な副作用］肝障害、黄疸
中枢性、末梢性制吐薬	D₂受容体遮断薬	メトクロプラミド	中枢性および末梢性の両面から、制吐作用を示す。長期連用で錐体外路症状を示すことがある
		ドンペリドン	上部消化管並びにCTZに作用し、抗ドパミン作用により制吐作用を示す
がん化学療法時の悪心・嘔吐に対する薬物	5-HT₃受容体遮断薬	オンダンセトロン	腸クロム親和性細胞のセロトニン5-HT₃受容体を特異的に遮断し、末梢性に嘔吐を抑制する。抗がん薬投与時の悪心・嘔吐に適応となる
		グラニセトロン	同上。抗がん薬投与時および放射線照射時の悪心・嘔吐に適応となる
		ラモセトロン	同上。作用はより強力かつ持続的である
		アザセトロン	同上。one shot静脈内投与が可能な製剤である
		パロノセトロン	同上。半減期が長く効果は持続的である
	ニューロキニン1(NK₁)受容体遮断薬	アプレピタント	中枢のニューロキニン1(NK₁)受容体を特異的に阻害し、嘔吐を抑制する。抗がん薬投与時の悪心・嘔吐(遅発期を含む)に適応となる ［重大な副作用］皮膚粘膜眼症候群

> **ポイント**
>
> - 悪心・嘔吐は、中枢神経の嘔吐中枢が刺激された結果、迷走神経、交感神経、体性運動神経を介して起こる生体反応で、原因が中枢性のものと末梢性のものがある。
> - 中枢性嘔吐は、化学受容器引金帯(CTZ)を介するものや脳圧亢進を伴う脳疾患、あるいはてんかん等の精神神経疾患などが要因となる。
> - 末梢性嘔吐は、メニエール病などの迷路疾患によるもの、消化器疾患によるもの、循環器疾患によるものなど、要因が多岐にわたる。
> - 治療薬は、悪心・嘔吐の原因によって、中枢性制吐薬と末梢性制吐薬を使い分けるが、中枢と末梢の双方に作用して制吐効果を示すものもある。
> - がん化学療法の副作用である悪心・嘔吐の治療薬としては、5-HT₃受容体遮断薬やニューロキニン1(NK₁)受容体遮断薬が用いられる。

SBO・痔について，病態（病態生理，症状等）・薬物治療（医薬品の選択等）を説明できる．

I 痔 hemorrhoids

❶ 病態生理

痔には，主にいぼ状の腫れができる痔核（いぼ痔ともいう），肛門の皮膚が切れる裂肛（きれ痔ともいう），および肛門に膿のトンネルができる痔瘻の3種類がある．これらは，便秘や下痢，排便時の「いきみ」，座りっぱなしの姿勢，などが原因で起こる．

❷ 分類・症状

（1）痔 核

痛みを感じることは少ないが，排便時に出血がみられ，ときには多量の出血が起こることがある．炎症が進むと痛みを感じるようになる．

（2）裂 肛

肛門が切れる病態で，肛門上皮の知覚神経が刺激されるため排便時に強い痛みがあるものの，出血は少ない．

（3）痔 瘻

肛門の周囲に膿瘍ができて，患部がズキズキ痛む．慢性化すると，直腸と皮膚を通す膿のトンネルができ，そこから膿が排出される．

❸ 診 断

視診，触診，あるいは肛門内に指を入れて直腸・肛門指診を行い，診断する．必要に応じ，肛門鏡検査，便潜血検査，大腸内視鏡検査などを行い，診断を確定する．

❹ 治 療

日常習慣や排便習慣の改善を行いつつ，薬物療法や外科的治療を施す．以下，各病型分類ごとに治療法を示す．

（1）痔 核

ヒドロコルチゾン・フラジオマイシン等配合などの副腎皮質ステロイド薬を，軟膏や坐剤として用いる．これはとくに，腫脹，疼痛，あるいは出血のある急性炎症の時期に有効である．トリベノシド[15]やブロメライン・ビタミンE配合[16]は炎症性浮腫の緩和に用いる．

（2）裂 肛

下痢や便秘を起こさないような食事を指導して便通を調節し，肛門の衛生管理，および外用副腎皮質ステロイド薬による治療などの保存的治療を行う．その他，局所用Ca拮抗薬[17]やボツリヌス毒素[18]などの薬物による治療法もあるが，保存的治療のほうが一般的である．

（3）痔 瘻

自然治癒することはまれで，基本的には外科的治療が適応となる．

---

[15] **トリベノシド**【作用機序】循環改善薬で，抗浮腫作用により内痔核に伴う出血や腫脹に有効である．

[16] **ブロメライン・ビタミンE配合**【作用機序】炎症を抑えるとともに，微小循環賦活作用を有し，痔核の腫脹や疼痛の改善に有効である．

[17] **局所用Ca拮抗薬**【作用機序】静止肛門管圧を低下させて，膿瘍を抑える．頭痛，紅潮，症候性低血圧などの副作用がある．

[18] **ボツリヌス毒素**【作用機序】末梢性筋弛緩作用があり，神経筋接合部でアセチルコリンによる信号伝達を長時間阻害する．平均静止肛門管圧を低下させて膿瘍をおさめることにより，裂肛に効果を示す．

ポイント

- 痔には，いぼ状の腫れができる痔核（いぼ痔ともいう），肛門の皮膚が切れる裂肛（きれ痔ともいう），肛門に膿のトンネルができる痔瘻の3種類がある．
- 視診，触診，あるいは肛門内に指を入れて直腸・肛門指診を行い，診断する．
- 日常習慣や排便習慣の改善を行いつつ，薬物療法や外科的治療を施す．
- 痔核には，副腎皮質ステロイド薬を軟膏や坐剤として用いる．
- 裂肛には，下痢や便秘を起こさないような食事を指導して便通を調節し，肛門の衛生管理および外用副腎皮質ステロイド薬による治療などの保存的治療を行う．
- 痔瘻では外科的治療が適応となる．

J 消化管アレルギー gastrointestinal allergy

> SBO・消化管アレルギーについて，病態（病態生理，症状等）・薬物治療（医薬品の選択等）を説明できる．

❶ 病態生理

消化管アレルギーは特定の食品を摂取することにより，免疫反応を介して消化管症状を中心にアレルギー反応が誘発される病態である．牛乳，鶏肉，米，大豆が消化管アレルギーの主なアレルゲン（アレルギーの原因となる物質）といわれる．乳幼児や小児に多く，アナフィラキシーショックから死に至る場合もあるため，患者や周囲の人たちが，患者のアレルギーの原因となる食物成分を知っておくことが重要である．

アレルギーの発症機序としては，IgE を介する即時型（Ⅰ型）アレルギー反応が考えられるが，抗体を介さない遅延型過敏反応（Ⅳ型アレルギー反応）の関与も示唆されている．

・アレルギー ☞ p.110

❷ 症 状

腹痛，下痢，下血，嘔吐などの消化管症状が現れる．新生児や乳児では，哺乳力の減少，体重増加不良，不活発といった症状もみられる．重症例では，イレウスや発達障害も起こる．

❸ 診 断

新生児や乳児の場合は，厚生労働省難治性疾患研究班その他による，「新生児-乳児消化管アレルギー診断治療指針（2016年）」に基づく．

原因食物の負荷試験による症状誘発，または消化管組織検査による他疾患の除外および好酸球増加の証明，のいずれか1つを満たすことで確定診断を行う．これらが困難な場合は以下の手順に従って診断を進める．

①症状から本症を疑う，②検査による他疾患との鑑別，③治療乳へ変更し症状消失を確認，④1ヵ月ごとに体重増加の確認（体重曲線を描くこと），⑤確定診断および離乳食開始のための負荷試験

❹ 治　療

上記の診断法によりアレルゲンを特定し，アレルゲンを含む食事を控えることが最も重要である．症状が重症であれば絶食，輸液で治療を開始し，症状がおさまってから輸液による栄養補給を開始する．即時型（Ⅰ型）アレルギー反応が関与する場合は，抗ヒスタミン薬[*19]（H₁受容体遮断薬）が治療に用いられる．重症例で，食事療法のみでは改善が困難な場合には，一時的なプレドニゾロン[*4]の経口投与を行う．

*19 抗ヒスタミン薬【作用機序】
ヒスタミンH₁受容体を特異的に遮断し，即時型（Ⅰ型）アレルギー反応により，肥満細胞などから放出されるヒスタミンの作用（血管拡張，組織液浸潤，血圧低下，気管支収縮，下痢誘発など）を抑制する．
*4 ☞ p.321

> **ポイント**
> - 特定の食品を摂取することにより，免疫反応を介して消化管症状を中心にアレルギー反応が誘発される病態である．
> - 牛乳，鶏肉，米，大豆などが，主なアレルゲンである．
> - 腹痛，下痢，下血，嘔吐などの消化管症状が主で，さらに新生児や乳児では哺乳力の減少，体重増加不良，不活発などの症状もみられる．
> - 原因食物の負荷試験による症状誘発，または消化管組織検査による他疾患の除外および好酸球増加の証明，のいずれか1つを満たすことで確定診断を行う．
> - アレルゲンを特定してアレルゲンを含む食事を控え，症状が重症であれば絶食，輸液で治療を開始し，症状がおさまってから輸液による栄養補給を開始する．
> - Ⅰ型アレルギー反応が関与する場合は，抗ヒスタミン薬を治療に用いる．
> - 重症例で，食事療法のみでは改善が困難な場合には，一時的なプレドニゾロンの経口投与を行う．

SBO・肝疾患（肝炎，肝硬変（ウイルス性を含む），薬剤性肝障害）について，病態（病態生理，症状等）・薬物治療（医薬品の選択等）を説明できる．

K 肝疾患

K-1　肝　炎

肝炎は，肝実質組織の炎症である．原因別にみた場合，ウイルス感染によるもののほか，アルコール性肝炎，薬剤性肝炎，あるいは自己免疫性肝炎などがある（図11・3）．肝炎を引き起こす主なウイルスとその特徴を表11・10にまとめた．

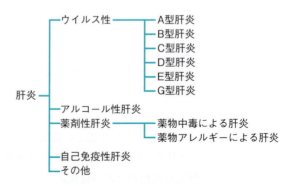

図11・3　原因別にみた肝炎の分類

表11・10　肝炎を引き起こす主なウイルスとその特徴

特徴など	原因となるウイルス		
	A型肝炎ウイルス	B型肝炎ウイルス	C型肝炎ウイルス
ウイルス肝炎の種類	A型肝炎	B型肝炎	C型肝炎
ウイルス核酸	RNA	DNA	RNA
感染経路	経口	血液，母子	血液，母子
潜伏期間	1ヵ月	1～6ヵ月	1～3ヵ月
慢性化の有無	無	有	有
劇症肝炎発症の有無	有	有	まれ
肝癌の有無	無	有	有

K-1-1　急性肝炎

❶ 病態生理

肝炎ウイルスにより発症する場合が多いが，大量飲酒によって誘発されるアルコール性肝炎，あるいは薬物中毒や薬物アレルギーによって生じる薬剤性肝炎の場合でも急性肝炎となり得る．

ウイルス性の場合，原因ウイルスとしては現在，A型（hepatitis A virus, HAV），B型（HBV），C型（HCV），D型（HDV），E型（HEV）およびG型（HGV）の6種が知られている．A型とE型は経口感染し，その他は主として血液感染である．しかしいずれの場合も劇症化[20]し得る．ウイルス性の急性肝炎は，通常1～2ヵ月の間に治癒するが，B型，C型，D型およびG型肝炎ウイルスによる肝炎では慢性化し得る．肝炎ウイルスは肝細胞に侵入し細胞内で増殖を行うが，それだけで炎症を起こすわけではない．ウイルス感染した肝細胞に対し生体の免疫系がこれを攻撃・破壊し，その結果炎症が惹起される．

❷ 症　状

自覚症状として，全身倦怠感，悪心・嘔吐，食欲不振，発熱，筋肉痛，関節痛などの感冒様症状が多彩に出現し，また黄疸，手掌紅斑，あるいは叩打痛などの症状も認められる．

❸ 診　断

【肝炎ウイルス感染の診断】　A型肝炎では，IgM-HA抗体陽性がマーカーとなる．B型肝炎の場合は，血清中のHBe抗原，抗体の有無を調べる．HBe抗原例では，血液中のウイルス量（HBVのDNA量）も，病態を把握するのに有用な情報である．C型肝炎の場合は，血清中のHCV抗体の有無を検査する．またE型肝炎では，IgA-HE抗体陽性がマーカーとなる．

【血液検査】　血液生化学検査値の異常としては，AST，ALT，LDHの高度の上昇がみられる．ASTやALTは，ピーク時には500 U/L以上（基準値はAST 10～35 U/L，ALT 5～40 U/L）を示すこともある．

【重症度の診断】　プロトロンビン時間（PT）やヘパプラスチンテスト

[20]　劇症肝炎　肝障害による症状発現から8週間以内に肝性昏睡に至り，プロトロンビン時間が正常値の40%以下となる．肝細胞が壊死などによって急速に機能障害に陥り，死亡率は70～80%ともいわれている．症状としては，急性肝炎の症状が急速かつ顕著に出現し，さらに不穏，睡眠障害などの症状から傾眠，昏迷の状態を経て昏睡に至る．黄疸や腹水貯留などの所見もしばしば観察される．また，肝性脳症によって，両上肢を水平に広げたまま保持しようとすると，鳥が羽ばたくようにみえる「羽ばたき振戦」がみられる．

・AST, ALT, LDH ☞ p.12

・PT ☞ p.7

*21 **ヘパプラスチンテスト (HPT)** PT とともに血液凝固の検査に用いられる．主に肝細胞における合成能や，ビタミンK欠乏状態のスクリーニング検査として行う．肝炎，肝硬変，劇症肝炎，先天性第Ⅱ，Ⅶ，Ⅹ因子欠乏症，乳児ビタミンK欠乏性出血症などで低値を示す．

(HPT)*21 などの血液凝固機能検査値は，肝障害の重症度を知る比較的鋭敏な検査値である．急性肝炎が劇症化し広範囲に肝細胞障害が起こると，肝予備能が極度に低下するため，肝臓の解毒機能が低下する．これに伴い，アンモニアなどの毒性物質が蓄積するため，肝性脳症を引き起こす．血清アンモニア濃度が上昇するため，診断の指標となる．

❹ 治　療
　肝炎の治療は原因や症状にあわせて行うが，アルコール性肝炎や薬剤性肝炎の場合は，原因となる飲酒や薬物服用をやめることが肝要である．

K-1-2　慢性肝炎

❶ 病態生理
　肝臓の炎症が6ヵ月以上持続している病態をいうが，一般に慢性のウイルス性肝炎をさす．肝臓には，線維化を伴う慢性炎症が生じている．ウイルス性肝炎のうち慢性化するのはB型，C型，D型およびG型肝炎であるが，このうちHBV（B型）とHCV（C型）による肝炎がほとんどを占める．B型肝炎では発症初期にウイルス量が多く，肝細胞障害が進行して肝硬変に移行する時期がC型肝炎に比べて早い．しかし多くは，経過に伴って炎症の鎮静化に向かう．一方，C型肝炎では，発症初期のウイルス量は少なく肝硬変への移行はゆるやかだが，自然治癒率は低い．

❷ 症　状
　症例の多くは無症状であるが，ウイルス活性が活発となり肝細胞障害が進行している病態期では，易疲労感，全身倦怠感，悪心・嘔吐，食欲不振などの症状がみられる．

❸ 診　断
　【肝炎ウイルス感染の診断】 B型肝炎の場合は，血清中のHBe抗原，抗体の有無を調べる．HBe抗原例では，血液中のウイルス量（HBVのDNA量）も，病態を把握するのに有用な情報である．C型肝炎の場合は，血清中のHCV抗体の有無を検査する．
　【血液検査】 血清中の肝機能検査値（ALT値およびAST値）の異常により，診断を行う．また肝癌への進行が疑われる場合は，肝腫瘍マーカーを測定する．これらの検査に超音波検査を組み合わせて診断を行う．
　【重症度の診断】 PTやHPTなどの血液凝固機能検査値は，肝障害の重症度を知る比較的鋭敏な検査値である．

❹ 治 療

慢性肝炎の治療は原因や症状にあわせて行うが，アルコール性肝炎や薬剤性肝炎の場合は，原因となる飲酒や薬物服用をやめることが肝要である．表11・11には，肝炎治療薬を記載した．

表11・11　主な肝炎治療薬

分類	薬物	副作用・禁忌
抗ウイルス薬	インターフェロン（IFN）製剤 IFNα，IFNβ，ペグIFNα-2a，ペグIFNα-2b	[副作用] 間質性肺炎，抑うつ [禁忌] 小柴胡湯との併用
	リバビリン	[副作用] 貧血などの血液障害
	ラミブジン	[副作用] 血液障害
肝機能改善薬	グリチルリチン製剤	[副作用] 偽アルドステロン症
	アミノエチルスルホン酸（タウリン）	[副作用] 便秘，下痢
副腎皮質ステロイド薬	プレドニゾロン	[副作用] 消化性潰瘍，骨粗鬆症
漢方製剤	小柴胡湯	[副作用] 間質性肺炎 [禁忌] IFN製剤との併用
肝不全治療薬	ラクツロース	[副作用] 下痢
	分岐鎖アミノ酸製剤	[副作用] 腹部膨満感

最近まで，ウイルス性肝炎に対する著効薬はなかった．しかしC型肝炎に対して，半減期が長くなるように工夫された**インターフェロン製剤**（ペグインターフェロン[*22]α-2a）と抗ウイルス薬のリバビリン[*23]との併用療法が行われている．ペグインターフェロンα-2aは従来のインターフェロンα-2aをポリエチレングリコールで化学修飾したもので，1回の投与で効果が1週間持続する．さらに近年では，HCV複製複合体阻害薬のダクラタスビル[*24]やNS5Bポリメラーゼ阻害薬ソホスブビル[*25]などの抗C型肝炎ウイルス薬が使用されるようになってきた．これらの治療薬は，従来のインターフェロンやリバビリンに代わり，C型肝炎の中心的治療薬として定着しつつある．

自己免疫性肝炎に対しては，免疫抑制作用を示すとともに炎症を抑えるプレドニゾロンなどの副腎皮質ステロイド薬が有効である．

肝不全による高アンモニア血症に対しては，血中アンモニア濃度を低下させる目的でラクツロースが用いられる．ラクツロースは，腸管内のアンモニア産生や腸管からのアンモニア吸収を抑制し，肝不全による高アンモニア血症を改善する．一方，肝不全で低アルブミン血症が起きた場合は，栄養状態の改善を目的として分岐鎖アミノ酸製剤を経口で投与する．

[*22] **ペグインターフェロン**【作用機序】インターフェロンにポリエチレングリコールを結合させ，血中でも安定化させた薬物である．肝炎ウイルス由来DNAからのウイルスmRNAの転写を直接負に制御して，ウイルスの複製を阻害する作用が知られている．

[*23] **リバビリン**【作用機序】プリンヌクレオチドの類似物質として作用し，宿主のイノシーリン酸脱水素酵素の阻害あるいはRNAウイルスのRNA依存性RNAポリメラーゼ（RdRp）の阻害などの作用により，DNA，RNAウイルスの増殖を抑制する．

[*24] **ダクラタスビル**【作用機序】膜に結合するリン酸タンパク質であるNS5Aの複製複合体など，ウイルス複製過程の2ヵ所を阻害して，C型肝炎ウイルスのRNAを速やかに減少させる．

[*25] **ソホスブビル**【作用機序】C型肝炎ウイルスのRNAの複製にかかわるNS5Bポリメラーゼを阻害し，C型肝炎ウイルスの増殖を抑える．

K-2 肝硬変　cirrhosis

❶ 病態生理・症状

　ウイルス性肝炎，薬剤性肝炎などの肝臓の炎症病変部が修復される際，コラーゲンなどが豊富な線維組織にとって代わられ，肝組織が硬化する病態をいう．肝臓の実質細胞は破壊されて機能が失われ，硬化した部分は元には戻らない．肝臓としての機能が失われ，また組織が硬化するために，腹水，浮腫，肝脾腫，黄疸，出血傾向，門脈圧亢進症，手掌紅斑，くも状血管拡張，食道静脈瘤，肝性脳症，羽ばたき振戦などの症状が現れる．

❷ 診　断

　【血液検査】　血清アルブミン値，血小板数あるいはコリンエステラーゼ値がいずれも低下する．PTは延長し，血中アンモニア濃度は上昇する．また，黄疸を示す総ビリルビン値が上昇する．

・アルブミン ☞ p.9
・血小板数 ☞ p.7
・コリンエステラーゼ ☞ p.12
・PT ☞ p.7
・アンモニア ☞ p.9
・総ビリルビン ☞ p.10

　【機器測定診断】　腹部超音波検査，フィブロスキャンという機器による肝硬度測定，腹部CT検査，腹腔鏡検査あるいは肝生検による検査などが診断を補助する．

❸ 治　療

　肝硬変そのものを治療する薬物はない．肝炎ウイルスが原因の場合は，B型・C型肝炎ウイルスに有効な治療薬を用いる．C型肝炎が原因の代償期肝硬変には，ペグインターフェロン[*22]単独またはリバビリン[*23]との併用療法が用いられる．肝硬変ではバリン，ロイシン，イソロイシンなどの分岐鎖アミノ酸（フィッシャー比）が低下するため，分岐鎖アミノ酸製剤投与は，これらを補ってアルブミン合成を促すとともに肝性脳症を改善する．肝臓移植も治療選択肢の1つである．

*22, 23 ☞ p.333

・フィッシャー比 ☞ p.24

　低アルブミン血症により腹水が生じた場合は，減塩，フロセミドやスピロノラクトンなどの利尿薬投与，あるいはアルブミンの点滴静脈内投与を行う．

　出血性胃炎や十二指腸潰瘍に対しては，H_2受容体遮断薬（☞表11・3）の静脈内投与や，経口投与が可能であれば制酸薬や胃粘膜防御因子増強薬（☞表11・3）を内服させる．消化管出血時には，昇圧薬投与や輸血などでショック対策に努めるとともに，内視鏡検査により出血源を確認して治療する．

　高アンモニア血症による肝性脳症に対しては，血中アンモニア濃度を低下させる目的でラクツロースが用いられる．ラクツロースは，腸管内のアンモニア産生や腸管からのアンモニア吸収を抑制し，肝硬変による高アンモニア血症を改善する．

K-3 薬剤性肝障害　drug-induced liver disease

薬物の多くは肝臓で代謝されるため，肝臓に対して障害を及ぼす場合も少なくない．一方，用量依存的に肝障害を起こす薬物はむしろまれで，少量であってもアレルギー性に肝障害を起こす薬物や，患者が特異体質のために肝毒性の高い代謝物が肝障害を起こす薬物などがある．

❶ 症　状

原因薬剤投与後1〜4週間後に出現するが，多くは60日以内に発症する．「K-1　肝炎」の項で述べた諸症状のほか，アレルギー性の場合には，発疹，発赤，かゆみ，発熱などの症状がみられる．しかし，症状がなく血液生化学検査値の異常によって発見される場合も少なくない．

❷ 診　断

肝障害を起こすことが知られている薬物を投与しているかどうか，またその期間にあわせて肝障害が現れているかどうかが，診断の重要なポイントとなる．血清AST，ALT値などは肝障害の指標になるが，異常値となる時期が遅れるため，被疑薬を用いている患者に対しては，PTを経時的に測定するなどの対応が有効である．また，アレルギーが原因と考えられる場合には，発熱，皮疹，血中好酸球数の増加などの指標にも注意する．

・AST，ALT ☞ p.12
・PT ☞ p.7

*26　グリチルリチン製剤　【作用機序・副作用等】抗炎症作用，免疫調節作用，肝細胞増殖促進作用等により効果を示す．偽アルドステロン症などの重大な副作用があり，アルドステロン症，ミオパチーおよび低カリウム血漿の患者には禁忌である．

*27　ウルソデオキシコール酸　【作用機序・禁忌】利胆作用，肝血流量増加作用，脂肪吸収調節作用，胆石溶解作用などがある．劇症肝炎や完全胆道閉塞の患者には禁忌である．

❸ 治　療

被疑薬投与の中止が基本である．治療薬としては，肝機能改善薬のグリチルリチン製剤*26や，胆汁うっ滞型で黄疸が長期に遷延する場合にはウルソデオキシコール酸*27や副腎皮質ステロイド薬が用いられる．

ポイント

【肝炎】
- 肝炎は肝実質組織の炎症であり，ウイルス感染によるもののほか，アルコール性肝炎，薬剤性肝炎および自己免疫性肝炎などがある
- 肝炎は病態によって，劇症肝炎，急性肝炎および慢性肝炎に分類される．
- 劇症肝炎は，発症後肝細胞が壊死などによって急速に機能障害に陥り，肝臓の解毒機構やタンパク質合成能が低下する病態である．
- 急性肝炎では，全身倦怠感，悪心・嘔吐，発熱，筋肉痛，黄疸などの症状や，AST，ALTおよびLDH値の高度の上昇などの血液生化学検査値の異常がみられる．
- 慢性肝炎の多くは無症状だが，ウイルス活性が活発となり肝細胞障害が進行する病態期では，易疲労感，全身倦怠感，悪心・嘔吐，食欲不振などの症状がみられる．
- 肝炎ウイルス感染の診断は，特異抗体，ウイルス由来抗原，ウイルスゲノムの検出などにより確定する．
- 重症の肝炎では，肝機能の低下により，アンモニアなどの毒性物質が蓄積するため，肝性脳症が引き起こされる．

- 抗C型肝炎ウイルス薬として，HCV複製複合体阻害薬のダクラタスビルやNS5Bポリメラーゼ阻害薬のソホスブビルが治療に用いられている．
- 自己免疫性肝炎に対しては，プレドニゾロンなどの副腎皮質ステロイド薬が有効である．
- ラクツロースは，腸管内のアンモニア産生や腸管からのアンモニア吸収を抑制し，肝不全による高アンモニア血症を改善する．

【肝硬変】
- ウイルス性肝炎，薬剤性肝炎などの肝臓の炎症病変部が修復される際，コラーゲンなどが豊富な線維組織にとって代わられ，肝組織が硬化する病態である．
- 手掌紅斑，くも状血管拡張，肝性脳症，羽ばたき振戦，黄疸，腹水や食道静脈瘤などの症状が現れる．
- 血清アルブミン値，血小板数，コリンエステラーゼ値が低下，PTは延長し，血中アンモニア濃度や総ビリルビン値が上昇する．
- 肝硬変そのものを治療する薬物はなく，肝炎ウイルスが原因の場合にはB型・C型肝炎ウイルスに有効な治療薬を用いる．

【薬剤性肝障害】
- 原因薬物投与後1～4週間後に出現するが，無症状の場合も少なくない．
- 肝臓で代謝される薬物の多くに肝障害の副作用がある．
- 用量依存的に肝障害を起こす薬物はまれで，少量でもアレルギー性に肝障害を起こす薬物や，特異体質のために肝毒性の高い代謝物が肝障害を起こす薬物などがある．

> SBO・膵炎について，病態（病態生理，症状等）・薬物治療（医薬品の選択等）を説明できる．

L 膵炎 pancreatitis

膵炎には，大別して急性膵炎と慢性膵炎がある．急性膵炎は，膵臓からの逸脱酵素による自己消化によって起こる．慢性膵炎の場合は種々の成因が考えられるが，通常膵臓の炎症が6ヵ月以上続く．

❶ 分類

ⓐ 急性膵炎

膵臓の実質細胞から種々の消化酵素が逸脱し，膵臓の間質を自己消化することによって炎症を引き起こす病態である．重症化すると，膵臓組織の壊死が広範囲に及び，それに伴ってショック，呼吸不全，循環不全が起き，さらには播種性血管内凝固症候群（DIC）や重症感染症などの重篤な症状へと進展する．

・DIC ☞ p.199

ⓑ 慢性膵炎

膵臓組織におけるびまん性または限局性の炎症が6ヵ月以上持続すると思われる病態をいう．慢性炎症によって膵臓の実質細胞の脱落と線維化が起き，分泌障害が引き起こされる．原因として多くの因子が関係し得るが，成因別にみるとアルコール性，特発性，胆石性の順に多い．

❷ 症　状
a 急性膵炎
　腹部症状と遠隔臓器障害に大別される．発症直後〜1週間後は，上腹部痛，ショック，呼吸不全あるいは腎不全などの症状が主体となる．上腹部痛はとくに心窩部痛が顕著であり，麻痺性イレウスを伴って悪心・嘔吐の症状も現れる．発症の2週間後からは，DIC，感染症あるいは多臓器不全などの重篤な症状が発現する．

b 慢性膵炎
　持続的あるいは反復的な上腹部痛（圧痛，叩打痛）があり，これは背部へと放散する．痛みは飲酒や脂肪食摂取後に増悪する．そのほか食欲不振，全身倦怠感，腹部重圧感，体重減少，悪心・嘔吐などが，発現頻度の高い症状である．膵実質の炎症と破壊が進むと，膵外分泌機能の低下により消化吸収不全と糖尿病の病態が発現する．

❸ 診　断
　急性膵炎は，以下の3項目の内2項目を満たし，ほかの膵疾患や急性腹症を除外できる場合に診断される．なお，膵酵素は膵アミラーゼやリパーゼなど，膵特異性の高いものを測定することが望ましい．

・膵アミラーゼ，リパーゼ ☞ p.12

　①上腹部に急性腹痛発作と圧痛がある
　②血中または尿中に膵酵素の上昇がある
　③超音波検査，CT検査またはMRI検査で膵臓に急性膵炎に伴う異常所見がみられる

❹ 治　療
a 急性膵炎
　膵実質組織より逸脱したトリプシン，ホスホリパーゼA_2，エラスターゼなどの消化酵素の影響を抑える目的で，これら酵素の活性化を阻害する薬物が投与される（表11・12）．

　急性膵炎時に発生する疼痛は激しく持続的である．急性膵炎の疼痛は患者の不安をあおり，治療に支障をきたす恐れもあるため，発症早期より除痛治療を行う．軽症から中等症の疼痛には，ブプレノルフィン[*28]の使用が推奨されている．

*28 ブプレノルフィン 【作用機序】μオピオイド受容体に部分作動薬として作用し，痛覚伝導系を抑制することにより，鎮痛効果を示す．鎮痛効果の持続時間は長く強力である．

表11・12　急性膵炎時に逸脱する主な酵素と膵炎治療に用いられる各種酵素阻害薬

膵由来酵素	酵素阻害薬
トリプシン	ウリナスタチン，ガベキサート，ナファモスタット
キモトリプシン	ウリナスタチン
トロンビン	ガベキサート，ナファモスタット
プラスミン	ガベキサート，ナファモスタット
エラスターゼ	ウリナスタチン，ガベキサート，ナファモスタット
ホスホリパーゼA_2	CDP-コリン，ガベキサート，ナファモスタット

b 慢性膵炎

慢性膵炎の急性増悪時には，急性膵炎の治療に準じた治療薬すなわち表11・12にある各種タンパク質分解酵素阻害薬が用いられる．飲酒をやめ低脂肪食をとるよう努めることも治療には重要である．臨床症状が乏しくなった代償期においては，膵臓の機能障害の程度に応じて，消化酵素製剤やインスリン製剤による補充療法を行う．なお，自己免疫が関与する膵炎に対しては，プレドニゾロンなどの副腎皮質ステロイド薬が有効である．

ポイント

- 膵炎には急性膵炎と慢性膵炎があり，急性膵炎は膵臓からの逸脱酵素による自己消化によって起こる一方，慢性膵炎はアルコール性，特発性，胆石性の順に多い．
- 急性膵炎の症状は，腹部症状と遠隔臓器障害に大別され，発症直後〜1週間後は，上腹部痛，ショック，呼吸不全あるいは腎不全などの症状が主体となる．
- 急性膵炎の治療には，膵実質組織より逸脱したトリプシン，ホスホリパーゼA_2，エラスターゼなどの消化酵素の活性化を阻害する薬物が用いられる．
- 慢性膵炎の急性増悪時には，急性膵炎の治療に準じた治療薬や各種タンパク質分解酵素阻害薬を用いる．
- 慢性膵炎の患者は，飲酒をやめ低脂肪食をとるよう努めることが重要である．
- 自己免疫が関与する膵炎に対しては，プレドニゾロンなどの副腎皮質ステロイド薬が有効である．

SBO・胆道疾患（胆石症，胆道炎）について，病態（病態生理，症状等）・薬物治療（医薬品の選択等）を説明できる．
・胆嚢炎，胆管炎について，病態（病態生理，症状等）・薬物治療（医薬品の選択等）を説明できる．

M 胆道疾患

M-1 胆石症　cholelithiasis

胆道系に発生する固形物が，胆嚢や胆管内にとどまっているものをいう．症状がなくても結石があれば胆石症である．存在部位によって，胆嚢結石症，胆管結石症，肝内結石症などの呼び名がある．胆石が生じる部位を図11・4に示した．

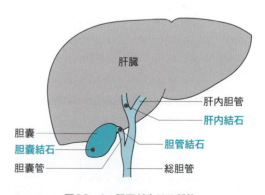

図11・4　胆石が生じる部位

❶ 病態生理

結石の原因および種類によってコレステロール結石と色素結石（ビリルビン結石）に大別される．胆嚢結石症ではコレステロール結石が，また肝内結石症と胆管結石症ではビリルビン結石が多い．

コレステロール結石では，胆汁中のコレステロールが過飽和となって結晶化して生じる．一方，ビリルビン結石では，胆道の細菌感染が誘因となって，通常は抱合型で存在しているビリルビンが遊離型となり，これがカルシウムと結合して析出する．

胆石症の症状は，これらの結石が胆管や胆嚢頸部を詰まらせ，その内部圧が上昇して平滑筋のれん縮を招いたり，あるいは胆汁の流れを止めたりすることにより生じる．

❷ 症　状

多くは無症状であるが，発作時によく現れる症状として，疝痛，発熱および黄疸の3主徴がある．脂肪食や過食が誘引となって，みぞおちあたりに突然さすような痛みを生じるのが胆石症の疝痛である．胆石によって炎症が進むと発熱がみられる．また，胆管に胆石が詰まると，胆汁の流れが悪くなってビリルビンなどの胆汁色素（黄色）が肝臓に逆流し，これが血管に流入して黄疸が起きる．

❸ 診　断

上記症状を有する患者に対し，血液・生化学検査や腹部X線検査を行って診断を進める．不確実な場合には，腹部超音波検査やCT検査を行って確定する．

❹ 治　療

軽度な上腹部痛に対しては抗コリン薬のブチルスコポラミン[*29]の経口または皮下・筋肉内投与を，また中程度の痛みに対してはインドメタシン[*30]坐薬あるいはペンタゾシン[*31]の皮下または筋肉内投与を行う．軽度な胆汁うっ滞には，ウルソデオキシコール酸[*27]を経口投与する．感染症を合併している場合は，胆汁移行性のよいセフェム系抗菌薬を用いる．ケノデオキシコール酸やウルソデオキシコール酸には，胆石を溶解する作用がある．なお内科的治療によっても発作をコントロールできない場合は，外科的に胆石を切除する．

M-2　胆道炎　cholangitis

❶ 病態生理

胆道炎は，肝臓から分泌された胆汁の通り道である肝外胆管，胆嚢あるいは十二指腸乳頭部に起こる炎症性の病態である．炎症の発生部位に

---

*29　**ブチルスコポラミン**　【作用機序】四級アンモニウム塩合成抗コリン薬で，アセチルコリンのムスカリン受容体に特異的に結合することにより，アセチルコリンの結合を阻害して，その作用を抑制する．鎮痙作用，消化管運動抑制作用，胃液分泌抑制作用，膀胱内圧上昇抑制作用などの臨床的作用を示す．出血性大腸炎には禁忌である．

*30　**インドメタシン**　【作用機序】アラキドン酸と競合してシクロオキシゲナーゼ（COX）を阻害し，炎症のもととなる各種プロスタグランジンの生合成を抑え，消炎・鎮痛効果を示す．COX-1阻害作用が強いため，消化器系への副作用発現頻度が高い．

*31　**ペンタゾシン**　【作用機序】主にκオピオイド受容体を刺激することにより，痛み物質の放出を抑えて強力な鎮痛作用を発現する．鎮痛作用としては，モルヒネの1/2〜1/4の効果を示す．

*27　☞ p.335

より，胆管炎と胆嚢炎に大別される．いずれも細菌感染が主な原因であるが，さらに胆道に感染を引き起こす要因としては結石やがんなどがあり，これらの原因で胆汁がうっ滞すると感染菌が増殖しやすくなり炎症が起こる．

❷ 分類・症状

a 胆管炎

がんや結石などで胆管が詰まり，その周辺で細菌感染が起きて急性に発症することが多い．発熱，悪寒，右上腹部痛，黄疸，悪心・嘔吐，意識障害，ショックなどの症状が現れる．

b 胆嚢炎

急性胆嚢炎では，胆石症と同様な右上腹部の痛みや，吐き気，悪寒，高熱などがみられる．また，右上腹部の腫れや，尿の色が濃くなったり，黄疸がみられることもある．一方，慢性の胆嚢炎では，無症状の場合もあるが，軽い右上腹部の痛みを食後に感じたり，ときには突然急性の症状を呈することもある．

❸ 診　断

- 白血球数 ☞ p.6
- CRP ☞ p.19
- ESR ☞ p.6
- AST，ALT，ALP，γ-GTP ☞ p.12
- ビリルビン ☞ p.10

上記症状に加え，血中白血球数，CRP値あるいはESRなどの炎症マーカーの上昇がみられる．また胆道閉塞の有無は，血清 AST，ALT，ALP，γ-GTP およびビリルビン濃度から判断する．さらに腹部超音波検査やCT検査を行って診断を確定する．

❹ 治　療

軽症の場合は，点滴で水分と電解質を補って食事は控える．重症例では，十分量の輸液補充やアンピシリン，ゲンタマイシンなどの抗菌薬投与を行い，胆道ドレナージ術を施行する．

ポイント

- 胆石症とは胆道系に発生する固形物が，胆嚢や胆管内にとどまっているものをいう．
- 結石の原因および種類によってコレステロール結石と色素結石（ビリルビン結石）に大別される．
- 発作時によく現れる症状として，疝痛，発熱および黄疸の3主徴がある．
- 軽度の痛みにブチルスコポラミンを，中等度の痛みにインドメタシンあるいはペンタゾシンを用いる．
- 軽度な胆汁うっ滞には，ウルソデオキシコール酸を経口投与する．
- ケノデオキシコール酸やウルソデオキシコール酸には胆石を溶解する作用がある．

- 胆道炎は肝臓から分泌された胆汁の通り道である肝外胆管，胆嚢あるいは十二指腸乳頭部に起こる炎症性の病態である．
- 胆道炎は炎症の発生部位により胆管炎と胆嚢炎に大別され，いずれも細菌感染が主な原因である．
- 胆道炎では血中白血球数，CRP値あるいは赤沈などの炎症マーカーの上昇がみられる．
- 軽症では点滴で水分と電解質を補って食事を控え，重症では十分量の輸液補充や抗菌薬の投与を行い，胆道ドレナージ術を施行する．

N 消化器感染症

N-1 感染性腸炎　infectious enteritis

❶ 病態生理

病原微生物の感染によって起こる腸炎で，原因となる微生物は，細菌，ウイルス，真菌，寄生虫など多岐にわたる．細菌性腸炎としてはカンピロバクター属，サルモネラ属，腸管出血性大腸菌，クロストリジオイデス（クロストリジウム）・ディフィシル，赤痢菌，コレラ菌，チフス菌，パラチフス菌などが，またウイルス性腸炎の原因ウイルスとしては，ロタウイルスやノロウイルスが，それぞれ原因微生物の代表的なものとしてあげられる．寄生虫が原因の腸炎には，原虫症として赤痢アメーバ腸炎（アメーバ赤痢），ジアルジア症，クリプトスポリジウム症などが，また蠕虫症として回虫症や鉤虫症などがある．

❷ 症　状

感染した病原微生物によって症状は異なるが，多くは下痢，腹痛，悪心・嘔吐などが主体で，さらに発熱，血便などを認めることもある．コレラでは，大量の水溶性下痢が起こる．

❸ 診　断

基本的には，臨床症状を頼りに診断を行っていくが，腸チフス/パラチフスなど一部の細菌性腸炎では，便試料の細菌培養検査で感染菌を同定する方法がある．腸管出血性大腸菌では，O157などの血清型やベロ毒素の検出が診断の決め手となる．コレラ菌は，菌体表面抗原（O抗原）により多くの血清型に分類される．ウイルス性腸炎の多くは，病歴から臨床診断を行う．赤痢アメーバ腸炎では，便や大腸内視鏡生検試料から赤痢アメーバの栄養型やシストを検出して診断を行う．

*32 **ニューキノロン系抗菌薬**【作用機序】細菌由来の DNA ジャイレースやトポイソメラーゼⅣを阻害して，細菌の増殖を抑える．DNA ジャイレースやトポイソメラーゼⅣは，いずれも DNA の修復や複製に必要な酵素で，これを阻害することにより細菌細胞は増殖できなくなり，やがて死滅する．

*33 **メトロニダゾール**【作用機序】嫌気性環境下で増殖する病原微生物がもつニトロ還元酵素系の還元作用により，病原体の細胞内でニトロソ化合物となり，これが DNA 二重鎖を切断するなどの傷害作用を示し，病原体の細胞を死滅させる．

SBO・急性虫垂炎について，病態（病態生理，症状等）・薬物治療（医薬品の選択等）を説明できる．

*34 **セフェム系抗菌薬**【作用機序】細菌細胞壁成分であるペプチドグリカンの生合成を阻害して，抗菌作用を示す．グラム陽性菌をはじめ，一部のグラム陰性菌にも有効である．アナフィラキシーや皮膚粘膜眼症候群などの重大な副作用がある．

*35 **アミノグリコシド系抗菌薬**【作用機序】細菌の 30S リボソームに結合して mRNA の翻訳間違いを起こさせ，細菌タンパク質合成を阻害する．第Ⅷ脳神経障害や腎障害などの副作用がよく知られている．

❹ 治 療

多くは薬物療法を行わず，症状や脱水への対症療法が基本となる．しかし，渡航者下痢症，細菌性赤痢，カンピロバクター腸炎，腸チフス／パラチフス，コレラなどの症例では，抗菌薬などによる治療の必要性がある．細菌性腸炎に有効な薬物としては，ニューキノロン系抗菌薬[*32]が第一選択薬となることが多い．なお，サイトメガロウイルスを除き，一般にウイルス性腸炎の治療薬はない．嫌気性菌のクロストリジオイデス・ディフィシル感染や，原虫が原因の赤痢アメーバ腸炎に対しては，メトロニダゾール[*33]が有効である．

N-2　急性虫垂炎　acute appendicitis

❶ 病態生理

虫垂（いわゆる盲腸）が，細菌感染などの原因により急性炎症を起こす病態で，右下腹部に移動する痛みが特徴である．

❷ 症 状

上腹部痛にはじまり右下腹部へと移動する痛みとともに，悪心・嘔吐，発熱，食欲不振，白血球数増加などの症状がみられる．発熱が 38〜39℃ に及ぶ場合は，腹膜炎を併発している恐れがある．

❸ 診 断

上記症状に加え，超音波検査や CT 検査の所見が診断の決め手となる．画像から，肥大した虫垂の外径，腸の壁肥厚の度合い（炎症の波及度），虫垂結石の有無などをとらえ，虫垂炎を診断する．虫垂結石を有する場合は，穿孔から腹膜炎（後述）に発展する危険性がある．

❹ 治 療

虫垂の外科的切除術による治療法および抗菌薬により，虫垂感染や炎症を治療する方法（保存療法）がある．穿孔から腹膜炎を併発した場合は外科手術が必要である．保存療法では，セフェム系抗菌薬[*34]を基本とし，必要に応じてニューキノロン系抗菌薬[*32]やアミノグリコシド系抗菌薬[*35]を用いる．

N-3　腹膜炎　peritonitis

❶ 病態生理

腹膜は，腹腔内の臓器をおおう膜で，内部は無菌的な状態となっているが，消化管の傷害，たとえば急性虫垂炎，急性胆嚢炎，急性膵炎，消化管の潰瘍あるいは消化管の外傷などで，消化管内部の細菌を含む内容

物が腹腔側に漏れ出ることにより，腹腔内の感染とともに発症することが多い．

❷ 症　状

強く急激な腹痛が起こり，悪心・嘔吐，発熱，頻脈などの症状が併発する．痛みは，はじめは限局された部分から，次第に腹部全体に広がっていく．

❸ 診　断

上記症状のほか，腹部の圧痛，筋性防御，ブルンベルグ徴候および腸雑音の有無により診断を進める．筋性防御は，腹膜の炎症に伴い腹壁の筋肉が緊張して硬くなる症状をいう．また，腹部を圧迫した手を離すと周囲に痛みが響く所見をブルンベルグ徴候という．さらに血液生化学検査により炎症の徴候（白血球数の増加，CRP値や赤血球沈降速度（ESR）の上昇など）をとらえ，また腹部単純X線検査，腹部超音波検査および腹部CT検査などの画像診断を組みあわせて確定する．

- 白血球数　☞ p.6
- CRP　☞ p.19
- ESR　☞ p.6

❹ 治　療

消化管や虫垂などに穿孔がみられず，早期で部位が限定されているような場合は，補液や抗菌薬投与により治療が可能な場合がある．しかし手術の適応により治療を行うのが基本である．

N-4　病原性大腸菌感染症

❶ 病態生理・症状

ヒトの大腸内で生息する大腸菌は通常無害であるが，ベロ毒素産生遺伝子を獲得したO026，O111，O157などの大腸菌は，下痢やその他の消化管症状を引き起こすことがある．このような大腸菌による感染症を病原性大腸菌感染症という．原因菌は，細胞壁成分のO抗原や鞭毛成分のH抗原により，種々の型に分類される．出血を伴う腸炎や溶血性尿毒症症候群（hemolytic uremic syndrome，HUS）などの重篤な症状を引き起こすこともあり，その原因となる大腸菌は腸管出血性大腸菌とも呼ばれる．溶血性尿毒症症候群は，腸管出血性大腸菌感染者の1〜10％に発症し，下痢が出現してから通常は1〜4日後に発症する．中枢神経症状をきたし死に至る場合もあるので，急性腎障害を呈する症例では注意を要する．

SBO・病原性大腸菌感染症について，病態（病態生理，症状等）および薬物治療（医薬品の選択等）を説明できる．

❷ 診　断

下痢その他の消化管症状に加え，悪心，倦怠感，発熱，下血などの症状がある場合に疑う．腸管出血性大腸菌感染症は，症状の有無にかかわ

らず，患者の糞便から大腸菌を分離し，分離株の毒素産生性を確認するか，または毒素遺伝子を検出することにより診断する．

❸ 治　療

　腸管出血性大腸菌感染症以外では経過観察し，下痢が続く場合は脱水症状に対する補液を行う．しかし腸管出血性大腸菌感染症では，抗菌薬療法の実施について賛否両論がある．抗菌薬使用が菌体内からベロ毒素を放出させ，症状を悪化させるという報告があるからである．抗菌薬を使用する場合は，ニューキノロン系薬*32の早期使用が推奨されている．

　なお，食品の十分な加熱，調理後の長期の食品保存を避けるなどの点に留意し予防を心掛けることが重要である．また，ヒトからヒトへの二次感染は，手洗いを徹底することで予防する．

*32 ☞ p.342

> SBO・偽膜性大腸菌感染症について，病態（病態生理，症状等）および薬物治療（医薬品の選択等）を説明できる．

N-5　偽膜性大腸菌感染症

❶ 病態生理

　偽膜性大腸菌感染症は，抗菌薬の使い過ぎなどにより，常在する大腸菌などが死滅し，これにとって代わって（菌交代症）主に**クロストリジオイデス・ディフィシル**が大腸粘膜に感染して起こる．本感染症では，大腸内視鏡で患部を観察したとき，大腸の壁に小さい円形の膜（偽膜）がみられることからこの名がある．菌が産生する毒素（toxin A, B）が，種々の症状や病態をもたらすと考えられる．

❷ 症　状

　主な症状は下痢で，水性便や粘性便が続く．さらに，発熱，腹部膨満感，悪心などの症状がみられる．これらの症状は多くの場合，抗菌薬服用後1〜2週間で発現する．気づかずに放置すると重症化することがある．

❸ 診　断

　抗菌薬を服用してから1〜2週間後に上記の症状がみられた場合，本感染症を疑う．診断の確定には，**病原性大腸菌感染症**，**サルモネラ感染症**あるいはウイルス性腸炎などとの判別が必要であるが，便中のクロストリジオイデス・ディフィシルの同定が確定診断の助けとなる．また大腸内視鏡検査を行い，本症に特徴的な大腸の壁の小さい円形の膜（偽膜）を認めることにより，診断を確定する．

*36　バンコマイシン【作用機序】細菌の細胞壁を構成するペプチドグリカンの前駆体ムレインモノマーのD-アラニル–D-アラニン部位に結合し，それ以降の細胞壁合成を阻害する．細胞壁合成酵素であるペニシリン結合タンパク質（PBP）には結合せず，β-ラクタム系薬とは作用機序が異なる．MRSAに有効で，腸管感染症に対しては，内服で用いる．

❹ 治　療

　可能な限り，投与中の抗菌薬投与を中止し，クロストリジオイデス・ディフィシルに有効な**バンコマイシン***36を内服で投与する．下痢によ

る脱水に対しては，補液などの処置を施す．止瀉薬や腸運動抑制薬は，毒素の排出を妨げるため用いない．なお，メトロニダゾールも有効である．

N-6　ウイルス性下痢症　viral diarrhea

ウイルス性下痢症は，ロタウイルス，ノロウイルス，アデノウイルス，カリシウイルス，エンテロウイルス，アストロウイルスなどのウイルス感染により発症する感染性下痢症で，主に乳幼児が罹患し下痢を主症状とする種々の症状を発現する．ロタウイルス，ノロウイルスあるいはカキ関連食中毒を引き起こすカリシウイルスによる下痢症は，冬季に多い．一方，エンテロウイルスは主に夏季に，またアデノウイルスは年間を通して，ウイルス性下痢症を発症させる．

> SBO・ウイルス性下痢症について，感染経路と予防方法および病態（病態生理，症状等）・薬物治療（医薬品の選択等）を説明できる．

❶ 感染経路・予防方法

ウイルス性下痢症の原因となるウイルスは，主に汚染された飲食物の摂取により経口感染し，調理従事者などを介して感染が広がる．またヒトからヒトへの感染も起こり得る．トイレの後の手洗い，調理前や食事前の手洗いなど，丁寧に手を洗うことを習慣づけることが，予防に最も重要である．

❷ 症　状

嘔吐，腹痛，下痢が主な症状であるが，発熱，倦怠感，のどの腫れ，呼吸器症状などのかぜに似た症状を伴う．まれに脳炎を併発することもある．細菌性腸炎による下痢症のように粘血便を随伴することはない．

❸ 診　断

上記症状のある患者に対し，吐瀉物や糞便中のウイルスを同定する検査法が用いられる．ロタウイルス，ノロウイルス，アデノウイルスなどの一部のウイルスは，イムノクロマト法により検出できる．また，各種ウイルスに特異的なプライマーを用いた遺伝子増幅法により，原因ウイルスを特定できる．しかし治療薬がないため，原因ウイルスを特定する診断の主な臨床的意義は，汚染食物の特定や汚染拡大予防などにある．

❹ 治　療

上記ウイルスに有効な薬物はない．したがって，治療はもっぱら対症療法となる．嘔吐が続く期間は絶食し，経口または点滴により補液して脱水症状を起こさないように注意する．

SBO・食中毒について，病態（病態生理，症状等）および薬物治療（医薬品の選択等）を説明できる．

N-7　食中毒　food poisoning

食中毒とは，飲食物の摂取により，主に嘔吐や下痢などの症状が発現する病態で，細菌，ウイルス，自然毒，化学物質，寄生虫など，原因はさまざまである．また，飲食物を摂取してから症状が出るまでの期間，症状あるいは予防方法なども原因によって異なる．

❶ 分類（病因による分類）・症状

a 細菌性食中毒

腸管出血性大腸菌（O026，O111，O157など），カンピロバクター属，リステリア属，サルモネラ属，黄色ブドウ球菌，ウェルシュ菌，セレウス菌，ボツリヌス菌，クロストリジオイデス・ディフィシルなどが原因細菌となる．一部詳細は，本章の他項を参照されたい．

b ウイルス性食中毒

・ウイルス性下痢症 ☞ p.345
・肝炎 ☞ p.330

ノロウイルスやE型肝炎ウイルスなどが原因ウイルスとなる．詳細は，本章の他項（K-1，N-6）を参照されたい．

c 自然毒による食中毒

（1）動物性自然毒

テトロドトキシンを有するフグや巻貝のキンシバイ，あるいは貝毒をもつ二枚貝などを誤って食した場合に発生している．テトロドトキシンは神経毒で麻痺の症状を，また二枚貝の毒素は下痢や麻痺などの症状を引き起こす．

（2）植物性自然毒

各種毒キノコやアジサイの誤食により発生している．毒キノコによる食中毒では，多くの場合，嘔吐，下痢，腹痛などの症状が現れ，神経症状を呈する場合もある．アジサイには青酸配糖体が含まれており，誤って食すると，悪心・嘔吐，めまいなどの症状が現れる．

d 化学物質による食中毒

魚類やその加工食品には，ヒスチジンが多く含まれる場合がある．これらの食品に含まれるヒスタミン産生菌が，ヒスチジンをヒスタミンに変え，産生されたヒスタミンは熱に安定で，食中毒の諸症状を起こす．

e 寄生虫による食中毒

・アニサキス症 ☞ p.473

寄生虫のクドアはヒラメの生肉などに寄生しており，これを食することで，一過性の嘔吐や下痢を引き起こす．またアニサキスは，サバ，イワシ，サンマ，アジ，イカなどに寄生しており，これらの生肉を食することでアニサキス幼虫が胃壁や腸壁に刺入して，食中毒の症状を引き起

こす．アニサキスは，激しい下腹部痛，腹膜炎症状を引き起こすこともある．

❷ 診　断

細菌やウイルスが原因の場合は，前項目を参照されたい（N-1, 3, 4, 5項）．自然毒や化学物質が原因の場合は，症状とともにそれらが発生した患者状況，すなわち，いつ，どこで，そのようなものを食したかなどから判断する．

❸ 治療・予防

細菌やウイルスが原因の場合は，前項目を参照されたい（N-1, 3, 4, 5項）．牛，豚，鹿などの動物の肉は，生で食さず十分に火を通してから食することが予防に重要である．自然毒や化学物質が原因の場合は，対症療法が主となる．下痢や嘔吐が続く場合は脱水に留意し，補液を行う．アニサキスは，胃内視鏡により胃粘膜に穿入する虫体を駆除する．自然毒による食中毒は，有毒な魚介類やキノコなどの食物を食さないことが，予防として有用である．寄生虫は，食品を−20℃以下で冷凍するか，または60℃以上で加熱することにより駆除できるので，食する前にこれらの点に留意して予防する．

N-8　赤　痢　dysentery

SBO・赤痢について，病態（病態生理，症状等）および薬物治療（医薬品の選択等）を説明できる．

わが国の赤痢患者数は，1965年以降激減し，1976年以降では年間千人前後で推移している．海外渡航者などに多いが，保育園，ホテル，学校などで集団感染する例も散見されている．細菌性赤痢は赤痢菌感染により発症し，保菌者の糞便やそれらに汚染された第三者の手指，食品，水などを介して間接的に感染が広がる．赤痢菌は，血清型によって4菌種に細分され，汚染された食物や水を介して経口的に消化管内に入り，大腸にまで到達して上皮細胞に侵入し，細胞の壊死や破壊を起こして下痢などの症状を誘発する．わが国では，*Shigella sonnei*による発症がほとんどである．*Shigella dysenteriae* 1は志賀毒素を産生し，HUSを続発することがあるため，とくに小児では予後に注意を要する．

なお赤痢には，寄生虫の一種である赤痢アメーバの感染で発症するアメーバ赤痢がある．

・赤痢アメーバ症 ☞ p.472

以下は，細菌性赤痢について症状，診断，治療法を述べる．

❶ 症　状

1〜5日の潜伏期を経て発症し，発熱，悪心・嘔吐，腹痛，水溶性下痢，膿粘血便などの症状が発現する．

❷ 診 断

上記症状を有する患者の糞便検体を培養し，*Enterobacteriaceae* 科の病原菌検査と同様の菌分離・同定検査を経て，赤痢菌を同定する．赤痢菌の遺伝子診断も行われるが一般的ではない．

❸ 治 療

対症療法と抗菌薬による治療がある．赤痢菌の排泄を促すために，通常，止瀉薬は用いない．対症療法では，ビフィズス菌，乳酸菌などの整腸薬を使用しながら，脱水予防のため経口または点滴で補液を行う．抗菌薬としては，ニューキノロン系抗菌薬やホスホマイシン*37 が有効である．予防用のワクチンはないため，海外においては生ものや生水の摂取を避けたり，手指の洗浄をよく行うなどの予防を施すことが大事である．

> *37 **ホスホマイシン**【作用機序】細菌細胞壁生合成における，初期の段階を阻害し，細菌増殖を抑制する．広域抗菌スペクトルを有するのが特徴で，赤痢菌のほか，大腸菌，サルモネラ属，黄色ブドウ球菌属，セラチア属，カンピロバクター属などの細菌感染症に有効である．重大な副作用として，偽膜性大腸炎がある．

> **SBO**・コレラについて，病態（病態生理，症状等）および薬物治療（医薬品の選択等）を説明できる．

N-9　コレラ　cholera

代表的な経口感染症で，コレラ菌に汚染された食物や水を摂取することにより感染，発症する急性感染性腸炎である．コレラ菌は桿菌で，鞭毛を有し，下部消化管などで活発に活動する．胃酸で死滅せず，腸管にまで達したコレラ菌が，小腸下部で増殖・定着し，毒素を産生して発症する．重症の水性下痢と脱水を主症状とする．

コレラはわが国では，指定感染症のうち第三類感染症に分類されている．WHOの推計では，現在世界中で20万～30万人の患者がいるが，実際はさらに多いものと思われる．現在先進諸国での発症はまれで，わが国での症例は熱帯や亜熱帯地方に渡航して感染し，帰国後に発症するケースがほとんどである．

コレラ菌はO抗原の違いによって多くのタイプに分かれるが，このうちコレラを発症するのはO1とO139血清型のみで，さらにそのほとんどがO1型のエルトール型コレラ菌によるものである．

❶ 症 状

1日以内の潜伏期間を経て，軟便や下痢の症状が出はじめ，やがて重度の水性下痢（米のとぎ汁様の下痢），腹部不快感，不安感，嘔吐などの症状が出現し，重症の場合はショックに陥ることもある．これらの主症状は，O1型やO139型コレラ菌が産生するコレラ毒素によるものと考えられている．

❷ 診 断

患者の症状や，熱帯や亜熱帯地方への渡航歴あるいは食したものの内容などの患者情報が診断に重要である．さらに，新鮮な下痢検体を対象

とした菌の分離培養とその同定，あるいはコレラ毒素遺伝子のPCRによる増幅とその同定によって，確定診断する．

❸ 治　療

大量の下痢で水分が失われて脱水症状を起こし，また塩分が不足して低カリウム血症を併発する．これらに対処するために，経口輸液または静脈内投与により水分や塩類補給を行う．重症の場合は，ニューキノロン系抗菌薬やテトラサイクリン系抗菌薬[*38]の投与を行い，これらの抗菌薬に耐性を示す場合はマクロライド系抗菌薬[*39]やスルファメトキサゾール・トリメトプリム（ST）合剤[*40]が用いられる．

ヒトからヒトへの感染の危険性は少なく，患者の吐瀉物や糞便についたコレラ菌が感染源になる．流行の地域に行った場合，汚染された可能性のある水や食物を生のまま摂取しないなどの対策で予防できる．また経口ワクチンが開発されており，流行の地域に渡航する場合は接種が推奨される．

N-10　腸チフス

❶ 病態生理・症状

チフス菌の感染により発症する全身性の疾患である．わが国では現在，コレラと同様第三類感染症に分類されている．ほとんどの患者が，海外渡航からの帰国者である．1～2週間の潜伏期間を経て，発熱，徐脈，腹痛，頭痛，脾腫，下痢などの症状を発現する．高熱が続き，腸出血，腸穿孔，意識障害，難聴などの症状を呈することもある．保菌者の便や尿を感染源とし，間接的に食物や水を介して感染する．

❷ 診　断

患者の血液，糞便，尿，胆汁，あるいは汚染された食品や水を検体とし，まず菌を培養して増殖させた後，分離同定する．被検菌がチフス菌であることの同定は生化学的性状試験と血清型別試験により行う．

❸ 治　療

抗菌薬などの正しい治療を行わないと，生涯保菌者になる恐れがある．ノルフロキサシン，オフロキサシンなどのニューキノロン系抗菌薬[*32]が第一選択薬となる．しかしニューキノロン系抗菌薬耐性菌に対しては，第三世代のセフェム系抗菌薬[*34]が用いられる．安静にして消化のよい食事をとる．また流行している地域に渡航する際は，生水，生野菜，生フルーツなどの摂取を避け，手洗いを十分に行うなどの予防を心掛ける．

[*38] **テトラサイクリン系抗菌薬**【作用機序】細菌のリボソームの30Sサブユニットに結合し，アミノアシルtRNAがリボソームに結合するのを阻害することにより，タンパク質合成を抑制して細菌増殖を抑える．

[*39] **マクロライド系抗菌薬**【作用機序】細菌のリボソームの50Sサブユニットに作用し，タンパク質合成を阻害して細菌の増殖を抑える．

[*40] **スルファメトキサゾール・トリメトプリム（ST）合剤**【作用機序】スルファメトキサゾールは菌体における葉酸の生合成を，またトリメトプリムは葉酸の活性化を阻害することにより，相乗的に核酸合成を抑えて治療効果を示す．ST合剤は，スルファメトキサゾール：トリメトプリムを5：1の割合で配合したものである．

SBO・腸チフスについて，病態（病態生理，症状等）および薬物治療（医薬品の選択等）を説明できる．

[*32] ☞ p.342
[*34] ☞ p.342

> SBO・パラチフスについて，病態（病態生理，症状等）および薬物治療（医薬品の選択等）を説明できる．

N-11 パラチフス paratyphoid faver

❶ 病態生理・症状

パラチフス菌の感染により発症する全身性の疾患である．第三類感染症に分類されており，ほとんどの患者が海外渡航からの帰国者である．症状は腸チフスと同様で，1〜2週間の潜伏期間を経て，発熱，徐脈，脾腫，便秘，下痢などが発現するが，腸チフスに比べて症状は軽い場合が多い．保菌者の便や尿を感染源とし，間接的に食物や水を介して感染する．

❷ 診　断

腸チフスと同様で，患者の血液，糞便，尿，胆汁，あるいは汚染された食品や水を検体とし，菌を培養して増殖させた後に分離同定する．被検菌がパラチフス A 菌であることの同定は，生化学的性状試験と血清型別試験により行う．

❸ 治　療

*32 ☞ p.342
*34 ☞ p.342

ニューキノロン系抗菌薬[*32]が第一選択薬となる．ニューキノロン系抗菌薬耐性菌に対しては，第三世代のセフェム系抗菌薬[*34]を用いる．流行している地域に渡航する際は，生水や生の食品の摂取を避け，手洗いを十分に行うなどの予防を心掛ける．

ポイント

- **感染性腸炎**は病原微生物の感染によって起こる腸炎で，多くは薬物療法を行わず症状や脱水への対症療法が基本となるが，渡航者下痢症，細菌性赤痢，コレラなどの症例では，抗菌薬などによる治療が必要である．
- **急性虫垂炎**は虫垂（いわゆる盲腸）が，細菌感染などの原因により急性炎症を起こす病態で，右下腹部に移動する痛みが特徴である．
- **腹膜炎**は消化管内部の細菌を含む内容物が腹腔側に漏れ出ることにより，腹腔内の感染とともに発症する．手術の適応により治療を行うのが基本である．
- **病原性大腸菌感染症**はベロ毒素産生遺伝子を獲得した O026，O111，O157 などの大腸菌による感染症である．腸管出血性大腸菌感染症以外では経過観察し，下痢が続く場合は脱水症状に対する補液を行う．
- **偽膜性大腸菌感染症**は抗菌薬の過使用などにより常在する大腸菌などが死滅し，これにとって代わって（菌交代症）主にクロストリジウム・ディフィシルが大腸粘膜に感染して起こる．
- **ウイルス性下痢症**はロタウイルス，ノロウイルス，アデノウイルスなどのウイルス感染により発症する感染性下痢症で，治療は対症療法となる．
- **食中毒**は飲食物の摂取により，主に嘔吐や下痢などの症状が発現する病態で，原因を突き止めそれにあわせた治療を行う．
- **細菌性赤痢**は赤痢菌感染により発症し，保菌者の糞便やそれらに汚染された第三者の手指，食品，水などを介して間接的に感染が広がる．

- **コレラ**は代表的な経口感染症で，コレラ菌に汚染された食物や水を摂取することにより感染，発症する急性感染性腸炎である．
- **腸チフス**はチフス菌の感染により発症する全身性の疾患である．
- **パラチフス**はパラチフス菌の感染により発症する全身性の疾患である．

Exercise

次の文章について，記述の正誤を答えなさい．

① プロトンポンプ阻害薬は，胃壁のヒスタミン受容体を遮断して胃酸分泌を抑える．
② ピロリ菌感染は，消化性潰瘍発症の重要な要因の1つである．
③ 潰瘍性大腸炎では，口腔から肛門までの消化管内のいずれにも炎症性病変が起こり得る．
④ クローン病では，大腸内視鏡検査により，縦走潰瘍や敷石像などの典型的病態が認められる．
⑤ 潰瘍性大腸炎の治療には，サラゾスルファピリジンや副腎皮質ステロイド薬が用いられる．
⑥ 過敏性腸症候群は心因性の自律神経失調により発症するが，多くは腸管の器質的障害も伴う．
⑦ 過敏性腸症候群の治療には，抗不安薬，抗うつ薬あるいは抗コリン薬が用いられる．
⑧ 酸化マグネシウムは，制酸薬，緩下薬であり，とくに硬便による排便困難症状が強い場合の治療に有効である．
⑨ 下痢の対症療法では，反復する下痢によって失われた水分と塩類を補い，脱水状態を回避することが重要である．
⑩ がん化学療法の副作用である悪心・嘔吐の治療には，セロトニン受容体刺激薬が用いられる．
⑪ ニューロキニン1（NK_1）受容体遮断薬は，CTZや嘔吐中枢のNK_1受容体を遮断し，制吐作用を示す．
⑫ 痔核には，副腎皮質ステロイド薬を軟膏や坐剤として用いる．
⑬ 消化管アレルギーの治療には，アレルゲンを特定して，アレルゲンを含む食事を控えることが重要である．
⑭ C型肝炎は劇症化しやすいが，肝硬変に移行することはまれである．
⑮ B型肝炎ウイルスの主な感染経路は経口感染である．
⑯ HCV複製複合体阻害薬やNS5Bポリメラーゼ阻害薬がC型肝炎治療に用いられる．
⑰ 肝硬変患者では，プロトロンビン時間が短縮する．
⑱ ラクツロースは，腸管内のアンモニア産生や腸管からのアンモニア吸収を抑制し，肝不全による高アンモニア血症を改善する．
⑲ 急性膵炎の治療には，トリプシン，ホスホリパーゼA_2，エラスターゼなどの消化酵素製剤が用いられる．
⑳ 胆石症は，コレステロール結石と色素結石（ビリルビン結石）に大別される．
㉑ ケノデオキシコール酸やウルソデオキシコール酸には，胆石を溶解する作用がある．
㉒ 胆道炎の治療にはNSAIDsが用いられるが，抗菌薬は使用しない．
㉓ 腸管出血性大腸菌感染症では，O157などの血清型やベロ毒素の検出が診断の決め手となる．

㉔ 細菌性腸炎の治療には，アミノグリコシド系抗菌薬が第一選択薬となる．
㉕ 病原性大腸菌感染症の主な症状は，下痢，悪心，倦怠感，発熱，下血などである．
㉖ 偽膜性大腸菌感染症の原因として，抗菌薬の使い過ぎなどによる菌交代症が重要である．
㉗ ウイルス性下痢症は，サイトメガロウイルスや単純ヘルペスウイルスの消化管感染により発症する．
㉘ ノロウイルスが原因のウイルス性腸炎には，ガンシクロビルが有効である．
㉙ 食中毒の原因となる寄生虫は，食品を−20℃以下で冷凍するかまたは60℃以上で加熱することにより駆除できる．
㉚ ニューキノロン系抗菌薬は，赤痢菌から志賀毒素の放出を促すため，細菌性赤痢の治療には用いない．
㉛ コレラはコレラ菌感染による急性感染性腸炎で，治療にはセフェム系抗菌薬が第一選択薬として用いられる．
㉜ 腸チフス，パラチフスの治療には，ニューキノロン系抗菌薬が第一選択薬となる．

12 代謝性疾患

A 糖尿病とその合併症

SBO・糖尿病とその合併症について，病態（病態生理，症状等）・薬物治療（医薬品の選択等）を説明できる．

A-1 糖尿病　diabetes mellitus，DM

　糖尿病とは，「インスリン作用の不足により生じる慢性の高血糖状態を主な症候とする代謝疾患群」である．糖尿病は単一の疾患ではなく，種々の原因で発症する疾患の総称を意味する．インスリン作用不足には，インスリン分泌能の低下とインスリン感受性の低下の両因子が関与する．膵臓ランゲルハンス島のβ細胞（膵β細胞）からのインスリン分泌が減少すると，インスリン受容体に結合できるインスリン量が不足する．また，膵β細胞からのインスリン分泌が十分であってもインスリン感受性が低下すると，分泌量に見あうインスリン受容体を介した効果が得られない．インスリン作用の不足した状態では，血中のグルコースが細胞内へ取り込まれなくなり，血糖値が上昇すると同時に，細胞内でのエネルギー利用や貯蔵，タンパク質合成や細胞増殖が正常に行われない．インスリン分泌能とインスリン感受性の関係は，図12・1のような反比例の関係にある．インスリン感受性が低いと，インスリン作用の発現には多くのインスリン分泌が必要となる．一方，インスリン感受性が高いと，インスリン作用の発現には少量のインスリン分泌で十分である．このインスリン分泌能とインスリン感受性の全体能が低下し，グラフが0方向に移動した状態が糖尿病といえる．

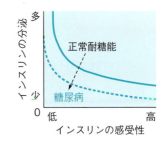

図12・1　インスリン分泌とインスリン感受性の関係

❶ 分　類
　糖尿病は成因により，表12・1のように分類される．

❷ 診　断
　糖尿病の判定には，以下の4つの検査所見が使用される．
　①空腹時血糖値が126 mg/dL 以上
　②75 g OGTTにおける2時間値200 mg/dL 以上
　③随時血糖値が200 mg/dL 以上
　④グリコヘモグロビン（hemoglobin A1c：HbA1c）値が6.5％以上

・血糖，HbA1c ☞ p.10

表12・1 糖尿病の分類

分類	特徴
1型糖尿病	膵β細胞の破壊によりインスリンが絶対的に欠乏するもの
自己免疫性（1A型）	多くは膵β細胞に対する自己抗体を認める
特発性（1B型）	自己抗体を認めない
2型糖尿病	インスリン分泌低下を主体とするものと，インスリン抵抗性が主体で，それにインスリンの相対的不足を伴うものなどがある
その他の特定の機序・疾患によるもの	・遺伝因子として遺伝子異常が同定されたもの 　①膵β細胞機能にかかわる遺伝子異常 　②インスリン作用の伝達機構にかかわる遺伝子異常 ・ほかの疾患，条件に伴うもの 　①膵外分泌疾患：膵炎，膵臓摘出術後 　②内分泌疾患：クッシング症候群 　③肝疾患：慢性肝炎，肝硬変症 　④薬物や化学物質によるもの：副腎皮質ステロイド薬 　⑤感染症：風疹，ムンプス 　⑥免疫機序によるまれな病態
妊娠糖尿病	妊娠中に発症，あるいは，はじめて発見された耐糖能低下

①～④のいずれかが認められた場合は「糖尿病型」と判定し，後日再確認できれば「糖尿病」と診断する．①～③のいずれかと④が確認できれば，「糖尿病」と診断する．口渇，多飲，多尿，体重減少などの糖尿病の典型的な症状がある場合，あるいは，確実な糖尿病網膜症が認められる場合には，1回の検査で「糖尿病型」と判定できれば「糖尿病」と診断してよい．

正常型と糖尿病型の中間領域を境界型と呼ぶ（図12・2）．正常型に比べて境界型は高率に糖尿病型に移行しやすく，また，心血管障害や脳血管障害の危険が高まる．

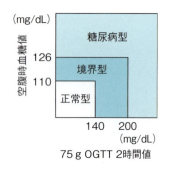

図12・2 境界型の定義

❸ 検　査

ⓐ 病型診断

1型糖尿病においては自己抗体が発症以前より血中に出現するが，2型糖尿病では自己抗体は血中に出現しない．主な自己抗体を表12・2に示す．

表12・2 1型糖尿病でみられる自己抗体

種類	特徴
抗GAD抗体	・発症数ヵ月前より陽性となり，予知マーカーとして有用 ・発症早期には，60～80%で陽性となり，陽性を保ちやすい
抗インスリノーマ関連タンパク質2（IA-2）抗体	・小児での陽性率が高い（60～70%） ・抗GAD抗体と組み合わせると，診断感度が上がる
インスリン自己抗体（IAA）	・発症早期に陽性となる ・インスリン治療中の患者では，外因性インスリンに対する抗体と識別できなくなる
抗zinc transporter 8（ZnT8）抗体	・膵β細胞のインスリン分泌顆粒膜に存在する亜鉛輸送体に対する抗体
抗膵島細胞抗体（ICA）	・最初に報告された自己抗体で，測定には膵組織切片が必要となる．近年では，臨床的意義は少なくなっている

GAD：glutamic acid decarboxylase antibody, IAA：insulin autoantibody, ICA：islet cell antibody

b インスリン抵抗性の評価

早朝空腹時血中インスリン値(immunoreactive insulin, IRI)が15 μU/mL以上ある場合は，明らかなインスリン感受性の低下(インスリン抵抗性の存在)が考えられる．早朝空腹時血中インスリン値と血糖値からHOMA-R(homeostasis model assessment of insulin resistance)を算出し，この値が2.5以上の場合にはインスリン抵抗性があると考えられる．

HOMA-R＝空腹時IRI(μU/mL)×空腹時血糖(mg/dL)/405

・IRI ☞ p.11

c インスリン分泌能の評価

内因性インスリン分泌能の把握には，空腹時血中C-ペプチド(C-peptide reactivity, CPR)値と1日尿中C-ペプチド排泄量を参考にする．空腹時CPR値が0.5 ng/mL以下，1日尿中C-ペプチド排泄量が20 μg/日以下であれば，生存のためのインスリンが不足した状態(インスリン依存状態)と考えられる．75 g OGTTの初期値を用いて，インスリン分泌指数(insulinogenic index, I.I.)を算出することができる．

I.I.値＝(負荷後30分におけるIRI－負荷前のIRI)(μU/mL)/
(負荷後30分における血糖値－負荷前の血糖値)(mg/dL)

糖尿病患者では，I.I.値は0.4以下になる．

・CPR ☞ p.11

d 平均血糖値の評価

HbA1c：ヘモグロビンにグルコースが非酵素的に結合した安定型糖化物質であり，検査前1～2ヵ月間の平均血糖値を反映する．赤血球寿命との関連があるため，出血，溶血性貧血，肝硬変が存在すると低値となり，平均血糖値からのずれが生じる．

グリコアルブミン：アルブミンにグルコースが非酵素的に結合した糖化物質であり，検査前2～3週間の平均血糖値を反映する．血清アルブミンの低下するネフローゼ症候群が存在すると低値となり，平均血糖値からのずれが生じる．

1,5-アンヒドログルシトール(1,5-anhydroglucitol, 1,5-AG)：グルコース類似のポリオール化合物であり，尿中に排泄されたほとんどが尿細管から再吸収される．構造の似ているグルコースが存在すると，競合的に再吸収が阻害され1,5-AGの尿中排泄が増加する．その結果，血中1,5-AG値は低下する．

・HbA1c ☞ p.10

❹ 治 療

糖尿病治療の目標は，血糖，血圧，血清脂質，体重の良好な管理を行い，血管合併症の発症や進展を阻止し，健常者と変わらないQOLや寿命を確保することである．血糖コントロールでは，血糖正常化の目標をHbA1c 6.0％未満とし，合併症予防のための目標をHbA1c 7.0％未満と

する．血圧管理の目標値は130/80 mmHg未満とする．血清脂質管理の目標は，LDL-C値 120 mg/dL未満，TG値 150 mg/dL未満，HDL-C値 40 mg/dL以上とする．体重管理目標を**体格指数**（body mass index, BMI）22（kg/m^2）とする．

・LDL-C, TG, HDL-C ☞ p.11

A-2　1型糖尿病　type 1 diabetes mellitus

❶ 病態生理

膵β細胞の自己免疫機序による進行性破壊に基づくインスリンの量的不足により発症する糖尿病である．年間発症率は1.5〜2.5/10万人で，小児など若年者に多い．

❷ 症　状

急性発症型や緩徐進行型があり，約90％以上の症例で発症時に1つ以上の**自己抗体**が検出される．急性発症型では，**口渇**，**多飲**，**多尿**，**体重減少**，**全身倦怠感**が出現する．緩徐進行型は，数ヵ月から数年の間に進行性にインスリン分泌が障害される．緩徐進行型の3〜5％は，2型糖尿病として治療を受けている例に潜在することがある．劇症型では，数日でケトアシドーシスに陥る．劇症型の大部分では，自己抗体が検出されない．

・ケトアシドーシス ☞ p.361

❸ 治　療

【薬物療法】　1型糖尿病では通常インスリン依存状態が生じており，治療は**インスリン**[*1]**補充療法**が基本となる．インスリン製剤は，効果発現までの時間，最大作用時間，持続時間により，表12・3のように分類される．

*1　インスリン　【作用機序】肝臓においてグルコースの産生を抑制し，骨格筋細胞や脂肪細胞でのグルコース輸送体4（glucose transporter 4, GLUT4）の発現を増加させてグルコースの細胞内取り込みを増加させる．

表12・3　インスリン製剤の種類とその特徴

インスリン製剤	作用発現時間（時間）	最大作用時間（時間）	作用持続時間（時間）
超速効型	<0.5	0.5〜2.5	3〜4.5
速効型	0.5〜1	1〜4	4〜8
中間型	1〜3	6〜12	7〜14
持効型	1〜2	明らかなピークなし	18〜24

ⓐ 頻回インスリン注射法（ベーサル・ボーラス療法）

健常者のインスリン分泌パターンである基礎分泌相と追加分泌相をインスリン製剤で模倣した生理的なインスリン投与法である．持効型（中間型）インスリン製剤と（超）速効型インスリン製剤などを組み合わせる（図12・3）．インスリンは，前腹壁，上腕，大腿部外側や臀部などに皮下注射する．インスリン注射部位に脂肪過形成が生じると，インスリン吸収が低下するので，同じ個所に繰り返し注射するのは避ける．イ

ンスリン製剤による治療中は，自己血糖測定（self-monitoring of blood glucose，SMBG）を併用して良好な血糖コントロールを行う．

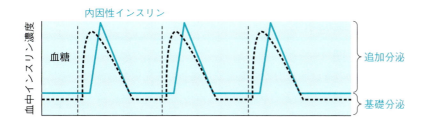

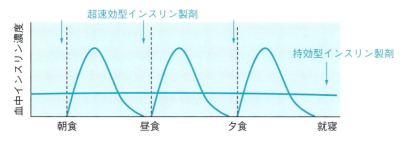

図12・3　内因性インスリン分泌とインスリン療法

b 持続皮下インスリン注入療法 continuous subcutaneous insulin infusion, CSII

皮下に注射針を留置し，小型ポンプから24時間にわたり速効型インスリンを持続注入する方法である．さまざまな注入プログラム設定が可能になり，きめ細かなインスリン調節が可能である．頻回インスリン注射法でコントロール困難な例や糖尿病合併妊娠例などに適応となる．

インスリン補充療法の絶対的適応は，以下の場合があげられる（表12・4）．

表12・4　インスリン補充療法の絶対的適応

状態・状況	原因
インスリン依存状態	1型糖尿病
急性合併症発症時	糖尿病性ケトアシドーシス，高血糖高浸透圧症候群
臓器障害	重症の肝・腎機能障害を有する場合
身体ストレスの存在	重症感染症や外傷時
手術	全身麻酔施行を必要とするような中等度以上の外科手術
妊娠時	糖尿病合併妊娠

【非薬物療法】膵臓移植と膵島移植がある．膵臓移植は，再発性の低血糖発作などで血糖コントロールが困難な例に適応となる．糖尿病腎症末期腎不全の患者に対しては，膵腎同時移植が行われる．膵島移植は，分離した膵島を門脈経由で肝臓に注入する．肝臓に生着した膵β細胞か

らインスリンが分泌されるようになれば，インスリンからの離脱が可能となる．いずれも免疫抑制療法が必要となる．

A-3　2型糖尿病　type 2 diabetes mellitus

❶ 病態生理

いくつかの遺伝的素因に環境因子が加わって発症する多因子疾患である．日本人糖尿病患者の95%以上を占め，中高年期に多く発症する．インスリン分泌低下を主体とするものと，インスリン抵抗性が主体で，それにインスリンの相対的不足を伴うものなどがある．

インスリン抵抗性の増大とインスリン分泌の減少はインスリン作用の低下を生じる．インスリン作用の低下は，まず食後高血糖を引き起こすが，やがて空腹時高血糖を伴うようになる．慢性的な高血糖状態は，インスリン抵抗性を高めたり，インスリン分泌を減少させたりして，インスリン作用の低下を助長する．これを糖毒性と呼ぶ（図12・4）．

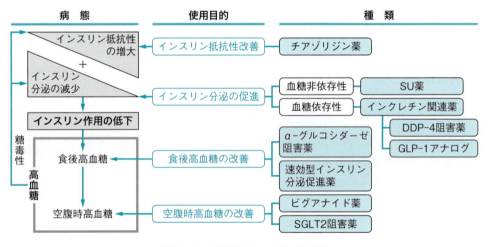

図12・4　2型糖尿病の病態と治療薬

❷ 症　状

初期には自覚症状がほとんどないため，健診による早期発見が重要である．進行例では，口渇，多飲，多尿，体重減少などを認める．重症度と予後は血糖レベルだけでは決まらず，合併症に大きく依存するため，細小血管障害の有無や大血管障害のリスク評価を行う．

❸ 治　療

【食事療法】　適正な摂取カロリーを守り適正体重を維持することで，インスリン抵抗性を改善できる．食物繊維の豊富な食品を摂取することにより，消化管からの急激な糖吸収が抑制される．そのため，食後の過

剰なインスリン分泌が緩和され，糖尿病患者の疲弊した膵β細胞の保護が可能となる．

臨床的に広く行われているのは食品交換表*2 を用いた食事指導である．近年ではカーボカウント法*3 も取り入れられるようになった．

【運動療法】 食後の運動により筋肉での糖取り込みが促進され，食後高血糖が改善される．長期的な運動の継続は，減量によるインスリン感受性を高めて高血糖を改善する．運動により筋肉量が増えると基礎代謝が高まり，減量にも効果的である．有意義な運動療法も，重篤な血管障害を有する場合や前増殖期以上の網膜症，重篤な腎症を有する場合には禁忌となる．

【薬物療法】 食事療法，運動療法を2〜3ヵ月継続しても，目標の血糖コントロールを達成できない場合には薬物療法を行う．2型糖尿病の治療薬は内服薬を中心に多種存在するが，①インスリン分泌の促進，②インスリン抵抗性の改善，③食後高血糖の改善，④空腹時高血糖の改善といった使用目的別に分類すると理解しやすい（図12・4）．経口血糖降下薬は，いずれも妊婦には禁忌となる．

a インスリン分泌の促進

血糖非依存的にインスリン分泌を促進するスルホニル尿素（sulfonylurea，SU）薬*4 と血糖依存的にインスリン分泌を促進するインクレチン関連薬がある．SU薬には，アセトヘキサミド（第一世代），グリクラジド，グリベンクラミド（第二世代），グリメピリド（第三世代）などがある．グリメピリドにはインスリン抵抗性改善作用もあると考えられている．SU薬使用中は低血糖に注意する．潜在的低血糖の持続による食欲亢進と過食が肥満を増悪させることがあるので，高度の肥満などインスリン抵抗性の強い例にはSU薬はよい適応ではない．

インクレチンは，食事摂取後に消化管から分泌されるホルモンの総称である．小腸のL細胞から分泌されるグルカゴン様ペプチド-1（glucagon-like peptide 1，GLP-1）が代表的である．GLP-1は，膵β細胞に存在する受容体を刺激して血糖依存的にインスリン分泌を促進する（図12・5）と同時に，膵α細胞に作用してグルカゴン*5 分泌を抑制して血糖値を下げる．そのほか，膵β細胞の保護作用，胃内容排出の遅延，満腹感の促進と食事摂取量の抑制効果などがある．タンパク質分解酵素のジペプチジルペプチダーゼ-4（dipeptidyl peptitase-4，DPP-4）は，速やかにGLP-1を分解する（半減期は1〜2分）．

インクレチン関連薬には，DPP-4阻害薬*6（シタグリプチン，ビルダグリプチン，アログリプチン，リナグリプチン）とGLP-1アナログ*7（リラグルチド，エキセナチド，リキシセナチド）がある．DPP-4阻害薬やGLP-1アナログによる低血糖のリスクは少ないが，SU薬との併用時には低血糖に注意する．GLP-1アナログは，消化器症状（悪心，嘔吐）を

*2 **食品交換表** 含まれている栄養素により食品を炭水化物，タンパク質，脂質，ビタミンに分類し，エネルギー量80 kcalを1単位として，4種の食品を交換摂取できるようにしている．

*3 **カーボカウント法** 食事中の炭水化物量を計算してインスリン量を調整する方法である．1型，2型いずれの糖尿病でも利用可能．

*4 **SU薬** 【作用機序】膵β細胞のスルホニル尿素受容体に結合し，ATP感受性K⁺チャネルを遮断してインスリン分泌を促進する（図12・5）．

・低血糖 ☞ p.375

*5 **グルカゴン** 膵α細胞から分泌され，肝細胞のグルカゴン受容体に結合する．刺激を受けた肝細胞はグリコーゲンを分解し，血中にグルコースを放出する．
ソマトスタチン 膵δ細胞から分泌され，近傍のα細胞，β細胞のソマトスタチン受容体に結合する．インスリンとグルカゴンの分泌を抑制する．

*6 **DPP-4阻害薬** 【作用機序】タンパク分解酵素DPP-4を阻害し，GLP-1の半減期を延長させる．

*7 **GLP-1アナログ** 【作用機序】DPP-4に対して安定なGLP-1アナログが膵β細胞のGLP-1受容体を刺激する．

防ぐため少量より投与する．GLP-1 アナログによる急性膵炎の報告があり，膵炎既往患者には慎重に投与する．GLP-1 アナログはいずれも注射薬であるが，インスリンの代替とはならない．

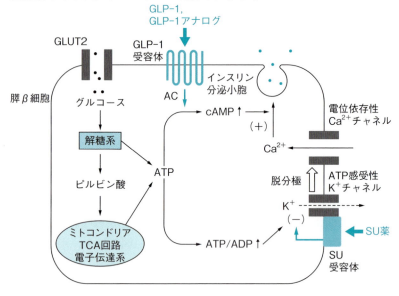

図12・5 インスリン分泌の促進機序
血糖が上昇すると，グルコーストランスポーター 2 (glucose transporter 2, GLUT2) からグルコースが膵β細胞内へ取りこまれる．グルコースの代謝が行われると ATP/ADP 比が上昇し，ATP 感受性 K$^+$ チャネルが閉じる．これにより膜電位が脱分極し，電位依存性 Ca^{2+} チャネルが開口し，Ca^{2+} が細胞内に流入する．GLP-1 受容体に結合した GLP-1 や GLP-1 アナログは，アデニル酸シクラーゼ (adenylate cyclase, AC) を活性化し cAMP 濃度を上昇させる．cAMP は，Ca^{2+} の細胞内流入後に生じるインスリン分泌小胞のエクソサイトーシスを促進する．以上のように，GLP-1 受容体を介したインスリン分泌促進は，血糖の上昇がなければ生じない．

*8 **チアゾリジン薬** 【作用機序】脂肪細胞のペルオキシゾーム増殖因子活性化受容体γ (peroxisome proliferator activated receptor γ，PPARγ) を活性化し，前駆脂肪細胞からの小型脂肪細胞の分化促進や大型脂肪細胞のアポトーシスを誘導する．小型脂肪細胞からのアディポネクチンの分泌増加や大型脂肪細胞からの tumor necrosis factor-α (TNF-α) の分泌低下により，インスリン抵抗性を改善する．

*9 **α-GI** 【作用機序】二糖類分解酵素であるα-グルコシダーゼを競合的に阻害することにより二糖類から単糖類への分解を抑制し，小腸からの糖吸収を遅延させる．

*10 **速効型インスリン分泌促進（グリニド）薬** 【作用機序】膵β細胞のスルホニル尿素受容体に結合し，ATP 感受性 K$^+$ チャネルを遮断してインスリン分泌を促進する．SU 薬に比べて，吸収や血中からの消失が速い．

b インスリン抵抗性の改善

チアゾリジン薬*8（ピオグリタゾン）が使用される．インスリン抵抗性を伴う肥満例によい適応となる．水分貯留を示す傾向があり，**心不全患者**や**心不全の既往例**には**禁忌**となる．

c 食後高血糖の改善

α-グルコシダーゼ阻害薬*9（α-glucosidase inhibitor，α-GI）（アカルボース，ボグリボース，ミグリトール）や**速効型インスリン分泌促進薬***10（ナテグリニド，ミチグリニド）が使用される．これらの薬物は，食後血糖値の上昇時に薬効を発揮するために**食直前**に服用する必要がある．α-GI には，腹部膨満感，放屁の増加などの副作用がある．腹部手術歴のある患者においては，イレウスの危険性があるため使用しない．α-GI による低血糖症状の改善には，単糖類である**グルコース**を使用する．

d 空腹時高血糖の改善

ビグアナイド薬[*11]（メトホルミン，ブホルミン）は，UKPDS（☞コラム）によって長期的効果が示されている．体重に関係なく投与可能である．副作用として乳酸アシドーシスが生じる可能性があり，肝・腎機能低下例には禁忌となる．

ナトリウム-グルコース共輸送体2（sodium-glucose co-transporter 2, SGLT2）阻害薬[*12]（イプラグリフロジン，ダパグリフロジン）は，小腸におけるグルコース吸収に影響を与えることなく，腎尿細管からのグルコース再吸収を抑制する．尿糖増加に伴う体重減少効果が期待できる．副作用として，頻尿や口渇のほか，尿路感染症や性器感染症に注意する．

[*11] ビグアナイド薬【作用機序】adenosine 5'-monophosphate（AMP）キナーゼを活性化し，肝臓における糖新生とグルコース放出の抑制，骨格筋でのグルコース取り込み促進，消化管からのグルコース吸収の抑制などにより血糖降下作用を発揮する．

[*12] SGLT2阻害薬【作用機序】SGLT2を選択的に阻害して，近位尿細管からのグルコース再吸収を抑制する．

コラム

古典の力：ビグアナイド薬

地中海沿岸に自生するマメ科植物のガレガソウ（*Galega officinalis*）には，血糖降下作用があることが知られ，中世からヨーロッパで民間治療薬として使用されていた．ガレガソウから抽出されたグアニジンが血糖降下作用を有し，グアニジン2分子を連結させてつくったものがビグアナイド薬である．メトホルミン，ブホルミン，フェンホルミンは1950年代後半から世界で使用されるようになり，わが国では1961年にメトホルミンが販売開始となった．しかし，1970年代にフェンホルミンによる乳酸アシドーシスが問題となり，多くの国で発売が中止された．ビグアナイド薬には暗黒時代が続いたが，1980年代後半から再評価の機運が高まり，1994年には米国FDAがメトホルミンを認可した．名誉回復が決定的となったのが，1998年に発表された英国大規模臨床試験（United Kingdom Prospective Diabetes Study, UKPDS）である．メトホルミンはSU薬と同等の効果を発揮し，心血管合併症による死亡を減少させるという報告である．2002年の米国大規模糖尿病予防プログラム（Diabetes Prevention Program, DPP）は，メトホルミンに糖尿病発症を予防または遅延させる効果があることを報告している．2006年のわが国のMORE studyは，肥満の有無にかかわらずメトホルミンの血糖改善効果を報告している．また，メトホルミンは薬価が安く，医療経済的な利点ももつ．現在，欧米の「確証のある中心的な治療法」コンセンサスでは，メトホルミンが糖尿病治療の第一選択薬としての地位を獲得している．

---

e インスリン療法

3種類の経口血糖降下薬の併用を行っても目標の血糖コントロールが得られないときやSU薬二次無効[*13]に対して，インスリン療法を導入する．

[*13] SU薬二次無効　良好な食事療法，運動療法，SU薬の内服を行っているにもかかわらず，血糖コントロールが不良となることをいう．SU薬の長期服用例でみられる．

A-4 糖尿病の急性合併症

高度のインスリン作用不足は，急性代謝失調を生じる．糖尿病性ケトアシドーシスと高血糖高浸透圧症候群がある．

A-4-1 糖尿病性ケトアシドーシス　diabetic ketoacidosis

❶ 病態生理

インスリンの絶対的な作用不足により生じる．高血糖をきたすと同時

に，脂肪酸の異化が亢進して**ケトン体**（アセト酢酸，3-ヒドロキシ酪酸，アセトン）が産生される．弱酸性のケトン体が蓄積するため，**代謝性アシドーシス**を生じる．多くは，1型糖尿病患者の発症時や**シックデイ**[*14]に伴う．発症後の致命率は2〜5％である．

> *14 **シックデイ** 糖尿病患者が発熱，下痢，嘔吐などをきたし，食欲不振から食事がとれなくなった状態をシックデイと呼ぶ．

❷症　状

脱水による口渇，多尿，血圧低下，体重減少を認める．悪心・嘔吐，高頻度で腹痛を伴う．**クスマウル**（Kussmaul）**呼吸**という深く大きな呼吸がみられ，呼気に**アセトン臭**を伴う．

❸診　断

血糖値は 250 mg/dL 以上に上昇する．血中ケトン体（とくに3-ヒドロキシ酪酸）が著増するため，尿中ケトン体は強陽性となる．動脈血ガス分析で，著明な代謝性アシドーシス（動脈血 pH 7.3 以下，HCO_3^- 15 mEq/L 以下）を認める．

❹治　療

補液（生理食塩水）による脱水の解除と電解質の補正を行う．**速効型インスリン製剤**を静注した後，持続投与する．急激な血糖降下による脳浮腫に注意する．血糖値の低下が時間あたり 100 mg/dL を超えないようにする．治療中に低カリウム血症を生ずることがあり，血清カリウム値が 5.0 mEq/L 以下の場合は，輸液によるカリウム補充を行う．炭酸水素ナトリウムによるアシドーシス補正は，pH 7.0 以上では原則として行わない．

A-4-2　高血糖高浸透圧症候群　hyperosmolar hyperglycemic syndrome

❶病態生理

相対的なインスリン不足による高血糖と血清浸透圧の上昇および重篤な脱水を伴う．

ケトン体の上昇はあっても軽度である．感染症，脳血管障害，手術などを契機として2型糖尿病を有する高齢者に発症しやすい．発症後の致命率は約20〜50％と高い．

❷症　状

昏睡など意識障害がみられるが，意識障害の程度と血漿浸透圧レベルは相関する．また，発熱など体温が高いほど予後不良となる．全身けいれんや一過性の半身麻痺など神経症状を呈することもある．

❸ 診　断

血糖値は 800 mg/dL 以上と著明に上昇し，血漿浸透圧は 350 mOsm/kgH$_2$O 以上となる．尿糖は強陽性となるも，尿中ケトン体は弱陽性である．動脈血 pH は 7.3 以上と顕著なアシドーシスは認めない．

・血漿浸透圧　☞ p.13

❹ 治　療

感染症などの原因を除去する．補液（生理食塩水）による脱水の解除と電解質の補正を行うが，急激な血漿浸透圧是正による脳浮腫，心不全に注意する．速効型インスリン製剤の少量持続投与を行い，治療中は血清カリウム値を管理することが重要である．

A-5　糖尿病の慢性合併症

長期の高血糖の存在によって生じる細小血管障害と動脈硬化性疾患である大血管障害がある．

A-5-1　細小血管障害

糖尿病の細小血管障害では，毛細血管基底膜の肥厚による血流障害や血管透過性の亢進などがみられる．血管基底膜の肥厚や血管透過性の亢進には，高血糖によるポリオール代謝亢進，最終糖化産物（advanced glycation end-product，AGE）の蓄積，そしてジアシルグリセロール（DAG）産生過多によるホスホキナーゼC（PKC）合成の促進などが関与すると考えられている．一般的に，糖尿病の罹患期間が長くなるにつれて神経障害，網膜症，腎症の順に合併症が発症する．

A-5-2　糖尿病神経障害　diabetic neuropathy

❶ 病態生理・分類・症状

数年～十数年の糖尿病歴で発症し，単神経障害と多発神経障害に大別される（表12・5）．臨床で高頻度に認められるのは多発神経障害である．

表12・5　糖尿病神経障害の分類

分　類	部　位	症　状	特　徴
単神経障害	動眼神経麻痺	眼瞼下垂，複視，眼球運動制限	突発的に発症し，通常は数ヵ月で軽快する
	外転神経麻痺	複視	
	顔面神経麻痺	片側の顔面筋力の低下	
多発神経障害	感覚神経障害	しびれ，疼痛，異常感覚	左右対称性で下肢から始まる
	運動神経障害	筋力低下・筋萎縮	下肢の遠位筋にみられる
	自律神経障害	起立性低血圧，胃排泄能低下，便秘・下痢，神経因性膀胱，勃起障害，発汗調節障害	

*15 **シェロング試験** 仰臥位から起立したときの血圧変化により，交感神経機能を評価する．収縮期血圧 30 mmHg 以上，あるいは拡張期血圧 15 mmHg 以上の血圧低下を異常とする．

*16 **アルドース還元酵素阻害薬**【作用機序】グルコースからソルビトール生成に関与するアルドース還元酵素を特異的に阻害し，末梢神経内でのソルビトール蓄積を抑制する．

*17 **プレガバリン**【作用機序】電位依存性 Ca^{2+} チャネル $\alpha_2\delta$ サブユニットに結合し，神経細胞内へのカルシウム流入を阻害することにより，神経細胞の興奮を抑制する．

*18 **SNRI（デュロキセチン）**【作用機序】(☞ p.45，うつ病)

*19 **抗不整脈薬（メキシレチン）**【作用機序】(☞ p.145，不整脈)

・眼の構造 ☞ p.397

❷ 診　断

両足触覚低下（モノフィラメントによる判定），両足振動覚低下（音叉による判定），両側アキレス腱反射低下などの異常が認められれば，末梢神経障害が疑われる．自律神経障害は，心拍の呼吸性変動（CV_{R-R}）の 2% 以下の減少やシェロング（Schellong）試験*15 で診断する．

❸ 治　療

良好な血糖コントロールを維持することが発症や症状進展の予防に重要である．アルドース還元酵素阻害薬*16（エパルレスタット）は，神経障害の自覚症状を改善し，神経障害の進展を予防する．穿刺痛，電撃痛，灼熱痛を呈する有痛性神経障害に対しては，プレガバリン*17，SNRI*18（デュロキセチン），抗不整脈薬*19（メキシレチン）が使用される．

A-5-3　糖尿病網膜症　diabetic retinopathy

❶ 病態生理・分類

十年前後の糖尿病歴で発症する．発症進展には，血糖コントロールが大きく影響する．網膜症で生じる慢性的な低酸素状態は，血管内皮増殖因子（vascular endothelial growth factor, VEGF）を刺激して血管透過性を高めると同時に新生血管を生成する．毛細血管からの血漿の漏出は白斑を呈し，新生血管からは出血が生じやすいため網膜出血や硝子体出血を引き起こすことがある．糖尿病網膜症は 3 期に分類される（表 12・6）．

表 12・6　糖尿病網膜症の分類

分類	特徴	眼底所見
単純網膜症	血管透過性の亢進	毛細血管瘤，点状出血，硬性白斑
増殖前網膜症	網膜神経組織の虚血	毛細血管の異常拡張や走行異常，軟性白斑
増殖網膜症	新生血管増生とその破綻	硝子体出血，牽引性網膜剝離

❷ 症　状

単純網膜症では，病変が黄斑部付近でなければほとんど無症状で経過する．増殖前網膜症や増殖網膜症では，視力低下の危険が増す．硝子体出血や網膜剝離が生じると急速な視力低下を招く．

❸ 診　断

眼科専門医による眼底検査や蛍光眼底造影検査を行う．

❹ 治　療

単純網膜症では，血糖と血圧のコントロールが重要であるが，増殖前網膜症と増殖網膜症では眼科的治療が必須となる．増殖前網膜症と早期

増殖網膜症には失明予防のために網膜光凝固療法（レーザー凝固療法）を行う．硝子体出血と牽引性網膜剝離には硝子体手術を行う．

A-5-4　糖尿病腎症　diabetic nephropathy

❶ 病態生理
糖尿病性糸球体硬化症（びまん性病変，結節性病変，滲出性病変）を呈する．新規透析導入患者の約43％を占める（原因疾患としては第1位）．糖尿病発症から数年〜十数年で早期腎症に至る．腎症病期の進行とともに，心血管死が増加する．透析療法の予後は不良で，導入後5年生存率は約50％である．

❷ 症　状
主症状はタンパク尿であり，通常は著明な血尿を認めない．第1〜5期までの病期分類を行う（表12・7）．

表12・7　糖尿病腎症の病期

病　期	腎障害	特　徴	推算GFR (eGFR)
第1期	腎症前期	正常	30 mL/分/1.73 m² 以上
第2期	早期腎症	微量アルブミン尿	
第3期	顕性腎症期	顕性アルブミン尿あるいは持続性タンパク尿	
第4期	腎不全期	アルブミン尿・タンパク尿を問わない	30 mL/分/1.73 m² 未満
第5期	透析療法期	透析療法中	

❸ 診　断
尿検査で尿タンパクの有無を調べる．とくに，早期腎症では尿微量アルブミン測定が重要である．血液生化学検査（血清クレアチニン，尿素窒素，尿酸，電解質）やeGFRを用いて腎機能を評価する．

・血液生化学検査 ☞ p.9
・eGFR ☞ p.25

❹ 治　療
血糖のコントロールと糸球体高血圧の是正が重要である．食事においては，食塩制限（6 g/日以下）を，中等度の腎機能低下例に対してタンパク質制限（0.6〜0.8 g/kg/日）も行う．降圧治療では，腎保護作用をもつACE阻害薬[20]やARB[21]の使用が推奨される．

[20] ACE阻害薬【作用機序】（☞ p.172，高血圧症）
[21] ARB【作用機序】（☞ p.172，高血圧症）

A-5-5　大血管障害（糖尿病合併動脈硬化症）

A-5-5-1　閉塞性動脈硬化症　arteriosclerosis obliterans, ASO

・ASO ☞ p.177

末梢性動脈疾患（peripheral arterial diseases, PAD）は全身動脈硬化症の一部分症であり，ASOが全体の約90％を占める．末梢神経障害が

あると，潰瘍化や壊疽を生じやすい．事故以外の肢切断の原因疾患としては第1位である．

A-5-5-2　冠動脈疾患

・心筋梗塞 p.165

健常者に比べ，糖尿病患者の心筋梗塞発症危険率は3倍以上である．冠動脈病変は多枝にわたることが多いが，心筋梗塞が無痛性のこともまれではない．心筋梗塞後には心不全を併発することが多く，再発頻度も高い．重症自律神経障害を伴う場合は，突然死を招きやすい．

A-5-5-3　脳血管障害

・脳梗塞 p.80

健常者に比べ，糖尿病患者の脳梗塞発症危険率は2〜4倍である．中小動脈の梗塞やラクナ梗塞が多発性に起こりやすく，無症候性のことも多い．

コラム

メタボリック症候群

　高血圧，脂質異常，耐糖能異常の個々の症状が軽度であっても，これらが重なることで動脈硬化性病変の進展の危険性が高まる．1988年に，Reavenらは，これを「syndrome X」と名づけた．翌1989年，Kaplanらは，高血圧，脂質異常，耐糖能異常に腹部の肥満を加えて，「死の四重奏」と名づけた．1999年に，WHOは，内臓脂肪蓄積型肥満に加え，血圧上昇，血糖上昇，脂質異常のうちの2つ以上が存在する病態を「メタボリック症候群」という概念にまとめた．現在，わが国では，腹囲が男性で85 cm以上，女性で90 cm以上あり，血圧上昇(収縮期血圧130 mmHg以上または拡張期血圧85 mmHg以上)，血糖上昇(空腹時血糖110 mg/dL以上)，脂質異常(血中TG 150 mg/dL以上または血中HDL-C 40 mg/dL未満)のうち2項目以上が認められる場合をメタボリック症候群と診断する．メタボリック症候群の診断の鍵は内臓脂肪の蓄積で，この蓄積脂肪を場とした慢性の軽度炎症(chronic subclinical inflammation)が病態の核と考えられている．慢性の軽度炎症は，インスリン抵抗性を高めると同時に動脈硬化症を進展させる．全身の炎症時には，IL-6の刺激を受けて，肝臓でC反応性タンパク質(CRP)が合成される．現在，肥満・糖尿病患者における血中の高感度CRP値測定が，心血管系疾患のリスク予測に有用であることも分かっている．蓄積した内臓脂肪が，炎症メカニズムにより動脈硬化症を促進し，血管合併症の危険を高めるという構図が理解できる．

ポイント

- 糖尿病とは，インスリン作用の不足により生じる慢性の高血糖状態を主な症候とする代謝疾患群である．
- 糖尿病の判定には，空腹時血糖値，75 g OGTT 2時間値，随時血糖値，HbA1c値などが使用される．
- 病型診断において，1型糖尿病では自己抗体が発症以前より血中に出現するが，2型糖尿病ではみられない．
- インスリン抵抗性の評価では，早朝空腹時血中IRI値やHOMA-R値が参考になる．
- インスリン分泌能の評価では，空腹時血中CPR値と1日尿中C-ペプチド排泄量を参考にする．
- 平均血糖値の評価には，HbA1c，グリコアルブミン，1,5-AGなどがよい指標となる．
- 糖尿病治療の目標は，血糖，血圧，血清脂質，体重の良好な管理を行い，血管合併症の発症や進展を阻止することである．
- 1型糖尿病は，自己免疫機序による膵β細胞の進行性破壊に基づくインスリンの量的不足により発症する．
- 1型糖尿病ではインスリン依存状態が生じているため，治療はインスリン補充療法が基本となる．ベーサル・ボーラス療法やCSIIなどが施行される．インスリン製剤による治療中は，SMBGを併用して良好な血糖コントロールを行う．
- 2型糖尿病は遺伝子素因に環境因子が加わって発症する多因子疾患であり，インスリン抵抗性の増大とインスリン分泌の相対的低下が関与する．
- 2型糖尿病の治療は食事・運動療法が基本となるが，目標血糖コントロールを達成できない場合には薬物療法を行う．
- 2型糖尿病治療薬は，インスリン分泌を促進するもの（SU薬，DPP-4阻害薬およびGLP-1アナログ），インスリン抵抗性を改善するもの（チアゾリジン薬），食後高血糖を改善するもの（α-GIと速効型インスリン分泌促進薬），空腹時高血糖を改善するもの（ビグアナイド薬とSGLT2阻害薬）などに分類される．
- 糖尿病の急性合併症（糖尿病性ケトアシドーシスと高血糖高浸透圧症候群）においては，全身管理のもと，補液による脱水の解除と電解質の補正を行う．速効型インスリン製剤を投与し，治療中は血清カリウム値を管理する．
- 糖尿病性ケトアシドーシスはインスリンの絶対的な作用不足により生じ，高血糖とケトン体蓄積による代謝性アシドーシスを生じる．1型糖尿病患者の発症時やシックデイを契機に生じる．
- 高血糖高浸透圧症候群は，相対的なインスリン不足による高血糖と血清浸透圧の上昇および重篤な脱水を伴う．感染症などのストレスを契機として2型糖尿病を有する高齢者に発症しやすい．
- 糖尿病の慢性合併症の細小血管障害でみられる毛細血管基底膜の肥厚や血管透過性の亢進には，高血糖によるポリオール代謝亢進やAGEの蓄積などが関与する．
- 高頻度に認められる糖尿病神経障害は多発神経障害である．アルドース還元酵素阻害薬（エパルレスタット）は，自覚症状を改善して神経障害の進展を予防する．
- 糖尿病網膜症は3期に分類され，単純網膜症では，血糖と血圧のコントロールが重要であるが，増殖前網膜症と増殖網膜症では眼科的治療が必須となる．
- 糖尿病腎症の主症状はタンパク尿であり5期に分類される．第1期では過剰濾過を，第2期では糸球体基底膜の破綻を認める．第3期からは，病変の進展は不可逆的となる．血糖のコントロールと糸球体高血圧の是正が重要であり，ACE阻害薬やARBの使用が推奨される．
- 糖尿病の慢性合併症の大血管障害は糖尿病合併動脈硬化症であり，ASO，冠動脈疾患および脳血管障害が該当する．

B 脂質異常症 dyslipidemia

さまざまな原因により，血液中の脂質濃度が異常値をとる病態を総称して脂質異常症という．

❶ 分 類

脂質異常症の分類には，検査所見に基づくWHO表現型分類や原因による分類（原発性および続発性脂質異常症）がある（表12・8）．

表12・8 脂質異常症の分類

WHO表現型分類		脂質の上昇	原発性脂質異常症	続発性脂質異常症
表現型	増加リポタンパク質			
I	キロミクロン	トリグリセリドの上昇	家族性高キロミクロン血症症候群	
II a	LDL	LDL-コレステロールの上昇	家族性高コレステロール血症	甲状腺機能低下症
b	LDLとVLDL	LDL-コレステロールとトリグリセリドが中等度上昇	家族性複合型高脂血症	ネフローゼ症候群
III	IDL		家族性III型高脂血症	
IV	VLDL	トリグリセリドの上昇	家族性高トリグリセリド血症	2型糖尿病 クッシング症候群
V	キロミクロンとVLDL			

VLDL：very low density lipoprotein，IDL：intermediate low density lipoprotein.

a 原発性脂質異常症 primary dyslipidemia

遺伝歴が明らかなものを，家族性脂質異常症という．

(1) 家族性高キロミクロン血症症候群

キロミクロンの著明な増加を伴う疾患群で，トリグリセリドを分解するリポタンパク質リパーゼ（lipoprotein lipase，LPL）の欠損するLPL欠損症とLPL活性に必要な補酵素（アポC-II）の欠損するアポタンパク質C-II欠損症が代表的である．いずれも常染色体劣性遺伝疾患でありI型を呈する．

(2) 家族性高コレステロール血症 familial hypercholesterolemia

常染色体優性（顕性）遺伝疾患でありIIa型を呈する．LDL受容体対立遺伝子の両側に変異のあるホモ接合体とLDL受容体対立遺伝子の片側に変異のあるヘテロ接合体が存在する．そのため，肝臓などのLDL受容体の欠損もしくは機能低下が生じ，細胞内に取り込まれなくなったLDLが血中に著増する．ホモ接合体の頻度は100万人に1人とまれであるが，症状は重篤で若年性粥状動脈硬化症を伴い突然死も珍しくない．ヘテロ接合体は500人に1人と頻度が高い．

(3) 家族性複合型高脂血症 familial combined hyperlipidemia

常染色体優性（顕性）遺伝疾患でありIIb型を呈する．200人に1人と頻度が高く，60歳までに冠動脈疾患を生ずる患者の約20%にみられる．

(4) 家族性Ⅲ型高脂血症 familial type Ⅲ hyperlipidemia

リポタンパク質受容体への結合能に重要なアポEタンパク質の遺伝子異常が関与しⅢ型を呈する．成人になってからの手掌線状黄色腫が特徴的である．

(5) 家族性高トリグリセリド血症 familial hypertriglyceridemia

常染色体優性（顕性）遺伝疾患でありⅣ，Ⅴ型を呈する．500人に1人と発症頻度が高い．

b 続発性脂質異常症　secondary dyslipidemia

基礎疾患により，二次的に脂質異常を呈する．

(1) 2型糖尿病

インスリン作用不足に対して，エネルギーを確保するためにトリグリセリドの分解が高まり脂肪酸が増加する．この脂肪酸が肝臓に取り込まれてVLDLとして放出される．また，LPL活性の低下によるVLDLとキロミクロンの異化が低下する．

(2) 甲状腺機能低下症

甲状腺ホルモン低下によりLDL受容体発現機能が低下し，肝臓でのLDL取り込みが減少する．

(3) クッシング症候群

コルチゾールの過剰により，TGの分解が高まり脂肪酸が増加する．この脂肪酸が肝臓に取り込まれてVLDLとして放出される．

(4) ネフローゼ症候群

LDL産生が亢進しており，VLDLの肝臓での産生亢進と血中からのクリアランスが低下する．

❷ 症状・検査

高コレステロール血症に伴うものと高トリグリセリド血症に伴うものがある．高コレステロール血症では，アキレス腱肥厚を生ずる腱黄色腫，眼瞼黄色腫，肘，膝，手背などに結節性黄色腫がみられる．角膜周囲に角膜輪を認めることもある．高トリグリセリド血症では，肝脾腫や発疹性黄色腫がみられる．血清キロミクロンの著明な増加では，採血後の血清表面にクリーム層を形成する．空腹時血清トリグリセリドが1,000 mg/dLを超えると，急性膵炎の危険が高まる．

❸ 診　断

空腹時の採血において，トリグリセリド（TG）150 mg/dL以上，LDL-コレステロール（LDL-C）140 mg/dL以上，HDL-コレステロール（HDL-C）40 mg/dL未満のいずれか1項目以上を認める場合に脂質異常症と診断する．

・TG, LDL-C, HDL-C ☞ p.11

❹ 治　療

脂質異常症の治療目標は，動脈硬化性疾患の発症を防ぎ（一次予防），再発を抑える（二次予防）ことである（表12・9）．

表12・9　脂質異常症の治療目標

リスク群		危険因子*	LDL-C	HDL-C	TG
一次予防	Ⅰ（低リスク）	0	<160	≧40	<150
	Ⅱ（中リスク）	1～2	<140		
	Ⅲ（高リスク）	3以上	<120		
二次予防	冠動脈疾患の既往		<100	≧40	<150

*危険因子とは，① 加齢，② 高血圧，③ 糖尿病，④ 喫煙，⑤ 低HDL-コレステロール血症，⑥ 冠動脈疾患の家族歴の6つを示す．

【食事療法，運動療法，生活指導】　総エネルギー摂取の適正化を図る．飽和脂肪酸を多く含む肉類を減らし，n-3系多価不飽和脂肪酸を多く含む魚肉を摂取する．トランス脂肪酸を避け，食物繊維を積極的に摂取する．中等度の強度の有酸素運動が推奨され，筋力を高めるレジスタンス運動[*22]を併用するのもよい．喫煙は動脈硬化の危険性を増すため，禁煙指導をする．

*22　**レジスタンス運動**　骨格筋の出力や持久力の向上を目的とした運動（筋力トレーニング）．

【薬物療法】　食事療法や運動療法などの生活習慣の改善を1～3ヵ月間実行しても十分な効果が得られない場合に，薬物療法を考慮する．脂質異常症治療薬は，主にコレステロール値を低下させる薬物と主にTG値を低下させる薬物に分けられる（表12・10）．

表12・10　脂質異常症治療薬

主な作用	分　類	薬　物	副作用・禁忌
LDL-C低下	スタチン系薬	プラバスタチン，シンバスタチン アトルバスタチン*，ピタバスタチン*	横紋筋融解症 妊婦に禁忌
	陰イオン交換樹脂	コレスチラミン，コレスチミド	脂溶性ビタミンやワルファリンの吸収阻害
	小腸コレステロールトランスポーター阻害薬	エゼチミブ	横紋筋融解症
	PCSK9阻害薬	エボロクマブ，アリロクマブ	
	プロブコール	プロブコール	
	MTP阻害薬	ロミタピド	妊婦，中等度以上の肝障害に禁忌
TG低下 ＋ HDL-C上昇	フィブラート系薬	クロフィブラート，ベザフィブラート フェノフィブラート	横紋筋融解症 妊婦に禁忌
	ニコチン酸誘導体	ニコモール，ニセリトロール	顔面紅潮
	イコサペント酸エチル	イコサペント酸エチル	出血傾向に禁忌

*強力な作用を有する．

a 主にコレステロール値を低下させる薬物

3-ヒドロキシ-3-メチルグルタリルCoA（HMG-CoA）還元酵素阻害薬（スタチン系薬）[*23]は，高コレステロール血症のみられる例に第一選択薬となる．投薬開始3ヵ月間は，定期的に血清CKなどの測定を行い，筋痛や脱力などの横紋筋融解症の初期症状に注意する．催奇形性がある

*23　**HMG-CoA 還元酵素阻害薬**【作用機序】HMG-CoA からメバロン酸への律速反応を阻害し，コレステロールの合成を抑制する．また，肝臓のLDL受容体を増加させ，コレステロールの取り込みを促進する．

ため，妊婦への投与は禁忌となる．陰イオン交換樹脂*24，小腸コレステロールトランスポーター阻害薬*25，注射剤であるプロタンパク質転換酵素サブチリシン/ケキシン9型 protein convertase subtilisin/kexin type 9 (PCSK9) 阻害薬*26 が第二選択薬となる．スタチン系薬単独でLDL-C値のコントロールが不十分な場合は，陰イオン交換樹脂，あるいは小腸コレステロールトランスポーター阻害薬をスタチン系薬と併用するのがよい．陰イオン交換樹脂服用時は，脂溶性ビタミンやワルファリンの吸収阻害に注意する．LDL-C値の著明な上昇を認める家族性高コレステロール血症に対して，PCSK9阻害薬を含む強力な併用療法を行う．プロブコール*27 は抗酸化作用をもち，動脈硬化の予防に役立つと考えられる．強力なLDL-C低下作用をもつ microsomal triglyceride transfer protein (MTP) 阻害薬*28 は，ホモ接合型家族性高コレステロール血症に使用される．肝機能障害の生ずる可能性があり，薬物投与前・投与中は肝機能検査を行う．

b 主にトリグリセリド値を低下させる薬物

フィブラート系薬*29 は，高トリグリセリド血症のみられる例に第一選択薬となる．血清クレアチニン値が2.0 mg/dL以上の腎機能障害がある場合は，横紋筋融解症の危険が高まるので禁忌となる．催奇形性があるため，妊婦への投与は禁忌である．ニコチン酸誘導体*30 とイコサペント酸エチル*31 は第二選択薬となる．ニコチン酸誘導体を空腹時に内服すると，血管拡張作用による顔面紅潮をきたすので注意する．イコサペント酸エチルには血小板凝集抑制作用や末梢血管拡張作用があるため，心血管疾患の危険を抑制するが，出血傾向を認める例には禁忌となる．

*24 陰イオン交換樹脂 【作用機序】コレステロールから合成された胆汁酸の腸肝循環を抑制して，血清コレステロールを減少させる．

*25 小腸コレステロールトランスポーター阻害薬 【作用機序】小腸からコレステロールを取り込む輸送体であるNiemann Pick C1 like 1 protein (NPC1L1) を選択的に阻害し，コレステロールの吸収を減少させる．

*26 PCSK9阻害薬 【作用機序】肝臓から分泌されるPCSK9と結合した細胞膜表面のLDL受容体は，細胞内に取り込まれライソゾームで分解される．PCSK9阻害薬はこのPCSK9とLDL受容体の結合を阻害して，細胞膜表面のLDL受容体の数を保つ．

*27 プロブコール 【作用機序】LDLを異化して胆汁への排泄を促進する．LDLに対する抗酸化作用ももつ．

*28 MTP阻害薬 【作用機序】MTPの阻害により，肝臓でのVLDL, CMの合成を抑制し，血中への分泌を抑制する．

*29 フィブラート系薬 【作用機序】ペルオキシゾーム増殖因子活性化受容体α (PPARα) に作用して，LPLを活性化してVLDL分解を促進する．肝臓でのVLDL合成も抑制する．

*30 ニコチン酸誘導体 【作用機序】脂肪組織での脂肪分解を抑制し，肝臓でのVLDL合成に必要な遊離脂肪酸の供給を低下させる．

*31 イコサペント酸エチル 【作用機序】肝臓でのVLDL合成を抑制し，トリグリセリドを低下させる．

▎ポイント

- 脂質異常症は，空腹時採血でTG 150 mg/dL以上，LDL-C 140 mg/dL以上，HDL-C 40 mg/dL未満のいずれか1項目以上を認める場合に診断される．
- 遺伝歴が明らかなものを家族性脂質異常症と呼ぶ．常染色体優性（顕性）遺伝疾患で頻度の高いものとして，家族性高コレステロール血症，家族性複合型高脂血症，家族性高トリグリセリド血症などがある．
- 基礎疾患により二次的に脂質異常を呈するものを続発性脂質異常症と呼ぶ．2型糖尿病，甲状腺機能低下症，クッシング症候群，ネフローゼ症候群などが該当する．
- 高コレステロール血症では，黄色腫や角膜輪を認める．高トリグリセリド血症では，肝脾腫や発疹性黄色腫を認め，著明な場合は急性膵炎の危険が高まる．
- 脂質異常症の治療目標は，動脈硬化性疾患の発症を防ぎ再発を抑えることである．食事・運動療法などで十分な効果が得られない場合は，薬物療法を考慮する．
- 高コレステロール血症には，スタチン系薬が第一選択薬となる．投薬開始早期は，横紋筋融解症に注意する．陰イオン交換樹脂，小腸コレステロールトランスポーター阻害薬，PCSK9阻害薬が第二選択薬となる．
- 高トリグリセリド血症には，フィブラート系薬が第一選択薬となる．腎機能低下例には，横紋筋融解症の危険が高まるので禁忌となる．ニコチン酸誘導体とイコサペント酸エチルは第二選択薬となる．

> SBO・高尿酸血症・痛風について，病態（病態生理，症状等）・薬物治療（医薬品の選択等）を説明できる．

C 高尿酸血症・痛風

さまざまな原因により，血中の尿酸濃度が異常高値をとる病態を総称して高尿酸血症という．血清尿酸値の高い状態が持続すると，関節腔に尿酸塩が析出し急性関節炎（痛風発作）が生じる．

C-1 高尿酸血症 hyperuricemia

❶ 病態生理・診断

・尿酸 ☞ p.9

年齢や性別を問わず，血清尿酸値が 7.0 mg/dL を超えた場合を高尿酸血症とする．男性の罹患率は女性の約 50 倍と高く，大多数は中年男性が占める．女性ホルモンであるエストロゲンは尿酸排泄促進作用がある．

❷ 分 類

遺伝的素因と環境因子が関与する原発性高尿酸血症（約 95％）と基礎疾患が存在し，二次的に尿酸値が上昇する続発性高尿酸血症（約 5％）に分類される（表 12・11）．

表 12・11 高尿酸血症の分類

分 類	病 型	成 因
原発性高尿酸血症	尿酸排泄低下型（約 60％）	腎臓からの尿酸排泄が低下する
	尿酸産生過剰型（約 10％）	肝臓での尿酸合成が亢進する
	混合型，その他（約 30％）	
続発性高尿酸血症	尿酸排泄低下型	慢性腎不全，薬剤性（チアジド系利尿薬，ループ利尿薬，抗結核薬）
	尿酸産生過剰型	腫瘍崩壊症候群*
	混合型	アルコール摂取

*腫瘍崩壊症候群 ☞ p.216 参照

C-2 痛風 gout

❶ 病態生理

高尿酸血症により，尿酸塩が関節腔に析出し関節炎などをきたした状態である．高尿酸血症と同様に原発性と続発性に分類されるが，大部分は原発性痛風が占める．痛風患者の 90％以上は男性であり，その半数に肥満を伴う．

❷ 症状・診断

a 急性期（痛風発作時）

単関節（1ヵ所）に急性の激痛が生じる．疼痛は 24 時間以内にピークに達する．好発部位は第 1 中足趾関節（母趾基関節）であり，発赤，腫脹，熱感を伴う．痛風発作は，無治療でも数日～1 週間ほどで軽快するが，

頻回の発作による関節破壊が生じることもある.

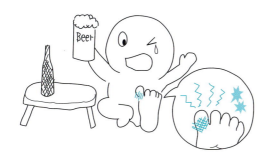

図12・6　痛風発作

【血液検査】　白血球数の増加, ESRの亢進, CRPの上昇を認めることが多い.

【関節液検査】　採取した関節液に針状の尿酸塩結晶を貪食した多核白血球の存在を認めれば診断は確実となる.

- 白血球数 ☞ p.6
- ESR ☞ p.6
- CRP ☞ p.9

b 慢性期

尿酸塩が慢性的に析出して生じる時期である. 肉芽組織が尿酸塩を取り囲むと痛風結節を生じ, 母趾基関節以外では, 足首, 肘, 手指, 耳介などの皮下組織に好発する. 腎臓に尿酸塩が析出すると間質性腎炎 (痛風腎) を生じ, 尿路系に尿酸塩が析出すると尿路結石 (尿酸結石) を生じる. 関節周囲の骨に痛風結節が生じると骨破壊や骨変形をきたす.

❸ 治　療

a 急性期 (痛風発作時) の治療

非ステロイド性抗炎症薬 (NSAIDs)[*32] (インドメタシン, オキサプロジン, ケトプロフェン, ナプロキセン) が第一選択薬となる. 発作時に大量投与し, 炎症が消失するまで通常量を内服継続する (NSAIDsパルス療法). 消化性潰瘍, 腎障害, アレルギーなどによりNSAIDsが使用できない場合は, 副腎皮質ステロイド薬を使用する. コルヒチン[*33] は発作予兆期に単回投与する (発作極期には効果なし). 急激な尿酸値の降下は, 関節内の尿酸塩の析出や遊離を促進し, 症状を悪化させるため, 痛風発作時には尿酸降下薬を使用しない.

[*32] NSAIDs　【作用機序】シクロオキシゲナーゼを阻害し, 炎症性物質のプロスタグランジンの産生を抑制する.

[*33] コルヒチン　【作用機序】微小管構成タンパク質であるチュブリンに結合して, 微小管形成を阻害する. これにより, 白血球の遊走, 貪食, 脱顆粒などが抑制される.

b 慢性期 (非発作時：高尿酸血症) の治療

【食事療法・運動療法】　プリン体を多く含む食物 (肉類, 魚類, レバー, 大豆など) を避け, 身体をアルカリに傾け尿酸塩析出を予防する食物 (野菜, 海藻, 牛乳など) を摂取する. 十分に水分をとり, アルコール摂取を制限する. 無酸素運動は痛風を誘発することがあるので, 有酸

素運動を行うのがよい．肥満を高率に合併することから，適正体重の維持に努める．

【薬物療法】 尿酸値 6.0 mg/dL 以下を治療目標とする．尿酸値を急激に低下させると痛風発作を誘発することがあるので，3～6ヵ月かけて薬物の維持量を決定する．原則として，尿酸産生過剰型に対して尿酸生成抑制薬[*34]（アロプリノール，フェブキソスタット，トピロキソスタット）を使用する．腎機能低下例では，アロプリノールを減量したり，投与間隔を延長したりする．フェブキソスタットとトピロキソスタットは，軽～中等度の腎機能低下例でも通常投与が可能である．尿酸排泄低下型に対しては，尿酸排泄促進薬[*35]（プロベネシド，ベンズブロマロン）を使用する．高度の腎機能低下時には無効であり，また尿路結石を増悪させる恐れがあるために投与禁忌である．ベンズブロマロンの副作用に劇症肝炎があるため，投与開始後6ヵ月間は肝機能検査を行う．尿酸排泄促進薬内服中は，尿酸結石の予防に努める．十分な水分摂取と，クエン酸カリウム・クエン酸ナトリウム配合剤を併用して尿をアルカリ化することが重要である．がん化学療法に伴う高尿酸血症に対しては，注射薬の尿酸分解酵素薬[*36]（ラスブリカーゼ）を使用する．

[*34] **尿酸生成抑制薬** 【作用機序】キサンチンオキシダーゼを競合的に阻害して，尿酸生成を抑制する．

[*35] **尿酸排泄促進薬** 【作用機序】近位尿細管の尿酸トランスポーター（URAT1）を阻害し，尿酸の再吸収を選択的に抑制する．
・劇症肝炎 ☞ p.331

[*36] **尿酸分解酵素薬** 【作用機序】生成された尿酸を分解するアスペルギルス由来の尿酸オキシダーゼである．

ポイント

- 高尿酸血症は，年齢・性別を問わず，血清尿酸値が 7.0 mg/dL を超えた場合を示す．中年男性の罹患率が圧倒的に高い．
- 痛風とは，高尿酸血症により尿酸塩が関節腔に析出し関節炎などをきたした状態である．
- 痛風発作時には，第1中足趾関節（母趾基関節）に急性の激痛が生じ，発赤，腫脹，熱感を伴う．血液検査で炎症所見を認める．
- 痛風慢性期には，痛風結節，痛風腎，尿酸結石，骨破壊や骨変形などを生ずることがある．
- 痛風発作時の治療には，NSAIDs パルス療法を行う．NSAIDs が使用できない場合は，副腎皮質ステロイド薬を使用し，コルヒチンは発作予兆期に単回使用する．
- 非発作時の高尿酸血症の治療では，食事・運動療法が重要である．薬物療法では，尿酸値 6.0 mg/dL 以下を治療目標とする．尿酸値を急激に低下させると痛風発作を誘発することがあるので注意する．
- 高尿酸血症治療薬には，尿酸生成抑制薬（アロプリノール，フェブキソスタット）や尿酸排泄促進薬（プロベネシド，ベンズブロマロン）がある．尿酸排泄促進薬内服中は，尿をアルカリ化して尿酸結石を予防する．

D 低血糖症　hypoglycemia

❶ 病態生理・分類

血糖値の低下によって，交感神経症状と中枢神経症状が出現した状態である．空腹時低血糖，反応性低血糖および外因性低血糖に分類される（表12・12）．

表12・12　低血糖症の分類

分類	機序		原因
空腹時低血糖	血中インスリンの過剰	インスリン産生腫瘍	インスリノーマ
		膵β細胞からのインスリン分泌亢進	インスリン自己免疫症候群*
	血糖上昇ホルモンの欠乏	コルチゾール欠乏	アジソン病
		ACTH欠乏	下垂体前葉機能低下症
	グリコーゲン貯蔵庫の破綻		肝硬変症
反応性低血糖	消化管からの糖吸収亢進による高インスリン血症		胃切除後の後期ダンピング症候群
外因性低血糖	薬剤性	糖尿病治療薬	インスリン，SU薬
		抗不整脈薬	ジソピラミド
		抗真菌薬	ペンタミジン
	糖新生の抑制		アルコール

*インスリン自己免疫症候群：インスリン注射の既往歴がないにもかかわらず，インスリンに対する自己抗体が産生される．インスリンが抗体と結合して失活するために，膵β細胞から過剰なインスリンが分泌される．また，抗体と結合したインスリンは容易に解離するため，結果として低血糖を生じる．

❷ 症　状

血糖値が70 mg/dL未満になると，冷汗，手のふるえ，頻脈，顔面蒼白などの交感神経症状が現れる．血糖値が50 mg/dL未満になると，めまい，錯乱，認知機能低下，昏睡などの中枢神経症状が出現する．なお，β受容体遮断薬は交感神経症状をマスクするため，その使用時には低血糖に気づきにくくなるので注意する．

・血糖 ☞ p.10

❸ 治　療

症状を改善させるとともに，低血糖の原因を明らかにする．意識があり経口摂取可能な場合は，グルコース10〜20 gを経口摂取させ，症状改善後食事を摂取させる．経口摂取が不能な場合は，20％グルコース20〜40 mLを静注する．グルコースの静注が行えない場合は，グルカゴン[*5]を筋注する．

[*5] ☞ p.359

ポイント

- 低血糖症とは，血糖値の低下により交感神経症状と中枢神経症状が出現した状態である．
- 低血糖症は，空腹時低血糖，反応性低血糖および外因性低血糖に分類される．
- 低血糖症の治療は，症状を改善させるとともに低血糖の原因を明らかにする．グルコースを経口投与あるいは静注する．グルコース投与が行えない場合は，グルカゴンを筋注する．

Exercise

次の文章について，記述の正誤を答えなさい．
① インスリンの分泌は，基礎分泌相と追加分泌相の2相からなる．
② 内因性インスリン分泌能を把握するには，1日尿中C-ペプチド排泄量を測定する．
③ HbA1c値の測定により，過去1〜2ヵ月の血糖の変動を把握することができる．
④ 妊娠糖尿病は，妊娠中にはじめて発見または発症した糖代謝異常である．
⑤ 1型糖尿病では抗GAD抗体が陽性となる．
⑥ 1型糖尿病治療中は，SMBGを行う．
⑦ ボグリボースは単独で低血糖を生じるため，食後に内服する．
⑧ シタグリプチンは血糖非依存的にインスリン分泌を促進する．
⑨ ピオグリタゾンは心不全患者に禁忌となる．
⑩ メトホルミンの重篤な副作用として，乳酸アシドーシスがある．
⑪ リラグルチドは，悪心・嘔吐などの消化器症状を防ぐために少量より投与する．
⑫ 糖尿病性ケトアシドーシスでは，呼気にアンモニア臭を伴う．
⑬ 高血糖高浸透圧症候群では，尿中ケトン体が強陽性となる．
⑭ 糖尿病性末梢神経障害では，振動覚の低下がみられる．
⑮ エパルレスタットはアルドース還元酵素を阻害し，末梢神経障害を改善する．
⑯ 糖尿病網膜症の進展にVEGFが関与する．
⑰ ASOの病期分類にフォンテイン分類を用いる．
⑱ 糖尿病腎症の初期に微量アルブミン尿が出現する．
⑲ 糖尿病腎症の血圧管理には，ACE阻害薬の使用が推奨される．
⑳ 脂質異常症を放置すると，動脈硬化症を引き起こす危険が増加する．
㉑ 高コレステロール血症では黄色腫を伴うことが多い．
㉒ 家族性高キロミクロン血症症候群では，LDL受容体対立遺伝子異常を認める．
㉓ シンバスタチンの有害作用に横紋筋融解症がある．
㉔ 陰イオン交換樹脂使用時は，脂溶性ビタミンやワルファリンの吸収阻害に注意する．
㉕ フィブラート系薬は，主に高トリグリセリド血症の改善に用いられる．
㉖ イコサペント酸エチルは，小腸からのコレステロール吸収を選択的に阻害する．
㉗ 血中尿酸値が7 mg/dLを超える場合，高尿酸血症と診断する．
㉘ 痛風発作時には，NSAIDsの短期・大量投与を行う．
㉙ アロプリノールは，痛風発作時にも有効である．
㉚ ベンズブロマロンの副作用に劇症肝炎がある．

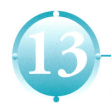

13 内分泌疾患

A バセドウ病 Basedow's disease

SBO・Basedow（バセドウ）病について，病態（病態生理，症状等）・薬物治療（医薬品の選択等）を説明できる．

❶ 病態生理

甲状腺刺激ホルモン（thyroid stimulating hormone, TSH）受容体に対する自己抗体（TSH receptor antibody, TRAb）により甲状腺ホルモンが過剰に合成・分泌されて基礎代謝が亢進する疾患である．甲状腺機能亢進症の約90％を占める．女性の罹患率は男性の約4倍であり，20〜50歳代に好発する．

❷ 症 状

軟らかく無痛性のびまん性甲状腺腫，眼球突出および動悸が主な症状である（メルセブルクの3徴候）．その他，手指振戦，体温上昇，多汗などを認める（図13・1）．食欲は亢進しているにもかかわらず体重は減少する．不眠や焦燥感を訴えることもある．

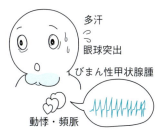

図13・1 バセドウ病の主な症状

❸ 診 断

【血液検査】 血清遊離トリヨードチロニン（FT$_3$）と血清遊離チロキシン（FT$_4$）が高値を示す．ネガティブフィードバックにより，血清TSH値は感度以下に低下する．本症の90％以上で，血中のTRAbが陽性となる．血清コレステロール値は低下する．

・FT$_3$, FT$_4$ ☞ p.17
・コレステロール ☞ p.11

【甲状腺シンチグラム検査】 放射性ヨード（^{123}I）の摂取率が著増する．
【心電図検査】 頻脈や心房細動を認める．

❹ 治 療

【薬物療法】 抗甲状腺薬*1（チアマゾール，プロピルチオウラシル）の内服を行う．抗甲状腺薬は大量投与で開始し，血清TSH値を参考にしながら漸減して維持量を決める．寛解率が高く，副作用が少なく，血中半減期が長く1日1回投与の可能なチアマゾールを第一選択薬とする．妊娠中や授乳中の治療には，プロピルチオウラシルを選択する．抗甲状腺薬の副作用として無顆粒球症があるため，投与開始後2ヵ月間は，2週間に1度の血液検査を施行する．投薬終了は，血中TRAbの陰性化

*1 抗甲状腺薬 【作用機序】甲状腺ペルオキシターゼを競合的に阻害し，甲状腺ホルモンの合成と分泌を抑制する．

・無顆粒球症 ☞ p.208

*2 **β受容体遮断薬（プロプラノロール）**【作用機序】$β_1$受容体遮断により，心拍数と心筋収縮力を抑制し，心筋酸素需要を低下させる．

を目安にする．動悸，頻脈や手指振戦に対しては，**β受容体遮断薬（プロプラノロール）***2 を使用する．

【手術療法】　抗甲状腺薬で寛解しない若年者や，副作用のため抗甲状腺薬が使用できない例が対象となる．

【アイソトープ療法】　放射性ヨード（^{131}I）を用いる．中高年者で，副作用のため抗甲状腺薬が使用できない例，抗甲状腺薬で寛解しない例あるいは手術後の再発例が対象となる．小児と妊婦に対しては禁忌となる．

ポイント

- バセドウ病は，TRAbにより甲状腺ホルモンが過剰に合成・分泌されて基礎代謝が亢進する疾患である．20～50歳代の女性の罹患率が高い．
- バセドウ病の主症状は，軟らかく無痛性のびまん性甲状腺腫，眼球突出および動悸である．
- バセドウ病では，血清FT_3とFT_4が高値を示し，TSH値は低下する．本症では，高率に血中TRAbが陽性となる．甲状腺シンチグラム検査で^{123}I摂取率が著増し，心電図で頻脈や心房細動を認める．
- バセドウ病の薬物療法では，抗甲状腺薬（チアマゾール，プロピルチオウラシル）の内服を行う．大量投与で開始し，血清TSH値を参考にしながら漸減して維持量を決める．投与開始早期の無顆粒球症に注意する．
- バセドウ病の頻脈や手指振戦に対しては，β受容体遮断薬（プロプラノロール）を使用する．

SBO・甲状腺炎（慢性（橋本病），亜急性）について，病態（病態生理，症状等）・薬物治療（医薬品の選択等）を説明できる．

B 甲状腺炎　thyroiditis

炎症により甲状腺が破壊され，甲状腺機能異常をきたす疾患の総称である．

B-1　亜急性甲状腺炎　subacute thyroiditis

❶ 病態生理

亜急性の炎症による甲状腺組織破壊のため，甲状腺ホルモンが血中に大量に放出され，一過性の甲状腺機能亢進症に陥る．その後，2～3ヵ月で甲状腺機能は正常化する．女性に多く，30～50歳代に好発する．

❷ 症　状

感冒様症状の1～2週間後に，**有痛性の甲状腺腫**と発熱を認める．

❸ 診　断

・FT_3, FT_4 ☞ p.17

【血液検査】　血清FT_3値と血清FT_4値の上昇，血清TSH値の低下を認める．また，血清チログロブリン値も上昇する．

【甲状腺シンチグラム検査】　炎症による甲状腺破壊のため，^{123}Iの摂取率は著明に低下する．

❹ 治 療

無治療でも自然治癒するが，発熱や疼痛の強い場合に NSAIDs[*32] を内服する．

*32 ☞ p.373

B-2　慢性甲状腺炎（橋本病）
chronic thyroiditis（Hashimoto's disease）

❶ 病態生理

甲状腺自体の機能不全（原発性甲状腺機能低下症）をきたす原因として，最も頻度の高い自己免疫疾患である．甲状腺組織へのリンパ球の浸潤，リンパ濾胞形成，濾胞上皮細胞の破壊などを認める．女性の罹患率は男性の約10倍であり，中年期に好発する．

❷ 症 状

硬いびまん性甲状腺腫を認める．寒冷敏感，全身倦怠感，嗄声，体重増加，皮膚乾燥，腱反射遅延（アキレス腱反射弛緩相の遅延）なども認める．グリコサミノグリカン沈着による粘液水腫（圧痕を残さない浮腫）を伴う．精神症状として，うつ状態や認知機能低下をきたすことがある（図13・2）．

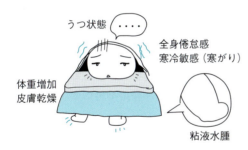

図13・2　慢性甲状腺炎（橋本病）の主な症状

❸ 診 断

【血液検査】　血清 FT_3 値と血清 FT_4 値の低下，血清 TSH 値の上昇を認める．血中に，抗甲状腺ペルオキシダーゼ抗体と抗チログロブリン抗体が高率に陽性となる．血清総コレステロール値は上昇する．

・FT_3, FT_4 ☞ p.17
・コレステロール ☞ p.11

【心電図検査】　徐脈，低電位差，T波の平低化などを認める．

❹ 治 療

甲状腺機能低下例に対しては，甲状腺ホルモン補充療法を行う．合成 T_4 製剤（レボチロキシン）は血中半減期が長く1日1回投与が可能であり，体内で T_3 に変換されるので補充維持療法に使用する．レボチロキシンは少量から投与開始し，血清 FT_4 値と血清 TSH 値を指標として維持量を決める．一過性の機能低下を除き，終生服薬が必要である．合成

T₃製剤（リオチロニン）は作用発現が速いが持続性に欠けるため，緊急時に使用する．

> **ポイント**
> - 亜急性甲状腺炎では，感冒様症状後に有痛性の甲状腺腫と発熱を認める．甲状腺組織の破壊により，甲状腺ホルモンが血中に大量に放出され，一過性の甲状腺機能亢進症に陥る．
> - 亜急性甲状腺炎では，血清FT₃値とFT₄値の上昇，TSH値の低下を認める．また，血清チログロブリン値も上昇する．甲状腺シンチグラム検査で¹²³I摂取率が著明に低下する．
> - 亜急性甲状腺炎は無治療でも自然治癒するが，発熱や疼痛の強い場合にNSAIDsを内服する．
> - 慢性甲状腺炎は，原発性甲状腺機能低下症をきたす原因として最も頻度の高い自己免疫疾患である．30〜40歳代の女性の罹患率が高い．
> - 慢性甲状腺炎では，硬いびまん性甲状腺腫や粘液水腫を呈する．
> - 慢性甲状腺炎では，血清FT₃値とFT₄値の低下，TSH値の上昇を認める．血中に，抗甲状腺ペルオキシダーゼ抗体と抗チログロブリン抗体が陽性となる．心電図で，徐脈，低電位差，T波の平低化などを認める．
> - 慢性甲状腺炎の甲状腺機能低下例に対しては，T₄製剤（レボチロキシン）を投与する．少量から投与を開始し，血清FT₄値とTSH値を指標として維持量を決める．T₃製剤（リオチロニン）は緊急時に使用する．

SBO・尿崩症について，病態（病態生理，症状等）・薬物治療（医薬品の選択等）を説明できる．

C 尿崩症　diabetes insipidus

❶ 病態生理

抗利尿ホルモン（antidiuretic hormone，ADH）である**バソプレシン**は下垂体後葉から分泌され，腎集合管に作用して水の再吸収を促進する．尿崩症では，腎臓における**ADH作用不足**により体内の水分が失われて多尿をきたす．

❷ 分　類

尿崩症は，中枢性尿崩症と腎性尿崩症に大別される（表13・1）．

表13・1　尿崩症の分類

分　類	定　義	成　因
中枢性尿崩症	ADHの分泌低下 視床下部−下垂体後葉障害	続発性（約60％）：視床下部や下垂体後葉の器質的異常；腫瘍*，外傷，炎症性疾患など
		遺伝性：ADHをコードする遺伝子異常
		特発性：基礎疾患の認められないもの
腎性尿崩症	ADHへの反応性低下 腎臓の異常	続発性：電解質異常；高Ca血症，低K血症 薬剤性；炭酸リチウムの過剰投与
		遺伝性：V₂受容体遺伝子異常（伴性劣性遺伝） AQP₂遺伝子異常（常染色体劣性遺伝）

*腫瘍：頭蓋咽頭腫や胚腫などが多い．V₂：vasopressin 2，AQP₂：aquaporin 2.

❸ 症　状

口渇，多飲，多尿（尿量3〜4 L/日）などを認める．本症では，夜間にも尿意をきたす．脱水が高度になると，皮膚や粘膜の乾燥，意識障害などを伴う．

❹ 診　断

各種負荷試験により病型を確定する（表13・2）．中枢性尿崩症では，頭部MRI検査（T_1強調画像）で認められる下垂体後葉の高信号が消失する．

・MRI検査 ☞ p.28

表13・2　尿崩症の鑑別

検　査		正　常	中枢性尿崩症	腎性尿崩症
水制限試験		尿量の減少 Uosm > Posm	尿量の減少なし Uosm < Posm	尿量の減少なし Uosm < Posm
負荷試験	高張食塩水	ADH分泌の増加	ADH分泌の増加なし	ADH分泌の増加
	バソプレシン	尿量の減少 Uosm > Posm	尿量の減少 Uosm > Posm	尿量の減少なし Uosm < Posm

Posm：血漿浸透圧，Uosm：尿浸透圧．

❺ 治　療

中枢性尿崩症に対しては，**合成バソプレシン（デスモプレシン）**[*3] の**鼻腔内噴霧**を行う．過量使用による水中毒（全身倦怠感，頭痛，悪心・嘔吐）を予防するために，デスモプレシン投与開始後1〜2週間は頻回に体重測定する．

*3　合成バソプレシン（デスモプレシン）【作用機序】バソプレシン誘導体であり，V_2受容体を選択的に刺激する．V_1受容体に結合しないため，血圧上昇などの副作用はほとんどない．

ポイント

- 尿崩症では，腎臓におけるADH作用不足により体内の水分が失われて多尿をきたす．ADH分泌低下による中枢性尿崩症とADHへの反応性低下による腎性尿崩症に大別される．
- 尿崩症では，口渇，多飲，多尿などを認める．脱水が高度になると，皮膚や粘膜の乾燥，意識障害などを伴う．
- 高張食塩水負荷試験を行うと，中枢性尿崩症ではADH分泌は増加しないが，腎性尿崩症ではADH分泌が増加する．
- バソプレシン負荷試験を行うと，中枢性尿崩症では尿量が減少して尿浸透圧が上昇するが，腎性尿崩症では尿量は減少せず，尿浸透圧も変化しない．
- 中枢性尿崩症に対しては，合成バソプレシン（デスモプレシン）の鼻腔内噴霧を行う．過量使用による水中毒に注意する．

SBO・先端巨大症について説明できる.

D 先端巨大症　acromegaly

❶ 病態生理

身長の伸びが止まった後に，下垂体前葉から成長ホルモン（growth hormone, GH）の過剰分泌が続き，特有な体型と顔貌を呈する疾患である．原因としては，GH産生下垂体腺腫が大部分を占める.

❷ 症　状

特有な体型としては，手足の肥大，関節の変形，体毛の増加を認める．下顎や眉弓が突出し，口唇，鼻，耳介の肥大を伴う先端巨大症顔貌を呈する（図13・3）．GHの産生過剰により，耐糖能異常（インスリン抵抗性の増大），脂質異常症（脂質分解の亢進），高血圧（ナトリウムと水の貯留）を招く．下垂体腫瘍が増大すると，頭痛や視野障害（両耳側半盲[*4]）が出現する.

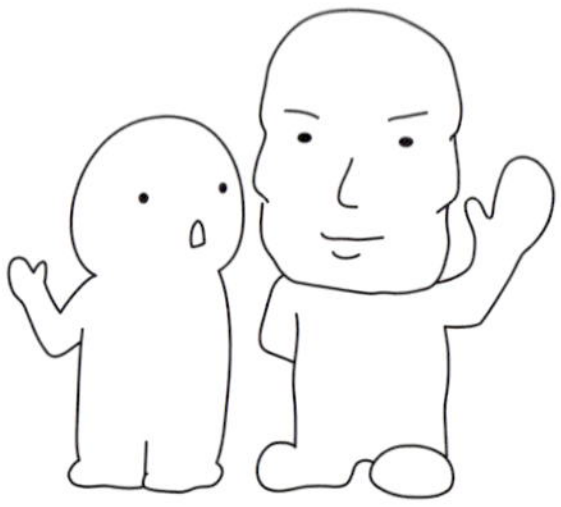

❸ 診　断

【血液検査】　血中インスリン様成長因子（insulin-like growth factor-1, IGF-1）[*5]値の上昇を認める．75g OGTTによるGH分泌の抑制が生じず，逆にGH分泌が亢進する（奇異反応）．

【単純X線検査】　下垂体腫瘍増大によるトルコ鞍の拡大や軟部組織の肥厚（踵厚が22mm以上）などを認める．

【頭部MRI検査】　T_1強調画像で，低信号の腫瘍病変を認める．

・口唇，鼻，耳介の肥大
・手足の肥大
・眉弓，下顎の突出

図13・3　先端巨大症の主な症状

[*4] 両耳側半盲　増大した下垂体腫瘍が視交叉を下方より圧迫するため，交叉部の視神経内側線維が障害されて左右両耳側の視野欠損が生じる.

[*5] IGF-1　GHの作用により肝臓で合成される．IGF-1受容体を発現している細胞の増殖を促進してアポトーシスを抑制する.

・75g OGTT ☞ p.10, 353
・GH ☞ p.15

コラム　IGF-1受容体と長寿

　遺伝子の変異が原因で，若年時より老化が進行するのが早老症（progeria）である．代表的疾患として，ウェルナー症候群とハッチンソン・ギルフォード症候群があげられる．ウェルナー症候群では遺伝子変異の結果，DNA複製・修復に重要なDNAヘリカーゼの異常をきたす．患者は45歳くらいで生活習慣病やがんなどを発症し，脳・心血管障害で死亡することがある．ハッチンソン・ギルフォード症候群では，遺伝子変異により，核膜の裏打ちタンパク質の代わりに，プロジェリンという毒性のあるタンパク質が合成される．患者は10歳くらいで，病的老化をきたす.

　一方，遺伝子の変異が長寿に関与する例として，インスリン様受容体があげられる．インスリン様受容体の構造は種を超えて類似しており，線虫ではdauer formation（DAF-1），ショウジョウバエではinsulin-like receptor（InR），哺乳類ではIGF-1受容体が同定されている．刺激を受けたインスリン様受容体は，細胞増殖やタンパク質合成のシグナルを細胞内に伝達する．インスリン様受容体に変異をきたした動物の寿命延長率は，線虫で120％，ショウジョウバエで85％，マウスで23〜64％と報告されている[*1]．臨床的にも，ロシア系ユダヤ人百寿者にIGF-1受容体の変異を認めるという報告がある[*2]．寿命に関する遺伝子変異の矛盾した働きをみていると，生体の仕組みの奥深さを感じる.

[*1] Partridge & Gems：*Nat Rev* 3：165-175, 2002.
[*2] Suh et al：*Proc Natl Acad Sci USA* 105：3438-3442, 2008.

❹ 治療

GH過剰分泌を是正して，代謝異常や軟部組織肥大などの症状を改善する．経鼻的下垂体腺腫摘出術（Hardy法）が第一選択となる．手術困難例や手術の効果の不十分な例に薬物療法を行う．ソマトスタチン誘導体[*6]（オクトレオチド）が第一選択薬となる．本剤は注射剤で，皮下注射が必要となる．血中IGF-1の正常化率の高いGH受容体遮断薬[*7]（ペグビソマント：皮下注）も使用される．手術困難例や薬物療法の効果の不十分な例には，ガンマナイフなどの定位放射線療法が行われる．

*6 ソマトスタチン誘導体 【作用機序】下垂体前葉からのGH分泌を抑制するソマトスタチンのアナログであり，持続的に作用を発揮する．
*7 GH受容体遮断薬 【作用機序】GH受容体に選択的に結合してGH作用を阻害する．

ポイント

- 先端巨大症は，身長の伸びが止まった後に下垂体前葉からGHの過剰分泌が続き，特有の体型と顔貌を呈する疾患であり，ほとんどがGH産生下垂体腺腫による．
- 先端巨大症では特有の先端巨大症顔貌を呈し，耐糖能異常，脂質異常症，高血圧を招く．腫瘍が増大すると頭痛や視野障害が出現する．
- 先端巨大症では，血中IGF-1値の上昇を認める．75g OGTTを行うと，GH分泌が亢進する奇異反応を認める．頭部画像診断にて，下垂体の腫瘍病変を認める．
- 先端巨大症の治療は，経鼻的下垂体腺腫摘出術が第一選択となる．手術困難例や手術の効果の不十分な例に薬物療法を行い，ソマトスタチン誘導体（オクトレオチド）やGH受容体拮抗薬（ペグビソマント）を使用する．

E 高プロラクチン血症

SBO・高プロラクチン血症について説明できる．

❶ 病態生理・分類・症状

下垂体前葉からプロラクチン（prolactin，PRL）の過剰分泌が続いた状態である．高プロラクチン血症は，原因により表13・3のように分類される．女性では，無月経と乳汁漏出を主症状とする．男性では，性欲低下や陰萎を生ずる．

表13・3 高プロラクチン血症の分類

分類	原因
プロラクチノーマ	下垂体前葉腺腫（20～40歳代に好発）
視床下部障害	視床下部性下垂体機能低下症
生理的	分娩後
薬剤性	抗精神病薬：クロルプロマジン，ハロペリドール，スルピリド
	制吐薬：ドンペリドン
	降圧薬：メチルドパ
その他	原発性甲状腺機能低下症（TRH分泌亢進によるPRL分泌の促進）

❷ 診断

プロラクチノーマでは，血液検査で血中PRL値の有意な上昇を認める．頭部MRI検査（T_1強調画像）で，プロラクチノーマは低信号を呈する．

・PRL ☞ p.15

*8 ドパミン作動薬（カベルゴリン，ブロモクリプチン）【作用機序】カベルゴリンはドパミンD_1およびD_2受容体を刺激し，ブロモクリプチンはD_2受容体を刺激する．

・弁膜症 ☞ p.180

❸ 治　療

プロラクチノーマに対しては薬物療法を行い，ドパミン作動薬（カベルゴリン，ブロモクリプチン）[*8]を第一選択薬とする．副作用の悪心・嘔吐を避けるために，少量から投与開始する．カベルゴリンやブロモクリプチンなどの麦角系ドパミン作動薬使用中に弁膜症を発症することがあるため，定期的に心臓超音波（心エコー）検査を行う．薬剤性高プロラクチン血症に対しては，原因薬物の中止や薬物の変更を行う．原発性甲状腺機能低下症に対しては，甲状腺ホルモン補充療法を行う．

ポイント

- 高プロラクチン血症は，下垂体前葉からPRLの過剰分泌が続いた状態である．女性では，無月経と乳汁漏出を主症状とする．男性では，性欲低下や陰萎を生ずる．
- 高プロラクチン血症の原因には，プロラクチノーマ，視床下部障害，原発性甲状腺機能低下症，薬物性（抗精神病薬，制吐薬，降圧薬）などがある．
- プロラクチノーマでは，血液検査で血中PRL値の有意な上昇，頭部画像診断で下垂体の腫瘍病変を認める．
- プロラクチノーマに対しては麦角系ドパミン作動薬（カベルゴリン，ブロモクリプチン）による薬物療法を行う．
- 薬剤性高プロラクチン血症に対しては，原因薬物の中止や薬物の変更を行う．原発性甲状腺機能低下症に対しては，甲状腺ホルモン補充療法を行う．

SBO・下垂体機能低下症について説明できる．

F　下垂体機能低下症　hypopituitarism

❶ 病態生理・分類

視床下部，あるいは下垂体に原因があり，下垂体前葉ホルモンの分泌が病的に低下した状態である．視床下部性の原因としては，頭蓋咽頭腫や胚細胞腫などの脳腫瘍が多く，サルコイドーシスやリンパ球性下垂体炎などの炎症疾患，外傷などもある．下垂体性の原因としては，下垂体腺腫やシーハン（Sheehan）症候群[*9]などがある．下垂体前葉ホルモンの1つが欠乏すると単独機能低下症を呈し，複数のホルモンが欠乏すると複合型機能低下症を呈する．欠乏頻度の高いホルモンは，GH，黄体形成ホルモン/卵胞刺激ホルモン（luteinizing hormone/follicle stimulating hormone, LH/FSH），TSH，副腎皮質刺激ホルモン（adrenocorticotropic hormone, ACTH）の順となる．

*9 シーハン症候群　出産時の大量出血により発生した下垂体壊死により下垂体機能低下が生じる．

・各ホルモン ☞ p.15〜17

❷ 症状・診断・治療

血液検査で，欠乏したホルモン値の低下を認める．本症ではホルモン欠乏による症状が出現するため，ホルモン補充療法が必要となる（表13・4）．GH補充療法では，遺伝子組換えヒト成長ホルモン（ソマトロピン）を皮下注射する．

表13・4 下垂体機能低下症の症状と治療

欠乏ホルモン	症 状			治 療
GH	小児	低身長		GH補充
	成人	体脂肪の増加，筋力低下		
LH/FSH	思春期前	第二次性徴の発現不良		性ホルモン補充
	成人	男性	性欲低下，精巣の萎縮	
		女性	無月経，性欲低下，内外性器の萎縮	
TSH	皮膚乾燥，耐寒性の低下，粘液水腫，徐脈			甲状腺ホルモン補充
ACTH	全身倦怠感，低血圧，低血糖，腋毛・恥毛の脱落			副腎皮質ホルモン補充

ポイント

- 下垂体機能低下症は，視床下部あるいは下垂体に原因があり，下垂体前葉ホルモンの分泌が病的に低下した状態である．
- 欠乏頻度の高いホルモンは，GH，LH/FSH，TSH，ACTHの順となる．
- 下垂体機能低下症では，欠乏したホルモンの血中濃度が低下する．
- 下垂体機能低下症では，ホルモン補充療法を行う．GH欠乏にはヒト成長ホルモン（ソマトロピン），LH/FSH欠乏には性ホルモン，TSH欠乏には甲状腺ホルモン，ACTH欠乏には副腎皮質ホルモンの補充を行う．

G ADH不適合分泌症候群 syndrome of inappropriate secretion of ADH, SIADH

SBO・ADH不適合分泌症候群（SIADH）について説明できる．

❶ 病態生理・分類

血漿浸透圧や循環血漿量に応じたADH分泌が行われず，体内の水が過剰になった状態である．視床下部が障害されるもの（脳腫瘍，髄膜炎，くも膜下出血，頭部外傷），ADHの異所性分泌によるもの（肺小細胞癌），薬剤性のものなどがある．原因薬物としては，抗精神病薬（ハロペリドール，クロルプロマジン），抗うつ薬（イミプラミン，アミトリプチリン），抗てんかん薬（カルバマゼピン）などがある．

- 髄膜炎 ☞ p.93
- くも膜下出血 ☞ p.79
- 肺癌 ☞ p.493
- 抗精神病薬 ☞ p.40
- 抗うつ薬 ☞ p.45
- 抗てんかん薬 ☞ p.74

❷ 症 状

水中毒症状（全身倦怠感，頭痛，悪心・嘔吐）を呈するが，浮腫を認めることはない．重症になると脳浮腫を生じ，意識障害やけいれんを伴うことがある．

❸ 診 断

【尿検査】 高張尿を認め，尿中ナトリウム値は20 mEq/L以上となる．
【血液検査】 血漿浸透圧の低下（275 mOsm/kgH$_2$O未満）と低ナトリウム血症（135 mEq/L未満）を認める．血漿レニン活性は低下することが多い．

- 血漿浸透圧 ☞ p.13
- ナトリウム ☞ p.13
- レニン ☞ p.12

*10 ループ利尿薬（フロセミド）【作用機序】ヘンレ係蹄上行脚のNa$^+$-K$^+$-2Cl$^-$共輸送体を阻害してNa$^+$とCl$^-$の再吸収を抑制する．

*11 選択的バソプレシンV$_2$受容体遮断薬（モザバプタン）【作用機序】腎集合管のV$_2$受容体を選択的に阻害して水の再吸収を抑制する．

❹ 治　療

水制限が治療の基本となる．低ナトリウム血症を急速に是正すると，橋中心髄鞘融解と呼ばれる脱髄病変を生ずる危険があるため，ナトリウム補充とループ利尿薬（フロセミド）*10 を併用する．異所性ADH産生によるSIADHに対しては，選択的バソプレシンV$_2$受容体遮断薬（モザパプタン）*11 の使用（7日間）が認められている．

> **ポイント**
> - SIADHは，血漿浸透圧や循環血漿量に応じたADH分泌が行われず，体内の水が過剰になった状態である．
> - SIADHの原因には，視床下部障害，異所性ADH分泌，薬剤性などがある．
> - SIADHでは，水中毒症状（全身倦怠感，頭痛，悪心・嘔吐）を呈する．重症になると脳浮腫を生じ，意識障害やけいれんを伴うことがある．また，高張尿と高ナトリウム尿症，血漿浸透圧の低下と低ナトリウム血症を認める．
> - SIADH治療の基本は水制限である．異所性ADH産生によるSIADHに対しては，選択的バソプレシンV$_2$受容体遮断薬（モザパプタン）が適応となる．

SBO・副甲状腺機能亢進（低下）症について，病態（病態生理，症状等）・薬物治療（医薬品の選択等）を説明できる．

H　副甲状腺機能亢進症・低下症

H-1　副甲状腺機能亢進症　hyperparathyroidism

副甲状腺ホルモン（parathyroid hormone，PTH）が過剰に分泌された結果生じる疾患群を示す．副甲状腺に原因のある原発性副甲状腺機能亢進症と，基礎疾患により二次的に生じる続発性副甲状腺機能亢進症に大別される．続発性副甲状腺機能亢進症の大部分は透析患者でみられる．慢性腎不全時の高リン血症によって二次的に生じる．

・慢性腎不全 ☞ p.235

H-1-1　原発性副甲状腺機能亢進症　primary hyperparathyroidism

❶ 病態生理

副甲状腺の腺腫（約80％），あるいは過形成（約20％）から過剰なPTHが分泌される．女性の罹患率は男性の約3倍であり，中高年期に好発する．副甲状腺腫瘍，消化管腫瘍（ガストリノーマ）あるいは膵内分泌腫瘍（インスリノーマ）および下垂体腫瘍を合併したものを，多発性内分泌腫瘍（multiple endocrine neoplasia，MEN）Ⅰ型と呼ぶ．MEN Ⅰ遺伝子変異を伴い家族性に発症する．

❷ 症　状

高カルシウム血症による症状として，多尿，消化器症状（悪心・嘔吐），筋力低下，意識障害などを認める．腎からのカルシウム排泄が増加する

ため，尿路結石を生じやすい．骨吸収が亢進すると線維性骨炎を招く．

❸ 診　断

【尿検査】　カルシウムやcAMPの尿中排泄が増加する．

【血液検査】　血清 intact PTH[*12]の高値，高カルシウム血症，低リン血症などを認める．近位尿細管からのHCO_3^-再吸収が抑制され，低クロール性代謝性アシドーシスを認める．骨病変が存在すると，血清ALP値が上昇する．

【骨X線検査】　手指骨の骨膜下吸収像（皮質骨の被薄化）や頭蓋骨の塩胡椒像（虫食い状の骨透亮像）などを認める．

*12 **intact PTH**　PTHの分解産物であり，血中半減期や腎機能障害などによる影響を受けにくいため，安定した測定結果が得られる（基準値：10〜60 pg/mL）．

・ALP ☞ p.12

❹ 治　療

根治療法は病変の外科的切除である（95％以上の治癒率）．手術困難例に対しては，十分な水分補給とビスホスホネート製剤[*13]を投与して骨吸収を防ぐ．

*13 **ビスホスホネート製剤**　【作用機序】骨表面のヒドロキシアパタイトに結合し，破骨細胞の活性を抑制する．

H-2　副甲状腺機能低下症　hypoparathyroidism

❶ 病態生理・分類

副甲状腺機能低下症はPTHの分泌不全を特徴とする．副甲状腺の破壊や発生異常，あるいはPTHの産生・分泌異常などで生じる．PTHの標的臓器に対する作用不全により副甲状腺機能低下症を呈するものは，偽性副甲状腺機能低下症（pseudo hypoparathyroidism）と呼ばれて区別される（表13・5）．

表13・5　副甲状腺機能低下症と偽性副甲状腺機能低下症

分類	血中PTH値	エルスワース・ハワード (Ellsworth-Howard) 試験[*2]
副甲状腺機能低下症	正常〜低下	尿中Pと尿中cAMPの排泄量が増加
偽性副甲状腺機能低下症[*1] Ⅰ型	上昇	尿中PおよびcAMPの排泄量の増加なし
Ⅱ型		尿中P排泄量増加はないが，尿中cAMP排泄量が増加

[*1] 偽性副甲状腺機能低下症：PTH/parathyroid hormone related peptide (PTHrP) 受容体異常を伴う．
[*2] エルスワース・ハワード試験：PTHを注射した後，尿中P排泄量と尿中cAMP排泄量を調べる検査である．

❷ 症　状

低カルシウム血症により神経・筋の被刺激性が亢進すると，口唇や四肢のしびれ感や筋肉のこわばりなどが出現する．低カルシウム血症が進行すると，テタニー症状と呼ばれる四肢や体幹の強直性けいれんが出現する．局所的テタニー症状として，トルソー（Trousseau）徴候[*14]とクヴォステク（Chvostek）徴候[*15]がある．PTH欠乏状態は高リン血症を招き，血清カルシウムと結合して異所性石灰化を生じる．異所性石灰化

*14 **トルソー徴候**　血圧計のマンシェットを上腕に巻き内圧を上昇させると，前腕のけいれんが生じ独特の手つきが生じる（産科医の手）．

*15 **クヴォステク徴候**　診察用ハンマーで外耳孔前方を叩打すると，眼瞼，鼻翼，口角に反射性のけいれんが生じる．

- 白内障 ☞ p.401

は大脳基底核や水晶体に生じやすく，後者では白内障を呈する．

❸ 診 断

- カルシウム，リン ☞ p.13

【血液検査】 血清 intact PTH 値の低下，低カルシウム血症，高リン血症などを認める．

【頭部CT検査】 大脳基底核の石灰化を認めることがある．

❹ 治 療

*16 活性型ビタミン D₃ 製剤 【作用機序】腸管からのカルシウムとリンの吸収を促進し，腎尿細管からのカルシウム再吸収も促進する．破骨細胞と骨芽細胞の活性を高め，骨のリモデリングを促進する．

急激な血中カルシウム濃度の低下（＜ 7 mg/dL）やテタニー発作の頻発する場合は，入院のうえでカルシウム製剤の静脈注射を行う．慢性期の治療では，活性型ビタミン D₃ 製剤*16 を内服する．活性型ビタミン D₃ 製剤は低用量から投与を開始する．

ポイント

- 副甲状腺機能亢進症は，PTH が過剰に分泌された結果生じる疾患群を示す．原発性副甲状腺機能亢進症と続発性副甲状腺機能亢進症に大別される．後者の大部分は透析患者でみられる．
- 原発性副甲状腺機能亢進症は，副甲状腺の腺腫や過形成から過剰な PTH が分泌される．40〜60 歳代の女性の罹患率が高い．家族性に発症し，副甲状腺腫瘍，膵内分泌腫瘍および下垂体腺腫を合併したものを MEN Ⅰ 型と呼ぶ．
- 原発性副甲状腺機能亢進症では，高カルシウム血症による多尿，消化器症状，筋力低下，意識障害などを認める．尿路結石や線維性骨炎も伴うことがある．
- 原発性副甲状腺機能亢進症では，カルシウムや cAMP の尿中排泄が増加し，血清 intact PTH の高値，高カルシウム血症，低リン血症などを認める．代謝性アシドーシス，血清 ALP 値の上昇を認めることもある．骨Ｘ線検査で骨吸収像を認める．
- 原発性副甲状腺機能亢進症の根治的療法は病変の外科的切除である．手術困難例に対しては，十分な水分補給とビスホスホネート製剤を投与して骨吸収を防ぐ．
- 副甲状腺機能低下症は PTH の分泌不全を特徴とし，副甲状腺の破壊や発生異常，あるいは PTH の産生・分泌異常などで生じる．
- 副甲状腺機能低下症では，低カルシウム血症による神経・筋の被刺激性が亢進する．低カルシウム血症が進行すると，テタニー症状と呼ばれる四肢や体幹の強直性けいれんが出現する．
- 副甲状腺機能低下症の PTH 欠乏状態は高リン血症を招き，血清カルシウムと結合して異所性石灰化を生じる．
- 副甲状腺機能低下症では，血清 intact PTH 値の低下，低カルシウム血症，高リン血症などを認める．頭部画像診断にて，大脳基底核の石灰化を認めることがある．
- 副甲状腺機能低下症の治療は，急激な血中カルシウム濃度低下例やテタニー発作頻発例は，入院のうえでカルシウム製剤の静脈注射を行う．慢性期では活性型ビタミン D₃ 製剤を内服する．

Ⅰ クッシング症候群 Cushing's syndrome

> SBO・Cushing（クッシング）症候群について説明できる．

❶ 病態生理・分類

慢性のコルチゾール過剰分泌により生じた特徴的な症状を示す疾患群である．クッシング症候群は，ACTH依存性とACTH非依存性に大別される．

a ACTH依存性クッシング症候群

（1） クッシング病 Cushing's disease

ACTH産生下垂体微小腺腫（microadenoma）から過剰分泌されたACTHの刺激により，副腎皮質からのコルチゾール分泌が亢進する．クッシング病はクッシング症候群の約40％を占める．

（2） 異所性ACTH産生症候群

視床下部-下垂体-副腎系以外のACTH産生腫瘍（肺小細胞癌，胸腺腫，カルチノイドなど）から過剰分泌されたACTHの刺激により，副腎皮質からのコルチゾール分泌が亢進する．

b ACTH非依存性クッシング症候群

副腎腫瘍：副腎皮質の腺腫や副腎癌からコルチゾールが過剰に分泌される．副腎腺腫はクッシング症候群の約50％を占め，副腎癌はまれである．

❷ 症　状

特徴的な症状として，中心性肥満，満月様顔貌，野牛様肩（buffalo hump），赤紫色の伸展性皮膚線条，痤瘡などがある．そのほか，筋力低下，高血圧，耐糖能異常，骨粗鬆症，易感染傾向，精神症状などを呈する（図13・4）．女性では，無月経，多毛，声の低音化などの男性化徴候を認める．異所性ACTH産生症候群では，皮膚や粘膜の色素沈着が著明となる．

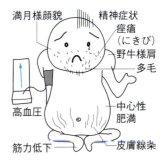

図13・4　クッシング症候群の主な症状

❸ 診　断

クッシング症候群では，コルチゾール分泌の日内リズムは喪失する．尿中遊離コルチゾールの1日排泄量増加が診断に有用である．一般血液検査では，好中球が増加し，好酸球やリンパ球は減少する．クッシング症候群の鑑別を表13・6に示す．

・コルチゾール ☞ p.4, 16
・好中球，好酸球，リンパ球 ☞ p.6

表13・6 クッシング症候群の鑑別

分類	原因	鑑別		画像診断（CT，MRI）
		血中ACTH	デキサメタゾン負荷（高用量）*	
ACTH依存性	クッシング病	高値	8 mgでコルチゾール分泌抑制あり	頭部：下垂体腫瘍
				腹部：両側副腎腫大
	異所性ACTH産生症候群	著明高値	8 mgでコルチゾール分泌抑制なし	
ACTH非依存性	副腎腫瘍	低値		腹部：片側副腎腫瘍

*デキサメタゾン負荷試験：2 mgのデキサメタゾン負荷（低用量）により，正常ではコルチゾール分泌の抑制がみられるが，クッシング症候群ではコルチゾール分泌の抑制がみられない．

4 治療

a ACTH依存性クッシング症候群

クッシング病に対して，経鼻的下垂体腺腫摘出術（Hardy 法）が第一選択となる．術後再発例には，放射線照射などを行う．異所性 ACTH 産生症候群に対して，外科的切除や化学療法などによる原因病巣の治療を行う．対症療法として，副腎皮質ステロイド合成阻害薬（メチラポン，トリロスタン）[*17] を使用することがある．

*17 副腎皮質ステロイド合成阻害薬（メチラポン，トリロスタン）【作用機序】メチラポンは 11β- 水酸化酵素を阻害し，トリロスタンは 3β- ヒドロキシステロイド脱水素酵素を阻害して副腎皮質ステロイド合成を低下させる．

b ACTH非依存性クッシング症候群

副腎腫瘍に対して，患側の副腎摘出術を行う．術後，副腎不全の予防のために糖質コルチコイドの補充を行う．手術困難例や術後再発例に対して，副腎皮質ステロイド合成阻害薬を使用する．

ポイント

- クッシング症候群は，慢性のコルチゾール過剰分泌により生じた特徴的な症状を示す疾患群である．
- クッシング症候群の特徴的な症状として，中心性肥満，満月様顔貌，野牛様肩，赤紫色の伸展性皮膚線条，痤瘡などがある．
- クッシング症候群では，尿中遊離コルチゾールの1日排泄量が増加し，コルチゾール分泌の日内リズムは喪失する．
- クッシング症候群は，ACTH依存性（クッシング病，異所性ACTH産生症候群）とACTH非依存性（副腎腫瘍）に大別される．
- クッシング病は，ACTH産生下垂体微小腺腫から過剰分泌されたACTHの刺激により，副腎皮質からのコルチゾール分泌が亢進する．高用量(8 mg)デキサメタゾン負荷試験を行うと，コルチゾールの分泌が抑制される．
- 異所性ACTH産生症候群は，視床下部−下垂体−副腎系以外のACTH産生腫瘍から過剰分泌されたACTHの刺激により，副腎皮質からのコルチゾール分泌が亢進する．血中ACTH値は著明に上昇し，皮膚や粘膜の色素沈着が生じる．高用量デキサメタゾン負荷でコルチゾールの分泌は抑制されない．
- 副腎腫瘍では，副腎皮質の腺腫や副腎癌からコルチゾールが過剰に分泌され，血中ACTH値は低下する．高用量デキサメタゾン負荷でコルチゾールの分泌は抑制されない．
- クッシング病の治療では，経鼻的下垂体腺腫摘出術が第一選択となる．
- 異所性ACTH産生症候群に対しては原因病巣の治療を行う．対症療法として，副腎皮質ステロイド合成阻害薬（メチラポン，トリロスタン）を使用することがある．
- 副腎腫瘍に対しては，患側の副腎摘出術を行う．術後副腎不全の予防に，糖質コルチコイドの補充を行う．

J アルドステロン症 aldosteronism

SBO・アルドステロン症について説明できる．

　アルドステロン症とは，アルドステロンの過剰分泌により生ずる疾患の総称であり，原発性と続発性に大別される．原発性アルドステロン症は副腎病変からアルドステロンが過剰分泌されるものである．続発性アルドステロン症は，レニン‐アンギオテンシン系の亢進によりアルドステロンの産生と分泌が増加したものである．

J-1 原発性アルドステロン症 primary aldosteronism

❶ 病態生理
　アルドステロン産生腺腫（大部分は片側性）によるものが約70％を占める．副腎皮質球状層の過形成をきたすものを特発性アルドステロン症（通常は両側性）という．

❷ 症　状
　ナトリウムと水の貯留をきたし高血圧を呈する．原発性アルドステロン症は，二次性高血圧の原因として最も頻度が高い．低カリウム血症により，易疲労性，筋力低下，四肢麻痺などが出現する．低カリウム血症の持続は，インスリン分泌低下を生じて耐糖能異常を招く．原発性アルドステロン症では，腎集合管からのH^+分泌が亢進するため，代謝性アルカローシスが生じる．これが原因で，テタニー症状を誘発することがある．

❸ 診　断
　【血液検査】　低カリウム血症や血漿レニン活性の低下などを認める．血中アルドステロン・レニン比（血中アルドステロン濃度を血漿レニン活性で除したもの）は200を超える．立位フロセミド負荷試験やカプトプリル負荷試験を施行しても，血漿レニン活性の上昇を認めない．
　【心電図検査】　低カリウム血症によるT波の陰性化やU波の出現を認める．
　【腹部MRI，CT検査】　副腎病変が片側性か両側性かを鑑別する．

・カリウム ☞ p.13
・レニン活性 ☞ p.12

❹ 治　療
　片側性病変に対しては患側副腎摘出術を行う．両側性病変に対しては薬物療法を行い，抗アルドステロン薬*18（エプレレノン，スピロノラクトン）を使用する．スピロノラクトンの長期使用により，男性の女性化乳房や女性の月経異常などの副作用をきたすことがある．スピロノラクトンに比べ，エプレレノンでは上記の副作用が少ない．

*18 抗アルドステロン薬　【作用機序】遠位尿細管後半部と集合管に存在するアルドステロン受容体に結合し，Na^+‐K^+交換系を抑制する．これにより，Na^+と水の再吸収を抑制し，K^+の排泄を減少させる．

ポイント

- アルドステロン症とは，アルドステロンの過剰分泌により生ずる疾患の総称である．原発性アルドステロン症は副腎病変からアルドステロンが過剰分泌されるもの，続発性アルドステロン症はレニン-アンギオテンシン系の亢進によりアルドステロンの産生と分泌が増加したものである．
- 原発性アルドステロン症はアルドステロン産生腺腫によるものが多く，ナトリウムと水の貯留をきたして高血圧を呈する．低カリウム血症による易疲労性，筋力低下，四肢麻痺，耐糖能異常などが生じる．代謝性アルカローシスを呈することもある．
- 原発性アルドステロン症では，低カリウム血症や血漿レニン活性の低下などを認める．立位フロセミド負荷試験やカプトプリル負荷試験を施行しても，血漿レニン活性の上昇を認めない．心電図で，T波の陰性化やU波の出現を認める．腹部画像診断により，副腎病変が片側性か両側性かを鑑別する．
- 原発性アルドステロン症の治療は，片側性病変に対しては患側副腎摘出術を行う．両側性病変に対しては抗アルドステロン薬（エプレレノン，スピロノラクトン）を使用する．

SBO・褐色細胞腫について説明できる．

K 褐色細胞腫 pheochromocytoma

❶ 病態生理

副腎髄質や傍神経節のクロム親和性細胞に発生する**カテコールアミン産生腫瘍**が原因となる．副腎髄質原発腫瘍が90%を占め，傍神経節原発腫瘍が10%を占める．カテコールアミン産生腫瘍のうち，90%は良性であるが10%は悪性である．病変は90%が片側性であるが10%は両側性である．*RET*遺伝子変異を伴う家族性のものが10%を占め，褐色細胞腫と甲状腺髄様癌を合併したものを**MEN Ⅱ型**と呼ぶ．

❷ 症　状

腫瘍細胞からのカテコールアミン過剰分泌により，**高血圧**（hypertension），頭痛（headache），発汗過多（hyperhydrosis），**高血糖**（hyperglycemia），代謝亢進（hypermetabolism）などの"5H"を呈する（図13・5）．

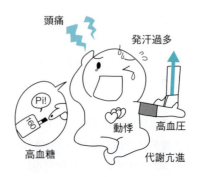

図13・5　褐色細胞腫の主な症状

❸ 診 断

【尿検査】 尿中カテコールアミン代謝産物（メタネフリン，ノルメタネフリン）が増加する．

【血液検査】 クロニジン負荷試験を施行しても，カテコールアミン分泌の低下がみられない．

【腹部MRI検査】 T_2強調画像では，腫瘍病変は著明な高信号を呈する．

【^{131}I-metaiodobenzylguanidine（MIBG）シンチグラム検査】 副腎外病変や転移巣の検出に有用であり，これらの病巣は取り込み亢進像として描出される．

❹ 治 療

根治療法として，腫瘍の外科的切除を行う．術前の血圧管理を**$α_1$受容体遮断薬**[*19]（ドキサゾシン，テラゾシン）で行う．少量から開始し，血圧に応じて漸増する．**β受容体遮断薬の単独投与は禁忌**である．β受容体遮断薬を単独投与すると，$β_2$受容体を介する血管拡張作用が消失し，$α_1$受容体を介した血管収縮作用の増強による急激な血圧上昇を招く危険がある．

*19 $α_1$受容体遮断薬 【作用機序】アドレナリン$α_1$受容体を選択的に阻害して血管を拡張する．

ポイント

- 褐色細胞腫は，副腎髄質や傍神経節のクロム親和性細胞に発生するカテコールアミン産生腫瘍が原因となる．家族性に発症し，褐色細胞腫と甲状腺髄様癌を合併したものをMEN II型と呼ぶ．
- 褐色細胞腫では，高血圧，頭痛，発汗過多，高血糖，代謝亢進などを呈する．
- 褐色細胞腫では，尿中カテコールアミン代謝産物が増加する．クロニジン負荷試験を施行しても，カテコールアミン分泌の低下はみられない．腹部画像診断で腫瘍病変を認める．^{131}I-MIBGシンチグラム検査で，副腎外病変や転移巣は取り込み亢進像を呈する．
- 褐色細胞腫の根治療法は，腫瘍の外科的切除である．術前の血圧管理を$α_1$受容体遮断薬（ドキサゾシン，テラゾシン）で行う．

L 急性および慢性副腎不全

副腎皮質ホルモンの分泌が病的に低下した状態を示す．急性に血圧低下やショックを生じる副腎クリーゼや慢性経過するアジソン病（原発性副腎機能低下症）が含まれる．

SBO・副腎不全（急性，慢性）について説明できる．
・アジソン病について病態（病態生理，症状等）・薬物治療（医薬品の選択等）を説明できる．

L-1 副腎クリーゼ　adrenal crisis

❶ 病態生理
　急激な鉱質コルチコイド減少により重篤な循環不全を生じ，直ちに適切な処置が施されないと死亡の危険性が高い．両側性副腎出血，両側副腎外傷，梗塞による副腎壊死などを契機に発症する．また，アジソン病患者や長期副腎皮質ステロイド治療で，感染，外傷，手術などのストレスを契機に発症することもある．

❷ 症　状
　血圧低下によるショック，低血糖症による意識障害，消化器症状（悪心・嘔吐，下痢）などを認める．

- ナトリウム，カリウム ☞ p.13
- 血糖 ☞ p.10

❸ 検　査
　血液検査で，低ナトリウム血症，高カリウム血症，血糖値の低下，代謝性アシドーシスなどを認める．

❹ 治　療
　全身管理のもと，副腎皮質ステロイド薬（ヒドロコルチゾン）の静注，生理的食塩水とグルコースの輸液を行う．

L-2 アジソン病　Addison's disease

❶ 病態生理
　副腎皮質からの糖質コルチコイド，鉱質コルチコイドおよび副腎アンドロゲンの分泌が慢性的に低下する．原因としては，自己免疫機序の関与する特発性が最多で，両側副腎の90％以上の破壊により発症する．

❷ 症　状（図13・6）
　糖質コルチコイド低下により，低血糖，全身倦怠感，体重減少などが生じる．鉱質コルチコイド低下により，低血圧，高カリウム血症，悪心・嘔吐などを認める．副腎アンドロゲン低下により，女性では月経異常や恥毛・腋毛の脱落が生じる．高ACTH血症による全身の色素沈着（皮膚や粘膜）も顕著となる．

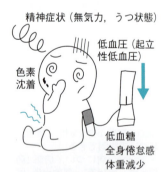

図13・6　アジソン病の主な症状

- コルチゾール ☞ p.4, 16
- アルドステロン ☞ p.16
- レニン ☞ p.12
- デヒドロエピアンドロステロン，アンドロステンジオン ☞ p.16

❸ 診　断
　【尿検査】尿中遊離コルチゾール値の低下を認める．
　【血液検査】血中コルチゾール値の低下，血中ACTHの著明高値を認める．血中アルドステロン値も低下し，血漿レニン活性は上昇する．血中デヒドロエピアンドロステロン（dehydroepiandrosterone,

DHEA）値や血中アンドロステンジオン値は低下する．

❹ 治　療

ヒドロコルチゾン（15〜20 mg/日）を朝・夕分割して内服する．生理的にはコルチゾールは早朝に多く，夜間に少なく分泌されるため，ヒドロコルチゾンを朝多めに分割投与する．発熱，食欲不振，脱水などがある場合，ヒドロコルチゾンを倍量内服する．

ポイント

- 副腎クリーゼは，急激な鉱質コルチコイド減少によるショック，低血糖症による意識障害，消化器症状（悪心・嘔吐，下痢）などを認める．
- 副腎クリーゼに対して，全身管理のもと，ヒドロコルチゾンの静注，生理的食塩水とグルコースの輸液を行う．
- アジソン病は，自己免疫機序による両側副腎破壊により，副腎皮質からの糖質コルチコイド，鉱質コルチコイドおよび副腎アンドロゲンの分泌が慢性的に低下する原発性副腎機能低下症である．
- アジソン病では，全身倦怠感，体重減少，低血糖，低血圧，高カリウム血症，悪心・嘔吐などを認める．女性では月経異常や恥毛・腋毛の脱落が生じる．全身の色素沈着も顕著となる
- アジソン病では，尿中遊離コルチゾール値低下，血中コルチゾール値低下，血中ACTHの著明高値を認める．血中アルドステロン値も低下し，血漿レニン活性は上昇する．血中DHEA値や血中アンドロステンジオン値も低下する．
- アジソン病の治療では，副腎皮質ステロイド薬（ヒドロコルチゾン）を朝・夕分割して内服する．

Exercise

次の文章について，記述の正誤を答えなさい．

① バセドウ病では，血中のFT$_3$やFT$_4$が高値となるが，血清TSHは低値となる．
② チアマゾールは，甲状腺ペルオキシダーゼの活性化作用を有する．
③ プロピルチオウラシルの注意すべき副作用として，無顆粒球症がある．
④ 慢性甲状腺炎（橋本病）では，血清TSHおよび血中甲状腺ホルモンの分泌不全を呈する．
⑤ 甲状腺機能低下症では，グリコサミノグリカンの蓄積による粘液水腫を呈する．
⑥ 高齢者に対してレボチロキシンを投与するときは，維持量より投与する．
⑦ 腎性尿崩症では，下垂体後葉からのADH分泌が低下する．
⑧ 中枢性尿崩症の治療に，デスモプレシンの鼻腔内噴霧を行う．
⑨ 先端巨大症の原因としては，GH産生下垂体腺腫が最も頻度が高い．
⑩ 先端巨大症の薬物療法には，オクトレオチドを使用する．
⑪ プロラクチノーマに対しては，外科的切除術が第一選択となる．
⑫ スルピリドの投与により，高プロラクチン血症をきたすことがある．
⑬ TSH欠乏を伴う下垂体機能低下症では，甲状腺ホルモンの補充をする．
⑭ 抗精神病薬が原因でSIADHをきたすことがある．
⑮ 原発性副甲状腺機能亢進症は，透析患者で頻繁にみられる．
⑯ 副甲状腺機能低下症では，低カルシウム血症によるテタニー症状を呈する．
⑰ 偽性副甲状腺機能低下症は，PTHの尿細管に対する作用不全で生じる．
⑱ クッシング症候群では中心性肥満を呈する．
⑲ クッシング症候群では，血中コルチゾールの日内変動が消失する．
⑳ クッシング病では，デキサメタゾン大量試験でも，コルチゾールの分泌抑制がみられない．
㉑ 異所性ACTH産生症候群の原因として肺小細胞癌がある．
㉒ 副腎腺腫では血中ACTH値が上昇する．
㉓ 原発性アルドステロン症では，血漿レニン活性が上昇する．
㉔ 原発性アルドステロン症の薬物療法では，ループ利尿薬を使用する．
㉕ 褐色細胞腫と甲状腺髄様癌を合併したものをMEN Ⅰ型と呼ぶ．
㉖ 褐色細胞腫の術前血圧コントロールに，β受容体遮断薬の単独使用は禁忌である．
㉗ 副腎皮質機能不全患者では，強いストレス（手術など）により，副腎クリーゼを発症することがある．
㉘ アジソン病では，高血圧や高血糖を生じることが多い．

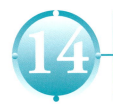

14 眼疾患

　眼は五感の1つである視覚をつかさどり，眼から入る情報は，人がもつ情報源のうち8割以上を占めるといわれる．加齢やさまざまな要因により，眼の正常な機能が失われると，正確な視覚情報を得ることが難しくなり，QOLやQOV（クオリティオブビジョン）の低下につながる．世界的にみると，白内障は失明原因の第1位であり，わが国においては，緑内障が40歳以上の失明[*1]原因の第1位となっている．糖尿病性網膜症はそれに続く重篤な視覚障害の原因である．加齢性黄斑変性は近年患者数が増加しているが，一部有効な治療薬も開発されてきた．本章では，眼科領域における種々の重要な疾患や薬物療法を中心として概説する．それに先立って，眼の構造や生理機能を理解しておくことは肝要である．

*1 **失明**　眼を単位として視覚がまったく使えない状態である．両眼が失明すると全盲となる．

A　眼の構造・機能（図14・1，表14・1）

　眼は，眼球壁，視神経，これらを保護する眼窩とその内容物（水晶体，硝子体）のほか，筋組織，神経組織，眼瞼からなる．
　眼球壁は，外側から外膜，中膜（ぶどう膜）と，内膜の3層構造となっている．

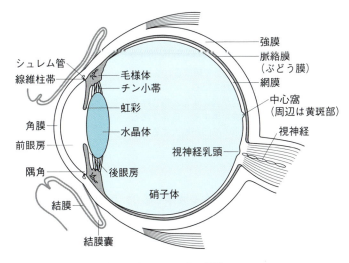

図14・1　眼の構造

(1) 外 膜

外膜は眼球を取り囲む強膜と，角膜に分類される．強膜は，眼球の後方に位置し，血管に乏しく，乳白色の強靱な結合組織である．いわゆる白目部分である．角膜は，眼球の前方に位置し，光を通す透明の膜で，血管は存在しない．いわゆる黒目の部分である．角膜は，膠原線維で構成され，5層からなる．角膜上皮は常に再生し入れ替わるが，角膜内皮は再生しない．

(2) 中 膜

中膜はぶどう膜とも呼ばれ，虹彩，毛様体，脈絡膜が含まれる．これらの組織はメラニン色素と血管が非常に豊富である．脈絡膜の豊富な血管は，眼組織への栄養や酸素の供給を行っている．

(3) 内 膜

内膜は網膜からなり，眼球壁の最内層である．網膜には，視細胞として錐体細胞と桿体細胞や，それに接する網膜色素上皮細胞がある．水晶体から入射した光が焦点を結ぶ場所を黄斑部と呼ぶ．

(4) 中間透光体

角膜内皮から網膜までを中間透光体という．光の通り道の順に，前眼房，後眼房，水晶体，硝子体である．角膜および水晶体は，透明であり，凸レンズの構造で屈折力をもつ．

表14・1　眼の各部位の機能と役割

名 称	役 割
脈絡膜	・網膜外層への酸素や栄養の補給
毛様体	・虹彩と脈絡膜の中間に位置．毛様体上皮は房水産生に関与 ・毛様体筋はチン小帯を介して，水晶体の厚みを調節
虹彩	・カメラの絞りに相当．瞳孔を形成する ・瞳孔の散大（散瞳）は交感神経が優位 ・縮小（縮瞳）は副交感神経が優位
水晶体	・眼に入った視覚や光刺激を屈折させる凸レンズ．網膜に像を結ばせる ・基底膜（水晶体囊）におおわれる．毛様体筋により水晶体の厚みが調節され屈折力が変化
硝子体	・透明なゲル状物質．成分の99％は水で，ほかにⅡ型コラーゲンやヒアルロン酸などの成分で構成される ・硝子体膜に包まれている ・混濁や浮遊細胞が混在すると飛蚊症となる
視神経乳頭	・網膜の神経線維が集まる．盲点である ・緑内障では乳頭の陥凹が拡大する

(5) 眼房水

眼房水は，眼のなかを循環する液体であり，毛様体上皮細胞で炭酸脱水酵素により生成される．眼における房水の循環するルートとして，毛様体上皮細胞→後眼房→前眼房→隅角→線維柱帯[*2]→シュレム管を経て細静脈に流出する（図14・2）．

*2　**線維柱帯**　角膜強膜層と虹彩根部の接合部分にある，網目状の組織である．

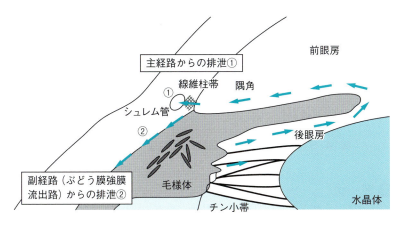

図14・2　眼房水の流れ

B　緑内障　glaucoma

SBO・緑内障について，病態（病態生理，症状等）・薬物治療（医薬品の選択等）を説明できる．

　緑内障は，眼圧が高くなることなどが原因で，視神経細胞が障害を受け，視野に障害を受ける疾患である．緑内障性視神経症としてとらえられている．

　わが国における40歳以上の失明原因の第1位であり，岐阜県多治見市における調査（多治見スタディ）でも，40歳以上の日本人における緑内障有病率は，5〜7％であることが推定された．わが国における推定患者数は約400万人であり，過半数が正常眼圧緑内障であることが判明した．

❶ 病態生理
　眼房水の循環により，眼のなかにはほぼ一定の圧力（眼圧）が存在し，これにより眼球の形状が保たれる．正常眼圧は10〜20 mmHgである．何らかの原因で眼圧が上昇すると，視神経が障害されやすくなり，緑内障になるリスクが高まる．緑内障の治療の多くは，眼圧を下げることである．

❷ 分　類
　緑内障には，隅角が見かけ上開放されている開放隅角緑内障と，隅角が狭くなっているか閉じている閉塞隅角緑内障に大別される．このうち，開放隅角緑内障は，約9割を占めている．閉塞隅角緑内障には，閉塞の仕方により，瞳孔ブロックまたはプラトー虹彩がある（図14・3）．開放と閉塞のそれぞれが，誘引となるほかの病気や原因がない原発性と，誘引となる病気や原因がある続発性（例：副腎皮質ステロイド薬）とに分けられる．また先天性のものとして発達緑内障がある．

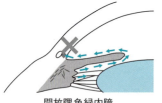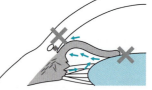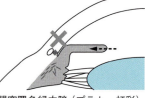

開放隅角緑内障　　　　閉塞隅角緑内障（瞳孔ブロック）　　閉塞隅角緑内障（プラトー虹彩）

図14・3　開放隅角緑内障と閉塞隅角緑内障

❸ 症　状

緑内障の症状として，見えない場所（暗点）が出現したり，見える範囲（視野）が狭くなる．開放隅角緑内障の場合，これらの自覚症状に気がつくのは，すでに視神経の障害が進行してしまってからが多い．すなわち初期には自覚症状はないが，徐々に視野障害が進む．

閉塞隅角緑内障の場合，急激に眼圧が著しく上昇し，眼痛，充血，眼のかすみ，頭痛や吐き気などの自覚症状をみることがある．これを急性緑内障発作と呼び，治療の緊急性が高い．

❹ 診　断

緑内障の診断のため，眼底検査，隅角検査，眼圧検査，視野検査などが行われる．眼底検査では，視神経の障害の程度を判定する．開放隅角緑内障では，視神経乳頭陥凹（小さなくぼみ）が拡大する．隅角検査では，隅角の開閉を確認し，診断に利用する．緑内障の検査は，定期的に生涯にわたって続けていく必要がある．

❺ 治　療（表14・2）

緑内障の治療方針は，眼圧を下げることである．眼圧上昇の原因が治療可能なものであれば，眼圧下降とともに原因に対する治療が行われる．障害されてしまった視神経は，回復することはないため，早期発見，早期治療が大切である．

原発開放隅角緑内障の治療は薬物療法を第一選択とする．単剤で有効性が確認されない場合は，多剤への変更や，複数の目薬を組み合わせる多剤併用を行う．正常眼圧緑内障の場合でも，眼圧を下げることが有効である．

原発閉塞隅角緑内障の場合は，隅角閉塞の原因（瞳孔ブロック，プラトー虹彩）に応じて，レーザー治療（虹彩切開や隅角形成術）や線維柱帯切除術などが行われる．眼圧コントロール不良が続く場合は，眼圧を下げるための薬物療法が行われる．

急性の原発閉塞隅角緑内障（緑内障発作）の治療の場合は，D-マンニトールの点滴，イソソルビドの内服やグリセリンの点滴静注など浸透圧利尿薬による治療が行われ，続いて瞳孔ブロックを解除するための外科的処置が行われる．

表14・2　主な緑内障治療薬

作用	分類	作用機序	一般名	注意事項
眼房水産生阻害	β受容体遮断薬	毛様体での房水産生を阻害	・チモロール ・カルテオロール	気管支喘息，心不全には禁忌
	炭酸脱水酵素阻害薬	毛様体の炭酸脱水酵素を阻害	・アセタゾラミド ・ドルゾラミド ・ブリンゾラミド	重篤な腎障害には禁忌
	α_2受容体刺激薬	毛様体での房水産生を阻害	・アプラクロニジン（クロニジンのプロドラッグ） ・ブリモニジン	
眼房水排泄促進（主経路）	交感神経刺激薬	交感神経を刺激する．房水産生阻害作用もある	・ジピベフリン（アドレナリンのプロドラッグ）	狭隅角緑内障には禁忌
	副交感神経刺激薬	主経路からの流出促進 毛様体筋の収縮，縮瞳作用による隅角の拡大	・ピロカルピン ・ジスチグミン	
	ROCK阻害薬	Rhoキナーゼ阻害作用	・リパスジル	
眼房水排泄促進（副経路，ぶどう膜強膜流出路）	プロスタグランジン（PG）$F_{2\alpha}$刺激薬	$PGF_{2\alpha}$受容体刺激により副経路からの排泄促進	・ラタノプロスト，ビマプロスト ・イソプロピルウノプロストン	
	α_1受容体遮断薬	α_1受容体遮断により副経路からの排泄促進	・ブナゾシン	

> **ポイント**
> - 日本人において，緑内障は重篤な視力障害の原因疾患の第1位であり，正常眼圧緑内障が過半数を占める．
> - 開放隅角緑内障は，隅角が開放されており，緑内障全体の9割を占める．
> - 閉塞隅角緑内障は，隅角が閉じており，瞳孔ブロックやプラトー虹彩がみられる．眼痛，頭痛，吐き気などの急性緑内障発作を伴う場合がある．
> - いずれの緑内障でも治療の基本方針は，眼圧を下げることである．
> - 緑内障の治療薬は，眼房水産生阻害薬，眼房水排泄促進薬（主経路，副経路）に分類される．

C 白内障　cataract

SBO・白内障について，病態（病態生理，症状等）・薬物治療（医薬品の選択等）を説明できる．

　白内障は，水晶体の混濁した状態による視力の低下を伴う疾患である．先天性白内障と後天性白内障に分類される．国内の患者数は約120万人と推定されており，有病率は加齢とともに増加し，初期の混濁を含めると，80歳以上ではほぼ100%である．また，世界的にみると白内障は失明原因の第1位である．

❶ 病態生理

　白内障は，水晶体タンパク質（クリスタリン）の変性によって水晶体が混濁し，視力が低下した状態である．

❷ 分　類

先天性のものとして，特発性，遺伝性のほか，妊娠時の母親の風疹感染による**先天性風疹症候群**によるものなどがある．後天性の要因として，加齢，紫外線，喫煙のほか，糖尿病，副腎皮質ステロイド薬が危険因子である．またアトピー性皮膚炎と白内障の関連も指摘されている．

また，混濁の仕方による分類として，**核白内障**，**皮質白内障**，**後嚢下白内障**などがある（図14・4）．また，膨化白内障とは，白内障の進行により水晶体の厚さが増した状態であり，これにより隅角が狭くなり，緑内障の危険が生じる．

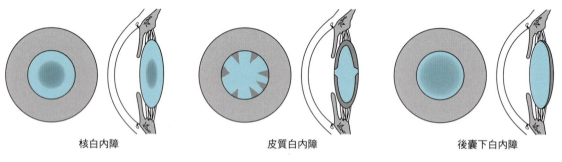

図14・4　水晶体の混濁の仕方と白内障の分類

❸ 症　状

白内障の症状は，視力低下，近視，羞明などである．

❹ 治　療

白内障の治療において，薬物によって水晶体の混濁を軽減することは不可能である．そのため，薬物療法は，混濁の進行を遅らせる目的で行われる．混濁の除去には，水晶体の摘出と眼内レンズの置換手術が選択される．

薬物療法としては，点眼薬である**ピレノキシン**[*3]や**グルタチオン**[*4]，内服薬として**チオプロニン**[*5]が使用される．

[*3] ピレノキシン 【作用機序】水晶体内のキノイド物質がクリスタリンに結合するのを阻害して，水晶体の透明性を維持させる．
[*4] グルタチオン 【作用機序】クリスタリンの SH 基の酸化を防ぐなど，眼組織の代謝改善を期待．
[*5] チオプロニン 【作用機序】膜機能障害やタンパク質凝集などを抑制することにより水晶体の混濁進行防止効果を期待．

ポイント

- 白内障は，水晶体の混濁により，視力低下をきたす疾患である．
- 白内障は，世界的にみると失明原因の第1位である．
- 後天性白内障の要因として，加齢，紫外線，糖尿病，副腎皮質ステロイド薬がある．
- 白内障の治療薬として，ピレノキシンやグルタチオンの点眼が，水晶体の混濁進行の防止を期待して用いられる．

D 加齢性黄斑変性 age-related macular degeneration

SBO・加齢性黄斑変性について，病態（病態生理，症状等）・薬物治療（医薬品の選択等）を説明できる．

加齢性黄斑変性は，加齢により網膜の中心にある黄斑が変性する病気である．50歳以上の人の黄斑部に生じる．滲出型と萎縮型に分類される．初期には中心暗点，変視症，視力低下を自覚するが，進行すると高度な視覚機能障害をきたす．近年患者数は増加しており，喫煙は重要な危険因子である．国内患者数は約70万人と推計される．

❶ 病態生理・分類

滲出型加齢性黄斑変性は，黄斑部において脈絡膜の新生血管が発生し，網膜色素上皮や網膜下に進展して滲出，出血などを起こして障害をきたす（図14・5）．血管新生には血管内皮増殖因子（VEGF）が関与し，進行は速い．萎縮型加齢性黄斑変性は，血管新生の関与はなく，網膜細胞の緩徐な萎縮により進行する．わが国では滲出型が多く，萎縮型に対する比は約10：1である．また男女比は約3：1である．

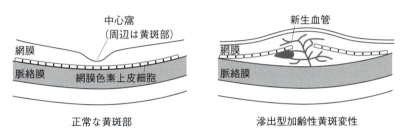

図14・5　滲出型加齢性黄斑変性の病態

❷ 症　状

症状としては，中心暗点，変視（歪視）などがみられる．進行すると高度な視力低下となる（図14・6）．

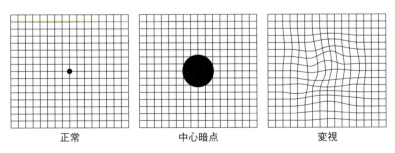

図14・6　加齢性黄斑変性の見え方

❸ 治　療

加齢性黄斑変性に対して有効な治療法が確立しているのは，滲出型加齢性黄斑変性であり，光線力学療法，抗VEGF薬による薬物療法，レー

ザー凝固療法に分けられる．

萎縮型加齢性黄斑変性に対しては有効な治療法はなく，経過観察がとられる．禁煙などの生活習慣改善，サプリメント（抗酸化物質など）の服用が推奨されている．

a 光線力学療法

光感受性物質のベルテポルフィンを静脈内に投与し，15分後に患部にレーザーを照射する．これにより，脈絡膜新生血管に集積したベルテポルフィンから活性酸素が放出され，周辺の新生血管が損傷を受ける．

b 薬物療法

VEGFに対する分子標的薬を注射により硝子体内投与する．表14・3の治療薬に現在適応がある．

表14・3　加齢性黄斑変性に対する抗VEGF薬

一般名	特　徴
ラニビズマブ	抗VEGF中和抗体のFabフラグメント
ペガプタニブ	VEGF165に対して特異的に結合するPEG化オリゴヌクレオチド（アプタマー製剤）
アフリベルセプト	ヒトVEGFR-1および2細胞外ドメインとヒト抗体IgG1のFc部分遺伝子組換え融合タンパク質

c レーザー凝固療法

病変部が中心窩から遠い場所にある場合に用いられる．

ポイント

■ 加齢性黄斑変性は，滲出型と萎縮型に分類される．
■ 滲出型の加齢性黄斑変性は，脈絡膜の新生血管が関与し，抗VEGF薬が治療に用いられる．

SBO・角膜炎について概説できる．

E 角膜炎　keratitis

❶ 病態生理

角膜炎は，角膜の炎症であり，角膜が混濁する疾患であり，感染性と非感染性に分類される．真菌，細菌，ヘルペスウイルスなどが感染性角膜炎の原因となる．また，コンタクトレンズ装用者に多くみられるアカントアメーバ角膜炎が近年問題となっている．非感染性のものとして，病原体に対するアレルギー，自己免疫疾患，ドライアイ，外傷などがある．

❷ 治 療

　原因に基づいた治療が行われる．感染性角膜炎の場合，起因となる病原微生物の検索と治療を行う．真菌には抗真菌薬，ヘルペスウイルスには抗ウイルス薬を投与する．アカントアメーバによる角膜炎は難治性である．非感染性の場合，副腎皮質ステロイド薬や，免疫抑制薬による治療が用いられる．角膜穿孔をきたした場合は，角膜移植が必要になる場合がある．

> **ポイント**
> ■ 角膜炎は，感染性（真菌，細菌，ヘルペスウイルス，アカントアメーバ），非感染性（アレルギー，自己免疫疾患，ドライアイなど）に分類され，原因に応じた治療が行われる．

F 結膜炎（アレルギー性含む） conjunctivitis

SBO・結膜炎について，病態（病態生理，症状等）および薬物治療（医薬品の選択等）を説明できる．

❶ 病態生理

　結膜炎は，結膜の炎症の総称であり，日常的によくみられる疾患である．眼脂（目やに），眼のかゆみ，異物感，流涙が症状であり，結膜の充血，出血をきたす．

　結膜炎は，原因により感染性と非感染性に分類される．感染性のものとして，黄色ブドウ球菌や肺炎球菌などによる細菌性結膜炎，アデノウイルス，エンテロウイルス，コクサッキーウイルスなどによるウイルス性結膜炎がある．また，非感染性のものとして，スギ花粉などによるⅠ型アレルギー反応を伴うアレルギー性結膜炎や，その重症型の春季カタルが知られる．巨大乳頭結膜炎は，コンタクトレンズが一因のアレルギー性結膜疾患の一型である．コンタクトレンズに付着した変性タンパク質に対するアレルギー反応による説がある．ほかには，熱化学腐食，外傷，紫外線，薬物などが非感染性結膜炎の原因となる．

・Ⅰ型アレルギー ☞ p.110

❷ 治 療

　原因により治療法が異なる．細菌性結膜炎に対しては，抗菌薬の点眼剤が使用される．ウイルス性結膜炎に対しては，単純ヘルペスウイルスによるものはアシクロビル眼軟膏を投与するが，その他の場合は消炎などの対症療法を行う．アレルギー性結膜炎に対しては，抗アレルギー点眼剤や，抗炎症効果を期待したNSAIDsが点眼剤として使用される．重症のアレルギー性結膜炎に対しては副腎皮質ステロイド薬の点眼剤を用いるが，眼圧上昇の副作用に注意する．最近では，シクロスポリン，タクロリムスなどの免疫抑制薬も使われる．重症例で結膜偽膜が生じた場合は，手術による除去が行われる．

ポイント

- 結膜炎は，感染性（細菌，ウイルス）と非感染性（アレルギーなど）に分けられ，原因に応じた治療（抗菌薬，抗ウイルス薬，副腎皮質ステロイド薬など）が行われる．

SBO・網膜症ついて概説できる．

G 網膜症 retinopathy

❶ 病態生理

　網膜症とは，網膜に何らかの異常が存在し，それにより，視覚機能障害が生じる疾患である．原因は，糖尿病，高血圧，腎障害のほか，未熟児などが原因となる．このうち，糖尿病による網膜症は，患者数が多く，糖尿病患者の40％程度が合併している．わが国における失明原因の第2位である．高血糖により網膜の血管が障害されて起こる．視力低下などの自覚症状に乏しいことが多く，症状が現れたときはすでに重症になっていることが多い．進行すると，網膜の血管が閉塞すると血流不足から新生血管が発生する．これを増殖糖尿病網膜症と呼ぶ．また，黄斑浮腫は糖尿病網膜症の代表的な合併症であり，視力低下の原因となる．糖尿病網膜症は，硝子体出血や網膜剝離，緑内障などの高度な視覚機能障害とつながるものである．

・糖尿病網膜症 ☞ p.364

❷ 治　療

　治療は，原因，病期に応じた方法がとられる．糖尿病網膜症では，血糖・血圧・脂質の管理や，レーザー凝固療法，硝子体手術などが行われるが，最近では，黄斑症の合併例に対してラニビズマブ，アフリベルセプトなどの抗VEGF薬が用いられる．

・抗VEGF薬 ☞ p.404

ポイント

- 糖尿病網膜症は患者数が多く，わが国における失明原因の第2位である．
- 治療には，血糖コントロール，レーザー凝固療法，硝子体手術などがあり，合併症の黄斑症に対して抗VEGF薬が用いられる．

SBO・ぶどう膜炎について概説できる．

H ぶどう膜炎 uveitis

❶ 病態生理

　ぶどう膜炎とは，ぶどう膜（中膜）組織に炎症を起こす病気の総称であり，内眼炎とも呼ばれる．症状として，霧視，飛蚊症，羞明感，視力低下，眼痛，充血をきたす．前眼房や硝子体に炎症性細胞が浸潤する．

ぶどう膜炎は，原因により非感染性と感染性のものに分類される．非感染性ぶどう膜炎の原因として，サルコイドーシス（慢性肉芽腫性疾患），フォークト・小柳・原田病（メラノサイトを標的とする自己免疫疾患），自己免疫疾患のベーチェット病が知られ，これらはぶどう膜炎の3大原因である．非感染性のものは両眼性が多い．

・ベーチェット病 ☞ p.125

一方の感染性ぶどう膜炎は片眼性が多く，原因として，ウイルス（ヘルペスウイルス属，HTLV-1），細菌，真菌，原虫（トキソプラズマ），犬猫蛔虫などが原因となる．しかしながら，約1/3は原因疾患が不明である．

ぶどう膜炎の合併症として白内障，緑内障，硝子体混濁をきたすことがある．難治性ぶどう膜炎では黄斑変性や視神経萎縮から高度な視力障害を認めることがある．

❷ 治　療

ぶどう膜炎の治療法は，感染症の有無により方針が大きく異なる．非感染性のぶどう膜炎に対しては，散瞳薬による瞳孔管理を行いながら，副腎皮質ステロイド薬の全身（内服または点滴）あるいは点眼での投与や，シクロスポリンなどの免疫抑制薬が用いられる．さらに，ベーチェット病による難治性ぶどう膜炎に対してインフリキシマブやアダリムマブなどの抗TNF-αモノクローナル抗体製剤が有効である．

感染性のぶどう膜炎に対しては，抗菌薬や抗ウイルス薬などにより，原因の病原微生物に対する治療が行われる．

ポイント
- ぶどう膜炎の原因は感染性と非感染性のものがあり，サルコイドーシス，フォークト・小柳・原田病，ベーチェット病は非感染性ぶどう膜炎の3大原因である．
- 非感染性ぶどう膜炎には副腎皮質ステロイド薬，免疫抑制薬，抗TNF-αモノクローナル抗体製剤が用いられる．

網膜色素変性症　retinitis pigmentosa

SBO・網膜色素変性症について概説できる．

❶ 病態生理

網膜色素変性症とは，網膜の視細胞のうち，初期に桿体が，やがて錐体が進行性に変性する遺伝性疾患の総称である．症状は夜盲や羞明で始まり，徐々に視野の狭窄や視力低下が進行する．日本人の3,000〜5,000人に1人が罹患している．わが国における失明原因の第3位である．発症年齢には個人差があるが，思春期以降より生じ，患者の9割は60歳までに発症する．

網膜色素変性症の合併症として，白内障（後囊下白内障），緑内障，

黄斑浮腫などがあり，これらの合併症に対しての治療が行われるが，網膜色素変性症に対しての根本的な治療法はない．近年は，原因遺伝子の研究が進み，再生医療も期待されている．厚生労働省による指定難病であり，患者は医療費の助成制度を受けられる．

> **ポイント**
> ■ 網膜色素変性症は，視細胞が進行性に変性する遺伝性疾患であり，いまのところ有効な根本治療はない．

点眼剤の使い方　　　　　　　　　　　　　　　　　　　　　　　　　　　コラム

　本章で取り上げた眼疾患に対し点眼剤が用いられる場面が多い．ここで点眼剤の適切な使用法についておさえておこう．
　①手を洗う．②上を向いて，点眼容器の先端が触れないように1滴さす．③眼瞼をしずかに閉じて（眼をパチパチしない）1分間目をつぶる（ここで軽く目頭をおさえると，鼻腔への移行や，鼻粘膜や消化管からの薬物の吸収を抑えることができる）．④あふれた分は清潔なガーゼ，ティッシュで拭きとる．
　点眼された液は，結膜嚢に貯留し，その後，角膜を経て，眼球内に移行する．通常の1滴の点眼容量は，約40〜50 μLであるが，結膜嚢に入るのは約20〜30 μLである．
　複数の点眼剤をさす場合は，間を5分程度あける必要がある．これは，時間をおかずに連続して点眼すると，先にさした点眼液が，後からさした点眼液により追い出されてしまうからである．
　また，点眼剤の有効成分や添加物が，コンタクトレンズへの吸着や変色をきたすことがあるので注意が必要である．

Exercise

次の文章について，記述の正誤を答えなさい．

① 眼球は，眼球壁，水晶体，硝子体などからなる．
② 硝子体は，眼球内腔を満たすゲル状物質である．
③ 眼房水は毛様体の上皮細胞でつくられる．
④ 緑内障はわが国の失明原因の第3位である．
⑤ 緑内障では常に眼圧が高い．
⑥ 緑内障では視神経が障害されることはない．
⑦ 正常な眼圧値は100〜200 mmHgである．
⑧ ステロイド緑内障は先天性緑内障に分類される．
⑨ プロスタグランジン製剤は房水産生を抑制する．
⑩ 気管支喘息患者に使用できない緑内障治療薬がある．
⑪ 世界的にみて，白内障は失明原因の第1位である．
⑫ 白内障は，眼の硝子体が濁る疾患である．
⑬ 妊婦が風疹に感染すると白内障をもつ子どもが生まれることがある．
⑭ 副腎皮質ステロイド薬は白内障を起こす．
⑮ 白内障では，点眼薬による治癒が望める．
⑯ 加齢性黄斑変性は，喫煙が危険因子である．
⑰ 加齢性黄斑変性は有効な薬物療法がないものがある．
⑱ 滲出型加齢性黄斑変性の治療として，血管内皮増殖因子を点眼する．
⑲ アカントアメーバ角膜炎はコンタクトレンズ装用者に多い．
⑳ 春季カタルはアレルギー性結膜炎の軽症型である．
㉑ アレルギー性結膜炎の点眼薬としてシクロスポリンやタクロリムスがある．
㉒ わが国では網膜症の原因として糖尿病によるものが最多である．
㉓ ぶどう膜炎は，角膜，強膜が主に障害を受ける．
㉔ ぶどう膜炎には抗TNF-α抗体が有効な場合がある．
㉕ 網膜色素変性症は，環境因子のみが発症に関与する．

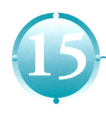

15 耳鼻咽喉疾患

　耳鼻咽喉は，耳，鼻腔，副鼻腔，口腔，咽頭，喉頭からなる．これらの器官は，食物や空気の入り口であると同時に，嗅覚，味覚，聴覚，平衡感覚をつかさどる．

　本章では，これらの生理機能，構造とその異常により起こる代表的な疾患について取り上げる．

A 耳鼻咽喉の構造と機能

❶ 耳の構造

　耳は，外耳，中耳，内耳に分かれる（図15・1）．外耳は，外界からの音を鼓膜まで伝える部分で，耳介と外耳道からなる．中耳には，鼓膜，鼓室，耳管が含まれる．鼓室には，3つの耳小骨（ツチ骨，キヌタ骨，アブミ骨）がある．耳管は，鼓室と上咽頭と連絡する管である．

　内耳は，大きく骨迷路，膜迷路，内耳道からなる．骨迷路の内側には，ほぼ同じ形の膜迷路が存在する．骨迷路と膜迷路の間には，外リンパ液が存在し，膜迷路のなかには内リンパ液が存在する．骨迷路は，三半規管，前庭，蝸牛から構成されている（図15・2）．

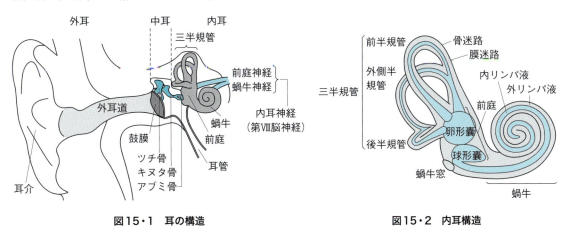

図15・1　耳の構造　　　　　　　　　図15・2　内耳構造

　三半規管は，C字状の3本の管（後半規管，外側半規管，前半規管）からなり，回転加速度を感知し，平衡前庭器としての役割がある．

前庭は，蝸牛と骨半規管の間に位置し，重力，直線加速度を感受する耳石器（卵形嚢，球形嚢）を有している．内部の平衡斑には，炭酸カルシウムからなる耳石（平衡砂）が存在している．

蝸牛は，カタツムリの貝殻状の器官であり，前庭階，蝸牛管，鼓室階からなる．蝸牛管にはコルチ器があり，有毛細胞が並んでいる．伝わってきた音波はここで電気信号に変換され蝸牛神経に伝えられる．

内耳道は，顔面神経および内耳に分布する内耳神経（第Ⅷ脳神経）と血管が通るトンネルであり，内耳神経である前庭神経と蝸牛神経が通っている．

❷ 耳の機能

耳の機能には大きく聴覚と平衡感覚がある．

a 聴　覚

耳介で集められ，外耳道で共鳴して伝わった音波は，鼓膜を振動させる．さらに，その刺激は耳小骨を通じて増幅され，アブミ骨が付着する前庭窓を経て蝸牛に伝わる．蝸牛のコルチ器に存在する有毛細胞にて音波が電気信号に変換され，蝸牛神経に伝えられる．

b 平衡覚

前庭にある耳石器は，重力，遠心力，直線加速度，体の傾きを感知し，三半規管は，回転加速度を感知する．これらの刺激はいずれも前庭神経を経て中枢へ伝えられる．

❸ 咽喉の構造と機能

咽頭は，上咽頭，中咽頭，下咽頭に分かれる．咽頭の壁に輪状に並んだリンパ組織をワルダイエル咽頭輪と呼び，口蓋扁桃，舌扁桃，咽頭扁桃および耳管扁桃からなる．咽頭扁桃はアデノイドとも呼ばれる．これらのリンパ組織は感染防御に役立っている．

喉頭は，咽頭と気管を結ぶ気道の一部である．嚥下により口から入った食物は咽頭を経て食道に送り込まれる．嚥下が適切に行われず，気道に食物が入ると誤嚥となる．嚥下の際には，喉頭が引き上げられ，喉頭蓋によって喉頭口が塞がり，気道に食物が入らない仕組みになっている（図15・3）．

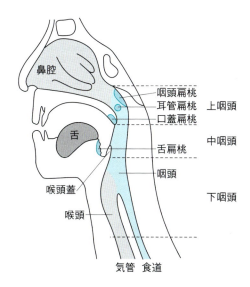

図15・3 咽喉の構造

B めまい vertigo, dizziness, faintness

めまいは，無害なものから生命にかかわるものまでさまざまなものがあり，多様な診療科で患者の訴えが聞かれる．症状としては，自分や周りがぐるぐる回る回転性めまいや，ふらふらする非回転性めまいのほか，頭痛，耳鳴り，難聴などを伴うものもある（表15・1）．めまいの原因に基づく適切な対応が必要となる．

SBO・めまい（動揺病，Ménière（メニエール）病等）について，病態（病態生理，症状等）・薬物治療（医薬品の選択等）を説明できる．

表15・1 めまいの分類

分類		症状	原因となる疾患
前庭性	末梢性めまい	回転性めまい，蝸牛症状（＋）	・メニエール病 ・突発性難聴 ・薬剤性（アミノグリコシド系抗菌薬，シスプラチン，ループ利尿薬）
		回転性めまい，蝸牛症状（−）	・良性発作性頭位めまい症 ・前庭神経炎
	中枢性めまい	回転性	・脳血管障害 ・小脳・脳幹，脳血管障害の急性期
		非回転性	・薬剤性（抗けいれん薬，有機水銀）
非前庭性	失神性めまい	非回転性	・起立性低血圧 ・うっ血性心不全，不整脈，高度徐脈 ・低血糖 ・貧血 ・脱水

B-1　動揺病　motion sickness

❶ 病態生理

　動揺病（乗り物酔い）は，加速度病ともいわれ，反復する加速度刺激により誘発される，めまい，冷や汗，顔面蒼白，悪心・嘔吐をもたらす自律神経障害である．視覚や半規管，耳石器などからの感覚情報に不一致が生じた場合に発症すると考えられている．内耳への刺激だけでなく，睡眠不足や心理的な要因も発症に影響する．

❷ 治　療

　動揺病に対する対策として，睡眠不足の回避，適切な食事，近くを見ずに遠くの景色を見る，換気をするなどがある．薬物療法としては，抗コリン作用がある第一世代の抗ヒスタミン薬（ジメンヒドリナート，ジフェンヒドラミン，プロメタジン），抗コリン薬（スコポラミン）を乗り物に乗る30分前に内服する．悪心・嘔吐が強い場合は，ドパミンD_2受容体遮断作用がある制吐薬が，不安感が強い場合は，ベンゾジアゼピン系抗不安薬が使用される．

- 制吐薬　☞ p.327
- ベンゾジアゼピン系抗不安薬　☞ p.53

B-2　メニエール病　Ménière's disease

❶ 病態生理

　メニエール病は，回転性めまいを伴うめまいの代表的な疾患である．めまいの約10％を占め，わが国における患者数は7万〜10万人である．原因としてストレス，睡眠不足，多忙などが発症にかかわるとされ，30〜50歳代の働き盛りに多い．

　メニエール病は，内耳を満たす内リンパ液の増加（内リンパ水腫）により，リンパ腔内圧が上昇し，前庭や蝸牛が障害を受けることが原因である（図15・4）．そのため，回転性めまいや，蝸牛症状（難聴，耳鳴り，耳閉感）を起こす（表15・1）．症状は反復性であり，数時間持続することがあり，悪心・嘔吐や発作時の眼振がみられることがある．

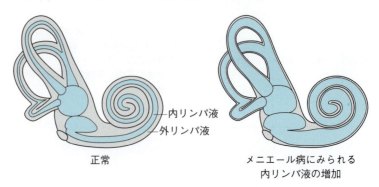

図15・4　内リンパ水腫

❷ 治 療

ストレスの回避などの生活習慣の改善や薬物療法（表15・2）が行われる．症状の改善が乏しい場合は，外科手術（内リンパ嚢開放術）がとられる．

表15・2　主なメニエール病治療薬

分　類	名　称	作用機序
内耳循環障害改善薬	ベタヒスチン	内耳微小循環系の血流増加，内耳毛細血管の透過性を調整し内リンパ水腫を除去
	ジフェニドール	椎骨脳底動脈不全の寛解，その血流量の増加，迷路機能の改善
	イソプレナリン	内耳血流改善作用，内耳液産生・吸収機構の正常化作用
	ATP	血流増加，代謝活性促進作用
	カリジノゲナーゼ	キニノーゲンから遊離したキニンによる血管平滑筋の拡張作用，血流量の増加作用
	炭酸水素ナトリウム	耳石の加速刺激感受性を低下，内耳血管の拡張作用
抗ヒスタミン薬	ジフェンヒドラミン＋ジプロフィリン	めまい・頭痛の原因となる内耳迷路の興奮を抑制
		悪心・嘔吐の原因となる嘔吐中枢の興奮を鎮静
	ジメンヒドリナート	迷路機能の亢進を抑制
		嘔吐中枢の抑制
浸透圧利尿薬	イソソルビド	血漿浸透圧の増加作用，内リンパ圧降下作用
抗不安薬	ジアゼパム，エチゾラム	ベンゾジアゼピン系薬　発作に対する精神的不安，高ぶりを抑える
制吐薬	メトクロプラミド　ドンペリドン	抗ドパミン作用，悪心・嘔吐などの自律神経症状を軽減
副腎皮質ステロイド薬	プレドニゾロン　ベタメタゾン	前庭神経ニューロンの活性化，難聴の改善

ポイント

- 動揺病は，視覚，半規管，耳石器の感覚情報に不一致が生じると発症する．
- 動揺病には，抗ヒスタミン薬，抗コリン薬を予防的に内服するほか，制吐薬，抗不安薬が使用される．
- メニエール病は，末梢性めまいに分類され，回転性のめまいが特徴である．
- メニエール病は，難聴，耳鳴り，耳閉感などの蝸牛症状を伴い，内リンパ水腫を認める．
- 治療には，ベタヒスチンやジフェニドールなどが用いられる．

C　アレルギー性鼻炎（花粉症を含む）　allergic rhinitis
（pollinosis）

SBO・アレルギー性鼻炎，花粉症について，病態（病態生理，症状等）・薬物治療（医薬品の選択等）を説明できる．

❶ 病態生理

アレルギー性鼻炎は，くしゃみ，鼻汁，鼻閉を伴う鼻炎であり，鼻粘膜での特定の抗原によるⅠ型アレルギー反応によって生じる．

通年性のものと季節性のものがあり，通年性のものでは，ハウスダスト，ダニ，季節性のものは花粉（スギ，ブタクサ，シラカバ）などがある．花粉症（枯草熱）は，花粉抗原によるⅠ型アレルギー反応であり，アレルギー性結膜炎を高頻度に合併している．

・Ⅰ型アレルギー ☞ p.110

❷ 治　療

抗原回避や除去が治療の基本となるが，薬物療法として，病型に合わせた治療法がとられる．くしゃみ鼻漏型は，ヒスタミンの関与が高く，第二世代抗ヒスタミン薬（エピナスチン，フェキソフェナジンなど）や鼻噴霧用副腎皮質ステロイド薬（ベクロメタゾン，フルチカゾンなど）が推奨される．また，鼻閉型は，ロイコトリエンなどの脂質メディエーターの関与が多く，ロイコトリエン受容体遮断薬（プランルカスト，モンテルカスト）や，プロスタグランジン D_2・トロンボキサン A_2 受容体遮断薬（ラマトロバン），鼻噴霧用副腎皮質ステロイド薬（ベクロメタゾン，フルチカゾンなど）が推奨される．

薬物療法による効果が不十分な場合は，レーザーによる凝固療法，後鼻神経遮断術，下鼻甲介手術など手術療法がとられる．また，減感作療法は，アレルギー性鼻炎の唯一の根本治療であり，スギ花粉エキスを少量から舌下投与し，その後徐々に増量して体を慣らし，アレルギー症状を弱める免疫療法である．

ポイント

- アレルギー性鼻炎は，Ⅰ型アレルギー反応による鼻炎（くしゃみ，鼻汁，鼻閉）である．
- くしゃみ鼻漏型はヒスタミンの関与が高く，鼻閉型は脂質メディエーターの関与が多い．
- スギ花粉エキスによる減感作療法は，花粉症の唯一の根本治療法である．

SBO・副鼻腔炎について，病態（病態生理，症状等）・薬物治療（医薬品の選択等）を説明できる．

D　副鼻腔炎　sinusitis

副鼻腔の空洞の内面は鼻粘膜の続きが伸びており，鼻腔と連絡している．副鼻腔は，篩骨洞，蝶形骨洞，上顎洞，前頭洞の4つの器官からなり（図15・5），ここに急性または慢性に炎症が起こるのが副鼻腔炎である．

D-1　急性副鼻腔炎

急性副鼻腔炎は，細菌，ウイルスに引き続く急性上気道炎，急性鼻炎に続いて起こることが多く，経過が4週間以内のものをいう．原因は，インフルエンザ菌，肺炎球菌などが多い．症状は，頭痛，頬部痛，顔面圧迫感などを伴う．重症度に応じて抗菌薬を投与のうえ，顎洞洗浄などが行われる．

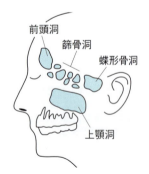

図15・5　副鼻腔の図

D-2　慢性副鼻腔炎

　副鼻腔炎の症状が3ヵ月以上続くと慢性副鼻腔炎と診断される．症状として，鼻づまりのほか，においが分からない，粘り気のある黄色い鼻水，頭が重いなどが長期間続く．鼻茸やポリープがみられることが多い．

　咽頭炎や扁桃炎など，のどの炎症，虫歯，真菌，ウイルスや細菌などが原因となる．また，アレルギー性鼻炎や気管支喘息を合併することがある．

　治療は鼻洗浄，副鼻腔洗浄のほか，薬物療法として，原因菌に対する抗菌薬の投与，消炎酵素薬，抗炎症薬，抗アレルギー薬の内服，副腎皮質ステロイド薬や血管収縮薬の鼻腔内噴霧が行われる．また，14員環マクロライド系抗菌薬（エリスロマイシン，クラリスロマイシンなど）の少量長期投与が有効である．外科手術としては，内視鏡下鼻内手術が行われる．

　好酸球性副鼻腔炎は，病巣部に好酸球の浸潤がみられる難治性の副鼻腔炎である．鼻茸や症状の再発を繰り返し，抗菌薬が効きにくい．現在，国内の患者数は2万人といわれる．治療にはロイコトリエン受容体遮断薬や副腎皮質ステロイド薬の局所または内服療法が行われる．

　アレルギー性真菌性副鼻腔炎は，真菌に対する免疫応答により生じる副鼻腔炎である．好酸球の浸潤を認める難治性の副鼻腔炎である．

ポイント

- 副鼻腔炎は，急性（4週間以内）と慢性（3ヵ月以上）に分類される．
- 慢性副鼻腔炎では，鼻茸，ポリープがみられることが多く，エリスロマイシンやクラリスロマイシンの少量長期投与が有効である．
- 好酸球性副鼻腔炎，アレルギー性真菌性副鼻腔炎は，難治性の副鼻腔炎である．

E　中耳炎　otitis media

SBO・中耳炎について，病態（病態生理，症状等）・薬物治療（医薬品の選択等）を説明できる．

　中耳炎とは，中耳を構成する鼓膜，耳管，鼓室など含気腔の炎症である．分類として，急性中耳炎，慢性中耳炎，滲出性中耳炎，真珠腫性中耳炎などがある．

E-1　急性中耳炎

　急性中耳炎は，主に細菌感染による中耳粘膜の急性炎症であり，小児に多い．3大起炎菌として肺炎球菌，インフルエンザ菌，モラクセラ・カタラーリスが知られている．症状として，かぜ症状に続き，耳痛，難

聴，耳漏，発熱などがある．

治療は，軽症では3日間の経過観察後，改善がみられなければアモキシシリンなどの抗菌薬が投与される．中等症や重症では，原因菌の感受性を考慮した抗菌薬投与，鼓膜切開による排膿が行われる．

E-2　慢性中耳炎

慢性中耳炎は，中耳に慢性炎症が存在する状態である．細菌感染の反復や耳管による排泄障害のため，鼓膜に穿孔が生じ，その穿孔が閉じずに難聴や耳漏を伴うことがある．慢性中耳炎では，黄色ブドウ球菌，緑膿菌，MRSA（メチシリン耐性黄色ブドウ球菌）などが検出される．

治療としては，耳洗浄（耳漏の除去），抗菌薬を含む点耳薬による耳浴や，鼓膜，鼓室形成術などの手術治療が行われる．

E-3　滲出性中耳炎

滲出性中耳炎は，中耳に滲出液が貯留し，耳閉感のみで耳痛や発熱がないものをいう．幼小児や高齢者に多い．急性中耳炎後に起こることがある．症状は，耳閉塞感，難聴，自声強調などがある．自然治癒率が高く，中耳炎に対する治療は主に経過観察であるが，副鼻腔炎やアレルギー性鼻炎を合併する場合はそれに対する治療を行う．

E-4　真珠腫性中耳炎

真珠腫性中耳炎は，鼓膜の一部が袋状に中耳腔深くに侵入，拡大したものであり，内部には角化物（debris，垢）が蓄積・拡大し，ときに感染・炎症を伴う進行性の病態である．骨破壊もみられるが腫瘍ではない．無症状で長期経過するが，強い炎症を生じて，耳漏，難聴，内耳障害によるめまいをきたすことがある．また，顔面神経麻痺などの重篤な合併症を起こすことがある．

治療としては，手術療法（鼓膜形成術もしくは鼓室形成術）が原則である．長期罹患のためMRSAなどの多剤耐性菌が検出されることが多い．

E-5　好酸球性中耳炎

好酸球性中耳炎とは，中耳粘膜に好酸球が浸潤し，ニカワ状の中耳貯留液が存在する難治性の中耳炎であり，近年症例が増加している．ほとんどが気管支喘息を合併しており，好酸球性副鼻腔炎や，アレルギー性鼻炎，アスピリン喘息を合併することが多い．治療には，副腎皮質ステロイド薬の局所投与などが行われる．

> **アスピリン喘息** コラム
>
> 本章で取りあげられたアスピリン喘息とは、アスピリン（アセチルサリチル酸）だけでなく、多くの非ステロイド性抗炎症薬（NSAIDs）で喘息発作や鼻症状を起こす体質のことである．大人の喘息の約5〜10％が該当し，鼻ポリープ（鼻茸）を高確率で合併する．機序として，アラキドン酸代謝経路におけるシクロオキシゲナーゼ（COX）経路が阻害されることで，代謝の流れがリポキシゲナーゼ系へシフトすることが有力説である．過剰に蓄積したロイコトリエン代謝物が，気道の収縮と喘息発作を誘発するとされる．NSAIDs以外にも，食品中の添加物など（安息香酸，香料）が喘息発作の誘引となることもある．また，喘息の治療時，副腎皮質ステロイド薬の点滴投与を行うことがあるが，アスピリン喘息の場合は，コハク酸エステル型の副腎皮質ステロイド薬は発作を増悪させる恐れがあるためリン酸エステル型のものを使用する．

> **ポイント**
> - 急性中耳炎は，小児に多く，3大起炎菌（肺炎球菌，インフルエンザ菌，モラクセラ・カタラーリス）が知られる．
> - 慢性中耳炎は，慢性炎症が存在し，黄色ブドウ球菌，緑膿菌，MRSAが検出されることがある．

F 口内炎・咽頭扁桃炎　stomatitis, pharyngotonsillitis

SBO・口内炎・咽頭炎・扁桃腺炎について概説できる．

F-1　口内炎

口内炎は，口腔粘膜に生じるさまざまな炎症性変化である．原因としては，感染によるもの（口唇ヘルペス，ヘルペス性口内炎，帯状疱疹，手足口病，ヘルパンギーナなどのウイルスや真菌）や，薬物性（ペニシリン系抗菌薬，NSAIDs，抗がん薬，金製剤など），さらに自己免疫疾患（天疱瘡，膠原病（ベーチェット病，全身性エリテマトーデス），クローン病など）に伴うものがある．治療としては，原因に対する治療のほか，対症療法として副腎皮質ステロイド薬の軟膏，粘膜保護作用のある含嗽剤などが使用される．

F-2　咽頭扁桃炎

咽頭扁桃炎とは，咽頭扁桃に急性炎症をきたしたものをいう．上咽頭痛のほか，耳閉感などもみられる．原因の多くはウイルスで，アデノウイルス，エンテロウイルス，EBウイルスなどが原因となる．細菌性の代表的なものは，A群β溶血性連鎖球菌（溶連菌）による咽頭・扁桃炎である．溶連菌感染によるものは，1〜4週後に急性糸球体腎炎を起こすことがある．治療として，ウイルス性の場合は抗菌薬投与を行わず対症療法となるが，溶連菌感染の場合は，抗菌薬（ペニシリン系，セフェム系）が用いられる．また，急性扁桃炎が反復する場合は口蓋扁桃摘出

・急性糸球体腎炎 ☞ p.247

術も考慮される．

> **ポイント**
> - 口内炎の原因には，感染（ヘルペスウイルスなど），薬物（抗がん薬など），自己免疫疾患などがある．
> - 咽頭扁桃炎の原因として，ウイルス，細菌がある．溶連菌による咽頭扁桃炎は，後に糸球体腎炎につながることがある．

SBO・喉頭蓋炎について概説できる．

G 喉頭蓋炎 epiglottitis

　喉頭蓋炎は，喉頭蓋の急性または慢性の炎症である．このうち急性喉頭蓋炎は，喉頭蓋に生じた炎症性の浮腫が急激に周辺に及び，喉頭閉塞による窒息をきたす救急疾患である．欧米では小児に多いが，わが国では成人に多い．原因は，細菌感染であり，B型インフルエンザ菌などが原因菌であることが知られている．短時間のうちに，軽いかぜ症状，嚥下痛から呼吸困難に至ることがある．治療として，入院における観察，気道の確保などが必要となり，抗菌薬（ペニシリン，セフェム系など）や抗炎症作用・浮腫軽減作用をもつ副腎皮質ステロイド薬の吸入や全身投与が行われる．

> **ポイント**
> - 急性喉頭蓋炎は，喉頭蓋の炎症による浮腫が急激に進み，呼吸困難や窒息をきたすことがある救急疾患である．
> - 治療には抗菌薬や副腎皮質ステロイド薬の吸入または全身投与が用いられる．

SBO・咽頭結膜熱について，感染経路と予防方法および病態（病態生理，症状等）・薬物治療（医薬品の選択等）を説明できる．

H 咽頭結膜熱 pharyngoconjunctival fever

　咽頭結膜熱は，アデノウイルス感染により発症し，発熱，咽頭炎，結膜炎を主症状とする急性伝染性疾患である．感染経路は，飛沫または接触による上気道あるいは結膜からのルートである．潜伏期は5〜7日といわれる．夏季にプールを介して流行するものはプール熱とも呼ばれる．確定診断のための臨床検査として，咽頭拭い液を用いた免疫クロマト法による迅速抗原検出が用いられている．
　現段階でアデノウイルスに対する有効な抗ウイルス薬はないため，治療は対症療法が中心となる．脱水を防ぐための水分補給や，3〜7日持続する高熱に対しては解熱薬を用いる．また，のどの痛みや頭痛には鎮痛薬や抗炎症薬を使用する．基礎疾患がある場合には二次感染予防のため抗菌薬の使用が考慮される．

ポイント

- 咽頭結膜熱は，アデノウイルスにより発症する急性の伝染性疾患であり，対症療法が中心となる．

Exercise

次の文章について，記述の正誤を答えなさい．
① 動揺病の発症には心理的要因は関与しない．
② 動揺病の予防薬として，第一世代の抗ヒスタミン薬，抗コリン薬が用いられる．
③ メニエール病は，中枢性めまいに分類される．
④ メニエール病の症状は，浮動性めまい，難聴，耳鳴りである．
⑤ メニエール病は，内リンパ液の減少により発症する．
⑥ メニエール病の治療薬として，ベタヒスチンが有効である．
⑦ アレルギー性鼻炎はⅢ型のアレルギー反応により発症する．
⑧ くしゃみ鼻漏型のアレルギー性鼻炎にはロイコトリエンの関与が多い．
⑨ 副鼻腔は，篩骨洞，蝶形骨洞，上顎洞の3つの器官からなる．
⑩ 副鼻腔炎の症状が2週間続くと慢性副鼻腔炎と診断される．
⑪ 慢性副鼻腔炎に対してクラリスロマイシンの少量長期投与が有効である．
⑫ 好酸球性副鼻腔炎に対して副腎皮質ステロイド薬の内服が行われる．
⑬ 急性中耳炎は，肺炎球菌，インフルエンザ菌が原因となることが多い．
⑭ 慢性中耳炎では，黄色ブドウ球菌，緑膿菌が検出される．
⑮ 滲出性中耳炎は，耳閉，耳痛，発熱を伴う．
⑯ 真珠腫性中耳炎は，中耳における悪性腫瘍である．
⑰ 好酸球性中耳炎に気管支喘息が合併することはまれである．
⑱ 自己免疫疾患による口内炎として，天疱瘡やクローン病によるものがある．
⑲ 細菌性の咽頭扁桃炎の代表的なものとして，A群β溶血性連鎖球菌がある．
⑳ アデノウイルスによる咽頭結膜熱にはアシクロビルが有効である．

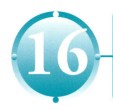

16 皮膚疾患

A　アトピー性皮膚炎　atopic dermatitis

アトピー性皮膚炎はそう痒（かゆみ）のある湿疹が主な病変で，増悪と寛解を繰り返す．患者の多くはアトピー性素因[*1]をもつ．乳幼児に多く，思春期には軽快することが多い．

❶ 病態生理

皮膚バリア機能[*2]の低下による皮膚の保湿能力の低下（ドライスキン）と免疫学的異常による．

免疫学的異常にはⅠ型アレルギーとⅣ型アレルギーが関与する．体内に侵入した抗原が，好塩基球および肥満（マスト）細胞表面の特異的IgEと結合し，その刺激により，ヒスタミンなどの化学伝達物質が放出される．これらの化学伝達物質が皮膚微小循環や神経に作用して，血管拡張（紅斑），血漿成分の漏出およびそう痒を生じる（Ⅰ型アレルギー反応）．一方，感作されたT細胞は抗原刺激により，トランスフォーミング成長因子-β（TGF-β）などのサイトカインを放出し，炎症を引き起こす（Ⅳ型アレルギー反応）．これらの病態の形成には，遺伝的要因，環境因子，精神神経的因子が関与する．

❷ 症　状

そう痒．左右対称性の皮膚症状を示し，年齢とともに変化する（図16・1）．顔面重症例では白内障，網膜剥離の合併に注意する．

SBO・アトピー性皮膚炎について，病態（病態生理，症状等）・薬物治療（医薬品の選択等）を説明できる．

[*1]　アトピー性素因　①家族歴・既往歴（気管支喘息，アレルギー性鼻炎・結膜炎，アトピー性皮膚炎のうちいずれかあるいは複数の疾患）があること，または②IgE抗体を産生しやすい素因をいう．

[*2]　皮膚バリア機能には角質層が重要な役割を果たす．フィラグリンはケラチン線維の凝集とともに分解されて天然保湿成分として角質層の水分保持やpH低下に働く．

・Ⅰ型アレルギー，Ⅳ型アレルギー
☞ p.110

[*3]　苔癬化　病巣が肥厚し，皮丘が隆起して皮溝が著明となり，皮膚の表面が乾燥した状態．

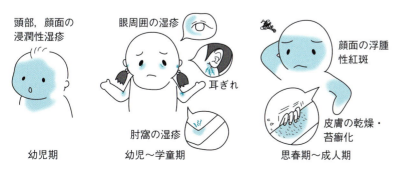

図16・1　アトピー性皮膚炎の症状
乳幼児期：湿疹が顔面・頭部
思春期：慢性傾向，苔癬化[*3]，乾燥性皮膚が主，四肢関節の屈曲部，頸部に多い
成人期：苔癬化[*3]がみられ，顔面，頸部，前胸部に浮腫性の紅斑が認められる

❸ 診　断

そう痒，特徴的皮疹と分布，慢性・反復性経過（乳児では2ヵ月以上，その他では6ヵ月以上）の3項目を満たすものをアトピー性皮膚炎と診断する．

【検査値】　末梢好酸球数増加，血清総IgE値上昇，LDH上昇

❹ 治　療

スキンケア，薬物療法，悪化因子の回避が重要である．

保湿を中心にしたスキンケアには，白色ワセリン*4，ヘパリン類似物質*5を用いる．これを基本に，重症度，部位，年齢に応じた副腎皮質ステロイド外用薬の選択が重要である（表16・1，2）．重症の場合は，免疫抑制薬（タクロリムス）の外用*6（表16・3）も考慮する．NSAIDs外用薬は，抗炎症作用が極めて弱く，また，接触性皮膚炎を起こすことがあるためほとんど使われない．適度な湿度を保つなどの室内環境の整備も大切である．

*4 **白色ワセリン**　一般軟膏の基材，皮膚の保護・保湿剤．
*5 **ヘパリン類似物質**　【作用機序】皮膚血流増加，角質水分保持（保湿効果）．
*6 アトピー性皮膚炎にタクロリムスの内服は用いられない．

・接触性皮膚炎　☞ p.427

表16・1　副腎皮質ステロイド外用薬の分類

クラス	薬物（一般名）
Ⅰ群 ストロンゲスト	0.05％　クロベタゾールプロピオン酸エステル
	0.05％　ジフロラゾン酢酸エステル
Ⅱ群 ベリーストロング	0.1％　モメタゾンフランカルボン酸エステル
	0.05％　ベタメタゾン酪酸エステルプロピオン酸エステル
	0.05％　フルオシノニド
	0.064％　ベタメタゾンジプロピオン酸エステル
	0.05％　ジフルプレドナート
	0.1％　アムシノニド
	0.1％　ジフルコルトロン吉草酸エステル
	0.1％　ヒドロコルチゾン酪酸エステルプロピオン酸エステル
Ⅲ群 ストロング	0.3％　デプロドンプロピオン酸エステル
	0.1％　デキサメタゾンプロピオン酸エステル
	0.12％　デキサメタゾン吉草酸エステル
	0.1％　ハルシノニド
	0.12％　ベタメタゾン吉草酸エステル
	0.025％　フルオシノロンアセトニド
Ⅳ群 ミディアム	0.3％　プレドニゾロン吉草酸エステル酢酸エステル
	0.1％　トリアムシノロンアセトニド
	0.1％　アルクロメタゾンプロピオン酸エステル
	0.05％　クロベタゾン酪酸エステル
	0.1％　ヒドロコルチゾン酪酸エステル
	0.1％　デキサメタゾン
Ⅴ群 ウィーク	0.5％　プレドニゾロン

表16・2　副腎皮質ステロイド外用薬の使用上の注意点

- 高度の浮腫を伴う病変にはストロングクラス以上を選択する
- 表皮が薄い顔面や頸部，陰部などにはミディアムクラス以下を選択する
- 苔癬化などの慢性皮疹には1ランク強いクラスを選択する
- 小児や高齢者では成人より1ランク弱いクラスを選択する
- 軟膏が基本であるが，被髪頭部にはローションを用いる
- 長期投与により，皮膚萎縮，毛細血管拡張，易感染性，多毛などの局所副作用や副腎機能低下などの全身副作用に注意する

表16・3　タクロリムス外用薬（軟膏）の特徴

薬物	特徴・注意・副作用・禁忌など	
タクロリムス（軟膏）0.1 %	[特　徴]	・カルシニューリン阻害 ・病変部皮膚のみ透過し，正常皮膚から吸収されない ・顔面，頸部の皮疹に効果的 ・副腎皮質ステロイド薬でみられる毛細血管拡張や皮膚萎縮，緑内障の副作用をきたさない
	[注　意]	・使用初期に皮膚刺激感（皮疹の改善に伴い消失することが多い）
	[副作用]	・熱感，疼痛 ・細菌，ウイルス，真菌などの感染症
	[禁　忌]	・びらん，潰瘍面（血中濃度が高くなり腎障害を起こす恐れ） ・高度の腎障害 ・PUVA療法などの紫外線療法

ポイント

- アトピー性皮膚炎の発症には，I型アレルギーとIV型アレルギーが関与する．
- 治療には保湿を中心にしたスキンケアを基本に，重症度，部位，年齢に応じた副腎皮質ステロイド外用薬の選択が重要である．

B　じん麻疹　urticaria

SBO・蕁麻疹について，病態（病態生理，症状等）・薬物治療（医薬品の選択等）を説明できる．

じん麻疹とは膨疹すなわち紅斑を伴う一過性，限局性の皮膚の浮腫が病的に出没する疾患で，多くはそう痒を伴う．

❶ 病態生理

皮膚真皮に存在する肥満細胞が何らかの機序により脱顆粒し，ヒスタミンなどの化学伝達物質が皮膚微小循環や神経に作用して血管拡張（紅斑）や，主に血管透過性亢進による血漿成分の漏出（膨疹）およびそう痒を生じる．肥満細胞の活性化の機序として，IgEを介したI型アレルギー反応が知られている（図16・2）．

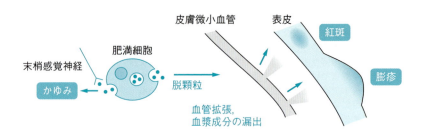

図16・2　じん麻疹の発症機序

❷ 分　類

①**特発性じん麻疹**：直接的誘因がなく，自発的に皮疹が出現する．
②**刺激誘発性じん麻疹**：特定の誘発刺激で生じる．アレルギー性，物理性（擦過，寒冷，日光など），コリン性など
③**血管浮腫（クインケ浮腫）**：皮膚ないし粘膜の深部を中心とした限局性浮腫で，輪郭は一般的に不鮮明である．

❸ 症　状

紅斑，そう痒を伴った一過性で限局性の浮腫．通常24時間以内に消失することが特徴である．

❹ 治　療

刺激誘発性じん麻疹では原因・悪化因子の回避が重要である．特発性じん麻疹では抗ヒスタミン薬を中心とした薬物療法が基本で，レボセチリジン[*7]，オロパタジン[*8]，ベポタスチンベシル[*9]，フェキソフェナジン[*10]などの**第二世代（非鎮静性）抗ヒスタミン薬**（H_1受容体遮断薬）の内服を用いる．

[*7] **レボセチリジン**【作用機序】セチリジンの光学異性体で，H_1受容体に対する親和性はセチリジンより高い．
[*8] **オロパタジン**【作用機序】選択的H_1受容体遮断作用，ケミカルメディエーター遊離抑制作用，タキキニン遊離抑制作用．
[*9] **ベポタスチンベシル**【作用機序】選択的H_1受容体遮断作用，好酸球機能抑制作用，IL-5産生抑制作用．
[*10] **フェキソフェナジン**【作用機序】選択的H_1受容体遮断作用，炎症性サイトカイン産生抑制作用．

> **ポイント**
> ■ じん麻疹はⅠ型アレルギー反応によって生じ，その薬物療法の主体は，抗ヒスタミン薬（H_1受容体遮断薬）の内服である．

C 接触性皮膚炎 contact dermatitis

SBO・接触性皮膚炎について，病態（病態生理，症状等）・薬物治療（医薬品の選択等）を説明できる．

接触性皮膚炎（かぶれ）は，化粧品，医薬品[*11]，植物（**ウルシ**，ギンナン），重金属（ニッケル，コバルト）など，皮膚に接触したさまざまな物質により誘発される皮膚炎である．

[*11] アミノグリコシド系抗菌薬配合外用薬が原因となることがある．

❶ 分　類

病態により，アレルギー性（主にⅣ型アレルギー）と刺激性に分類される．前者のうち，化学物質が単独では抗原性をもたないが，光照射により抗原性を獲得する反応を光アレルギー性接触性皮膚炎[*12]という．

・Ⅳ型アレルギー ☞ p.110

[*12] NSAIDs であるケトプロフェン，ピロキシカムを含む湿布剤，塗布剤によるものがある．

❷ 症　状

原因物質との接触部位を中心に紅斑，丘疹，小水疱を生じる．慢性の刺激により，脱色素斑や色素沈着，難治性潰瘍が生じる．自覚症状としてそう痒を伴うことが多い（図16・3）．

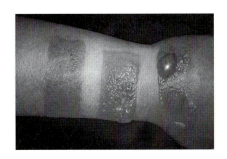

図16・3　接触性皮膚炎（貼付薬による）の臨床像
貼付薬の形に一致して紅斑が生じ，大小の水疱を伴っている．
［山田勝裕：湿疹・皮膚炎，シンプル皮膚科学（眞鍋　求，梅林芳弘編），p.56, 図4, 2014, 南江堂より許諾を得て転載］

❸ 診　断

問診と症状により原因が推測できれば，診断は容易である．原因の同定はパッチテストを用いて行う．原因として疑わしい物質やパッチテストパネルを上背部あるいは上腕伸側の皮膚に貼付し，判定は 48, 72 時間後，最終判定は 1 週間後に行う．

❹ 治　療

治療の原則は原因物質の除去である．原因を除去せず，対症療法を継続すると，全身性接触皮膚炎症候群などが続発する可能性がある．皮疹の重症度により，適切なランクの副腎皮質ステロイド外用薬を用いる（表16・1）．使用上の注意点を表16・2に示した．そう痒感の強い場合

は抗ヒスタミン薬の内服を併用し，重症例では副腎皮質ステロイド薬少量内服も考慮する．

> **ポイント**
> ■ 接触性皮膚炎における原因物質の同定は，パッチテストを用いて行う．原因物質との接触を避け，皮膚炎の症状に応じて副腎皮質ステロイド薬の外用を，そう痒に対しては抗ヒスタミン薬の内服を行う．

SBO・光線過敏症について，病態（病態生理，症状等）・薬物治療（医薬品の選択等）を説明できる．

D 光線過敏症　photosensitivity

　光線過敏症とは，健常者に照射しても異常を示さない程度の光照射量により，照射部位に病的な反応を呈する疾患である．日光皮膚炎（日焼け）などの生理的反応であっても，通常より少量の照射量で生じる場合，あるいは光発がんで通常の好発年齢よりかなり低年齢で発症する場合も光線過敏症に含める．薬物によるものが多い．

❶ 分　類
　①先天性（遺伝子疾患）：色素乾皮症（紫外線によるDNA損傷の修復に欠損があるため，露光部に皮膚癌を好発する遺伝性疾患）
　②薬剤性：降圧利尿薬（ヒドロクロロチアジド，フロセミド），ニューキノロン系抗菌薬（シプロフロキサシン），抗がん薬（テガフール・ウラシル），NSAIDs（ケトプロフェン，ジクロフェナク，ピロキシカム），脂質異常症治療薬（フェノフィブラート）など．
　③その他：既存の皮疹の紫外線曝露による増悪．SLE，ペラグラ，ポルフィリア症など．

❷ 診　断
　日光曝露で症状が出現あるいは増悪すること，皮膚症状が顔面，耳介，項部などの露光部に限局することなどから光線過敏症を疑う．診断の確定にはUVB，UVA，可視光線に対する光線テストや遺伝子検査が必要である．

❸ 治　療
　遮光を徹底する．原因が不明であっても，遮光によって発症または悪化を防ぐことができる．UVB，UVAが原因波長である場合には，サンスクリーン（日焼け止め剤）[*13]の外用が有効である．被疑薬があれば中止する．皮疹に対しては副腎皮質ステロイド薬の外用が基本（1週間程度で効果判定）で，そう痒があれば抗アレルギー薬を併用する．重症例では副腎皮質ステロイド薬の少量内服も考慮する．

*13　SPF (sun protection factor)，PA (protection grade of UVA)などの紫外線防止効果の指標を参考にして選択する．日焼け止め剤には，紫外線吸収剤と紫外線散乱剤が含まれている．

> **ポイント**
> - 光線過敏症は，原因物質が不明であっても，遮光によって発症または悪化を防ぐことができる．
> - 薬物療法は副腎皮質ステロイド外用薬が基本である．

E 薬疹 drug eruption

正常使用薬剤量で生じた有害または意図しない反応による皮疹をいう．このうち，生命を脅かしたり，重篤な後遺症を残す可能性があるものを重症薬疹といい，このなかにはスティーブンス・ジョンソン症候群，中毒性表皮壊死症や薬剤性過敏症症候群が含まれる．

> SBO・以下の薬物アレルギーについて，原因薬物，病態（病態生理，症状等）および対処法を説明できる．
> Stevens-Johnson（スティーブンス・ジョンソン）症候群，中毒性表皮壊死症，薬剤性過敏症症候群，薬疹

E-1 軽症・中等症の薬疹

❶ 分 類

Type A：濃度依存性にすべての服用者に出現し，休薬により改善する．例）抗がん薬

Type B：アレルギー性，一部非アレルギー性の機序で特定の服用者に限って出現する．ほとんどがT細胞を介するⅣ型アレルギー反応による．

❷ 症 状

アレルギー性によるものでは，通常被疑薬の内服7～14日後に皮疹が出現する．ときに発熱，内臓障害を伴う．

❸ 診 断

パッチテスト，薬剤誘発性リンパ球刺激試験（DLST）は被疑薬決定に有用である．

【臨床検査】 CRP高値，LDH上昇，好酸球数増多

- CRP ☞ p.19
- LDH ☞ p.12
- 好酸球 ☞ p.6

❹ 治 療

原則的には被疑薬を直ちに中止する．Type Aの薬疹，とくに抗がん薬によるものでは，投与継続・減量または短期中止で対応する．Type Bの軽症薬疹では，薬物の中止のみで軽快する（1週間以内）ことがほとんどである．そう痒が強い場合は抗アレルギー薬内服と副腎皮質ステロイド薬外用，全身症状がある場合は副腎皮質ステロイド薬内服を行う．Type Bの重症薬疹では，副腎皮質ステロイド薬全身投与が原則である．

E-2 重症薬疹

E-2-1 スティーブンス・ジョンソン症候群
Stevens-Johnson syndrome, SJS

　スティーブンス・ジョンソン症候群（皮膚粘膜眼症候群）は，発熱と眼粘膜，口唇，外陰部などの皮膚粘膜移行部における重症の粘膜疹を伴い，皮膚の紅斑と表皮の壊死性障害に基づく水疱・びらんを特徴とする．

❶ 病態生理
　薬物によるものがほとんどである．抗菌薬（セフカペンピボキシル，クラリスロマイシン），解熱鎮痛薬（ジクロフェナク，ロキソプロフェン），抗てんかん薬（カルバマゼピン，フェニトイン），高尿酸血症治療薬（アロプリノール），サルファ薬，消化性潰瘍治療薬，催眠鎮静薬，抗不安薬などが原因になり得る．その他，マイコプラズマ感染や一部のウイルス感染などが契機となり，免疫・アレルギー反応が引き起こされる．副作用発現頻度は人口100万人あたり年間1～6人である．

❷ 症　状
　皮膚粘膜移行部（眼，口唇，外陰部など）に重篤な粘膜病変（出血・血痂を伴うびらんなど）を認める．皮膚の広範囲の紅斑に伴って，びらん・水疱を認め，軽快後には痂皮，膜様落屑がみられる．その面積は体表面積の10％未満である．全身症状として発熱がみられる．とくに，眼病変は後遺症として視力低下（失明）の原因となり得る．

❸ 診　断
　❷の皮膚，粘膜の所見，発熱などの症状から診断する．
　【病理組織】　表皮の壊死性変化を認める．

❹ 治　療
　多くの場合薬物が原因であり，最も重要なのは被疑薬の中止である．治療の原則は，補液・栄養管理による全身管理（TENの場合は熱傷に準じる），進行する炎症反応の抑制，皮膚・粘膜病変部からの感染予防，厳重な眼科的管理が重要である．入院設備のある病院で皮膚科専門医による治療が推奨される．
　薬物療法では，早期の副腎皮質ステロイド薬の全身投与（内服）が第一選択である．症例に応じて血漿交換療法[*14]やヒト免疫グロブリン製剤大量静注（IVIg）療法[*15]などを併用する．

[*14] **血漿交換療法**　血液中の自己抗体やサイトカインなどの病因物質を除去する．

[*15] **ヒト免疫グロブリン製剤大量静注（IVIg）療法**　免疫機構を刺激，抑制，調節することにより免疫応答機構を調節する．

E-2-2　中毒性表皮壊死症　toxic epidermal necrolysis, TEN

広範囲な紅斑と全身の 10％以上の水疱・びらん・表皮剥離など顕著な表皮の壊死性障害を認め，高熱と粘膜疹を伴う．原因の多くは医薬品で，TEN は SJS から進展する場合が多い．治療は SJS に準じる．

E-2-3　薬剤性過敏症症候群
drug-induced hypersensitivity syndrome, DIHS

高熱と臓器障害を伴う薬疹で，医薬品中止後も遷延化する．原因は抗てんかん薬，ジアフェニルスルホン，サラゾスルファピリジン，アロプリノール，ミノサイクリン，メキシレチンなど特定の薬物であることが多く，発症までの内服期間は 2〜6 週が多い．多くの場合，発症後 2〜3 週間後にヒトヘルペスウイルス 6 型（HHV-6）の再活性化を生じる．

治療は，副腎皮質ステロイド薬内服が基本である．本症の臓器障害や予後に影響を与えると考えられるヘルペスウイルス属の再活性化を防ぐため緩徐に減量する．薬剤感作が起こりやすいため，抗炎症薬や抗菌薬の全身投与はなるべく避ける．

ポイント
- 重症薬疹として，スティーブンス・ジョンソン症候群，中毒性表皮壊死症，薬剤性過敏症症候群が知られている．
- 薬物療法は副腎皮質ステロイド薬の全身投与が基本である．

SBO・水疱症について, 病態(病態生理, 症状等)・薬物治療(医薬品の選択等)を説明できる.

F 水疱症(天疱瘡・類天疱瘡) pemphigus, bullous pemphigoid

天疱瘡は, カドヘリン型細胞間接着因子に対する自己抗体により表皮内水疱が, 類天疱瘡は, 表皮基底膜部に対する自己抗体により表皮下水疱を形成する. 類天疱瘡は自己免疫水疱症のなかで発症頻度が高く, 高齢者に多い.

❶ 症 状

尋常性天疱瘡は, 口腔内の難治性・疼痛性粘膜病変で初発することが多く, 体幹皮膚に弛緩性病変が多発する. 類天疱瘡では, そう痒の激しい浮腫性紅斑, 多発する緊満性水疱が認められる.

❷ 診 断

【蛍光抗体法(直接法)】 天疱瘡では抗表皮細胞膜抗体, 類天疱瘡では抗基底膜抗体の沈着が認められる(図16・4).

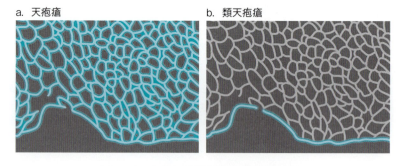

図16・4 水疱症の蛍光抗体法所見(模式図)

❸ 治 療

天疱瘡:基本はプレドニゾロンなどの副腎皮質ステロイド薬内服である. ステロイド抵抗性のものには, 免疫抑制薬, 血漿交換療法, IVIg療法を用いる.

類天疱瘡:天疱瘡と同様に基本は副腎皮質ステロイド薬内服である. 軽症例ではテトラサイクリン[*16]・ニコチン酸アミド[*17]療法が第一選択とされているがエビデンスに乏しい.

[*16] テトラサイクリン 【作用機序】細菌の 30S リボソームと結合し, アミノアシル tRNA が mRNA-30S リボソーム複合体に結合するのを阻害し, タンパク質合成を阻害する.

[*17] ニコチン酸アミド 【作用機序】水溶性ビタミン. 活性型(補酵素)となり, NAD, NADPとして働く.

ポイント

■ 水疱症のうち, 天疱瘡, 類天疱瘡は, 表皮構成タンパク質に対する自己抗体により水疱を生じる自己免疫疾患である.

G 乾癬（尋常性乾癬）

角化症と炎症症状が著明な炎症性角化症の1つである（図16・5）．慢性に経過し，治療には反応するが，難治性で寛解することはまれである．

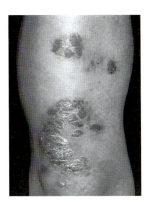

図16・5 尋常性乾癬の臨床像
大腿伸側に，表面に厚い鱗屑を伴う不正形紅斑が多発している．
[斉藤 彬：角化症・炎症性角化症，シンプル皮膚科学（眞鍋 求，梅林芳弘編），p.135，図22，2014，南江堂より許諾を得て転載]

> SBO・尋常性乾癬について，病態（病態生理，症状等）・薬物治療（医薬品の選択等）を説明できる．

❶ 病態生理

遺伝的要因（常染色体不規則優性（顕性）遺伝）と環境要因（物理的刺激・日光など）が原因となり，①表皮細胞の増殖亢進とターンオーバー時間の短縮，②角化異常，③炎症所見が認められる．

❷ 症　状

境界明瞭な紅斑と銀白色の鱗屑（りんせつ）がみられる．鱗屑を鈍なメスで軽くこすると，鱗屑がつぎつぎとはげ落ちてくる（蠟片現象（ろうへん））．さらに続けると，滲出性紅斑が現れ，そこに点状小出血が湧きあがってくる（アウスピッツ血露現象）．約半数にそう痒がある．好発部位は四肢伸側（とくに膝蓋，肘頭），被髪頭部，体幹である．

❸ 治　療

ⓐ 局所療法

①副腎皮質ステロイド外用薬[18]：ベタメタゾン酪酸エステルプロピオン酸エステル，デキサメタゾンプロピオン酸エステル

②活性型ビタミンD_3外用薬[19]：カルシポトリオール，マキサカルシトール，タカルシトール

③①＋②配合薬：カルシポトリオール・ベタメタゾンジプロピオン酸エステル配合，マキサカルシトール・ベタメタゾン酪酸エステルプロピオン酸エステル配合

ⓑ 全身療法

①シクロスポリン[20]：発がんの面からPUVA療法との併用不可．妊

---

*[18] **副腎皮質ステロイド外用薬** ☞ 表16・1．副腎皮質ステロイド薬は即効性があり，極めて有効だが，長期使用で皮膚萎縮などの副作用がみられる．副腎皮質ステロイド薬の内服は膿疱性乾癬を誘発するため禁忌である．

*[19] **活性型ビタミンD_3外用薬** 【作用機序】表皮角化細胞の増殖抑制・分化誘導作用．効果発現まで1～2週間を要する．

*[20] **シクロスポリン** 【作用機序】カルシニューリン阻害薬．T細胞に特異的に作用し，IL-2などのサイトカインの産生を抑制する．

婦，授乳婦への投与は不可．腎毒性あり．本薬の血中濃度をあげる飲食物（グレープフルーツジュースなど）や薬物との併用を避ける．

②エトレチナート[*21]：ビタミンAと類似の構造をもつ合成レチノイド（ビタミンA誘導体）である．催奇形性のため一定期間（女性では投与中・投与後2年間，男性では6ヵ月）の避妊が必要である．

> [*21] **エトレチナート**【作用機序】上皮の増殖を抑制し，分化を誘導する．

c 光線療法

ナローバンド中波長紫外線療法，PUVA療法[*22]．

> [*22] **PUVA療法** メトキサレンの内服，外用，PUVAバス入浴，いずれかの後，UVA（長波長紫外線A）を照射する．

d 生物学的製剤

重症例に適応がある．いずれも高い奏功率を示すが，事前に感染症，とくに抗TNF-α抗体薬（インフリキシマブ，アダリムマブ）では，結核の除外が極めて重要である（☞ p.321，表11・5）．結核既往者，B型肝炎ウイルスキャリア患者では，再活性化に注意する．

抗IL-12/23p40抗体薬（ウステキヌマブ），抗IL-17A抗体薬（セクキヌマブ，イキセキズマブ）については表16・4を参照．

表16・4　乾癬の治療薬

薬物	特徴・注意・副作用・禁忌など
ビタミンA誘導体 　エトレチナート	[特徴] 合成レチノイド
	[注意] 催奇形性（投与開始前2週間以内に妊娠検査）
	[禁忌] 妊娠，肝腎障害，ビタミンA過剰症
活性型ビタミンD₃ 　タカルシトール	[特徴] 表皮細胞の増殖抑制作用，分化誘導作用
	[注意] 血清Ca上昇
	[副作用] 皮膚のヒリヒリ感，刺激感，発赤．
生物学的製剤 　セクキヌマブ， 　イキセキズマブ	[特徴] ヒト型抗ヒトIL-17Aモノクローナル抗体製剤
	[禁忌] 重篤な感染症，活動性結核
ブロダルマブ	[特徴] ヒト型抗ヒトIL-17受容体Aモノクローナル抗体製剤
ウステキヌマブ	[特徴] 完全ヒト型抗ヒトIL-12/23p40モノクローナル抗体製剤

■ ポイント

- 尋常性乾癬は，角質細胞の分化異常が認められ，治療には副腎皮質ステロイド薬と分化誘導作用をもつ活性型ビタミンD₃の配合外用薬が一般的である．また，TNF-αやIL-17Aに対する生物学的製剤の有効性も認められている．

H 皮膚のウイルス感染症

H-1 単純疱疹（ヘルペス） herpes simplex

ヘルペスウイルス感染症と呼ばれるものには単純疱疹，水痘・帯状疱疹の2種類がある．いずれもDNAウイルスで，小水疱を生じる．単純疱疹は，ヒト単純ヘルペスウイルス（HSV-1, 2）による感染症である．

❶ 病態生理
初感染の90％は不顕性感染であるが，ウイルスは知覚神経節に潜伏し，ストレスや免疫力低下により，ウイルスが再活性化することで発症する．

❷ 症　状
皮膚の違和感が先行し，続いて小水疱が集簇して（集まって）生じる．皮膚粘膜移行部に好発する．同じ部位に再発が認められる．

❸ 分　類
発症部位により，口唇ヘルペス，性器ヘルペスに分類される．前者はHSV-1感染に，後者はHSV-2感染によることが多い．

❹ 治　療
抗ウイルス薬の内服が基本であるが，口唇ヘルペスの軽症例では抗ウイルス薬の外用を用いる．性器ヘルペスは陰部のみならず，膣，子宮頸部にも発症するため，外用のみの治療は推奨されない（表16・5）．重症例では点滴静注を行う．

表16・5　抗ヘルペスウイルス薬

抗ウイルス薬	外用（軟膏・クリーム）	内　服	注　射
アシクロビル	○	○	○
バラシクロビル		○	
ファムシクロビル		○	
ビダラビン	○		○
単純ヘルペス（適応）	口唇ヘルペスの軽症例	性器ヘルペスの初感染	重症例
水痘・帯状疱疹（適応）		軽症から中等症例	重症例

H-2 水痘・帯状疱疹 varicella, herpes zoster

水痘（みずぼうそう）は，水痘・帯状疱疹ウイルス（varicella zoster virus, VZV）の初感染により生じる．1～5歳の小児に多い．約2週間の潜伏期の後に，軽度の発熱，食欲不振などの前駆症状があり，続いて，

SBO・ヘルペスウイルス感染症（単純ヘルペス，水痘・帯状疱疹）について，予防方法および病態（病態生理，症状等）・薬物治療（医薬品の選択等）を説明できる．
・突発性発疹について，感染経路と予防方法および病態（病態生理，症状等）・薬物治療（医薬品の選択等）を説明できる．

小水疱が全身に生じる．水疱は痂皮化して治癒する．通常安静と対症療法で経過観察し，予後は良好である．

帯状疱疹は，水痘罹患後に知覚神経節に潜伏感染していた水痘・帯状疱疹ウイルス (VZV) が再活性化されて生じる．

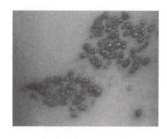

図16・6　帯状疱疹

*23　**汎発性帯状疱疹**　ウイルス血症をきたして，全身にウイルスが散布されて起こる．通常の帯状疱疹とともに全身に散布性に水疱が出現する．

*24　**ファムシクロビル**　【作用機序】ペンシクロビルのプロドラッグ．アシクロビルと同様の作用機序で，DNA ポリメラーゼを阻害して，ウイルスの複製を妨げる．

*25　**バラシクロビル**　【作用機序】アシクロビルのプロドラッグ．

*26　**アシクロビル**　【作用機序】ウイルス性チミジンキナーゼにより一リン酸化された後，細胞性キナーゼによりリン酸化され，アシクロビル三リン酸 (ACV-TP) となる．ACV-TP は正常基質である dGTP と競合してウイルス DNA ポリメラーゼによりウイルス DNA の 3′ 末端に取り込まれると，ウイルス DNA 鎖の伸長を停止させ，ウイルス DNA の複製を阻害する．

*27　**ビダラビン**　【作用機序】ウイルス DNA 依存性 DNA ポリメラーゼを阻害する．

*28　**プレガバリン**　【作用機序】神経系に分布する Ca^{2+} チャネルの一部に結合して鎮痛作用を示す．

*29　**アミトリプチリン**　【作用機序】三環系抗うつ薬（三級アミン）セロトニンおよびノルアドレナリンの再取り込みを阻害する．

*30　**トラマドール**　【作用機序】セロトニンおよびノルアドレナリンの再取り込みを阻害し，代謝産物がオピオイド受容体に作用．

❶ 症　状

神経痛様の痛みが先行し，数日後に神経分布に一致した片側性皮疹（紅斑，丘疹，小水疱）が生じ，びらん，痂皮を形成して治癒する（図16・6）．免疫低下症例では重症化，汎発化しやすい*23．

❷ 治　療

早期に診断し，抗ウイルス薬による治療を始めることで重症化を阻止し，急性期痛，帯状疱疹後神経痛の管理が治療の目的である．健常者では通常再発しない．

軽～中等症例では，ファムシクロビル*24 あるいはバラシクロビル*25 の内服を行う．重症例，合併症を伴う場合は，アシクロビル*26 あるいはビダラビン*27 の点滴を行う．

H-2-1　帯状疱疹後神経痛

皮疹が消失後，3ヵ月経過しても頑固な神経痛が残るものがある．神経障害性疼痛のため，通常の鎮痛薬は無効で，プレガバリン*28，アミトリプチリン*29，トラマドール*30・アセトアミノフェン配合を用いる．

H-3　突発性発疹

ヒトヘルペスウイルス 6，7 型 (HHV-6,7) による．乳幼児に発症し，38 ℃程度の発熱後，全身に発疹が出現する．通常，予後良好のため，対症療法で経過観察する．

> **ポイント**
>
> ■ 単純疱疹，水痘・帯状疱疹の治療にはファムシクロビル，バラシクロビル，アシクロビルあるいはビダラビンなどの抗ヘルペスウイルス薬を用いる．

I 皮膚の細菌感染症

I-1 膿皮症

　細菌感染による化膿性皮膚炎を膿皮症という．急性膿皮症は，病変の深さにより浅在性と深在性に分けられ，波及形式により毛包性，びまん性などに分類される．日常的によくみられる皮膚感染症の原因菌は黄色ブドウ球菌で，それ以外にA群β溶血性連鎖球菌（溶連菌），緑膿菌などが重要である．

> SBO・以下の皮膚細菌感染症について，病態（病態生理，症状等）および薬物治療（医薬品の選択等）を説明できる．
>   伝染性膿痂疹，丹毒，癰，毛囊炎，ハンセン病

❶ 病態生理・分類・症状

a 伝染性膿痂疹（とびひ）

　急性浅在性膿皮症の1つで，びまん性に進展する．原因菌は黄色ブドウ球菌あるいは溶連菌で，しばしば混合感染がみられる．黄色ブドウ球菌によるものは水疱性膿痂疹で伝染性が強く，主に夏季，乳幼児に好発する．

　【症状】　紅斑，水疱，びらん，痂皮を生じる．黄色ブドウ球菌による感染では全身症状は強くないが，溶連菌では上気道感染症状を呈し，感染後に糸球体腎炎を引き起こすこともある．

b 毛包炎

　急性浅在性膿皮症の1つで，毛包に一致した膿疱である．

c 癤・癰

　急性深在性膿皮症の1つで，毛包炎が毛包深部に波及して膿瘍を形成した状態である．中心に膿栓をもち，発赤，腫脹がみられる．病変が単一の毛包に限局したものを癤，複数の毛包に波及したものを癰という．

d 蜂窩織炎

　急性深在性膿皮症の1つで，真皮深層から皮下組織を中心とした化膿性炎症で，四肢に好発する．主に黄色ブドウ球菌による．

e 丹毒

　急性深在性膿皮症の1つ．皮下組織を中心とした化膿性炎症で，顔面や下肢に好発する．境界明瞭な有痛性紅斑を生じ，主に溶連菌による．

❷ 治療

　起炎菌，病変の深さ，重症度などを考慮して治療を行う．

a 黄色ブドウ球菌が起因菌の場合

軽症ではセフジニルなどセフェム系[*31]の内服，中等症以上ではセファゾリンなど同系の点滴静注．

b 溶連菌が起因菌の場合

軽症ではアモキシシリンなどペニシリン系[*31]の内服，中等症以上ではアンピシリン，ピペラシリンなど同系の点滴静注．再発や急性糸球体腎炎の発症予防のため，症状軽快後10日間は抗菌薬投与を続ける．

> [*31] セフェム系，ペニシリン系 【作用機序】細胞壁合成酵素のトランスペプチダーゼ活性を阻害する．

> ・急性糸球体腎炎 ☞ p.247

I-2 尋常性痤瘡（にきび） acne

毛包脂腺の慢性炎症性疾患で，面皰（毛包に一致した角栓），紅色丘疹，膿疱を生じる．思春期以降に顔面，胸背部に好発する．炎症軽快後に瘢痕を生じることがある．

❶ 病態生理

皮脂分泌の亢進，内分泌的因子（とくに男性ホルモン），毛包の角化異常，にきび桿菌の増殖などが複雑に関与し，毛包脂腺に慢性炎症を引き起こす．

❷ 分 類

急性炎症期（3ヵ月まで）と維持期（3ヵ月以降）に分類され，前者は炎症性皮疹，後者は面皰が病変の主体である．

❸ 治 療

病期と重症度に応じて治療を行い，瘢痕形成を予防する．

a 急性炎症期・軽症

クリンダマイシン[*32]・過酸化ベンゾイル[*33]配合薬，過酸化ベンゾイル，アダパレン[*34]，ナジフロキサシン[*35]，オゼノキサシン[*36]，クリンダマイシンなどの外用．

b 急性炎症期・中等症以上

ドキシサイクリン，ミノサイクリン[*37]，ファロペネム[*38]，ロキシスロマイシン[*39]の内服．

c 維持期

アダパレン，過酸化ベンゾイルの外用．

> [*32] クリンダマイシン 【作用機序】リンコマイシン系抗菌薬．細菌の50Sリボソームに結合し，タンパク質合成を阻害する．
> [*33] 過酸化ベンゾイル 【作用機序】フリーラジカルによるにきび桿菌に対する抗菌作用と角層剥離作用．
> [*34] アダパレン 【作用機序】レチノイン酸受容体に結合し表皮細胞分化を抑制．
> [*35] ナジフロキサシン 【作用機序】ニューキノロン系（ピリドンカルボン酸系）抗菌薬．DNAジャイレース（トポイソメラーゼⅡ）阻害によるDNA合成阻害．
> [*36] オゼノキサシン 【作用機序】DNAジャイレースとトポイソメラーゼⅣをともに阻害するキノロン系外用抗菌薬．
> [*37] ドキシサイクリン，ミノサイクリン 【作用機序】テトラサイクリン系抗菌薬．細菌の30Sリボソームと結合し，アミノアシルtRNAがmRNA-30Sリボソーム複合体に結合するのを阻害．
> [*38] ファロペネム 【作用機序】トランスペプチダーゼを阻害し，細胞壁合成を阻害する．世界初の経口ペネム薬．
> [*39] ロキシスロマイシン 【作用機序】マクロライド系抗菌薬．細菌の50Sリボソームと結合し，アミノアシル転移反応を抑制し，タンパク質合成を阻害する．

I-3 ハンセン病　Hansen's disease, leprosy

らい菌による慢性の抗酸菌感染症の1つで，肉芽腫性炎症を主体とし，皮膚，末梢神経およびその他の臓器に病変を形成する．

❶ 治　療

菌検査＋3以上であれば24ヵ月，＋3未満であれば12ヵ月，以下の3剤を投与する．

ジアフェニルスルホン*40，リファンピシン*41，クロファジミン*42

*40　**ジアフェニルスルホン**　【作用機序】スルホン薬．らい菌の増殖を阻止．静菌作用．
*41　**リファンピシン**　【作用機序】DNA依存性RNAポリメラーゼを阻害し，RNA合成を阻害する．CYP3A4の誘導能がある．
*42　**クロファジミン**　【作用機序】非スルホン薬．らい菌のDNAに直接結合し，DNA複製を阻害する．

> **ポイント**
> - 膿皮症には，病変の深さと波及の様式によって，毛包炎，癤，癰，伝染性膿痂疹，蜂窩織炎，丹毒が知られている．いずれも原因菌は黄色ブドウ球菌あるいは溶連菌である．
> - 痤瘡に対して，殺菌作用と角質剥離作用をもつ過酸化ベンゾイル，抗菌薬であるナジフロキサシン，オゼノキサシン，クリンダマイシン，アダパレンの単独あるいは配合薬の外用薬が選択される．

J　皮膚の真菌感染症

SBO・以下の真菌感染症について，病態（病態生理，症状等）・薬物治療（医薬品の選択等）を説明できる．
皮膚真菌症，カンジダ症

J-1　皮膚真菌症（白癬（はくせん））

皮膚糸状菌による感染症で，主に皮膚角質，爪，毛に菌が寄生し，病変を生じる．

❶ 分　類

病変部位により，足白癬，手白癬，体部白癬，頭部白癬，爪白癬に分類される．

①**足白癬**（みずむし）・**手白癬**：趾間型，**小水疱型**，角質増殖型があり，前2者は通常そう痒を伴う．
②**体部白癬**（たむし）：顔面，体部，四肢の生毛部に丘疹水疱を生じる．
③**頭部白癬**（しらくも）：病変部は脱毛しやすい．
④**爪白癬**：爪下に角質の増殖を生じ，爪は肥厚・脆弱化し，色調は黄色・白色に混濁する．

❷ 診　断

直接検鏡により，真菌を検出する．

❸ 治　療

①足白癬：趾間型・小水疱型はルリコナゾール*43などの表在性抗真

*43　アゾール系抗真菌薬．【作用機序】ラノステロールC-14脱メチル酵素を阻害することで，真菌細胞膜成分のエルゴステロール合成を阻害する．肝臓のシトクロムP450の1つCYP3A4の阻害活性がある．

*44 アミン系抗真菌薬．【作用機序】スクアレンエポキシダーゼを阻害し，真菌細胞膜成分のエルゴステロール合成を阻害する．

菌薬の外用を行う．患部より広めに塗布し，症状が改善した後も最低1ヵ月塗布するのが望ましい．使用中にそう痒の増悪や発赤などが生じたら，抗真菌薬による接触性皮膚炎を疑い，使用薬を中止する．角質増殖型では通常抗真菌薬を2ヵ月内服する．

②体部白癬：ブテナフィン*44などの表在性抗真菌薬を2週間外用する．

③頭部白癬：抗真菌薬の外用はむしろ悪化する場合もあるので通常行わず，テルビナフィン*44などの抗真菌薬を2〜3ヵ月内服する．

④爪白癬：経口抗真菌薬テルビナフィンの3〜6ヵ月の内服，イトラコナゾール*43の内服パルス療法を行う．パルス療法では，1回200 mgを1日2回（1日量400 mg）食直後に1週間経口投与し，その後3週間休薬する．これを1サイクルとし，3サイクル繰り返す．イトラコナゾール内服後は，副作用として肝障害（定期的に肝機能検査を行う）や薬物間相互作用（CYP3A4阻害により多くの薬物の作用を増強する）に注意が必要である．表16・6に，イトラコナゾールとの相互作用がある主な薬物を示す．最近はエフィナコナゾールやルリコナゾールの爪外用液も用いられるようになった．

菌が付着したスリッパなどを介する間接感染が存在するため，再発予防には生活環境からの白癬菌の除去が重要である．

表16・6 イトラコナゾールとの相互作用がある主な薬物

併用	薬　物	併用薬の作用変化
併用禁忌	トリアゾラム	トリアゾラムの血中濃度上昇，作用の増強，作用時間の延長が現れる可能性
	シンバスタチン	シンバスタチンの血中濃度上昇により，横紋筋融解症が現れる可能性
	キニジン，ベプリジル，ピモジド	これらの薬物の血中濃度上昇により，QT延長が現れる可能性
併用注意	ワルファリン	ワルファリンの作用を増強する可能性
	シクロスポリン	シクロスポリンの作用を増強する可能性

J-2 カンジダ症

カンジダは常在真菌であるが，菌が増殖することで病原性を現す．病原真菌としては *Candida albicans* が最も多い．全身的要因として糖尿病，副腎皮質ステロイド薬や免疫抑制薬投与による免疫低下，局所要因としては多汗による湿潤状態があげられる．

❶ 診　断

直接検鏡により胞子および菌糸の集簇を観察する．皮膚カンジダ症の原因真菌として最も多い *C. albicans* は常在真菌であるため，真菌培養では診断できない．

❷ 治 療

皮膚カンジダ症には外用抗真菌薬，主としてイミダゾール系抗菌薬が有効である．

間擦疹，指間びらん症には，ケトコナゾール，ルリコナゾール，ラノコナゾールの外用，爪カンジダにはイトラコナゾールの内服（連日投与），口腔カンジダにはミコナゾール（ゲル経口用），外陰・膣カンジダにはオキシコナゾール（膣錠）を用いる．

> **ポイント**
> ■ 爪白癬は，従来，抗真菌薬（イトラコナゾール，テルビナフィン）の内服による治療が行われてきたが，エフィナコナゾール，ルリコナゾールの爪外用液が上市され，外用薬による治療が可能となった．

K 褥瘡（床ずれ）

SBO・褥瘡について，病態（病態生理，症状等）・薬物治療（医薬品の選択等）を説明できる．

持続的な圧迫やずれの力による**機械的皮膚障害**の1つで，組織の血流が途絶え，壊死に陥った状態である．好発部位は骨突出部や圧がかかる部位（仙骨部，大転子部位，踵骨部など）である．自力で体位変換が困難で，痩せている者に発症しやすい．皮膚の汚染，湿潤，感染などの局所因子，また**低栄養**，貧血，糖尿病などの全身因子は褥瘡のリスクファクターになり得る．

❶ 分 類

急性期と慢性期に分け，慢性期を局所の色調から黒色期，黄色期，赤色期，白色期に分類する（表16・7）．

表16・7　褥瘡の分類と治療

分類		特徴	治療方針	薬物療法（外用薬）
急性期		紅斑（潰瘍に先行），潰瘍	病巣の範囲や深さを観察し，感染を予防	アズレン（軟膏） スルファジアジン銀（クリーム）
慢性期	黒色期	壊死組織	壊死組織は治癒の障害となるため，積極的に酵素的あるいは外科的除去（デブリードマン）を行う	
	黄色期	不良肉芽組織	滲出液の制御 ・滲出液が多い：過剰な滲出液を吸収 ・滲出液が少なく乾燥している：自己融解を促進するため，湿潤	ヨウ素（外用散，軟膏） 白糖・ポビドンヨード配合（軟膏） スルファジアジン銀（クリーム）
	赤色期	肉芽組織の形成	肉芽・表皮形成促進	トラフェルミン（スプレー） トレチノイントコフェリル（軟膏） アルプロスタジルアルファデクス（軟膏） ブクラデシン（軟膏）
	白色期	表皮の形成		

*45 **スルファジアジン銀** 【作用機序】銀が細胞膜, 細胞壁に作用して抗菌作用を発現.

*46 **精製白糖・ポビドンヨード配合** 【作用機序】白糖の創傷治癒促進作用とポビドンヨードによる殺菌作用.

*47 **ヨウ素** 【作用機序】高分子ポリマーにヨウ素を配合, ヨウ素が細菌感染を予防.

*48 **トラフェルミン** 【作用機序】FGF受容体に特異的に結合し, 血管新生や肉芽形成を促進.

*49 **トレチノイントコフェリル** 【作用機序】ビタミンA・ビタミンEエステル結合体. 肉芽形成, 血管新生促進

*50 **ブクラデシン** 【作用機序】細胞内cAMPを直接増加させる.

*51 **アルプロスタジルアルファデクス** 【作用機序】PGE$_1$製剤. 潰瘍部位の局所血流を改善し, 肉芽形成, 表皮形成を促進

❷ 治　療

病期に応じた局所療法を行う．滲出液の少ない場合は乳剤性基剤，多い場合は水溶性基剤を選択する．

① 急性期には，感染予防が重要である．

② 黒色期・黄色期にはデブリードマン（壊死組織除去）を積極的に行い，感染予防が重要である．抗菌作用のあるスルファジアジン銀*45（クリーム），精製白糖・ポビドンヨード配合*46（軟膏）やヨウ素*47を用いる．

③ 赤色期（肉芽増殖期）・白色期（表皮形成期）には肉芽・表皮の増殖促進作用薬（トラフェルミン*48, トレチノイントコフェリル*49, ブクラデシン*50, アルプロスタジルアルファデクス*51）を用いる．

❸ 予　防

体圧分散と**体位変換**（自力体位変換ができない場合，2時間ごとの体位変換が推奨される）に努め，**栄養管理**を行い低栄養などの危険因子を排除する．

ポイント

- 褥瘡には定期的な体位変換や栄養管理などの予防が重要である．
- 病期に応じて感染予防・肉芽形成を目的に薬物を選択する．

L 熱　傷

高温の液体や固体などの熱エネルギーにより生体組織が傷害され，変性する病態である．

❶ 分　類

皮膚における傷害の深達度により，1度（表皮熱傷），2度（真皮熱傷），3度（皮下熱傷）に分類される．深達度と症状を表16・8に示した．

表16・8 熱傷の分類

熱傷分類	深達度	症　状
1度	表皮に限局	発赤, 熱感・刺激痛
2度	真皮に及ぶもの[*1]	水疱形成, 表皮剝離, 疼痛
3度	皮下組織に及ぶもの	蒼白[*2], 凝固壊死, 無痛[*3]

[*1] 真皮浅層まで及んだものを浅在性，深層まで及んだものを深在性という．[*2] 循環不全のため．[*3] 痛覚神経が障害されるため．

❷ 治 療

以下に局所療法を示す．

1度熱傷：白色ワセリンなどの軟膏で皮膚を保護する．

2度熱傷：2度のうちとくに深在性のものは，細菌感染や壊死進行の危険性が高いため，注意が必要である．白色ワセリン，アズノール，ベタメタゾン吉草酸エステル・ゲンタマイシン含有，トラフェルミン（スプレー）．

3度熱傷：感染源となり得る壊死組織を積極的に除去し，植皮術を行う．ブロメライン[*52]，ソルコセリル®[*53]，スルファジアジン銀．

*52 **ブロメライン**【作用機序】タンパク質分解酵素．壊死組織を除去する．

*53 **ソルコセリル®（幼牛血液抽出物）**【作用機序】線維芽細胞の増殖や血管再生を促進．

ポイント

- 傷害の深さから，表皮熱傷（1度），真皮熱傷（2度），皮下熱傷（3度）に分類される．
- 2度以上の熱傷では，感染に対する予防が大切である．

Exercise

次の文章について，記述の正誤を答えなさい．
① アトピー性皮膚炎の初期治療として，ベタメタゾン吉草酸エステルの外用が適切である．
② アトピー性皮膚炎の原因の1つに，皮膚バリア機能の亢進があげられる．
③ アトピー性皮膚炎の発症には，主にⅢ型アレルギーが関与している．
④ アトピー性皮膚炎の湿疹は左右非対称にみられる．
⑤ アトピー性皮膚炎の治療において，タクロリムス軟膏は，顔面部，頸部の皮疹に有効である．
⑥ じん麻疹の治療の第一選択は，NSAIDsの外用である．
⑦ 外用薬による接触性皮膚炎は，主にⅣ型アレルギーが関与する．
⑧ スティーブンス・ジョンソン症候群では，皮膚粘膜移行部に粘膜病変が認められる．
⑨ 中毒性表皮壊死症の重症例では，副腎皮質ステロイド薬の外用が第一選択である．
⑩ 口腔カンジダ症は，HIV感染者，悪性腫瘍患者，ステロイド吸入患者などで罹患率が高い．
⑪ 爪白癬にはイトラコナゾールの内服が推奨される．
⑫ 足白癬では，足裏と足側面にかゆみ，水疱，皮膚の剝離などの症状が認められる．
⑬ 足白癬の治療は抗真菌薬の外用であるが，症状の改善が認められたら，直ちに治療を中止する．
⑭ 爪カンジダ症では，イトラコナゾールの内服パルス療法を行う．
⑮ 褥瘡の赤色期とは，圧迫しても消退しない限定的な発赤が生じている時期である．
⑯ 褥瘡の予防には，積極的な体位変換が重要である．
⑰ 褥瘡における肉芽組織は，創傷治癒の妨げとなるため，できるだけ速やかに除去する．
⑱ 低栄養は，褥瘡の増悪因子になり得る．
⑲ 褥瘡の滲出液の吸収・肉芽形成を目的として，精製白糖・ポビドンヨード配合軟膏が用いられる．
⑳ 2度深在性以上の熱傷には，ベタメタゾン吉草酸エステル軟膏が第一選択である．

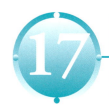

17 感染症

A 結核と非結核性抗酸菌症

SBO・肺結核について，病態（病態生理，症状等），感染経路と予防方法および薬物治療（医薬品の選択等）を説明できる．

A-1 結核

結核症とは，ヒト型結核菌がヒトの組織や器官に感染して発症する病態であり，肺結核症が全結核症の80～90％を占める．これ以外に肺門リンパ節結核や結核性胸膜炎，結核性膿胸などの肺外結核があり，近年増加傾向にある．

❶ 分類

[a] 一次結核症 primary tuberculosis

初感染を受けた宿主の免疫能が低下していたり，大量の結核菌を反復吸入したりした場合に，初感染が終息することなく進行して結核症を発症することがある．これを一次結核症という．

[b] 肺結核

（1）一次肺結核症 primary pulmonary tuberculosis

肺野末梢の初感染巣，肺門リンパ節病巣，あるいはその両者がいったん終息することなく，病変の進行・拡大が起こる．右上葉のS^1およびS^2，左上葉のS^{1+2}，下葉後上区（S^6）に区域性に発生することが多い（図17・1）．

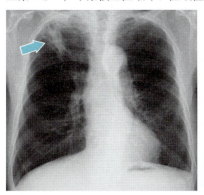
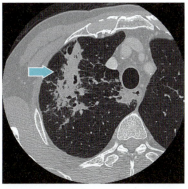

図17・1　肺結核の胸部X線写真（左）およびCT画像（右）
［提供　新潟大学医歯学総合病院　茂呂　寛先生，菊地利明先生］

(2) 乾酪性あるいは結核性肺炎 tuberculous pneumonia

肺門リンパ節病変が進展して壊死・融解を起こすと隣接する気管支の内腔に穿破し，結核菌が管内性に広がって一般細菌性肺炎に似た結核性肺炎の病巣を形成する．

c 肺外結核

(1) 粟粒結核 miliary tuberculosis

結核菌が肺静脈を侵襲し，菌血症を介して全身の諸臓器(肺，肝，腎，脾，骨，関節，髄膜など)に血行性に播種した結核症である．胸部X線画像所見上，両肺野にびまん性の多発小粒状影を呈する(図17・2)．

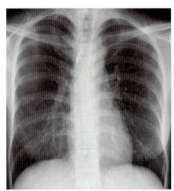
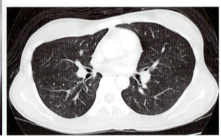

図17・2　粟粒結核の胸部X線画像(左)およびCT画像(右)
[提供　新潟大学医歯学総合病院　茂呂　寛先生，菊地利明先生]

(2) 結核性胸膜炎 tuberculous pleurisy

肺結核に伴い胸膜炎を呈することが多いが，肺野に病変がみられず結核菌が血行やリンパ行性に胸膜腔内に入り胸水貯留のみを示す場合がある．

d 二次結核症 post primary tuberculosis

結核菌による初感染から一定期間経過してから発症する結核を二次結核症という．一次結核症と同様に粟粒結核，胸膜炎・膿胸，乾酪性肺炎，腸結核などを起こす．この期間は定義されておらず，半年～数十年間鎮静化したのち，宿主の細胞性免疫能の低下に乗じて再燃・増悪して発症する．二次結核症も肺に好発するが，乾酪巣が融解すると空洞を形成し，アスペルギルス属による肺真菌症を続発することがある．

❷ 症　状

肺結核症の代表的な呼吸器症状は，2週間以上持続する咳嗽と喀痰(白色粘性痰が多い)，息切れや呼吸困難である．一般的には，肺結核症例において血痰や喀血を呈することが多いように思われがちだが，近年は

10〜20％程度とされている．肺結核による空洞壁部分に肺動脈系の仮性動脈瘤（ラスムッセン動脈瘤）が形成され，この破綻により大量の喀血をきたすことがある．このほか発熱，盗汗（夜間睡眠中の発汗），体重減少などがみられることがある．

肺外結核は，前述のほか骨関節結核や腸結核など多岐にわたり，罹患臓器にそれぞれ特有の症状（疼痛，下痢，便秘など）を呈する．

❸ 診　断

【画像診断】　結核症を疑ったら胸部X線写真および胸部CTの撮影を行う．区域性陰影を呈することが多く，濃淡のある斑点状陰影や透亮像（空洞）を伴う浸潤影を呈する．肺結核症では，浸潤性陰影，結節性陰影，空洞陰影を確認する．

初感染に引き続いて結核菌の血行性散布が起こる粟粒結核では，全肺野に粟粒大の散布性陰影が密に分布する（図17・2）．

【塗抹検査】　肺結核症の確定診断のためには患者の喀痰から結核菌の分離・同定が必要である．乳幼児や髄膜炎などの重症例を除き，治療開始を数日間遅らせても喀痰を採取し，結核菌の確認を優先させる．喀痰採取では，早朝痰を用い，日を替えて最低3回採取するが，喀痰が出にくい患者では3％食塩水の吸入で誘発する．得られた喀痰を**チール・ネルゼン**（Ziehl-Neelsen）**法**や蛍光法で塗抹，染色，鏡検を行うとともに培養と感受性検査を行う．わが国でよく使われるガフキー号数表示を表17・1に示すが，ガフキー1号は500倍拡大の鏡検で全視野に1〜4個の抗酸菌がみられる量である．

表17・1　塗抹検査におけるガフキー号数の表示

ガフキー号数	検出菌数		簡略法	ガフキー号数	検出菌数		簡略法
0	全視野に	0	陰性（−）	7	1視野平均	13〜25	
1	全視野に	1〜4	少数	8	〃	26〜50	多数
2	数視野に	1	（＋）	9	〃	50〜100	（#）
3	1視野平均	1		10	〃	101以上	
4	〃	2〜3	中等数				
5	〃	4〜6	（#）				
6	1視野平均	7〜12					

【免疫学的検査】　従来，結核感染の診断に諸外国でもツベルクリン反応検査を行っており，その有用性は高いが，わが国などBCG接種を行っている地域では偽陽性が現れやすい問題がある．また非結核性抗酸菌感染との鑑別ができないことも欠点である．**インターフェロン（IFN）γ遊離試験**（**IGRA**：interferon-γ-releasing assay）は，BCGや非結核性抗酸菌（*M. kansasii* など一部を除く）が含まない結核菌特異抗原のCFP-10とESAT-6などで患者培養血液細胞を刺激し，IFNγの分泌量で評価するため，感度および特異度が向上した．

【遺伝子検査】　結核菌は発育速度が一般細菌に比し極めて遅いことから，喀痰などの臨床検体を培養した場合，コロニーが確認されるまで3週間程度を要する．しかし結核菌のみが有する遺伝子配列を検出する核酸（DNA）増幅法は，塗抹検査と同様に菌の生死を判定できないが，短時間（3～4時間）で効率よく検出できる．

【病理組織学的検査法】　手術や内視鏡検査，胸膜生検などで得られた組織を鏡検し，中心性乾酪性壊死を伴う類上皮細胞肉芽腫を認めれば抗酸菌症が疑われ，抗酸菌染色によって結核症と鑑別可能である．

❹ 治　療
ⓐ 抗結核薬の種類

イソニアジド[*1]（INH）は，結核菌に殺菌的に作用し，抗結核薬療法のベースとなる薬物である．

抗結核薬療法は6ヵ月以上の長期投与が想定されるため，副作用に注意しなければならない．主なものとして，視神経炎，視神経萎縮，しびれなどの末梢神経炎が知られていることから，ビタミンB_6の投与が推奨される．また頻度不明だが，劇症肝炎などの重篤な肝障害が報告されていることから，定期的な肝機能検査を実施する．

リファンピシン[*2]（RFP）はイソニアジドとともに併用療法のベースとなる．長期投与で耐性化しやすいことから，結核の治療では必ず他剤を併用することが原則である．

リファンピシンは肝薬物代謝酵素CYP3A4を誘導する作用があるため，抗真菌薬のボリコナゾールやHIV感染症治療薬などの併用により，これらの作用を減弱させる相互作用を有する．また，後述の抗結核薬エタンブトールとの併用により視力障害を増強する恐れがあるので注意が必要である．副作用としては重篤な肝障害に注意が必要だが，尿の着色（橙赤色）もしくは，コンタクトレンズ使用による同様の着色が報告されているので，服薬指導が重要である．

ピラジナミド[*3]（PZA）は，イソニアジドやリファンピシンとの併用で殺菌性が増強される．

なお，ピラジナミドは劇症肝炎などの重篤な肝障害や黄疸の報告があるため，肝障害の患者への投与は禁忌である．

ストレプトマイシン[*4]（SM）はアミノグリコシド系抗菌薬で，重大な副作用に，腎障害と第Ⅷ脳神経障害（難聴，耳鳴，めまいなど）がある．

エタンブトール[*5]（EB）は静菌的な作用であり，イソニアジドやリファンピシンとの併用で用いられる．最も注意すべき副作用は，球後視神経障害（視力障害）である．初期症状として対象物が見えにくい，黒ずんで見える，色調が違って見えるなどの訴えが多い．早期の服用中止で改善が認められるが，乳幼児では発見が遅れるのでとくに注意が必要である．

[*1] イソニアジド　【作用機序】結核菌に特異な細胞壁成分であるミコール酸の合成を阻害して，細胞壁合成を阻害する．

・劇症肝炎 ☞ p.331

[*2] リファンピシン　【作用機序】rpoB遺伝子にコードされたRNAポリメラーゼのβサブユニットに結合し，RNA鎖の形成の開始部分で抑制することにより，RNA合成を阻害する．

[*3] ピラジナミド　【作用機序】食細胞内の結核菌に殺菌的に作用すると考えられている．

[*4] ストレプトマイシン　【作用機序】結核菌のリボソームの30Sサブユニット16S-rRNAとrpsL遺伝子にコードされるS12タンパク質に作用し，リボソームのタンパク質合成を阻害する．

[*5] エタンブトール　【作用機序】結核菌の細胞壁にあるアラビノガラクタンおよびリポアラビノマンナンの合成を阻害し，静菌的な作用を示す．

このほか，パラアミノサリチル酸カルシウム*6（PAS-Ca）やサイクロセリン*7（CS）なども選択される．最近では，レスピラトリーキノロン系薬のレボフロキサシン*8が併用薬として選択されるようになった．さらに多剤耐性結核菌に対し，デラマニド*9が用いられる．ただし，その使用に際しては既存の抗結核薬3剤以上に併用して用いる．

日本結核病学会が公表している基本的な治療法と治療期間は表17・3に示す2法である．原則として全例に（A）法を適用し，副作用その他でPZAが投与不可の場合に限って（B）法を適用する．粟粒結核や3ヵ月を超える培養陽性例，糖尿病や塵肺合併例，全身的な副腎皮質ステロイド薬・免疫抑制薬併用例などではおのおの3ヵ月（90日）間延長することができる．化学療法失敗（再燃や耐性化）の原因の多くを占める治療中断と不完全な治療を避ける目的で，医療従事者が直接，薬物の服用を確認する対面服薬療法（directly observed treatment，DOT）が実施されている．

*6 **パラアミノサリチル酸カルシウム**【作用機序】ヒト型結核菌に対し静菌作用を示す．
*7 **サイクロセリン**【作用機序】ヒト型結核菌に強く作用して，細胞壁の合成を阻害する．
*8 **レボフロキサシン**【作用機序】DNA複製を阻害して，殺菌的な抗菌作用を示す．
*9 **デラマニド**【作用機序】結核菌特有のミコール酸の生合成を阻害する．

表17・2 抗結核薬の用法・用量

薬物	用法・用量
イソニアジド	1日200〜500 mgを1〜3回に分服し，毎日または週2日内服する．注射剤は，1日200〜500 mgで静脈内または筋肉内投与するが，1回50〜200 mgで髄腔内，胸腔内注入または局所分注することも可能である
リファンピシン	1回450 mgを1日1回朝食前空腹時に内服する
ピラジナミド	1日1.5〜2.0 gを1〜3回に分けて内服する
ストレプトマイシン	1日1回1 gを筋肉内投与する．1週間に2〜3日投与または，最初の1〜3ヵ月は毎日，その後は週2日投与する．60歳以上の高齢者では，1日0.5〜0.75 gに減量して用いる
エタンブトール	1日0.75〜1 gを1〜2回に分けて内服する

表17・3 初回治療例の標準的治療法

A法	RFP＋INH＋PZAにSM (or EB) の4剤併用で2ヵ月間治療後，RFP＋INHで4ヵ月間治療する
B法	RFP＋INHにSM (or EB) の3剤併用で2ヵ月間治療後，RFP＋INHで7ヵ月間治療する

原則として（A）法を用い，PZA投与不可の場合に限り（B）法を用いる
薬剤感受性が不明かつ症状の改善が明らかでない場合には，薬剤感受性の判明，臨床的改善の確認までSM (or EB) を継続する
First-line drugsの投与は，その有効血中濃度の確保とDOTの普及・促進の観点から，原則として1日1回の投与とする．
[日本結核病学会教育委員会：結核症の基礎知識，第4版，2014をもとに著者作成]

A-2 非結核性抗酸菌症

抗酸菌のなかで，結核菌とライ菌以外を総称して非結核性〈非定型〉抗酸菌（non-tuberculous Mycobacterium，NTM）といい，それらによる発症を総称して非結核性抗酸菌症（NTM症）という．ほとんどが肺病変を呈するが，ときにリンパ節，皮膚，骨などを侵し，まれに全身に播種する．菌種としてとくに多い *M. avium* と *M. intracellulare* は一括して *M. avium* complex（MAC）と呼ばれる．こうした菌は，自然環境に

分布しており，ヒトへの病原性や毒性は結核菌より弱く，一部の菌を除いてヒト-ヒト感染を起こさない．

❶ 症　状

M. kansasii は病原性が強く結核症と類似の症状を呈するが，それ以外の菌によるNTM症は咳嗽，喀痰，微熱などを呈するものの結核症より極めて軽い．

❷ 検　査

【遺伝子検査】　結核菌の場合と同様に各種の核酸増幅法が進歩してきており，検体から直接PCRを用いて *M. avium* と *M. intracellulare* などの検出が行われている．

【画像診断法】　胸部X線とCT画像から，早期像としての中下肺野の多発性の小結節影や気管支拡張像が確認される．これらがさらに進展して慢性気道感染症の病像を呈する例が中高年の女性に比較的多くみられる．

❸ 治　療

肺MAC症の薬物療法には，マクロライド系抗菌薬クラリスロマイシン*10 が用いられ，リファンピシン，エタンブトールと併用投与される．重症例では，これら3剤にストレプトマイシンかカナマイシン*11 の筋注を追加する．投与期間は肺結核症よりむしろ長く，2年間を目安により長期の薬物療法が行われている．なお *M. fortuitum*, *M. scrofulaceum*, *M. chelonae* によるNTM症の治療は困難なことが多い．このほか化学療法にて排菌が停止しない，または再排菌があり悪化傾向がみられる症例や，アスペルギルス属などの真菌との混合感染例では，外科的治療により肺切除が検討される．

*10　**クラリスロマイシン**　【作用機序】細菌のリボソーム50Sサブユニットと結合し，タンパク質合成を阻害する．

*11　**カナマイシン**　【作用機序】アミノグリコシド系抗菌薬であり，リボソームのタンパク質合成を阻害して，殺菌的な抗菌作用を示す．

ポイント

- 結核の薬物療法は，イソニアジドとリファンピシンをベースに，ピラジナミド，エタンブトール，ストレプトマイシンなどが併用される．
- 最近の結核治療に，レボフロキサシンが選択できるようになった．
- 多剤耐性結核菌に対し，デラマニドが選択される．
- 非結核性抗酸菌病の治療薬は，クラリスロマイシンとリファンピシンの併用投与が実施され，重症度に応じてほかの薬物が追加される．

B ヘリコバクター・ピロリ感染症

> SBO・ヘリコバクター・ピロリ感染症について，病態（病態生理，症状等）・薬物治療（医薬品の選択等）を説明できる．

B-1 胃・十二指腸潰瘍と胃癌

わが国のヘリコバクター・ピロリ（ピロリ菌）の感染率は先進国のなかにおいて高く，とくに70歳以上の高齢者では70％以上を占める．ピロリ菌は，感染者の胃粘液層に定着し，ウレアーゼを産生することで菌体周囲の酸性環境を中性付近に改善し，長期間生存し続ける．本菌の中に，VacAやCagAなどの毒素を産生する株が存在し，そうした株に感染した場合に慢性胃炎，胃・十二指腸潰瘍，胃癌のほかに，関連疾患として胃MALTリンパ腫などを発症する．

- 胃炎 ☞ p.319
- 消化性潰瘍 ☞ p.316
- 胃癌 ☞ p.475

❶ 診 断

【侵襲的診断法】 胃内視鏡検査を伴う侵襲的な方法で，生検した検体を用いる．胃生検材料を採取し鏡検法と迅速ウレアーゼ試験[*12]（rapid urease test，RUT）が主に実施される．ピロリ菌感染により慢性胃炎になると胃前庭部より胃粘膜萎縮がみられ，腸上皮化生部分からピロリ菌が検出されにくくなる．したがって生検部位は，前庭部大彎と胃体部の2ヵ所からの採取が望ましい．培養は微好気環境で2日以上要する．

[*12] 迅速ウレアーゼ試験 ピロリ菌が有するウレアーゼ産生能を利用して，胃生検材料のウレアーゼを検出する．迅速診断として有用性は高いが，高度萎縮例では感度が低くなるので注意が必要である．

【非侵襲的診断法】 呼気や尿・便検体を用いる非侵襲的な方法である．尿素呼気試験[*13]（urea breath test，UBT）や尿検体もしくは血液検体を用いた抗体測定検査がある．尿中抗体測定法としてイムノクロマト法もしくはELISA法によるキットを用いて簡便に検査可能である．さらに，便検体を用いた便中抗原検査も実施されている．

[*13] 尿素呼気試験 先述のウレアーゼ活性を利用し，^{13}C標識の尿素試薬を内服し，ピロリ菌産生のウレアーゼにより分解され，生成された呼気中の$^{13}CO_2$を計測する．胃内のピロリ菌が感染していれば，基準値（カットオフ値）を超え，陽性と判定される．

❷ 治療（除菌療法）

【一次除菌と二次除菌】 胃・十二指腸潰瘍におけるピロリ菌の除菌療法が2000年より，ピロリ菌感染胃炎の除菌は2013年に保険適応になり，除菌療法が広く認知されている．

除菌療法の開始には，胃炎や胃潰瘍などの診断が必要であるため，前述の検査が必要になる．すなわち，感染診断と除菌判定の2回の検査を実施する．

ⓐ 一次除菌療法

プロトンポンプ阻害薬（PPI：ランソプラゾール，オメプラゾール，またはラベプラゾール，エソメプラゾール）＋アモキシシリン[*14]＋クラリスロマイシンの3剤併用により1日2回，7日間投与する．

上記のほか，PPI，アモキシシリン，クラリスロマイシンの3剤をまとめた製剤として，ランサップ®，ラベキュアパック®が発売されてい

[*14] アモキシシリン 【作用機序】ペニシリン系抗菌薬であり，細菌の細胞壁の合成を阻害する．

る．近年，PPIの代わりにカリウムイオン競合型アシッドブロッカーのボノプラザン（1回20 mg）として3剤併用療法も行われており，1シートにまとめたボノサップパック®も発売されている．一次除菌後の感染診断（除菌判定）は，除菌終了後4週間以上経過したのちに実施する．

b 二次除菌療法

一次除菌失敗の要因としてクラリスロマイシン耐性があげられる．一次除菌療法にて除菌されなかった場合，二次除菌としてクラリスロマイシンをメトロニダゾール[*15]に替えて1日2回，7日間の3剤併用療法を実施する．

二次除菌療法においても3剤をまとめたランピオンパック®，ラベファインパック®のほか，PPIをボノプラザンに替えたボノピオンパック®が発売されている．検出率としては低いもののメトロニダゾール耐性株も検出されてきており，二次除菌においても失敗することがある．現時点で三次除菌療法が検討されている．

[*15] **メトロニダゾール** 【作用機序】細菌のDNAの切断と不安定化を起こす．

B-2　胃MALTリンパ腫

悪性リンパ腫のうち，胃に発生するB細胞性の腫瘍である．胃MALTリンパ腫の90％程度にピロリ菌感染がみられるが，最近の研究でピロリ菌の類縁菌である*Helicobacter heilmannii*感染の関与も指摘されている．

❶ 症　状

胃内視鏡所見では，胃粘膜の発赤もしくは退色などの色調変化がみられ，多発びらん，敷石状粘膜，出血などが認められる．

❷ 治　療

ピロリ菌感染が主な要因であることから，除菌治療が優先される．ピロリ菌感染が確認された胃MALTリンパ腫の70％前後が，除菌成功によって内視鏡的所見および病理所見が改善したとの報告がある．除菌療法レジメンはB-1と同様である．

B-3　特発性血小板減少性紫斑病

・ITP ☞ p.206

特発性血小板減少性紫斑病（ITP）は，何らかの基礎疾患の影響や服用薬の影響にかかわらず血小板減少をきたす後天性の出血性疾患である．ITPの発症となる原因は不明であるが，HIVやHCVの感染や全身性エリテマトーデスを基礎疾患とする場合に二次的に発症することがある．ピロリ菌保菌のITP発症例で，ピロリ菌除菌後に血小板数が増加することが明らかになり，ピロリ菌感染も重要な発症因子として考えられてい

る．詳細は7章D-2を参照．

> **ポイント**
> - ピロリ菌の一次除菌に失敗することがあるが，その要因の1つにクラリスロマイシンの耐性化が関与している．
> - ピロリ菌除菌に用いられる新しいプロトンポンプ阻害薬として，カリウムイオン競合型アシッドブロッカーのボノプラザンが用いられるようになった．
> - ピロリ菌の二次除菌療法には，クラリスロマイシンの代わりにメトロニダゾールが用いられる．

C 薬剤耐性菌による院内感染

C-1　MRSA感染症

　今日，臨床分離されるメチシリン耐性黄色ブドウ球菌（MRSA）は，院内感染型のHA-MRSAと市中感染型のCA-MRSAがある．わが国で分離される多くはHA-MRSAであり，β-ラクタム系抗菌薬以外に，キノロン系薬やアミノグリコシド系薬などにも耐性を獲得した多剤耐性を示す株が多い．一方，CA-MRSAは海外では猛威をふるっているが，わが国での分離頻度は低い．CA-MRSAの特徴は，白血球破壊毒素（Panton-Valentine leucocidin，PVL）を産生する株が多く，化膿性炎症を引き起こす．HA-MRSAと異なり，比較的キノロン系薬やアミノグリコシド系薬に感受性が保持されている．このほか最近，家畜由来のMRSA（LA-MRSA）がヒトへ伝播して感染症を引き起こすことが確認されている．

> SBO・以下の薬剤耐性菌による院内感染について，感染経路と予防方法，病態（病態生理，症状等）および薬物治療（医薬品の選択等）を説明できる．
> 　MRSA，VRE，セラチア，緑膿菌等

❶ 症　状

　MRSAによる感染症は，肺炎，菌血症，腸炎，皮膚軟部組織感染症，骨・関節感染症など全身各所で多岐にわたる．おのおのの症状は，MRSAによるもの特徴的であるわけではないので各章を参照されたい．

❷ 検　査

　臨床検体から分離された菌株が，グラム染色やカタラーゼテストなどにより黄色ブドウ球菌であることを確認したのち，抗菌薬感受性試験のオキサシリン（MPIPC）に耐性（MIC≧4μg/mL）を示した株をMRSAと判定する．このほかPCR法により*mecA*遺伝子の有無を確認し，検出されればMRSAと判断される．

❸ 治　療

　わが国でMRSA感染症が適応症として承認されている抗菌薬は，グリコペプチド系の**バンコマイシン**[16]（VCM）および**テイコプラニン**[16]（TEIC），アミノグリコシド系の**アルベカシン**[17]（ABK），オキサゾリジノン系の**リネゾリド**[18]（LZD），**テジゾリド**（TDZ），環状リポペプチド系の**ダプトマイシン**[19]（DAP）の計6つである．これらのうちTDM解析による投与設計が必要な薬物は，バンコマイシン，テイコプラニン，アルベカシンの3つである．これらの至適血中濃度は表17・4に示す通りで，抗菌効果と副作用軽減のために投与する際はTDMの実施が必須となる．各抗MRSA薬の適応症は表17・5の通りであり，バンコマイシンが最も適応症が多い．MRSA感染症の治療ガイドラインによると，肺炎など呼吸器感染症では，リネゾリドが第一選択薬として推奨度が高い．これはリネゾリドの呼吸器の組織移行性が優れていることに起因する．菌血症や感染性心内膜炎では，ダプトマイシンの推奨度が高くなっている．ダプトマイシンはPK-PD理論による濃度依存型の薬物であることから，できるだけ高い濃度（6〜8 mg/kg）で使用することが望ましい．ただし，横紋筋融解症の副作用に注意が必要である．アルベカシン

*16　バンコマイシン，テイコプラニン　【作用機序】細菌の細胞壁合成を阻害して，細菌的な抗菌作用を示す．
*17　アルベカシン　【作用機序】細菌のタンパク質合成を阻害する．
*18　リネゾリド　【作用機序】細菌のタンパク質合成を阻害する．
*19　ダプトマイシン　【作用機序】細菌の細胞膜と結合し，速やかに膜電位を脱分極させる．

表17・4　抗MRSA薬における測定TDM項目と目標値

抗MRSA薬	測定TDM項目と目標値（μg/mL） 臨床的，細菌学的効果		有害事象を防ぐ目的
バンコマイシン	トラフ値 10〜20	初回目標値は10〜15．効果不良例や複雑性感染症ではTDM評価後に改めて15〜20を目標とした投与設計を行う	トラフ値<20
テイコプラニン	トラフ値 15〜30	初回から15〜30を目標．複雑性感染症では≧20が望ましい	トラフ値<40〜60
アルベカシン	ピーク値 15〜20	臨床的効果とピーク値/MIC≧8が有効性と相関する	トラフ値<1〜2

表17・5　抗MRSA薬の適応症

適応症	バンコマイシン	テイコプラニン	アルベカシン	リネゾリド	ダプトマイシン	テジゾリド
肺炎・肺膿瘍・膿胸	◯	◯	◯	◯		
慢性呼吸器病変の二次感染		◯				
敗血症	◯	◯	◯	◯	◯	
感染性心内膜炎	◯				◯	
深在性皮膚感染症 慢性膿皮症		◯		◯	◯	◯
外傷・熱傷および手術創の二次感染	◯	◯		◯	◯	◯
びらん・潰瘍の二次感染					◯	◯
骨髄炎・関節炎	◯					
腹膜炎	◯					
化膿性髄膜炎	◯					

は，緑膿菌にも抗菌力を示すことから，MRSAとの混合感染で効果が期待される．バンコマイシンが経口投与でMRSA腸炎に使用できるが，これ以外にリネゾリドがMRSA感染症に経口投与で使用可能である．すなわち外来管理で治療可能であるが，血小板減少の副作用には十分注意が必要である．1つ注意すべきは，入院患者からMRSAが分離された場合，感染症の原因になっているのか，それとも定着（colonization）なのか見極めることである．後者なら抗MRSA薬の投与は必要ない．

C-2　多剤耐性緑膿菌（MDRP）

　緑膿菌は，湿性環境で長期間生存することから，病院や高齢者施設などのトイレ，浴室，汚物処理室やナースセンターの手洗いシンクなどに定着，汚染すると，そこから医療従事者の手指などを介し院内伝播しやすいと考えられている．1990年代より，カルバペネム系薬に耐性を示す緑膿菌が報告され，その機序として，多剤耐性緑膿菌がβ-ラクタマーゼのclass Bに属するメタロ-β-ラクタマーゼ（MBL）を産生し，カルバペネム系薬を含むβ-ラクタム系薬を分解することが明らかになった．今日，臨床分離されるMDRPの多くがMBL産生株であり，さらにフルオロキノロン系薬（シプロフロキサシン，レボフロキサシン）とアミノグリコシド系薬（アミカシン）に同時に耐性を示す株を**多剤耐性緑膿菌**と定義されている．

❶ 症　状

　わが国におけるMDRPの分離頻度は，減少傾向にあり2～3％ほどである．その由来検体は，尿が多い．とくに尿路留置カテーテルを装着している患者に注意が必要である．主な症状として，発熱と膿尿である．MDRPに抗菌力を示す薬物が極めて少ないので，人工呼吸器関連肺炎や敗血症を起こした場合，極めて重篤になるので注意が必要である．

❷ 検　査

　わが国の感染症法では，カルバペネム系薬のイミペネム/シラスタチンだけでなく，フルオロキノロン系薬のシプロフロキサシンとアミノグリコシド系薬のアミカシンにも耐性を示す緑膿菌が多剤耐性緑膿菌（MDRP）と定義されている（表17・6）．なお，シプロフロキサシン以外のフルオロキノロン系薬，イミペネム/シラスタチン以外のカルバペネム系薬で耐性が確認された場合もMDRPとして考える．

表17・6　多剤耐性緑膿菌感染症の判定基準

検査方法	検査材料
分離・同定による緑膿菌の検出，かつ，以下の3つの条件をすべて満たした場合 ・イミペネムのMIC値が16 μg/mL以上または，イミペネムの感受性ディスク（KB）の阻止円の直径が13 mm以下 ・アミカシンのMIC値が32 μg/mL以上または，アミカシンの感受性ディスク（KB）の阻止円の直径が14 mm以下 ・シプロフロキサシンのMIC値が4 μg/mL以上または，シプロフロキサシンの感受性ディスク（KB）の阻止円の直径が15 mm以下	血液，腹水，胸水，髄液，そのほかの通常無菌的であるべき検体
分離・同定による緑膿菌の検出，かつ，以下の3つの条件をすべて満たし，かつ，分離菌が感染症の起因菌と判定された場合 ・イミペネムのMIC値が16 μg/mL以上または，イミペネムの感受性ディスク（KB）の阻止円の直径が13 mm以下 ・アミカシンのMIC値が32 μg/mL以上または，アミカシンの感受性ディスク（KB）の阻止円の直径が14 mm以下 ・シプロフロキサシンのMIC値が4 μg/mL以上，または，シプロフロキサシンの感受性ディスク（KB）の阻止円の直径が15 mm以下	喀痰，膿，尿，そのほかの通常無菌的ではない検体

❸ 治　療

わが国でMDRPに抗菌力を示す薬物は，静注用**コリスチン**[20]のみである．小児への投与は，安全性が確立されていない．コリスチンはMDRPだけでなく，カルバペネム耐性腸内細菌科細菌にも抗菌力を示す「切り札」となる薬物である．単剤での使用は耐性化しやすいとの報告もあり，その使用には，カルバペネム系薬やリファンピシンなど他剤併用が望ましい．また，コリスチンは腎障害や神経障害が比較的発現しやすいため，投与時は患者の状態を十分に観察する必要がある．

MDRPのなかには，コリスチン以外の抗菌薬に抗菌力を示す株や2剤併用による相乗効果で抗菌力を示す場合がある．BCプレートを用いることにより，抗菌力を示す組み合わせがみつかることもある（図17・3）．

[20] **コリスチン**【作用機序】グラム陰性菌の細菌外膜に局所的な障害を起こし，細胞内物質を流出させ抗菌活性を発揮する．

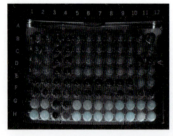

図17・3　BCプレートを用いたMDRPに抗菌力を示す薬物の組み合わせ
BCプレートの培養結果（左）と抗菌薬の組み合わせ表（右）
コリスチンベース（E，F列）およびセフタジジムベース（3，4列）にした組み合わせがMDRPの発育を抑制している

C-3　多剤耐性アシネトバクター・バウマニ（MDR-AB）

アシネトバクター・バウマニは，緑膿菌の類縁菌であるが，湿性環境のみならず比較的乾燥にも耐えうる．多剤耐性の定義は，C-2の多剤耐性緑膿菌と同様である．わが国で大規模な院内感染事例が報告され注目されるようになったが，各施設が感染対策を強化するようになり，その後の院内感染事例はほとんど報告されていない．

❶ 検　査

アシネトバクター属の同定は，DNA-DNAハイブリダイゼーション法が主流であるが，病院の細菌検査室では，作業が煩雑であるため実際には困難である．近年，大学病院を中心に，マトリックス支援レーザー脱離イオン化飛行時間型質量分析法（MALDI-TOF MS）が導入されてきており，これによりアシネトバクター・バウマニの同定が短時間で可能になった．

❷ 治　療

C-2の項に記載したように，BCプレートを用いた抗菌薬の2剤併用を考慮する．コリスチンは強い抗菌力を示すが，MDR-ABにはグリシルサイクリン系のチゲサイクリン[*21]も選択可能である．

[*21] **チゲサイクリン**　【作用機序】リボソーム阻害により，細菌のタンパク質合成を阻害する．

C-4　バンコマイシン耐性腸球菌（VRE）

一般的に腸球菌は病原性が低いことから，健常者で感染症を発症することはまれである．*Enterococcus faecium*などが代表的な腸球菌である．わが国では，VREによる感染症は極めて少ないが，易感染性宿主を中心に尿路感染や感染性心内膜炎など日和見感染を起こすことがある．

❶ 治　療

臨床で分離される腸球菌の多くがβ-ラクタム系やアミノグリコシド系にも耐性を示すことから，抗菌力を示す薬物は極めて少ない．わが国で適応が承認されている薬物は，リネゾリドとキヌプリスチン・ダルホプリスチン[*22]の2剤が，バンコマイシン耐性の*E. faecium*に適応がある．

[*22] **キヌプリスチン・ダルホプリスチン**　【作用機序】キヌプリスチンとダルホプリスチンは，いずれも細菌リボソームに作用しタンパク質合成を阻害する．

C-5　セラチア属

セラチア属のなかで院内感染の原因菌として知られているのが*Serratia marcescens*である．病院や老人保健施設に限らず，一般家庭の水まわり環境より分離されやすく，赤色色素を産生する．本菌は弱毒性の菌であるため，健常者では感染症を引き起こすことは少ないが，易感染

性宿主では敗血症や尿路感染，肺炎などの原因菌になることがある．近年，IMP 型メタロ-β-ラクタマーゼを産生する多剤耐性セラチアが分離されてきており，今後の動向が注目されている．

❶ 治　療

　細胞壁合成阻害を作用機序とする第三・第四世代セファロスポリン系やセファマイシン系，カルバペネム系抗菌薬に良好な感受性を示す．多剤耐性セラチアの場合は，カルバペネム系薬を含む β-ラクタム系薬に耐性を示すため，アミノグリコシド系薬やコリスチンなどが選択される．ただし，本菌が感染症の原因菌か否かを見極める必要がある．

ポイント

- MRSA は，これまでの院内感染型の HA-MRSA のほか，市中感染型の CA-MRSA と家畜由来の LA-MRSA がある．
- わが国で承認されている抗 MRSA 薬は，バンコマイシン，テイコプラニン，アルベカシン，リネゾリド，ダプトマイシンである．
- 抗 MRSA 薬のうち，TDM の実施が必要な薬物は，バンコマイシン，テイコプラニン，アルベカシンである．
- 院内感染の原因菌として知られる緑膿菌において，カルバペネム系（イミペネム，メロペネム），フルオロキノロン系（シプロフロキサシン，レボフロキサシン），アミノグリコシド系（アミカシン）に耐性を示す多剤耐性緑膿菌（MDRP）が問題になっている．
- MDRP 感染症でほかの抗菌薬に感受性を示さない場合，治療薬としてコリスチンが選択される．
- 多剤耐性アシネトバクター属（MDRA）の感染症の治療には，コリスチンもしくはチゲサイクリンが選択される．
- VRE による感染症の治療薬として，リネゾリド，キヌプリスチン・ダルホプリスチンが選択される．

SBO・以下の全身性細菌感染症について，病態（病態生理，症状等），感染経路と予防方法および薬物治療（医薬品の選択等）を説明できる．
　ジフテリア，劇症型 A 群 β 溶血性連鎖球菌感染症，新生児 B 群連鎖球菌感染症，破傷風，敗血症

D　全身性細菌感染症

D-1　ジフテリア

　感染症法の二類感染症に定められており，幼小児を中心に咽頭や喉頭にジフテリア菌が感染し発症する．戦後のわが国ではジフテリアの感染症患者が 10 万人近くおり，その 1 割が死亡していたが，現在ではジフテリアの予防接種により発症者はほとんどいなくなった．

❶ 症　状

　ジフテリアは飛沫感染により伝播する．咽頭や喉頭などに感染後，ジフテリア菌は灰白色の偽膜（pseudomembrane）を形成しジフテリア毒素を産生する．偽膜は剝がれにくく咽頭出血を起こしやすい．頸部リンパ節炎により著しく首が腫れあがる．喉頭ジフテリアでは，犬吠性咳嗽（犬が吠えるような咳）に加え，気道の偽膜により呼吸困難になる．と

きに気道の機械的閉塞により窒息死が起こる．ジフテリア毒素により血圧低下，心筋麻痺，手足の運動麻痺などが合併しやすい．

❷ 検　査

ジフテリアの確定診断は，病変部からジフテリア菌を検出することによる．各種分離培養とグラム染色および異染小体染色［ナイセル（Neisser）染色］による形態観察とPCRを用いたジフテリア毒素遺伝子の検出を実施する．

❸ 治　療

ジフテリアの早期治療には，ジフテリア抗毒素と抗菌薬を併用投与する．抗毒素投与量の目安を表17・7に示す．投与前には，ショック・アナフィラキシー予防のため，ウマ血清過敏症試験として皮内試験法もしくは点眼試験法を実施する．またやむを得ず使用するときは除感作処置を行う．用法は，筋肉内（皮下）または静脈内に注射する場合には，ゆっくり時間をかけて注射する．ショックは5〜10分の間に発現することが多いがその間はもちろん，さらに30分後まで血圧を測定する．著しい血圧降下が起こったら，直ちにアドレナリンの注射など，適切な処置を行う．

抗菌薬では，ベンジルペニシリン[*23]とマクロライド系のエリスロマイシン[*24]が適応を取得している．エリスロマイシンは少なくとも7日間投与する．クラリスロマイシンやアジスロマイシン[*24]も有効であるとの報告もある．

[*23] ベンジルペニシリン 【作用機序】細菌細胞壁のペプチドグリカンの合成を阻害する．
[*24] エリスロマイシン，アジスロマイシン 【作用機序】細菌のリボソーム50Sサブユニットと結合し，タンパク質合成を阻害する．

表17・7　乾燥ジフテリア抗毒素*の投与量の目安

軽　症	5,000〜10,000単位（10〜20 mL）
中等症	10,000〜20,000単位（20〜40 mL）
重症または悪性	20,000〜50,000単位（40〜100 mL）
喉頭ジフテリア	10,000〜30,000単位（20〜60 mL）
鼻ジフテリア	5,000〜 8,000単位（10〜16 mL）

*凍結乾燥品1バイアル5,000単位に添付の溶剤（日局注射用水）10 mLが含まれる．

D-2　劇症型A群β溶血性連鎖球菌感染症

劇症型A群β溶血性連鎖球菌感染症は，A群連鎖球菌（group A Streptococcus, GAS）による連鎖球菌性毒素性ショック症候群（streptococcus toxic shock syndrome, STSS）を伴う重篤な軟部組織感染症のことで，わが国の感染例は1982年にはじめて報告された．すべてのGASが原因菌になるわけではなく，一部の菌が産生する連鎖球菌発熱毒素（Spe），プロテアーゼや溶血毒素（SLO）などが発症に関与するとみられている．

❶ 症　状

すべての患者から皮膚損傷部位が確認されるわけではないことから，感染経路はよく分かっていない．四肢の筋肉痛や発熱を伴い，早い段階から壊死性筋膜炎や筋炎を起こす．感染は，主に筋膜に沿って急速に広まり激痛を伴う．急速にショック状態，多臓器不全を呈し，死亡率が40％前後と高い．急な転帰をたどることから「人喰いバクテリア」として報道されることがある．

❷ 治　療

迅速な対応が予後を大きく左右する．抗菌薬の選択はベンジルペニシリンの大量投与であるが，抗菌効果がみられるまで時間がかかることから，薬物療法を主軸と考えるのではなく，優先すべきは，外科的デブリードマンにより徹底的に壊死組織およびその周辺の感染が疑わしい組織を除去することである．

D-3　新生児B群連鎖球菌感染症

新生児B群連鎖球菌感染症は，直腸や会陰，膣の常在菌の一種であるB群連鎖球菌（group B Streptococcus, GBS）が，母親からの産道曝露により新生児に感染し発症する．*Streptococcus agalactiae* が代表的な菌種である．発症時期により産道感染による早発型（生後6日まで）と水平感染による遅発型（日齢7〜89）に大別される．また，GBSによる胎内感染が起こることがあり，仮死や死産になることがある．

❶ 症　状

胎内感染および敗血症では，多呼吸，無呼吸やチアノーゼなどの呼吸器症状や頻脈，低体温のほか哺乳不良を呈することが多い．髄膜炎であれば，けいれんと嘔吐に加え，意識障害も認められる．

❷ 治　療

アンピシリン[25]注を1日3〜4回に分けて静脈内投与する．もしくは，第三世代セファロスポリン系薬のセフォタキシム[26]注やセフトリアキソン[27]注が用いられる．投与期間は，肺炎・敗血症では10日，髄膜炎では14〜21日の投与が推奨される．髄膜炎治療後にてんかん，難聴，発達遅滞などの重篤な後遺症を発症することがある．

D-4　破傷風

破傷風菌は，芽胞を形成する嫌気性グラム陽性桿菌である．交通事故や工事現場の事故などにより，主に金属などの人工物が皮下の深部組織

---

[25] アンピシリン　【作用機序】ペニシリン系抗菌薬であり，細菌の細胞壁合成を阻害して，殺菌的な抗菌作用を示す．

[26] セフォタキシム　【作用機序】セフェム系抗菌薬であり，細菌の細胞壁合成阻害により抗菌作用を示す．

[27] セフトリアキソン　【作用機序】セフェム系抗菌薬であり，細胞壁ペプチドグリカン架橋形成を阻害し，殺菌的に作用する．

まで到達することで，人工物に芽胞の形で付着していた破傷風菌の感染が成立する．創傷部位の治療後，感染した深部が嫌気状態になることで一部の残存した芽胞が発芽，増殖し発症するとみられる．

❶ 症　状

破傷風菌の症状は，主に破傷風毒素（テタノスパスミン）により引き起こされる．開口障害（牙関緊急），後弓反張が特徴的で呼吸筋のけいれんにより死に至るケースもある．

❷ 治　療

前項にある症状をみて診断することになるが，その際，破傷風毒素の中和が最優先されるため，抗破傷風人免疫グロブリン製剤 250 IU/V を 5,000 IU 以上筋注にて投与，もしくはポリエチレングリコール処理抗破傷風人免疫グロブリン製剤を点滴静注にて投与する．あわせて，再発予防のため沈降破傷風トキソイド注（1回 0.5 mL）を筋注する．3～8週間後に2回目を同量投与する．対症療法として，鎮静にベンゾジアゼピン系薬，筋硬直に筋弛緩薬などが選択される．

D-5　敗血症

敗血症（sepsis）は，本来無菌状態である血液に細菌やウイルスなどの病原体が侵入し感染症を発症している状態をさす．血液中から血液培養で細菌が検出される状態は菌血症（bacteremia）であり，この点が敗血症と区別される．これまで敗血症は，全身性炎症反応症候群（SIRS）をもとに定義されたが，2016年の敗血症および敗血症性ショックの国際コンセンサス定義第3版（Sepsis-3）により，臓器障害を簡便にスコア化して定義する sequential organ failure assessment（SOFA）スコアが新しい診断基準として採用された．これによりこれまで使われてきた重症敗血症（severe sepsis）の用語はなくなった．

❶ 症　状

診断基準は変更になったものの，一般に SIRS にあてはまる，38℃を超える発熱または 36℃未満の低体温，頻脈，頻呼吸の全身症状を呈することが多い．このほか，意識障害やショック状態になることがあり，対応が遅れると致死的な状況になる．

❷ 検査・診断

致死的状況に陥るため抗菌薬の早期投与が望ましいが，投与前に必ず血液培養のための採血を異なる部位から2セット行うことが重要である．異なる部位から採血する意義は，採血時に誤って皮膚常在菌

（*Staphylococcus epidermidis* など）の汚染確率を低減させるためである．1ヵ所から陽性だった場合は汚染を疑う．前医ですでに抗菌薬が投与されている場合や原因微生物がウイルスなど細菌以外であることなど，血液培養で細菌が検出されないケースも多くみられるが，ICU に入院中の患者なら SOFA スコア（表 17・8）を，ICU 以外の患者なら quick SOFA（qSOFA）（表 17・9）をもとに診断する．さらに十分な輸液負荷にもかかわらず，平均動脈圧 65 mmHg 以上を維持するために血管作動薬を必要とし，かつ血清乳酸値が 2 mmol/L を超える場合，敗血症性ショックと診断される．感染症の判断に関して，CRP やプロカルシトニン，プレセプシンなどの検査値も総合的に考慮する．

・CRP ☞ p.19

表 17・8 敗血症の診断基準となる SOFA スコア

スコア	0	1	2	3	4
呼吸 PaO₂/FiO₂	>400	<400	<300	<200	<100 人工呼吸管理
凝固系 血小板 ×10⁴/mm³	>15	<15	<10	<5	<2
肝臓 ビリルビン (mg/dL)	<1.2	1.2〜1.9	2.0〜5.9	6.0〜11.9	12
循環 平均血圧 (mmHg)	>70 昇圧薬なし	<70	DOA≦5y DOB≦5y	DOA≧5y Ad≦0.1y NA≦0.1y	DOA>15y Ad>0.1y NA>0.1
中枢神経 GCS	15	13〜14	10〜12	6〜9	<6
腎臓 Cr (mg/dL) または尿量	<1.2	1.2〜1.9	2.0〜3.4	3.5〜4.9 <500 mL/日	>5.0 <200 mL/日

感染症が疑われ，SOFA スコアが 2 点以上増加した場合，敗血症と考え，スコアの増加点数が高ければ，死亡率も高まる．
DOA：ドパミン，DOB：ドブタミン，Ad：アドレナリン，NA：ノルアドレナリン
GCS：Glasgow Coma Scale

表 17・9 qSOFA スコア

項目	点数
収縮期血圧 100 mmHg 以下	1
頻呼吸 22 回/分以上	1
意識変化	1

上記 2 点以上で「敗血症」の診断

❸ 治　療

敗血症の診断後直ちに（1 時間以内が望ましい），カルバペネム系薬やピペラシリン・タゾバクタム*28，第四世代セファロスポリン系薬などの広域抗菌薬を PK-PD 理論に則って time above MIC を高めることを意識して投与する．必要に応じて抗 MRSA 薬や抗真菌薬を併用する．原因菌が，多剤耐性グラム陰性桿菌の場合は，コリスチンをベースにした併用療法に切り替える（☞本章 C-2, C-3）．抗菌化学療法以外にショック状態では，昇圧薬や副腎皮質ステロイド薬，播種性血管内凝固症候群（DIC）を合併した場合は，トロンボモデュリン製剤の投与が行われる．

*28 ピペラシリン・タゾバクタム配合薬 【作用機序】タゾバクタムは β-ラクタマーゼを強く不活性化するため，細胞壁合成を阻害するピペラシリンがこれらの酵素によって加水分解されることを防御し，ピペラシリン耐性菌に対して抗菌力を示す．

・DIC ☞ p.199

> **ポイント**
> - ジフテリアの治療は，ジフテリア抗毒素と抗菌薬（ベンジルペニシリンもしくはマクロライド系薬）が用いられる．
> - 劇症型A群β溶血性連鎖球菌感染症には，外科的デブリードマンとペニシリン系抗菌薬の大量投与が必要である．
> - 破傷風の治療は，破傷風毒素の中和が優先されるため，破傷風人免疫グロブリン製剤が投与される．
> - 敗血症の診断基準として，ICUの患者に対しSOFAスコア，ICU以外の患者ではqSOFAが用いられる．

E ウイルス感染症

E-1 インフルエンザ

SBO・インフルエンザについて，感染経路と予防方法および病態（病態生理，症状等）・薬物治療（医薬品の選択等）を説明できる．
・以下のウイルス感染症について，感染経路と予防方法および病態（病態生理，症状等）・薬物治療（医薬品の選択等）を説明できる．
伝染性紅斑（リンゴ病），手足口病，伝染性単核球症，咽頭結膜熱，麻疹，風疹，流行性耳下腺炎，サイトメガロウイルス感染症

従来，わが国で流行する季節性インフルエンザはインフルエンザウイルスA型のH1N1（ソ連型）およびH3N2（香港型）が主体であったが，2009年に世界的大流行を起こしたH1N1 2009pdmが，現在でも流行するシーズンがある．このほか比較的軽症例が多いB型も小規模な流行を起こす．これまでインフルエンザは，冬季に流行を示す印象であったが，近年は，夏でも散発的に患者がみられるようになってきた．また，分離頻度は1～5％程度であるが，オセルタミビル耐性インフルエンザがわが国でも分離されるようになってきており，今後の動向が注目される．

❶ 症 状

インフルエンザの典型的な症状は，38℃以上の発熱，全身倦怠感，関節痛，筋肉痛などであり，かぜ症候群にみられる鼻閉，鼻汁，咽頭痛などを呈さないことが多い．また，高齢者では高熱を呈さない症例もある．

・かぜ症候群 ☞ p.298

❷ 検査・診断

インフルエンザの診断には，クリニック，病院などで一般に鼻咽腔などの拭い液を用いた迅速診断キットで判定される．これによりA型とB型の区別も可能であるが，発症早期でウイルス量が少ない場合，偽陰性になることがあるので注意が必要である．現在汎用される鼻咽腔拭い液を用いた迅速診断キットの感度・特異度はそれぞれ70～90％，65～95％である．したがって，検査で陰性であっても臨床症状や地域の流行性などを総合的に考慮して診断することが重要である．

❸ 予 防

インフルエンザウイルスは，飛沫および接触感染により伝播する．クリニックや調剤薬局などでインフルエンザ患者と接触する機会が多い医

療者は，ディスポーザブルマスクを正しく着用する．また，インフルエンザウイルスの飛沫がドアノブなどに付着し，手指を介した接触感染も想定されることから，患者が触れた場所をこまめに消毒し，各自手洗いの励行が重要な感染対策となる．また患者側にも咳エチケットの励行を促す．

【ワクチン接種】　インフルエンザの感染予防にワクチンの接種が推奨されている．現行のインフルエンザワクチンは，ウイルス粒子をエーテル処理にて分解して，ヘムアグルチニン（HA）分画浮遊液を採取し，ホルマリンで不活化したHAワクチンであり安全性が高い．しかしながら，免疫原性が低いと指摘されており，接種後3ヵ月で被接種者の78.8%が有効予防水準を維持するが，5ヵ月では50.8%に減少する．

【抗インフルエンザ薬予防投与】　抗インフルエンザ薬の予防投薬も可能である．インフルエンザの潜伏期間は通常1〜3日とされ，実際には1日程度である．インフルエンザを発症している患者との接触により自らの感染が懸念される場合，抗インフルエンザ薬の予防投与が認められており，使用可能な抗インフルエンザ薬は，オセルタミビル，ザナミビル，ラニナミビルの3つである（表17・10）．予防投与の対象者は，インフルエンザを発症している患者の同居家族または共同生活者（病院や老健施設などにおいて大部屋を利用している者を含む）である65歳以上の高齢者，慢性心疾患患者，糖尿病などの代謝性疾患患者，腎機能障害患者であるが，このほかに病院スタッフに対しても投与が行われることがある．

表17・10　予防投与に用いる抗インフルエンザ薬の用法・用量

オセルタミビル	成人および体重37.5 kg以上の小児：1回75 mg，1日1回，7〜10日間投与 体重37.5kg未満の小児：1回2 mg/kg（最高用量75mg），1日1回，10日間投与
ザナミビル	成人および小児：1回10 mg（2ブリスター），1日1回，10日間吸入投与
ラニナミビル	成人および10歳以上の小児：1回20 mg，1日1回，2日間吸入投与

*29　ノイラミニダーゼ阻害薬（オセルタミビル，ザナミビル，ラニナミビル，ペラミビル）【作用機序】A型およびB型インフルエンザウイルスのノイラミニダーゼを選択的に阻害し，新しく形成されたウイルスの感染細胞からの遊離を阻害することにより，ウイルスの増殖を抑制する．

*30　アマンタジン【作用機序】主に感染初期にウイルスの脱殻の段階を阻害し，ウイルスのリボヌクレオプロテインの細胞核内への輸送を阻止する．

*31　ファビピラビル【作用機序】RNAポリメラーゼを選択的に阻害する．

❹ 治　療

わが国で抗インフルエンザ薬として承認されている薬物は6つである．このうち4つは，増殖したウイルス粒子の細胞外への放出に関与するノイラミニダーゼ（NA）を阻害する薬物[*29]であり，経口剤のオセルタミビル，吸入剤のザナミビルおよびラニナミビル，注射剤のペラミビルがある（表17・11）．このほか，ウイルスの細胞内侵入後に脱殻の過程を阻害するアマンタジン[*30]があるが，アマンタジンは，元来B型インフルエンザに無効であり，近年ではA型インフルエンザウイルスに対し，耐性化が広がっていることから，実際に治療に用いられることはほとんどない．またRNAポリメラーゼ阻害作用を有するファビピラビル[*31]も承認されたが，本薬物は厚生労働大臣が必要と認めた際に製造

発売される薬物である．また，2018年にバロキサビルが発売された．
　A型，B型のインフルエンザ汎用されるNA阻害薬の投与法は以下の表の通りである．いずれの薬物も症状の発現から48時間以内の投与が望ましい．

表17・11　ノイラミニダーゼ阻害薬の用法・用量

一般名 (製品名)	剤　形	1日投与量 成　人	1日投与量 小　児	投与日数
オセルタミビル (タミフル®)	経口剤 カプセル：成人，小児[*1] ドライシロップ：1歳以上	カプセル： 1回75 mg，1日2回	ドライシロップ： 1回2 mg/kg，1日2回	5日間
ザナミビル (リレンザ®)	吸入剤(成人，小児[*2])	1回10 mg[*3]，1日2回	1回10 mg[*3]，1日2回	5日間
ペラミビル (ラピアクタ®)	注射剤(成人，小児)	300 mgを15分以上かけて単回点滴静注[*4]	10 mg/kgを15分以上かけて単回点滴静注[*4]	1回(重症例：症状に応じて連日)
ラニナミビル (イナビル®)	吸入剤(成人，小児)	40 mg，単回吸入	10歳未満：20 mg 10歳以上：40 mg 単回吸入	1回

[*1] 小児≧37.5 kg
[*2] 適切に吸入投与できると判断された場合のみ．ただし4歳以下に対する安全性は確立していない
[*3] 5 mgブリスター×2
[*4] 重症化する恐れのある患者：600 mg/日を15分以上かけて単回点滴静注，症状に応じて連日反復投与

E-2　麻　疹

　麻疹ウイルス（measles virus）が原因ウイルスであり，飛沫感染，接触感染以外に飛沫核感染（空気感染）によっても伝播する．わが国では，幼小児期に感染することが多く，経気道的に侵入したウイルスは，リンパ節に移行し，全身感染を起こす．潜伏期間は10〜12日と比較的長い．

❶ 症　状

　麻疹（はしか）は，発熱に伴い上気道炎，結膜の充血などがみられる．成人では，排尿時痛を呈することがある．口腔粘膜にコプリック（Koplik）斑（白色斑）や顔面・頸部，体幹部に色素沈着性の発疹が出現する．麻疹は一過性の経過をたどることが多いが，まれに意識障害やけいれんを伴う麻疹脳炎を合併することがある．このほか麻疹罹患後5〜10年ののちに性格の変化，ミオクローヌス，けいれんを起こし，最終的に死に至る亜急性硬化性全脳炎（subacute sclerosing panencephalitis，SSPE）が罹患者10万人に1人の頻度でみられる．

・ミオクローヌス ☞ p.539

❷ 治　療

　麻疹に有効な治療法はなく，補液による脱水予防や解熱鎮痛薬などを用いた対症療法が中心である．また，重症化を抑える目的で静注用ヒト免疫グロブリン製剤が投与されることがある（保険適応外使用）．

E-3 風疹

風疹ウイルス（rubella virus）による感染症で，その感染経路は飛沫および接触感染である．潜伏期間はおよそ16〜18日で発疹出現の数日前から出現後5日間ぐらいは感染力があるので注意が必要である．三日はしかとも呼ばれ，麻疹（はしか）に比し軽症である．2006年より麻疹・風疹混合ワクチンの2回接種が行われており，わが国における風疹発症者は大幅に減少している．現在では30〜50歳代の成人男性に感受性者（免疫をもたない人）が15〜20％おり，妊婦や赤ちゃんを守るため成人男性への予防接種が啓発されている．

❶ 症　状

多くの場合，後頸部から耳介後部のリンパ節腫脹がみられたのち，微熱や上気道炎などかぜに似た症状を呈する．やがて顔面から全身へ広がる発疹を認め，高熱となる．思春期以降の女性では，一過性の関節痛や関節液貯留などの多関節炎が認められる．まれに発疹出現後2〜10日前後に血小板減少性紫斑病や脳炎を合併することがある．また，妊娠初期に母体が感染していた場合，経胎盤感染にて胎児に**先天性風疹症候群**（congenital rubella syndrome，CRS）を起こすことがある．CRSでは，出生児が視覚機能障害（白内障，緑内障，網膜症），心疾患，感音性難聴などの症状を呈する．

❷ 予防・治療

風疹の特異的な治療法はなく，麻疹と同様，対症療法を行う．CRSの予防として，妊娠前の女性で，風疹の罹患歴およびワクチン接種歴が不明の場合，風疹抗体検査を実施し，抗体価が十分でない場合は，積極的にワクチンで免疫を獲得することが望ましい．

E-4 流行性耳下腺炎

流行性耳下腺炎は，**ムンプスウイルス**（mumps virus）の飛沫，接触により感染が成立する急性感染症であり，おたふくかぜとも呼ばれる．好発年齢は4〜6歳の幼児期である．潜伏期間は18日前後である．近年，わが国の罹患患者数は，2010年に年間約18万人であったが，最近では年間10万人を割っており，その年齢分布は5〜9歳の小児がおよそ50％，4歳以下が40％ほどを占める．

❶ 症　状

片側もしくは両側耳下腺の腫脹と疼痛，発熱を主訴とする．一般に腫脹は48時間以上持続し，疼痛は唾液分泌により増強するが，予後は

良好である．ただし，発症者の1〜10％に髄膜炎，また発症した男子の25％に精巣炎を合併することがある．精巣炎を合併すると精子数の減少を伴うが，不妊症の原因になることはまれである．予後不良の合併症として，脳炎や感音性難聴がある．

学校保健安全法では，耳下腺，顎下腺または舌下腺の腫脹が発現した後5日を経過し，かつ全身状態が良好になるまで出席停止である．

❷ 予防・治療

流行性耳下腺炎の特異的な治療法はなく，対症的に治療する．解熱・鎮痛には，一般にアセトアミノフェンが用いられる．予防接種のワクチンは，1989年の麻疹ワクチン定期接種にMMRワクチン（麻疹，ムンプス，風疹の三種混合ワクチン）が選択可能となり，患者報告数の減少に寄与した．しかしながら，1993年にMMRワクチンに含まれるムンプスワクチン株による無菌性髄膜炎の発生が問題になり，定期接種が中止され，任意接種になった．今日，先進国のなかでムンプスワクチンが定期接種されていない国はわが国だけとなっている．

E-5　伝染性紅斑（リンゴ病）

伝染性紅斑はヒトパルボウイルスB19によって引き起こされる急性の発熱性・発疹性疾患である．幼小児期に好発し比較的冬から春にかけての発症が多い．発疹が両頬部にリンゴのように真っ赤に現れることから，「リンゴ病」と呼ばれている．潜伏期間は1〜3週間とみられ，飛沫感染により伝播拡大する．

❶ 症　状

高熱や頭痛，全身倦怠感，吐き気などの感冒様症状が数日続いた後に両頬部にやや隆起した紅斑が現れる．その後，発疹は四肢，体幹部へと徐々に広がっていく．発症の10日目頃より特異抗体の産生が始まり，2〜3週間では発疹などの臨床症状が消失し治癒する．成人が感染すると，ときに腫脹，圧痛など関節炎の症状を訴えることがある．このほか免疫抑制薬を服用中の患者や胎内感染例では，血小板減少性紫斑病や溶血性貧血，好中球減少症などの血液学的合併症を引き起こすことがある．

❷ 診断・治療

臨床診断としては，両頬部の紅斑と上腕部の発疹で判断することが可能だが，厳密には，血清中のB19ウイルスに特異的なIgG，IgM抗体をEIA法で検出する．本疾患は，予後良好であることから，発熱にアセトアミノフェン，発疹に伴うかゆみに抗ヒスタミン薬，関節痛には非ステロイド性抗炎症薬などが選択される．

E-6　手足口病

　エンテロウイルスにより感染し，主に学童期前の乳幼児に好発する．夏から秋にかけて流行しやすいことから，いわゆる「夏かぜ」の一種である．主な感染経路として，糞便中に排泄されたウイルスの経口感染もしくは飛沫感染であり，潜伏期間は3～5日ほどである．

❶ 症　状
　手足口病は，文字通り，手（手掌，指の側面など），足（足の甲，足底など）に小丘疹や水疱疹が出現し，口腔粘膜に口内炎様の小水疱や潰瘍が認められる．発熱を必ず伴うわけではなく，皮疹もかゆみを伴うことは少ない．近年，成人の感染例が増えてきており，症状は小児に比し，口の中の痛みや高熱などひどくなることが多い．

❷ 治　療
　特異的治療法はないため，対症療法が中心となる．口腔粘膜の疼痛が強く食事を経口摂取できない場合には輸液投与を行う．

E-7　サイトメガロウイルス感染症

　ヒトサイトメガロウイルスは，ヒトヘルペスウイルス5型（HHV-5）とも呼ばれる二本鎖DNAウイルスである．感染経路は母子感染（胎内感染，産道感染，母乳を介した感染）が最も多く，そのほかには唾液や精液などを介した水平感染などがある．日本人は30歳までに7割程度が感染しており，そのほとんどが不顕性感染である．

❶ 症　状
　サイトメガロウイルス感染症のなかで胎内感染により生まれてきた新生児に小頭症，頭蓋内石灰化，肝脾腫，黄疸などを呈する巨細胞封入体症あるいは先天性サイトメガロウイルス感染症を発症することがある．一般に予後不良で，精神運動発達遅延や高度の聴覚障害などを合併する．
　移植に伴う免疫抑制薬の使用やHIV感染によるAIDS発症に伴い，ヒトサイトメガロウイルスが再活性化し，発熱，関節痛，全身倦怠感に加え，腹痛，下痢などの胃腸炎，視力低下などの網膜炎，乾性咳嗽，呼吸困難などの間質性肺炎を引き起こし，重篤になることが多い．

・間質性肺炎　☞ p.301

❷ 治　療
　ヒトサイトメガロウイルス感染症の治療薬は，点滴静注用のガンシクロビル[*32]，ガンシクロビルのプロドラッグ製剤で消化管吸収を高めたバルガンシクロビル[*32]がある．また，これらの投与により有害事象を

[*32] ガンシクロビル，バルガンシクロビル　【作用機序】ウイルスDNA鎖の複製を阻害する．

認めたり，耐性化が懸念される場合，**ホスカルネット**^{*33} 点滴静注が選択される．ただし，これらの薬物は，臓器移植患者や AIDS 患者における後天的なヒトサイトメガロウイルス感染症の治療に用いられ，先天性サイトメガロウイルス感染症の適応がない．

*33 **ホスカルネット**【作用機序】DNA ポリメラーゼ活性を抑制し，サイトメガロウイルスの増殖を抑制する．

E-8　伝染性単核球症

EB ウイルスによって生じる感染症である．EB ウイルスはヒトのみを宿主とし，環境中からは検出されない．主に唾液を介したヒト-ヒト感染で伝播する．一般に 2～3 歳までに感染が成立し，不顕性感染になることがほとんどである．

❶ 症　状

臨床症状は，発熱（38℃ 以上が 1 週間以上持続することが多い），咽頭扁桃炎（扁桃が赤く腫れ白苔の付着がみられる），主に頸部リンパ節の腫脹が特徴的である．このほか，頻度は低いものの眼瞼浮腫や肝脾腫がみられることがある．

❷ 治　療

伝染性単核球症に特異的な治療法はなく，発熱による脱水予防のための水分補給や解熱薬（アセトアミノフェン）などの対症療法や安静などが重要である．ときに気道閉塞による呼吸困難が生じた場合，副腎皮質ステロイド薬の投与を考慮する．

> **ポイント**
> ■ わが国で承認されているインフルエンザ治療薬は，アマンタジン，オセルタミビル，ザナミビル，ペラミビル，ラニナミビル，ファビピラビル，バロキサビルの 7 剤である．
> ■ インフルエンザの感染様式は，飛沫および接触感染である．
> ■ 麻疹の感染様式は，飛沫核感染（空気感染）である．
> ■ サイトメガロウイルス感染症の治療薬に，ガンシクロビル，バルガンシクロビルが選択される．またこれらにより有害事象が認められたり，耐性化が懸念される場合は，ホスカルネットが選択される．

F　真菌感染症

SBO・クリプトコックス症について，病態（病態生理，症状等）・薬物治療（医薬品の選択等）を説明できる．

F-1　クリプトコックス症

クリプトコックス症は *Cryptococcus neoformans* という真菌が主な原因菌である．*C. gattii* も海外では原因菌として知られているが，わが国

での報告例はほとんどない．その発症は，主にAIDS発症患者や臓器移植に伴う免疫抑制薬服用中の患者などにみられる．病態としては，**肺クリプトコックス症**と**クリプトコックス脳髄膜炎**がある．

❶ 症　状

肺クリプトコックス症は，発熱，咳嗽，喀痰排出，呼吸困難や胸痛などの症状を呈することが多いが，特徴的な臨床症状はなく，無症状のまま経過することもしばしば経験される．一方，脳髄膜炎では，頭痛，吐き気，発熱に加え，項部硬直などがみられる．

AIDSなど免疫不全状態の患者では，肺クリプトコックス症に髄膜炎が合併することが多いので注意する．

❷ 治　療

肺クリプトコックス症では，アゾール系抗真菌薬の**フルコナゾール**[*34] (FLCZ) や**イトラコナゾール**[*34]が第一選択薬であり，3～6ヵ月投与する．なお使用の際には，負荷投与 (loading dose) が推奨される．無効例および重症例では，**フルシトシン**[*35] (5-FC) の併用もしくは**ボリコナゾール**[*34] (VRCZ) か**アムホテリシンB**[*36] リポソーム製剤 (L-AMB) へ切り替える．

脳髄膜炎では，L-AMBと5-FCの併用投与が選択され，その後FLCZやVRCZなどに変更される．AIDS患者か否かにより抗真菌薬の選択や投与期間が異なる．

[*34] **フルコナゾール，イトラコナゾール，ボリコナゾール**【作用機序】ラノステロールC-14脱メチル化酵素を阻害して，真菌細胞膜成分のエルゴステロール生合成を抑制する．

[*35] **フルシトシン**【作用機序】投与後，真菌内で5-フルオロウラシルに変換され，これがDNA合成とRNA合成を阻害する．

[*36] **アムホテリシンB**【作用機序】真菌に特有な細胞膜成分であるエルゴステロールと結合して，細胞膜障害を起こす．

> **ポイント**
> ■ 肺クリプトコックス症には，アゾール系抗真菌薬が第一選択薬である．無効例もしくは重症例の場合，フルシトシンの併用もしくはボリコナゾールかアムホテリシンBリポソーム製剤へ切り替える．

SBO・マラリア，トキソプラズマ症，アメーバ赤痢について，病態（病態生理，症状等）・薬物治療（医薬品の選択等）を説明できる．

G　原虫感染症

G-1　マラリア

ハマダラカによって媒介されるマラリア原虫感染症は，起因するマラリア原虫の相違により，**熱帯熱マラリア**，三日熱マラリア，四日熱マラリア，卵形マラリアに分けられる．世界の流行地は赤道付近の熱帯・亜熱帯地域とされ，わが国は含まれていない．わが国におけるマラリア患者は，流行地域への渡航により感染曝露を受け，帰国後に発症する場合がほとんどである．近年，抗マラリア薬耐性マラリアが世界的に増加している．

❶ 症　状

マラリアは熱性疾患であり，発熱の周期が異なる．発熱は１日で下がるが，解熱後，中２日あけて再び発熱する周期を繰り返す三日熱マラリア，熱帯熱マラリア，卵形マラリアがあり，中２日あけて発熱を繰り返すものに四日熱マラリアがある．ヒトの赤血球に原虫の分裂小体が侵入している（図17・4）ときに熱は下がり，やがて赤血球破壊を生じると発熱する．この周期を繰り返すことにより，重度の貧血をきたす．熱帯熱マラリアが最も重症であり，重症貧血に加え低血糖やショック，脳症や急性腎不全を合併し死亡に至るケースも少なくない．

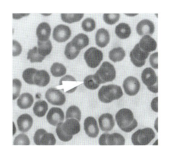

図17・4　マラリア原虫の寄生を示す輪状体が確認される赤血球
（ギムザ染色　×400）
[提供　東北大学　賀来満夫先生]

❷ 治　療

わが国で使用可能な抗マラリア薬は，メフロキン[*37]，アトバコン・プログアニル合剤[*38] である．小児に対してはアトバコン・プログアニル小児用配合錠が使用される．マラリア流行地域への渡航に際し，両薬物とも保険適応外であるが，予防投与が可能である．このほかにキニーネ[*39]も経口剤としてある[*40]．

[*37] **メフロキン**【作用機序】赤血球内の無性生殖体（シゾント）を除去することにより，マラリアの予防および治療効果を現す．

[*38] **アトバコン・プログアニル合剤**【作用機序】アトバコンはピリミジン合成を阻害し，プログアニルはDNA合成を阻害することによって，抗マラリア原虫活性を示す．

[*39] **キニーネ**【作用機序】マラリア原虫のシゾントに致死的に作用するが，その機序は不明．

[*40] 熱帯熱マラリアの重症例では，前述の薬物ではなく，**グルコン酸キニーネ**を４時間以上かけて点滴静注する．この薬物は市販されておらず，臨床研究用として熱帯病治療薬研究班（事務局：宮崎大学医学部感染症学講座寄生虫学分野）が保管しており，必要に応じて使用できる体制が整えられている．

G-2　トキソプラズマ症

トキソプラズマ原虫の終宿主はネコであり，ネコの糞便中に排出された原虫のオーシストもしくは加熱不十分な羊肉や豚肉に付着するシストを経口摂取することでヒトに感染する．ほとんどが不顕性感染で無症候であるが，妊婦から胎児へ経胎盤感染が起こり，胎児が先天性トキソプラズマ症を発症すると死産もしくは水頭症，網脈絡膜炎など重度の後遺症を呈する可能性が高い．またAIDS患者や免疫不全状態にある患者では，後天性トキソプラズマ症として脳炎や肺炎を発症し致死的状況に陥ることがある．

❶ 症　状

先天性トキソプラズマ症の４大徴候として，水頭症，脳内石灰化，脈絡膜炎による視力障害，精神運動機能障害が知られている．顕性感染であっても重症度は異なり，リンパ節腫脹，肝機能障害，黄疸，貧血，血小板減少などを呈することもある．一方，後天性トキソプラズマ症は，健常者の場合，一過性の発熱やリンパ節腫脹，全身倦怠感などが現れるものの一般に軽症～無症状で経過することが多い．しかしながら，免疫不全状態の患者（免疫抑制薬服用中の患者を含む）がトキソプラズマの潜伏感染の後，再賦活した際は意識障害や視力障害を伴う脳炎や肺炎，脈絡網膜炎など重篤になることが多い．

*41 アセチルスピラマイシン 【作用機序】細菌のタンパク質合成を阻害する．
*42 ピリメタミンとスルファジアジンの作用機序は不明である．また，これらの薬物は国内未発売であり，厚生労働省・熱帯病治療薬研究班から入手することが可能である．

❷ 治 療

妊娠中の感染に対しアセチルスピラマイシン*41 を分娩まで投与する．また胎児感染や後天性のトキソプラズマ脳症では，ピリメタミンとスルファジアジン*42 を併用投与する（保険適応外）．

G-3 赤痢アメーバ症

Entamoeba histolytica による5類感染症であり，腸管アメーバ症と肝膿瘍などの腸管外アメーバ症に大別される．感染経路は，経口感染が主であるが，男性同性愛者による肛門を介した接触感染も広がっている．わが国では，海外（主に発展途上国）での飲食により感染し，帰国後に発症し診断されるケースが多い．便中に排泄されたアメーバのシストによる病院内および施設内感染に注意する必要がある．

❶ 症 状

腸アメーバ症は，イチゴゼリー状の粘血便を伴う下痢，便意があり強い腹痛を示すが排便に至らない「しぶり腹」（テネスムス）を呈することが多い．これが細菌性赤痢の症状と類似していることから，赤痢アメーバ症と呼ばれている．

❷ 治 療

治療薬として，DNA切断作用を有するメトロニダゾールを服用する．

> **ポイント**
> ■ わが国で承認されている抗マラリア薬はメフロキンとアトバコン・プログアニル配合剤である．
> ■ 赤痢アメーバの治療薬は，メトロニダゾールが選択される．

SBO・回虫症，蟯虫症，アニサキス症について，病態（病態生理，症状等）・薬物治療（医薬品の選択等）を説明できる．

H 寄生虫感染症

H-1 蟯虫症

生の食材や加熱不十分の食物に付着した虫卵を経口的に摂取し，感染が成立する．成虫は主に盲腸，虫垂に寄生し，夜間に肛門外に移動し肛門周囲に産卵する．その際に肛門周囲に強いそう痒感を呈し，ときに炎症を引き起こすことがある．そのため睡眠障害などが現れることがある．肛門周囲のかゆみに対し，手でかくことにより虫卵が爪の間に入りこうした手指を介した接触伝播につながるので，手指衛生の徹底が重要となる．

❶ 診断・治療

診断にはセロハンテープ肛囲検査法が実施され，肛門周囲の虫卵検出により蟯虫症と診断される．治療薬は**ピランテル**[*43]を内服する[*44]．

H-2　回虫症

回虫は，戦後の日本人において70％以上のヒトが感染していたが，高度経済成長とともに衛生環境も劇的に改善され，現在では0.01％以下にまで低下した．しかしながら，近年のグルメブームなどで，少しずつ患者が増えてきている．

❶ 症状・診断・治療

野菜などに付着したヒト回虫の幼虫包蔵卵を経口的に取り込むことにより，感染が成立する．小腸壁から血流にのって肝臓など各臓器に運ばれ，体長20〜30 cmまで成長する．診断法として糞便内虫卵検出のほか，X線透視検査も実施される．主な臨床症状は，悪心・嘔吐，下痢に加え，虫体の消化管への迷入に伴う急性腹症である．駆虫薬のピランテルの単回投与が有効である．

H-3　アニサキス症

アニサキスは回虫の一種で，クジラやアザラシ，イルカが最終宿主であり，中間宿主としては，サバやイワシ，アジなどの青魚やイカなどである．ヒトは，寄生したこれら海産魚介類の生食や非加熱調理されたものの摂食により主に胃に感染する．

❶ 症状・診断・治療

胃アニサキス症は，感染後比較的短時間に心窩部の激痛を呈し，悪心，嘔吐を伴うこともある．アニサキス症が疑われた場合，胃内視鏡検査もしくはX線検査が行われ，虫体の発見により診断が確定される．治療薬はなく，胃内視鏡下で鉗子にて虫体を摘出する処置が行われる．

---

*43　**ピランテル**【作用機序】虫体の神経・筋伝達を遮断して運動麻痺を起こす．

*44　このほか適応外であるが，メベンダゾール1回100 mgの服用も有効である．

メベンダゾール【作用機序】虫体へのグルコースの取り込みを阻害する．

ポイント

- 蟯虫症，回虫症の治療として用いられる駆虫薬は，ピランテルである．
- アニサキス症の治療は，薬物を用いず，胃内視鏡下で鉗子にて虫体を摘出する．

Exercise

次の文章について，記述の正誤を答えなさい．
① 肺結核は，結核菌が飛沫核感染によって下気道に侵入すると，ほぼ全例発症する．
② わが国で発症する結核症の主なものは粟粒結核である．
③ 結核感染の検査としてインターフェロンγ遊離試験（IGRA）が用いられている．
④ 結核の治療として，抗結核薬の併用投与が行われるが，ベースとなる薬物はイソニアジドとリファンピシンである．
⑤ リファンピシン服用患者に対し，尿の着色（橙赤色）が起こることを服薬指導する必要がある．
⑥ 非結核性抗酸菌（NTM）症は，MACによるヒト-ヒト感染で感染が成立する．
⑦ NTM症の治療は，肺結核の治療法と同様である．
⑧ わが国のヘリコバクター・ピロリ感染率は70％以上である．
⑨ ヘリコバクター・ピロリの感染診断に尿素呼気試験が汎用されている．
⑩ ヘリコバクター・ピロリ一次除菌療法に用いられる抗菌薬は，アモキシシリンとメトロニダゾールである．
⑪ 市中感染型MRSAはバンコマイシンやリネゾリドにも耐性を示す．
⑫ 抗MRSA薬のダプトマイシンはMRSAによる肺炎や敗血症に効果を示す．
⑬ 抗MRSA薬のなかで濃度依存性に抗菌作用が高くなる薬物は，アルベカシンとダプトマイシンである．
⑭ 多剤耐性緑膿菌は，シプロフロキサシンとアミカシンに耐性を示す株である．
⑮ 劇症型A群β溶血性連鎖球菌感染症の治療は，抗菌薬投与ではなく外科的デブリードマンによる壊死組織の除去である．
⑯ 敗血症の診断基準として，ICUに入院中の患者ではSOFAスコアが用いられる．
⑰ 敗血症の検査として抗菌薬投与前に血液培養検査が必要だが，その採血は1ヵ所から好気と嫌気培養2セットより行う．
⑱ インフルエンザの感染は飛沫感染によってのみ伝播する．
⑲ わが国で承認されている抗インフルエンザ薬はすべてノイラミニダーゼ阻害薬である．
⑳ ヒトサイトメガロウイルス感染症の治療には，アシクロビルが第一選択薬である．
㉑ 肺クリプトコックス症の第一選択薬は，アゾール系抗真菌薬である．
㉒ マラリアのなかで四日熱マラリアが最も重症である．

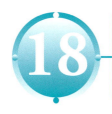

18 悪性腫瘍

A 消化器系の悪性腫瘍

SBO・以下の消化器系の悪性腫瘍について，病態（病態生理，症状等）・薬物治療（医薬品の選択等）を説明できる．
胃癌，食道癌，肝癌，大腸癌，胆嚢・胆管癌，膵癌

A-1 胃 癌　gastric cancer

❶ 病態生理

　胃癌による死亡数は減少傾向にあるが，2017年度におけるがん死亡のなかでは男性で2位，女性では4位である．わが国で発見される胃癌のほぼ半数が早期癌であり，今後長期的には胃癌罹患率は減少していくことが予測される．50歳以降に好発し，ヘリコバクター・ピロリ（ピロリ菌）感染による慢性萎縮性胃炎などが原因としてあげられる（図18・1）．また，食塩の過剰摂取により胃の粘膜が破壊され，胃酸が大量に分泌されることにより胃に炎症が起き，これが年中続くと炎症自体が蔓延してがんを発生させる．

・ヘリコバクター・ピロリ感染症
☞ p.451

	ピロリ菌感染	（慢性）萎縮性胃炎	胃癌 早期	胃癌 進行
胃の病変				
症 状	無症状のことが多い ／ 突発する心窩部痛や悪心・嘔吐など，急性胃粘膜病変の症状がみられる場合がある	上腹部痛や膨満感，悪心・嘔吐などの症状を伴う場合もある	がんの浸潤による潰瘍形成があれば，強い心窩部痛などが出現する	無症状の場合もある ／ 体重減少，食欲不振，腹部不快感，心窩部痛などの症状がみられる
	出血により，貧血，吐血，黒色便（タール便），易疲労感を生ずる			

図18・1　胃癌の臨床経過

❷ 症 状

　早期胃癌では無症状であることが多い．進行胃癌では，体重減少，腹部膨満感，心窩部痛，食欲不振，悪心・嘔吐などがみられる．腫瘍からの出血により，貧血，吐血，黒色便（タール便），易疲労感を生じる．

表18・1 主な抗悪性腫瘍薬

分類	薬物	略称	投与方法	副作用
アルキル化薬	シクロホスファミド	CPA	点滴	出血性膀胱炎，脱毛，骨髄抑制など
葉酸代謝酵素阻害薬	ペメトレキセド	PEM	点滴	骨髄抑制，間質性肺炎，消化器症状など
ピリミジン代謝拮抗薬	カペシタビン	CAP	経口	脱水症状，手足症候群，口内炎，間質性肺炎など
	ゲムシタビン	GEM	点滴	骨髄抑制，間質性肺炎，肺線維症など
	テガフール・ウラシル	UFT	経口	骨髄抑制，肝障害，下痢など
	テガフール・ギメラシル・オテラシル	S-1	経口	骨髄抑制，腎障害，肝障害，過敏症など
	フルオロウラシル	5-FU	点滴	骨髄抑制，白質脳症，手足症候群など
生化学的修飾代謝拮抗薬	レボホリナート	l-LV	点滴	骨髄抑制，消化器症状など
アントラサイクリン系薬	エピルビシン	EPI	点滴	心毒性，骨髄抑制，消化器症状など
	ドキソルビシン	DXR (ADM)	点滴	
微小管阻害薬	エリブリン	HAL	点滴	骨髄抑制，消化器症状，末梢神経障害など
ビンカアルカロイド	ビノレルビン	VNR	点滴	骨髄抑制，消化器症状など
タキサン系薬	アルブミン懸濁型パクリタキセル	nab-PTX	点滴	骨髄抑制，アルブミン過敏症など
	カバジタキセル	CBZ	点滴	骨髄抑制，消化器症状など
	ドセタキセル	DTX	点滴	骨髄抑制，腎障害，肝障害，過敏症など
	パクリタキセル	PTX	点滴	
アロマターゼ阻害薬	アナストロゾール	ANA	経口	更年期様症状，消化器症状，肝障害など
	エキセメスタン	EXE	経口	
	レトロゾール	LET	経口	
エストロゲン受容体遮断薬	タモキシフェン	TAM	経口	消化器症状，浮腫，不正出血など
アンドロゲン受容体遮断薬	エンザルタミド	−	経口	けいれん発作，発疹，精神症状など
GnRHアゴニスト	ゴセレリン	ZOL	皮下注	更年期様症状，肝障害，血栓症など
	リュープロレリン	LEU	皮下注	
白金製剤	オキサリプラチン	L-OHP	点滴	末梢神経障害，消化器症状など
	カルボプラチン	CBDCA	点滴	骨髄抑制，消化器症状，過敏症など
	シスプラチン	CDDP	点滴	腎障害，悪心・嘔吐など
トポイソメラーゼⅠ阻害薬	イリノテカン	CPT-11	点滴	骨髄抑制，下痢など
	ノギテカン	NGT	点滴	骨髄抑制，消化器症状など
トポイソメラーゼⅡ阻害薬	エトポシド	ETP	経口	骨髄抑制，消化器症状，肝障害など
抗HER2モノクローナル抗体	トラスツズマブ	Tmab	点滴	心障害，インフュージョンリアクションなど
抗HER2モノクローナル抗体-微小管重合阻害薬複合体	トラスツズマブ エムタンシン	T-DM1	点滴	間質性肺炎，心障害，肝障害，過敏症など
二量体化阻害モノクローナル抗体	ペルツズマブ	PER	点滴	消化器症状，過敏症，好中球減少など
抗VEGFR-2モノクローナル抗体	ラムシルマブ	RAM	点滴	腎障害，悪心・嘔吐など
抗EGFRモノクローナル抗体	セツキシマブ／パニツムマブ	Cmab/Pmab	点滴	インフュージョンリアクション，発疹，そう痒，痤瘡様皮膚炎など
抗VEGFモノクローナル抗体	ベバシズマブ	Bmab	点滴	消化管穿孔，出血，高血圧，インフュージョンリアクションなど
抗PD-1抗体	ニボルマブ	NIVO	点滴	間質性肺炎，肝障害，皮膚症状など
EGFRチロシンキナーゼ阻害薬	アファチニブ	−	経口	間質性肺炎，皮膚症状，消化器症状など
	エルロチニブ	−	経口	間質性肺炎，肝障害，発疹など
	ゲフィチニブ	−	経口	間質性肺炎，肝障害，皮膚症状など
ALKチロシンキナーゼ阻害薬	アレクチニブ	−	経口	間質性肺炎，味覚異常，消化器症状など
	クリゾチニブ	−	経口	間質性肺炎，視力障害，消化器症状など
CYP17活性阻害	アビラテロン	−	経口	低K血症，心障害，肝障害など
副腎皮質ステロイド薬	プレドニゾロン	PSL	経口	消化性潰瘍，免疫低下，睡眠障害など

❸ 診断・分類

内視鏡と生検により胃癌の診断が確定する．がんの深さが粘膜下層までのものを「早期胃癌」，深さが粘膜下層を越えて固有筋層より深くに及ぶものを「進行胃癌」という（図18・2）．進行胃癌の肉眼的分類にボールマン（Borrmann）分類がある（図18・3）．とくに内視鏡的切除の対象となる早期胃癌の発見には内視鏡検査は不可欠であり，内視鏡的切除の際には病変の正確な範囲診断が必須となる．スキルス胃癌[*1]の診断には，X線造影検査によって行われる．リンパ節転移や遠隔臓器への転移の有無は，CTや超音波検査により診断をする．非常に進行した胃癌では，胃癌病巣や腫大したリンパ節が周囲臓器や主要血管に浸潤していないかを診断して切除可能性を判定する．胃癌の腫瘍マーカー（CEA，CA19-9，AFPなど）は，早期胃癌において上昇しづらく，進行胃癌の治療効果判定や術後の経過観察などに用いられる．

[*1] **スキルス胃癌** 肉眼的に境界不明瞭で，がん細胞がびまん性に浸潤し，ときには胃全体にわたる胃癌をさす．全胃癌の約10%程度にみられ，若年者や女性の胃癌では頻度が高い．リンパ節転移の頻度が高く，治癒切除が困難なことが多いために予後が悪い．

・CEA, CA19-9, AFP ☞ p.18

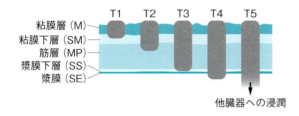

図18・2 胃癌の病期分類

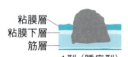

1型（腫瘤型）
・隆起した形態
・周囲粘膜との境界は明瞭

2型（潰瘍限局型）
・潰瘍を形成し，潰瘍周囲がドーナツ状に隆起
・周囲粘膜との境界は比較的明瞭

3型（潰瘍浸潤型）
・潰瘍を形成し，潰瘍周囲がドーナツ状に隆起
・周囲粘膜との境界は不明瞭

4型（びまん浸潤型）
・潰瘍もドーナツ状の隆起もみられない
・胃壁が厚く固い
・周囲粘膜との境界は不明瞭

図18・3 進行胃癌の肉眼的分類（ボールマン分類）
1〜4型のいずれにも分類できないものを5型（分類不能）とする．

❹ 治　療

手術，内視鏡的切除，化学療法が主要な治療法である（図18・4）．手術は胃を切除する範囲により，幽門側胃切除，噴門側胃切除，胃全摘がある．胃の切除範囲は必ずしもがんの進行度によるのではなく，病変の位置と大きさによって決定される．近接する臓器に浸潤が疑われる場合には，周辺臓器を合併切除することもある．

薬物療法として，術後の再発抑制を目的とした補助化学療法と切除不能進行・再発胃癌を対象とした全身化学療法がある．

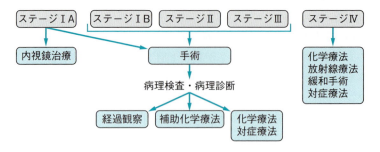

図18・4　胃癌の臨床病期と治療
[日本胃癌学会編：胃癌治療ガイドライン，第4版，金原出版，2014を参考に著者作成]

*2 **S-1（テガフール・ギメラシル・オテラシル配合）**【作用機序】テガフールは肝臓で代謝されて 5-フルオロウラシル（5-fluorouracil, 5-FU）へ変換され，抗腫瘍効果を示す．ギメラシルは 5-FU を代謝するジヒドロピリミジン脱水素酵素（dihydropyrimidine dehydrogenase, DPD）を阻害し，5-FU 濃度を高める．また，オテラシルは消化管での障害を軽減するために用いられる．

*3 **カペシタビン**【作用機序】5-FU のプロドラッグ（内服薬）．腫瘍組織内で選択的に 5-FU へ変換されるため，造血器障害や消化管障害への副作用が軽減するとともに，抗腫瘍効果が高まる．

*4 **オキサリプラチン**【作用機序】シスプラチン誘導体であるが，シスプラチンと異なり，大量の輸液を必要としない特徴を有する．主な副作用として骨髄抑制や末梢神経障害がある．

a 補助化学療法

治癒切除後の微小遺存腫瘍による再発予防を目的として行われる化学療法で，対象はステージⅡ/Ⅲである（図18・5，表18・2）．

S-1[*2] 単独療法（4週間投与 2週間休薬を 1 コースとし術後 1 年間継続）またはカペシタビン[*3]（capecitabine，CAP）＋オキサリプラチン[*4]（oxaliplatin，L-OHP）の併用療法（CapeOX，XELOX）が用いられる．

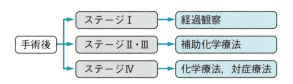

図18・5　術後補助化学療法

表18・2　胃癌術後化学療法に施行される代表的なレジメン

S-1単独投与

	日	1	8	15	22	29	36	42
S-1　1回 40 mg/m² 1日2回 経口						28日間		

術後補助化学療法：28日間投与，14日間休薬　8コース
手術後 1 年間投与，手術不能または再発症例ではPD（増悪）まで投与

カペシタビン＋オキサリプラチン併用（CapeOX，XELOX）療法

	日	1	8	15	21
オキサリプラチン（L-OHP）　130 mg/m² 点滴静注（2時間）		→			
カペシタビン（CAP）　1回 1,000 mg/m² 1日2回 経口				14日間	

術後補助化学療法：14日間投与，7日間休薬，3週間ごと，8サイクル
【制吐対策】①5-HT₃受容体遮断薬（1日目），②デキサメタゾン（1日目および2～3日目）

b 切除不能進行・再発胃癌に対する化学療法

化学療法による完全治癒は現時点で困難であるが，がんの進行に伴う臨床症状発現時期の遅延および生存期間の延長を目的として行われる（図18・6，表18・3）.

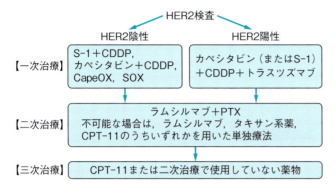

図18・6 切除不能進行・再発胃癌に対する化学療法のアルゴリズム

表18・3 切除不能・進行再発胃癌化学療法に施行される代表的レジメン

S-1+オキサリプラチン併用（SOX）療法

	日	1	8	15	21
オキサリプラチン（L-OHP） 100 mg/m² 点滴静注（2時間）		→			
S-1 1回 40 mg/m² 1日2回 経口		――――――→ 14日間			

3週間ごと，PD（増悪）まで投与
1日目の夕から開始した場合は15日目の朝までとなる.
【制吐対策】①5-HT₃受容体遮断薬（1日目），②デキサメタゾン（1日目および2～3日目）

カペシタビン+シスプラチン併用（XP）療法，HER2陽性の場合はトラスツズマブも併用

	日	1	8	15	21
カペシタビン（CAP） 1回 1,000 mg/m² 1日2回 経口		――――――→ 14日間			
シスプラチン（CDDP） 80 mg/m² 点滴静注（2時間）		→			
トラスツズマブ（Tmab） 初回：8 mg/kg 点滴静注（90分） 2回目以降：6 mg/kg 点滴静注（30分）		→			

カペシタビンは14日間投与，7日間休薬，3週間ごと，6サイクル
【投与前】1,000～2,000 mLの輸液
【制吐対策】①5-HT₃受容体遮断薬（1日目），②アプレピタント（1日目および2～3日目），③デキサメタゾン（1日目および2～4日目）
【投与後】①1,000～2,000 mLの輸液，②D-マンニトールやフロセミドを必要に応じて投与（1日目）

ラムシルマブ+パクリタキセル併用療法

	日	1	8	15	28
ラムシルマブ（RAM） 8 mg/kg 点滴静注（60分：25 mg/分以下）		→		→	
パクリタキセル（PTX） 80 mg/m² 点滴静注（60分）		→	→	→	

4週間ごとに，PD（増悪）まで投与
2サイクルまではラムシルマブ投与後からPTX投与までの間に1時間観察
【前投薬：ラムシルマブ投与前】①ジフェンヒドラミン，②デキサメタゾン，③ラニチジンまたはファモチジン

(1) 一次治療

HER2(human epidermal growth factor receptor type 2)検査を行い，その結果によって一次療法にトラスツズマブ[*5]を用いるか否かが選択される．HER2陰性胃癌に対する一次化学療法としてはS-1＋シスプラチン[*6] (cis-diammine dichloroplatinum，CDDP) 療法が施行される．カペシタビン＋CDDP療法およびCapeOX (XELOX) 療法，あるいはS-1＋L-OHP (SOX) 療法を選択することも可能である．HER2陽性胃癌に対してはトラスツズマブを含む化学療法が標準療法として位置づけられ，カペシタビン (またはS-1) ＋CDDP＋トラスツズマブが施行される．

(2) 二次治療以降

二次化学療法ではラムシルマブ[*7]＋パクリタキセル[*8] (paclitaxel, PTX) 療法が施行される．同療法が適応とならない場合にはラムシルマブ，タキサン系薬 [ドセタキセル[*9] (docetaxel，DTX) またはPTX]，イリノテカン[*10] (irinotecan，CPT-11) のうち，いずれかを用いた単独療法が選択可能である．全身状態が良好であれば二次化学療法までに用いられていない薬物を用いた三次化学療法を考慮する．

A-2　食道癌　esophageal cancer

❶ 病態生理

食道はのどと胃をつなぐ管状の臓器で，食物が通りやすいように内側が粘液を分泌する粘膜でおおわれている．食道癌は，この粘膜の表面にある上皮から発生した上皮性悪性腫瘍であり，わが国では扁平上皮癌が90％以上を占めている．好発部位は胸部中部食道であり，50歳以上の男性に多く，飲酒・喫煙との関連が強い．両者の併用により発がんリスクは10倍以上になる．アルデヒド分解酵素 (aldehyde dehydrogenase 2, ALDH2) のヘテロ欠損が日本人の約40％に存在し，飲酒で顔が赤くなる「flusher」は飲酒でアルデヒドが蓄積しやすく，食道癌や頭頸部癌を発症しやすい．またアルコール分解酵素 (alcohol dehydrogenase 2, ADH2) の活性が低い多型が日本人の10％に認められるが，アルコール多飲傾向と関係しており，ALDH2と同様に発がんリスクの1つにあげられる．

❷ 症　状

初期の食道癌には症状は少ないが，わずかにしみる感じを訴えることもある．食道内腔径は2 cmと細いので進行すると狭窄症状が出やすく，嚥下困難 (とくに固形物)，体重減少，胸部違和感，反回神経浸潤による嗄声を発症することもある．自覚症状が出現したときにはすでに進行がんであることが多い．

---

*5　トラスツズマブ　【作用機序】HER2に対するモノクローナル抗体で，がん細胞の膜上にあるHER2に特異的に結合して，HER2からの細胞内への細胞増殖シグナルを抑制することにより抗腫瘍効果を示す．また，細胞膜上のHER2に結合した本薬を介して，マクロファージやナチュラルキラー細胞によるADCC (antibody-dependent cell-mediated cytotoxicity：抗体依存性細胞介在性細胞傷害作用) 活性による抗腫瘍効果も有する．

*6　シスプラチン　【作用機序】アルキル化薬と同じように，DNA鎖に白金が架橋構造を形成することによって，DNAの合成・複製を抑制し，がん細胞の増殖を阻害する．

*7　ラムシルマブ　【作用機序】抗VEGFR-2 (vascular endothelial growth factor receptor-2：血管内皮増殖因子受容体2) 完全ヒトモノクローナルIgG$_1$抗体．VEGF (血管内皮増殖因子) がVEGFR-2に結合し，下流に血管新生シグナルを送るのを防ぐことで腫瘍増殖を抑制する働きを示す．

*8　パクリタキセル　【作用機序】チュブリンの重合を促進させて，微小管の形成を安定化させることにより，脱重合を抑制して細胞をアポトーシスへと導く．主な副作用として，溶媒として用いられるポリオキシエチレンヒマシ油によるアレルギー反応がある．

*9　ドセタキセル　【作用機序】パクリタキセルと同様に，タキサン系抗がん薬に分類される．主な副作用として，骨髄抑制や浮腫がある．

*10　イリノテカン　【作用機序】生体内でカルボキシエステラーゼによって活性代謝物のSN-38に変換され，Ⅰ型トポイソメラーゼを阻害して，細胞分裂を抑制する．主な副作用に，骨髄抑制と下痢があげられる．

❸ 診断・分類

診断には内視鏡が有用である．食道癌は粘膜下層浸潤癌で40％強の転移率を示し，ほかの消化管癌よりも圧倒的にリンパ節に転移しやすい．したがって，臨床進行度診断でもリンパ節転移診断が最も重要になる．PET-CTは有力な診断方法で，粘膜下層浸潤癌で約半数，筋層浸潤すれば95％以上が陽性となる．病期は**TNM分類**[*11]によって決定され，治療法決定の材料や予後予測の目安となる．肉眼的分類は胃癌の肉眼的分類とほぼ同様で，壁深達度の大まかな判断が可能である．

[*11] **TNM分類** がんの壁深達度（T：depth of Tumor invasion），リンパ節転移（N：lymph Node），遠隔転移（M：Metastasis）の有無を示す．

・胃癌の肉眼的分類 ☞ p.477

❹ 治療

大きく分けて内視鏡治療，手術（外科的治療），放射線療法，化学療法の4つがあり，病期に基づいて治療法が決まる（図18・7）．ある程度進行したがんでは，手術，放射線療法，化学療法を組み合わせる治療（集学的治療）も行われる．

化学療法には，a. 補助化学療法（術前または術後療法），b. 放射線療法（radiotherapy，RT）と化学療法を併用した化学放射線療法（chemo-radiotherapy，CRT）およびc. 全身化学療法がある．

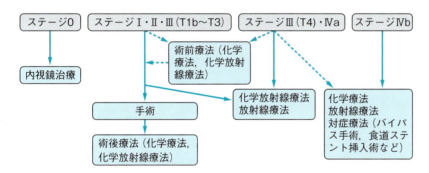

図18・7　食道癌の臨床病期と治療
［日本食道学会編：食道癌診断・治療ガイドライン 2007年4月版，金原出版を参考に著者作成］

a 補助化学療法

手術の治療成績を向上させることを目的とした化学療法で，対象は切除可能なステージⅡ/Ⅲ胸部食道癌に対する術前化学療法＋根治手術が標準的治療として位置づけられている．ただし，手術前に何らかの理由で術前化学療法が行えなかった場合や切除標本の病理診断結果によっては，術後化学療法が行われる場合がある．通常**5-FU**と**CDDP**による**併用療法（FP療法）**が行われる（表18・4）．

表18・4　食道癌の化学療法に施行される代表的なレジメン

5-フルオロウラシル＋シスプラチン併用(FP)療法

	日	1	5	21
シスプラチン(CDDP)　80 mg/m² 点滴静注（2時間以上）		→		
5-フルオロウラシル(5-FU)　800 mg/m²/日持続点滴静注（24時間）		――→ 5日間		

3週間ごと，2コース（術後は4週間ごと）

5-フルオロウラシル＋シスプラチン＋放射線併用(FP+RT)療法

	日	1	4	8	15	22	28
シスプラチン(CDDP)　70〜75 mg/m² 点滴静注（2時間以上）		→					
5-フルオロウラシル(5-FU)　700〜1,000 mg/m²/日 持続点滴静注（24時間）		――→ 4日間					

4週間ごと，2コース．放射線療法は治療開始1〜5，8〜12，15〜19，22〜26，29〜33，36〜38日目に1.8〜2 Gy/Fr/日ずつ（計50.4〜60 Gy）
【投与前】1日目：1,000〜2,000 mLの輸液
【制吐対策】①5-HT₃受容体遮断薬（1日目），②アプレピタント（1日目および2〜3日目），③デキサメタゾン（1日目および2〜4日目）
【投与後】①D-マンニトールやフロセミドを必要に応じて投与，②輸液1,000〜2,000 mL

b 化学放射線療法

化学放射線療法は，放射線単独に比べて有意に生存率を改善し，非外科的治療を行う場合の標準療法として位置づけられている．FP療法に放射線照射を50〜60 Gy 同時に併用する治療法が最も汎用されている（表18・4）．

c 全身化学療法

化学療法による完全治癒は現時点で困難であるが，がんの進行に伴う臨床症状発現時期の遅延および生存期間の延長を目的として行われる．一次化学療法ではFP療法が標準的治療に位置づけられている（表18・4）．二次化学療法ではタキサン系薬（DTXまたはPTX）を単独で行うことが多い．

A-3　肝癌　liver cancer

❶ 病態生理

肝癌は，原発性と転移性に分けられる．わが国の悪性新生物による死亡数のなかで原発性肝癌は第5位を占める（2017年）．転移性肝腫瘍は，悪性度の程度はあるものの，その多くが原発がんの全身転移の一部である．生活習慣病（糖尿病，肥満）を基盤とした非アルコール性脂肪肝炎[*12]を含む非ウイルス性の肝細胞癌が比率・実人数とも急増してきている．

[*12] **非アルコール性脂肪肝炎**　飲酒をしていないにもかかわらず，肝臓の病理所見がアルコール性肝炎に類似し，肝障害を認める疾患．原因としては肥満，糖尿病，脂質異常症などが関与する．

❷ 症　状

　肝臓は「沈黙の臓器」と呼ばれ，初期には自覚症状がほとんどない．肝癌特有の症状は少ないが，進行した場合に腹部のしこりや圧迫感，痛み，おなかが張った感じなどを訴える人もいる．がんが破裂すると腹部の激痛や血圧低下を起こす．ほかには肝硬変に伴う症状（食欲不振，だるさ，微熱，便通異常，黄疸，浮腫や皮下出血など）がある．肝硬変が進むと腹水の出現や，アンモニアが代謝されずに貯留することによる肝性脳症を起こすこともある．

❸ 診断・分類

　肝細胞癌と肝内胆管癌に分類され，後者の罹患率は高くない．肝細胞癌は肝炎ウイルス感染との関連性が高く，多くは肝炎ウイルス由来の慢性肝炎や肝硬変から発生する．スクリーニングとしては，腫瘍マーカーであるα-フェトプロテイン（α-fetoprotein，AFP）や protein induced by vitamin K absence or antagonist-Ⅱ（PIVKA-Ⅱ）の測定と腹部超音波検査が行われる．肝細胞癌のほとんどは画像検査だけで確定診断が可能である．肝内胆管癌の腫瘍マーカーとしては，CEAとCA19-9があげられるが，特異度は低い．播種のリスクは肝細胞癌より高く，本疾患を疑う場合，生検は禁忌である．肝癌の病期は一般に，がんの大きさ，個数，がん細胞が肝臓内にとどまっているか，体のほかの部分まで広がっているかによって分類される（表18・5）．

・肝炎 ☞ p.330
・肝硬変 ☞ p.334

・CEA，CA19-9 ☞ p.18

表18・5　肝癌の分類

	T1	T2	T3	T4
①腫瘍が1つのみ ②腫瘍の大きさが2 cm以下 ③脈管（門脈，静脈，胆管）に広がっていない	①②③すべて合致	①②③のうち2項目合致	①②③のうち1項目合致	①②③すべて合致しない
リンパ節・遠隔臓器に転移がない	Ⅰ期	Ⅱ期	Ⅲ期	ⅣA期
リンパ節転移はあるが遠隔転移はない	ⅣA期			
遠隔転移がある	ⅣB期			

[日本肝癌研究会編：臨床・病理　原発性肝癌取扱い規約，第5版補訂版，金原出版，2009をもとに著者作成]

❹ 治　療
ａ 肝炎ウイルスの治療

　Ｃ型慢性肝炎患者に対しては，発がんさせないためのウイルス駆除療法が治療の第一歩である．また，Ｂ型慢性肝炎の発がんにおいては，HBV DNA量，HBs抗原量が多いほど発がんリスクは高くなるため，これら2つの発がんリスク因子を抑制する核酸アナログ製剤，ペグインターフェロン治療を考慮する．

・ウイルス性肝炎 ☞ p.330

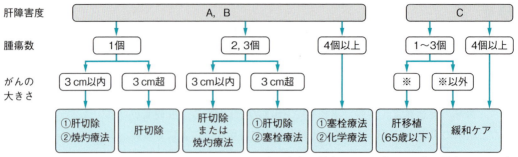

図18・8 肝細胞癌の状態・肝障害度と治療
[日本肝臓学会編：科学的根拠に基づく肝癌診療ガイドライン2013年版，金原出版を参考に著者作成]

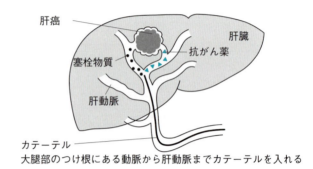

図18・9 肝動注化学療法

*13 **肝動脈塞栓療法** 肝動脈塞栓療法（transcatheter arterial embolization, TAE）はがんに栄養を運んでいる血管を人工的に塞いで，がんを"兵糧攻め"にする治療．通常は，血管造影検査に引き続いて行われる．血管造影に用いたカテーテルの先端を肝動脈のところまで進め，塞栓物質（多孔性ゼラチン粒，球状塞栓物質［ビーズ］，ポリビニルアルコール［PVA］など）を注入し，肝動脈を詰まらせる．

*14 **肝動注化学療法** 肝動注化学療法（transcatheter arterial infusion, TAI）は，血管造影に用いたカテーテルから塞栓をせずに抗がん薬のみを注入する．治療経過やがんの状態によって治療法を使い分ける．

*15 **チャイルド・ピュー分類** 肝臓の障害度を表す指標．わが国では日本肝癌研究会が「原発性肝癌取扱い規約」でまとめた肝障害度分類，もしくはこのチャイルド・ピュー分類が用いられる．どちらも障害の軽い順にAからB，Cの順で分類される．手術適応はBまでで，Cと評価されると肝移植もしくは緩和ケアの治療対象となる．

*16 **ソラフェニブ**【作用機序】マルチキナーゼ阻害作用を有する抗悪性腫瘍薬．C-Raf，B-Raf，FLT-3，c-KITなどの受容体チロシンキナーゼを阻害し，さらに腫瘍血管新生に関与する血管内皮増殖因子（VEGF）受容体，血小板由来成長因子（PDGF）受容体などのチロシンキナーゼ活性を阻害する．

*17 **手足症候群** フッ化ピリミジン系薬や分子標的治療薬などの抗悪性腫瘍薬投与後，手足のピリピリ，ちくちくとした痛み，しびれ感，違和感などが生ずる副作用．

b 肝細胞癌の治療

肝細胞癌の治療法は，肝機能，腫瘍径，腫瘍の個数，脈管浸潤の有無，肝外転移の有無を考慮して選択される（図18・8）．肝細胞癌の内科的治療は，①ラジオ波焼灼療法，②肝動脈塞栓療法[*13]，肝動注化学療法[*14]（図18・9），③全身化学療法（分子標的治療薬，動注療法）がある．一方，外科的治療としては肝切除，肝移植がある．切除不能肝癌では，チャイルド・ピュー（Child-Pugh）分類[*15]Aであるならば，分子標的治療薬が有効な場合がある．

c 分子標的治療薬・ソラフェニブ単独療法

肝切除，局所療法，肝動脈塞栓療法が期待できない，比較的肝機能が温存されたチャイルド・ピュー分類Aの進行肝細胞癌に対し適応がある．ソラフェニブ[*16]錠（200 mg）を1回2錠，1日2回，明らかな腫瘍の増殖（progressive disease, PD）が起こるまで継続して服用する．副作用も多く，手足症候群[*17]，発疹，脱毛，下痢，高血圧がみられる．このような副作用がみられた場合は休薬し，投与量を減量してより長い期間服用させる．手足症候群は高率に起きてくるため，その対策として保湿クリーム，副腎皮質ステロイド薬を使用する．

d 肝内胆管癌の治療

　肝内胆管癌に対して最も有効な治療法は外科的切除であり，その他の治療法は現在確立されていない．外科的切除不能例に対し，ゲムシタビン*18（gemcitabine，GEM）単独，あるいはGEM・CDDPなどを併用する全身化学療法を行う．

*18 **ゲムシタビン**【作用機序】代謝によってリン酸化体へ変換され，DNAポリメラーゼやリボヌクレオチド還元酵素を阻害することによりDNAの合成を抑制する．

e 転移性肝癌の治療

　転移性肝癌は原発巣が治癒切除されており，肝外病変を伴わないときのみが一般に治療対象とされる．転移性肝癌に対する最も有効な治療は肝切除である．とくに大腸癌肝転移に対する肝切除は有用である．しかしながら，切除不能な症例では，全身化学療法，肝動注化学療法，ラジオ波焼灼療法を行う．

A-4　大腸癌　colon cancer

❶ 病態生理

　大腸癌は大腸粘膜上皮ががん化したものであり，腺腫（良性腫瘍）を経由するものと，正常粘膜が直接がん化するもの（de novo）が想定されている．発生のリスク要因としては，大腸癌の家族歴や既往歴，長期経過した炎症性腸疾患，糖尿病，赤肉・加工肉の摂取，肥満，運動不足，喫煙，アルコール多飲，などがあげられている．大腸癌の罹患率は，50歳代から増加し始め，高齢になるほど高くなる．大腸癌の死亡率に関しては，1990年代半ばまで増加し，その後は少しずつ減る傾向にある．男女とも，死亡率は罹患率の約半分であり，大腸癌の生存率が比較的高いことと関連している．

・炎症性腸疾患 ☞ p.320
・糖尿病 ☞ p.353

❷ 症　状

　大腸癌の早期ではほとんど症状がない．大腸のどこにどの程度のがんができるかによって異なるが，血便，下血，下痢と便秘の繰り返し，便が細い，便が残る感じ，おなかが張る，腹痛，貧血，原因不明の体重減少などが多い症状である．なかでも血便の頻度が高く，痔などの良性疾患でも同じような症状があるため，早めに受診することが早期発見につながる．

❸ 診断・分類

　大腸癌の発見には，便潜血検査の有効性が確立しており，症状が出る前に検診などで早期発見が可能となる．確定診断のためには大腸内視鏡検査が必須である．早期に発見できれば完全に治る可能性が高くなる．
　粘膜，粘膜下層までの浸潤にとどまるものを早期がん，固有筋層以深に浸潤しているものを進行がんといい，粘膜内に限局するものをステージ0，固有筋層までにとどまるものをステージⅠ，固有筋層を越えて浸

潤するものをステージⅡと分類する．主リンパ節転移までのリンパ節転移があるものをステージⅢ，遠隔のリンパ節転移や血行性転移，播種性転移があるものをステージⅣと分類する（図18・10）．

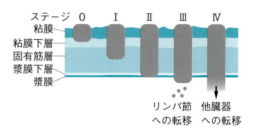

図18・10　大腸癌の病期

❹ 治　療

大腸癌の治療法として，内視鏡治療，手術，化学療法，放射線療法，緩和療法があげられる（図18・11）．手術が可能な病状であれば，肝臓や肺などへの遠隔転移が認められていても，手術により根治できる場合がある．切除が難しい転移が起こった時期に発見された場合は，手術に加え，放射線療法や化学療法（抗がん薬治療）が行われる．手術後に再発しても早い時期にみつかれば，切除により根治が期待できる場合がある．

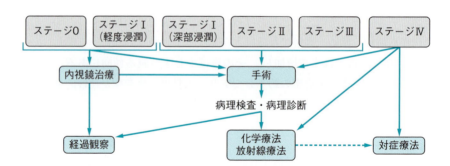

図18・11　大腸癌の臨床病期と治療
[大腸癌研究会編：大腸癌治療ガイドライン医師用 2010年版，金原出版を参考に著者作成]

a 内視鏡治療

リンパ節転移の可能性がほとんどない，粘膜内癌もしくは粘膜下層軽度浸潤癌と内視鏡診断される早期大腸癌に適応される．摘除標本の組織学的検索が必須であるため，可能な限り一括切除する必要がある．

b 手術療法

術前・術中診断によるリンパ節転移の有無と壁深達度からリンパ節郭清度を決定する．リンパ節転移を認める，または疑う場合は，領域リンパ節郭清を行う．ステージⅣであっても手術療法の対象となり得る．遠

隔転移巣（肝臓や肺など）切除が可能であって，原発巣切除が可能であれば，原発巣の根治切除を行うとともに遠隔転移巣の切除を考慮する．

c 化学療法

化学療法には，術後再発抑制を目的とした補助化学療法と切除不能な進行再発大腸癌を対象とした全身化学療法がある（表18・6）．

表18・6　大腸癌の化学療法に施行される代表的なレジメン

レボホリナート＋5-フルオロウラシル併用療法

	日	1	8	15	22	29	36	43	50	56
レボホリナート（l-LV）　250 mg/m² 点滴静注（2時間）		→	→	→	→	→	→			
5-フルオロウラシル（5-FU）　500 mg/m² 点滴静注（3分）		→	→	→	→	→	→			

週1回6週間投与，2週間休薬，3コース
l-LV投与開始後1時間後に5-FUを静注または急速静注（3分）

カペシタビン 単独療法

	日	1	8	15	21
カペシタビン（CAP）　1回 1,250 mg/m² 1日2回 経口		→→→→→→ 14日間			

14日間投与，7日間休薬，8コース

レボホリナート＋5-フルオロウラシル＋オキサリプラチン併用（mFOLFOX6）療法

	日	1	2	3	8	14
オキサリプラチン（L-OHP）85 mg/m² 点滴静注（2時間）		→				
レボホリナート（l-LV）　200 mg/m² 点滴静注（2時間）		→				
5-フルオロウラシル（5-FU）　400 mg/m² 急速静注（5分）		→				
5-フルオロウラシル（5-FU）　2,400 mg/m² 持続静注（46時間）		→→ 46時間				

L-OHP，l-LVを同時に2時間かけて点滴静注．その後5-FU急速静注（5分），5-FU持続静注（46時間）の順で投与
【制吐対策】①5-HT₃受容体遮断薬（1日目），②デキサメタゾン（1日目および2～3日目）

カペシタビン＋オキサリプラチン併用（CapeOX，XELOX）療法

	日	1	8	15	21
オキサリプラチン（L-OHP）　130 mg/m² 点滴静注（2時間）		→			
カペシタビン（CAP）　1回 1,000 mg/m² 1日2回 経口		→→→→→→ 14日間			

14日投与，7日休薬，3週間ごと
【制吐対策】①5-HT₃受容体遮断薬（1日目），②デキサメタゾン（1日目および2～3日目）

レボホリナート＋5-フルオロウラシル＋イリノテカン併用（FOLFIRI）療法

	日	1	2	3	8	14
イリノテカン（CPT-11）　150 mg/m² 点滴静注（90分）		→				
レボホリナート（l-LV）　200 mg/m² 点滴静注（2時間）		→				
5-フルオロウラシル（5-FU）　400 mg/m² 急速静注（5分）		→				
5-フルオロウラシル（5-FU）　2,400 mg/m² 持続静注（46時間）		→→ 46時間				

CPT-11，l-LVを同時に点滴静注．その後5-FU急速静注（5分），5-FU持続静注（46時間）の順で投与
【制吐対策】①5-HT₃受容体遮断薬（1日目），②デキサメタゾン（1日目および2～3日目）

(1) 術後補助化学療法

再発を抑制し，予後を改善する目的で，術後に実施される．遺残なく切除されたステージⅢ症例や再発リスクが高いステージⅡ症例に行われる．5-FU系製剤＋ロイコボリン[*19] (leucovorin, LV)，カペシタビン，FOLFOX (5-FU＋LV＋L-OHP) 療法，XELOX (カペシタビン＋L-OHP) 療法のいずれかの6ヵ月間投与が施行される (表18・6)．

(2) 切除不能進行再発大腸癌に対する化学療法

腫瘍増大を遅延させて延命と症状コントロールを行うことを目的として実施される．患者に耐容性がある場合は，一次治療として細胞傷害性抗がん薬 [FOLFOX療法，XELOX療法，FOLFIRI (5-FU＋LV＋CPT-11) 療法，表18・6 など] に加え，分子標的薬であるベバシズマブ[*20]，セツキシマブ[*21]，パニツムマブ[*22] が併用されることが多い．腫瘍増大がみられた場合も，一次治療で使用しなかった薬物を中心に二次治療，三次治療を行うことで生存期間の延長がみられている．三次治療以降には，複数のプロテインキナーゼ活性を阻害する分子標的薬レゴラフェニブ[*23] やDNA複製阻害をする核酸系抗がん薬トリフルリジン・チピラシル[*24] も保険適用されている (表18・7)．

[*19] **ロイコボリン** 【作用機序】細胞の葉酸プールに取り込まれ，活性葉酸となる．5-FUの抗腫瘍効果発現機構であるチミジル酸合成酵素の阻害活性を増強する．レボホリナート (l-LV) はLVの光学活性体 (l体) である．

[*20] **ベバシズマブ** 【作用機序】ヒトVEGF (血管内皮増殖因子) と特異的に結合し，腫瘍組織での血管新生を抑制して腫瘍の増殖を阻害する．

[*21] **セツキシマブ** 【作用機序】EGFR (epidermal growth factor receptor，上皮成長因子受容体) と特異的に結合するヒト/マウスキメラ型モノクローナル抗体．腫瘍細胞のEGFRを介したシグナル伝達を阻害することによって抗腫瘍効果を示す．

[*22] **パニツムマブ** 【作用機序】ヒト型IgG2モノクローナル抗体で，EGFRに対するリガンドの結合を阻害して抗腫瘍効果を示す．

[*23] **レゴラフェニブ** 【作用機序】複数のプロテインキナーゼを阻害することにより，腫瘍血管新生および腫瘍細胞増殖を抑制し，抗腫瘍効果を示す．

[*24] **トリフルリジン・チピラシル** 【作用機序】トリフルリジンとチピラシルを1：0.5のモル比で配合した経口ヌクレオシド系抗がん薬．トリフルリジンはピリミジン誘導体であり，DNA機能障害を起こす．チピラシルはトリフルリジンの分解酵素であるチミジンホスホリラーゼを特異的に阻害し，バイオアベイラビリティを高める．

表18・7 切除不能進行再発大腸癌の化学療法に施行される代表的なレジメン

レゴラフェニブ単独療法

	日	1	21	28
レゴラフェニブ 1回 160 mg/m² 1日1回 経口		→→→ 21日間		

4週間ごと (3週間投与，1週間休薬)，PD(増悪)まで投与

トリフルリジン・チピラシル単独療法

	日	1	5	8	12	15	28
トリフルリジン・チピラシル 1回 35 mg/m² 1日2回 経口		1〜5日目 → 2日間休薬		8〜12日目 → 2日間休薬		14日間休薬	

d 放射線療法

放射線療法には，直腸癌の術後の再発抑制や術前の腫瘍量減量，肛門温存を目的とした補助放射線療法と，切除不能進行再発大腸癌の症状緩和や延命を目的とした緩和的放射線療法がある．根治を目指して内視鏡治療や手術療法の代替として行われるものではない．

> **オキサリプラチン（L-OHP）による末梢神経障害** コラム
>
> L-OHPはCDDPと異なり，治癒切除不能な進行・再発の結腸・直腸癌に適応を有した白金製剤である．一般的に，ピリミジン代謝拮抗薬である5-FUやカペシタビンなどと一緒に投与される．主な副作用として骨髄抑制や末梢神経障害がある．末梢神経障害には，投与直後に発現する急性障害と，投与を重ねた薬物の蓄積によって発現する慢性障害の2種類がある．急性障害は，冷たい外気やエアコンの冷風などの寒冷刺激によって惹起されるため，それらの刺激を受けないようにする生活上の工夫が必要となる．また，慢性の末梢神経障害は，症状が進むと不可逆的な障害へと進行してしまうため，重篤化しないうちにL-OHPの休薬などを検討する必要がある．L-OHPによる末梢神経障害に対して，牛車腎気丸などの漢方薬を処方することで症状が緩和されるとの報告もある．

A-5 胆嚢・胆管癌　gallbladder cancer, bile duct cancer

❶ 病態生理

胆嚢・胆管癌の危険因子として膵・胆管合流異常がある．リンパ節転移の有無にかかわらず，壁深達度が固有筋層までの場合，早期胆嚢癌と呼ばれ，胆嚢ポリープにみられる胆嚢癌が多い．印刷事業場などで使用された1,2-ジクロロプロパンやジクロロメタンの高濃度，長期間曝露が要因と考えられる胆管癌が，職業性胆管癌として労災認定されている．

❷ 症　状

胆管狭窄や閉塞による黄疸，右上腹部痛，食欲不振や体重減少がみられることが多いが，初期の段階ではしばしば無症状である．

❸ 診断・分類

腹部超音波検査やMDCT（multi detector-row CT）は胆嚢隆起性病変や肝浸潤の診断に有用である．肝浸潤の評価には造影CTやMRIが，リンパ節転移や遠隔転移の診断にはPETが用いられる．血液検査では，総ビリルビンおよび直接ビリルビン値，肝胆道系酵素の上昇と，CA19-9，CEAなどの腫瘍マーカーの上昇がみられることが多いが，特異的とはいえない．

・総ビリルビン，直接ビリルビン ☞ p.10
・肝胆道系酵素 ☞ p.24
・CA19-9，CEA ☞ p.18

胆嚢癌の肉眼型は乳頭型，結節型，平坦型，充満型，塊状型，その他の型に分類される．胆管癌は，肝門部領域胆管癌と遠位胆管癌に分類され，肉眼形態から乳頭型，結節型，平坦型，その他の型に分類される．

❹ 治　療
a 手術療法

治癒が期待できる唯一の治療は手術である．がんが胆嚢壁のどこまで進行しているか，また肝臓や胆管をはじめとした周囲臓器や血管に，どの程度まで及んでいるかによって手術の方法が決められる．胆管癌の手術適応は非常に複雑で，とくに肝門部（肝臓からの出口近く）にできた

胆管癌は，外科的切除が技術的に非常に難しいため，最初に診察した医師の判断が重要になる．

b 化学療法

補助化学療法は確立されておらず，切除不能・再発症例が対象となる．GC療法（GEM＋CDDP）が標準治療として確立している（表18・8）．二次治療は確立されていないがS-1単剤が用いられることが多い．

表18・8　胆嚢癌・胆管癌の化学療法に施行される代表的なレジメン

ゲムシタビン＋シスプラチン併用（GC）療法

	日	1	8	15	21
ゲムシタビン（GEM）　1,000 mg/m² 点滴静注（30分）		→	→		
シスプラチン（CDDP）　25 mg/m² 点滴静注（1時間）		→	→		

3週間ごと，PD（増悪）まで投与
【投与前】500〜1,000 mLの輸液
【制吐対策】①5-HT₃受容体遮断薬（1日目），②デキサメタゾン（1日目および2〜3日目）
【投与後】500〜1,000 mLの輸液

A-6　膵癌　pancreatic cancer

❶ 病態生理

厚生労働省の集計によると膵癌の年間死亡者数は増加の一途をたどっており，2017年のがん死亡者数において，男性で第5位，女性で第3位となっている．高齢者に多く，死亡のピークは60歳代である．膵癌の発生部位は頭部60％，体尾部40％であり，組織学的には90％以上が浸潤性膵管癌である．膵癌の危険因子として家族歴，糖尿病，慢性膵炎，肥満，大量飲酒，膵管内乳頭粘液腫があげられているが，明らかな原因は不明である．膵癌は早期発見が困難であり，**予後は極めて不良**である．

- 糖尿病　p.353
- 慢性膵炎　p.336

❷ 症　状

初期には症状は出にくく，進行してくると腹痛，食欲不振，腹部膨満感，黄疸，腰や背中の痛みなどを発症する．ただし，これらの症状は，膵癌以外の理由でも起こることがあり，膵癌であっても，症状が起こらないことがある．

❸ 診断・分類

膵癌のスクリーニングには腹部超音波検査が用いられ，膵癌を疑った場合は腫瘍の存在や進展度診断を目的に造影CT/MRIを行う．確定診断には細胞・組織診が行われる．遠隔転移の診断や病期診断目的のPETも有用である．腫瘍マーカーとして，CEA，CA19-9，Span-1，DUPAN-2，CA50などがある．また，膵癌があると，血液中の膵酵素（血

- CEA, CA19-9, CA50　p.18
- アミラーゼ　p.12

清アミラーゼ，エラスターゼ1など）が異常値を示すことがある．しかし，腫瘍マーカー，血中膵酵素ともに，がんがあっても高値を示さないことや，ほかの病気によって高値を示すこともある．膵癌の病期は，日本膵臓学会が定めたものと，国際的に使われているUICC分類とで内容が多少異なるため，両方が使用されている（表18・9）．

表18・9A　膵癌の病期（日本膵臓学会）

	領域リンパ節への転移 なし	領域リンパ節への転移 あり	遠隔臓器への転移あり
膵管の上皮内に限局（非浸潤癌）	0		
大きさが2 cm以内で膵臓内に限局	ⅠA		
大きさが2 cm超で膵臓内に限局	ⅠB	ⅡB	Ⅳ
がんの浸潤が膵内胆管，十二指腸，膵周囲組織のいずれかに及ぶ	ⅡA		
がんの浸潤が隣接する大血管，膵外神経叢，他臓器のいずれかに及ぶ	Ⅲ		

[日本膵臓学会編：膵癌取扱い規約，第7版，金原出版，2016をもとに著者作成]

表18・9B　膵癌の病期（UICC）

	領域リンパ節への転移 なし	領域リンパ節への転移 あり 1〜3個	領域リンパ節への転移 あり 4個以上	遠隔臓器への転移あり
膵管の上皮内に限局（非浸潤癌）	0			
大きさが2 cm以内	ⅠA			
大きさが2 cm超4 cm以下	ⅠB	ⅡB	Ⅲ	Ⅳ
大きさが4 cm超	ⅡA			
がんの浸潤が腹腔動脈，上腸間膜動脈，総肝動脈のいずれかに及ぶ	Ⅲ			

[UICC：TMM Classification of Malignant Tumours, Wiley-Blacwell, 8th ed, p.94-95, 2017をもとに著者作成]

❹ 治　療

標準的な治療法は，手術（外科的治療），薬物療法（化学療法），放射線療法の3つである．がんの広がりや全身状態などを考慮し，これらのうちの1つ，あるいは複数を組み合わせた治療（集学的治療）を行う（図18・12）．

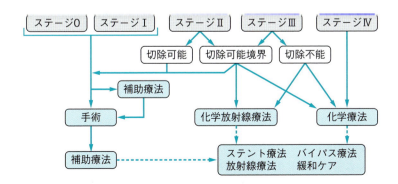

図18・12　膵癌の臨床病期と治療
[日本膵臓学会 膵癌診療ガイドライン改訂委員会編：膵癌診療ガイドライン2016年版，金原出版を参考に著者作成]

*25 **ナブパクリタキセル** 【特徴】アルブミン懸濁型パクリタキセル．アルブミンとパクリタキセルを結合させたナノ粒子製剤．アレルギー症状が起こる可能性の高い溶媒（溶液をつくる際に使う液体）を使用していないため，副腎皮質ステロイド薬などの前投薬を必要としない．

*26 **エルロチニブ** 【作用機序】EGFRのチロシンキナーゼを選択的に阻害し，EGFRチロシンリン酸化の阻害を介して腫瘍増殖を抑制する．食事の影響回避のため，食事1時間以上前または食後2時間に投与される（1日1回服用）．

a 手術療法

外科手術が唯一治癒の可能性がある治療法である．手術適応は遠隔転移がなく，上腸間膜動脈や腹腔動脈など主要動脈への浸潤がないこと，門脈への高度浸潤がない症例とされている．

b 化学療法

遠隔転移を有する膵癌に対する一次治療としては，FOLFIRINOX療法（5-FU＋l-LV＋CPT-11＋L-OHP）またはGEM＋ナブパクリタキセル[*25]（nab-PTX）併用療法が施行されている．これらの治療が適切と判断されない場合はGEM単剤療法，GEM＋エルロチニブ[*26]併用治療，またはS-1単剤療法が施行される．一方，局所進行切除不能膵癌に対してはGEMあるいはS-1単剤療法が推奨されている（表18・10）．

表18・10 膵癌の化学療法に施行される代表的なレジメン

レボホリナート＋5-フルオロウラシル＋イリノテカン＋オキサリプラチン併用（FOLFIRINOX）療法

	日	1	2	3	14
オキサリプラチン（L-OHP） 85 mg/m² 点滴静注（2時間）		→			
レボホリナート（l-LV） 200 mg/m² 点滴静注（2時間）		→			
イリノテカン（CPT-11） 180 mg/m² 点滴静注（90分）		→			
5-フルオロウラシル（5-FU） 400 mg/m² 急速静注（5分）		→			
5-フルオロウラシル（5-FU） 2,400 mg/m² 持続静注（46時間）		→→ 46時間			

2週間ごと，PD（増悪）まで投与
【制吐対策】①5-HT₃受容体遮断薬（1日目），②アプレピタント（1日目および2〜3日目），③デキサメタゾン（1日目および2〜3日目）

ゲムシタビン＋ナブパクリタキセル併用（GEM＋nab-PTX）療法

	日	1	8	15	22	28
ナブパクリタキセル（nab-PTX） 125 mg/m² 点滴静注（30分）		→	→	→		
ゲムシタビン（GEM） 1,000 mg/m² 点滴静注（30分）		→	→	→		

4週間ごと，PD（増悪）まで投与
【制吐対策】①5-HT₃受容体遮断薬（1，8，15日目），②デキサメタゾン（1，8，15日目）

c 放射線療法

局所進行切除不能膵癌に対する一次療法として，5-FUまたはGEMを併用した放射線療法（総線量40〜50 Gy程度）が治療選択肢の1つとして推奨されている．

d 補助療法

とくに膵頭部癌においては閉塞性黄疸を伴うことが多いため，胆道ドレナージが必要となることが多い．また，膵癌患者の疼痛に対しては麻薬などの鎮痛薬を用いて積極的にコントロールを行い，QOLの改善を図る必要がある．膵癌患者では経過中，うつ状態など精神的な障害を認

めることも多く，患者本人だけでなく家族を含めた精神的サポートが必要であり，専門家で構成される緩和ケアチームの介入が重要である．

・緩和ケア ☞ p.533

ポイント

- 胃癌は50歳以降に好発し，ピロリ菌感染による慢性萎縮性胃炎などが原因としてあげられる．
- 進行胃癌の肉眼的分類にボールマン分類がある．
- HER2陽性胃癌に対してはトラスツズマブを含む化学療法が標準療法として位置づけられている．
- 胃癌の二次化学療法ではラムシルマブとパクリタキセルの併用療法が施行される．
- わが国での食道癌は，扁平上皮癌が90％以上を占めている．
- 食道癌は50歳以上の男性に多く，飲酒・喫煙との関連が強い．
- 飲酒で顔が赤くなる人はアルデヒドが蓄積しやすく，食道癌や頭頸部癌を発症しやすい．
- 食道癌の化学放射線療法は，非外科的治療を行う場合の標準療法として位置づけられている．
- 肝細胞癌は肝炎ウイルス感染との関連性が高く，多くは肝炎ウイルス由来の慢性肝炎や肝硬変から発生する．
- 肝動脈塞栓療法（TAE）はがんに栄養を運んでいる血管を人工的に塞いで，がんを「兵糧攻め」にする治療である．
- 切除不能な進行肝細胞癌に対し分子標的薬であるソラフェニブが適応される．
- ソラフェニブの有害事象には，手足症候群，発疹，高血圧などがみられる．
- 大腸癌の発見には，便潜血検査の有効性が確立しており，症状が出る前に検診などで早期発見が可能となる．
- 大腸癌の化学療法レジメンとして，FOLFOX（5-FU+LV+L-OHP）やXELOX（カペシタビン+L-OHP）などがある．
- 切除不能進行再発大腸癌に対する化学療法には，一次治療として細胞傷害性抗がん薬に加え，分子標的薬（ベバシズマブ，セツキシマブ，パニツムマブ）が併用されることが多い．
- 切除不能進行再発大腸癌に対する化学療法の三次治療として，分子標的薬のレゴラフェニブや核酸系抗がん薬のトリフルリジン・チピラシルが使用される．
- オキサリプラチンの副作用である急性の末梢神経障害は，寒冷刺激によって惹起されるため，それらの刺激を受けないようにする生活上の工夫が必要となる．
- 印刷事業場などで使用された化学物質の高濃度，長期間曝露が要因と考えられる胆管癌が，職業性胆管癌として労災認定されている．
- 胆囊・胆管癌における化学療法の標準治療として，GC療法（GEM+CDDP）が施行される．
- 膵癌は早期発見が困難であり，予後は極めて不良である．
- 遠隔転移を有する膵癌に対する一次治療としては，FOLFIRINOX療法（5-FU+ℓ-LV+CPT-11+L-OHP）またはゲムシタビン+ナブパクリタキセル（GEM+nab-PTX）併用療法が施行されている．
- 膵癌患者の疼痛に対しては麻薬などの鎮痛薬を用いて積極的にコントロールを行い，QULの改善を図る必要がある．

B 肺癌 lung cancer

SBO・肺癌について，病態（病態生理，症状等）・薬物治療（医薬品の選択等）を説明できる．

❶ 病態生理

肺癌とは，気管支や肺胞の細胞が何らかの原因でがん化したものであり，進行すると，がん細胞が周りの組織を破壊しながら増殖し，血液やリンパ液の流れに乗って広がっていく．転移しやすい場所は，リンパ節，脳，肝臓，副腎，骨などがある．肺癌は2017年の部位別悪性新生物死

亡原因の第1位である．肺癌罹患患者数は増加の一途をたどっている．喫煙は重要な危険因子であり，非喫煙者に比べて現喫煙者は4〜5倍肺癌に罹りやすいが，禁煙して10年以上経つと2倍程度にまでリスクは低下し，20年以上経つと非喫煙者と同じリスクになる．EGFR遺伝子変異やEML4-ALK（echinoderm microtubule-associated protein-like 4-anaplastic lymphoma kinase）融合遺伝子など肺癌の増殖に直接かかわっている遺伝子変化の存在が知られ，これらは治療標的として重要である．

❷ 症　状

進行の程度にかかわらず症状がほとんどみられない場合もあり，健診などの胸部X線検査やCT検査によって発見されることもある．肺癌の症状には，①原発巣・所属リンパ節転移巣から隣接臓器への圧迫や直接浸潤によるもの（咳，痰，血痰，胸痛・背部痛，呼吸困難，嗄声，嚥下困難など），②遠隔転移によるもの（脳転移による片麻痺や骨転移による疼痛，歩行障害など），③腫瘍随伴症候群（異所性ホルモンによる症状や非特異的全身症状など）がある．

❸ 診断・分類

診断には，①がんであることの確定，組織型の決定，遺伝子変化の検索，②がんの広がり（TNM病期分類）の確定の2つがある（表18・11）．組織型により非小細胞肺癌と小細胞肺癌の2つに大きく分けられる（図18・13）．小細胞肺癌ではTNM病期分類に加えて，限局型（LD：limited disease）あるいは進展型（ED：extensive disease）という分類も使われる（表18・12）．LDは，病巣ががん発生部と同じ側の肺，縦隔リンパ節，鎖骨上窩リンパ節にがんがとどまっている状態であり，悪性胸水，心囊水を有さないものと定義されている．LDの範囲を越えたものはEDと定義されている．

表18・11　肺癌のTNM分類と病期

	なし	リンパ節への転移 あり 気管支周囲, 肺門	縦隔	反対側の肺, 首のつけ根	肺内の別の場所, 胸膜播種, 悪性胸水, 他臓器への転移
T1a：腫瘍の最大径2cm以下 T1b：腫瘍の最大径2cm超3cm以下	ⅠA	ⅡA	ⅢA	ⅢB	Ⅳ
T2a：腫瘍の最大径3cm超5cm以下，あるいは3cm以下で臓側胸膜に浸潤あり	ⅠB				
T2b：腫瘍の最大径5cm超7cm以下	ⅡA	ⅡB			
T3：腫瘍の最大径7cm超で，胸壁，胸膜，横隔膜，心膜などに広がっている，もしくは主気管支への広がりが気管分岐部から2cm未満	ⅡB	ⅢA			
T4：縦隔，心臓，大血管，器官などへの広がりがある	ⅢA	ⅢB			

上皮内癌は0期
［日本肺癌学会編：臨床・病理　肺癌取扱い規約，第7版，金原出版，2010をもとに著者作成］

	組織分類	多発部位	特　徴
非小細胞肺癌	腺癌	肺野部	女性の肺癌に多く，症状が出にくい
	扁平上皮癌	肺門部	喫煙との関連が大きい
	大細胞癌	肺野部	増殖が速い
小細胞肺癌	小細胞癌	肺門部	喫煙との関連が大きく，転移しやすい

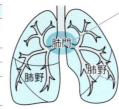

肺門部：太い気管支が細かく分かれて肺に入る部分（肺の中心部）

肺野部：肺門の先の肺の末梢部分

図18・13　肺癌の分類

表18・12　小細胞肺癌の病期分類

限局型	病巣が片側肺に限局している 反対側の縦隔および鎖骨上窩リンパ節までに限られている 悪性胸水および心嚢水がみられない
進展型	「限局型」の範囲を越えてがんが進んでいる

❹ 治　療

　小細胞肺癌と非小細胞肺癌で治療が異なる．前者は手術が可能な早期に発見されることは少なく，中心となる治療は化学療法である．放射線療法を併用することもある（図18・14）．後者の中心となる治療は手術である．病期によっては再発予防のため手術後に化学療法が勧められている．また，全身状態，年齢，合併するほかの病気などにより，手術が難しいと判断した場合は放射線療法を行う．さらに進行した状態では，薬物療法を中心に行う（図18・15）．

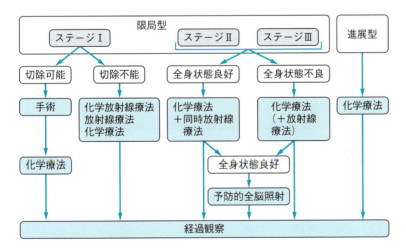

図18・14　小細胞癌の治療
[日本肺癌学会編：EBMの手法による肺癌診療ガイドライン 悪性胸膜中皮腫・胸腺腫瘍含む 2016年版，金原出版を参考に著者作成]

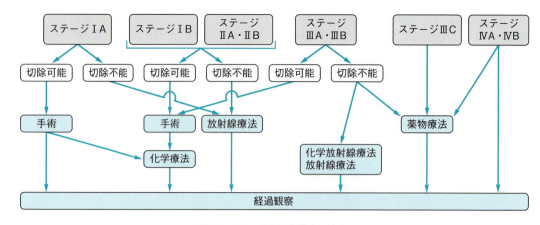

図18・15 非小細胞肺癌の治療
[日本肺癌学会編：EBMの手法による肺癌診療ガイドライン 悪性胸膜中皮腫・胸腺腫瘍含む 2016年版, 金原出版を参考に著者作成]

a 手術療法

手術が可能かを検討するときは，手術前の全身状態（とくに呼吸機能）が重要になる．手術を行う場合は，手術後を順調に乗り切るために，十分な禁煙期間（1ヵ月以上）を設ける．非小細胞肺癌の標準的な治療法は手術で，ステージⅠ，ステージⅡ，またステージⅢAの一部は手術が可能になる．小細胞肺癌は限局型のステージⅠで手術を行うことがある．

b 放射線療法

根治的放射線療法が適するのは，非小細胞肺癌では，ステージⅠやステージⅡで手術が難しい場合と，ステージⅢで化学療法と放射線療法を併用する化学放射線療法が難しい場合に行われる．小細胞肺癌では限局型が放射線療法の対象となる．

治療のスケジュールは非小細胞肺癌の場合，1日1回2 Gyの照射を週5回，合計6週間で60 Gyを照射するのが標準的となる．小細胞肺癌は，細胞分裂の速さを考慮し，照射と照射の間に放射線が効きにくい細胞が出現しないよう，1回1.5 Gyの照射を1日2回週5回照射し，合計3週間で45 Gy照射する加速多分割照射が行われる場合もある．

c 薬物療法

(1) 小細胞肺癌

化学療法は限局型および進展型いずれにおいても白金製剤併用の化学療法が標準的である．限局型で病期がステージⅠで手術が可能な場合は術後化学療法が，手術が難しい場合は胸部への放射線療法と化学療法を併用する化学放射線療法が行われている．使用する抗がん薬の組み合わせは，PE療法［CDDP＋エトポシド[*27]（etoposide，ETP）］である．進展型は，化学療法単独で治療を行う．使用する抗がん薬の組み合わせは，PI療法（CDDP＋CPT-11）が標準治療であるが，副作用が強い場合

[*27] **エトポシド**【作用機序】Ⅱ型トポイソメラーゼを阻害することで，間接的なDNA鎖切断により細胞分裂を抑制する．また，細胞周期をG2期で停止させる．

はPE療法を，高齢の場合はCE療法［カルボプラチン*28（carboplatin，CBDCA）＋ETP］など状況によって使用する抗がん薬を検討する（表18・13）．再発小細胞肺癌には，アムルビシン*29（amrubicin，AMR）やノギテカン*30（nogitecan，NGT），CPT-11などが使用される．

*28 **カルボプラチン** 【作用機序】シスプラチンと同等の抗腫瘍活性を有しながら，シスプラチン特有の高度な悪心・嘔吐や腎機能障害を軽減する目的で合成された白金製剤．しかし，シスプラチンに比較して骨髄抑制を強く発現することがある．

*29 **アムルビシン** 【作用機序】アントラサイクリン系抗悪性腫瘍薬．DNAインターカレーション，トポイソメラーゼⅡ阻害作用，ラジカル産生作用を示す．

*30 **ノギテカン** 【作用機序】トポイソメラーゼIを阻害する．イリノテカンとの違いは代謝分解の過程で生ずるSN-38がノギテカンでは生じないため，イリノテカンで問題となる副作用の下痢が少ない．

表18・13 小細胞肺癌の化学療法に施行される代表的なレジメン

シスプラチン＋エトポシド併用（PE）療法

	日	1	2	3	8	15	21
シスプラチン（CDDP） 80 mg/m² 点滴静注（2時間以上）		→					
エトポシド（ETP） 100 mg/m² 点滴静注（30〜60分）		→	→	→			

3〜4週間ごと，4コース（放射線療法との併用の場合は4週間ごと）
LD症例：放射線1.5 Gy/回，1日2回（合計45 Gy）併用
【投与前】1日目：1,000〜2,000 mLの輸液
【制吐対策】①5-HT₃受容体遮断薬（1日目），②アプレピタント（1日目および2〜3日目），③デキサメタゾン（1日目および2〜4日目）
【投与後】①輸液1,000〜2,000 mL，②D-マンニトールやフロセミドを必要に応じて投与

シスプラチン＋イリノテカン併用（PI）療法

	日	1	8	15	22	28
シスプラチン（CDDP） 60 mg/m² 点滴静注（2時間以上）		→				
イリノテカン（CPT-11） 60 mg/m² 点滴静注（90分以上）		→	→	→		

4週間ごと，4コース
【投与前】1日目：1,000〜2,000 mLの輸液
【制吐対策】①5-HT₃受容体遮断薬（1日目），②アプレピタント（1日目および2〜3日目），③デキサメタゾン（1日目および2〜4日目）
【投与後】①輸液1,000〜2,000 mL，②D-マンニトールやフロセミドを必要に応じて投与

カルボプラチン＋エトポシド併用（CE）療法

	日	1	2	3	8	15	21
カルボプラチン（CBDCA） AUC 5 点滴静注（30分以上）		→					
エトポシド（ETP） 80 mg/m² 点滴静注（30〜60分）		→	→	→			

3〜4週間ごと，4コース
【制吐対策】①5-HT₃受容体遮断薬（1日目），②デキサメタゾン（1日目および2〜4日目）
【投与後】①輸液1,000〜2,000 mL，②D-マンニトールやフロセミドを必要に応じて投与

（2）非小細胞肺癌

術前化学療法，術後の補助化学療法と化学放射線療法並びに切除不能進行再発肺癌を対象として全身化学療法がある．切除不能進行再発の非小細胞肺癌においては，扁平上皮癌と非扁平上皮癌で治療方針が異なる

ことや，*EGFR*遺伝子変異や*ALK*（anaplastic lymphoma kinase，未分化リンパ腫キナーゼ）遺伝子転座など遺伝子変異のタイプによって治療方針が大きく異なることから，治療前に組織型や**遺伝子異常**の情報を得ることが重要である．

1）術前化学療法

ステージⅠ～ⅢAに対して手術前に，白金製剤との組み合わせで，白金製剤併用療法を考慮する場合もある．

2）術後化学療法

手術後の化学療法では，ステージⅠAでがんの大きさが2cm以上の場合やステージⅠBに対しては**テガフール・ウラシル**[*31]（tegafur・uracil, **UFT**）配合剤療法，ステージⅡ～ⅢAに対してはCDDP併用療法を行う．

3）化学放射線療法

手術が難しいステージⅢA・ⅢBでは，胸部への放射線療法と抗がん薬（プラチナ併用療法）の併用療法が治療の第一選択となる．併用する時期は逐次よりも同時のほうが効果は高いとされているが，副作用も強くなることがあるため注意が必要となる．使用する抗がん薬の組み合わせは，**NP療法**［CDDP＋**ビノレルビン**[*32]（vinorelbine, **VNR**）］，**TC療法**（CBDCA＋PTX），CDDP＋**PEM**（ペメトレキセド[*33]，pemetrexed）療法，などがある（表18・14）．

[*31] **テガフール・ウラシル**【作用機序】テガフールは肝臓で代謝されて5-FUへ変換され，抗腫瘍効果を示す．ウラシルは5-FUの分解を阻害し，バイオアベイラビリティを高める．

[*32] **ビノレルビン**【作用機序】ビンカアルカロイドであり，有糸分裂微小管の構成タンパク質チュブリンに選択的に作用し，その重合を阻害することにより抗腫瘍効果を示す．

[*33] **ペメトレキセド**【作用機序】複数の葉酸代謝酵素を同時に阻害することで，DNAの合成を阻害する．

表18・14 非小細胞肺癌の化学療法に施行される代表的なレジメン

ビノレルビン＋シスプラチン併用（NP）療法

	日	1	8	15	21
シスプラチン（CDDP） 80 mg/m² 点滴静注（2時間以上）		→			
ビノレルビン（VNR） 25 mg/m² 静注（10分以内）		→	→		

3～4週間ごと，4～6コース
【投与前】1日目：1,000～2,000 mLの輸液
【制吐対策】①5-HT₃受容体遮断薬（1日目），②アプレピタント（1日目および2～3日目），③デキサメタゾン（1日目および2～4日目）
【投与後】①輸液1,000～2,000 mL，②D-マンニトールやフロセミドを必要に応じて投与，③ビノレルビン投与直後，輸液で血管を流す（8日目）

パクリタキセル＋カルボプラチン併用（TC）療法

	日	1	8	15	21
カルボプラチン（CBDCA） AUC 6 点滴静注（30分以上）		→			
パクリタキセル（PTX） 200 mg/m² 点滴静注（3時間）		→			

3週間ごと，4コース
【前投薬】①5-HT₃受容体遮断薬（1日目），②デキサメタゾン（1日目および2～3日目），③ジフェンヒドラミン，④ラニチジンまたはファモチジン（②，③，④はパクリタキセル投与30分前）

（つづく）

表18・14 つづき

シスプラチン+ペメトレキセド併用療法

	日	1	8	15	21
シスプラチン(CDDP) 75 mg/m² 点滴静注(2時間以上)		→			
ペメトレキセド(PEM) 500 mg/m² 点滴静注(10分間)		→			

3週間ごと,4コース
葉酸の投与(1日1回連日)およびビタミンB₁₂製剤(9週ごとに1回)を初回投与の7日前からと,最終投与日から22日目まで投与する.
【投与前】1日目:1,000〜2,000 mLの輸液
【制吐対策】①5-HT₃受容体遮断薬(1日目),②アプレピタント(1日目および2〜3日目),③デキサメタゾン(1日目および2〜4日目)
【投与後】①輸液1,000〜2,000 mL,②D-マンニトールやフロセミドを必要に応じて投与

4) 分子標的薬

がんの増殖にかかわっている分子を標的にしてその働きを阻害する薬.切除不能な進行・再発の非小細胞肺癌で非扁平上皮癌(腺癌,大細胞癌)の治療として使用される.一次治療としては,がんの増殖にかかわる *EGFR* 遺伝子変異と *ALK* 融合遺伝子の有無,全身状態,年齢を考慮し,使用する薬物を検討する.使用する薬物は,*EGFR* 遺伝子変異がある場合には,EGFR チロシンキナーゼ阻害薬のゲフィチニブ*34,エルロチニブ,アファチニブ*35 のいずれかになる.また,*ALK* 融合遺伝子がある場合は,ALK チロシンキナーゼ阻害薬のアレクチニブ*36 またはクリゾチニブ*37 を使用する.そのほかに,VEGF を阻害するベバシズマブを抗がん薬と併用して使用することがある.一次治療後,効果がなくなった場合や,副作用などの理由で一次治療を中止した場合でも,全身状態が良好であれば,二次治療,三次治療が行われる.使用する薬物は,以前用いたものとは異なる薬物や組み合わせになる.分子標的薬による副作用では,皮膚や爪の変化,下痢,高血圧,出血,タンパク尿,倦怠感などが起こることがある.多くの場合では軽度であるが,まれに,間質性肺炎などの危険性の高い副作用があらわれることがある(☞表18・1).

5) 免疫チェックポイント阻害薬

PD-1 とがん細胞が結合することを阻害する PD-1 阻害薬のニボルマブ*38 が,切除不能な進行・再発の非小細胞肺癌に対して保険適応されており,白金製剤併用療法後の二次治療以降に使用することがある.ただし,全身状態のよくない患者および間質性肺炎や膠原病などの合併症を有する患者,ほかの化学療法や放射線療法との併用については,有効性および安全性が確立していない.また,PD-1 阻害薬のペムブロリズマブ*39 が,PD-L1 陽性(PD-1 と結合する物質)の切除不能な進行・再発の非小細胞肺癌に対して保険適応されている.

*34 **ゲフィチニブ** 【作用機序】EGFR チロシンキナーゼ阻害薬.とくに *EGFR* 遺伝子変異陽性非小細胞肺癌および女性で非喫煙者に有効と認められ,1日1回投与される.

*35 **アファチニブ** 【作用機序】EGFR チロシンキナーゼを不可逆的に阻害する.本薬は P 糖タンパク質の基質となる.1日1回,空腹時に投与される.

*36 **アレクチニブ** 【作用機序】ALK 融合タンパク質のチロシンキナーゼ活性を阻害する.副作用として,味覚異常や好中球減少を生ずることがある.

*37 **クリゾチニブ** 【作用機序】アレクチニブ同様に,*ALK* 融合遺伝子陽性の切除不能な進行・再発の非小細胞肺癌に適応される.副作用として,視力障害や消化器障害を起こすことがある.

*38 **ニボルマブ** 【作用機序】ヒト PD-1 に対する抗体であり,PD-1 とそのリガンドである PD-L1 および PD-L2 との結合を阻害することにより,がん抗原特異的な T 細胞の増殖,活性化および細胞傷害活性を増強する.

*39 **ペムブロリズマブ** 【作用機序】ニボルマブと同様に,ヒト PD-1 に対する抗体である.PD-L1 陽性の切除不能な進行・再発の非小細胞肺癌に適応される.

> **プレシジョン・メディシン** precision medicine　**コラム**
>
> 　がん患者の病変から採取した組織の遺伝子異常を調べ，患者それぞれの遺伝子異常にあった最適な薬を選ぶ薬物療法のこと．たとえば，非小細胞肺癌の患者に対して，*EGFR*や*ALK*のような「ドライバー遺伝子」と呼ばれるがんの増殖や進展にかかわる特定の遺伝子異常がみつかっている．保険診療では，まず*EGFR*遺伝子変異があるかどうかコンパニオン診断薬を用いて調べ，変異がなければ，次に*ALK*融合遺伝子の有無を調べる．*ALK*は肺癌以外のがんにもみつかっており，ALK阻害薬のクリゾチニブが，*ALK*融合遺伝子のある胃癌や大腸癌にも肺癌と同じように効くかどうかを臨床治験によって検証し，効果と安全性が確認されたら迅速に承認申請につなげていくことが可能となる．一方で，胃癌や大腸癌に対してクリゾチニブは保険適応外投与となり，自由診療による患者負担の高額化や，効果不明のうえで副作用の発現にも危惧せねばならない．ほかにも，悪性黒色腫では*BRAF*遺伝子変異のある人の約8割の人にはBRAF阻害薬のベムラフェニブが効くが，大腸癌で*BRAF*遺伝子変異のある人にはほとんど効かないということが分かってきた．これらのことから，同じドライバー遺伝子があったとしても，臨床試験を実施して検証してみないと，別のがん種でそのドライバー遺伝子をターゲットにした分子標的薬が効くかどうかは分からないため，新しい治療法として確立するためには多くの課題がある．

ポイント

- 肺癌は部位別悪性新生物死亡原因の第1位である．
- 喫煙は肺癌の重要な危険因子であり，非喫煙者に比べて現喫煙者は4～5倍肺癌に罹りやすい．
- 組織型により非小細胞肺癌と小細胞肺癌の2つに大きく分けられる．
- 小細胞肺癌は手術が可能な早期に発見されることは少なく，中心となる治療は化学療法である．
- 非小細胞肺癌の中心となる治療は手術であり，病期によっては再発予防のため手術後に化学療法が勧められている．
- 小細胞肺癌の化学療法は限局型および進展型いずれにおいても白金製剤併用療法が標準的である．
- 非小細胞肺癌は治療前に組織型や遺伝子異常の情報を得ることが重要である．
- 手術が難しい非小細胞肺癌（ステージⅢA・ⅢB）では，胸部への放射線療法と抗がん薬（白金製剤併用療法）の併用療法が治療の第一選択となる．
- 再発の非小細胞肺癌の治療として分子標的薬が使用される．
- 分子標的薬による副作用では，皮膚や爪の変化，下痢，高血圧，出血，タンパク尿，倦怠感などが起こることがある．
- 非小細胞肺癌患者において，白金製剤併用療法後の二次治療以降に免疫チェックポイント阻害薬を使用することがある．

C 頭頸部および感覚器の悪性腫瘍

C-1 脳腫瘍　brain tumor

❶ 病態生理

頭蓋内に生じた腫瘍性病変を総じて脳腫瘍といい，脳・頭蓋内組織に原発するものと転移性腫瘍に大別される．原発性脳腫瘍では，脳実質内腫瘍として神経膠腫（低悪性度神経膠腫，悪性神経膠腫・膠芽腫）や悪性リンパ腫などがあり，浸潤性増殖を伴う悪性のものが多い．転移性脳腫瘍は脳実質内に多発・散在性に生じ，広範な周辺浮腫を伴う．原発巣として肺癌，乳癌，消化器癌に多いが，原発巣の診断前に脳転移を指摘されることもある．

❷ 症状

脳実質組織や脳神経の障害として，性格変化，片麻痺，失語，失認，視野欠損・半盲，失調，脳神経麻痺などの神経症状やけいれん発作を生ずる．また，腫瘍および水頭症による頭蓋内圧亢進として，頭痛，嘔吐，意識障害などを生ずる．

❸ 診断

画像診断としてMRIを用いるが，確定診断には病理組織診断を得ることが望ましい．脳膿瘍との鑑別のため拡散強調画像も撮像する．悪性リンパ腫の脳および全身病変の評価にはPETが有用である．

❹ 治療

対症療法として，脳浮腫，頭蓋内圧亢進に伴う症状にはグリセリンを含む浸透圧利尿薬を点滴静注する．けいれん発作には抗けいれん薬や抗てんかん薬などを用いる．

脳腫瘍の治療は腫瘍の種類により異なるが，手術摘出に続き経過観察ないし放射線療法と薬物療法を行う．脳腫瘍に対してはアルキル化薬であるニムスチン[*40]が適応される．成人初発膠芽腫患者に対しては，手術後に経口内服薬テモゾロミド[*41]を放射線療法期間中，並びに放射線終了後に投与する．脳悪性リンパ腫では大量メトトレキサート[*42]（methotrexate，MTX）療法（$3.5\,g/m^2$）を中心とした化学療法を行う．

C-2 網膜芽細胞腫　retinoblastoma

❶ 病態生理

感覚網膜の悪性腫瘍で，小児の眼悪性腫瘍のなかで最も頻度が高い

SBO・以下の頭頸部および感覚器の悪性腫瘍について，病態（病態生理，症状等）・薬物治療（医薬品の選択等）を説明できる．
脳腫瘍，網膜芽細胞腫，喉頭，咽頭，鼻腔・副鼻腔，口腔の悪性腫瘍．

*40　ニムスチン　【作用機序】細胞内のDNAをアルキル化する．投与後速やかに全身へ分布し，脳内へも移行する．

*41　テモゾロミド　【作用機序】アルキル化薬として作用する．未変化体として血液脳関門を通過し，脳内での抗腫瘍効果を示す．

*42　メトトレキサート　【作用機序】ジヒドロ葉酸還元酵素を阻害することによって，核酸合成を阻害する．

（発生頻度は1/20,000）．遺伝的背景をもつ場合に両眼もしくは片眼多発性となる．網膜に生じた腫瘍は増大とともに網膜剝離，眼球内播種を生じる．眼球内で増大すると，緑内障，眼瞼腫脹などを生じる．先進国では95％が眼球内に限局した状態で発見されるため，生命予後は良好であり，5年生存率95％以上が期待される．

❷ 症　状
初発症状は白色瞳孔あるいは斜視が多い．典型的には眼底に黄白色の腫瘤がみられ，周囲に網膜剝離を伴う．

❸ 診　断
眼底検査を行う．しばしば石灰化を伴い，鑑別診断にはCT撮影や超音波断層が有用である．この腫瘍の遺伝子座は13q14で，*RB遺伝子*（がん抑制遺伝子の1つ）の異常が関連して発生するとされている．

❹ 治　療
網膜の小病変にはレーザー凝固や冷凍凝固による局所治療単独を，眼内限局の進行病変には化学療法［ビンクリスチン*43（vincristine, VCR）＋CBDCA＋ETPによる3剤併用療法］と局所治療を組み合わせて眼球温存治療を行う．緑内障など随伴症状を伴う眼内進行期では眼球摘出を行う．眼球外浸潤を伴う場合や転移を生じた場合は集学的治療を行う．

*43　ビンクリスチン　【作用機序】ビンカアルカロイドであり，微小管チュブリン結合による細胞分裂を停止する．副作用に末梢神経障害が多い．

C-3　喉頭癌　laryngeal cancer

❶ 病態生理
喉頭に発生するがんで，大部分が扁平上皮癌である．高齢者に多く，男女比はおよそ10：1で男性に多い．原発部位により声門上癌，声門癌，声門下癌に分類され，60％以上は声門癌である．長期の喫煙・飲酒歴と関連がある．

❷ 症　状
声門癌では小病変でも嗄声が生じるため早期がんの割合が多いが，声門上癌および声門下癌では症状に乏しく進行がんの割合が高くなる．進行すれば喘鳴や呼吸困難（とくに吸気時に著明）が出現する．

❸ 診　断
耳鼻咽喉科用内視鏡を用い，声帯あるいはその上部の粘膜に不整の隆起をみた場合にがんを疑うが，確定診断は生検である．超音波検査により，頸部リンパ節転移の有無を観察する．CTにより原発部位の進展度を検討する．とくに甲状軟骨の破壊，声門下進展の有無は重要であり，

治療法選択・予後判断の指針となる．

❹ 治 療
初期例には放射線治療あるいは喉頭部分切除術が標準治療となる．化学療法は進行がんの根治性向上を目的に，放射線と白金製剤の同時化学放射線療法（concurrent chemoradiotherapy，CCRT）や，導入化学療法として多剤併用療法が用いられる．近年，ヒト上皮成長因子受容体に対する抗体薬（セツキシマブ[*21]）が頭頸部癌に対して保険適用となった．

[*21] ☞ p.488

C-4　咽頭癌　pharyngeal cancer

❶ 病態生理
咽頭に発生する上皮性悪性腫瘍の総称である．腫瘍の発生部位により，上・中・下咽頭癌に分類される．組織型は扁平上皮癌が多い．大部分の上咽頭癌はEBウイルスと関連性をもち，分化度が低い（低分化，未分化）ものが多く，未成年者を含め若年齢層にも生じる．中咽頭癌や下咽頭癌は喫煙，飲酒などが発症原因としてあげられる．

❷ 症 状
症状は腫瘍の存在部位によって異なる．上咽頭癌は，耳閉塞感や難聴，鼻閉や鼻出血などの上咽頭局所の症状もあるが，早期では症状に乏しく，多くは進行してから頸部リンパ節腫脹（多くは両側性）や脳神経症状（とくに複視）を訴える．中咽頭癌は，初期症状として違和感や嚥下時痛などがみられる．咽頭炎・扁桃炎と類似した症状のため長期間放置されていることも少なくない．下咽頭癌は，早期のうちはのどの違和感などを認めるのみで症状に乏しく，進行して喉頭方向に浸潤して嗄声をきたし，あるいは頸部リンパ節に転移し頸部腫脹をきたす．

❸ 診 断
診断には咽喉頭内視鏡検査による病変の確認と生検が最も有用である．深部浸潤や頸部リンパ節転移の診断にはCTやMRIなどの画像診断を行う．

❹ 治 療
上咽頭癌は，腫瘍が根治手術困難な部位に存在すること，周囲への浸潤や転移が起こりやすいこと，放射線に感受性が高いことから，手術適応は極めて少なく，放射線療法と化学療法が主体となる．化学放射線療法では，CDDPの同時併用が標準的である．中咽頭癌では，手術と放射線療法のいずれもが選択される．遠隔転移をした症例ではCDDP，5-FU，セツキシマブの3剤併用療法が標準となる．ほかにはDTXや

PTX などのタキサン系薬，UFT や S-1 などの経口抗がん薬の適応がある．下咽頭癌では，下咽頭・喉頭全摘出術が最も効果的な治療であるが，喉頭摘出に伴う失声が問題となる．喉頭機能温存治療には，CDDP を用いた化学放射線療法と喉頭機能温存手術がある．

C-5　鼻腔・副鼻腔癌　nasal cancer, paranasal cancer

❶ 病態生理
鼻腔，副鼻腔に発生するがんであり，最も多いのが<u>上顎癌</u>（上顎洞に生じたがんが洞外に進展した形を含む）である．組織学的には<u>扁平上皮癌</u>が多い．

❷ 症　状
早期の段階では，ほとんど無症状で経過することが多い．上顎洞の骨に浸潤し洞外への進展に伴って，片側性の鼻閉，頻回の鼻出血，頰部腫脹と頰部痛，眼球偏位や流涙などのさまざまな症状をきたす．よって，初診時には進行がんであることが多い．腫瘍の浸潤，圧迫などにより自然口の閉塞をきたし，このために<u>二次性の副鼻腔炎</u>を生じる．

❸ 診　断
視診，神経学的検査，画像検査により，総合的に判断する．最終的な診断は病理組織学的検査による．

❹ 治　療
手術，放射線療法，化学療法を組み合わせた集学的治療が行われる．

C-6　口腔の悪性腫瘍　oral cancer

❶ 病態生理
口腔癌には舌癌，口腔底癌，歯肉癌，頰粘膜癌並びに硬口蓋癌などがある．口腔の悪性腫瘍の 80％以上は<u>扁平上皮癌</u>である．**好発部位は舌**であり約 60％を占める．上部消化管癌，肺癌が同時性，異時性に重複することが多く，口腔白板症，扁平苔癬，口腔紅板症は前がん病変とされている．中年以降の男性に多い．

❷ 症　状
初期症状として口内の硬結や違和感，疼痛，出血などがみられる．口内炎や歯肉炎と思い込み，長期間放置されていることも少なくない．不良歯牙や口腔内不衛生，喫煙，飲酒などが発症原因としてあげられる．

❸ 診　断

病変部分の生検で確定診断を行う．CT や MRI，超音波検査などで病変の進展範囲や転移の有無を確認する．

❹ 治　療

治療方法は手術療法・放射線療法・化学療法を行う．化学療法に関しては，5-FU，CDDP に加え，DTX，S-1 による化学療法単独で治癒する症例もみられ，ほかの療法と組み合わせることにより予後が改善している．さらに，上皮成長因子受容体（EGFR）を標的にした分子標的抗体治療薬のセツキシマブが口腔癌に使用できる．放射線療法では強度変調放射線療法，サイバーナイフ，陽子線，炭素線，中性子線（ホウ素捕捉）治療が可能になり，原発腫瘍のみならず，再発腫瘍に対する治療にも用いられる．

ポイント

- 頭蓋内に生じた腫瘍性病変を総じて脳腫瘍といい，脳・頭蓋内組織に原発するものと転移性腫瘍に大別される．
- 脳腫瘍の対症療法として，脳浮腫，頭蓋内圧亢進に伴う症状にはグリセリンを含む浸透圧利尿薬を点滴静注する．
- 脳腫瘍に対してはアルキル化薬であるニムスチンが適応される．
- 網膜芽細胞腫は感覚網膜の悪性腫瘍で，小児の眼悪性腫瘍のなかで最も頻度が高い．
- 網膜芽細胞腫は *RB* 遺伝子（がん抑制遺伝子の1つ）の異常が関連して発生するとされている．
- 喉頭癌の大部分は扁平上皮癌であり，男性高齢者に多く，長期の喫煙・飲酒歴と関連がある．
- 喉頭癌の化学療法は進行がんの根治性向上を目的に，放射線と白金製剤の同時併用や導入化学療法として多剤併用療法が用いられる．
- 大部分の上咽頭癌は EB ウイルスと関連性をもち，分化度が低いものが多く，未成年者を含め若年齢層にも生じる．
- 中咽頭癌や下咽頭癌は喫煙，飲酒などが発症原因としてあげられる．
- 上咽頭癌の治療は放射線療法と化学療法が主体となり，放射線とシスプラチンの同時併用が標準的である．
- 鼻腔・副鼻腔癌は腫瘍の浸潤，圧迫などにより自然口の閉塞をきたし，二次性の副鼻腔炎を生じる．
- 口腔の悪性腫瘍の80％以上は扁平上皮癌で，好発部位は舌である．
- 上皮成長因子受容体（EGFR）を標的にした分子標的抗体治療薬のセツキシマブが口腔癌に使用できる．

> SBO・乳癌について，病態（病態生理，症状等）・薬物治療（医薬品の選択等）を説明できる．

D 乳癌 breast cancer

❶ 病態生理

現在，乳癌は女性の悪性腫瘍の**罹患数第1位**を占め，将来さらに増加すると予測される．乳癌は発生部位により，乳管から発生する乳管癌と小葉から発生する小葉癌に分けられるが，乳管癌が大多数（約90％）を占める．乳癌の発生には**女性ホルモン**のエストロゲン濃度が高いこと，たとえば閉経後の女性ホルモン補充療法などでもリスクが高くなる可能性がある．また，閉経後の肥満，高齢での初産，成人期の高身長，早い初経年齢，遅い閉経年齢，出生時の体重が重い，などが乳癌の発症を増加させるリスク要因とされている．このほか，出産経験のない女性は出産経験のある女性よりも，授乳経験のない女性は授乳経験のある女性よりも，乳癌発症リスクが高いことが分かっている．生活習慣では，閉経後の女性では，運動によって乳癌のリスクは減少し，飲酒習慣や喫煙，糖尿病によりリスクが高くなる．乳癌を発症した人の5～10％は，乳癌を発症しやすい遺伝子をもつと考えられており，遺伝性乳癌家系を念頭においた家族歴の評価も重要となる．その一方で，乳癌を発症した人の多く（90～95％）は，食生活などの環境因子の影響が複雑に関与していると考えられるため，発症には遺伝以外の因子が主に関与している．

❷ 症状

自覚症状としては，乳房のしこりやエクボなど，皮膚の変化，乳房周辺のリンパ節の腫れ，遠隔転移（骨，肺，胸膜，肝臓，脳など）の症状がある．乳房のしこりがはっきりせず，乳房の皮膚が赤く，痛みや熱をもつ乳癌を炎症性乳癌と呼ぶ．乳房周辺のリンパ節に転移すると，腕のむくみやしびれを起こすことがある．腰，背中，肩の痛みなどが持続する場合は骨転移が疑われ，負荷がかかる部位に骨転移がある場合は，骨折を起こす危険がある（病的骨折）．肺転移の場合は咳が出たり，息が苦しくなったりすることがある．肝臓への転移は症状が出にくいが，肝臓が大きくなると腹部が張ったり，食欲がなくなったりすることもある．

❸ 診断・分類

触診や画像診断（マンモグラフィ[*44]，CT，MRI，超音波など）で認められる病変の穿刺吸引細胞診や針生検を行う．とくに，超音波で描出される病変については，積極的に超音波ガイド下穿刺を行う．採取された乳癌組織は，**ホルモン受容体**や**HER2検査**などに供する（サブタイプ分類，表18・15）．HER2の過剰発現および増幅は乳癌症例の約20％に認められ，**予後不良因子**であり，**抗HER2薬**の効果予測因子である．病期（ステージ）は，がんの広がり，リンパ節や骨や肺など乳房から離れた

[*44] **マンモグラフィ** 乳房専用のX線検査を行う装置．乳癌の早期発見に最も有効な画像診断の1つであり，乳癌の初期症状や触診では分かりにくい小さなしこりも画像としてとらえることが可能．

臓器への転移などによって決まる（表18・16）．

表18・15　乳癌のサブタイプ分類

サブタイプ分類	ホルモン受容体 ER	ホルモン受容体 PgR	HER2	Ki67値	選択される薬物療法
ルミナルA型	陽性	陽性	陰性	低	内分泌（ホルモン）療法，（化学療法）
ルミナルB型（HER2陰性）	陽性	弱陽性または陰性	陰性	高	内分泌（ホルモン）療法，化学療法
ルミナルB型（HER2陽性）	陽性	陽性または陰性	陽性	低〜高	内分泌（ホルモン）療法，分子標的治療，化学療法
HER2型	陰性	陰性	陽性	—	分子標的治療，化学療法
トリプルネガティブ	陰性	陰性	陰性	—	化学療法

表18・16　乳癌の病期分類

		原発巣を認めない	皮膚・胸壁浸潤なし 大きさが2cm以下	皮膚・胸壁浸潤なし 大きさが2cm超5cm以下	皮膚・胸壁浸潤なし 大きさが5cm超	皮膚・胸壁浸潤あり，または炎症性乳癌
遠隔臓器への転移なし	リンパ節転移なし		Ⅰ	ⅡA	ⅡB	ⅢB
	同側腋窩リンパ節転移あり，可動性あり	ⅡA	ⅡB	ⅢA		
	同側腋窩リンパ節転移あり，可動性なし／胸骨傍リンパ節のみ転移あり	ⅢA				
	胸骨傍リンパ節と腋窩リンパ節に転移あり／同側鎖骨下リンパ節または鎖骨上リンパ節転移あり	ⅢC				
遠隔臓器への転移あり		Ⅳ				

0期：非浸潤癌あるいは腫瘤を認めないパジェット病
[日本乳癌学会編：臨床・病理 乳癌取扱い規約　2012年（第17版），金原出版をもとに著者作成]

❹ 治　療

手術，放射線療法，薬物療法（内分泌療法，化学療法，分子標的治療など）があり，それぞれの治療を単独で行う場合と，複数の治療を組み合わせる場合とがある（図18・16）．

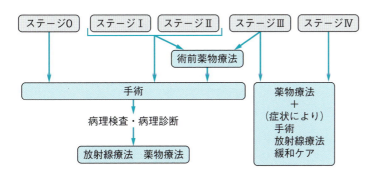

図18・16　乳癌の臨床病期と治療
[日本乳癌学会編：科学的根拠に基づく乳癌診療ガイドライン（1）治療編 2013年版，金原出版を参考に著者作成]

薬物療法には，術後の再発抑制を目的とした術前・術後化学療法と転移・再発乳癌を対象とした全身化学療法と内分泌（ホルモン）療法がある

表18・17　乳癌の化学療法と内分泌療法

化学療法	アントラサイクリン系薬を含むレジメン	AC療法，EC療法，CMF療法，FEC療法など
	タキサン系薬	Weekly PTX療法，DTX療法など
	抗HER2抗体	トラスツズマブ，ペルツズマブ
	抗HER2療法	抗HER2抗体＋ラパチニブ
	代謝拮抗薬	カペシタビン，S-1，ドキシフルリジンなど
内分泌療法	抗エストロゲン薬	タモキシフェン，トレミフェン
	アロマターゼ阻害薬	アナストロゾール，レトロゾール（非ステロイド性）
		エキセメスタン（ステロイド性）
	GnRHアゴニスト	リュープロレリン，ゴセレリン

AC：アドリアマイシン（ドキソルビシン）/シクロホスファミド
EC：エピルビシン/シクロホスファミド
CMF：シクロホスファミド/メトトレキサート/フルオロウラシル
FEC：フルオロウラシル/エピルビシン/シクロホスファミド

*45　**アロマターゼ阻害薬**【作用機序】閉経後の女性では，男性ホルモンであるアンドロゲンからエストロゲンがつくられる過程が主となる．この過程においてアンドロゲンをエストロゲンへ変換させるのがアロマターゼであり，阻害作用によりアンドロゲンからエストロゲンへの変換を阻害し，閉経後の乳癌の発生や成長を抑える作用を現す．アロマターゼ阻害薬は化学構造などの違いにより，非ステロイド性（アナストロゾール，レトロゾールなど）とステロイド性（エキセメスタン）に分かれ，病態などにあわせて選択される．

*46　**GnRHアゴニスト**【作用機序】下垂体GnRH受容体に作用し，初期投与時にはゴナドトロピン分泌能を増大させるが，継続刺激により受容体のダウンレギュレーションを引き起こし，分泌能を低下させる．薬物としてゴセレリンやリュープロレリンがあり，閉経前乳癌のほか，前立腺癌にも適応される．
GnRH：性腺刺激ホルモン（ゴナドトロピン）放出ホルモン gonadotropin releasing hormone (LH-RH：黄体形成ホルモン放出ホルモン luteinizing hormone releasing hormone)

（表18・17）．使用される化学療法薬はHER2の発現状況や閉経前後などのホルモン受容体の発現状況により異なる（図18・17）．内分泌療法は女性ホルモンの分泌や働きを妨げることによって乳癌の増殖を抑える治療法で，ホルモン受容体のある乳癌であれば効果が期待できる．手術後や転移性乳癌に用いられる抗エストロゲン薬は，女性ホルモンのエストロゲン受容体への結合を阻害する．選択的アロマターゼ阻害薬[*45]は，閉経後の女性に対してアロマターゼの働きを阻害し，女性ホルモンの産生を抑制する．閉経前の女性の場合は，卵巣からの女性ホルモンの分泌を抑えるGnRH(LH-RH)アゴニスト[*46]を併用することがある．そのほかにも，プロゲステロン製剤などを使用する場合もある．治療の目的や使う薬物の種類によって治療期間や効果の目安は変わるが，手術後に行う場合は5～10年間の投与が標準となる．薬物の使用についてはサブタイプ分類により，がん細胞の特性にあわせた薬物療法が選択される（表18・15）．

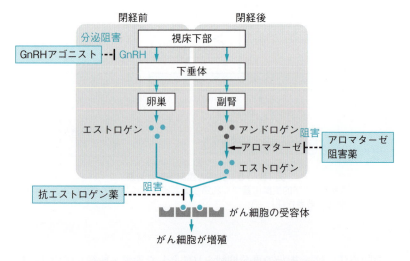

図18・17　ホルモンががん細胞に作用する仕組み

a 術前・術後化学療法

術後の再発を抑制し，予後の改善を目的として行われる．リスクや状況に応じて使い分けられる．腫瘍が大きく乳房温存術の適応とならない患者に対して，術前化学療法を行うことにより，温存術が可能になる場合がある．

使用されるレジメンは，ドキソルビシン[*47]（doxorubicin，DXR）などのアントラサイクリン系薬を含むレジメン（高齢もしくは脱毛を強く拒否する場合はCMF療法を考慮），タキサン系薬の使用，HER2陽性乳癌ではトラスツズマブを使用する（表18・18）．ホルモン陽性乳癌では内分泌療法を組み合わせて実施する．ただし，再発のリスクに応じて行うべき治療が異なることに注意する．

> [*47] ドキソルビシン 【作用機序】腫瘍細胞のDNAと複合体を形成し，DNAポリメラーゼやRNAポリメラーゼの反応を阻害することで，DNA並びにRNAの合成を阻害する．

表18・18 乳癌の術前・術後化学療法に施行される代表的なレジメン

ドキソルビシン＋シクロホスファミド併用（AC）療法

	日	1	8	15	21
ドキソルビシン（DXR） 60 mg/m² 点滴静注（15分）		→			
シクロホスファミド（CPA） 600 mg/m² 点滴静注（30分）		→			

術前・術後化学療法：3週間ごと，4コース
【制吐対策】①5-HT₃受容体遮断薬（1日目），②アプレピタント（1日目および2〜3日目），③デキサメタゾン（1日目および2〜4日目）

エピルビシン＋シクロホスファミド併用（EC）療法

	日	1	8	15	21
エピルビシン（EPI） 75〜90 mg/m² 点滴静注（15分）		→			
シクロホスファミド（CPA） 600 mg/m² 点滴静注（30分）		→			

術前・術後化学療法：3週間ごと，4コース
【制吐対策】①5-HT₃受容体遮断薬（1日目），②アプレピタント（1日目および2〜3日目），③デキサメタゾン（1日目および2〜4日目）

シクロホスファミド＋メトトレキサート＋5-フルオロウラシル併用（CMF）療法

	日	1	8	15	22	28
シクロホスファミド（CPA） 100 mg/m² 経口（1日1回，朝）		→→ 14日間				
メトトレキサート（MTX） 40 mg/m² 点滴静注（20分）		→	→			
5-フルオロウラシル（5-FU） 600 mg/m² 点滴静注（20分）		→	→			

術後化学療法：4週間ごと，6コース
【制吐対策】①5-HT₃受容体遮断薬（1日目），②デキサメタゾン（1日目および2〜4日目）

5-フルオロウラシル＋エピルビシン＋シクロホスファミド併用（FEC）療法

	日	1	8	15	21
シクロホスファミド（CPA） 600 mg/m² 点滴静注（30分）		→			
エピルビシン（EPI） 90 mg/m² 点滴静注（15分）		→			
5-フルオロウラシル（5-FU） 600 mg/m² 点滴静注（15分）		→			

術前・術後化学療法：3週間ごと，4コース
【制吐対策】①5-HT₃受容体遮断薬（1日目），②アプレピタント（1日目および2〜3日目），③デキサメタゾン（1日目および2〜4日目）

（つづく）

表18・18 つづき

パクリタキセル単独療法(Weekly PTX)

	日	1	7
パクリタキセル(PTX)　100 mg/m² 点滴静注(1時間)		→	

術前・術後化学療法：1週間ごと，6コース
【前投薬】①デキサメタゾン，②ジフェンヒドラミン，③ラニチジンまたはファモチジン(①，②，③はパクリタキセル投与30分前)

ドセタキセル単独療法

	日	1	8	15	21
ドセタキセル(DTX)　60～75 mg/m² 点滴静注(1時間以上)		→			

術前・術後化学療法：3週間ごと，6コース
【制吐対策】デキサメタゾン(1日目)

トラスツズマブ単独療法

＜A法(毎週投与)＞

	日	1	7
トラスツズマブ(Tmab)　初回：4 mg/kg 点滴静注(90分) 2回目以降：2 mg/kg 点滴静注(30分)		→	

1週間ごと

＜B法(3週間ごと投与)＞

	日	1	8	15	21
トラスツズマブ(Tmab)　初回：8 mg/kg 点滴静注(90分) 2回目以降：6 mg/kg 点滴静注(30分)		→			

3週間ごと

---

*48　**ラパチニブ**　【作用機序】EGFRおよびHER2チロシン自己リン酸化を選択的かつ可逆的に阻害することにより，腫瘍細胞の増殖を抑制する．1日1回投与，食事の影響回避のため食事の前後1時間以内の服用は回避する．

*49　**トラスツズマブ エムタンシン**　【作用機序】HER2モノクローナル抗体であるトラスツズマブと微小管阻害分子のエムタンシンが結合されている．トラスツズマブの代替薬ではなく，一緒にも使用されない．

*50　**エリブリン**　【作用機序】チュブリンの重合を阻害して微小管の伸長を抑制することで正常な紡錘体形成を妨げる．細胞周期のG2/M期で細胞分裂を停止させてアポトーシスによる細胞死へ誘導する．

b 転移・再発乳癌を対象とした化学療法

腫瘍増大の遅延による延命効果と症状コントロールを目的に実施する．前治療(術前・術後化学療法)に化学療法が行われていない，あるいは，治療終了から時間が経過している場合にはアントラサイクリン系薬またはタキサン系薬を含むレジメンが推奨される．前治療でアントラサイクリン系薬またはタキサン系薬が投与されている場合は，カペシタビン単独やラパチニブ*48との併用療法などのそれら以外の薬物を使用することや，HER2陽性例では抗HER2抗体とタキサン系薬を一次治療に，トラスツズマブ エムタンシン*49 (T-DM1)を二次治療に使用する(表18・19)．HER2陰性例では一次治療としてタキサン系薬を使用し，二次治療ではエリブリン*50 (eribulin, HAL)，nab-PTX，VNRなどが使用される．ただし，ホルモン陽性乳癌において生命に危険を及ぼす転移がない場合は，まず内分泌療法を考慮する．

表18・19 転移・再発乳癌の化学療法に施行される代表的なレジメン

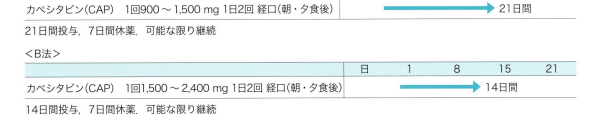

カペシタビン単独療法

〈A法〉

	日	1	8	15	22	28
カペシタビン（CAP） 1回900～1,500 mg 1日2回 経口（朝・夕食後）		→→→→→→→ 21日間				

21日間投与，7日間休薬．可能な限り継続

〈B法〉

	日	1	8	15	21
カペシタビン（CAP） 1回1,500～2,400 mg 1日2回 経口（朝・夕食後）		→→→→→ 14日間			

14日間投与，7日間休薬．可能な限り継続

ラパチニブ＋カペシタビン療法

	日	1	8	15	21
カペシタビン（CAP） 1回1,200～2,100 mg 1日2回 経口（朝・夕食後30分以内に服用）		→→→→→ 14日間			
ラパチニブ 1回1,250 mg 1日1回 経口（食事中，食事の前後1時間を避けて内服）		→→→→→→→ 連日投与			

カペシタビンは14日間投与，7日間休薬．可能な限り継続

トラスツズマブ エムタンシン（T-DM1）単独療法

	日	1	8	15	21
トラスツズマブ エムタンシン（T-DM1） 3.6 mg/kg 点滴静注（30分）		→			

初回投与時は90分かけて投与する．3週間ごと，PD（増悪）まで投与
【制吐対策】デキサメタゾン（1日目）

c 薬物療法の副作用

　乳癌の化学療法薬として汎用されるタキサン系薬の副作用として，手足のしびれ，刺痛，焼けるような痛みなどの末梢神経障害や脱毛が高頻度で発症する．皮膚の異常（じん麻疹），顔面紅潮，息苦しさ，動悸などのアレルギー症状の発現にも注意を要する．DTXを使用する際には，添付溶解液にエタノールが含まれているため，自動車の運転など危険を伴う機械の操作に従事させないようにする．アントラサイクリン系薬は起壊死性抗がん薬であるため，血管外漏出に注意する．また，投与により1～2日間尿が赤色に着色する．DXRは総投与量が500 mg/m^{2}を超えると心毒性のリスクが増大するため，本治療以前の治療歴も含め，アントラサイクリン系薬の総投与量をチェックする．トラスツズマブの副作用として，心障害やインフュージョンリアクション（infusion reaction）などのアレルギー反応に注意する．内分泌療法の副作用は化学療法に比べて軽いとされるが，顔面の紅潮やホットフラッシュ（ほてり，のぼせ），発汗，動悸などの更年期障害のような症状が出る場合もある．また薬物によっては脂質異常症，血栓症，骨粗鬆症のリスクが高まる．

ポイント

- 乳癌は女性の悪性腫瘍の罹患数第1位を占め，将来さらに増加すると予測される．
- 閉経後の肥満，高齢での初産，成人期の高身長，早い初経年齢，遅い閉経年齢，出生時の体重が重い，などが乳癌の発症を増加させるリスク要因とされている．
- HER2の過剰発現および増幅は乳癌症例の約20％に認められ，予後不良因子であり，抗HER2薬の効果予測因子である．
- 手術後や転移性乳癌に用いられる抗エストロゲン薬は，ホルモン受容体のある乳癌であれば効果が期待できる．
- 選択的アロマターゼ阻害薬は，閉経後の女性に対してアロマターゼの働きを抑え，女性ホルモンの産生を抑える．
- 閉経前の女性の場合は，卵巣からの女性ホルモンの分泌を抑えるGnRHアゴニスト（性腺刺激ホルモン放出ホルモン抑制薬）を併用することがある．
- 術前・術後化学療法には，アントラサイクリン系薬を含むレジメン，タキサン系薬の使用，HER2陽性乳癌ではトラスツズマブを使用する
- カペシタビン単独やラパチニブとの併用療法は，転移・再発乳癌を対象とした化学療法として施行される．
- 乳癌の化学療法薬として汎用されるタキサン系薬の副作用として，手足のしびれ，刺痛，焼けるような痛みなどの末梢神経障害や脱毛が高頻度で発症する．
- ドキソルビシンは総投与量が500 mg/m^{2}を超えると心毒性のリスクが増大する．
- トラスツズマブの副作用として，心障害やインフュージョンリアクションなどのアレルギー反応に注意する．
- 内分泌療法の副作用は，顔面の紅潮やホットフラッシュ（ほてり，のぼせ），発汗，動悸などの更年期障害のような症状が出る場合もある．

SBO・以下の生殖器の悪性腫瘍について，病態（病態生理，症状等）・薬物治療（医薬品の選択等）を説明できる．
前立腺癌，子宮癌，卵巣癌．

E 生殖器の悪性腫瘍

E-1 前立腺癌 prostate cancer

❶ 病態生理

罹患率はわが国と比較して北米が11倍，西ヨーロッパは4.7倍であり，食生活の欧米化に伴い前立腺癌の罹患率は上昇傾向にある．2014年における男性罹患数は，胃癌，肺癌，大腸癌に次ぐ4番目であり，50歳代から罹患率は増加して高齢者に多く，家族歴があればリスクはさらに高くなる．

❷ 症状

中高年男性において，泌尿器症状（尿閉・頻尿・残尿感・夜間尿）を呈した患者では必ず前立腺癌を念頭におくが，無症候性であることが圧倒的に多い．前立腺癌は外腺（辺縁領域）に，前立腺肥大は内腺（移行領域）に起こりやすい．そのため前立腺癌では前立腺肥大症と比較して排尿障害が出現しにくい．

❸ 診断・分類

前立腺癌のスクリーニングは直腸診と前立腺特異抗原（PSA）により行われる（4 ng/mL 以上）．確定診断は経直腸超音波ガイド下針生検による病理診断による．前立腺針生検は前立腺癌の診断のため必須である．悪性度の指標としてグリーソン（Gleason）スコア[*51]が得られ，予後の指標となる．病期診断はCT，骨シンチグラフィ，MRIによって行う．

❹ 治療

主な治療法は，監視療法[*52]，手術（外科的治療），放射線療法，内分泌療法（ホルモン療法），化学療法である（図18・18）．手術の方法には開腹手術，腹腔鏡手術，ロボット手術がある．複数の治療法が選択可能な場合があり，PSA値，腫瘍の悪性度，リスク分類，年齢などをもとに治療法を選択する．

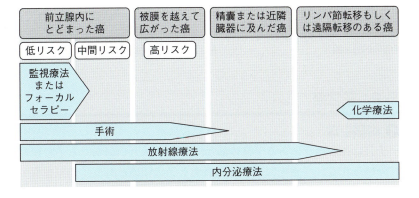

図18・18 前立腺癌の治療の選択
[日本泌尿器科学会編：前立腺癌診療ガイドライン 2016年版，メディカルレビュー社を参考に著者作成]

薬物療法として，精巣や副腎から分泌されるアンドロゲン（男性ホルモン）の刺激で病気が進行する性質があるため，アンドロゲンの分泌や働きを妨げる薬物により，前立腺癌の勢いを抑える内分泌療法が行われる（図18・19）．内分泌療法は，手術や放射線療法を行うことが難しい場合や，放射線療法の前あるいは後，がんがほかの臓器に転移した場合などに行われる．薬物去勢として抗アンドロゲン薬[*53]やGnRHアゴニスト（ゴセレリン，リュープロレリン）あるいはGnRHアンタゴニスト[*54]（デガレリクス）を使用する．初期ホルモン療法に抵抗性となった病態である去勢抵抗性前立腺癌には，ドセタキセルに次ぐ二次療法として，エンザルタミド[*55]，アビラテロン[*56]，カバジタキセル[*57]が用いられる（図18・20）．アビラテロンとカバジタキセルは副腎皮質ステロイド薬（プレドニゾロンなど）が併用される．いずれの治療に際しても去勢療法は継続が必要である．骨転移による骨関連事象の予防にビスホスホネート製剤[*58]（ゾレドロン酸など）や抗RANKLモノクローナル抗体[*59]（デノスマブ）が使用さ

[*51] **グリーソンスコア** 浸潤パターンや構造異型により1〜5の5段階に評価し，さらに量的に最も優性なものと次に優性なものとを加算した点数で示され，2〜4点は高分化癌，5〜7点は中分化癌，8〜10点は未分化癌とされる．

[*52] **監視療法** 前立腺癌の確定診断がついている患者に対し，治療が必要となるまで治療を延期する．

[*53] **抗アンドロゲン薬**【作用機序】アンドロゲン受容体の活性化を抑えることで，がんの伸展を抑制する．非ステロイド性（フルタミド，ビカルタミドなど）とステロイド性（クロルマジノン）のものがある．

[*54] **GnRHアンタゴニスト**【作用機序】下垂体GnRH受容体と可逆的に結合することにより，下垂体からの黄体形成ホルモン（LH）の放出を抑制する結果，精巣からのテストステロン分泌を抑制する．

[*55] **エンザルタミド**【作用機序】アンドロゲン受容体（AR）シグナル伝達阻害薬であり，ARへのアンドロゲンの結合を競合的に阻害し，ARの核内移行およびARとDNA上の転写結合領域との結合を阻害することにより腫瘍増殖抑制作用を示す．

[*56] **アビラテロン**【作用機序】アンドロゲン合成酵素である17α-水酸化酵素／C17,20-リアーゼ（CYP17）活性を阻害する．作用は副腎内でも起こり，副腎不全を起こす可能性があるため，プレドニゾロンを併用する．

[*57] **カバジタキセル**【作用機序】タキサン系の抗がん薬であり，チュブリンの重合を促進し，微小管を安定化することにより細胞分裂を阻害する．

[*58] **ビスホスホネート製剤**【作用機序】破骨細胞のアポトーシス誘導および機能喪失により骨吸収阻害作用を示す．悪性腫瘍による高Ca血症に対し，点滴静注にて適応される．

[*59] **抗RANKLモノクローナル抗体**【作用機序】RANK/RANKL経路を阻害し，破骨細胞の活性化を抑制することで骨吸収を抑制し，がんによる骨病変の発展を抑制する．

れる．低カルシウム血症や顎骨壊死の副作用に注意する．放射性医薬品である塩化ラジウム（^{223}Ra）は内臓転移のない，症候性の骨転移をもつ去勢抵抗性前立腺癌に適応される．

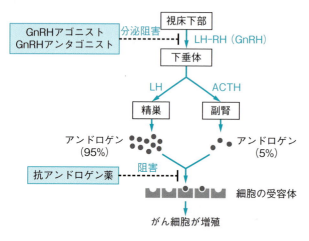

図18・19　前立腺癌の内分泌療法

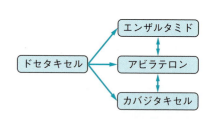

図18・20　去勢抵抗性前立腺癌の化学療法

E-2　子宮癌　uterine cancer

❶ 病態生理

　子宮は奥のほうにある子宮体部と，子宮の入り口にあたる子宮頸部に分けられる．子宮癌には，子宮体癌と子宮頸癌がある．胎児を育てる子宮体部の壁は，内側から，内膜，筋層，漿膜からできており，子宮体癌は内膜から発生するもので，子宮内膜癌とも呼ばれる．子宮体癌の発生には，エストロゲン刺激状態の程度と期間が増大することが発がんリスクとなり，50～60歳代にかけて好発年齢のピークがある．子宮頸癌における罹患数のピークは30歳代後半～40歳代であり，発症にはヒトパピローマウイルス（human papillomavirus，HPV）の潜伏感染が深く関与する．

❷ 症　状

　子宮体癌の症状として，多くは不正性器出血を主訴とする．過多月経，腹痛，帯下異常などの自覚症状を有している．とくに閉経後の出血は重要な症状であり，子宮内膜癌を念頭においての精査が必要である．若年子宮体癌では月経不順や不妊を訴えることが多い．子宮頸癌の主症状としては，初期がんの場合は無症状のことが多いが，進行すると接触出血を訴えるものが多い．不正性器出血を主訴に受診する子宮頸癌患者の多くは進行がんである．

❸ 診　断

　子宮体癌の検査では，子宮内膜の病理検査・病理診断（細胞診や組織診）を行う．子宮頸癌の検診は，細胞診によって行われる．細胞診により異常を認めた場合はコルポスコピー[*60]下に狙い組織診を行い，組織診断を行う．がんの広がりをみる検査として，内診，直腸診，超音波検査，CT検査，MRI検査などを行う．

*60　**コルポスコピー**　コルポスコープ（腟拡大鏡）を用いて子宮頸部を拡大，観察することにより，子宮頸部病変の程度と広がりを把握し，また最強病変を含めて生検を行うための検査．

❹ 治　療

　手術（外科的治療）が基本となる．患者の状態やがんの広がりに応じて，放射線療法，化学療法，ホルモン療法を組み合わせて行う（図18・21，22）．

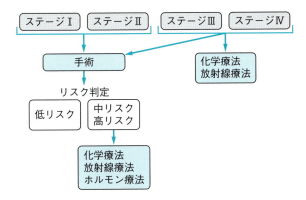

図18・21　子宮体癌の臨床病期と治療
[日本婦人科腫瘍学会編：子宮体がん治療ガイドライン 2013年版，金原出版を参考に著者作成]

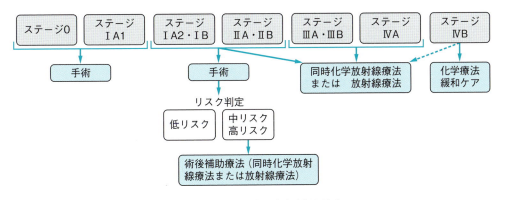

図18・22　子宮頸癌の臨床病期と治療
[日本婦人科腫瘍学会編：子宮頸癌治療ガイドライン 2011年版，金原出版を参考に著者作成]

　子宮体癌の化学療法では，遠隔転移例または再発がんに対して**TAP療法**（PTX＋DOX＋CDDP）が用いられる（表18・20）．また，子宮頸癌にはCDDPを用いた同時化学放射線療法（CCRT）が行われる（表18・21）．

表18・20　子宮体癌の化学療法に施行される代表的なレジメン

パクリタキセル＋ドキソルビシン＋シスプラチン併用(TAP)療法

	日	1	2	8	15	21
ドキソルビシン(DXR)　45 mg/m² 静注		→				
シスプラチン(CDDP)　50 mg/m² 点滴静注(2時間以上)		→				
パクリタキセル(PTX)　160 mg/m² 点滴静注(3時間)			→			

3週間ごと，最大7コース
【投与前】1,000〜2,000 mLの輸液(1日目)
【制吐対策】①5-HT₃受容体遮断薬(1日目)，②アプレピタント(1日目および2〜3日目)，③デキサメタゾン(1日目および3〜4日目)
【投与後】①1,000〜2,000 mLの輸液，②マンニトールやフロセミドを必要に応じて投与(1日目)
【パクリタキセル前投薬(2日目)】①デキサメタゾン，②ジフェンヒドラミン，③ラニチジンまたはファモチジン(①，②，③はパクリタキセル投与30分前)
【G-CSF製剤】3日目以降にペグフィルグラスチムを投与する(高度の骨髄抑制が出現するため)

表18・21　子宮頸癌の化学療法に施行される代表的なレジメン

シスプラチン＋放射線併用(CCRT)療法

	日	1	8	15	22	29	36
シスプラチン(CDDP)　40 mg/m² 点滴静注(2時間)		→	→	→	→	→	→

放射線と併用し1コースのみ
放射線照射：全骨盤照射 45〜50.4 Gy(1回 1.8〜2.0 Gy)
　　　　　　腔内照射(高線量率)　12〜24 Gy(2〜4回に分割)
【投与前】1,000〜2,000 mLの輸液
【制吐対策】①5-HT₃受容体遮断薬(1日目)，②アプレピタント(1日目および2〜3日目)，③デキサメタゾン(1日目および2〜4日目)．毎週投与のため，②と③は患者の状況(嘔吐や糖尿病歴など)で減量，中止も検討する．
【投与後】①1,000〜2,000 mLの輸液，②フロセミドを必要に応じて投与する

E-3　卵巣癌　ovarian cancer

❶ 病態生理

　卵巣に発生する腫瘍には，良性と悪性，その中間的な境界悪性がある．卵巣に腫瘍ができたからといって，卵巣癌とは限らない．卵巣腫瘍が悪性の場合，急速な増大，表面不整，多胞性，充実部があり，腹水貯留，周囲との癒着を認めることが多い．わが国の卵巣癌の発生は欧米諸国に比し半分といわれているが，生活様式の欧米化に伴い増加している．罹患率は40歳代から増加し始め，閉経後の50〜60歳代でピークを迎える．

❷ 症　状

　初期にはほとんど症状がなく，進行してから腹部膨満感や腹部腫瘤感などを主訴とする．腫瘍が大きくなると，膀胱や直腸が圧迫されるため便秘や頻尿などがみられることもある．

❸ 診断・分類

内診，直腸診，超音波検査，CT 検査，MRI 検査などを行う．画像検査や診察では良性の卵巣腫瘍との区別が難しいため，病理検査を行うことによって診断を確定する．卵巣癌の診断および経過観察には腫瘍マーカー（CA125，CA546，CA72-4，GAT，CA19-9 など）が有効である．

・CA125, CA19-9 ☞ p.18

卵巣の腫瘍はその発生する部位によって，上皮性腫瘍が最も多く（約 90％），胚細胞性腫瘍，性索間質性腫瘍などの組織型に分類されている．上皮性腫瘍は，主に 4 つの組織型（漿液性，粘液性，類内膜癌，明細胞癌）に分けられ，おのおの異なった性質を有する．

❹ 治　療

原則は，手術療法と化学療法である（図 18・23）．最終病理検査の結果が悪性であれば，切除可能な部分に対する再手術を行うこともある．卵巣癌は進行した状態で発見されることが多いため，術後化学療法がよく行われ，早期に発見された場合でも，がんの種類によっては再発の危険があるために行うことがある．初回化学療法として TC 療法（PTX＋CBDCA）あるいは dose-dense TC 療法が施行される（表 18・22）．再発卵巣癌の治療は，症例によっては手術療法が選択されることもあるが，主たる治療は化学療法である．前回の化学療法終了から再発治療開始までの期間（treatment free interval, TFI）が 6 ヵ月以上の再発がんは，初回治療と同じ白金製剤を含むレジメンで治療しても高い奏功率を示すと考えられている（白金製剤感受性）．一方，TFI が 6 ヵ月未満の症例は白金製剤の感受性が低いと考えられ（白金製剤抵抗性），前回治療と交差耐性のない単剤療法が勧められる．ベバシズマブは血管内皮増殖因子

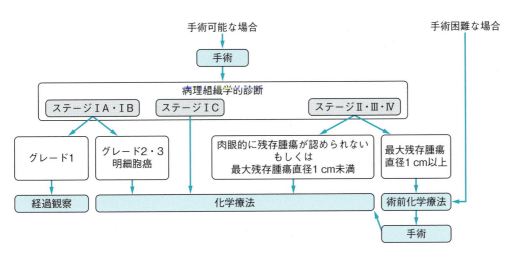

図 18・23　卵巣癌の治療
グレードは細胞の分化度を 1（細胞が成熟し活発な増殖がみられない）から 3（細胞が未分化で活発な増殖がみられる）の 3 段階で示したもの．
[日本婦人科腫瘍学会編：卵巣がん治療ガイドライン 2015 年版，金原出版を参考に著者作成]

(VEGF)に対する抗体薬であり，現時点で卵巣癌に対し唯一承認された分子標的治療薬であるが，消化管穿孔，血栓塞栓症，高血圧，創傷治癒遅延などの有害事象が報告されており，慎重な患者選択と適切な有害事象のモニターが必要である．

表 18・22 卵巣癌の化学療法に施行される代表的なレジメン

パクリタキセル＋カルボプラチン併用(TC)療法

	日	1	8	15	21	28
パクリタキセル(PTX) 175〜180 mg/m² 点滴静注(3時間)		→				
カルボプラチン(CBDCA) AUC 5〜6 点滴静注(1時間)		→				

3〜4週間ごと，6コース
【前投薬】①5-HT₃受容体遮断薬(1日目)，②デキサメタゾン(1日目および2〜3日目)，③ジフェンヒドラミン，④ラニチジンまたはファモチジン(②，③，④はパクリタキセル投与30分前)

パクリタキセル＋カルボプラチン併用(dose-dense TC)療法

	日	1	8	15	21
パクリタキセル(PTX) 80 mg/m² 点滴静注(1時間)		→	→	→	
カルボプラチン(CBDCA) AUC 6 点滴静注(1時間)		→			

3週間ごと，6〜9サイクル
【前投薬】①デキサメタゾン，②ジフェンヒドラミン，③ラニチジンまたはファモチジン(①，②，③はパクリタキセル投与30分前)
【制吐対策】①5-HT₃受容体遮断薬(1日目)，②デキサメタゾン(2〜3日目)，パクリタキセル単独投与時は，翌日以降のデキサメタゾン投与は原則不要

> **ポイント**
> - 食生活の欧米化に伴い前立腺癌の罹患率は上昇傾向にある．
> - 前立腺癌では前立腺肥大症と比較して排尿障害が出現しにくい．
> - 前立腺癌のスクリーニングは直腸診と前立腺特異抗原(PSA)により行われる．
> - アンドロゲンの分泌や働きを妨げる薬物により，前立腺癌の勢いを抑える内分泌療法が行われる．
> - 薬物去勢として抗アンドロゲン薬やGnRHアゴニストあるいはGnRHアンタゴニストを使用する．
> - 子宮体癌の発生には，エストロゲン刺激状態の程度と期間が増大することが発がんリスクとなる．
> - 子宮頸癌の発症にはヒトパピローマウイルス(HPV)の潜伏感染が深く関与する．
> - 子宮体癌の症状として，多くは不正性器出血を主訴とする．
> - 子宮頸癌にはシスプラチンを用いた同時化学放射線療法が行われる．
> - 卵巣癌の初期にはほとんど症状がなく，進行してから腹部膨満感や腹部腫瘤感などを主訴とする．
> - 卵巣癌は進行した状態で発見されることが多いため，術後化学療法がよく行われる．
> - 卵巣癌に承認された分子標的治療薬として，血管内皮増殖因子(VEGF)に対する抗体薬のベバシズマブがある．

F 腎・尿路系の悪性腫瘍

> SBO・腎・尿路系の悪性腫瘍（腎癌，膀胱癌）について，病態（病態生理，症状等）・薬物治療（医薬品の選択等）を説明できる．

F-1 腎 癌 renal cancer

❶ 病態生理

　腎尿細管上皮細胞より発生する悪性腫瘍で，腎静脈内に腫瘍血栓を形成することが多く，肺や骨への血行性転移の頻度も高い．男女比3：1で男性に多く，発症平均年齢は約60歳である．腎細胞癌を引き起こすリスク要因として確立されているものは，肥満と高血圧である．常染色体優性（顕性）遺伝疾患であるフォン・ヒッペル・リンダウ病（VHL病）に伴う腎癌は両側多発性で淡明細胞型であり，VHL病の35～45%は腎癌で死亡する．転移性腎癌では分子標的薬によりVHL遺伝子異常に伴うシグナル伝達系を抑えることで抗腫瘍効果が認められる．

❷ 症 状

　古典的3徴（血尿，腫瘍触知，側腹部痛）で発見されることは少なく，大部分が健診などで無症状のうちに発見される．進行すると，食欲不振，体重減少，貧血，発熱，赤血球増多症，高カルシウム血症などの腫瘍随伴症状を呈することがある．

悪性腫瘍に伴う高カルシウム血症 malignancy-associated hypercalcemia　　コラム

　悪性腫瘍から産生される全身性の高カルシウム血症惹起因子，あるいは腫瘍の骨への広範な直接浸潤により，血中カルシウムが上昇する病態である．①悪性腫瘍による高カルシウム血症（副甲状腺ホルモン関連ペプチド高値），②骨破壊による高カルシウム血症（多発性骨髄腫や乳癌），③カルシトリオールによる高カルシウム血症（ホジキン，非ホジキンリンパ腫）に分けられる．進行性悪性腫瘍患者の5～10%にみられる．悪心，倦怠感，口渇，多尿などを初期症状として，筋力低下，振戦，精神症状，傾眠などを伴う．血清カルシウム値12 mg/dL以上であれば，不整脈による突然死の可能性がある．治療には，血清カルシウム値が上昇していても無症状である場合，水分の補給を十分に行えばよい．副腎皮質ホルモンが有効な腫瘍（多発性骨髄腫，リンパ腫など）には副腎皮質ステロイド薬を投与する．血清カルシウム値を低下させるため，ビスホスホネート製剤やカルシトニン製剤が適用される．

---

❸ 診断・分類

　超音波検査が健康診断などの一般的なスクリーニングの検査によく用いられる．現在一番有用な検査法はダイナミック造影CT検査であり，早期相で濃染される血流の豊富な腫瘍として描出され，出血・壊死を伴うことで不均一な像を呈することが多い．CT検査で診断がはっきりとつかない場合は，MRI検査を行う場合もある．MRI検査は，腫瘍の良悪鑑別といった質的特徴をとらえるのに適している．小さな腎腫瘍に対

- 貧血 ☞ p.5
- Ca ☞ p.13
- LDH ☞ p.12
- CRP ☞ p.19

＊61　**サイトカイン治療**【作用機序】サイトカインは細胞より分泌される強い生体反応をもたらす物質の総称（細胞性免疫）であり，インターフェロンやインターロイキンなどが治療に用いられる．

＊62　**スニチニブ**【作用機序】腫瘍の増殖および血管新生に関与する受容体チロシンキナーゼを阻害することにより，抗腫瘍活性と血管新生阻害作用の双方を有する．

＊63　**パゾパニブ**【作用機序】血管内皮増殖因子受容体（VEGFR-1～3），血小板由来増殖因子受容体（PDGFR-α/β），並びに幹細胞因子受容体（c-Kit）のリン酸化を阻害し，抗腫瘍活性を示す．食事の影響を受けるため，食事の1時間以上前または食後2時間以降に服用する．

＊64　**アキシチニブ**【作用機序】VEGFR-1～3に対して選択的に阻害活性を示すことにより，血管およびリンパ管の新生を阻害して，腫瘍の増殖と転移を抑制する．

＊65　**mTOR阻害薬**【作用機序】細胞の増殖，成長，血管新生の調節因子であるmTOR（mammalian target of rapamycin, 哺乳類ラパマイシン標的タンパク質）を阻害することにより，直接的な腫瘍増殖抑制効果と間接的な血管新生抑制作用によって，抗腫瘍効果を発揮する．エベロリムスやテムシロリムスなどがある．

しては針生検が行われることがある．骨シンチグラフィは進行がんが疑われる場合に施行される．血液検査における貧血や血清カルシウム濃度，血清LDH，CRPなどは，腫瘍随伴症状や予後因子として重要と考えられる．腎癌に特異的な腫瘍マーカーはない．

❹ 治　療

腎癌に対する根治療法は手術による外科的摘除である．手術方法としては根治的腎摘除術と腎部分切除術が選択される．両者とも，開腹手術ないしは腹腔鏡下手術で行われるが，最近は腹腔鏡下手術が主流となっている．小さな腎細胞癌で全身状態や合併症のため根治手術ができない場合には，ラジオ波焼灼術や凍結療法といった経皮的局所治療が行われることもある．放射線療法は効果が低いとされる．

転移を有する進行腎細胞癌の薬物療法として，分子標的薬の投与とサイトカイン治療＊61が施行される．分子標的薬としては一次化学療法として，スニチニブ＊62やパゾパニブ＊63が用いられ，二次化学療法としてソラフェニブやアキシチニブ＊64が用いられることが多い．二次化学療法，またはそれ以降の治療ではmTOR阻害薬＊65であるエベロリムスやテムシロリムスなどが用いられる．サイトカイン治療としてインターフェロンα（IFNα）やインターロイキン2（IL-2）などが選択されることもある．腎癌の場合，転移巣があってもはじめに腎摘除術を行ってから全身療法が行われることがある．

F-2　膀胱癌　bladder cancer

❶ 病態生理

膀胱腫瘍のほとんどは尿路上皮（移行上皮）癌である．50歳以上に好発し，罹患率は男性が女性の約4倍高率である．罹患率の国際比較では，欧米白人で高く，日本人を含む東アジア系民族では，本国在住者，米国移民ともに低い傾向がある．喫煙，慢性炎症，特定の薬物や発がん物質が危険因子であり，化学物質を取り扱う職業に多い．多発や再発が特徴的で上部尿路上皮癌と合併することも多い．

❷ 症　状

初期症状は無症候性血尿がほとんどであるが，頻尿や尿意切迫感，排尿時痛や下腹部の痛みなどの膀胱刺激症状が出現する．がんが広がり尿管口を閉塞するようになると尿の流れが妨げられ，尿管や腎盂が拡張して水腎症となる．水腎症になると背中の鈍痛（背部痛）を感じる．

❸ 診断・分類

膀胱鏡検査と尿細胞診が行われる．膀胱鏡所見により，筋層非浸潤性癌か筋層浸潤性癌かの大まかな区別ができる（図18・24）．検査の結果次第で，超音波（エコー）検査やCT検査などの精密検査を追加する．超音波は隆起性腫瘍の検出に有用で，膀胱鏡で腫瘍を確認し，生検病理にて確定診断する．筋層浸潤性癌を疑う場合，深達度診断に造影MRIや拡散強調画像が有用である．上部尿路上皮癌の合併にも留意し，腹部造影CTを施行する．筋層浸潤性癌の場合は胸部CTや骨シンチグラフィでリンパ節転移や他臓器転移を確認する．

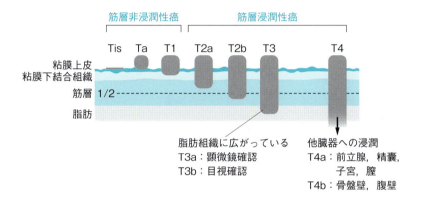

図18・24 膀胱癌の病期

❹ 治 療

各種の画像診断とTURBT*66（経尿道的膀胱腫瘍切除術）による組織検査の結果をもとに，治療法が決定される．筋層非浸潤性癌に対しては，TURBTや抗がん薬あるいはBCG（ウシ型弱毒結核菌）を生理食塩水に溶解して膀胱内に注入する膀胱内注入療法が行われる．筋層浸潤性癌に対しては，骨盤内のリンパ節郭清を伴った膀胱全摘除＋尿路変向術（外科的治療）や放射線療法が行われる．ただし，筋層非浸潤性癌の場合でも，進展や転移のリスクが高いと判断される場合には，筋層浸潤性癌に準じた治療が行われることもある．転移性膀胱癌の場合には，M-VAC療法［MTX＋ビンブラスチン*67（vinblastine，VLB）＋DXR＋CDDP］やGC療法（GEM＋CDDP）などの全身抗がん薬治療（化学療法）が行われる．全身抗がん薬治療は筋層浸潤性癌の治療の前後において補助的に使用されることがある（表18・23）．

*66 **TURBT** 膀胱癌の確定診断をするためにTURBT（transurethral resection of the bladder tumor）を行う．一般的に全身麻酔もしくは腰椎麻酔で，病変部を専用の内視鏡で生検あるいは切除し，組織を採取する．採取された組織を顕微鏡でみて，がんの種類や筋層に浸潤しているかなどを確認する．表在性膀胱癌の場合にはTURBTでがんを切除できる可能性が高く，診断と治療をかねた検査になる．TURBTによる組織検査の結果，それ以上の手術は不要と判断されることがある．

*67 **ビンブラスチン**【作用機序】ビンカアルカロイドで，細胞分裂中期に作用する．尿路上皮癌のM-VAC療法のほか，悪性リンパ腫や再発または難治性の胚細胞腫瘍（精巣腫瘍など）に適応される．

表18・23 膀胱癌の化学療法に施行される代表的なレジメン

メトトレキサート＋ビンブラスチン＋ドキソルビシン＋シスプラチン併用（M-VAC）療法

	日	1	2	15	22	28
メトトレキサート（MTX）　30 mg/m² 点滴静注（緩徐に）		→		→	→	
ビンブラスチン（VLB）　3 mg/m² 点滴静注（緩徐に）			→	→	→	
ドキソルビシン（DXR）　30 mg/m² 点滴静注（緩徐に）			→			
シスプラチン（CDDP）　70 mg/m² 点滴静注（2時間以上）			→			

4週間ごと，2〜6コース
【投与前】1,000〜2,000 mLの輸液
【制吐対策】①5-HT₃受容体遮断薬（2日目），②アプレピタント（2日目および3〜4日目），③デキサメタゾン（2日目および3〜5日目）
【投与後】①1,000〜2,000 mLの輸液，②D-マンニトールやフロセミドを必要に応じて投与

ゲムシタビン＋シスプラチン併用（GC）療法

	日	1	2	8	15	28
ゲムシタビン（GEM）　1,000 mg/m² 点滴静注（30分）		→		→	→	
シスプラチン（CDDP）　70 mg/m² 点滴静注（2時間以上）			→			

4週間ごと，6コース
【投与前】1,000〜2,000 mLの輸液
【制吐対策】①5-HT₃受容体遮断薬（2日目），②アプレピタント（2日目および3〜4日目，③デキサメタゾン（1，2，3〜5，8，15日目）
【投与後】①1,000〜2,000 mLの輸液，②D-マンニトールやフロセミドを必要に応じて投与

ポイント

- 腎癌は男女比3：1で男性に多く，発症平均年齢は約60歳である．
- 腎癌は古典的3徴（血尿，腫瘤触知，側腹部痛）で発見されることは少なく，大部分が健診などで無症状のうちに発見される．
- 腎癌に特異的な腫瘍マーカーはない．
- 転移を有する進行腎細胞癌に対する薬物療法として，分子標的薬とサイトカイン治療が選択される．
- 膀胱癌は，喫煙，慢性炎症，特定の薬物や発がん物質が危険因子であり，化学物質を取り扱う職業に多い．
- 膀胱癌の初期症状は無症候性血尿がほとんどであるが，頻尿や尿意切迫感，排尿時痛や下腹部の痛みなどの膀胱刺激症状が出現する．
- 膀胱癌は各種の画像診断とTURBT（経尿道的膀胱腫瘍切除術）による組織検査の結果をもとに治療法が決定される．
- 膀胱癌の筋層非浸潤性癌に対しては，TURBTや抗がん薬あるいはBCG（ウシ型弱毒結核菌）を生理食塩水に溶解して膀胱内に注入する膀胱内注入療法が行われる．
- 転移性の膀胱癌に対して，M-VAC（MTX＋VLB＋DXR＋CDDP）療法などの全身抗がん薬治療（化学療法）が行われる．

G 悪性黒色腫 malignant melanoma

❶ 病態生理

メラノサイト（メラニン色素産生細胞）ががん化して生じる悪性腫瘍である．皮膚のみならず粘膜，眼の脈絡膜・結膜などにも生じる悪性度の高い腫瘍である．転移を生じやすく，各種の治療に抵抗性の難治の腫瘍として知られる．発生頻度は白人に多く，黒人に少なく，日本人はその中間である．表在拡大型黒色腫には間欠的な強い日光紫外線曝露が，末端黒子型黒色腫には機械的刺激が発症に関与している可能性が高い．悪性黒色腫細胞にはMAPK経路（BRAFやNRASなどの変異）やPI3K経路（PTENやAKTの変異）の活性化などの分子異常が高率に検出される．

❷ 症 状

悪性黒色腫の早期の症状として，ABCDEの5つの特徴がある（表18・24）．この5つの特徴にあてはまる場合，悪性黒色腫の可能性が高くなる．発生部位は足底（足の裏）が最も多く，体幹，顔面，首，爪などさまざまな部位に発生することもある．

表18・24　悪性黒色腫の早期の症状

Asymmetry	非対称性：形が左右非対称
Border irregularity	不規則な外形：皮膚とほくろの輪郭がギザギザしている／境界がはっきりしない箇所がある
Color variegation	多彩な色調：黒褐色が主体だが色調が均一でなく，色むらがある
Diameter enlargement	大型の病変：長径が6 mm以上
Evolving lesions	経過の変化：大きくなる，色・形・症状が変化する

❸ 診断・分類

普通のほくろと早期の悪性黒色腫を区別することは非常に難しい．悪性黒色腫は，皮膚科専門医による臨床症状の総合的な診断が必要であり，見ただけで診断が難しい場合にはダーモスコピー[*68]を用いる．そのほかにも超音波（エコー），CT，MRI，PETなどの画像診断を行うこともある．早期の受診が，早期発見，早期治療につながる．臨床像で表在拡大型，悪性黒子型，末端黒子型，結節型の4型に分類される．

❹ 治 療

がんの進行の程度や体の状態などから検討されるが，治療の第一選択は原発巣の外科的切除である（図18・25）．原発巣の厚さが1 mm以上の場合は，センチネルリンパ節生検[*69]が推奨され，進行期症例には化学療法などを行う（図18・26）．*BRAF*遺伝子変異[*70]を有する根治切除不能

[*68] **ダーモスコピー**　色素性皮膚疾患を観察するための特殊なルーペを用いた検査．病変部を10〜30倍に拡大し，反射光のない状態で明るく照らして観察することができる．

[*69] **センチネルリンパ節生検**　がんが最初に転移するリンパ節．ここに転移がなければ，その先のリンパ節には転移がないと推測されるため，まずはこのリンパ節の生検を行う．

[*70] ***BRAF*遺伝子変異**　BRAFは細胞増殖のシグナル伝達に関与しており，この遺伝子が変異を起こすと過剰なシグナルが伝達され，制御不能の細胞増殖が起こる．悪性黒色腫の患者で遺伝子変異が多くみられ，BRAF阻害薬としてベムラフェニブやダブラフェニブが，BRAF下流のMEK（mitogen-activated extracellular signal-regulated kinase）阻害薬としてトラメチニブが適応される．

*71 **イピリマブ**【作用機序】細胞傷害性Tリンパ球抗原-4（CTLA-4）に対する抗体であり，CTLA-4とリガンド分子の結合を阻害して活性化T細胞における抑制的調節を遮断し，細胞傷害活性の増強により腫瘍増殖を抑制する．

*72 **ダカルバジン**【作用機序】生体内活性化によりアルキル化薬として作用し，抗腫瘍効果を示す．悪性黒色腫のほか，ホジキンリンパ腫や褐色細胞腫にも適応される．

な悪性黒色腫に適応がある低分子性分子標的薬（ベムラフェニブ，ダブラフェニブ，トラメチニブ）は，効果発現が迅速で有効率も高い．しかし，単独投与では半年〜1年で薬物耐性が生じる．免疫チェックポイント阻害薬（ニボルマブ，イピリマブ*71）では長期の効果持続が期待されるが，多彩な免疫関連副作用に注意を要する．これらの薬物が使用できないか無効なら，ダカルバジン*72を主とする殺細胞性化学療法も考慮する．日本人悪性黒色腫患者の病期別5年生存率は，ステージ0（melanoma in situ）なら100％であり，ステージⅠがおおよそ90％，ステージⅡが70％程度，ステージⅢが40％程度，ステージⅣが10％程度である．

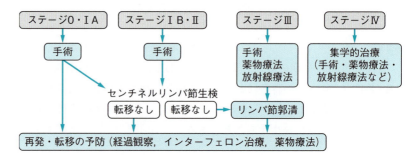

図18・25　悪性黒色腫の治療
[日本皮膚悪性腫瘍学会編：科学的根拠に基づく皮膚悪性腫瘍診療ガイドライン，第1版，金原出版，2007．日本皮膚科学会編：皮膚悪性腫瘍診療ガイドライン，第2版，2015．日本皮膚科学会雑誌 125(1), 5-75を参考に著者作成]

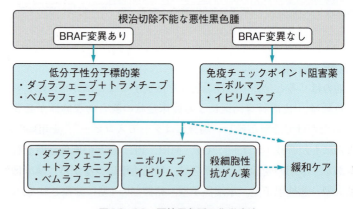

図18・26　悪性黒色腫の化学療法

免疫チェックポイント阻害薬　　コラム

　免疫細胞が活性化して病原体やがん細胞と戦うが，免疫が高まり過ぎると自らの健康な細胞も傷つけてしまうことになるので，体内ではチェックポイントで免疫細胞にブレーキをかけて免疫のバランスを維持する．がん細胞はこのブレーキ機能を逆手にとり，体ががん細胞を攻撃する力を抑え込む作用を有する（がんの免疫逃避）．免疫チェックポイント阻害薬は，がん細胞が免疫から逃れて生き延びようとするのを阻止する薬である．現在，免疫チェックポイント阻害薬の使用が認められているのは，治療効果が証明されているもので，病状などの条件が合った場合に限られている．また，免疫チェックポイント阻害薬の治療では，間質性肺炎，甲状腺機能異常，劇症1型糖尿病，自己免疫性腸炎，重症筋無力症などの重篤な副作用が一部の患者でみられることが知られており，死亡例の報告もある．そのため，免疫チェックポイント阻害薬の治療は，定められた施設要件（投与を受けても安全である，十分な対応が可能な施設），医師要件（処方されても安心できる，十分な知識・経験を有する医師）を満たす専門医療機関で，適切な方法で受けることが必須となる．

ポイント

- 悪性黒色腫は転移を生じやすく，各種の治療に抵抗性で難治の腫瘍である．
- 悪性黒色腫の発生部位は足底（足の裏）が最も多く，体幹，顔面，首，爪などさまざまな部位に発生することもある．
- *BRAF*遺伝子変異を有する根治切除不能な悪性黒色腫に適応がある分子標的薬（ベムラフェニブ，ダブラフェニブ，トラメチニブ）は効果発現が迅速で有効率も高いが，単独投与では薬物耐性が生じやすい．
- 悪性黒色腫における免疫チェックポイント阻害薬（ニボルマブ，イピリムマブ）による治療では，多彩な免疫関連副作用に注意を要する．

H　骨肉腫　osteosarcoma

SBO・骨肉腫について，病態（病態生理，症状等）・薬物治療（医薬品の選択等）を説明できる．

❶ 病態生理

　最も代表的な原発性悪性骨腫瘍であり，組織学的に腫瘍細胞が骨・類骨を形成することが特徴である．わが国での年間発症数は150〜200例で，100万人あたり約2例の発症となり，希少癌である．好発年齢分布では，10歳代にピークがあり，男性に有意に発生している．

❷ 症　状

　主訴は軽微な疼痛や腫脹が多いが，後に持続し悪化する．

❸ 診　断

　画像検査[*73]のほか，病理組織検査にて確定診断をする．血液検査では腫瘍性の骨形成を反映してアルカリホスファターゼが高値を示すことが多い．

[*73] **骨肉腫の画像検査**　単純X線検査による重要な所見として，皮質骨の破壊像，骨膜反応，骨髄内の虫食い状の溶骨性変化あるいは不整な骨硬化像などがある．MRI検査は，X線検査ではみえない病変の指摘や，骨外病変の広がりなどの把握に優れている．

・アルカリホスファターゼ ☞ p.12

❹ 治療

術前後の化学療法と手術療法による集学的治療が原則である．生検により診断が確定し次第，早急に術前化学療法を開始し，広範切除術，術後化学療法という流れで治療が行われる．主として，メトトレキサート（MTX），シスプラチン（CDDP），ドキソルビシン（DXR），イホスファミド[*74]（ifosfamide，IFM）の4剤が使用される．化学療法の効果は，画像診断による効果判定を行い評価する．

[*74] **イホスファミド**【作用機序】DNAをアルキル化し，細胞の分裂・増殖を阻害する．

ポイント

- 骨肉腫の好発年齢は10歳代にピークがあり，非常に数の少ない希少癌である．
- 骨肉腫の主訴は軽微な疼痛や腫脹が多いが，後に持続し悪化する．
- 骨肉腫患者の血液検査では，腫瘍性の骨形成を反映してアルカリホスファターゼが高値を示すことが多い．
- 骨肉腫の治療は，術前後の化学療法と手術療法による集学的治療が原則である．

Exercise

次の文章について，記述の正誤を答えなさい．

① 胃癌の原因として，ヘリコバクター・ピロリ感染や食塩の過剰摂取があげられる．
② 胃癌の腫瘍マーカー（CEA, CA19-9, AFPなど）は早期胃癌において上昇するため，腫瘍マーカーが確定診断に用いられる．
③ 食道癌の多くは扁平上皮癌であり，発症には飲酒・喫煙との関連が強い．
④ TNM分類において，Mは腫瘍の大きさや浸潤の程度を表す．
⑤ 食道癌の補助化学療法として，5-FUとCDDPによる併用療法（FP療法）が行われる．
⑥ 肝癌のスクリーニングとしては，腫瘍マーカーであるCA125の測定とX線による画像診断が行われる．
⑦ 分子標的薬のソラフェニブは，切除不能な肝細胞癌に適応され，副作用として手足症候群などがある．
⑧ 大腸癌の固有筋層以深に浸潤しているものは早期がんであり，ステージ0に分類される．
⑨ 大腸癌の化学療法として，FOLFOX（5-FU＋LV＋L-OHP）やXELOX（カペシタビン＋L-OHP）などのレジメンが施行される．
⑩ 切除不能進行再発大腸癌に対する化学療法として，分子標的薬であるゲフィチニブやエルロチニブが適応される．
⑪ 胆嚢癌・胆管癌の切除不能・再発症例が対象となる化学療法として，GC療法（GEM＋CDDP）が施行される．
⑫ 膵癌は早期発見が容易であり，予後が良好な癌の1つである．

⑬ 遠隔転移を有する膵癌に対する一次治療として，カペシタビンが用いられる．
⑭ 近年，肺癌は部位別悪性新生物死亡原因の第1位である．
⑮ 非小細胞肺癌は手術が可能な早期に発見されることは少なく，中心となる治療は化学療法である．
⑯ 非小細胞肺癌の化学療法は，限局型および進展型いずれにおいても白金製剤併用の化学療法が標準的である．
⑰ 切除不能進行再発の非小細胞肺癌においては，治療前に組織型や遺伝子異常の情報を得ることが重要である．
⑱ 脳腫瘍に対しては代謝拮抗薬であるニムスチンが適応される．
⑲ 乳癌の治療に使用される化学療法薬はHER2の発現状況や閉経前後などのホルモン受容体の発現状況により異なる．
⑳ 閉経後乳癌の治療には，卵巣からの女性ホルモンの分泌を抑えるGnRHアゴニストが適応される．
㉑ 乳癌治療薬としてドキソルビシンを使用する際，インフュージョンリアクションの発現に注意する．
㉒ 前立腺癌では前立腺肥大症と比較して排尿障害が出現しやすい．
㉓ 前立腺癌の確定診断は前立腺特異抗原（PSA）により行われる．
㉔ 前立腺癌の治療における薬物去勢として抗アンドロゲン薬やGnRHアゴニストあるいはGnRHアンタゴニストを使用する．
㉕ 子宮頸癌の発生には，エストロゲン刺激状態の程度と期間が増大することが発がんリスクとなる．
㉖ 子宮頸癌の化学療法では，遠隔転移例または再発がんに対してTAP療法（PTX＋DOX＋CDDP）が用いられる．
㉗ 腎癌に対する根治療法は分子標的薬による薬物療法である．
㉘ 膀胱癌の筋層浸潤性癌に対して，抗がん薬あるいはBCG（ウシ型弱毒結核菌）を生理食塩水に溶解して膀胱内に注入する膀胱内注入療法が行われる．
㉙ 転移性膀胱癌の治療には，M-VAC（MTX＋VLB＋DOX＋CDDP）療法やGC（GEM＋CDDP）療法などの全身抗がん薬治療（化学療法）が行われる．
㉚ 分子標的薬のベムラフェニブやダブラフェニブは，*BRAF*遺伝子変異を有する根治切除不能な悪性黒色腫に適応される．

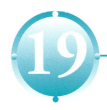

19 その他の薬物治療

A 移植医療

臓器移植とは，臓器の機能が低下して改善の見込みが得られない場合に臓器提供者（ドナー）から臓器提供を受け機能を回復させようとする医療行為である．臓器提供を受ける患者をレシピエントと呼び，臓器を提供する方をドナーと呼ぶ（図19・1）．臓器移植とは肺，心臓，腎臓，肝臓，小腸，膵臓，角膜などの移植をさすことが多い．さらに一般的には腎移植の手術件数がほかの移植よりも多い．臓器移植は，骨髄移植もしくは不足した血液を補充する輸血と分けて考えられることが多い．

一卵性双生児以外は，拒絶反応の予防を目的に多剤併用療法による免疫抑制療法が長期間実施される．免疫抑制療法は，アドヒアランスの維持向上が重要な課題となる．急性拒絶反応では，発熱，尿量の低下やクレアチニン上昇が発生する．

以前は，ABO式血液型とヒト白血球抗原（human leucocyte antigen, HLA）が原則として一致することが移植の条件であった．しかしながら近年では，移植医療技術の向上により血液型やHLAの一致が必須ではなくなりつつある．

> SBO・臓器移植（腎臓，肝臓，骨髄，臍帯血，輸血）について，拒絶反応および移植片対宿主病（GVHD）の病態（病態生理，症状等）・薬物治療（医薬品の選択等）を説明できる．

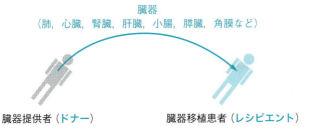

図19・1 臓器移植

❶ 免疫抑制療法

以下，腎移植を例として述べる．

現在，腎移植手術は確立されている．しかしながら，レシピエントには異物である臓器が移植されるため，Ⅳ型のアレルギーによる機序で拒絶反応が発生する．拒絶反応は，急性拒絶反応と晩期急性拒絶反応に大

・Ⅳ型アレルギー ☞ p.110

別される（図19・2）．つまり，術後の免疫抑制療法による経過が良好か否かが重要である．

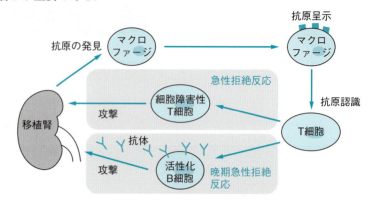

図19・2 拒絶反応の機序

　腎移植後の成績は，患者の生存率ではなく移植された腎臓が機能されていることを示す生着率で表される．腎機能の生着率は，免疫抑制療法のアドヒアランスが大きく影響する．腎移植で拒絶反応予防のために使用される薬物は，カルシニューリン阻害薬，代謝拮抗薬，副腎皮質ステロイド薬，バシリキシマブから1薬剤を選択して薬物療法を3～4種類から構成される多剤併用療法にて開始する（表19・1）．またカルシニューリン阻害薬に該当するシクロスポリンやタクロリムスは，血中濃度モニタリングで薬物血中濃度を測定したうえで投与量が設定される．血中濃度が高いと感染症のリスクが高く，低いと拒絶反応のリスクが高いと考えられる（図19・3）．よって適切な血中濃度が治療域にあることを確認しながら薬物療法を継続させる．またカルシニューリン阻害薬は，CYP3A4で代謝されるため相互作用にも注意が必要である．とくにカルシニューリン阻害薬同士の併用は禁忌とされている．ほかの薬物ではロスバスタチンなどが禁忌薬に該当する．またイトラコナゾールがCYP3A4で代謝されるため併用注意とされている．

　薬物以外にも，グレープフルーツジュースはCYP3A4で代謝されることから，グレープフルーツジュースの摂取は控える必要がある．

　またセントジョーンズワート含有食品は，CYP3A4の代謝を亢進させるため，カルシニューリン阻害薬の血中濃度が低下する．

　腎移植に限らず免疫抑制療法は長期にわたる服用が必須となる．そのため初期に服用量を多く投与させ，徐々に減量させるプロトコールが多くの移植施設で採用されている．減量後は，晩期急性拒絶反応，アドヒアランス不良や日和見感染症に注意が必要である（図19・4）．

　日和見感染症としてサイトメガロウイルス感染症が問題となる．そのためサイトメガロウイルス感染症にはガンシクロビルやバルガンシクロビルが投与される．また移植患者は長期にわたる免疫抑制療法による免疫抑制のためがんなどの発生に注意が必要である．

・サイトメガロウイルス感染症
p.468

表19・1　腎移植で使用される免疫抑制薬

分類	薬物	作用・注意事項など
カルシニューリン阻害薬	シクロスポリン	CYP3A4で代謝されるため併用禁忌薬（ロスバスタチンなど）や併用薬の相互作用にも注意
	タクロリムス	
代謝拮抗薬	アザチオプリン	
	ミゾリビン	
	ミコフェノール酸モフェチル	
副腎皮質ステロイド薬	メチルプレドニゾロン	腎移植の多くはメチルプレドニゾロンを使用する
	プレドニゾロン	
	メチルプレドニゾロンコハク酸エステル	拒絶反応時に大量投与する
モノクローナル抗体製剤	バシリキシマブ	IL-2受容体阻害作用
その他	グスペリムス	T細胞，B細胞の分化増殖抑制，腎移植の拒絶反応時の治療に用いられる
	抗ヒト胸腺細胞ウサギ免疫グロブリン	臓器移植後の急性拒絶反応の治療の場合，本薬は原則としてステロイド療法で十分な治療効果が得られない場合に使用する
	エベロリムス	T細胞の増殖抑制

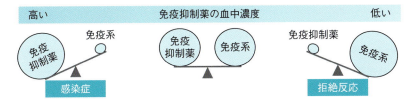

図19・3　拒絶反応と感染症の関係

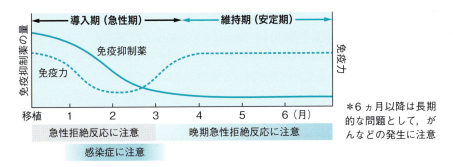

図19・4　腎移植後における懸念事項

コラム

　従来までの移植医療ではアザチオプリンや副腎皮質ステロイド薬だけで薬物療法が行われていた．術後1年以内の生着率，死亡率はともに60％程度であり，透析療法に代わる画期的な外科的治療には及ばなかった．しかしながら，1980年代にシクロスポリンが導入され，死亡率や生着率が大きく改善されて移植医療に大きく貢献した．その後も優れた免疫抑制療法が開発され現在に至っている．移植医療の進展は，優れた薬物の開発によりなされたといっても過言ではない．

❷ 造血幹細胞移植

造血幹細胞移植とは，造血器腫瘍などの患者のがん細胞を強力な抗がん薬や放射線療法により骨髄とともに死滅させ，ドナーから提供を受けた造血幹細胞を移植することにより機能を回復させる医療行為である（図19・5，表19・2）．

また，臍帯血移植とは，分娩後の胎盤，臍帯に残った臍帯血を移植することである．

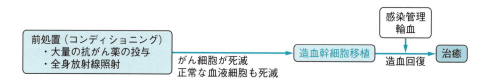

図19・5　造血幹細胞移植

表19・2　造血幹細胞移植対象疾患の例

造血器腫瘍	非悪性疾患
・急性骨髄性白血病 ・急性リンパ性白血病 ・骨髄異形成症候群 ・悪性リンパ腫 ・多発性骨髄腫	・再生不良性貧血 ・慢性肉芽腫症 ・チェディアックヒガシ症候群 ・重症複合免疫不全症

❸ 移植片対宿主病 graft versus host disease, GVHD

移植片対宿主病（GVHD）とは，ドナー由来のリンパ球が患者（宿主）の組織や細胞を非自己と認識して攻撃する病態であり，主に造血幹細胞移植で問題となる．

GVHDの予防として，移植前日からシクロスポリンなどの免疫抑制薬注射剤の持続投与を開始する．GVHDが発症した場合は副腎皮質ステロイド薬などの追加投与を実施する．

GVHDは，主に移植後100日以内に発生する急性GVHDと移植後100日以降に発生する慢性GVHDに分けられる．

ポイント

- 移植医療とは自己の機能しなくなった臓器を臓器提供者から受け機能を回復しようとする医療行為である．
- 臓器移植とは，主に肺，腎臓，心臓，肝臓，小腸，膵臓，角膜をさすことが多い．
- 拒絶反応の予防のために免疫抑制療法が開始される．
- 免疫抑制療法による日和見感染に注意が必要である．
- 免疫抑制療法の1つであるカルシニューリン阻害薬はCYP3A4で代謝されるため併用薬に注意が必要である．

B がん終末期医療と緩和ケア

SBO・がん終末期の病態（病態生理，症状等）と治療を説明できる．
・がん性疼痛の病態（病態生理，症状等）と薬物治療（医薬品の選択等）を説明できる．

❶ がん終末期にみられる症状

米国がん研究所では，がん終末期に頻繁にみられる一般的な症状は，過去の報告から，食欲不振，倦怠感，眠気，幸福度の低下，呼吸困難感の増大としている．また，嚥下困難や排尿困難も増加する．一方，うつ様の症状は減少するといわれている．がん終末期にみられる症状は，不安・うつ，悪心・嘔吐・食欲不振，疲労・呼吸困難感・眠気，痛みの4つの症状群があることも報告されている．

a がん終末期の変化

がん終末期の病態の変化は，臨終が近くなるに従い速度が増す．月単位の変化，週単位の変化，日単位の変化（死亡前1週間以内），時間単位の変化（死亡前1〜2日）と刻々と変化する．

(1) 死亡前1〜2ヵ月

痛みや全身倦怠感，食欲不振，便秘，不眠，体重減少（がん悪液質[*1]）

(2) 死亡前1〜2週間程度

身体的な症状：倦怠感や疼痛，呼吸困難，筋力低下，日常生活動作（ADL）の低下，尿・便失禁，食欲不振，摂取量の低下

精神的な症状：死への恐怖や不安，気持ちの落ち込み，せん妄症状

(3) 死亡前数時間〜1日

身体的な症状：死前喘鳴[*2]，喀痰増加，口腔内乾燥，努力様呼吸（下顎呼吸），浅く不規則な呼吸，血圧低下，不整脈，血圧測定・脈拍触知困難，末梢冷感，チアノーゼ，浮腫，無尿，尿・便失禁，全身倦怠感（耐え難い），摂食低下

精神的な症状：意識レベルの低下，傾眠，昏睡

[*1] 悪液質とは，疾患に起因する栄養失調により衰弱した状態で，著しい骨格筋量の低下がみられる代謝変化である．がん患者にみられる異常な痩せは，がん悪液質に起因している．

[*2] 死前喘鳴　意識の低下に伴い唾液や痰が声帯付近にたまり，呼吸とともに喘ぐような声が出て，常にゴロゴロとしている状態をいう（本人は苦しさをあまり感じていないとされる）．

❷ がん疼痛の病態と薬物療法

a 痛みの定義

痛みとは，国際疼痛学会によると「実際に何らかの組織損傷が起こったとき，あるいは組織損傷が起こりそうなとき，あるいはそのような損傷の際に表現されるような感覚体験および情動体験」と定義されている．

つまり，痛みとは主観的な症状であり，患者のおかれている状況に応じて，心理的，社会的，スピリチュアルな要素の修飾を受け，その強度や不快感が変化する．

b がん疼痛とは

がん疼痛とは，広義にはがん患者に生じた疼痛のすべてをさし，がん自体が原因となる痛み[*3]と，がんに関連した痛み[*4]，がん治療に起因

[*3] 腫瘍の浸潤や増大，転移など．
[*4] 筋のれん縮，リンパ浮腫，便秘，褥瘡などによる痛み．

*5 術後痛や化学療法に起因した末梢神経障害や口内炎による痛みなど．
*6 変形性脊椎症，骨関節炎などの痛み．

する痛み*5，がん患者に併発したがん以外の疾患による痛み*6の4種類に分類される．

がん疼痛は，がんの診断時に20〜50％の患者に存在し，進行がん患者全体では75％にのぼる．このように，がん疼痛は多くのがん患者が経験するが，適切な評価と治療によって緩和が可能な症状でもある．

c がん疼痛の分類

がん疼痛には，痛みの性状による分類と，痛みのパターンによる分類がある．

（1）痛みの性状による分類

がん疼痛は侵害受容性疼痛，神経障害性疼痛，心因性疼痛の3つに大別される．また，侵害受容性疼痛はさらに体性痛，内臓痛に分類される（表19・3）（がん疼痛の薬物療法に関するガイドライン）．

表19・3　痛みの性状によるがん疼痛の分類

侵害受容性疼痛		侵害受容器の刺激によって発生する痛み
	体性痛	皮膚や骨，関節，筋肉，結合組織といった体性組織への切る，さすなどの機械的刺激が原因になり発生する痛み
	内臓痛	食道，胃，小腸，大腸などの管腔臓器の炎症や閉塞，肝臓や腎臓，脾臓などの炎症や腫瘍による圧迫，臓器被膜の急激な進展が原因で発生する痛み
神経障害性疼痛		痛みの情報を伝える神経の直接的な損傷や，これらの神経の疾患により引き起こされる痛み
心因性疼痛		心理的障害に関連して起こる痛み

（2）痛みのパターンによる分類

痛みは，一日の大半に出現している持続痛と，一過性の痛みの増強である突出痛があり，がん疼痛では，これらの組み合わせで認められる（表19・4）．

表19・4　痛みのパターンによるがん疼痛の分類

持続痛		「24時間のうち12時間以上経験される平均的な痛み」として患者によって表現される痛み
突出痛		持続痛の有無や程度，鎮痛薬治療の有無にかかわらず生じる一過性の痛みの増強をさす*
	予測できる突出痛	予測可能な刺激に伴って生じる突出痛．意図的な体動に伴って生じる痛み（体動時痛）が代表的
	予測できない突出痛	痛みの出現を予測できない突出痛．痛みの誘因があるがいつ生じるかを予測することができない場合と，痛みを引き起こす要因そのものがない場合とがある
	定時鎮痛薬の切れ目の痛み	定時鎮痛薬の血中濃度の低下によって，定時鎮痛薬の投与前に出現する痛み．発現が緩徐で持続が最も長い

*突出痛には統一した定義は存在しないが，本書では日本緩和医療学会のガイドラインに準じて定義した．最近の欧米の教科書や研究では「オピオイド投与により持続痛のコントロールがされている患者に発生する一過性の痛みの増強」という定義が多い．

d 痛みの評価

痛みの評価には，①痛みの原因の評価，②痛みの全般的な評価がある．

(1) 痛みの原因の評価

がん疼痛には，4つの原因（前述）がある．痛みの原因を明確にするため，身体所見，画像所見，血液検査所見などを組み合わせて，総合的に評価することが求められる．

(2) 痛みの全般的な評価

日常生活への影響や痛みのパターン，痛みの強度，痛みの部位，痛みの経過，痛みの性状，痛みの増悪因子・軽快因子，現在行っている治療への反応，薬の効果と副作用に分けて評価を行う（表19・5）．

表19・5 痛みの全般的な評価

日常生活への影響	痛みが身体機能，日常生活，精神状態，社会機能にどのように影響しているかを明らかにする
痛みのパターン	痛みが持続痛であるか，突出痛であるかを明らかにする．持続痛が残っている場合には，定時投与の鎮痛薬の開始や増量を，突出痛であれば，レスキュー薬を使うなど，治療方針が異なる
痛みの強度	痛みは主観的な症状であるため，共通の定規（スケール）*を用いて痛みの強さを評価する
痛みの経過	いつから痛みがあるのかを確認する
痛みの性状	痛みが侵害受容性疼痛か，神経障害性疼痛かを判断する材料になる．神経障害性疼痛では特徴的な性状を示す（表19・3）
痛みの増悪因子と軽快因子	痛みが強くなる，もしくは軽くなる要因を明らかにする．これにより痛みが増悪する因子を避けて，軽くなる因子を取り入れることで，患者の痛みを軽くすることができる

*評価法として，さまざまなツールが開発されているが，信頼性，妥当性ともに検証され，臨床の場で用いられているものに，Numerical Rating Scale (NRS)，Visual Analogue Scale (VAS)，Faces Pain Scale (FPS) などがある．FPSは，認知症を伴う患者や小児の痛みの強度を評価する際に用いられ，NRSとVASは青年の痛みの強度を評価する際に用いられる．

e WHO方式がん疼痛治療法

(1) WHO方式がん疼痛治療法とは

貧しい国でも，医療が十分に行き届いていない国でも，痛みで苦しんでいるがん患者がいるため，全世界のあらゆる国にいるがん患者を痛みから解放することを目指し，誰にでもできるがん疼痛治療法を普及させるため作成された．

(2) 目 標

痛みのマネジメントを達成するためには，現実的かつ段階的な目標設定が必要である．WHO方式がん疼痛治療法では，目標を以下の通り設定している．

第一目標：痛みに妨げられない夜間の睡眠の確保
第二目標：日中の安静時に痛みがない状態で過ごせること
第三目標：起立時や体動時の痛みが消失すること

(3) 鎮痛薬の使用法

痛みの治療は薬物療法と非薬物療法の組み合わせにより達成する．薬物療法には鎮痛薬の使用が主体となる．WHO方式がん疼痛治療法における鎮痛薬の使用法は，守るべき5原則から成り立っている（表19・6）．

表19・6　WHO方式がん疼痛治療法の5原則

経口的に (by mouth)	がんの痛みに使用する鎮痛薬は，経口投与することが望ましい
時刻を決めて規則正しく (by the clock)	がん疼痛は持続的であるため，時刻を決めて一定の使用間隔で投与する．鎮痛薬の血中濃度が低下すると再び痛みが生じるため，痛みが現れてから服用する頓服服用は避けるべきである
除痛ラダーにそって効力の順に (by the ladder)	鎮痛薬の使用は，表19・7に示す「WHO三段階除痛ラダー」に従って選択する．痛みの強さに応じて，必要な鎮痛薬を選択することが重要である．麻薬性鎮痛薬の使用の際にも，非麻薬性鎮痛薬や鎮痛補助薬（後述）の併用も重要である
患者ごとの個別的な量で (for the individual)	適切なオピオイドの投与量とは，痛みが消え，眠気などの副作用が問題にならない量であるが，これは患者それぞれで異なっている．個々の患者の鎮痛薬の適量を求めるには効果判定を繰り返しつつ，調整していく必要がある．非オピオイド性鎮痛薬や弱オピオイドには天井効果があるが，強オピオイドには天井効果がなく，標準投与量がないことを理解することが重要である
そのうえで細かい配慮を (with attention to detail)	痛みの原因と鎮痛薬の作用機序についての情報を患者に十分に説明し，定時服用や鎮痛薬を用いることの意義を理解して，鎮痛薬を適切に使用させる．また，患者の病態進行だけでなく，肝機能障害や腎機能障害の有無や患者の年齢も考慮に入れ鎮痛薬を使用する

表19・7　WHO三段階除痛ラダーで用いられる鎮痛薬

段階	対象	例
第一段階	軽度な痛みに対して用いる	非麻薬性鎮痛薬（非ステロイド性抗炎症薬，アセトアミノフェン），鎮痛補助薬
第二段階	第一段階の鎮痛薬で痛み緩和が十分でない場合や軽度から中程度の強さの痛みに用いる	麻薬性鎮痛薬のうち作用が弱いもの（コデインなど），トラマドール
第三段階	第二段階までの鎮痛薬で痛みの緩和が十分でない場合や中程度から高度の強さの痛みに使用する	強い麻薬性鎮痛薬（モルヒネ，オキシコドン，フェンタニル，タペンタドール，メサドン，ヒドロモルフォン）

f 緩和医療で用いられる鎮痛薬

鎮痛薬には，オピオイド受容体に結合する麻薬性鎮痛薬と結合しない非麻薬性鎮痛薬の2種類がある．

(1) 非麻薬性鎮痛薬

非麻薬性鎮痛薬には，非ステロイド性抗炎症薬（NSAIDs）[*7]やアセトアミノフェン[*8]がある．鎮痛補助薬[*9]は，オピオイド受容体に結合しないが，主たる薬理作用が鎮痛作用ではないため，非麻薬性鎮痛薬には含まれない．

(2) 麻薬性鎮痛薬

オピオイド受容体（主にオピオイドμ受容体）に結合して作用を示す薬物の総称で，非麻薬性鎮痛薬で効果が十分ではない場合の疼痛緩和に用いられる．わが国で使用できる麻薬性鎮痛薬には，作用が比較的緩徐な弱オピオイド鎮痛薬と作用が強い強オピオイド鎮痛薬がある．

1) 弱オピオイド鎮痛薬

軽度から中程度の強さの痛みに用いる麻薬性鎮痛薬であり，コデイン，ジヒドロコデイン，トラマドールがある（表19・8）．

[*7] **NSAIDs**【作用機序】☞ p.373．末梢性作用のため，がんの浸潤による痛みに対して効果があることが示されている．

[*8] **アセトアミノフェン**【作用機序】☞ p.299．すべてが肝臓で代謝されて活性化されるため，肝機能の低下している患者に用いるときには注意が必要である．

[*9] **鎮痛補助薬**　主たる適応目的が痛みの緩和ではないが，鎮痛作用を示したり，鎮痛薬と併用すると鎮痛作用を高める薬物である（例：デュロキセチン，プレガバリンなど）．

表19・8 弱オピオイド鎮痛薬の特徴

コデイン ジヒドロコデイン	コデインには鎮咳作用と弱い鎮痛作用がある 鎮痛作用については，コデインが代謝されてつくられるモルヒネが関与していることが示されている
トラマドール	オピオイド受容体に対する結合性は低いが，セロトニン・ノルアドレナリンの再取り込みを阻害する．また，代謝物であるモノ-O-脱メチル体がオピオイドμ受容体に対し親和性があるため，鎮痛作用に寄与していると考えられる

2) 強オピオイド鎮痛薬

中程度から高度の痛みに用いる麻薬性鎮痛薬であり，わが国ではモルヒネ，オキシコドン，フェンタニル，メサドン，タペンタドール，ヒドロモルフォンが用いられる（表19・9）．これら強オピオイド鎮痛薬[*10]は，オピオイドμ受容体を刺激して，強力な鎮痛作用を発揮する．また，増量すれば，増量しただけ鎮痛作用も高まるとされる．また，副作用として，主に便秘，悪心・嘔吐，傾眠がみられる．モルヒネには，呼吸抑制作用があるものの呼吸困難感の改善作用もある．

*10 強オピオイド鎮痛薬　オピオイドμ受容体に対して，完全作動薬（内活性が1）として作用するため，痛みが消えるまで増量することが，理論上可能である．

表19・9 強オピオイド鎮痛薬の特徴

モルヒネ	代表的な強オピオイド鎮痛薬であり，豊富な使用経験がある． 活性代謝物（M-6-G）が生成されるため，腎機能低下のケースには注意が必要である．また，代謝はグルクロン酸抱合によるため，ほかの薬物との併用がしやすい
オキシコドン	効果は，モルヒネとフェンタニルの中間程度である．肝臓でチトクロムP450（CYP2D6，CYP3A4）により代謝され，非活性代謝物のノルオキシコドンなどになる
フェンタニル	非常に強い疼痛緩和作用を示す（モルヒネの50〜100倍）． 肝臓でCYP3A4により代謝され，非活性代謝物（ノルフェンタニル）となる．便秘や眠気はモルヒネと比較して弱い
メサドン	グルタミン酸NMDA受容体遮断作用も有するため，神経障害性疼痛にも疼痛緩和作用が期待できる．肝臓でCYP3A4，CYP3B6により代謝され，非活性代謝物となる．心臓に対する副作用（QT延長*）や呼吸抑制が多くみられる
タペンタドール	トラマドールの誘導体で，ノルアドレナリン再取り込み阻害作用とオピオイドμ受容体刺激作用がある．肝臓でグルクロン酸抱合により代謝を受ける．同程度の疼痛緩和作用を示す量のモルヒネを投与した場合と比較して，副作用が軽減される
ヒドロモルフォン	モルヒネやオキシコドンと同様にテバイン誘導体である．モルヒネと同様にグルクロン酸抱合により代謝を受けるが，活性代謝物が生成されないため，腎機能の低下している場合でも継続使用が可能である．副作用は，オキシコドンとほぼ同程度である

*QT延長：心電図のQT間隔が長くなり，致死性の不整脈（トルサードドポアンツ）が出現する（☞ p.149）

g オピオイド鎮痛薬を用いた疼痛緩和法

(1) オピオイドスイッチング（オピオイドローテーション）

強オピオイド鎮痛薬の副作用により鎮痛効果を得るだけの薬物量を投与できないときや，鎮痛効果が不十分なときに，投与中の強オピオイド鎮痛薬を別の強オピオイド鎮痛薬に変更することをオピオイドスイッチングという．オピオイドの投与経路の変更も含まれる場合もあるが，一般的には薬物の変更のみをさす．

1) 副作用によるスイッチング

強オピオイド鎮痛薬やその代謝物は，それぞれに特徴的な副作用（せ

ん妄・幻覚，眠気，悪心・嘔吐，便秘など）がある（表19・10）．これらの副作用のため，強オピオイド鎮痛薬の継続が難しいケースでは，強オピオイド鎮痛薬の種類を変更すると，副作用を軽減しつつ，疼痛緩和を継続することが可能になる．

2) 鎮痛効果が不十分の際のスイッチング

強オピオイド鎮痛薬を投与し続けた場合に得られる鎮痛効果が減弱し（鎮痛耐性），鎮痛薬を増量しても十分な疼痛緩和が得られないことがある．また，病態が進行して強オピオイド鎮痛薬で十分な疼痛緩和がみられず，副作用が強くなることがある．このような場合，強オピオイド鎮痛薬をスイッチングすると，鎮痛効果が再び出現し，疼痛緩和に用いる薬物の投与量を減らすことができる．これは，強オピオイド鎮痛薬間では交差耐性が不完全であるためと考えられている．

※メサドンへのスイッチング

メサドンは古くから世界各国で使われている強オピオイド鎮痛薬であるが，わが国ではほかの強オピオイド鎮痛薬が無効の場合に用いられる．これは，メサドンはQT延長や呼吸抑制を起こすため，ほかの強オピオイドと比べ死亡例が多いとされるためである．

（2）徐放性製剤と速放性製剤の使用

強オピオイド鎮痛薬には，さまざまな剤形が用意されており，がん疼痛コントロールを確実なものにしている．薬物の放出がコントロールできる製剤的加工がされており，持続痛と突出痛のいずれの痛みに対しても対応ができる．徐放性製剤には，錠剤やカプセル剤，貼付剤がある．速放性製剤には粉末や錠剤，散剤，舌下錠[*11]，バッカル錠[*12]，注射剤がある．また，直腸製剤（坐薬）は，作用時間も長いため，レスキューに加え，ベースの薬物としても使用される．フェンタニルは，経口投与で効果がみられないため，舌下錠やバッカル錠，貼付剤として用いられる．

[*11] **舌下錠** 舌の裏側におくことにより，舌下の血管から吸収されるため，早く効果が現れる．

[*12] **バッカル錠** 歯と歯茎の間（バッカル）に錠剤を挟んで，溶かして歯茎の血管から薬物を吸収させる．早く（3～5分程度）効果が現れるので，患者が薬物の効果を実感しやすい．

表19・10 オピオイド鎮痛薬の副作用とその対処法

悪心・嘔吐	投与開始初期や増量時にしばしばみられるが,耐性獲得が数日以内に起こり自然に軽減・消失することが多い.服薬アドヒアランスを低下させるため,ドパミン受容体遮断薬や抗ヒスタミン薬,非定型抗精神病薬を用いる
便秘	高頻度でみられる副作用であるが,耐性形成はほとんどない.下剤の継続的投与などが必要である.浸透圧性下剤,大腸刺激性下剤,浣腸,Cl⁻チャネルアクチベーター(ルビプロストン)が用いられる
眠気	投与開始初期や増量時にみられることが多いが,耐性獲得が早く自然に軽減・消失することが多い.痛みが抑えられていれば過量投与が疑われるため減量する
せん妄[*13]・幻覚	さまざまな要因で起こるが,オピオイドによるせん妄・幻覚は投与初期や増量時にみられることが多い.薬物療法としてハロペリドール(ブチロフェノン系抗精神病薬)や非定型抗精神病薬(オランザピンやクエチアピン)が用いられる
呼吸抑制	がん性疼痛の治療を目的として適切に強オピオイド鎮痛薬を用いる限り,呼吸抑制がみられることはまれである.しかし,過量投与などの場合では,酸素投与や患者の覚醒を促す,ナロキソンの投与を行う
口腔内乾燥	外分泌腺の抑制による.頻回の水分や氷の摂取,部屋の加湿など口腔内保湿を行う
そう痒感(かゆみ)	硬膜外やくも膜下投与により効率に認められる.第一世代の抗ヒスタミン薬が用いられるが無効なことが多い.5-HT₃受容体遮断薬(オンダンセトロン)が有効のケースがある.また,外用薬として亜鉛華軟膏とメントールの混合剤が有効とされる.副腎皮質ステロイド外用剤の使用も考慮する
排尿障害	高齢の男性に多くみられ,前立腺肥大症では尿閉に至ることもある.排尿筋の収縮を高めるコリン作動薬や括約筋を弛緩させるα₁受容体遮断薬を投与することがある
ミオクローヌス[*14]	頻度は低いが出現することがある.とくにモルヒネの場合は,神経毒性のある代謝物の蓄積が要因の1つと考えられている.クロナゼパムやミダゾラムが有効な場合がある
痛覚過敏[*15]	大量のオピオイドを硬膜外投与するとまれにみられる.治療はオピオイドの減量や中止,オピオイド以外の鎮痛薬への変更を検討する

[*13] **せん妄** 周囲を認識する意識の清明度が低下し,記憶障害,見当識障害,言語障害などの認知機能障害がみられる状態をいう.高活動型と低活動型(こちらが問題)がある.日内変動が大きい.

[*14] **ミオクローヌス** 不随意運動の1つであり,1つあるいは複数の筋肉が短時間であるが不随意に収縮する状態である(四肢がピクッとする).

[*15] **痛覚過敏** 通常痛みを感じる刺激に対する感受性が増している状態である(例:アロディニアは通常,痛みを感じない刺激(触れるなど)を痛みと感じる状態)

❸ 緩和ケアとは

a 緩和ケアの定義(世界保健機構:WHO,2002年)

緩和ケアとは,生命を脅かす疾患(例:がんなど)による問題に直面している患者とその家族に対して,痛みやその他の身体的問題,心理社会的問題,スピリチュアルな問題を早期に発見し,的確なアセスメントと対処(治療・処置)を行うことによって,苦しみを予防し,和らげることで,生活の質(quality of life,QOL)を改善するアプローチである.

緩和ケアにおいては,自然科学的なものの見方(サイエンス)だけではなく,人間科学的なものの見方(アート)も大切であり,両者のバランスがとれた調和が求められる.つまり,自然科学者としては客観的,分析的,数量的な思考とともに知識と技能が必要であるが,さらに人間力も求められる.

b 緩和ケアを受ける時期

緩和ケアは，生命を脅かす疾患が進行し，治療を行うことが困難になった患者に対するケアと誤解されている．ところが，緩和ケアは病気が進行する前の，生命を脅かす疾患と診断された段階から必要に応じて行うものである．

とくに，がんと宣告されたときにはひどく落ち込む，落ち着かない，眠れないなどの症状が現れることがある．また，がんの治療のための化学療法や放射線療法により食欲の低下や悪心・嘔吐，痛みなど不快な症状が現れることもある．緩和ケアとは，これらの苦痛から患者を解放し，がんの治療に対して前向きな気持ちになること，また，がんの治療に付随するさまざまな苦痛を緩和するものである．

c 全人的苦痛（トータルペイン）の概念

患者を1人の「病気をもつ人」としてとらえ，がん患者が抱えている痛みは，がんやがん治療に伴う痛みである「身体的苦痛」のみならず，こころの変化からくる「精神的苦痛」，社会的な問題から生じる「社会的苦痛」，表現が難しい「スピリチュアルな苦痛」の4つの面からとらえていくという概念[*16]である（表19・11）．

これら4つの苦痛は，それぞれが独立して存在するケースは少なく，相互に密接に重なっている．つまり，がんによる痛みは身体に原因があることで生じ，いつ終わるのか分からない強い痛みが長く続くと，痛みのために眠れなくなり，食べられなくなり，物事を考えることすらできなくなる．このように，がんによる身体的な痛みが精神的，社会的苦痛につながるケースが多い．これらの苦痛の重なりあうところに，スピリチュアリティがあるという考え方が提唱されている．

*16 現代ホスピスの創始者であるシシリー・ソンダース（Dame Cicely Saunders, 1918～2005年）が提唱した．

表19・11 4つの苦痛

身体的苦痛	がんやがん治療に伴う身体的な苦痛であり，痛みをはじめとして全身倦怠感や食欲不振，便秘，不眠，口渇，悪心・嘔吐などがある
精神的苦痛	がんであることを知った人の精神状態は，まず病気を否定し，その後絶望感や挫折感などの感情をもつ．しばらくすると落ち着きがみられはじめ，病気を受け入れるようになる（キュブラーロス）．がん患者が抱える精神的な苦痛は不安，いらだち，うつ状態である
社会的苦痛	これまで健康であった人が普通に社会生活を送ることが困難になり，社会的役割や仕事ができなくなることによる経済基盤のゆらぎなどは，患者にとって大変につらい社会的苦痛になる
スピリチュアルな苦痛	スピリチュアルな苦痛とは，一般的に死に直面した人の「将来の喪失」「他者との関係の喪失」「自律の喪失」から自己の存在意義や生の無意味，無価値，虚無，孤独，疎外などとされている

これら苦痛のうち，最も表現が難しいものがスピリチュアルな苦痛である．これは，個人個人の生育環境や人生の経験が異なるため，どのようなことがスピリチュアルな苦痛につながるのかが一様ではないためである．しかし，小澤[*17]は，人が抱える苦痛を「希望と現実の開き」としてとらえ，スピリチュアルな苦痛についても，明確な定義を提唱している（図19・6）．スピリチュアルな苦痛とは，現在の自分の状況が理想の状態とかけ離れており，その対象が明確にならない場合（つまり，なぜ自分ががんになってしまったのか，悪いことをしていない自分ががんになったのはどうしてか，など）に感じるとされる．

[*17] 小澤竹俊：小澤竹俊の緩和ケア読本，日本医事新報社，2012

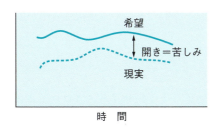

図19・6 苦しみの構造
縦軸は自分のあるべき状態，横軸は時間経過を示す．苦しみ（苦痛）とは，自分の希望と実際の自分の状況の開きから生じると提案した．スピリチュアルな苦痛とは，対象がない希望と現実の開きにより生み出されると解釈できる．

ポイント

- がん終末期の病態進行は，死期が迫るにつれ加速する．
- がん患者の痛みは，心理的，社会的，スピリチュアルな要素の修飾を受ける．
- がんの痛みには性状とパターンによる分類がなされる．
- 痛みの評価は，原因の評価と全般的な評価の2つの側面から行われる．
- 痛みのマネジメントには3つの目標が設定されている．
- WHO方式がん疼痛治療法では，鎮痛薬使用に守るべき5つの原則を定めている．
- 疼痛コントロールには，麻薬性鎮痛薬と非麻薬性鎮痛薬，鎮痛補助薬が用いられる．
- オピオイドスイッチングとは，治療に用いている強オピオイド鎮痛薬の種類を変更することである．
- 強オピオイド鎮痛薬には，徐放性製剤と速放性製剤がある．
- 緩和ケアとは全人的苦痛を軽減する医療である．

Exercise

次の文章について，記述の正誤を答えなさい．
① 臓器移植において移植を受ける者をドナーという．
② 臓器を移植する場合，主要組織抗原を一致させる必要はない．
③ 腎移植における拒絶反応では，血清クレアチニンの上昇，尿量の低下などがみられる．
④ 腎移植で拒絶反応の予防のために投与される免疫抑制薬は，短期間で投与が終了される．
⑤ 腎移植の成績は，患者の生存率ではなく移植した腎臓が機能していることを示す生着率で示される．
⑥ 腎提供者（ドナー）が兄弟姉妹の場合，拒絶反応が起こりにくく術後生着率がよいため，免疫抑制薬を必要としない．
⑦ 腎移植における免疫抑制薬として副腎皮質ステロイド薬，アザチオプリン，タクロリムス，ミコフェノール酸モフェチルなどが使用される．
⑧ 腎移植における免疫抑制療法は，日和見感染症，とくにサイトメガロウイルス感染症に注意が必要である．
⑨ サイトメガロウイルス感染症に有効な薬物にガンシクロビルがある．
⑩ 死前喘鳴は，患者の亡くなる1ヵ月前からみられる．
⑪ がん患者で痛みを感じるのは70％以上にのぼる．
⑫ 一日の大半に出現している痛みを持続痛と呼ぶ．
⑬ 痛みの強さを測定するツールであるFace Pain Scaleは青年に用いられる．
⑭ WHO方式がん疼痛治療法は，貼付剤よりも経口剤の使用を推奨している．
⑮ 鎮痛補助薬とは，主たる薬理作用が鎮痛作用ではない薬物である．
⑯ フェンタニルやモルヒネの傾眠作用はほぼ同程度である．
⑰ オピオイドスイッチングとは，用いる薬物の種類や投与経路の変更をさす．
⑱ フェンタニルは，速放性製剤として経口剤やバッカル錠，舌下錠がある．
⑲ 緩和ケアとは治療が困難になった患者に行われる医療である．

参考表1　主な臨床検査の基準値一覧

検査項目	単位	基準値・基準範囲	掲載頁
■尿検査			
尿量	mL/日	1,000〜1,500	2
尿pH		5〜8	2
尿比重		1.005〜1.030	2
尿浸透圧	mOsm/kgH$_2$O	50〜1,300	2
尿タンパク質		−	2
尿微量アルブミン	mg/日	<30（24時間尿）	2
尿糖		−	3
尿ウロビリノゲン		±	3
尿ケトン体		−	3
カリウム排泄量	mmol/日	25〜100	4
コルチゾール	μg/日	30〜100	4
17-ヒドロキシコルチコステロイド（17-OHCS）	mg/日	3〜8	4
17-ケトステロイド（17-KS）	mg/日	3〜11	4
アドレナリン	μg/日	≦15	4
ノルアドレナリン	μg/日	≦120	4
尿クレアチニン（Ucr）	g/日	0.5〜1.5	4
δ-アミノレブリン酸（δ-ALA）	mg/L	≦5	4
アミラーゼ	U/L	≦700	4
■糞便検査			
便中ヘモグロビン		−	4
■血液学的検査			
赤血球数（RBC）	×10^6/μL	男性 4.4〜5.6 女性 4.0〜4.9	5
ヘモグロビン濃度（Hb）	g/dL	男性 14〜17 女性 12〜15	5
ヘマトクリット値（Ht）	%	男性 40〜50 女性 35〜44	5
平均赤血球容積（MCV）	fL	80〜100	5
平均赤血球ヘモグロビン濃度（MCHC）	g/dL	31〜35	5
平均赤血球ヘモグロビン量（MCH）	pg	28〜33	5
網赤血球（Ret）	%	0.5〜1.5	6
白血球数（WBC）	×10^3/μL	3.3〜8.6	6
顆粒球　好中球　1）桿状核球	%	2〜15	6
2）分葉核球	%	40〜60	6
好酸球	%	1〜5	6
好塩基球	%	0〜1	6
リンパ球	%	20〜50	6
単球	%	2〜10	6
赤血球沈降速度（ESR）	mm/時	成人男性<10 成人女性<15	6
血小板数（Plt）	×10^4/μL	15〜35	7
出血時間（BT）	分	≦5	7
活性化部分トロンボプラスチン時間（APTT）	秒	30〜40	7
プロトロンビン時間（PT）	秒	10〜12	7
	%	70〜130	7
PT-INR		0.9〜1.1	7
フィブリン/フィブリノゲン分解産物（FDP）	μg/mL	≦5.0（血漿）	8
Dダイマー	μg/mL	≦1.0	8
フィブリノゲン	mg/dL	200〜400	8
プラスミノゲン	mg/dL	7〜13	−
■脳脊髄液検査			
髄液圧	mmH$_2$O	70〜150	8
タンパク質	mg/dL	15〜45	8
グルコース	mg/dL	45〜75	8
細胞数	/μL	<5	8
■血液生化学検査			
【タンパク質関連】			
総タンパク質（TP）	g/dL	6.6〜8.1	9
アルブミン（Alb）	g/dL	4.1〜5.1	9
アルブミン/グロブリン比	−	1.2〜2.2	9
心筋トロポニンT（TnT）	ng/mL	≦0.1	23
心筋トロポニンI（TnI）	ng/mL	≦0.04	23
チモール混濁試験（TTT）	KU	<5	24
硫酸亜鉛試験（ZTT）	KU	4〜12	24

検査項目	単位	基準値・基準範囲	掲載頁
【非タンパク性窒素化合物】			
尿素窒素（SUN, BUN）	mg/dL	8〜20	9
クレアチニン（Scr）	mg/dL	男性 0.6〜1.0 女性 0.4〜0.8	9
イヌリンクリアランス（C$_{in}$）	mL/分/1.73 m^2	90〜130	25
クレアチニンクリアランス（C$_{cr}$）	mL/分	80〜140	25
尿酸（UA）	mg/dL	男性 3.5〜7.0 女性 2.5〜6.0	9
総ビリルビン（T-Bil）	mg/dL	0.2〜1.2	10
直接ビリルビン（D-Bil）	mg/dL	<0.4	10
間接ビリルビン（I-Bil）	mg/dL	<0.8	10
【糖代謝関連】			
グルコース 空腹時血糖値（FPG）	mg/dL	75〜<110	10
グルコース 75g OGTT 2時間値	mg/dL	<140	10
ヘモグロビンA1c（HbA1c）	%（NGSP）	<6.5	10
インスリン（IRI）	μg/dL	5〜15	11
C-ペプチド（CPR）	ng/mL	1.2〜2.0	11
【脂質代謝関連】			
トリグリセリド（TG）	mg/dL	30〜<150	11
総コレステロール（TC）	mg/dL	130〜<220	11
LDL-コレステロール（LDL-C）	mg/dL	60〜<140	11
HDL-コレステロール（HDL-C）	mg/dL	40〜70	11
【血清酵素】			
乳酸脱水素酵素（LDH）	U/L	120〜220	12
アスパラギン酸アミノトランスフェラーゼ（AST）	U/L	10〜35	12
アラニンアミノトランスフェラーゼ（ALT）	U/L	5〜40	12
アルカリホスファターゼ（ALP）	U/L	110〜350	12
γ-グルタミルトランスペプチダーゼ（γ-GTP）	U/L	男性 10〜50 女性 10〜30	12
ロイシンアミノペプチダーゼ（LAP）	U/L	10〜30	12
コリンエステラーゼ（ChE）	U/L	男性 240〜500 女性 200〜460	12
アミラーゼ	U/L	40〜130	12
リパーゼ	U/L	15〜50	12
クレアチンキナーゼ（CK）	U/L	男性 60〜250 女性 40〜150	12
CK-MB	U/L	≦25	12
レニン（PRA, PRC）	ng/mL/時	随時 0.5〜2.0（臥位）	12
【電解質】			
ナトリウム（Na）	mEq/L	138〜145	13
カリウム（K）	mEq/L	3.6〜4.8	13
クロール（Cl）	mEq/L	100〜110	13
カルシウム（Ca）	mg/dL	8.5〜10.0	13
無機リン（P）	mg/dL	2.5〜4.5	13
【鉄代謝関連】			
血清鉄（Fe）	μg/dL	男性 60〜200 女性 40〜180	13
総鉄結合能（TIBC）	μg/dL	250〜450	14
不飽和鉄結合能（UIBC）	μg/dL	120〜310	14
フェリチン	ng/mL	男性 30〜300 女性 10〜120	14
【内分泌関連】			
成長ホルモン（GH）	ng/mL	男性 ≦1.0 女性 ≦5.0	15
黄体形成ホルモン（LH）	mIU/mL	男性 2〜 5 卵胞期 2〜 10 排卵期 5〜 35 閉経後 10〜100	15
卵胞刺激ホルモン（FSH）	mIU/mL	男性 2〜 10 卵胞期 5〜 10 排卵期 5〜 25 閉経後 10〜100	15
プロラクチン（PRL）	ng/mL	男性 2〜10 女性 2〜15	15
抗利尿ホルモン（ADH）＝バソプレシン	pg/mL	0.3〜4.0（血漿浸透圧で変動）	15

検査項目	単位	基準値・基準範囲	掲載頁
副腎皮質刺激ホルモン (ACTH)	pg/mL	≦60	16
甲状腺刺激ホルモン (TSH)	μU/mL	0.3～4.0	17
コルチゾール	μg/dL	5～20	16
アルドステロン	pg/mL	30～160	16
デヒドロエピアンドロステロン (DHEA)	ng/mL	男性 1.5～9.0 女性 1.5～8.0	16
アンドロステンジオン	ng/mL	男性 0.4～1.8 女性 0.3～2.3	16
テストステロン	ng/mL	男性 2.0～8.0 女性 0.1～0.8	16
ジヒドロテストステロン (DHT)	ng/mL	男性 0.2～1.0 女性 0.1～0.3	16
エストロゲン	pg/mL	男性 14～60 卵胞期 25～200 排卵期 60～400 閉経後 10～400	16
トリヨードチロニン (T_3)	ng/mL	0.5～2.0	17
チロキシン (T_4)	μg/dL	5.0～10.0	17
遊離チロキシン (FT_4)	ng/dL	1.0～2.0	17
遊離トリヨードチロニン (FT_3)	pg/mL	2.0～4.0	17
アドレナリン	pg/mL	≦100	17
ノルアドレナリン	pg/mL	100～450	17
ドパミン	pg/mL	≦20	17
HOMA-R	－	＜2.5	11
心房性ナトリウム利尿ペプチド (ANP)	pg/mL	10～45	24
脳性ナトリウム利尿ペプチド (BNP)	pg/mL	＜20	24
【腫瘍マーカー】			
がん胎児性抗原 (CEA)	ng/mL	≦5	18
α-フェトプロテイン (AFP)	ng/mL	≦20	18
PIVKA-Ⅱ (ピブカ)	mAU/mL	＜40	18

検査項目	単位	基準値・基準範囲	掲載頁
糖鎖抗原 19-9 (CA19-9)	U/mL	≦37	18
SCC 抗原	ng/mL	≦1.5	18
サイトケラチン 19 フラグメント, シフラ (CYFRA21-1)	ng/mL	≦2	18
前立腺特異抗原 (PSA)	ng/mL	≦4	18
糖鎖抗原 125 (CA125)	U/mL	≦35	18
糖鎖抗原 15-3 (CA15-3)	U/mL	＜30	18
■免疫学的検査			
C 反応性タンパク質 (CRP)	mg/dL	≦0.3	19
ハプトグロビン (Hp)	mg/dL	20～200	19
血清補体価 (CH_{50})	U/mL	30～50	19
C3	mg/dL	70～130	19
C4	mg/dL	10～30	19
免疫グロブリン E (IgE) [RIST]	IU/dL	＜250	19
免疫グロブリン G (IgG)	mg/dL	800～1700	20
免疫グロブリン M (IgM)	mg/dL	30～200	20
抗ストレプトリジン O 抗体 (ASO)	単位	≦250	20
寒冷凝集反応 [単一血清]	倍	＜256	20
抗核抗体価	倍	＜40	21
■動脈血ガス分析			
動脈血酸素分圧 (PaO_2)	Torr	80～100	21
動脈血酸素飽和度 (SaO_2)	％	94～97	21
肺胞気-動脈血酸素分圧較差 (A-aDO_2)	Torr	10 (＜15)	21
動脈血二酸化炭素分圧 ($PaCO_2$)	Torr	35～45	21
pH		7.35～7.45	21
HCO_3^-	mEq/L	22～26	21
塩基過剰 (BE)	mEq/L	－2～＋2	21
■その他			
血漿浸透圧 (Posm)	mOsm/kgH_2O	275～295	13

参考表2　本書収載の感染症一覧

感染症名	病原微生物名	備考	本書内掲載頁
細菌性髄膜炎	肺炎球菌　*Streptococcus pneumoniae*	グラム陽性球菌	3章 p.93
	B群連鎖球菌　*Streptococcus agalactiae* など		
	インフルエンザ菌　*Haemophilus influenzae*	グラム陰性桿菌	
結核性髄膜炎	ヒト型結核菌　*Mycobacterium tuberculosis*	抗酸菌	3章 p.93
真菌性髄膜炎	クリプトコックス・ネオフォルマンス　*Cryptococcus neoformans*	真菌	3章 p.94
ウイルス性髄膜炎	エンテロウイルス　Enterovirus	一本鎖（＋）RNAウイルス	3章 p.94
	コクサッキーウイルス　Human enterovirus A, B		
	エコーウイルス　ECHO virus		
ヘルペス脳炎	単純ヘルペスウイルス　Herpes simplex virus (HSV)	二本鎖DNAウイルス	3章 p.94
ギラン・バレー症候群	カンピロバクター・ジェジュニ　*Campylobacter jejuni*	グラム陰性短型らせん菌	3章 p.102
	サイトメガロウイルス　Cytomegalovirus	二本鎖DNAウイルス	
	エプスタイン・バー（EB）ウイルス　Epstein-Barr virus		
後天性免疫不全症候群（AIDS）	ヒト免疫不全ウイルス　Human immunodeficiency virus (HIV)	レトロウイルス	4章 p.118
感染性心内膜炎	緑色連鎖球菌群　Viridans Group Streptococci	グラム陽性球菌	6章 p.182
	黄色ブドウ球菌　*Staphylococcus aureus*		
	腸球菌　*Enterococcus faecium*		
成人T細胞白血病/リンパ腫	ヒトT細胞白血病ウイルス1型　Human T-cell leukemia virus type 1 (HTLV-1)	レトロウイルス	7章 p.223
急性糸球体腎炎	A群β溶血性連鎖球菌　*Streptococcus pyogenes*	グラム陰性桿菌	8章 p.247
腎盂腎炎	大腸菌　*Escherichia coli*	グラム陰性桿菌	8章 p.262
膀胱炎	大腸菌　*Escherichia coli*	グラム陰性桿菌	8章 p.262
	プロテウス・ミラビリス　*Proteus mirabilis*		
	クレブシエラ属　*Klebsiella*		
	スタフィロコッカス・サプロフィティカス　*Staphylococcus saprophyticus*	グラム陽性球菌	
	ブドウ球菌属　*Staphylococcus*		
	連鎖球菌属　*Streptococcus*		
	エンテロコッカス属　*Enterococcus*		
尿道炎	単純ヘルペスウイルス　Herpes simplex virus (HSV)	二本鎖DNAウイルス	8章 p.264
	淋菌　*Neisseria gonorrhoeae*	グラム陰性球菌	
	クラミジア・トラコマチス　*Chlamydia trachomatis*	クラミジア	
	トリコモナス（膣トリコモナス）　*Trichomonas vaginalis*	原虫	
梅毒	梅毒トレポネーマ　*Treponema pallidum* subsp. *pallidum*	スピロヘータ	9章 p.283
淋病	淋菌　*Neisseria gonorrhoeae*	グラム陰性球菌	9章 p.284
クラミジア症	クラミジア・トラコマチス　*Chlamydia trachomatis*	クラミジア	9章 p.285
トリコモナス症	膣トリコモナス　*Trichomonas vaginalis*	原虫	9章 p.285
上気道炎	ライノウイルス　Rhinovirus	一本鎖（＋）RNAウイルス	10章 p.298
	コロナウイルス　Coronavirus		
	RSウイルス　Respiratory syncytial virus	一本鎖（−）RNAウイルス	
	マイコプラズマ・ニューモニエ　*Mycoplasma pneumoniae*	マイコプラズマ	
気管支炎	ライノウイルス　Rhinovirus	一本鎖（＋）RNAウイルス	10章 p.299
	RSウイルス　Respiratory syncytial virus	一本鎖（−）RNAウイルス	
	アデノウイルス　Adenovirus	二本鎖DNAウイルス	
	マイコプラズマ・ニューモニエ　*Mycoplasma pneumoniae*	マイコプラズマ	
	クラミドフィラ・ニューモニエ　*Chlamydophila pneumoniae*	クラミジア	
細菌性肺炎	肺炎球菌　*Streptococcus pneumoniae*	グラム陽性球菌	10章 p.303
	黄色ブドウ球菌　*Staphylococcus aureus*		
	インフルエンザ菌　*Haemophilus influenzae*	グラム陰性桿菌	
ウイルス性肺炎	サイトメガロウイルス　Cytomegalovirus	二本鎖DNAウイルス	10章 p.303
レジオネラ感染症	レジオネラ・ニューモフィラ　*Legionella pneumophila*	グラム陰性桿菌	10章 p.305
百日咳	百日咳菌　*Bordetella pertussis*	グラム陰性球桿菌	10章 p.306
マイコプラズマ肺炎	マイコプラズマ・ニューモニエ　*Mycoplasma pneumoniae*	マイコプラズマ	10章 p.307
ニューモシスチス肺炎	ニューモシスチス・イロベチー　*Pneumocystis jirovecii*	真菌	10章 p.308
肺アスペルギルス症	アスペルギルス・フミガータス　*Aspergillus fumigatus*	真菌	10章 p.309
真菌性肺炎	カンジダ・アルビカンス　*Candida albicans*	真菌	10章 p.303
消化性潰瘍	ヘリコバクター・ピロリ　*Helicobacter pylori*	グラム陰性短型らせん菌	11章 p.316

感染症名	病原微生物名	備考	本書内掲載頁
肝炎	A型肝炎ウイルス　Hepatitis A virus (HAV)	一本鎖（＋）RNAウイルス	11章p.331
	B型肝炎ウイルス　Hepatitis B virus (HBV)	二本鎖DNAウイルス	
	C型肝炎ウイルス　Hepatitis C virus (HCV)	一本鎖（＋）RNAウイルス	
	D型肝炎ウイルス　Hepatitis D virus (HDV)		
	E型肝炎ウイルス　Hepatitis E virus (HEV)		
	G型肝炎ウイルス　Hepatitis G virus (HGV)		
感染性腸炎	カンピロバクター属　Campylobacter	グラム陰性短型らせん菌	11章p.341
	サルモネラ属　Salmonella	グラム陰性桿菌	
	腸管出血性大腸菌　Entero hemorrhagic Escherichia coli		
	クロストリジオイデス・ディフィシル　Clostridioides difficile		
	赤痢菌　Shigella sonnei, S. dysenteriae		
	コレラ菌　Vibrio cholerae		
	チフス菌　Salmonella enterica subsp. enterica serovar Typhi		
	パラチフス菌　Salmonella enterica subsp. enterica serovar Paratyphi A		
	ロタウイルス　Rotavirus	二本鎖RNAウイルス	
	ノロウイルス　Norovirus	一本鎖（＋）RNAウイルス	
	赤痢アメーバ　Entamoeba histolytica	原虫	
	ランブル鞭毛虫　Giardia lamblia		
	クリプトスポリジウム　Cryptosporidium		
病原性大腸菌感染症	腸管出血性大腸菌　Entero hemorrhagic Escherichia coli	グラム陰性桿菌	11章p.343
偽膜性大腸菌感染症	クロストリジオイデス・ディフィシル　Clostridioides difficile	グラム陽性桿菌	11章p.344
ウイルス性下痢症	ロタウイルス　Rotavirus	二本鎖RNAウイルス	11章p.345
	アデノウイルス　Adenovirus	二本鎖DNAウイルス	
	ノロウイルス　Norovirus	一本鎖（＋）RNAウイルス	
	カリシウイルス　Calicivirus		
	エンテロウイルス　Enterovirus		
	アストロウイルス　Astrovirus		
食中毒	腸管出血性大腸菌　Entero hemorrhagic Escherichia coli	グラム陰性桿菌	11章p.346
	カンピロバクター属　Campylobacter	グラム陰性短型らせん菌	
	黄色ブドウ球菌　Staphylococcus aureus	グラム陽性球菌	
	リステリア属　Listeria	グラム陽性桿菌	
	サルモネラ属　Salmonella		
	ウェルシュ菌　Clostridium perfringens		
	セレウス菌　Bacillus cereus		
	ボツリヌス菌　Clostridium botulinum		
	クロストリジオイデス・ディフィシル　Clostridioides difficile		
	ノロウイルス　Norovirus	一本鎖（＋）RNAウイルス	
	E型肝炎ウイルス　Hepatitis E virus (HEV)		
	クドア　Kudoa septempunctata	原虫	
	アニサキス　Anisakis simplex など	回虫	
赤痢	赤痢菌　Shigella sonnei, S. dysenteriae	グラム陰性桿菌	11章p.347
コレラ	コレラ菌　Vibrio cholerae	グラム陰性桿菌	11章p.348
腸チフス	チフス菌　Salmonella enterica subsp. enterica serovar Typhi	グラム陰性桿菌	11章p.349
パラチフス	パラチフス菌　Salmonella enterica subsp. enterica serovar Paratyphi A	グラム陰性桿菌	11章p.350
細菌性結膜炎	黄色ブドウ球菌　Staphylococcus aureus	グラム陽性球菌	14章p.405
	肺炎球菌　Streptococcus pneumoniae		
ウイルス性結膜炎	アデノウイルス　Adenovirus	二本鎖DNAウイルス	14章p.405
	エンテロウイルス　Enterovirus	一本鎖（＋）RNAウイルス	
	コクサッキーウイルス　Human enterovirus A, B		
副鼻腔炎	インフルエンザ菌　Haemophilus influenzae	グラム陰性桿菌	15章p.416
	肺炎球菌　Streptococcus pneumoniae	グラム陽性球菌	
急性中耳炎	肺炎球菌　Streptococcus pneumoniae	グラム陽性球菌	15章p.417
	インフルエンザ菌　Haemophilus influenzae	グラム陰性桿菌	
	モラクセラ・カタラーリス　Moraxella catarrhalis		
慢性中耳炎	黄色ブドウ球菌　Staphylococcus aureus	グラム陽性球菌	15章p.418
	緑膿菌　Pseudomonas aeruginosa	グラム陰性桿菌	

感染症名	病原微生物名	備考	本書内掲載頁
口内炎	単純ヘルペスウイルス　Herpes simplex virus (HSV-1, 2)	二本鎖DNAウイルス	15章p.419
	水痘・帯状疱疹ウイルス　Varicella zoster virus (VZV)	二本鎖DNAウイルス	
	エンテロウイルス　Enterovirus	一本鎖(＋)RNAウイルス	
咽頭扁桃炎	アデノウイルス　Adenovirus	二本鎖DNAウイルス	15章p.419
	エンテロウイルス　Enterovirus	一本鎖(＋)RNAウイルス	
	EB(エプスタイン・バー)ウイルス　Epstein-Barr virus	二本鎖DNAウイルス	
	A群β溶血性連鎖球菌　Streptococcus pyogenes	グラム陰性桿菌	
喉頭蓋炎	B型インフルエンザ菌　Haemophilus influenzae	グラム陰性桿菌	15章p.420
咽頭結膜熱	アデノウイルス　Adenovirus	二本鎖DNAウイルス	15章p.420
単純疱疹	単純ヘルペスウイルス　Herpes simplex virus (HSV-1, 2)	二本鎖DNAウイルス	16章p.435
水痘・帯状疱疹	水痘・帯状疱疹ウイルス　Varicella zoster virus (VZV)	二本鎖DNAウイルス	16章p.435
突発性発疹	ヒトヘルペスウイルス6, 7型　Human herpesvirus 6, 7 (HHV-6, 7)	二本鎖DNAウイルス	16章p.436
伝染性膿痂疹	黄色ブドウ球菌　Staphylococcus aureus	グラム陽性球菌	16章p.437
	A群β溶血性連鎖球菌　Streptococcus pyogenes	グラム陽性球菌	
蜂窩織炎	黄色ブドウ球菌　Staphylococcus aureus	グラム陽性球菌	16章p.437
丹毒	A群β溶血性連鎖球菌　Streptococcus pyogenes	グラム陽性球菌	16章p.437
尋常性痤瘡(にきび)	にきび桿菌　Propionibacterium acnes	グラム陽性桿菌	16章p.438
ハンセン病	らい菌　Mycobacterium leprae	抗酸菌	16章p.439
皮膚真菌症(白癬)	皮膚糸状菌　Trichophyton mentagrophytes, T. rubrum	真菌	16章p.439
カンジダ症	カンジダ・アルビカンス　Candida albicans	真菌	16章p.440
結核(肺結核、肺外結核)	ヒト型結核菌　Mycobacterium tuberculosis	抗酸菌	17章p.445
非結核性抗酸菌症(NTM症)	非定型抗酸菌　Mycobacterium avium, M. intracellulare	抗酸菌	17章p.449
ヘリコバクター・ピロリ感染症	ヘリコバクター・ピロリ　Helicobacter pylori	グラム陰性短型らせん菌	17章p.451
院内感染	メチシリン耐性黄色ブドウ球菌　methicillin-resistant Staphylococcus aureus	グラム陽性球菌	17章p.453
	多剤耐性緑膿菌　multidrug-resistant Pseudomonas aeruginosa	グラム陰性桿菌	17章p.455
	多剤耐性アシネトバクター・バウマニ　multidrug-resistant Acinetobacter baumannii	グラム陰性桿菌	17章p.457
	バンコマイシン耐性腸球菌　vancomycin-resistant Enterococcus faecium	グラム陽性球菌	17章p.457
	セラチア・マルセッセンス　Serratia marcescens	グラム陰性桿菌	17章p.457
ジフテリア	ジフテリア菌　Corynebacterium diphtheriae	グラム陽性桿菌	17章p.458
劇症型A群β溶血性連鎖球菌感染症	A群β溶血性連鎖球菌　Streptococcus pyogenes	グラム陽性球菌	17章p.459
新生児B群連鎖球菌感染症	B群連鎖球菌　Streptococcus agalactiaeなど	グラム陽性球菌	17章p.460
破傷風	破傷風菌　Clostridium tetani	グラム陽性桿菌	17章p.460
インフルエンザ	インフルエンザウイルス　Influenzavirus	一本鎖(－)RNAウイルス	17章p.463
麻疹	麻疹ウイルス　Measles virus	一本鎖(－)RNAウイルス	17章p.465
風疹	風疹ウイルス　Rubella virus	一本鎖(＋)RNAウイルス	17章p.466
流行性耳下腺炎	ムンプスウイルス　Mumps virus	一本鎖(－)RNAウイルス	17章p.466
伝染性紅斑(リンゴ病)	ヒトパルボウイルスB19　Human parvovirus B19	一本鎖DNAウイルス	17章p.467
手足口病	エンテロウイルス　Enterovirus	一本鎖(＋)RNAウイルス	17章p.468
サイトメガロウイルス感染症	サイトメガロウイルス　Cytomegalovirus	二本鎖DNAウイルス	17章p.468
伝染性単核球症	EB(エプスタイン・バー)ウイルス　Epstein-Barr virus	二本鎖DNAウイルス	17章p.469
クリプトコックス症	クリプトコックス・ネオフォルマンス　Cryptococcus neoformans	真菌	17章p.469
マラリア	マラリア原虫(三日熱マラリア原虫 Plasmodium vivax、熱帯熱マラリア原虫 P. falciparum、四日熱マラリア原虫 P. malariae、卵形マラリア原虫 P. ovale)	原虫	17章p.470
トキソプラズマ症	トキソプラズマ原虫　Toxoplasma gondii	原虫	17章p.471
赤痢アメーバ症	赤痢アメーバ　Entamoeba histolytica	原虫	17章p.472
アニサキス症	アニサキス　Anisakis simplexなど	回虫	17章p.473
肝癌	C型肝炎ウイルス　Hepatitis C virus (HCV)	一本鎖(＋)RNAウイルス	18章p.483
咽頭癌	EB(エプスタイン・バー)ウイルス　Epstein-Barr virus	二本鎖DNAウイルス	18章p.503
子宮頸癌	ヒトパピローマウイルス　Human papillomavirus (HPV)	二本鎖DNAウイルス	18章p.514

Exercise 解答

1章

① ○(☞p.2) ② ×(☞p.2) ③ ○(☞p.2)
④ ○(☞p.4) ⑤ ×(☞p.5) ⑥ ○(☞p.5)
⑦ ×(☞p.6) ⑧ ×(☞p.7) ⑨ ○(☞p.9)
⑩ ○(☞p.9) ⑪ ○(☞p.10) ⑫ ○(☞p.11)
⑬ ×(☞p.12) ⑭ ○(☞p.12, 23) ⑮ ○(☞p.13)
⑯ ×(☞p.13) ⑰ ×(☞p.16) ⑱ ○(☞p.17)
⑲ ○(☞p.18) ⑳ ×(☞p.18) ㉑ ○(☞p.19)
㉒ ○(☞p.19) ㉓ ○(☞p.21) ㉔ ○(☞p.23)
㉕ ○(☞p.25) ㉖ ×(☞p.26) ㉗ ○(☞p.28)
㉘ ○(☞p.29) ㉙ ○(☞p.30) ㉚ ×(☞p.32)

2章

① ○(☞p.37) ② ×(☞p.39) ③ ○(☞p.40)
④ ×(☞p.40) ⑤ ○(☞p.40) ⑥ ×(☞p.43)
⑦ ×(☞p.43) ⑧ ×(☞p.43) ⑨ ×(☞p.43)
⑩ ×(☞p.45) ⑪ ○(☞p.47) ⑫ ×(☞p.47)
⑬ ○(☞p.49) ⑭ ×(☞p.49) ⑮ ○(☞p.49)
⑯ ○(☞p.49) ⑰ ○(☞p.51) ⑱ ×(☞p.52)
⑲ ○(☞p.53) ⑳ ×(☞p.54) ㉑ ×(☞p.56)
㉒ ○(☞p.57) ㉓ ○(☞p.60) ㉔ ×(☞p.61)
㉕ ×(☞p.62) ㉖ ○(☞p.65) ㉗ ○(☞p.66)
㉘ ○(☞p.67) ㉙ ○(☞p.67) ㉚ ○(☞p.66)

3章

① ○(☞p.71) ② ×(☞p.74) ③ ×(☞p.74)
④ ○(☞p.75) ⑤ ×(☞p.75) ⑥ ○(☞p.76)
⑦ ○(☞p.78) ⑧ ×(☞p.80) ⑨ ○(☞p.81)
⑩ ○(☞p.79) ⑪ ○(☞p.79) ⑫ ○(☞p.84)
⑬ ×(☞p.84) ⑭ ○(☞p.85) ⑮ ○(☞p.85)
⑯ ×(☞p.87) ⑰ ○(☞p.89) ⑱ ○(☞p.89)
⑲ ×(☞p.89) ⑳ ○(☞p.91) ㉑ ×(☞p.91)
㉒ ×(☞p.92) ㉓ ×(☞p.92) ㉔ ○(☞p.93)
㉕ ○(☞p.96) ㉖ ×(☞p.98) ㉗ ×(☞p.99)
㉘ ○(☞p.101) ㉙ ○(☞p.102) ㉚ ×(☞p.104)

4章

① ○(☞p.110) ② ○(☞p.110) ③ ×(☞p.110)
④ ×(☞p.110) ⑤ ○(☞p.110) ⑥ ○(☞p.110)
⑦ ○(☞p.112) ⑧ ×(☞p.112) ⑨ ○(☞p.112)
⑩ ○(☞p.112) ⑪ ○(☞p.112) ⑫ ○(☞p.112)
⑬ ○(☞p.114) ⑭ ○(☞p.114) ⑮ ○(☞p.114)
⑯ ○(☞p.114) ⑰ ○(☞p.114) ⑱ ○(☞p.119)
⑲ ○(☞p.119) ⑳ ○(☞p.119) ㉑ ○(☞p.119)
㉒ ×(☞p.120) ㉓ ○(☞p.119) ㉔ ○(☞p.121)
㉕ ○(☞p.121) ㉖ ×(☞p.122) ㉗ ×(☞p.122)
㉘ ○(☞p.122) ㉙ ×(☞p.123)

5章

① ○(☞p.131) ② ×(☞p.131) ③ ○(☞p.132)
④ ×(☞p.131) ⑤ ○(☞p.134) ⑥ ○(☞p.134)
⑦ ○(☞p.132) ⑧ ○(☞p.131) ⑨ ○(☞p.134)
⑩ ○(☞p.134) ⑪ ○(☞p.135) ⑫ ○(☞p.135)
⑬ ○(☞p.136) ⑭ ○(☞p.135) ⑮ ×(☞p.135)
⑯ ○(☞p.135) ⑰ ○(☞p.135) ⑱ ○(☞p.137)
⑲ ○(☞p.137) ⑳ ×(☞p.138)

6章

① ×(☞p.144) ② ×(☞p.145) ③ ○(☞p.147)
④ ○(☞p.147) ⑤ ○(☞p.150) ⑥ ○(☞p.150)
⑦ ○(☞p.152) ⑧ ×(☞p.153) ⑨ ×(☞p.154)
⑩ ○(☞p.155) ⑪ ○(☞p.156) ⑫ ○(☞p.158)
⑬ ×(☞p.161) ⑭ ○(☞p.161) ⑮ ○(☞p.163)
⑯ ○(☞p.164) ⑰ ○(☞p.164) ⑱ ×(☞p.164)
⑲ ○(☞p.166) ⑳ ○(☞p.167) ㉑ ○(☞p.168)
㉒ ○(☞p.170) ㉓ ×(☞p.172) ㉔ ×(☞p.173)
㉕ ×(☞p.175) ㉖ ○(☞p.174) ㉗ ○(☞p.174)
㉘ ○(☞p.177) ㉙ ○(☞p.178) ㉚ ×(☞p.179)

7章

① ○(☞p.188) ② ×(☞p.189) ③ ×(☞p.187)
④ ×(☞p.192) ⑤ ○(☞p.193) ⑥ ○(☞p.195)
⑦ ×(☞p.197) ⑧ ×(☞p.201) ⑨ ○(☞p.201)
⑩ ○(☞p.203) ⑪ ○(☞p.203) ⑫ ×(☞p.205)
⑬ ○(☞p.205) ⑭ ×(☞p.206) ⑮ ×(☞p.207)
⑯ ○(☞p.208) ⑰ ×(☞p.211) ⑱ ○(☞p.213)

⑲ ○ (☞p.217)　⑳ × (☞p.219)　㉑ ○ (☞p.219)
㉒ × (☞p.220)　㉓ ○ (☞p.220)　㉔ ○ (☞p.221)
㉕ × (☞p.222)　㉖ ○ (☞p.223)　㉗ ○ (☞p.223)
㉘ ○ (☞p.226)　㉙ ○ (☞p.226)　㉚ × (☞p.228)

8章

① × (☞p.233)　② × (☞p.237)　③ × (☞p.233)
④ ○ (☞p.236)　⑤ ○ (☞p.236)　⑥ × (☞p.240)
⑦ × (☞p.250)　⑧ ○ (☞p.236)　⑨ × (☞p.236)
⑩ × (☞p.238)　⑪ × (☞p.238)　⑫ × (☞p.241)
⑬ × (☞p.238)　⑭ × (☞p.238)　⑮ ○ (☞p.234)
⑯ ○ (☞p.235)　⑰ ○ (☞p.234, 235)
⑱ × (☞p.233)　⑲ × (☞p.243)　⑳ × (☞p.243)
㉑ ○ (☞p.248)　㉒ × (☞p.247)　㉓ × (☞p.235)
㉔ ○ (☞p.235)　㉕ × (☞p.235)　㉖ × (☞p.246)
㉗ ○ (☞p.244)　㉘ ○ (☞p.241)　㉙ ○ (☞p.237)

9章

① × (☞p.269)　② × (☞p.269)　③ ○ (☞p.269)
④ × (☞p.270)　⑤ ○ (☞p.270)　⑥ × (☞p.271)
⑦ ○ (☞p.272)　⑧ × (☞p.274)　⑨ × (☞p.280)
⑩ ○ (☞p.276)　⑪ × (☞p.277)　⑫ × (☞p.283)
⑬ × (☞p.284)　⑭ ○ (☞p.284)　⑮ × (☞p.284)
⑯ ○ (☞p.285)　⑰ ○ (☞p.285)　⑱ × (☞p.285)
⑲ × (☞p.286)

10章

① × (☞p.292)　② × (☞p.292)　③ ○ (☞p.291)
④ × (☞p.292)　⑤ ○ (☞p.291)　⑥ × (☞p.294)
⑦ ○ (☞p.294)　⑧ ○ (☞p.294)　⑨ × (☞p.296)
⑩ × (☞p.296)　⑪ ○ (☞p.297)　⑫ × (☞p.297)
⑬ × (☞p.301, 302)　⑭ × (☞p.308)
⑮ × (☞p.304)　⑯ ○ (☞p.306)　⑰ × (☞p.307)
⑱ × (☞p.308)　⑲ × (☞p.309)　⑳ ○ (☞p.310)
㉑ ○ (☞p.310)

11章

① × (☞p.315)　② ○ (☞p.316)　③ × (☞p.320)
④ ○ (☞p.321)　⑤ ○ (☞p.321)　⑥ × (☞p.323)
⑦ ○ (☞p.324)　⑧ ○ (☞p.325)　⑨ × (☞p.325)
⑩ × (☞p.327)　⑪ ○ (☞p.327)　⑫ × (☞p.328)
⑬ ○ (☞p.330)　⑭ × (☞p.331)　⑮ × (☞p.331)

⑯ ○ (☞p.333)　⑰ × (☞p.334)　⑱ ○ (☞p.334)
⑲ × (☞p.337)　⑳ ○ (☞p.339)　㉑ ○ (☞p.339)
㉒ ○ (☞p.340)　㉓ ○ (☞p.341)　㉔ × (☞p.342)
㉕ ○ (☞p.343)　㉖ ○ (☞p.344)　㉗ × (☞p.345)
㉘ × (☞p.345)　㉙ ○ (☞p.347)　㉚ × (☞p.348)
㉛ × (☞p.349)　㉜ ○ (☞p.349, 350)

12章

① ○ (☞p.356)　② ○ (☞p.355)　③ ○ (☞p.355)
④ ○ (☞p.354)　⑤ ○ (☞p.354)　⑥ ○ (☞p.356)
⑦ × (☞p.360)　⑧ × (☞p.359)　⑨ ○ (☞p.360)
⑩ ○ (☞p.361)　⑪ ○ (☞p.359)　⑫ × (☞p.362)
⑬ ○ (☞p.363)　⑭ ○ (☞p.364)　⑮ ○ (☞p.364)
⑯ ○ (☞p.364)　⑰ ○ (☞p.178)　⑱ ○ (☞p.365)
⑲ ○ (☞p.365)　⑳ ○ (☞p.370)　㉑ ○ (☞p.369)
㉒ ○ (☞p.368)　㉓ ○ (☞p.370)　㉔ ○ (☞p.371)
㉕ ○ (☞p.371)　㉖ × (☞p.371)　㉗ ○ (☞p.372)
㉘ ○ (☞p.373)　㉙ ○ (☞p.374)　㉚ ○ (☞p.374)

13章

① ○ (☞p.377)　② × (☞p.377)　③ ○ (☞p.377)
④ × (☞p.379)　⑤ ○ (☞p.379)　⑥ × (☞p.379)
⑦ × (☞p.380)　⑧ ○ (☞p.381)　⑨ ○ (☞p.382)
⑩ ○ (☞p.383)　⑪ ○ (☞p.384)　⑫ ○ (☞p.383)
⑬ ○ (☞p.385)　⑭ ○ (☞p.385)　⑮ × (☞p.386)
⑯ ○ (☞p.387)　⑰ ○ (☞p.387)　⑱ ○ (☞p.389)
⑲ ○ (☞p.389)　⑳ × (☞p.390)　㉑ ○ (☞p.389)
㉒ × (☞p.390)　㉓ ○ (☞p.391)　㉔ × (☞p.391)
㉕ × (☞p.392)　㉖ ○ (☞p.393)　㉗ ○ (☞p.394)
㉘ × (☞p.394)

14章

① ○ (☞p.397)　② ○ (☞p.397)　③ ○ (☞p.398)
④ × (☞p.399)　⑤ ○ (☞p.399)　⑥ × (☞p.399)
⑦ × (☞p.399)　⑧ × (☞p.399)　⑨ × (☞p.401)
⑩ ○ (☞p.401)　⑪ ○ (☞p.401)　⑫ × (☞p.401)
⑬ ○ (☞p.402)　⑭ ○ (☞p.402)　⑮ × (☞p.402)
⑯ ○ (☞p.403)　⑰ ○ (☞p.403)　⑱ × (☞p.403)
⑲ ○ (☞p.404)　⑳ × (☞p.405)　㉑ ○ (☞p.405)
㉒ ○ (☞p.406)　㉓ × (☞p.406)　㉔ ○ (☞p.407)
㉕ × (☞p.407)

15章

① ×(☞p.414)　② ○(☞p.414)　③ ×(☞p.414)
④ ×(☞p.414)　⑤ ×(☞p.414)　⑥ ○(☞p.415)
⑦ ×(☞p.415)　⑧ ×(☞p.416)　⑨ ×(☞p.416)
⑩ ×(☞p.417)　⑪ ○(☞p.417)　⑫ ○(☞p.417)
⑬ ○(☞p.417)　⑭ ○(☞p.418)　⑮ ×(☞p.418)
⑯ ×(☞p.418)　⑰ ×(☞p.418)　⑱ ○(☞p.419)
⑲ ○(☞p.419)　⑳ ×(☞p.420)

16章

① ○(☞p.424)　② ×(☞p.423)　③ ×(☞p.423)
④ ×(☞p.423)　⑤ ○(☞p.424)　⑥ ×(☞p.426)
⑦ ○(☞p.427)　⑧ ○(☞p.430)　⑨ ×(☞p.431)
⑩ ○(☞p.440)　⑪ ○(☞p.440)　⑫ ○(☞p.439)
⑬ ×(☞p.439)　⑭ ×(☞p.441)　⑮ ×(☞p.441)
⑯ ○(☞p.442)　⑰ ×(☞p.442)　⑱ ○(☞p.442)
⑲ ○(☞p.442)　⑳ ×(☞p.443)

17章

① ×(☞p.445)　② ×(☞p.445)　③ ○(☞p.447)
④ ○(☞p.448)　⑤ ○(☞p.448)　⑥ ×(☞p.449)
⑦ ×(☞p.450)　⑧ ×(☞p.451)　⑨ ○(☞p.451)
⑩ ×(☞p.451)　⑪ ×(☞p.453)　⑫ ×(☞p.454)
⑬ ○(☞p.454)　⑭ ×(☞p.455)　⑮ ×(☞p.460)
⑯ ○(☞p.462)　⑰ ×(☞p.461)　⑱ ×(☞p.463)
⑲ ○(☞p.464)　⑳ ×(☞p.468)　㉑ ○(☞p.470)
㉒ ×(☞p.471)

18章

① ○(☞p.475)　② ×(☞p.477)　③ ○(☞p.480)
④ ×(☞p.481)　⑤ ○(☞p.481)　⑥ ×(☞p.483)
⑦ ○(☞p.484)　⑧ ×(☞p.485)　⑨ ○(☞p.487)
⑩ ×(☞p.488)　⑪ ○(☞p.490)　⑫ ×(☞p.490)
⑬ ×(☞p.492)　⑭ ○(☞p.493)　⑮ ×(☞p.495)
⑯ ○(☞p.498)　⑰ ○(☞p.497)　⑱ ×(☞p.501)
⑲ ○(☞p.507)　⑳ ×(☞p.508)　㉑ ×(☞p.511)
㉒ ×(☞p.512)　㉓ ×(☞p.513)　㉔ ○(☞p.513)
㉕ ×(☞p.514)　㉖ ×(☞p.515)　㉗ ×(☞p.520)
㉘ ×(☞p.521)　㉙ ○(☞p.521)　㉚ ○(☞p.523)

19章

① ×(☞p.529)　② ×(☞p.529)　③ ○(☞p.529)
④ ×(☞p.530)　⑤ ○(☞p.530)　⑥ ×(☞p.530)
⑦ ○(☞p.531)　⑧ ○(☞p.530)　⑨ ○(☞p.530)
⑩ ×(☞p.533)　⑪ ○(☞p.534)　⑫ ○(☞p.534)
⑬ ×(☞p.535)　⑭ ○(☞p.536)　⑮ ○(☞p.536)
⑯ ×(☞p.537)　⑰ ○(☞p.537)　⑱ ×(☞p.538)
⑲ ×(☞p.539)

本書で対応する薬学教育モデル・コアカリキュラム一覧

薬学教育モデル・コアカリキュラム（平成25年度改訂版）　E 医療薬学　SBO　※薬理学領域は非対応	対応章
E1 薬の作用と体の変化	
(2) 身体の病的変化を知る	
②病態・臨床検査　1. **尿検査**および**糞便検査**の検査項目を列挙し，目的と異常所見を説明できる． 2. **血液検査**，**血液凝固機能検査**および**脳脊髄液検査**の検査項目を列挙し，目的と異常所見を説明できる． 3. **血液生化学検査**の検査項目を列挙し，目的と異常所見を説明できる． 4. **免疫学的検査**の検査項目を列挙し，目的と異常所見を説明できる． 5. **動脈血ガス分析**の検査項目を列挙し，目的と異常所見を説明できる． 6. 代表的な**生理機能検査**（**心機能**，**腎機能**，**肝機能**，**呼吸機能**等），**病理組織検査**および**画像検査**の検査項目を列挙し，目的と異常所見を説明できる． 7. 代表的な**微生物検査**の検査項目を列挙し，目的と異常所見を説明できる． 8. 代表的な**フィジカルアセスメント**の検査項目を列挙し，目的と異常所見を説明できる．	1章
(3) 薬物治療の位置づけ	
1. 代表的な疾患における**薬物治療**，**食事療法**，その他の非薬物治療（**外科手術**など）の位置づけを説明できる．	（各章）
E2 薬理・病態・薬物治療	
(1) 神経系の疾患と薬	
②体性神経系に作用する薬・筋の疾患の薬，病態，治療　4. 以下の疾患について説明できる． 　**進行性筋ジストロフィー**，**Guillain-Barré（ギラン・バレー）症候群**，**重症筋無力症**（重複）	3章
③中枢神経系の疾患の薬，病態，治療　4. **統合失調症**について，治療薬の薬理（薬理作用，機序，主な副作用），および病態（病態生理，症状等）・薬物治療（医薬品の選択等）を説明できる． 5. **うつ病，躁うつ病**（**双極性障害**）について，治療薬の薬理（薬理作用，機序，主な副作用），および病態（病態生理，症状等）・薬物治療（医薬品の選択等）を説明できる． 6. **不安神経症**（**パニック障害と全般性不安障害**），**心身症**，**不眠症**について，治療薬の薬理（薬理作用，機序，主な副作用），および病態（病態生理，症状等）・薬物治療（医薬品の選択等）を説明できる．	2章
7. **てんかん**について，治療薬の薬理（薬理作用，機序，主な副作用），および病態（病態生理，症状等）・薬物治療（医薬品の選択等）を説明できる． 8. **脳血管疾患**（**脳内出血**，**脳梗塞**（**脳血栓**，**脳塞栓**，**一過性脳虚血**），**くも膜下出血**）について，治療薬の薬理（薬理作用，機序，主な副作用），および病態（病態生理，症状等）・薬物治療（医薬品の選択等）を説明できる． 9. **Parkinson**（**パーキンソン**）**病**について，治療薬の薬理（薬理作用，機序，主な副作用），および病態（病態生理，症状等）・薬物治療（医薬品の選択等）を説明できる． 10. **認知症**（**Alzheimer**（**アルツハイマー**）**型認知症**，**脳血管性認知症**等）について，治療薬の薬理（薬理作用，機序，主な副作用），および病態（病態生理，症状等）・薬物治療（医薬品の選択等）を説明できる． 11. **片頭痛**について，治療薬の薬理（薬理作用，機序，主な副作用），および病態（病態生理，症状等）・薬物治療（医薬品の選択等）について説明できる．	3章
14. 以下の疾患について説明できる． 　**脳炎・髄膜炎**（重複）Ⓐ，**多発性硬化症**（重複）Ⓐ，**筋萎縮性側索硬化症**Ⓐ，**Narcolepsy**（**ナルコレプシー**）Ⓑ，**薬物依存症**Ⓑ，**アルコール依存症**Ⓑ	Ⓐ3章 Ⓑ2章
(2) 免疫・炎症・アレルギーおよび骨・関節の疾患と薬	
①抗炎症薬　1. **抗炎症薬**（**ステロイド性**および**非ステロイド性**）および**解熱性鎮痛薬**の薬理（薬理作用，機序，主な副作用）および臨床適用を説明できる． 2. 抗炎症薬の作用機序に基づいて炎症について説明できる． 3. 創傷治癒の過程について説明できる．	4章
②免疫・炎症・アレルギー疾患の薬，病態，治療　1. **アレルギー治療薬**（**抗ヒスタミン薬**，**抗アレルギー薬**等）の薬理（薬理作用，機序，主な副作用）および臨床適用を説明できる． 2. **免疫抑制薬**の薬理（薬理作用，機序，主な副作用）および臨床適用を説明できる．	

薬学教育モデル・コアカリキュラム（平成25年度改訂版）　E 医療薬学　SBO　※薬理学領域は非対応	対応章
（つづき） ②免疫・炎症・アレルギー疾患の薬，病態，治療 　3. 以下のアレルギー疾患について，治療薬の薬理（薬理作用，機序，主な副作用），および病態（病態生理，症状等）・薬物治療（医薬品の選択等）を説明できる． 　　　アトピー性皮膚炎Ⓐ，蕁麻疹Ⓐ，接触性皮膚炎Ⓐ，アレルギー性鼻炎Ⓑ，アレルギー性結膜炎Ⓒ，花粉症Ⓑ，消化管アレルギーⒹ，気管支喘息（重複）Ⓔ	Ⓐ16章 Ⓑ15章 Ⓒ14章 Ⓓ11章 Ⓔ10章
4. 以下の薬物アレルギーについて，原因薬物，病態（病態生理，症状等）および対処法を説明できる． 　　　Stevens-Johnson（スティーブンス-ジョンソン）症候群，中毒性表皮壊死症（重複），薬剤性過敏症症候群，薬疹	16章
5. アナフィラキシーショックについて，治療薬の薬理（薬理作用，機序，主な副作用），および病態（病態生理，症状等）・薬物治療（医薬品の選択等）を説明できる．	4章
6. 以下の疾患について，病態（病態生理，症状等）・薬物治療（医薬品の選択等）を説明できる． 　　　尋常性乾癬Ⓐ，水疱症Ⓐ，光線過敏症Ⓐ，ベーチェット病Ⓑ	Ⓐ16章 Ⓑ4章
7. 以下の臓器特異的自己免疫疾患について，治療薬の薬理（薬理作用，機序，主な副作用），および病態（病態生理，症状等）・薬物治療（医薬品の選択等）を説明できる． 　　　バセドウ病（重複）Ⓐ，橋本病（重複）Ⓐ，悪性貧血（重複）Ⓑ，アジソン病Ⓐ，1型糖尿病（重複）Ⓒ，重症筋無力症Ⓓ，多発性硬化症Ⓓ，特発性血小板減少性紫斑病Ⓑ，自己免疫性溶血性貧血（重複）Ⓑ，シェーグレン症候群Ⓔ	Ⓐ13章 Ⓑ7章 Ⓒ12章 Ⓓ3章 Ⓔ4章
8. 以下の全身性自己免疫疾患について，治療薬の薬理（薬理作用，機序，主な副作用），および病態（病態生理，症状等）・薬物治療（医薬品の選択等）を説明できる． 　　　全身性エリテマトーデス，強皮症，多発筋炎／皮膚筋炎，関節リウマチ（重複）	4章
9. 臓器移植（腎臓，肝臓，骨髄，臍帯血，輸血）について，拒絶反応および移植片対宿主病（GVHD）の病態（病態生理，症状等）・薬物治療（医薬品の選択等）を説明できる．	19章
③骨・関節・カルシウム代謝疾患の薬，病態，治療 　1. 関節リウマチについて，治療薬の薬理（薬理作用，機序，主な副作用），および病態（病態生理，症状等）・薬物治療（医薬品の選択等）を説明できる．	4章
2. 骨粗鬆症について，治療薬の薬理（薬理作用，機序，主な副作用），および病態（病態生理，症状等）・薬物治療（医薬品の選択等）を説明できる． 　3. 変形性関節症について，治療薬の薬理（薬理作用，機序，主な副作用），および病態（病態生理，症状等）・薬物治療（医薬品の選択等）を説明できる．	5章
4. カルシウム代謝の異常を伴う疾患（副甲状腺機能亢進（低下）症Ⓐ，骨軟化症（くる病を含む）Ⓑ，悪性腫瘍に伴う高カルシウム血症Ⓒ）について，治療薬の薬理（薬理作用，機序，主な副作用），および病態（病態生理，症状等）・薬物治療（医薬品の選択等）を説明できる．	Ⓐ13章 Ⓑ5章 Ⓒ18章
(3)循環器系・血液系・造血器系・泌尿器系・生殖器系の疾患と薬	
①循環器系疾患の薬，病態，治療 　1. 以下の不整脈および関連疾患について，治療薬の薬理（薬理作用，機序，主な副作用），および病態（病態生理，症状等）・薬物治療（医薬品の選択等）を説明できる． 　　　不整脈の例示：上室性期外収縮（PAC），心室性期外収縮（PVC），心房細動(9)，発作性上室頻拍（PSVT），WPW症候群，心室頻拍（VT），心室細動（VF），房室ブロック，QT延長症候群 　2. 急性および慢性心不全について，治療薬の薬理（薬理作用，機序，主な副作用），および病態（病態生理，症状等）・薬物治療（医薬品の選択等）を説明できる． 　3. 虚血性心疾患（狭心症，心筋梗塞）について，治療薬の薬理（薬理作用，機序，主な副作用），および病態（病態生理，症状等）・薬物治療（医薬品の選択等）を説明できる． 　4. 以下の高血圧症について，治療薬の薬理（薬理作用，機序，主な副作用），および病態（病態生理，症状等）・薬物治療（医薬品の選択等）を説明できる． 　　　本態性高血圧症，二次性高血圧症（腎性高血圧症，腎血管性高血圧症を含む） 　5. 以下の疾患について概説できる． 　　　閉塞性動脈硬化症（ASO），心原性ショック，弁膜症，先天性心疾患	6章

薬学教育モデル・コアカリキュラム（平成25年度改訂版）　E 医療薬学　SBO　※薬理学領域は非対応	対応章
②血液・造血器系疾患の薬，病態，治療 1. 止血薬の薬理（薬理作用，機序，主な副作用）および臨床適用を説明できる． 2. 抗血栓薬，抗凝固薬および血栓溶解薬の薬理（薬理作用，機序，主な副作用）および臨床適用を説明できる． 3. 以下の**貧血**について，治療薬の薬理（薬理作用，機序，主な副作用），および病態（病態生理，症状等）・薬物治療（医薬品の選択等）を説明できる． 　　**鉄欠乏性貧血，巨赤芽球性貧血（悪性貧血**等），**再生不良性貧血，自己免疫性溶血性貧血（AIHA），腎性貧血，鉄芽球性貧血** 4. **播種性血管内凝固症候群（DIC）**について，治療薬の薬理（薬理作用，機序，主な副作用），および病態（病態生理，症状等）・薬物治療（医薬品の選択等）を説明できる． 5. 以下の疾患について治療薬の薬理（薬理作用，機序，主な副作用），および病態（病態生理，症状等）・薬物治療（医薬品の選択等）を説明できる． 　　**血友病，血栓性血小板減少性紫斑病（TTP），白血球減少症，血栓塞栓症，白血病**（重複），**悪性リンパ腫**（重複）（E2（7）【⑧悪性腫瘍の薬，病態，治療】参照）	7章
③泌尿器系，生殖器系疾患の薬，病態，薬物治療 1. 利尿薬の薬理（薬理作用，機序，主な副作用）および臨床適用を説明できる． 2. **急性および慢性腎不全**について，治療薬の薬理（薬理作用，機序，主な副作用），および病態（病態生理，症状等）・薬物治療（医薬品の選択等）を説明できる． 3. **ネフローゼ症候群**について，治療薬の薬理（薬理作用，機序，主な副作用），および病態（病態生理，症状等）・薬物治療（医薬品の選択等）を説明できる． 4. **過活動膀胱**および**低活動膀胱**について，治療薬の薬理（薬理作用，機序，主な副作用），および病態（病態生理，症状等）・薬物治療（医薬品の選択等）を説明できる． 5. 以下の**泌尿器系疾患**について，治療薬の薬理（薬理作用，機序，主な副作用），および病態（病態生理，症状等）・薬物治療（医薬品の選択等）を説明できる． 　　**慢性腎臓病（CKD），糸球体腎炎**（重複），**糖尿病性腎症**（重複），**薬剤性腎症**（重複），**腎盂腎炎**（重複），**膀胱炎**（重複），**尿路感染症**（重複），**尿路結石**	8章
6. 以下の**生殖器系疾患**について，治療薬の薬理（薬理作用，機序，主な副作用），および病態（病態生理，症状等）・薬物治療（医薬品の選択等）を説明できる． 　　**前立腺肥大症，子宮内膜症，子宮筋腫** 7. 妊娠・分娩・避妊に関連して用いられる薬物について，薬理（薬理作用，機序，主な副作用），および薬物治療（医薬品の選択等）を説明できる． 8. 以下の生殖器系疾患について説明できる． 　　**異常妊娠，異常分娩，不妊症**	9章
（4）呼吸器系・消化器系の疾患と薬	
①呼吸器系疾患の薬，病態，治療 1. **気管支喘息**について，治療薬の薬理（薬理作用，機序，主な副作用），および病態（病態生理，症状等）・薬物治療（医薬品の選択等）を説明できる． 2. **慢性閉塞性肺疾患**および**喫煙に関連する疾患（ニコチン依存症**を含む）について，治療薬の薬理（薬理作用，機序，主な副作用），および病態（病態生理，症状等）・薬物治療（医薬品の選択等）を説明できる． 3. **間質性肺炎**について，治療薬の薬理（薬理作用，機序，主な副作用），および病態（病態生理，症状等）・薬物治療（医薬品の選択等）を説明できる． 4. 鎮咳薬，去痰薬，呼吸興奮薬の薬理（薬理作用，機序，主な副作用）および臨床適用を説明できる．	10章
②消化器系疾患の薬，病態，治療 1. 以下の**上部消化器疾患**について，治療薬の薬理（薬理作用，機序，主な副作用），および病態（病態生理，症状等）・薬物治療（医薬品の選択等）を説明できる． 　　**胃食道逆流症（逆流性食道炎**を含む），**消化性潰瘍，胃炎** 2. **炎症性腸疾患（潰瘍性大腸炎，クローン病**等）について，治療薬の薬理（薬理作用，機序，主な副作用），および病態（病態生理，症状等）・薬物治療（医薬品の選択等）を説明できる． 3. **肝疾患（肝炎，肝硬変（ウイルス性**を含む），**薬剤性肝障害）**について，治療薬の薬理（薬理作用，機序，主な副作用），および病態（病態生理，症状等）・薬物治療（医薬品の選択等）を説明できる． 4. **膵炎**について，治療薬の薬理（薬理作用，機序，主な副作用），および病態（病態生理，症状等）・薬物治療（医薬品の選択等）を説明できる． 5. **胆道疾患（胆石症，胆道炎）**について，治療薬の薬理（薬理作用，機序，主な副作用），および病態（病態生理，症状等）・薬物治療（医薬品の選択等）を説明できる． 6. **機能性消化管障害（過敏性腸症候群**を含む）について，治療薬の薬理（薬理作用，機序，主な副作用），および病態（病態生理，症状等）・薬物治療（医薬品の選択等）を説明できる．	11章

薬学教育モデル・コアカリキュラム(平成25年度改訂版)　E 医療薬学　SBO　※薬理学領域は非対応			対応章
(つづき) ②消化器系疾患の薬，病態，治療	7.	**便秘・下痢**について，治療薬の薬理(薬理作用，機序，主な副作用)，および病態(病態生理，症状等)・薬物治療(医薬品の選択等)を説明できる．	11章
	8.	**悪心・嘔吐**について，治療薬および関連薬物(催吐薬)の薬理(薬理作用，機序，主な副作用)，および病態(病態生理，症状等)・薬物治療(医薬品の選択等)を説明できる．	
	9.	**痔**について，治療薬の薬理(薬理作用，機序，主な副作用)，および病態(病態生理，症状等)・薬物治療(医薬品の選択等)を説明できる．	
(5) 代謝系・内分泌系の疾患と薬			
①代謝系疾患の薬，病態，治療	1.	**糖尿病とその合併症**について，治療薬の薬理(薬理作用，機序，主な副作用)，および病態(病態生理，症状等)・薬物治療(医薬品の選択等)を説明できる．	12章
	2.	**脂質異常症**について，治療薬の薬理(薬理作用，機序，主な副作用)，および病態(病態生理，症状等)・薬物治療(医薬品の選択等)を説明できる．	
	3.	**高尿酸血症・痛風**について，治療薬の薬理(薬理作用，機序，主な副作用)，および病態(病態生理，症状等)・薬物治療(医薬品の選択等)を説明できる．	
②内分泌系疾患の薬，病態，治療	1.	性ホルモン関連薬の薬理(薬理作用，機序，主な副作用)および臨床適用を説明できる．	9章
	2.	**Basedow(バセドウ)病**について，治療薬の薬理(薬理作用，機序，主な副作用)，および病態(病態生理，症状等)・薬物治療(医薬品の選択等)を説明できる．	13章
	3.	**甲状腺炎(慢性(橋本病)，亜急性)**について，治療薬の薬理(薬理作用，機序，主な副作用)，および病態(病態生理，症状等)・薬物治療(医薬品の選択等)を説明できる．	
	4.	**尿崩症**について，治療薬の薬理(薬理作用，機序，主な副作用)，および病態(病態生理，症状等)・薬物治療(医薬品の選択等)を説明できる．	
	5.	以下の疾患について説明できる． 　先端巨大症Ⓐ，　高プロラクチン血症Ⓐ，　下垂体機能低下症Ⓐ，　ADH 不適合分泌症候群 (SIADH)Ⓐ，　副甲状腺機能亢進症・低下症Ⓐ，　Cushing(クッシング)症候群Ⓐ，　アルドステロン症Ⓐ，　褐色細胞腫Ⓐ，　副腎不全(急性，慢性)Ⓐ，　子宮内膜症(重複)Ⓑ，　アジソン病(重複)Ⓐ	Ⓐ13章 Ⓑ9章
(6) 感覚器・皮膚の疾患と薬			
①眼疾患の薬，病態，治療	1.	**緑内障**について，治療薬の薬理(薬理作用，機序，主な副作用)，および病態(病態生理，症状等)・薬物治療(医薬品の選択等)を説明できる．	14章
	2.	**白内障**について，治療薬の薬理(薬理作用，機序，主な副作用)，および病態(病態生理，症状等)・薬物治療(医薬品の選択等)を説明できる．	
	3.	**加齢性黄斑変性**について，治療薬の薬理(薬理作用，機序，主な副作用)，および病態(病態生理，症状等)・薬物治療(医薬品の選択等)を説明できる．	
	4.	以下の疾患について概説できる． 　結膜炎(重複)，　網膜症，　ぶどう膜炎，　網膜色素変性症	
②耳鼻咽喉疾患の薬，病態，治療	1.	**めまい(動揺病，Ménière(メニエール)病**等)について，治療薬の薬理(薬理作用，機序，主な副作用)，および病態(病態生理，症状等)・薬物治療(医薬品の選択等)を説明できる．	15章
	2.	以下の疾患について概説できる． 　アレルギー性鼻炎(重複)，　花粉症(重複)，　副鼻腔炎(重複)，　中耳炎(重複)，　口内炎・咽頭炎・扁桃腺炎(重複)，　喉頭蓋炎	
③皮膚疾患の薬，病態，治療	1.	**アトピー性皮膚炎**について，治療薬の薬理(薬理作用，機序，主な副作用)，および病態(病態生理，症状等)・薬物治療(医薬品の選択等)を説明できる．(E2(2)【②免疫・炎症・アレルギーの薬，病態，治療】参照)	16章
	2.	**皮膚真菌症**について，治療薬の薬理(薬理作用，機序，主な副作用)，および病態(病態生理，症状等)・薬物治療(医薬品の選択等)を説明できる．(E2(7)【⑤真菌感染症の薬，病態，治療】参照)	
	3.	**褥瘡**について，治療薬の薬理(薬理作用，機序，主な副作用)，および病態(病態生理，症状等)・薬物治療(医薬品の選択等)を説明できる．	
	4.	以下の疾患について概説できる． 　蕁麻疹(重複)，　薬疹(重複)，　水疱症(重複)，　乾癬(重複)，　接触性皮膚炎(重複)，　光線過敏症(重複)	
(7) 病原微生物(感染症)・悪性新生物(がん)と薬			
①抗菌薬	1.	以下の抗菌薬の薬理(薬理作用，機序，抗菌スペクトル，主な副作用，相互作用，組織移行性)および臨床適用を説明できる． 　β-ラクタム系，テトラサイクリン系，マクロライド系，アミノ配糖体(アミノグリコシド)系，キノロン系，グリコペプチド系，抗結核薬，サルファ剤(ST合剤を含む)，その他の抗菌薬	17章
	2.	細菌感染症に関係する代表的な生物学的製剤(ワクチン等)を挙げ，その作用機序を説明できる．	

本書で対応する薬学教育モデル・コアカリキュラム一覧

薬学教育モデル・コアカリキュラム(平成25年度改訂版)　E医療薬学　SBO　※薬理学領域は非対応			対応章
②抗菌薬の耐性	1.	主要な抗菌薬の耐性獲得機構および耐性菌出現への対応を説明できる.	17章
③細菌感染症の薬，病態，治療	1.	以下の**呼吸器感染症**について，病態(病態生理，症状等)，感染経路と予防方法および薬物治療(医薬品の選択等)を説明できる. **上気道炎(かぜ症候群**(大部分が**ウイルス感染症**)を含む)Ⓐ，**気管支炎**Ⓐ，**扁桃炎**Ⓑ，**細菌性肺炎**Ⓐ，**肺結核**Ⓒ，**レジオネラ感染症**Ⓐ，**百日咳**Ⓐ，**マイコプラズマ肺炎**Ⓐ	Ⓐ10章 Ⓑ15章 Ⓒ17章
	2.	以下の**消化器感染症**について，病態(病態生理，症状等)および薬物治療(医薬品の選択等)を説明できる. **急性虫垂炎**Ⓐ，**胆嚢炎**Ⓐ，**胆管炎**Ⓐ，**病原性大腸菌感染症**Ⓐ，**食中毒**Ⓐ，**ヘリコバクター・ピロリ感染症**Ⓑ，**赤痢**Ⓐ，**コレラ**Ⓐ，**腸チフス**Ⓐ，**パラチフス**Ⓐ，**偽膜性大腸炎**Ⓐ	Ⓐ11章 Ⓑ17章
	3.	以下の**感覚器感染症**について，病態(病態生理，症状等)および薬物治療(医薬品の選択等)を説明できる. **副鼻腔炎**Ⓐ，**中耳炎**Ⓐ，**結膜炎**Ⓑ	Ⓐ15章 Ⓑ14章
	4.	以下の**尿路感染症**について，病態(病態生理，症状等)および薬物治療(医薬品の選択等)を説明できる. **腎盂腎炎**，**膀胱炎**，**尿道炎**	8章
	5.	以下の**性感染症**について，病態(病態生理，症状等)，予防方法および薬物治療(医薬品の選択等)を説明できる. **梅毒**，**淋病**，**クラミジア症**等	9章
	6.	**脳炎**，**髄膜炎**について，病態(病態生理，症状等)および薬物治療(医薬品の選択等)を説明できる.	3章
	7.	以下の皮膚細菌感染症について，病態(病態生理，症状等)および薬物治療(医薬品の選択等)を説明できる. **伝染性膿痂疹**，**丹毒**，**癰**，**毛嚢炎**，**ハンセン病**	16章
	8.	**感染性心内膜炎**Ⓐ，**胸膜炎**Ⓑについて，病態(病態生理，症状等)および薬物治療(医薬品の選択等)を説明できる.	Ⓐ6章 Ⓑ10章
	9.	以下の**薬剤耐性菌**による**院内感染**について，感染経路と予防方法，病態(病態生理，症状等)および薬物治療(医薬品の選択等)を説明できる. **MRSA**，**VRE**，**セラチア**，**緑膿菌**等	17章
	10.	以下の**全身性細菌感染症**について，病態(病態生理，症状等)，感染経路と予防方法および薬物治療(医薬品の選択等)を説明できる. **ジフテリア**，**劇症型A群β溶血性連鎖球菌感染症**，**新生児B群連鎖球菌感染症**，**破傷風**，**敗血症**	17章
④ウイルス感染症およびプリオン病の薬，病態，治療	1.	**ヘルペスウイルス感染症**(**単純ヘルペス**，**水痘・帯状疱疹**)について，治療薬の薬理(薬理作用，機序，主な副作用)，予防方法および病態(病態生理，症状等)・薬物治療(医薬品の選択等)を説明できる.	16章
	2.	**サイトメガロウイルス感染症**について，治療薬の薬理(薬理作用，機序，主な副作用)，および病態(病態生理，症状等)・薬物治療(医薬品の選択等)を説明できる.	17章
	3.	**インフルエンザ**について，治療薬の薬理(薬理作用，機序，主な副作用)，感染経路と予防方法および病態(病態生理，症状等)・薬物治療(医薬品の選択等)を説明できる.	17章
	4.	**ウイルス性肝炎**(**HAV**，**HBV**，**HCV**)について，治療薬の薬理(薬理作用，機序，主な副作用)，感染経路と予防方法および病態(病態生理(急性肝炎，慢性肝炎，肝硬変，肝細胞がん)，症状等)・薬物治療(医薬品の選択等)を説明できる.(重複)	11章
	5.	**後天性免疫不全症候群**(**AIDS**)について，治療薬の薬理(薬理作用，機序，主な副作用)，感染経路と予防方法および病態(病態生理，症状等)・薬物治療(医薬品の選択等)を説明できる.	4章
	6.	以下の**ウイルス感染症**(**プリオン病**を含む)について，感染経路と予防方法および病態(病態生理，症状等)・薬物治療(医薬品の選択等)を説明できる. **伝染性紅斑**(**リンゴ病**)Ⓐ，**手足口病**Ⓐ，**伝染性単核球症**Ⓐ，**突発性発疹**Ⓑ，**咽頭結膜熱**Ⓒ，**ウイルス性下痢症**Ⓓ，**麻疹**，**風疹**Ⓐ，**流行性耳下腺炎**Ⓐ，**風邪症候群**Ⓔ，**Creutzfeldt-Jakob**(**クロイツフェルト-ヤコブ**)**病**Ⓕ	Ⓐ17章 Ⓑ16章 Ⓒ15章 Ⓓ11章 Ⓔ10章 Ⓕ3章
⑤真菌感染症の薬，病態，治療	1.	抗真菌薬の薬理(薬理作用，機序，主な副作用)および臨床適用を説明できる.	17章
	2.	以下の**真菌感染症**について，病態(病態生理，症状等)・薬物治療(医薬品の選択等)を説明できる. **皮膚真菌症**Ⓐ，**カンジダ症**Ⓐ，**ニューモシスチス肺炎**Ⓑ，**肺アスペルギルス症**Ⓑ，**クリプトコックス症**Ⓒ	Ⓐ16章 Ⓑ10章 Ⓒ17章

薬学教育モデル・コアカリキュラム（平成25年度改訂版）　E 医療薬学　SBO　※薬理学領域は非対応			対応章
⑥原虫・寄生虫感染症の薬，病態，治療	1.	以下の**原虫感染症**について，治療薬の薬理（薬理作用，機序，主な副作用），および病態（病態生理，症状等）・薬物治療（医薬品の選択等）を説明できる． 　　マラリアⒶ，トキソプラズマ症Ⓐ，トリコモナス症Ⓑ，アメーバ赤痢Ⓐ	Ⓐ17章 Ⓑ9章
	2.	以下の**寄生虫感染症**について，治療薬の薬理（薬理作用，機序，主な副作用），および病態（病態生理，症状等）・薬物治療（医薬品の選択等）を説明できる． 　　回虫症，蟯虫症，アニサキス症	17章
⑦悪性腫瘍	1.	腫瘍の定義（良性腫瘍と悪性腫瘍の違い）を説明できる．	18章
	2.	悪性腫瘍について，以下の項目を概説できる． 　　組織型分類および病期分類，悪性腫瘍の検査（細胞診，組織診，画像診断，腫瘍マーカー（腫瘍関連の変異遺伝子，遺伝子産物を含む）），悪性腫瘍の疫学（がん罹患の現状およびがん死亡の現状），悪性腫瘍のリスクおよび予防要因	
	3.	悪性腫瘍の治療における薬物治療の位置づけを概説できる．	
⑧悪性腫瘍の薬，病態，治療	1.	以下の抗悪性腫瘍薬の薬理（薬理作用，機序，主な副作用，相互作用，組織移行性）および臨床適用を説明できる． 　　アルキル化薬，代謝拮抗薬，抗腫瘍抗生物質，微小管阻害薬，トポイソメラーゼ阻害薬，抗腫瘍ホルモン関連薬，白金製剤，分子標的治療薬，その他の抗悪性腫瘍薬	18章
	2.	抗悪性腫瘍薬に対する耐性獲得機構を説明できる．	
	3.	抗悪性腫瘍薬の主な副作用（下痢，悪心・嘔吐，白血球減少，皮膚障害（手足症候群を含む），血小板減少等）の軽減のための対処法を説明できる．	
	4.	代表的ながん化学療法のレジメン（FOLFOX等）について，構成薬物およびその役割，副作用，対象疾患を概説できる．	
	5.	以下の**白血病**について，病態（病態生理，症状等）・薬物治療（医薬品の選択等）を説明できる． 　　急性（慢性）骨髄性白血病，急性（慢性）リンパ性白血病，成人T細胞白血病（ATL）	7章
	6.	**悪性リンパ腫**および**多発性骨髄腫**について，病態（病態生理，症状等）・薬物治療（医薬品の選択等）を説明できる．	
	7.	骨肉腫について，病態（病態生理，症状等）・薬物治療（医薬品の選択等）を説明できる．	18章
	8.	以下の**消化器系の悪性腫瘍**について，病態（病態生理，症状等）・薬物治療（医薬品の選択等）を説明できる． 　　胃癌，食道癌，肝癌，大腸癌，胆嚢・胆管癌，膵癌	
	9.	肺癌について，病態（病態生理，症状等）・薬物治療（医薬品の選択等）を説明できる．	
	10.	以下の頭頸部および感覚器の悪性腫瘍について，病態（病態生理，症状等）・薬物治療（医薬品の選択等）を説明できる． 　　脳腫瘍，網膜芽細胞腫，喉頭，咽頭，鼻腔・副鼻腔，口腔の悪性腫瘍	
	11.	以下の生殖器の悪性腫瘍について，病態（病態生理，症状等）・薬物治療（医薬品の選択等）を説明できる． 　　前立腺癌，子宮癌，卵巣癌	
	12.	**腎・尿路系の悪性腫瘍**（腎癌，膀胱癌）について，病態（病態生理，症状等）・薬物治療（医薬品の選択等）を説明できる．	
	13.	**乳癌**について，病態（病態生理，症状等）・薬物治療（医薬品の選択等）を説明できる．	
⑨がん終末期医療と緩和ケア	1.	がん終末期の病態（病態生理，症状等）と治療を説明できる．	19章
	2.	がん性疼痛の病態（病態生理，症状等）と薬物治療（医薬品の選択等）を説明できる．	

索引

和文

あ

アカルボース 360
アカントアメーバ角膜炎 404
アカンプロサート 66
アキシチニブ 520
亜急性硬化性全脳炎 465
亜急性甲状腺炎 378
悪性黒色腫 523
悪性貧血 191
悪性リンパ腫 225
アクラルビシン 218
アザセトロン 327
アザチオプリン 123, 195, 321, 531
アシクロビル 95, 405, 435
アジスロマイシン 264, 306, 308, 459
アジソン病 394
アシドーシス 21
足白癬 439
L-アスパラギナーゼ 218
アスパラギン酸アミノトランスフェラーゼ 12, 166
アスピリン 82, 163, 167, 179
──喘息 419
アスペルギルス 309
アズレン 441
アセタゾラミド 260
アセチルコリン 162, 258
アセチルシステイン 297, 302
アセチルスピラマイシン 472
アセトアミノフェン 92, 135, 299, 467, 536
アセナピン 40
アセブトロール 145, 163, 173
アゼラスチン 294
アゼルニジピン 173
アゾセミド 158
アタザナビル 120
アダパレン 438
アダムス・ストークス症候群 142
アダリムマブ 116, 322, 407, 434
圧負荷 156
アデニン 208
アデノイド 412
アデノウイルス 298, 345, 420
アテノロール 145, 163, 173
アテローム血栓性脳梗塞 80
アテローム性動脈硬化 80, 177

アトバコン・プログアニル合剤 471
アトピー型気管支喘息 290
アトピー性皮膚炎 423
アトモキセチン 67
アドリアマイシン 218
アトルバスタチン 370
アドレナリン 17, 112
アトロピン 144, 151, 167, 327
アナストロゾール 476, 508
アナフィラキシーショック 112, 329
アニサキス 346, 473
アバカビル 120
アバタセプト 116
アピキサバン 147
アビラテロン 476, 513
アファチニブ 476, 499
アブミ骨 411
アフリベルセプト 404, 406
アプリンジン 145
アプレピタント 327
アマンタジン 86, 464
アミオダロン 145, 150, 167
アミトリプチリン 45, 92, 257, 436
アミノエチルスルホン酸 333
アミノグリコシド系抗菌薬 342
5-アミノサリチル酸 322
アミノフィリン 112, 293, 297
アミラーゼ 12
アミロイドーシス 227
アミロイドβタンパク質 88
アムホテリシンB 94, 310, 470
アムルビシン 497
アムロジピン 163, 173
アメーバ赤痢 341, 347
アモキサピン 45
アモキシシリン 284, 317, 438, 451
アモスラロール 173
アラセプリル 173
アラニンアミノトランスフェラーゼ 12
アリスキレン 173
アリピプラゾール 40, 49
アリロクマブ 370
アルガトロバン 82
アルカリホスファターゼ 12
アルカローシス 21
アルコール依存症 64
アルコール性肝炎 330
アルツハイマー型認知症 87
アルテプラーゼ 82, 167

アルドース還元酵素阻害薬 364
アルドステロン 16
──症 391
アルファカルシドール 133, 138
アルブミン 9
アルプラゾラム 53
アルプレノロール 145, 163
アルプロスタジル 127, 178, 179
──アルファデクス 179, 442
アルベカシン 454
アレクチニブ 476, 499
アレムツズマブ 218
アレルギー 110
──性結膜炎 405
──性鼻炎 415
アレルゲン 329
アレンドロン酸 133
アログリプチン 359
アロチノロール 173
アロプリノール 253, 261, 374
アロマターゼ阻害薬 508
アンギオテンシン受容体遮断薬 156
アンギオテンシン変換酵素阻害薬 156
安静狭心症 160, 164
安静時振戦 84
アンチトロンビン 201
──欠乏症 211
──Ⅲ製剤 201
安定狭心症 161
アントラサイクリン系薬 509
アンドロゲン 513
アンドロステンジオン 16
アンピシリン 94, 340, 438, 460
1,5-アンヒドログルシトール 355
アンブロキソール 297

い

胃 313
胃MALTリンパ腫 452
胃炎 319
胃潰瘍 316
胃癌 475
イキサゾミブ 219
イキセキズマブ 434
異型狭心症 161
イコサペント酸エチル 178, 370
胃酸 316
意識レベル 33
萎縮型加齢性黄斑変性 403

異常Q波　166
異常妊娠　275
異常分娩　279
胃食道逆流症　314
移植片対宿主病　532
異所性ACTH産生症候群　389
異所性妊娠　276
イストラデフィリン　86
イソソルビド　415
イソニアジド　94, 448
イソプレナリン　112, 144, 151, 415
痛み　533
イダルビシン　218
Ⅰ型アレルギー反応　110, 112, 423, 290, 329, 415
1型糖尿病　356
一次結核症　445
一次除菌療法（ピロリ菌）　451
一次性関節症　135
一次性頭痛　91
一硝酸イソソルビド　163
1秒率，1秒量　26, 291, 296
一過性脳虚血発作　82
イトラコナゾール　94, 310, 440, 470
イヌリンクリアランス　25
イバンドロン酸　133
イピリムマブ　524
イフェンプロジル　78
イブジラスト　78
イプラグリフロジン　361
イプラトロピウム　294, 297
イブルチニブ　219
イホスファミド　526
イマチニブ　219, 222
イミダフェナシン　257
イミダプリル　173
イミプラミン　45, 257
イリノテカン　476, 480
陰イオン交換樹脂　371
インクレチン関連薬　359
インジナビル　120
インスリン　11, 356
　──分泌指数　355
陰性症状　38
インダカテロール　297
インダパミド　173
インターフェロンα　218, 520
インターフェロンβ　97
インターフェロンγ遊離試験　447
インターフェロン製剤　333
インターロイキン　520
咽頭　289, 412, 413
咽頭癌　502
咽頭結膜熱　420

咽頭扁桃炎　419
インドメタシン　339, 373
院内肺炎　303
インフュージョンリアクション　226, 511
インフリキシマブ　116, 125, 321, 407, 434
インフルエンザ　463
　──ワクチン　297

う
ウィリス動脈輪　79
ウイルス性肝炎　334
ウイルス性下痢症　345
ウイルス性食中毒　346
ウイルス性髄膜炎　94
ウイルス性腸炎　344
植込み型除細動器　144
ウシ型弱毒結核菌　521
右室機能不全　213
右心不全　152
ウステキヌマブ　434
うつ病　42
ウラシル　476, 498
ウラピジル　173, 270
ウリナスタチン　337
ウルソデオキシコール酸　335, 339
ウロキナーゼ　82
ウロフロメトリー　256
運動ニューロン疾患　98
運動負荷試験　162

え
エキセナチド　359
エキセメスタン　476, 508
エコノミークラス症候群　213
エスシタロプラム　45
エスゾピクロン　60
エストロゲン　16, 271, 506
エスモロール　145
エゼチミブ　370
エソメプラゾール　315, 318, 451
エタネルセプト　116
エダラボン　81, 99
エタンブトール　448, 450
エチゾラム　53, 415
エチニルエストラジオール　272
エチレンジアミン　293
エドキサバン　147, 211
エトスクシミド　74
エトポシド　218, 476, 496
エトラビリン　120
エトレチナート　434
エドロホニウム　105

エナラプリル　156, 158, 173
エノキサパリン　212
エパルレスタット　364
エピナスチン　416
エピルビシン　476, 509
エファビレンツ　120
エフィナコナゾール　440
エフトレノコグ アルファ　204
エフラロクトコグ アルファ　204
エプレレノン　158, 173, 391
エベロリムス　520, 531
エポエチン アルファ　196
エポエチン ベータ　196
　　──ペゴル　196
エホニジピン　163, 173
エボロクマブ　370
エムトリシタビン　120
エラスターゼ　337
エリスロポエチン　186, 196, 235, 239
エリスロマイシン　308, 417, 459
エリブリン　476, 510
エルゴタミン製剤　92
エルゴノビン　162
エルデカルシトール　133
エルトール型コレラ菌　348
エルビテグラビル　120
エルロチニブ　476, 492, 499
エレトリプタン　92
エレンタール®　322
塩基過剰　21
エンザルタミド　476, 513
炎症性脱髄病変　96
炎症性腸疾患　320
炎症マーカー　18
遠心性肥大　156
エンタカポン　86
エンテロウイルス　468
エンピリック・セラピー　262, 304, 182

お
黄色腫　369
黄体形成ホルモン　15
黄疸　195, 314
嘔吐　326
黄斑　403
黄斑部　398
オキサゾラム　53, 324
オキサプロジン　373
オキサリプラチン　476, 478, 489
オキシコドン　537
オキシトシン　279
オキシトロピウム　294, 297
オキシブチニン　257
オクトコグ アルファ　204

オクトレオチド　383
オザグレル　294
　　──ナトリウム　80
悪心　326
オゼノキサシン　438
オセルタミビル　464
オテラシル　476
オピオイド受容体　536
オピオイドスイッチング　537
オファツムマブ　218
オフロキサシン　285, 349
オマリズマブ　294
オメプラゾール　315, 317, 318, 451
オーラノフィン　116
オランザピン　40, 49
オルプリノン　154, 180
オルメサルタンメドキソミル　173
オレキシン　60
　　──受容体遮断薬　59
オロパタジン　426
オンダンセトロン　327

か

外耳　411
外傷後ストレス障害　55
回虫症　473
改訂長谷川式簡易知能評価スケール　88
回転性めまい　413
開放隅角緑内障　399
潰瘍性大腸炎　320
化学受容器引金帯　326
過活動膀胱　255
下気道　289
蝸牛　411
蝸牛症状　413, 414
核医学検査　30
核酸アナログ製剤　483
喀痰検査　292
拡張型心筋症　141
拡張期血圧　168
拡張不全　152, 159
角膜　397
角膜炎　404
角膜輪　369
過酸化ベンゾイル　438
下肢型ALS　98
下垂体機能低下症　384
ガストリン　317
かぜ症候群　298
下大静脈フィルター　212
過多月経　274
褐色細胞腫　169, 175, 392

活性型ビタミンD_3製剤　133, 138, 241, 388, 433
活性化部分トロンボプラスチン時間　7, 201
滑膜細胞　113
家庭血圧測定　170
カテコールアミン　17
　　──産生腫瘍　392
　　──製剤　154, 180
カテーテルアブレーション　144
カナマイシン　450
過粘稠度症候群　227, 229
カバジタキセル　476, 513
過敏性腎障害　252
過敏性腸症候群　323
ガフキー号数　447
カプトプリル　173
下部尿路結石症　259
花粉症　415
ガベキサート　201, 337
カペシタビン　476, 478, 488, 510
カベルゴリン　86, 281, 384
仮面高血圧　170
仮面様顔貌　85
ガラクトマンナン抗原　310
空咳　176
ガランタミン　89
カリウム　13
K^+チャネル開口薬　163
K^+チャネル遮断薬　144
カリジノゲナーゼ　415
顆粒球　185
顆粒球コロニー刺激因子　195, 208
カルシウム　13, 132, 240
　　──感受性増強薬　158
　　──拮抗薬　78, 144, 164, 172
　　──代謝　241
カルシニューリン阻害薬　311, 530
カルシポトリオール　433
カルテオロール　145, 163, 173
カルバペネム系薬　456
カルバマゼピン　49, 97
カルフィルゾミブ　219, 229
カルベジロール　157, 173
カルペリチド　154
カルボプラチン　218, 476, 497, 518
加齢性黄斑変性　403
眼圧　399
肝炎　330
肝炎ウイルス　331
　　──マーカー　20
寛解導入療法　216
肝癌　482
換気障害　26

眼筋型重症筋無力症　104
間欠性跛行　177
冠血栓性狭心症　161
間欠導尿　258
肝硬変　334
ガンシクロビル　468
カンジダ症　440
間質性肺炎　301
がん終末期　533
環状鉄芽球　197
冠性T波　166
肝性脳症　332, 334
関節軟骨　135
間接ビリルビン　10, 195
関節リウマチ　113
乾癬　433
完全寛解　216
感染性心内膜炎　182
感染性髄膜炎　93
感染性腸炎　341
肝臓　313
乾燥濃縮人活性化プロテインC　212
がん胎児性抗原　18
間代性けいれん　72
カンデサルタンシレキセチル　156, 158, 173
含糖酸化鉄　190
肝動注化学療法　484
がん疼痛　533
冠動脈　160
　　──造影検査　162
肝動脈塞栓療法　484
眼房水　398
寒冷凝集反応　20
カンレノ酸カリウム　158
冠れん縮性狭心症　161
緩和ケア　539

き

気管支　289
気管支炎　299
気管支喘息　290
起坐呼吸　152
キサンチン誘導体　112
器質性狭心症　161
気腫型COPD　295
基準値・基準範囲　1
寄生虫　346
偽性副甲状腺機能低下症　387
偽多発神経炎型ALS　98
キニジン　145
キニーネ　471
キヌタ骨　411
キヌプリスチン　457

キノロン系薬　262
気分安定薬　49
気分循環性障害　47
偽膜性大腸菌感染症　344
ギメラシル　476
逆耐性　63
逆流性食道炎　314
求心性肥大　156
急性肝炎　331
急性間質性腎炎　252
急性冠症候群　161
急性骨髄性白血病　217
急性糸球体腎炎　247, 419
急性上気道炎　298
急性心筋梗塞　165
急性心不全　152, 154
急性腎不全　233, 234
急性膵炎　336
急性水頭症　78
急性単純性腎盂腎炎　262
急性単純性膀胱炎　263
急性中耳炎　417
急性虫垂炎　342
急性白血病　214
急性副鼻腔炎　416
急性緑内障発作　400
急性リンパ性白血病　221
急速進行性糸球体腎炎　249
球麻痺型ALS　98
強オピオイド　537
強化作用　62
凝固線溶系異常　243
狭心症　160
狭心痛　161
強心薬　158
蟯虫症　472
強直間代発作　72
強直性けいれん　72
共同偏視　77
橋・脳幹出血　77
強迫性障害　55
強皮症　126
強膜　397
胸膜炎　310
棘徐波複合　72
棘波　72
虚血性心疾患　160
虚血プレコンディショニング　165
巨赤芽球　190
巨赤芽球性貧血　190
ギラン・バレー症候群　102
起立性低血圧　175
近位指節間関節　114
筋萎縮性側索硬化症　98

筋強剛（筋固縮）　84
菌血症　461
菌交代症　344
筋ジストロフィー　101
筋層内筋腫　273
金チオリンゴ酸　116

く

クアゼパム　60
グアンファシン　67
クインケ浮腫　426
クヴォステク徴候　387
隅角　397
クエチアピン　40, 49
クエン酸カリウム・クエン酸ナトリウム
　　配合剤　374
クエン酸製剤　261
クエン酸第一鉄　189
グスペリムス　531
クスマウル呼吸　362
クッシング症候群　169, 175, 389
クッシング病　389
クームス試験　195
クームスとゲルの分類　110
くも膜下出血　79
グラニセトロン　327
クラミジア症　285
クラミジア・トラコマチス　285
クラミドフィラ　300
クラリスロマイシン　308, 317, 417,
　　450, 459
グリコアルブミン　355
グリコピロニウム　297
グリコヘモグロビン　353
クリーゼ　104
クリゾチニブ　476, 499
グリチルリチン製剤　333, 335
グリニド薬　360
クリプトコックス症　469
グリメピリド　359
クリンダマイシン　438
グルカゴン　359, 375
　　──様ペプチド-1　359
グルコース　355, 375
グルタチオン　402
くる病　137
クレアチニンクリアランス　25
クレアチンキナーゼ　12, 166
クレンブテロール　257
クロイツフェルト・ヤコブ病　99
クロカプラミン　40
クロキサゾラム　53
クロザピン　40
クロストリジウム・ディフィシル　344

クロチアゼパム　53
クロナゼパム　74
クロバザム　75
クロピドグレル　82, 163, 179
クロファジミン　439
クロフィブラート　370
クロミフェン　281
クロミプラミン　45, 61, 257
クロモグリク酸　293
クロラゼプ酸　53
クロール　13
クロルジアゼポキシド　53
クロルプロマジン　40, 49, 327
クロルマジノン　270
クローン病　320

け

経験的治療　304
経口Xa阻害薬　211
経口鉄剤　189
形質細胞　185
　　──骨髄腫　227
頸静脈怒張　153
形態学的寛解　216
経尿道的結石除去術　260
経尿道的膀胱腫瘍切除術　521
経鼻的下垂体腺腫摘出術　383, 390
経皮的冠動脈形成術　162
経皮的結石除去術　261
経皮的心肺補助法　180, 214
劇症型A群β溶血性連鎖球菌感染症
　　459
血圧　32, 168
血圧管理　238
血液学的寛解　216
結核症　445
結核性髄膜炎　93
血管外溶血　195
血管内皮増殖因子　364, 403, 517
血管内溶血　195
血管浮腫　176, 426
血管れん縮　79
月経困難症　274
血色素濃度　5
血小板　7, 185
　　──結合IgG　206
欠神発作　72
血清鉄　13, 187
血清ハプトグロビン　195
血清フェリチン値　188
血清補体価　19
血栓症　210
血栓性血小板減少性紫斑病　205
血栓性脳梗塞　80

血栓塞栓症　210
血栓溶解薬　167
血栓溶解療法　167, 213
血中アンモニア濃度　333
血糖　10
血糖コントロール　238
血尿　3
血便　314
結膜　397
結膜炎　405
血友病　203
ケトチフェン　294
ケトプロフェン　373, 428
ケトン体　362
ケノデオキシコール酸　339
ゲフィチニブ　476, 499
ゲムシタビン　476, 485, 490, 492, 522
ゲムツズマブオゾガマイシン　218
下痢　314, 324
ケルニッヒ徴候　79
減感作療法　416
ゲンタマイシン　340
ケント束　149
原発性アルドステロン症　169, 175, 391
原発性骨粗鬆症　131
原発性脂質異常症　368

こ

抗β2GPI抗体　21
抗CCP抗体　21, 115
抗dsDNA抗体　121
抗GAD抗体　354
高LDL-C血症　11
抗Lrp4抗体　104
抗MuSK抗体　104
抗RANKLモノクローナル抗体　133, 229, 513
抗Scl-70抗体　126
抗Sm抗体　121
抗SS-A抗体　124
抗SS-B抗体　124
抗TNF-α抗体薬　322, 434
抗TSH受容体抗体　21
抗VEGF薬　404, 406
抗アセチルコリン受容体抗体　21, 104
降圧目標　171
抗アルドステロン薬　156, 158, 173, 391
抗アンドロゲン薬　270, 513
高アンモニア血症　334
抗うつ薬　45
抗エストロゲン薬　508
好塩基球　185

抗核抗体　21, 126
高カリウム血症　176, 241
高カルシウム血症　224, 227, 229
抗カルジオリピン抗体　21
抗環状シトルリン化ペプチド抗体　21
交感神経機能　155
後眼房　397
抗凝固薬　147
抗胸腺細胞グロブリン　194
口腔　313
口腔癌　504
攻撃因子　316
高血圧症　168
抗血小板薬　164
高血糖高浸透圧症候群　362
膠原病　95, 113
抗甲状腺ペルオキシダーゼ抗体　21
抗甲状腺薬　377
高骨代謝回転型骨粗鬆症　132
抗コリン薬　257, 270, 297
虹彩　398
交叉耐性　63
好酸球　185
好酸球性中耳炎　418
鉱質コルチコイド　394
甲状腺炎　378
甲状腺刺激ホルモン　377
甲状腺シンチグラム検査　377
抗膵島細胞抗体　21
抗ストレプトリジンO抗体　20
合成T$_4$製剤　379
合成バソプレシン　381
合成プロテアーゼ阻害薬　201
光線過敏症　428
抗セントロメア抗体　127
光線力学療法　404
光線療法　434
拘束性換気障害　26
拘束性肺疾患　302
好中球　185
　──アルカリホスファターゼスコア　221
　──減少症　207
　──絶対数　208
抗チログロブリン抗体　21
抗てんかん薬　73
後天性免疫不全症候群　118
喉頭　289, 413
喉頭蓋　413
喉頭蓋炎　420
行動療法　256
口内炎　419
高尿酸血症　9, 372
抗破傷風人免疫グロブリン　461

抗ヒスタミン薬　330
抗ヒト胸腺細胞ウサギ免疫グロブリン　531
後負荷　154, 156
項部硬直　79
高プロラクチン血症　383
抗利尿ホルモン　15, 380
抗リン脂質抗体　21
高齢女性の膀胱炎　263
呼吸（数）　32
呼吸器　289
呼吸機能検査　302
国際前立腺症状スコア　269
黒質線条体系ドパミン作動性神経　84
ゴセレリン　476, 508, 513
骨吸収　132
コッククロフト・ゴールト式　25
骨形成　132
骨髄異形成症候群　197
骨髄検査　6
骨髄腫診断事象　228
骨髄性白血病　214
骨粗鬆症　131
骨代謝マーカー　132
骨軟化症　137
骨肉腫　525
骨ミネラル異常　239
コデイン　536
ゴナドトロピン　281
コバマミド　192
コリスチン　456, 462
ゴリムマブ　116
コリンエステラーゼ　12
　──阻害薬　105, 258
コルチゾール　16
コルヒチン　125, 373
コルホルシンダロパート　154
コレスチミド　370
コレスチラミン　370
コレステロール結石　339
コレラ　348
　──菌　341, 348
コロナウイルス　298
コンパニオン診断薬　500

さ

再灌流療法　167
催奇形性　228
細菌性食中毒　346
細菌性髄膜炎　93
細菌性赤痢　347
サイクロセリン　449
在郷軍人病　305
最高（最大）血圧　168

最終糖化産物　363
再生不良性貧血　193
最低(最小)血圧　168
サイトカイン治療　520
サイトケラチン19フラグメント　18
サイトメガロウイルス　301
　　──感染症　468，530
催不整脈作用　149
細胞障害型アレルギー反応　110
サキナビル　120
左室駆出率　153
左心不全　152
ザナミビル　464
サブタイプ分類　506
サラセミア　188
サラゾスルファピリジン　116，321
サリドマイド　219，229
　　──関連薬　228
サルブタモール　293，297
サルポグレラート　178
サルメテロール　294，297
サルモネラ感染症　344
酸塩基平衡障害　235
Ⅲ型アレルギー　110，113
酸化マグネシウム　325
三環系抗うつ薬　45，257
三叉神経・血管説　91
三酸化ヒ素　219
三種混合ワクチン　307
サンスクリーン　428
酸素　167
三半規管　411

し

痔　328
ジアゼパム　53，324，415
シアナミド　66
シアノコバラミン　192
ジアフェニルスルホン　439
シェーグレン症候群　123
ジエノゲスト　273
シェロング試験　364
痔核　328
自家造血幹細胞移植　228
色素結石　339
ジギタリス製剤　144，156，158
ジギタリス中毒　150
子宮癌　514
子宮筋腫　273
子宮頸癌　514
子宮体癌　514
糸球体濾過量　24，234
子宮内膜移植説　271
子宮内膜症　271

シクロスポリン　105，123，125，194，
　　245，311，405，407，530
シクロフェニル　281
シクロホスファミド　123，218，245，
　　476，509
刺激生成異常　142
刺激伝導異常　142
ジゴキシン　145，158
自己血糖測定　357
自己抗体　20，95，105，354
自己免疫疾患　110，123
自己免疫性肝炎　330
自己免疫性脳炎　93，95
自己免疫性溶血性貧血　195
脂質異常症　368
脂質管理　239
視床出血　77
視診　33
視神経　397
　　──乳頭　398
ジスキネジア　86
ジスチグミン　258
L-システイン　208
シスプラチン　218，253，476，480，490，
　　516，522，526
ジスルフィラム　66
姿勢反射障害　85
持続痛　534
持続皮下インスリン注入療法　357
ジソピラミド　145，150
シタグリプチン　359
ジダノシン　120
シタラビン　218
シチコリン　78
市中肺炎　303
指定感染症　348
自動症　60，73
ジドブジン　120
歯肉増殖症　177
歯肉肥厚　177
シーハン症候群　384
紫斑病　204
耳鼻咽喉　411
ジヒドロコデイン　299，536
ジヒドロテストステロン　16
ジヒドロピリジン系Ca拮抗薬　164，
　　172
ジフェニドール　415
ジフェンヒドラミン　113，414
ジフテリア　458
シフラ　18
ジフルカン　94
シプロフロキサシン　209，264，306
ジペプチジルペプチダーゼ-4　359

シベンゾリン　145
シメチジン　318
ジメンヒドリナート　414
ジャクソン型発作　72
シュウ酸カルシウム　259
収縮期血圧　168
収縮不全　152　159
重症筋無力症　104
重症薬疹　430
重積発作　72
十二指腸潰瘍　316
粥状硬化　177
熟眠障害　57
出血性梗塞　81
出血性膀胱炎　222
腫瘍崩壊症候群　216，253
腫瘍マーカー　17
シュレム管　397
春季カタル　405
消化管アレルギー　329
上顎癌　504
消化性潰瘍　316
上気道　289
小球性低色素性貧血　186
小柴胡湯　333
小細胞肺癌　494
硝酸イソソルビド　154，163
硝酸薬　154，163
上肢型ALS　98
硝子体　398
　　──内投与　404
上室期外収縮　145
上室性不整脈　141，145
正常圧水頭症　79
小腸　313
小腸コレステロールトランスポーター
　　阻害薬　371
情動ストレス　295
小児プロトコル　222
小脳出血　77
上皮性腫瘍　517
上皮成長因子受容体　488
上部尿路結石症　259
小発作　72
漿膜下筋腫　273
静脈血栓塞栓症　210
小リンパ球性リンパ腫　223
触診　34
褥瘡　441
食中毒　346
食道　313
食道癌　480
植物性自然毒　346
女性不妊　280

女性ホルモン　271
徐脈性不整脈　141, 150
シラザプリル　173
ジルチアゼム　78, 145, 163, 173
シルデナフィル　127
シルニジピン　173
痔瘻　328
シロスタゾール　82, 178
シロドシン　270
心因性疼痛　534
腎盂腎炎　262
心エコー検査　23, 153
侵害受容性疼痛　534
心拡大　153
腎癌　519
心胸郭比　153
心筋壊死　165
心筋炎　152
心筋型脂肪酸結合タンパク質　166
心筋血流シンチグラフィ　162
心筋梗塞　160, 165
心筋症　141
真菌性髄膜炎　94
心筋トロポニンI/T　23, 166
心筋リモデリング　157
神経原線維変化　87
神経障害性疼痛　534
腎血管性高血圧症　169, 175
心原性ショック　179
心原性脳塞栓症　81, 147
人工授精　281
進行性筋ジストロフィー　101
人工流産　275
腎後性腎不全　234
心室期外収縮　148
心室細動　148
腎実質性高血圧症　169, 175
心室性不整脈　141, 148
心室中隔欠損症　181
心室頻拍　148
真珠腫性中耳炎　418
滲出型加齢黄斑変性　403
滲出性中耳炎　418
尋常性乾癬　433
尋常性痤瘡　438
尋常性天疱瘡　432
心身症　56
腎性高血圧症　169, 175
新生児B群連鎖球菌感染症　460
腎性腎不全　234
腎性尿崩症　380
腎性貧血　196
迅速ウレアーゼ試験　451
身体依存　63

心電図　22, 142
心拍数　32
　　──調節　147
シンバスタチン　370
深部静脈血栓症　211
心不全　152
心房細動　146
心房性ナトリウム利尿ペプチド　24, 154
心房粗動　147
心房中隔欠損症　182
じん麻疹　425

す

膵アミラーゼ　337
膵炎　336
膵癌　490
推算GFR(糸球体濾過量)　25, 236, 251, 365
水酸化アルミニウムゲル・水酸化マグネシウム配合　318
水晶体　398
膵臓　313
膵臓移植　357
膵臓ランゲルハンス島　353
錐体外路症状　38, 42
水痘　435
水痘・帯状疱疹ウイルス　435
膵島移植　357
水頭症　78
水疱症　432
髄膜炎　93
髄膜刺激症状　93
睡眠障害国際分類第3版　57
睡眠ポリグラフィ　58
スキルス胃癌　477
スクラルファート　318
スコポラミン　414
スタチン系薬　370
スティーブンス・ジョンソン症候群　430
ストレプトマイシン　448, 450
スニチニブ　520
スパイロメトリー　296, 302
スピリチュアルな苦痛　540
スピロノラクトン　159, 173, 391
スプラタスト　294
スプーン状爪　188
スペクチノマイシン　284
スボレキサント　59
スマトリプタン　92
スルピリド　40
スルファジアジン　472
　　──銀　442

スルファメトキサゾール・トリメトプリム合剤　264, 309, 349
スルホニル尿素薬　359

せ

生活習慣　172
生活の質　539
性感染症　283
性機能不全　282
正球性正色素性貧血　186
成熟B細胞腫瘍　222
成熟T細胞・NK細胞腫瘍　223
正常眼圧緑内障　399
生殖補助医療技術　281
成人T細胞白血病/リンパ腫　223
精神依存　63
精製ヒアルロン酸　136
正中位固定　77
成長ホルモン　15
生命徴候　32
赤色血栓　210
赤痢　347
赤痢アメーバ症　472
赤痢アメーバ腸炎　341
セクキヌマブ　434
癤　437
舌癌　504
セツキシマブ　476, 488, 503, 505
赤血球　5, 185
赤血球恒数　5, 186
赤血球算定　5
赤血球沈降速度　6, 304
接触性皮膚炎　427
切迫早産　275
切迫流産　275
セファゾリン　438
セファランチン　208
セフィキシム　284
セフェム系抗菌薬　342, 349, 350
セフォタキシム　94, 460
セフジニル　438
セフトリアキソン　94, 264, 284, 460
セラトロダスト　294
セリプロロール　163
セルトラリン　45, 53
セルトリズマブペゴル　116
セレギリン　86
セレコキシブ　135
セロトニン　45, 91
線維柱帯　398
遷延分娩　279
前眼房　397
閃輝性暗点　91
前期破水　279

前駆リンパ系腫瘍 221
全身型重症筋無力症 104
全身性エリテマトーデス 121
全身性炎症反応症候群 461
全人的苦痛 540
選択的α₁受容体遮断薬 257
選択的エストロゲン受容体モジュレーター 133
選択的ノルアドレナリン再取り込み阻害薬 67
選択的バソプレシンV₂受容体遮断薬 386
先端巨大症 382
前兆 91
前庭 411
先天性心疾患 181
先天性トキソプラズマ症 471
先天性風疹症候群 402, 466
センノシド 325
全般性不安障害 53
全般発作 71
前負荷 154, 156
線溶均衡型DIC 199
線溶亢進型DIC 199
線溶抑制型DIC 199
前立腺癌 512
前立腺特異抗原 18, 513
前立腺肥大症 268

そ

躁うつ病 42, 47
造影剤腎症 253
臓器移植 529
双極性障害 42, 47
造血幹細胞移植 216, 532
相互転座 219, 220
総コレステロール 11
巣状分節性糸球体硬化症 245
総タンパク質 9
早朝覚醒 57
早朝高血圧 171
総鉄結合能 14, 188
総ビリルビン 10
僧帽弁逆流症 181
僧帽弁狭窄症 181
僧帽弁閉鎖不全症 181
足関節上腕血圧比 178
即時型アレルギー反応 110, 290, 329
塞栓症 210
塞栓性脳梗塞 81
続発性間質性肺炎 301
続発性骨粗鬆症 131
続発性脂質異常症 369
粟粒結核 446

ソタロール 145, 150
速効型インスリン製剤 362
速効型インスリン分泌促進薬 360
ゾテピン 40
ゾニサミド 75
ゾピクロン 60
ソホスブビル 333
ソマトスタチン誘導体 383
ソラフェニブ 484, 520
ソリフェナシン 257
ソルコセリル® 443
ゾルピデム 60
ゾルミトリプタン 92
ゾレドロン酸 229, 513

た

体うっ血 153
体温 33
体外受精 281
体外衝撃波結石破砕術 260
体格指数 356
第IX因子 203
大球性正色素性貧血 186
代謝拮抗薬 530
代謝性アシドーシス 241
帯状疱疹 435
耐性 63
体性痛 534
大腿骨近位部骨折 132
大腸 313
大腸癌 485
大動脈内バルーンパンピング 180
大動脈弁逆流症 181
大動脈弁狭窄症 181
大動脈弁閉鎖不全症 181
第VIII因子 203
大発作 72
対面服薬療法 449
退薬症候 63
ダウノルビシン 218
タカルシトール 433
ダカルバジン 218, 524
タキサン系薬 509
多棘徐波複合 72
ダクラタスビル 333
タクロリムス 105, 123, 322, 405, 424, 530
多形性心室頻拍 149
多剤耐性アシネトバクター・バウマニ 457
多剤耐性緑膿菌 455
多剤併用化学療法 216
ダサチニブ 219, 222
打診 34

タゾバクタム 462
タダラフィル 270
脱力発作 72
ダナゾール 273
ダナパロイド 202
多尿 2
ダパグリフロジン 361
多発性筋炎 127
多発性硬化症 96
多発性骨髄腫 227
ダビガトラン 82, 147
ダプトマイシン 454
ダブラフェニブ 524
タペンタドール 537
タミバロテン 219
タムスロシン 270
タモキシフェン 476
タリペキソール 86
ダルテパリン 202
ダルナビル 120
ダルベポエチン アルファ 196
ダルホプリスチン 457
単一ネフロン 234
胆管炎 340
胆管癌 489
単球 185
単球/マクロファージコロニー刺激因子 208
単クローン性 217
炭酸水素ナトリウム 241, 415
炭酸脱水酵素 398
炭酸リチウム 49
単純部分発作 72
単純疱疹 435
男性骨粗鬆症 131
男性不妊 280
男性ホルモン 513
胆石症 338
胆道炎 339
丹毒 437
タンドスピロン 53
タンニン酸アルブミン 325
胆嚢 313, 489
胆嚢炎 340
タンパク同化ステロイド薬 194

ち

チアジド系利尿薬 156, 158, 172, 261
チアジド系類似薬 172
チアゾリジン薬 360
チアノーゼ 291
チアマゾール 377
遅延型過敏反応 110, 329
チオトロピウム 297

チオプロニン　402
チクロピジン　82, 179
チゲサイクリン　457
膣トリコモナス原虫　285
チニダゾール　286
遅発性ジスキネジア　42
チミペロン　40
チモール混濁試験　24
チャイルド・ピュー分類　484
注意欠如・多動性障害　66
昼間高血圧　171
中間透光体　398
中耳　411
中耳炎　417
注射用鉄剤　190
中手指節関節　114
中心暗点　403
中心窩　397
中枢性嘔吐　326
中枢性降圧薬　173
中枢性制吐薬　326
中枢性尿崩症　380
中途覚醒　57
中毒性腎障害　252
中毒性表皮壊死症　431
中脳皮質系経路　38
中脳辺縁系経路　38
超音波検査　29
腸管出血性大腸菌　341
蝶形紅斑　122
聴診　33
腸チフス　341, 349
直接経口抗凝固薬　147
直接ビリルビン　10
チョコレート嚢胞　272
貯蔵鉄　187
チロキシン　17, 377
チロシンキナーゼ阻害薬　221, 222
陳旧性心筋梗塞　165
チン小帯　397
鎮痛補助薬　536

つ

椎体骨折　132
痛風　372
痛風腎　373
ツチ骨　411
爪白癬　439
ツロクトコグ　アルファ　204
ツロブテロール　294, 297

て

手足口病　468
手足症候群　484

低HDL-C血症　11
低アルブミン血症　242, 333, 334
定位脳手術　86
低活動膀胱　257
低カリウム血症　176
定型抗精神病薬　40
低血糖症　375
低骨代謝回転型骨粗鬆症　132
テイコプラニン　454
低タンパク質血症　242
低ナトリウム血症　176
低用量エストロゲン・プロゲスチン配合薬　272
テオフィリン　293, 297
テガフール　476, 498
デガレリクス　513
適応障害　55
デキサメタゾン　218, 433
デキストロメトルファン　297, 299
テジゾリド　454
デスモプレシン　203, 381
デスラノシド　145, 158
テタニー症状　387
鉄芽球性貧血　188, 197
鉄過剰症　197
鉄欠乏性貧血　187
鉄剤　189, 239
テトラサイクリン系抗菌薬　306, 349
テトロドトキシン　346
デノスマブ　133, 229, 513
デノパミン　158
テノホビル　120
デヒドロエピアンドロステロン　16
デフェロキサミン　198
テプレノン　318
テムシロリムス　520
テモカプリル　173
テモゾロミド　501
デュシェンヌ型進行性筋ジストロフィー　101
デュタステリド　270
デュロキセチン　45, 364
テラゾシン　173, 270, 393
デラプリル　173
デラマニド　449
テリパラチド　133
テルグリド　281
デルタ波　149
テルビナフィン　440
テルミサルタン　173
てんかん　71
　──重積状態　75
点眼剤　408
電気的除細動　144

伝染性紅斑　467
伝染性単核球症　469
伝染性膿痂疹　437
天疱瘡　432

と

銅クロロフィリンナトリウム配合　318
統合失調症　37
瞳孔ブロック　399
動作緩慢　84
糖鎖抗原125/19-9/15-3　18
同時化学放射線療法　515
糖質コルチコイド　394
洞徐脈　150
洞調律維持　147
洞停止　150
糖毒性　358
糖尿病　353
糖尿病神経障害　363
糖尿病(性)腎症　250, 365
糖尿病性ケトアシドーシス　361
糖尿病網膜症　364
洞不全症候群　150
動物性自然毒　346
洞房ブロック　150
動脈管開存症　182
動脈血酸素分圧　21
動脈血酸素飽和度　21
動脈血二酸化炭素分圧　21
動脈瘤頸部クリッピング術　80
動揺病　414
ドキサゾシン　173, 393
ドキシサイクリン　264, 438
トキソプラズマ症　471
ドキソルビシン　218, 476, 509, 516, 522, 526
特発性間質性肺炎　301
特発性血小板減少性紫斑病　205, 452
特発性てんかん　71
特発性肺線維症　301
特発性半月体形成性腎炎　249
吐血　314
床ずれ　441
トシリズマブ　116
ドセタキセル　476, 480
トータルペイン　540
突出痛　534
突発性難聴　413
ドナー　529
ドネペジル　89
ドパミン　17, 38, 67, 113, 154, 167, 180
　──作動薬　384
　──受容体　41

とびひ　437
トピラマート　74, 75, 92
トピロキソスタット　374
ドブタミン　154, 167, 180, 213
塗抹検査　31
トラスツズマブ　476, 480, 509
　　──エムタンシン　476, 510
トラセミド　158
トラニラスト　294
トラフェルミン　442
トラマドール　536
　　──・アセトアミノフェン配合　135, 436
トラメチニブ　524
トランスフェリン　13, 187
トリアゾラム　60
トリグリセリド　11, 369
トリクロルメチアジド　158, 173
トリコモナス症　285
トリパミド　173
トリプシン　337
トリプタン系薬　92
トリフルリジン・チピラシル　488
トリヘキシフェニジル　86
トリベノシド　328
トリメタジオン　74
トリメトプリム　264
トリメブチン　327
努力性肺活量　26
トリヨードチロニン　17, 377
トルサードドポアンツ　149
トルソー徴候　387
ドルテグラビル　120
トルテロジン　257
トルバプタン　158
トレチノイン　219
　　──トコフェリル　442
ドロキシドパ　86
ドロスピレノン　272
トロポニン　23, 166
トロンビン-アンチトロンビン複合体　201
トロンボポエチン　206
トロンボモジュリン製剤　201
呑酸　314
ドンペリドン　327, 415

な
内因子　191
内耳　411
内臓痛　534
内分泌性高血圧症　169, 175
内分泌療法　507
内リンパ水腫　414

ナジフロキサシン　438
ナタリズマブ　97
ナテグリニド　360
ナトリウム　13
ナトリウム-グルコース共輸送体2阻害薬　361
Na$^+$チャネル遮断薬　144
ナドロール　145, 163, 173
75 g OGTT（経口糖負荷試験）　10, 353
ナファモスタット　201, 337
ナフトピジル　270
ナブパクリタキセル　492
ナプロキセン　373
ナラトリプタン　92
ナルコレプシー　60
ナルトグラスチム　208

に
II型アレルギー　110
2型糖尿病　358
ニカルジピン　78, 173, 278
にきび　438
ニコチン依存症治療薬　297
ニコチン酸誘導体　371
ニコチンパッチ　64
ニコモール　370
ニコランジル　154, 163
ニザチジン　315, 318
二次結核症　446
二次除菌療法（ピロリ菌）　317, 452
二次性関節症　135
二次性高血圧症　169, 174
二次性認知症　87
24時間自由行動下血圧測定　170
ニセリトロール　370
ニソルジピン　163, 173
ニトラゼパム　60
ニトレンジピン　163, 173
ニトログリセリン　154, 163, 167, 278
ニフェカラント　145, 150, 167
ニフェジピン　163, 173, 278
ニプラジロール　163, 173
ニボルマブ　476, 499, 524
ニムスチン　501
乳癌　506
乳酸脱水素酵素　12, 166
入眠障害　57
ニューキノロン系抗菌薬　209, 306, 342, 344, 348, 350
ニューモシスチス・イロベチー　308
ニューモシスチス肺炎　308
ニューロキニン1受容体遮断薬　326
尿 pH　2
尿アルカリ化薬　253

尿意切迫感　255
尿ウロビリノゲン　3
尿ケトン体　3
尿細管障害マーカー　254
尿酸　9
尿酸結石　373
尿酸生成抑制薬　374
尿酸排泄促進薬　374
尿浸透圧　2
尿素呼気試験　451
尿素窒素　9
尿タンパク質　2
尿中 α$_1$-MG　254
尿中 β$_2$-MG　3, 254
尿中 NAG　254
尿糖　3
尿道炎　264
尿毒症　241
尿比重　2
尿微量アルブミン　2, 365
尿崩症　380
尿流量測定　256
尿量　2
尿路感染症　262
尿路結石　259
ニロチニブ　219
妊娠高血圧症候群　277
認知機能障害　39
認知症　87

ね
ネオスチグミン　258
熱傷　442
熱帯熱マラリア　470
ネビラピン　120
ネフローゼ症候群　242
ネモナプリド　40
粘液水腫　379
粘膜下筋腫　274

の
ノイラミニダーゼ阻害薬　465
脳炎　93
脳幹出血　77
濃グリセリン　78
脳血管疾患　76
脳血管性認知症　89
脳血管性パーキンソン症候群　89
脳血栓　80
脳梗塞　76, 80
脳腫瘍　501
脳性ナトリウム利尿ペプチド　24, 153
脳脊髄液　8
脳塞栓　80, 146

索引　569

脳卒中　76
脳動脈瘤　79
脳内出血　76
脳波検査　73
膿皮症　437
脳ヘルニア　78
ノギテカン　476, 497
ノスカピン　297
ノナコグ アルファ　204
ノナコグ ガンマ　204
ノルアドレナリン　17, 45, 67, 154, 167, 180, 213
ノルエチステロン　272
ノルトリプチリン　45
ノルフロキサシン　349
ノロウイルス　345

は

肺アスペルギルス症　309
肺うっ血　152
肺炎　303
肺炎球菌ワクチン　297, 304
肺拡散能　27
肺活量　26, 291, 302
肺癌　493
肺気腫　295
肺結核　445
敗血症　461
肺血栓塞栓症　210, 213
肺線維症　301
バイタルサイン　32
梅毒　283
梅毒トレポネーマ　283
排尿障害　255
排尿日誌　256
肺胞気-動脈血酸素分圧較差　21
肺胞性肺炎　301, 303
肺胞壁　289
廃用症候群　81
排卵誘発薬　281
バーキットリンパ腫　226
パーキンソン症候群　84
パーキンソン病　83
白衣高血圧　170
白色血栓　210
白癬　439
白糖・ポビドンヨード配合　442
白内障　401
パクリタキセル　476, 480, 516
バクロフェン　97
破骨細胞活性化因子　227
橋本病　379
播種性血管内凝固症候群　8, 199, 336
破傷風　460

バシリキシマブ　530
バセドウ病　377
％肺活量　26
パゾパニブ　520
バソプレシン　380
　──受容体遮断薬　156, 158, 386
八味地黄丸　271
麦角アルカロイド　92
白金製剤　517
白血球　6, 185
　──減少症　207
白血病　214
　──裂孔　217
発達緑内障　399
パッチテスト　429
発熱性好中球減少症　208
パニック障害　52
パニツムマブ　476, 488
パニペネム　94
パノビノスタット　219
羽ばたき振戦　334
ハプトグロビン　19, 195
ハマダラカ　470
パラアミノサリチル酸カルシウム　449
バラシクロビル　435, 436
パラチフス　341, 350
　──菌　350
パリペリドン　40
バルガンシクロビル　468
バルサルタン　173
バルビツール系睡眠薬　59
バルプロ酸ナトリウム　49, 74, 92
バレニクリン　64
パロキセチン　45, 53
パロノセトロン　327
ハロペリドール　40, 49
汎血球減少　193, 217
バンコマイシン　94, 344, 454
　──耐性腸球菌　457
ハンセン病　439
ハンター舌炎　192

ひ

非アトピー型気管支喘息　290
ピオグリタゾン　360
非回転性めまい　413
被殻出血　77
非気腫型COPD　295
ビグアナイド薬　361
鼻腔　289
ピークフロー　26, 292
　──メーター　292
非結核性抗酸菌症　449
ピコスルファート　325

ビサコジル　325
皮質下出血　77
非ジヒドロピリジン系Ca拮抗薬　164
脾腫　195
微小管関連タンパク質タウ　88
非小細胞肺癌　494
微小変化型ネフローゼ症候群　244
非心原性脳塞栓症　82
ヒスチジン　346
非ステロイド性抗炎症薬　536
ビスホスホネート製剤　133, 229, 387, 513
微生物検査　31
ビソプロロール　145, 157, 163, 173
肥大型心筋症　141
ピタバスタチン　370
ビタミンB_{12}　190
　──製剤　192
ビタミンB_6製剤　197
ビタミンD　137
　──活性化障害　235
ビタミンD_3　242
　──製剤　133, 138, 241, 388, 433
ビタミンK_2製剤　133
ビダラビン　95, 435, 436
非定型抗精神病薬　40
ヒトT細胞白血病ウイルス1型　223
ヒト絨毛性ゴナドトロピン　276
ヒト白血球抗原　194, 529
ヒトパピローマウイルス　514
ヒトパルボウイルスB19　467
ヒトヘルペスウイルス5型　468
ヒト免疫不全ウイルス　118
ヒドララジン　173, 278
ヒドロキシカルバミド　218
3-ヒドロキシ-3-メチルグルタリル
　CoA還元酵素阻害薬　370
ヒドロキソコバラミン　192
ヒドロクロロチアジド　158, 173
ヒドロコルチゾン　113, 328, 394
ヒドロモルフォン　537
ビノレルビン　476, 498
ピブカ　18
皮膚筋炎　127
皮膚真菌症　439
ビブラマイシン　285
ピペラシリン　438, 462
ビペリデン　86
非ベンゾジアゼピン系睡眠薬　59
ヒポクレチン-1　60
非ホジキンリンパ腫　226
肥満細胞　109, 185, 290, 423
びまん性甲状腺腫　377
びまん性汎細気管支炎　296

ピモジド 40
ピモベンダン 158
百日咳 306
　──菌 306
日焼け止め剤 428
病原性大腸菌感染症 343
日和見感染症 224
ピラジナミド 94, 448
ピランテル 473
ピリドキサールリン酸 197
ピリドキシン 197
ピリメタミン 472
ビリルビン結石 339
ピルシカイニド 145
ビルダグリプチン 359
ピルメノール 145
ピロキシカム 402
ピレンゼピン 318
広場恐怖 52
ピロリ菌 206, 227, 316, 451, 475
ビンクリスチン 218, 502
貧血 186
貧血管理 239
ビンデシン 218
ピンドロール 163, 173
頻尿 2
ビンブラスチン 218, 521
頻脈性不整脈 141, 145

ふ

ファスジル 80
ファビピラビル 464
ファムシクロビル 435, 436
ファモチジン 78, 315, 318
ファロー四徴症 182
ファロペネム 438
ファンコニ症候群 137
ファンコニ貧血 193
不安障害, 不安神経症 51
不安定狭心症 161
不安定プラーク 161
フィジカルアセスメント 32
フィッシャー比 24
フィブラート系薬 371
フィブリン/フィブリノゲン分解産物 8, 201
フィラデルフィア染色体 220
フィルグラスチム 208
フィンゴリモド 97
風疹 466
フェキソフェナジン 416, 426
フェニトイン 75
フェノバルビタール 75
フェノフィブラート 370

フェブキソスタット 374
フェリチン 14, 188
フェロジピン 173
フェンタニル 537
フォン・ビルブランド病 204
フォンダパリヌクス 211
フォンテイン分類 178
副甲状腺機能亢進症 386
副甲状腺機能低下症 387
副甲状腺ホルモン 386
複雑性腎盂腎炎 262
副腎クリーゼ 394
副腎腫瘍 389
副腎皮質ステロイド薬 94, 97, 105, 125, 127, 195, 293, 394, 405, 530
　──外用薬 424, 433
腹痛 314
副伝導路 149
副鼻腔 289
副鼻腔炎 416
腹膜炎 342
腹膜化生説 271
ブクラデシン 442
浮腫 243
ブシラミン 116
フスコデ 297
不整脈 141
ブチルスコポラミン 327, 339
ブデソニド 293
　──注腸剤 321
ブテナフィン 440
ぶどう膜 398
　──炎 406
フドステイン 297
ブナゾシン 173
不妊症 280
ブフェトロール 163
ブプレノルフィン 64, 337
部分発作 71
不飽和鉄結合能 14, 188
ブホルミン 361
フマル酸第一鉄 189
不眠症 57
ブメタニド 158
フラジオマイシン 328
プラスグレル 163
プラスミン-α_2-プラスミンインヒビター複合体 201
プラゾシン 173, 270
プラトー虹彩 399
プラバスタチン 370
プラミペキソール 86
フラボキサート 257
フラワー・セル 223

プランルカスト 294, 416
プリオンタンパク質 99
プリオン病 100
プリミドン 75
フルオロウラシル 476, 509
フルオロキノロン 264
ブルガダ症候群 148
フルコナゾール 470
フルジアゼパム 53
フルシトシン 94, 470
フルタゾラム 53
フルダラビン 218
フルチカゾン 293, 297, 416
フルトプラゼパム 53, 60
フルフェナジン 40
フルボキサミン 45
ブレオマイシン 218
フレカイニド 145
プレガバリン 364, 436
ブレクスピラゾール 40
プレシジョン・メディシン 500
プレドニゾロン 116, 123, 128, 196, 218, 245, 293, 321, 333, 415, 476, 513, 531
ブレンツキシマブベドチン 218, 226
プロカインアミド 145, 150
プロカテロール 293, 297
プロクロルペラジン 40
プロスタグランジン 109, 318, 339
　──製剤 178, 277, 401
フロセミド 154, 158, 173, 386
ブロダルマブ 434
プロチゾラム 60
プロテアソーム阻害薬 228
プロテインC 212
　──欠乏症 211
プロトロンビン時間 7, 201, 331
プロトンポンプ阻害薬 315, 451
ブロナンセリン 40
プロパフェノン 145
プロピベリン 257
プロピルチオウラシル 377
プロブコール 371
プロプラノロール 92, 145, 163, 173, 378
プロベネシド 374
ブロマゼパム 53
ブロムヘキシン 297
ブロムペリドール 40
プロメタジン 327, 414
ブロメライン 328, 443
ブロモクリプチン 86, 281, 384
プロラクチノーマ 383
プロラクチン 15, 281, 383

索引

分化誘導療法　219
分岐鎖アミノ酸　334
分子生物学的寛解　216
分娩停止　279

へ

平均赤血球ヘモグロビン濃度　5, 186
平均赤血球容積　5, 186
閉経後骨粗鬆症　131
閉塞隅角緑内障　399
閉塞性換気障害　26
閉塞性動脈硬化症　177, 365
ペガプタニブ　404
ペグインターフェロン　333, 483
ペグビソマント　383
ペグフィルグラスチム　208
ベクロメタゾン　293, 297, 416
ベザフィブラート　370
ペースメーカー　144, 151
ベタキソロール　163, 173
ベタネコール　258
ベタヒスチン　415
ベタメタゾン　415, 433
ベーチェット病　125, 407
ベッカー型進行性筋ジストロフィー　101
ベニジピン　163
ペニシラミン　116
ベバシズマブ　476, 488, 499, 517
ヘパプラスチンテスト　331
ヘパリノイド　201
ヘパリン　167, 201, 211
ヘプシジン　198
ペプシン　316
ベプリジル　145, 163
ベポタスチンベシル　426
ヘマトキシリン・エオジン染色　27, 226
ヘマトクリット値　5
ペムブロリズマブ　499
ベムラフェニブ　524
ペメトレキセド　476, 498
ヘモグロビンA1c　10
ヘモグロビン尿　3
ヘモグロビン濃度　5, 186
ヘモクロマトーシス　197
ペモリン　61
ベラパミル　145, 163
ベラプロスト　127, 178
ペラミビル　464
ペランパネル　75
ヘリコバクター・ピロリ　206, 316, 451, 475
　──感染症　451

ペルゴリド　86
ペルツズマブ　476
ベルテポルフィン　404
ヘルパーT細胞　290
ペルフェナジン　40
ヘルペス　435
　──ウイルス　435
　──脳炎　94
ベルベリン　325
ペロスピロン　40
ベロ毒素　341, 343, 344
弁狭窄　180
変形性関節症　135
変形性股関節症　136
変形性膝関節症　135
変視　403
ベンジルペニシリン　284, 459
ベンス・ジョーンズタンパク質　227
片頭痛　91
ベンズブロマロン　374
変性性認知症　87
便潜血検査　4, 316, 485
ベンゾジアゼピン系抗不安薬　53
ベンゾジアゼピン系睡眠薬　59
ペンタゾシン　339
ベンダムスチン　218
便秘　324
弁閉鎖不全　180
扁平上皮癌　480, 502, 504
弁膜症　180
ベンラファキシン　45

ほ

蜂窩織炎　437
防御因子　316
膀胱炎　262
　──妊婦　263
膀胱癌　520
膀胱内注入療法　521
房室結節リエントリー頻拍　146
房室ブロック　151
房室リエントリー頻拍　146
放射線療法　225
傍腫瘍性脳炎　95
乏尿　2
ボグリボース　360
ホジキン細胞　225
ホジキンリンパ腫　225
ホスカルネット　469
ボスチニブ　219
ホスフェニトイン　75
ホスホジエステラーゼ3阻害薬　154
ホスホマイシン　348
ホスホリパーゼA_2　337

補正カルシウム濃度　240
ボセンタン　127
発作原性　71
発作性上室頻拍　146
ボツリヌス毒素　328
骨打ち抜き像　227
ボノプラザン　315, 318
ポマリドミド　219
ポリカルボフィルカルシウム　324
ボリコナゾール　94, 310, 470
ポリスチレンスルホン酸カルシウム／ナトリウム　241
ホルター心電計　162
ボルテゾミブ　219, 229
ボールマン分類　477
ホルモン受容体　506
ホルモン療法　507
本態性高血圧症　168, 171
ホーン・ヤールの重症度分類　85

ま

マイコプラズマ　301, 307
　──肺炎　304, 307
マキサカルシトール　433
膜性腎症　245
膜性増殖性糸球体腎炎　245
マグネシウム製剤　261
マクロファージ　109, 185
マクロライド系抗菌薬　306, 349, 417
麻疹　465
マスト細胞　109, 423
まだら認知症　89
末梢神経障害　511
末梢性嘔吐　326
末梢性制吐薬　326
マトリックスメタロプロテアーゼ3　21
マニジピン　173
マプロチリン　45
麻薬性鎮痛薬　536
マラビロク　120
マラリア　470
慢性肝炎　332
慢性気管支炎　296
慢性血栓塞栓性肺高血圧症　213
慢性甲状腺炎　379
慢性骨髄性白血病　220
慢性糸球体腎炎　248
慢性腎臓病　233, 236
慢性心不全　152, 155
慢性腎不全　196, 233, 235
慢性膵炎　336
慢性中耳炎　418
慢性白血病　214
慢性副鼻腔炎　417

慢性閉塞性肺疾患　292, 295
慢性リンパ性白血病　222
D-マンニトール　78
マンモグラフィ　506

み
ミアンセリン　45
ミオクロニー発作　72
ミオグロビン　3, 23, 166
　──尿　3
ミカファンギン　310
ミグリトール　360
ミコフェノール酸モフェチル　531
みずむし　439
ミソプロストール　318
ミゾリビン　245, 531
ミダゾラム　75
ミチグリニド　360
三日熱マラリア　470
ミトキサントロン　218
ミノサイクリン　438
ミノドロン酸　133
未分化リンパ腫キナーゼ　498
脈波　22
脈拍　32
脈絡膜　398
ミラベグロン　257
ミリモスチム　208
ミルタザピン　45
ミルナシプラン　45
ミルリノン　154, 180

む
無顆粒球症　208, 209
無機リン　13
無症候性心筋虚血　161
無動　84
無トランスフェリン血症　188
無尿　2
ムンプスウイルス　466

め
迷走神経反射路　291
メキサゾラム　53
メキシレチン　145, 364
メクロフェノキサート　78
メコバラミン　192
メサドン　64, 537
メサラジン　321
メダゼパム　53
メタボリック症候群　366
メチシリン耐性黄色ブドウ球菌　453
メチルジゴキシン　145, 158
メチルドパ　173, 278
メチルフェニデート　61, 67
メチルプレドニゾロン　293, 321, 531
メテノロン　194
メトクロプラミド　327, 415
メトトレキサート　116, 123, 128, 218,
　　253, 277, 501, 509, 522, 526
メトプロロール　145, 163, 173
メトホルミン　361
メトロニダゾール　286, 317, 318, 342,
　　452, 472
メナテトレノン　133
メニエール病　326, 414
メフルシド　173
メフロキン　471
メペンゾラート　324
メポリズマブ　294
めまい　413
メマンチン　89
メラトニン受容体刺激薬　59
メルカプトプリン　218
メルセブルクの3徴候　377
メルファラン　218
メロペネム　94
免疫性血小板減少性紫斑病　206
免疫チェックポイント阻害薬　499, 525
免疫複合体　110
免疫抑制薬　125
免疫抑制療法　529

も
網赤血球　6
毛包炎　437
網膜　397
網膜芽細胞腫　501
網膜色素変性症　407
網膜症　406
毛様体　398
　──上皮細胞　398
モガムリズマブ　218, 224
モザバプタン　386
モサプラミン　40
モサプリド　327
モダフィニル　61
モノアミン　44
モルヒネ　64, 155, 167, 537
問診　33
モンテプラーゼ　167, 212
モンテルカスト　294, 416

や
夜間高血圧　171
薬剤性過敏症症候群　431
薬剤性肝炎　330, 334
薬剤性肝障害　335
薬剤性腎障害　252
薬剤誘発性リンパ球刺激試験　19, 429
薬剤溶出性ステント　165
薬疹　429
薬物依存症　62
薬理学的プレコンディショニング　165

ゆ
疣腫　182
遊離チロキシン　377
遊離トリヨードチロニン　377

よ
癰　437
溶血性尿毒症症候群　343
溶血性連鎖球菌　247, 419
溶血毒素　459
溶骨性骨病変　227
葉酸　190, 192
陽性症状　38
溶性ピロリン酸第二鉄　189
ヨウ素　442
容量負荷　156
予期不安　52
抑うつ障害群　42
四日熱マラリア　470
ヨード造影剤　28
IV型アレルギー　110, 329, 423, 427
四環系抗うつ薬　45

ら
ライノウイルス　298
酪酸菌製剤　324
ラクツロース　333
ラクナ梗塞　80
ラコサミド　75
ラスブリカーゼ　253, 374
ラニチジン　315, 318
ラニナミビル　464
ラニビズマブ　404, 406
ラニムスチン　218
ラパチニブ　510
ラピッドサイクラー　47
ラフチジン　315, 318
ラベタロール　173, 278
ラベプラゾール　315, 318, 451
ラマトロバン　416
ラミブジン　120, 333
ラムシルマブ　476, 480
ラメルテオン　59
ラモセトロン　324, 327
ラモトリギン　49, 75
ラルテグラビル　120
ラロキシフェン　133

卵形マラリア　470
ランジオロール　145
卵巣癌　516
ランソプラゾール　315, 317, 451
卵胞刺激ホルモン　15

り

リウマトイド因子　21, 115
リエントリー　142
リオチロニン　380
リキシセナチド　359
リザトリプタン　92
リシノプリル　156, 158, 173
リスペリドン　40, 49
リズムコントロール　147
リセドロン酸　133
リツキシマブ　218
リード・ステルンベルグ細胞　225
リドカイン　145, 150, 167
リトドリン　276
リトナビル　120
リナグリプチン　359
利尿薬　154, 156, 158, 172
リネゾリド　454, 457
リバスチグミン　89
リパーゼ　12, 337
リバビリン　333, 334
リバーロキサバン　147, 211
リファブチン　94
リファンピシン　94, 439, 448, 450, 456
リポタンパク質リパーゼ　368
流行性耳下腺炎　466
流産　275
硫酸亜鉛試験　24
硫酸鉄　189
硫酸マグネシウム　276
リュープロレリン　476, 508, 513
両耳側半盲　382

両心不全　152
良性過形成　269
良性腫瘍　273
良性発作性頭位めまい症　413
緑内障　399
緑内障治療薬　401
リラグルチド　359
リルゾール　99
リルピビリン　120
リルマザホン　60
リン　132
リン吸着薬　240
淋菌　284
リンゴ病　467
リン酸カルシウム　259
リンパ芽球性白血病／リンパ腫　221
リンパ球　185
　──減少症　207
リンパ腫　221
リンパ性白血病　214
淋病　284

る

類天疱瘡　432
ルビプロストン　325
ループスアンチコアグラント　21
ループス腎炎　122
ループ利尿薬　154, 156, 158, 173, 245
ルリオクトコグ アルファ　204
ルリコナゾール　439, 440

れ

レイノー症状　122, 126
レゴラフェニブ　488
レジオネラ　305
　──感染症　305
レシピエント　529
裂肛　328
レートコントロール　147

レトロゾール　476, 508
レナリドミド　219, 229
レニン　12, 235
レニン-アンギオテンシン-アルドステロン系　155
レニン阻害薬　173
レノグラスチム　208
レバミピド　318, 319
レビー小体　84
レベチラセタム　74, 75
レボセチリジン　426
レボチロキシン　379
レボドパ　85
レボフロキサシン　449
レボホリナート　476, 488
レボメプロマジン　40
レム睡眠関連症状　60
連鎖球菌発熱毒素　459
れん縮　160

ろ

ロイコボリン　488
ロイシンアミノペプチダーゼ　12
労作性狭心症　160, 164
老人斑　87
ロキサチジン　315, 318
ロキシスロマイシン　438
ロコモーショントレーニング　133
ロサルタン　173
ロピニロール　86
ロフラゼプ酸　53
ロペラミド　325
ロミタピド　370
ロメリジン　92
ロラゼパム　53

わ

歪視　403
ワルファリン　82, 147, 211

欧文

A

α_1, β 受容体遮断薬　173
α_1 受容体遮断薬　173, 257, 270
α-グルコシダーゼ阻害薬　360
α-フェトプロテイン　18
A 型肝炎　331
A 群 β 溶血性連鎖球菌　247, 419, 459
A 群連鎖球菌　459
A-aDO$_2$　21
ABI　178
abnomal labor　279
abnormal pregnancy　275
AC 療法　509
ACE 阻害薬　156, 158, 172
acne　438
acquired immune deficiency syndrome　118
ACR　218
acromegaly　382
ACTH 産生下垂体微小腺腫　389
acute appendicitis　342
acute glomerulonephritis　247
acute lymphocytic leukemia　221
acute myeloid leukemia　217
acute renal failure　234
Adams-Stokes 症候群　142
ADAMTS13　205
Addison's disease　394
ADH　15, 380
ADH 不適合分泌症候群　385
ADHD　66
ADP 受容体遮断薬　178
adrenal crisis　394
adult T-cell leukemia/lymphoma　223
AF　146
AFL　147
AFP　18, 477, 483
AGE　363
age-related macular degeneration　403
AHA/ACC ステージ分類　156
AIDS　118
AIHA　195
alcohol dependence syndrome　64
aldosteronism　391
ALK　498
ALK チロシンキナーゼ阻害薬　499
ALK 融合遺伝子　499
ALL　221
allergic rhinitis　415
ALP　12, 24
ALS　98
ALT　12, 24, 331

Alzheimer's disease　87
AML　217
AMR　497
AMY　12
amyotrophic lateral sclerosis　98
anaphylactic shock　112
anemia　186
angia pectoris　160
ANP　24, 154
aplastic anemia　193
APL 分化症候群　219
APTT　7, 201
Ara-C　218
ARB　156, 158, 172
arrhythmia　141
ART　281
5-ASA　322
ASO（anti-streptolysin O antibody）　20
ASO（arteriosclerosis obliterans）　177, 365
AST　12, 24, 166, 331
ATG 療法　194
ATLL　223
atopic dermatitis　423
ATP　415
attention deficit・hyperactivity disorder　66
autoimmune hemolytic anemia　195
AVRT　146

B

β_1 受容体刺激薬　158
β_2 受容体刺激薬　293
β 受容体遮断薬　144, 156, 158, 164, 173
β-ラクタム系薬　262
β-D-グルカン　309, 310
β-hCG　276
β_2-MG（マイクログロブリン）　3, 254
B 型インフルエンザ菌　420
B 型肝炎　331
B 群連鎖球菌　460
B 細胞（B リンパ球）　109, 185
B 症状　223, 225
B リンパ芽球性白血病/リンパ腫　221
BAP　133
Basedow's disease　377
BCAA/AAA　24
BCG　521
BCR-ABL1 タンパク質　220
BCR-ABL1 融合遺伝子　220
Behçet disease　125
bile duct cancer　489
bladder cancer　520

BLM　218
BMI　356
BNP　24, 153
Borrmann 分類　477
BRAF 遺伝子変異　523
BRAF 阻害薬　523
brain haemorrhage　76
brain tumor　501
breast cancer　506
bullous pemphigoid　432
BUN　9

C

C 型肝炎　331
C 反応性タンパク質　19, 304
C-ペプチド　11, 355
Ca　13
Ca 感受性増強薬　158
Ca 拮抗薬　78, 144, 164, 172
CA125　18, 517
CA15-3　18
CA19-9　18, 477, 489, 490
CA50　490
CAGE テスト　65
CapeOX　478
cardiogenic shock　179
cataract　401
CBDCA　218, 476, 497, 517
C$_{cr}$　25
CCRT　503, 515
CD4 陽性 T リンパ球　119
CDDP　218, 476, 480, 490, 504, 515, 521, 526
CDP-コリン　337
CE 療法　497
CEA　18, 477, 489, 490
cerebral embolism　80
cerebral infarction　80
cerebral thrombosis　80
cerebrovascular dementia　89
cerebrovascular disease　76
CH$_{50}$　19
ChE　12
Child-Pugh 分類　484
chlamydiosis　285
cholangitis　339
cholelithiasis　338
cholera　348
CHOP 療法　224
chronic glomerulonephritis　248
chronic kidney disease　233
chronic lymphocytic leukemia　222
chronic myeloid leukemia　220

chronic obstructive pulmonary disease 295
chronic renal failure 235
Chvostek徴候 387
cirrhosis 334
CJD 99
CK 12, 166
CK-MB 23, 166
CKD 233, 236
CKD，重症度分類 237
CKD-MBD 239
Cl 13
CLL 222
clonic kidney diseases 236
CMF療法 509
CML 220
colon cancer 485
congenital heart disease 181
conjunctivitis 405
constipation 324
contact dermatitis 427
COPD 292, 295
CPA 218
CPR 11, 355
CPT-11 476, 480
CRAB(O)症状 228
Creutzfeldt-Jakob disease 99
Crohn's disease 320
CRP 19, 116, 304
CSF 8
CSII 357
CTX 133
CTZ 326
Cushing症候群 169, 389
CYFRA21-1 18
cystitis 262

D

Dダイマー 8, 201, 211
deep venous thrombosis 211
DEX 218
DHEA 16
DHT 16
diabetes insipidus 380
diabetes mellitus 353
diabetic ketoacidosis 361
diabetic nephropathy 250, 365
diabetic neuropathy 363
diabetic retinopathy 364
diarrhea 324
DIC 8, 199, 336
DIHS 431
dimentia 87

disseminated intravascular coagulation 199
dizziness 413
DKI 252
D_{LCO} 27
DLST 19, 429
DM 353
DMARDs 116
DNR 218
dose-dense TC療法 517
DOT 449
DOX 515
DPD 133
DPP-4阻害薬 359
drug addiction 62
drug dependence disease 62
drug eruption 429
drug-induced hypersensitivity syndrome 431
drug-induced kidney injury 252
drug-induced liver disease 335
DSM-5 37
DTIC 218
DTX 476, 480, 504
DVT 211
DXR 218, 476, 509, 521, 526
dysentery 347
dyslipidemia 368

E

EBウイルス 469, 503
EC療法 509
ECG 22
eGFR 25, 233, 236, 251, 365
EGFR 488
EGFR遺伝子変異 494, 498, 499
EGFRチロシンキナーゼ阻害薬 499
emesis 326
encephalitis 93
endometriosis 271
epiglottitis 420
epilepsy 71
EPO 186, 196
esophageal cancer 480
ESR 6
ESWL 260
ETP 476, 496

F

f波 147
FAB分類 214
faintness 413
Fanconi症候群 137
Fanconi貧血 193

F-ara-AMP 218
FDP 8
Fe 13
FEC療法 509
$FEV_{1.0}$，$FEV_{1.0\%}$ 26, 291
FGF-23関連低リン血症 137
Fischer比 24
focal segmental glomerulosclerosis 245
FOLFIRI療法 488
FOLFIRINOX療法 492
FOLFOX療法 488
Fontaine分類 178
food poisoning 346
FP療法 481
FPG 10
FSGS 245
FSH 15
FT_3，FT_4 17, 377
5-FU 476, 478, 481, 504, 488
FVC 26, 291, 302

G

γ-GTP（グルタミルトランスペプチダーゼ） 12, 340
gallbladder cancer 489
gastric cancer 475
gastritis 319
gastro esophageal reflux disease 314
gastrointestinal allergy 329
GC療法 490, 521
GCS 33
G-CSF 195, 208
GEM 476, 485, 490, 492, 521
GERD 314
GFR 24, 234
GH 15
GH受容体遮断薬 383
glaucoma 399
GLP-1アナログ 359
GnRHアゴニスト 508, 513
GnRHアンタゴニスト 513
gonorrhea 284
gout 372
graft versus host disease 532
Guillain-Barré syndrome 102
GVHD 532

H

H_1受容体遮断薬 112
H_2受容体遮断薬 315, 319
HAL 476, 510
Hansen's disease 439
Hardy法 383, 390

Hashimoto's disease　379
Hb　5, 186
HbA1c　10, 251, 353, 355
HBe抗原　331
HCO_3^-　21
HCV複製複合体阻害薬　333
HDL-コレステロール　11, 369
HE染色　226
heart failure　152
hemolytic uremic syndrome　343
hemophilia　203
hemorrhoids　328
HER2　480, 506, 508
herpes simplex　435
herpes zoster　435
H-FABP　166
HHV-5　468
HIV　118
HL　225
HLA　60, 194, 529
HLA-B51　125
HMG-CoA還元酵素阻害薬　370
Hodgkin lymphoma　225
HOMA-R　11, 355
Hp　19
HPT　332
HPV　514
5-HT₁ₐ受容体刺激薬　53
5-HT₂受容体遮断薬　179
5-HT₃受容体遮断薬　326
HTLV-1　223
HU　218
HUS　343
hyperosmolar hyperglycemic syndrome　362
hyperparathyroidism　386
hyperuricemia　372
hypoglycemia　375
hypoparathyroidism　387
hypopituitarism　384

I
ICD-10　37, 48
ICSD-3　57
idiopathic thrombocytopenic purpura　206
IDR　218
IFM　526
IFNα　218, 333
IFNβ　97, 333
IgA腎症　248
IgE　19, 290, 329, 423
IGF-1　382
IGRA　447

IL-6　113
infectious enteritis　341
infective endocarditis　182
infecundity　280
inflammatory bowel disease　320
insomnia　57
intact PTH　387
IPF　301
IPSS　269
IRI　11, 355
iron deficiency anemia　187
irritable bowel syndrome　323
ischemic heart disease　160
ITP　206, 452

J　K
JCS　33

K　13
K⁺チャネル開口薬　163
K⁺チャネル遮断薬　144
keratitis　404
KL-6　302
17-KS　16
Kussmaul呼吸　362

L
LAP　12
laryngeal cancer　502
L-ASP　218
LDH　12, 24, 166, 331
LDL-コレステロール　11, 369
LEP　272
leprosy　439
leukemia　214
leukocytopenia　207
LH　15
liver cancer　482
l-LV　476
L-OHP　476, 478, 489
L-PAM　218
LPL　368
LQTS　149
LSG15療法　224
lung cancer　493
LV　488

M
M₃受容体刺激薬　258
Mタンパク質血症　227
MAC　449
malignant lymphoma　225
malignant melanoma　523
MALTリンパ腫　226

MCHC　186
MCNS　244
MCNU　218
MCP関節　114
M-CSF　208
MCV　186
MDR-AB　457
MDRP　455
megaloblastic anemia　190
MEK阻害薬　523
membranoproliferative glomerulo-
　nephritis　245
membranous nephropathy　245
MEN I型　386
MEN II型　392
Ménière's disease　414
meningitis　93
migraine　91
minimal change nephrotic syndrome　244
MIT　218
ML　225
MM　227
MMP-3　21, 116
MN　245
motion sickness　414
6-MP　218
MPGN　245
MRI検査　28
MRSA感染症　453
MS　96
mTOR阻害薬　520
MTP阻害薬　371
MTX　218, 277, 501, 521, 526
multiple myeloma　227
multiple sclerosis　96
M-VAC療法　521
myasthenia gravis　104
Mycobacterium avium complex　449
myocardial infarction　165

N
Na　13
Na⁺チャネル遮断薬　144
nab-PTX　476, 492, 510
NAG　254
NAPスコア　221
nasal cancer　504
NaSSA　45
nausea　326
nephrogenic anemia　196
nephrotic syndrome　242
NGT　476, 497
NHL　226

NK1受容体遮断薬　326
NK細胞　185
non-Hodgkin lymphoma　226
NP療法　498
NS5Bポリメラーゼ阻害薬　333
NSAIDs　92, 125, 135, 272, 373, 536
NTM症　449
NTX　133
NYHA分類　156

O
O抗原　348
O157　341, 343
OAB　255
17-OHCS　16
on-off現象　86
oral cancer　504
osteoarthritis　135, 137
osteoporosis　131
osteosarcoma　525
otitis media　417
ovarian cancer　516
overactive bladder　255

P
P　13
P1NP　133
P波　147
PAC　145
$PaCO_2$　21
PAIgG　206
pancreatic cancer　490
pancreatitis　336
panic disorder　52
PaO_2　21
paranasal cancer　504
paratyphoid faver　350
Parkinson's disease　83
PCI　162, 167
PCSK9阻害薬　371
PD-1阻害薬　499
PDE3阻害薬　154, 179, 180
PE療法　496
PEM　498
pemphigus　432
peptic ulcer　316
peritonitis　342
PET　30
PG製剤　277
PGE_1製剤　179
$PGF_{2\alpha}$製剤　279
PGI_2誘導体　179
Ph染色体　220
pharyngoconjunctival fever　420

pharyngotonsillitis　419
pheochromocytoma　392
photosensitivity　428
PIP関節　114
PIVKA-Ⅱ　18, 483
PI療法　496
PM/DM　127
*PML-RARA*融合遺伝子　219
PNL　261
pollinosis　415
polymyositis/dermatomyosis　127
PP間隔　23
PPI　315, 317, 319, 451
PQ間隔　23
PRA，PRC　12
PRL　15, 383
progressive muscular dystrophy　101
prostate cancer　512
prostatic hyperplasi　268
PrP　99
PSA　18, 513
PSL　218
PSVT　146
psychosomatic disease　56
PT　7, 201, 331, 334
PTE　213
PTH　386
PTSD　55
PTX　476, 480, 504, 515, 517
pulmonary thromboembolism　213
purpura　204
PVC　148
pyelonephritis　262

Q
QOL　539
QOLスコア　269
QRS幅　23
qSOFA　462
QT延長症候群　149
QT間隔　23

R
RA　113
RAA系　155
RANKL　227
rapidly progressive glomerulonephritis　249
RAS阻害薬　245
RAST　292
*RB*遺伝子　502
R-CHOP療法　226
renal cancer　519
retinitis pigmentosa　407

retinoblastoma　502
retinopathy　406
rheumatoid arthritis　113
rickets　137
RIST　19, 292
RNAウイルス　119
RPGN　249
RR間隔　23, 147
RSウイルス　298

S
S-1　476, 478, 492, 504
SaO_2　21
SCC抗原　18
Schellong試験　364
schizophrenia　37
scleroderma　126
sepsis　461
SERM　133
Serratia marcescens　457
sexual dysfunction　282
SGLT2阻害薬　361
Sheehan症候群　384
SIADH　385
sideroblastic anemia　197
sinusitis　416
SIRS　461
Sjögren syndrome　123
SJS　430
SLE　121
SLO　459
SMBG　357
SNRI　45, 67
SOFAスコア　461
SOX療法　480
SP-A，SP-D　302
Spe　459
SPECT　30
SpO_2　214
SSPE　465
SSRI　45, 53
ST合剤　309, 349
ST上昇　166
Stevens-Johnson syndrome　430
stomatitis　419
SU薬　359
SU薬二次無効　361
subarachnoid hemorrhage　79
SUN　9
SUN/クレアチニン比　9
syndrome of inappropriate secretion of ADH　385
syphilis　283
systemic lupus erythematosus　121

T

t(15;17)　219
t(9;22)　220
T_3, T_4　17
T細胞(Tリンパ球)　109, 185
T波　166
Tリンパ芽球性白血病/リンパ腫　221
TAP療法　515
TC療法　498, 517
T-DM1　476, 510
TEN　431
TG　11
thromboembolism　210
thrombotic thrombocytopenic purpura　205
thyroiditis　378
TIA　82
TIBC　14
TNF-α　113
TNM病期分類　494
TNM分類　481
toxic epidermal necrolysis　431
TP　9
TPO　206
TRAb　377
TRACP5b　133
transient cerebral ischemia　82
trichomoniasis　285
Trosseau徴候　387
TSH　377
TTP　205
TTT　24
tuberculosis　445
TUL　260
TURBT　521

U

UAB　257
UBT　451
UFT　476, 498, 504
UIBC　14
ulcerative colitis　320
underactive bladder　257
urethritis　264
urolithiasis　259
urticaria　425
uterine cancer　514
uterine myoma　273
uveitis　406

V

valvular heart disease　180
varicella　435
VC, %VC　26
VCR　218, 502
VDS　218
VEGF　403, 499, 518
vertigo　413
VF　148
viral diarrhea　345
VLB　218, 521
VNR　476, 498, 510
von Willebrand病　204
VP-16　218
VRE　457
VT　148
vWF切断酵素　205
VZV　435

W

wearing-off現象　86
WHO三段階除痛ラダー　536
WHO表現型分類　368
WHO分類　215
WHO方式がん疼痛治療法　535
WPW(Wolff-Parkinson-White)症候群　148

X

X線CT検査　28
X線撮影　27
XELOX療法　478, 488

Y　Z

YAM　132

Z-100　208
ZTT　24

コンパス薬物治療学	
2019年2月15日　発行	編集者　原　明義, 小山　進
	発行者　小立鉦彦
	発行所　株式会社 南江堂
	〒113-8410 東京都文京区本郷三丁目42番6号
	☎(出版)03-3811-7236　(営業)03-3811-7239
	ホームページ https://www.nankodo.co.jp/
	印刷・製本　公和図書

Pharmacotherapeutics
©Nankodo Co., Ltd., 2019

定価は表紙に表示してあります．
落丁・乱丁の場合はお取り替えいたします．
ご意見・お問い合わせはホームページまでお寄せください．

Printed and Bound in Japan
ISBN978-4-524-40358-5

本書の無断複写を禁じます．
JCOPY 〈出版者著作権管理機構 委託出版物〉
本書の無断複写は，著作権法上での例外を除き，禁じられています．複写される場合は，そのつど事前に，出版者著作権管理機構（TEL 03-5244-5088, FAX 03-5244-5089, e-mail: info@jcopy.or.jp）の許諾を得てください．

本書をスキャン，デジタルデータ化するなどの複製を無許諾で行う行為は，著作権法上での限られた例外（「私的使用のための複製」など）を除き禁じられています．大学，病院，企業などにおいて，内部的に業務上使用する目的で上記の行為を行うことは私的使用には該当せず違法です．また私的使用のためであっても，代行業者等の第三者に依頼して上記の行為を行うことは違法です．

南江堂 コンパス シリーズ

コンパス 物理化学 改訂第2版
編集 遠藤和豊／輿石一郎／日野知証
B5判・268頁　2014.11.　定価(本体4,400円+税)
ISBN978-4-524-40315-8

コンパス 分析化学 改訂第2版
編集 安井裕之／兎川忠靖
B5判・350頁　2017.1.　定価(本体4,400円+税)
SBN978-4-524-40339-4

コンパス 生化学
編集 前田正知／浅野真司
B5判・442頁　2015.1.　定価(本体4,800円+税)
ISBN978-4-524-40309-7

コンパス 分子生物学 創薬・テーラーメイド医療に向けて 改訂第2版
編集 荒牧弘範／大戸茂弘
B5判・298頁　2015.9.　定価(本体4,300円+税)
ISBN978-4-524-40323-3

コンパス 衛生薬学 健康と環境 改訂第2版
編集 鍛冶利幸／佐藤雅彦
B5判・610頁　2016.3.　定価(本体5,200円+税)
ISBN978-4-524-40322-6

コンパス 薬理学 改訂第2版
編集 櫻田 司
B5判・518頁　2017.8.　定価(本体5,000円+税)
ISBN978-4-524-40348-6

コンパス 薬物治療学
編集 原 明義／小山 進
B5判・602頁　2019.2.　定価(本体6,000円+税)
ISBN978-4-524-40358-5

コンパス 医薬品情報学 改訂第2版 理論と演習
編集 小林道也／中村 仁
B5判・264頁　2018.12.　定価(本体4,200円+税)
ISBN978-4-524-40359-2

コンパス 生物薬剤学 改訂第2版
編集 岩城正宏／伊藤智夫
B5判・274頁　2016.3.　定価(本体4,400円+税)
ISBN978-4-524-40324-0

コンパス 薬物速度論演習
編集 岩城正宏
B5判・206頁　2012.10.　定価(本体3,400円+税)
ISBN978-4-524-40277-9

コンパス 物理薬剤学・製剤学 改訂第2版
編集 大塚 誠／湯淺 宏
B5判・244頁　2012.2.　定価(本体4,200円+税)
ISBN978-4-524-40295-3

コンパス 調剤学 改訂第2版
編集 八野芳已／難波弘行
B5判・302頁　2015.3.　定価(本体4,800円+税)
ISBN978-4-524-40316-5

南江堂　〒113-8410 東京都文京区本郷三丁目42-6　(営業) TEL 03-3811-7239　FAX 03-3811-7230